Antiallergika

erprobte Antihistaminika wie
  Clemastin
  Dimetinden
  (Cetirizin)

Loratadin
Cetirizin

Antiemetika

Meclozin

Dimenhydrinat
Meclozin

Antibiotika

Penicilline
Cephalosporine
Erythromycin

Penicilline
Cephalosporine
Erythromycin
Co-trimoxazol

Malaria-Prophylaxe

Chloroquin
Proguanil

Chloroquin
Proguanil

Sedativa

erprobte Antihistaminika wie Diphenhydramin
Diazepam (kurzzeitig, cave sub partu)

Diphenhydramin
Lormetazepam (kurzzeitig)

Antacida

Magaldrat
Hydrotalcit
Sucralfat

Magaldrat
Hydrotalcit
Sucralfat

Anthelminthika

Pyrviniumembonat
Mebendazol
Niclosamid

Pyrviniumembonat
Mebendazol
Niclosamid

Läusemittel

Kokosöl
Pyrethrumextrakt

Kokosöl
Pyrethrumextrakt

Mittel gegen Skabies (Krätze)

Benzylbenzoat

Benzylbenzoat

Ch. Schaefer, H. Spielmann

Arzneiverordnung in Schwangerschaft und Stillzeit

Arzneiverordnung in Schwangerschaft und Stillzeit

Christof Schaefer und Horst Spielmann
unter Mitarbeit von Klaus Vetter

6., völlig neu bearbeitete
und erweiterte Auflage

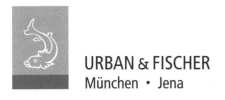

URBAN & FISCHER
München · Jena

Zuschriften und Kritik an:
Urban & Fischer Verlag, Lektorat Medizin, Karlstraße 45, 80333 München

Anschriften der Verfasser:

Dr. med. Christof Schaefer
Beratungsstelle für Embryonaltoxikologie
Berliner Betrieb für zentrale
gesundheitliche Aufgaben (BBGes)
Spandauer Damm 130
14050 Berlin
e-mail: embryotox@giftnotruf.de

Prof. Dr. med. Horst Spielmann
Direktor und Professor im Bundesinstitut für
gesundheitlichen Verbraucherschutz und Veterinärmedizin BgVV
Diedersdorfer Weg 1
12277 Berlin
e-mail: zebet@bgvv.de

Wichtiger Hinweis für den Benutzer: Die Erkenntnisse in der Medizin unterliegen laufendem Wandel durch Forschung und klinische Erfahrungen. Herausgeber und Autoren dieses Werkes haben große Sorgfalt darauf verwendet, daß die in diesem Werk gemachten therapeutischen Angaben (insbesondere hinsichtlich Indikation, Dosierung und unerwünschten Wirkungen) dem derzeitigen Wissensstand entsprechen. Das entbindet den Nutzer dieses Werkes aber nicht von der Verpflichtung, anhand der Beipackzettel zu verschreibender Präparate zu überprüfen, ob die dort gemachten Angaben zu Indikation und Dosierung von denen in diesem Buch abweichen und seine Verordnung in eigener Verantwortung zu treffen.

Die Deutsche Bibliothek – CIP-Einheitsaufnahme
Ein Titeldatensatz für diese Publikation ist bei Der Deutschen Bibliothek erhältlich.

Alle Rechte vorbehalten
1. Auflage 1988
5. Auflage 1998
6. Auflage Juni 2001

© 2001 Urban & Fischer Verlag • München • Jena

02 03 04 05   5 4 3 2

Das Werk einschließlich aller seiner Teile ist urheberrechtlich geschützt. Jede Verwertung außerhalb der engen Grenzen des Urheberrechtsgesetzes ist ohne Zustimmung des Verlages unzulässig und strafbar. Das gilt insbesondere für Vervielfältigungen, Übersetzungen, Mikroverfilmungen und die Einspeicherung und Verarbeitung in elektronischen Systemen.

Projektmanagement: Harald M. Fritz, München
Redaktion: Dr. med. Mechthild Heinmüller, Hohenbrunn
Herstellung und Satz: Kadja Gericke, Arnstorf
Covergestaltung: prepress ulm GmbH, Ulm
Coverabbildung: Tony Stone
Druck und Bindung: Bosch-Druck GmbH, Landshut
Printed in Germany
ISBN 3-437-21331-8

Aktuelle Informationen finden Sie im Internet unter der Adresse:
Urban & Fischer: http://www.urbanfischer.de

*Unseren Frauen gewidmet,
die als Kolleginnen und Mütter
mehr Erfahrungen über Schwangerschaft
und Stillzeit besitzen,
als ein Arzt sie je erwerben kann.*

Vorwort zur 6. Auflage

Es ist aus unserer Sicht sehr erfreulich, daß die 5. Auflage, die vor etwa drei Jahren erschienen ist, zweimal nachgedruckt werden mußte. Das liegt sicher daran, daß sich unser Buch im deutschsprachigen Raum nicht nur bei Ärzten verschiedener Fachrichtungen als Standardwerk etabliert hat, sondern zunehmend auch von Apothekern, Hebammen und Stillberaterinnen genutzt wird. Sowohl Fachleute wie Laien sind häufig durch die Informationen über Nebenwirkungen in Schwangerschaft und Stillzeit irritiert, die sie in den Beipackzetteln der Arzneimittel, der Roten Liste oder in Lehrbüchern der Pharmakologie finden. Deshalb soll unser Buch dabei helfen, für den empfindlichen ersten Abschnitt des Lebens das geeignete Medikament zu finden oder eine realistische Risikoabschätzung vorzunehmen, wenn eine Schwangere mit einem Arzneimittel bereits behandelt wurde. Schwangeren und jungen Müttern kann so die Angst vor einer ggf. notwendigen Arzneitherapie genommen – und dem verschreibenden Kollegen im Umgang mit Arzneimitteln eine größere Sicherheit vermittelt werden.

Wieder wurde das Buch für die neue Auflage in weiten Teilen völlig neu geschrieben und die Kapitelstrukturen übersichtlicher gestaltet. Noch mehr als die vergangenen Auflagen orientiert sich das Buch am klinischen Alltag, denn es wurde aus der praktischen Beratungssituation heraus geschrieben. Langjährige Erfahrungen im größten deutschen Beratungszentrum für Arzneimittelrisiken in der Schwangerschaft wurden berücksichtigt. Außerdem sind Hinweise von Lesern, Anregungen, die wir auf Vortragsreisen erhielten, Anfragen an die Beratungsstelle sowie Diskussionen in Fachgesellschaften, wie dem European Network of Teratology Information Services (ENTIS), neben neuen Fachpublikationen und den Ergebnissen noch nicht veröffentlichter Studien in die 6. Auflage eingeflossen.

Der Wechsel im Titel macht deutlich, daß Christof Schaefer aufgrund seiner über zwölfjährigen Erfahrung als Leiter der Abteilung Embryonaltoxikologie in der Berliner Beratungsstelle für Vergiftungserscheinungen jetzt Hauptautor unseres Buches ist. Unsere ehemaligen Mitautoren Rudolf Steinhoff und Reinhard Bunjes sind ausgeschieden. Wir freuen uns, daß wir Klaus Vetter, den Leiter der Abteilung für Geburtsmedizin im Krankenhaus Berlin-Neukölln, zur Mitarbeit gewinnen konnten.

An dieser Stelle möchten wir auch noch dankend an die Unterstützung bei den ersten Auflagen erinnern, die wir von Herrn Bernd von Breitenbuch und Herrn Prof. Kleinsorge aus der Verlagsleitung des Gustav Fischer Verlages erhielten.

Für die kritische Durchsicht des neuen Manuskripts danken wir insbesondere unserer Kollegin Frau Dr. Corinna Weber aus der Abteilung für Embryonaltoxikologie in Berlin. Durch ihre kontinuierliche Arbeit in dieser Abteilung haben auch die Kolleginnen Drs. Ingrid Koch, Moni Disselhoff und Dagmar Gregorszewski zum Gelingen des Buches beigetragen. Schließlich gilt unser Dank auch Frau Dr. Mechthild Heinmüller für die redaktionelle Bearbeitung, Frau Kadja Gericke für Herstellung und Satz, und Herrn Harald Fritz für seine Unterstützung als Projektmanager im Medizin-Lektorat des Urban & Fischer Verlages.

Berlin im April 2001   Christof Schaefer
                                                             Horst Spielmann

Inhaltsübersicht

Ein detailliertes Inhaltsverzeichnis befindet sich beim jeweiligen Kapitelanfang.

1 Grundsätzliches zur Arzneimitteltherapie in der Schwangerschaft   1

2 Spezielle Arzneimitteltherapie in der Schwangerschaft   27

3 Grundsätzliches zur Arzneimitteltherapie in der Stillzeit   423

4 Spezielle Arzneimitteltherapie in der Stillzeit   439

Sachregister   600

Grundsätzliches zur Arzneimitteltherapie in der Schwangerschaft

1|2

1.1	Embryonale Entwicklung und Gesundheit	2
1.2	Entwicklungstoxikologie	3
1.3	Gesetzmäßigkeiten der Arzneimittelwirkung in der Schwangerschaft	3
1.4	Arzneimittelkinetik in der Schwangerschaft	8
1.5	Arzneimittelkinetik bei der Mutter	9
1.6	Arzneimittelkinetik in der Plazenta und beim Feten	10
1.7	Ursachen angeborener Entwicklungsstörungen	11
1.8	Erfassung embryotoxischer Risiken beim Menschen	13
1.9	Risikoklassifizierung von Arzneimitteln	14
1.10	Arzneimittelsicherheit in der Schwangerschaft heute	16
1.11	Alternative Heilmittel und Phytotherapeutika	18
1.12	Arzneitherapie des Vaters	19
1.13	Die Beratung der Schwangeren zum Arzneimittelrisiko	19
1.14	Planung einer Arzneimitteltherapie in der Schwangerschaft	21
1.15	Risikoabschätzung einer zurückliegenden Arzneimitteltherapie in der Schwangerschaft	22
1.16	Beratungsstellen für Arzneimittelrisiken in der Schwangerschaft	24

1.1 Embryonale Entwicklung und Gesundheit

Der Schutz des ungeborenen Lebens ist im Grundgesetz verankert. Meist wird darunter nur der Erhalt des Lebens, nicht jedoch die schon während der Schwangerschaft erforderliche Sicherstellung „kindgemäßer" Verhältnisse verstanden. Wir wissen heute, daß die Gesundheit und Lebenserwartung eines Menschen nicht nur von seiner genetischen Disposition, seinen Lebensbedingungen und seinem Verhalten als Kind und Erwachsener sondern auch von der Gesundheit der Mutter während der Schwangerschaft abhängen.

Um diese zu erhalten, bedarf es

- einer ausreichenden und ausgewogenen Ernährung,
- der Vermeidung schädlicher Medikamente und anderer Einwirkungen, die Folge mütterlicher Lebensführung bzw. Lebens- und Arbeitsbedingungen sind,
- der adäquaten Behandlung von Erkrankungen.

Bei Mißachtung dieser elementaren „kindlichen Bedürfnisse" können „Organfehlbildungen", andere Schwangerschaftskomplikationen und Mangelentwicklung des Feten resultieren. Eine intrauterine Mangelentwicklung prädisponiert wiederum im späteren Leben zu Fettstoffwechselstörungen, Diabetes mellitus, Herz-Kreislauf-Erkrankungen und herabgesetzter Lebenserwartung, wie kürzlich anhand epidemiologischer Daten und tierexperimenteller Ergebnisse eindrucksvoll von Barker (1998) gezeigt wurde.

Im Vergleich zu anderen Gesundheitsrisiken wie „Krebs" oder „AIDS" haben vorgeburtliche Entwicklungsstörungen mit ihren teilweise lebenslangen oder lebensbedrohlichen Auswirkungen nur eine untergeordnete Stellung in der gesellschaftlichen Risikowahrnehmung. Es gibt keine vergleichbar gewichtige Lobby, die dem Recht des Feten auf optimale Entwicklungsbedingungen Gehör verschafft. Dies läßt sich keineswegs damit erklären, daß „Krebs" und „AIDS" höhere Krankheitskosten oder mehr individuelles Leiden verursachen als die Folgen intrauteriner Entwicklungsstörungen.

Für die Gesundheit der nächsten Generation sind die materielle Absicherung der Mutter, wirksamer Gesundheitsschutz auch am Arbeitsplatz und angemessene Ernährung wichtiger als jedes Genomprojekt. Nicht nur in den Entwicklungsländern sondern auch in den reichen Industrienationen wie der Bundesrepublik Deutschland gibt es in dieser Hinsicht noch eine Menge zu tun.

1.2 Entwicklungstoxikologie

Im Gegensatz zur allgemeinen Toxikologie, die sich mit akuten und chronischen Vergiftungen beschäftigt, untersucht die *Entwicklungstoxikologie* äußerlich verursachte Schädigungen des sich differenzierenden und wachsenden Organismus. Beschränkt man den Beobachtungszeitraum auf die Schwangerschaft, spricht man von *Pränataltoxikologie* oder *vorgeburtlicher Entwicklungstoxikologie*. Arzneimittel, Chemikalien, Infektionen und physikalische Einwirkungen können die morphologische und funktionelle vorgeburtliche Entwicklung embryo- oder fetotoxisch stören. Unter *Teratologie* (τερας: Stern, Götterzeichen, Wunder, ungeheuerliche Erscheinung) versteht man die Lehre von den durch äußere Einflüsse während der Embryogenese hervorgerufenen morphologischen Entwicklungsstörungen (Fehlbildungen).

Lange glaubte man, daß sich der Embryo gut abgeschirmt gegen äußere Einflüsse im Uterus entwickelt. Zwei Beobachtungen vor etwa 60 Jahren markieren den Beginn der modernen Teratologie: Warkany und Nelson (1940) zeigten im Tierexperiment, daß Umwelteinflüsse wie z. B. Mangelernährung der Muttertiere bei der Ratte zu Fehlbildungen führen; zum anderen beschrieb der australische Augenarzt Gregg (1941) die Rötelnembryopathie des Menschen. In den folgenden Jahren entwickelte sich die Teratologie nur langsam und erst die 1961 gleichzeitig von Lenz in Deutschland und McBride in Australien entdeckte Thalidomidembryopathie (Lenz 1961) führte zur Anerkennung der Teratologie als eigenständiger Wissenschaft.

Heute, über 40 Jahre nach der Thalidomidkatastrophe, läßt sich das Risiko arzneimittelinduzierter Fehlbildungen relativ gut eingrenzen. Klinische Erfahrungen und Tierexperimente haben Gesetzmäßigkeiten in der Pränataltoxikologie erkennen lassen, die in den folgenden Abschnitten dieses Buches erläutert werden. Außerdem gehen wir auf Besonderheiten des Arzneimittelstoffwechsels in der Schwangerschaft ein und auf praktische Erfahrungen mit der Arzneimitteltherapie und der Risikoberatung in der Schwangerschaft.

1.3 Gesetzmäßigkeiten der Arzneimittelwirkung in der Schwangerschaft

Arzneimittel mit einem reproduktionstoxischen Potential können heute mit großer Wahrscheinlichkeit schon vor der Marktzulassung im

Tierversuch identifiziert werden. Die tatsächliche schädigende Potenz im therapeutischen Dosisbereich beim Menschen läßt sich hingegen erst nach Markteinführung durch epidemiologische Untersuchungen an exponierten Patienten abschätzen.

Ausgehend von tierexperimentellen Erfahrungen hat Wilson 1977 sechs Regeln für die Wirkung von Arzneimitteln in der Schwangerschaft aufgestellt, die sich auch für den Menschen als gültig erwiesen haben.

1. Regel: Die Empfindlichkeit des Embryo gegenüber toxischen Einflüssen hängt von seinem *Genotyp* ab.

Die beim Menschen und bei Versuchstieren unterschiedlichen Wirkungen von Pharmaka (Speziesspezifität) werden durch den Genotyp (Erbeigenschaften) der jeweiligen Spezies verständlich. Auch von Mensch zu Mensch kann die genetisch determinierte Empfindlichkeit gegenüber Teratogenen variieren. Beispielsweise setzt das Auftreten der durch das Antikonvulsivum Phenytoin ausgelösten Fehlbildungen einen genetisch bedingten Mangel des Enzyms Epoxidhydrolase beim Embryo voraus.

2. Regel: Die Empfindlichkeit des Embryos gegenüber toxischen Einflüssen hängt von seinem *Entwicklungsstadium* ab (siehe Abbildung 1.1 und 1.2).

Vor der Einnistung im Uterus (Präimplantationsphase) ist das Fehlbildungsrisiko offenbar gering. In den ersten zwei Wochen nach der

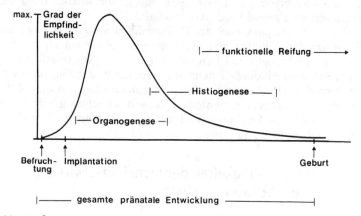

Abb. 1.1: Änderung der embryonalen Empfindlichkeit gegenüber toxischen Einflüssen im Verlauf der Schwangerschaft (in Anlehnung an Wilson 1977).

Gesetzmäßigkeiten der Arzneimittelwirkung

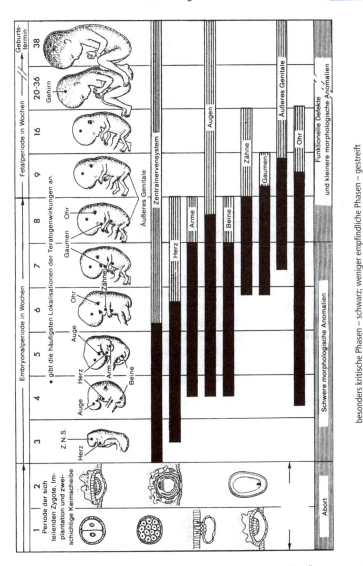

Abb. 1.2: Kritische Phasen der vorgeburtlichen Entwicklung des Menschen. Änderung der Empfindlichkeit der wichtigsten Organsysteme des Embryos gegenüber entwicklungstoxischen Einflüssen (in Anlehnung an Schardein 2000).

Konzeption wird ein „Alles-oder-Nichts-Gesetz" angenommen. Es besagt: Die zu dieser Zeit noch pluripotenten Zellen können geschädigte Zellen ersetzen und eine ungestörte weitere Entwicklung ermöglichen, oder der toxische Schaden ist so groß, daß die Frucht mit der nächsten Regelblutung abgeht. Die Weiterentwicklung einer in diesem frühen Stadium geschädigten, fehlgebildeten Frucht ist demnach ausgeschlossen. Zumindest tierexperimentelle Ergebnisse lassen allerdings Zweifel an der Allgemeingültigkeit dieser Regel aufkommen. Außerdem können Medikamente mit längerer Halbwertszeit über den Zweiwochenzeitraum hinaus embryotoxische Wirkkonzentrationen aufweisen.

Während der *Organogenese*, auch Embryonalentwicklungsphase genannt, besteht eine besondere Sensibilität gegenüber toxischen Einwirkungen. In diesem Zeitraum, beim Menschen sind das etwa die Tage 15–60 nach der Befruchtung, werden Fehlbildungen am ehesten ausgelöst.

In der *Fetalphase*, während der Entwicklung der Gewebe (Histiogenese) und der anschließenden Reifung der Organfunktionen, nimmt die Empfindlichkeit wieder ab. In diesem Zeitraum (2. und 3. Trimenon) können toxische Stoffe wie Blei, Methylquecksilber und Organochlorverbindungen zu Funktionsstörungen, z. B. Intelligenzdefiziten und Verhaltensauffälligkeiten, führen. Andere Noxen, die wie Kokain perfusionsmindernd wirken, können sogenannte Disruptionsfehlbildungen verursachen und angiotensin-converting-enzyme(ACE)-Hemmstoffe sind in der Lage, ein Nierenversagen beim Feten auszulösen.

3. Regel: Unterschiedliche embryotoxische Einflüsse wirken über relativ wenige spezifische Mechanismen auf die morphologische Entwicklung des Embryos ein.

Zu diesen spezifischen Mechanismen auf molekularer Ebene, im Zellstoffwechsel oder im interzellulären Austausch gibt es aufgrund experimenteller Erfahrungen einige Modellvorstellungen. Doch selbst im Falle des Contergan® sind die Diskussionen hierzu noch nicht abgeschlossen.

4. Regel: Grundsätzlich sind folgende Verlaufsformen der Entwicklung nach einer Schädigung möglich:
- Normale Entwicklung
  Defekte werden repariert, und zwar vor allem in den beiden ersten Wochen nach der Befruchtung, aber auch in späteren Entwicklungsstadien ist dies möglich

- Absterben des Embryos
  Abort, im Tierversuch Resorption
- Fehl- bzw. Mißbildungen von Organen
- Wachstumshemmung
  Intrauterine Wachstumsverzögerung, Mikrozephalie.
- Gestörte Organfunktion von ZNS, Immunkompetenz, Reproduktionsfähigkeit
- Tumoren
  Transplazentare Karzinogenese; nachgewiesen wurde dies beim Menschen bisher für Diethylstilbestrol, das Scheidenkarzinome bei den heranwachsenden Töchtern verursachte.

5. Regel: Die Art und Weise, in der toxische Einwirkungen den Embryo erreichen, hängt von deren chemischen und physikalischen Eigenschaften ab.
Näheres hierzu in den Abschnitten 1.4 bis 1.6.

6. Regel: In der Pränataltoxikologie gelten *Dosis-Wirkungs-Beziehungen* wie auch sonst in der Pharmakologie und Toxikologie (Abbildung 1.3).

Niedrige Dosen schädigen weder Embryo noch Mutter. Erst nach Überschreiten einer für die Spezies (das Individuum) und die jeweilige Substanz spezifischen Schwellendosis sind teratogene Effekte möglich. Bei höheren Dosen kann die Frucht absterben und bei der Mutter kön-

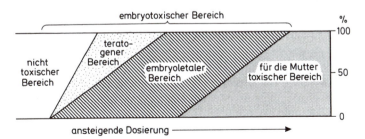

Abb. 1.3: Dosis-Wirkungs-Beziehung in der Pränataltoxikologie. Erst nach Überschreiten einer Schwellendosis treten embryotoxische bzw. teratogene Effekte auf. Die Angaben basieren auf der Zahl der geschädigten Embryonen pro Muttertier (in %) im Tierversuch (nach Wilson 1977).

nen toxische Wirkungen auftreten. Es ist natürlich von praktischer Bedeutung, ob embryotoxische Schäden bereits innerhalb des therapeutischen Dosisbereiches zu erwarten sind. Contergan® verursachte schon nach Einnahme einer Tablette zwischen dem 21. und 40. Embryonalentwicklungstag die bekannten Extremitätenfehlbildungen. Bisher ist kein teratogenes Medikament bekannt, bei dem die Schwellendosis innerhalb des empfohlenen therapeutischen Dosisrahmens liegt, d.h. bei dem man sich durch Weglassen von z.B. einer Tablette pro Tag nachweisbar vom riskanten in den sicheren Sektor der Exposition bewegt.

Maßgeblich für eine potentiell schädigende Arzneikonzentration beim Embryo ist nicht nur die Tagesdosis eines Medikamentes, sondern die Art der Verabreichung (siehe Tabelle 1.1). Für die Teratogenität riskanter Substanzen sind entweder ausreichend hohe Konzentrationsspitzen im Serum relevant (tierexperimentell z. B. für Valproinsäure nachgewiesen; Nau 1981) oder die durchschnittliche Konzentration bzw. die Fläche unter der Konzentrations-Zeit-Kurve (tierexperimentell z. B. für Retinoide nachgewiesen; Nau 1986).

Tab. 1.1: Entscheidende Parameter für teratogen wirksame Dosen.

Applikationsroute	
	(oral, rektal, konjunktival, i.v.)
Applikationsfrequenz	
	(Tagesdosis in 1 oder mehreren ED)
Galenik, Retardierung	
	(Release-Charakteristik)

1.4 Arzneimittelkinetik in der Schwangerschaft

In der Schwangerschaft verläuft der Arzneimittelstoffwechsel komplizierter als sonst. Die wirksamen Konzentrationen eines Medikamentes oder seiner Metaboliten im embryonalen Organismus werden von folgenden Faktoren beeinflußt:

- Aufnahme, Verteilung, Verstoffwechslung und Ausscheidung bei der Mutter. Die Veränderungen kinetischer Parameter bei der Mutter während der Schwangerschaft sind in Tabelle 1.2 zusammengefaßt;
- Passage durch die Plazenta und Arzneimittelstoffwechsel in der Plazenta;

- Verteilung, Arzneimittelstoffwechsel und Ausscheidung beim Embryo;
- Rückresorption aus dem Fruchtwasser.

Es gibt kaum ein Medikament, zu dem alle pharmakokinetischen Charakteristika bekannt sind.

1.5 Arzneimittelkinetik bei der Mutter

Während der Schwangerschaft ändern sich bei der Mutter aufgrund der herabgesetzten Magen-Darm-Motorik und der verstärkten Haut- und Lungendurchblutung die enteralen, kutanen und inhalativen Resorptionsbedingungen für Fremdstoffe (siehe Tabelle 1.2). Für die Resorption der meisten Arzneimittel im Magen-Darm-Trakt hat dies jedoch keine nennenswerten Konsequenzen. Die Zunahme der interstitiellen Flüssigkeit kann die Verteilung von Fremdstoffen im mütterlichen Organismus beeinflussen. Bei Gestosen beträgt die Flüssigkeitszunahme bis zu 100 %. Die Proteinbindung von Medikamenten kann sich im Verlauf der Schwangerschaft ändern, so daß, z. B. bei einigen Antikonvulsiva, der für die Mutter und den plazentaren Transfer verfügbare

Tab. 1.2: Veränderungen der Arzneimittelkinetik in der Schwangerschaft (nach Loebstein 1997).

Absorption	
gastrointestinale Motilität	⇩
Lungenfunktion	⇧
Hautdurchblutung	⇧
Verteilung	
Plasmavolumen	⇧
Körperwasser	⇧
Plasmaproteine	⇩
Fettmasse	⇧
Metabolismus	
Leberaktivität	⇧ ⇩
Exkretion	
glomeruläre Filtration	⇧

(nicht eiweißgebundene) Anteil aufgrund des relativen Eiweißmangels (Hypoproteinämie) zunimmt.

Die vermehrte Produktion weiblicher Sexualhormone aktiviert Enzyme in der mütterlichen Leber. Daraus kann eine beschleunigte Inaktivierung von Arzneimitteln resultieren. Dies hat jedoch keine generelle Bedeutung. Die Ausscheidung von Medikamenten über Niere, Galle und Darm ändert sich in der Schwangerschaft kaum, tendenziell sind die renale Durchblutung und Filtrationsrate erhöht. In der Summe haben die Veränderungen des mütterlichen Arzneimittelstoffwechsels für die meisten Arzneimittel keine Relevanz und erfordern deshalb keine Dosisanpassung (Loebstein 1997).

1.6 Arzneimittelkinetik in der Plazenta und beim Feten

Von den meisten Medikamenten finden sich auf der fetalen Seite der Plazenta zwischen 20 und 80 % der mütterlichen Konzentration. Dieser Gradient von der Mutter zum Feten ist u.a. Folge des von der Plazentaperfusion, der materno-fetalen pH-Differenz und den Arzneieigenschaften abhängigen plazentaren Transfers sowie des plazentaren und fetalen Arzneimittelstoffwechsels (Loebstein 1997, Juchau 1989). Es gibt allerdings kaum Angaben zur Situation in der Frühschwangerschaft, da fast alle kinetischen Untersuchungen den reifen Feten bzw. die Verhältnisse unter der Geburt wiedergeben.

Die Plazenta verhält sich gegenüber Fremdstoffen ähnlich wie die Lipidmembran im Magen-Darm-Trakt, durch die fettlösliche Substanzen besser als wasserlösliche hindurchtreten können, d.h. Arzneimittel, die bei oraler Gabe gut resorbiert werden, gelangen auch leicht durch die Plazenta. Doch auch wasserlösliche Substanzen, insbesondere nach intravenöser Injektion, können erhebliche Konzentrationen im Embryo erreichen und dort aufgrund der bolusartigen Anflutung zu hohen Konzentrationsspitzen führen.

Für die Plazentapassage ist eine niedrige Molekularmasse unter 600–800 entscheidend. Dies trifft für die meisten Arzneimittel zu.

Nur der nicht proteingebundene Anteil des jeweiligen Arzneimittels kann die Plazenta überwinden. Undurchlässig ist die Plazenta für konjugierte Steroid- und Peptidhormone sowie für humanes Insulin und für Wachstumshormone.

Schon im dritten Schwangerschaftsmonat ist die embryonale Leber in der Lage, manche Fremdstoffe durch Oxidation zu aktivieren oder zu inaktivieren (Juchau 1989). Doch der Arzneimittelmetabolismus der feto-plazentaren Einheit spielt wegen seiner geringen Aktivität im Vergleich zum mütterlichen Arzneimittelstoffwechsel nur eine untergeordnete Rolle.

Arzneimittel und andere Fremdstoffe können in der Plazenta die Synthese von Hormonen und anderen für die Entwicklung des Embryos wichtigen Stoffen beeinträchtigen. Enzyme in der Plazenta und im Feten können die Synthese toxischer Stoffwechselprodukte katalysieren. Wenn solche Metaboliten aufgrund ihrer polaren Struktur die Plazenta nicht passieren und daher das fetale Kompartiment nicht wieder verlassen können, kumulieren sie im Feten.

Arzneimittel, die in den fetalen Urin gelangen, werden in der Amnionflüssigkeit angereichert. Sie können nur indirekt zurück in das mütterliche System gelangen, und zwar über den Feten, der kontinuierlich Fruchtwasser schluckt. In geringem Umfang ist dann eine Resorption aus der Allantoisflüssigkeit über die Chorionallantoismembranen möglich. Zwischen Amnion- und Allantoisflüssigkeit wurde nur wenig Austausch beobachtet.

Entscheidend für toxische Wirkungen beispielsweise am ZNS ist neben einer generell möglichen Anreicherung im Feten die bevorzugte Durchblutung des Gehirns und die noch nicht entwickelte Blut-Hirn-Schranke.

1.7 Ursachen angeborener Entwicklungsstörungen

Die Ursachen für die Entstehung von Fehlbildungen wurden erstmals von Wilson (1977) zusammengestellt. Unverändert hoch ist mit zwei Dritteln auch heute noch der Anteil angeborener Anomalien, die ätiologisch nicht einzelnen Faktoren zugeordnet werden können (Tabelle 1.3). Besonders hervorzuheben ist auch die Tatsache, daß Arzneimittel, Genußmittel und Umwelteinflüsse anscheinend nur ca. 4% der vorgeburtlichen Schäden verursachen und daß der Anteil der Fehlentwicklungen, der auf Erkrankungen der Mutter zurückzuführen ist, ebenso groß ist. Mit Hilfe einer aktiven Schwangerenberatung und erweiterter vorgeburtlicher Diagnostik, wie Infektionsserologie, α-Fetoprotein und anderer prädiktiver Laborparameter sowie hochauflösender Ultraschall

Tab. 1.3: Ursachen angeborener Entwicklungsstörungen des Menschen in Prozent (in Anlehnung an Schardein 2000, Enders 1991, Nelson 1989, Wilson 1977).

genetische Erkrankungen	20%
chromosomale Anomalien	5%
anatomische Faktoren	2%
Uterusanomalien Zwillingsschwangerschaften Oligohydramnion	
chemische und physikalische Ursachen	4%
Arzneimittel Drogen (insbesondere Alkohol) Hyperthermie ionisierende Strahlung Schadstoffe	
mütterliche Erkrankungen	4%
Diabetes mellitus (nicht normoglykämisch) endemische Hypothyreose Epilepsie Phenylketonurie Listeriose Lues Ringelröteln Röteln Toxoplasmose Varizellen Zytomegalie	
unbekannte Ursachen	65%
spontane Entwicklungsstörungen polygenetische Ursachen Kombination und Interaktion exogener und endogener Faktoren	

können diese Ursachen für angeborene Entwicklungsstörungen weitgehend reduziert werden. Dies betrifft auch mütterliche Stoffwechselerkrankungen, die heute einen weitgehend normalen Schwangerschaftsverlauf erlauben, wie z. B. Diabetes mellitus, bei dem die betroffenen Mütter vor wenigen Jahrzehnten noch unter Infertilität litten oder ein erhebliches Fehlbildungsrisiko eingingen.

1.8 Erfassung embryotoxischer Risiken beim Menschen

Vor Zulassung neuer Medikamente läßt sich ihr embryotoxisches Potential für den Menschen aus den Ergebnissen von Tierversuchen nicht eindeutig ableiten. Hier helfen epidemiologische Studien weiter, die zur statistischen Auswertung genügend große Gruppen exponierter Schwangerer umfassen müssen. Bei *Thalidomid* (Contergan®) dauerte es mehr als 2 Jahre, bis der schon frühzeitig von Lenz geäußerte Verdacht auch von seinen Gegnern anerkannt werden mußte.

Sowohl die sogenannte biologische Plausibilität als auch epidemiologische Evidenz sind maßgeblich, um einen kausalen Zusammenhang zwischen Medikamenteneinnahme und einer embryonalen Schädigung zu unterstützen. Im einzelnen handelt es sich um folgende Kriterien (nach Shepard 1994, Wilson 1977):

- Es wird die plötzliche Häufigkeitszunahme einer spezifischen Fehlbildung beobachtet.
- Ein gesicherter zeitlicher und regionaler Zusammenhang zwischen dem gehäuften Auftreten dieser Fehlbildung und der vermehrten Einnahme des Medikamentes in der Schwangerschaft fällt auf, d.h. in derselben Region werden zur gleichen Zeit die vermehrte Einnahme eines Medikamentes in der Schwangerschaft und das vermehrte Auftreten spezifischer Anomalien beobachtet.
- Die Einnahme in der Schwangerschaft muß zeitlich mit der embryonalen Entwicklungsphase des Organs übereinstimmen, an dem der angeborene Defekt aufgetreten ist (siehe Abbildung 1.2).
- Das im Verdacht stehende Medikament sollte tatsächlich quantitativ resorbiert werden und den fetalen Organismus erreichen.
- Es ist auszuschließen, daß die Schwangere gleichzeitig einem anderen embryotoxischen Einfluß ausgesetzt war; dies kann z. B. die Erkrankung sein, die Anlaß für die Behandlung war.
- Mindestens zwei Untersuchergruppen müssen übereinstimmend und unabhängig voneinander ein deutlich erhöhtes relatives Risiko in ihren kontrollierten prospektiven Kohortenstudien oder retrospektiven Fall-Kontroll-Studien ermitteln.
- Tierexperimentelle Befunde können die epidemiologischen Ergebnisse stützen.

Verdachtsmomente ergeben sich aus Einzelfallbeobachtungen angeborener Entwicklungsstörungen. Größere Aussagekraft haben prospektive oder retrospektive epidemiologische Untersuchungen.

Bei prospektiver Vorgehensweise werden der Verlauf der Schwangerschaft und das Befinden des Neugeborenen nach Einnahme eines Medikamentes beobachtet, um mögliche Auffälligkeiten zu erkennen. Die entsprechende Schwangere wird also bereits erfaßt, bevor der Ausgang ihrer Schwangerschaft bekannt ist. Um auch bei selten verordneten Arzneimitteln möglichst große Fallzahlen prospektiv beobachteter Schwangerschaften zu erhalten, kooperieren beispielsweise teratologische Beratungszentren seit 1990 europaweit im „European Network of Teratology Information Services" (ENTIS) und werten die bei ihnen erfaßten Schwangerschaften gemeinsam aus.

Beim retrospektiven Untersuchungsansatz wird der Status neugeborener Kinder, die eine spezielle Fehlbildung aufweisen, mit der retrospektiv erhobenen Arzneimittelanamnese verglichen. Grundlage hierfür sind z. B. die Daten regionaler und nationaler Fehlbildungsregister, die unter dem Dach der „European Registry of Congenital Anomalies and Twins" (EUROCAT) oder des „International Clearinghouse for Birth Defects Monitoring Systems" (ICBDMS) kooperieren.

Wie weiter oben beschrieben, gibt es außer Fehlbildungen noch andere Entwicklungsstörungen durch embryo- bzw. fetotoxische Einwirkungen. Hierzu gehören:
- Fehlgeburten,
- intrauterine Wachstumsretardierung (IUGR),
- funktionelle Auswirkungen direkt nach der Geburt wie Sedierung, Hypoglykämie, Bradykardie und Entzugserscheinungen,
- später auftretende funktionelle Störungen des Zentralnervensystems, des Immunsystems oder der Reproduktionsfähigkeit, die sich erst während des Heranwachsens manifestieren. Diskrete Auswirkungen auf die Intelligenzentwicklung, leichte Verhaltensauffälligkeiten, erhöhte Allergiebereitschaft und Fertilitätsminderung können erst nach Jahren oder Jahrzehnten sichtbar werden. Da bis zum Auftreten der Symptome viele potentiell einflußnehmende Faktoren hinzugekommen sind, ist ein kausaler Bezug zu einer pränatalen Exposition kaum noch herzustellen.

1.9 Risikoklassifizierung von Arzneimitteln

Verschiedentlich ist versucht worden, auf der Grundlage epidemiologischer und tierexperimenteller Daten Arzneimittel hinsichtlich ihres entwicklungstoxischen Potentials zu kategorisieren.

In der Roten Liste wird eine Einstufung in 11 mit „Gr" (Gravidität) bezeichneten „Chiffren" verwendet. Die Chiffren Gr 4 bis Gr 6 beispielsweise bezeichnen Medikamente, für die keine ausreichenden Erfahrungen beim Menschen vorliegen und bei denen deshalb ersatzweise tierexperimentelle Daten für eine Risikobewertung herangezogen werden. In diese Gruppe gehören die meisten Arzneimittel. Wahrscheinlich besitzt die überwiegende Mehrheit dieser Stoffe beim Menschen kein embryotoxisches Potential.

Medikamente, die postpartal Funktionsstörungen, z. B. Entzugssymptome, verursachen können, werden in der Roten Liste mit „Gr 9" bezeichnet. In der Tabelle im vorderen Umschlagdeckel unseres Buches werden diese Medikamente mit einem „T" in der Spalte „Peripartal" gekennzeichnet; diese Mittel wurden in Tabelle 1.4 nicht berücksichtigt.

Seit weit über 10 Jahren gibt es Bemühungen, die in der Europäischen Union im Handel befindlichen Arzneimittel für die Schwangerschaft einheitlich nach Risikogruppen zu klassifizieren.

Alle Ansätze, Medikamente bezüglich ihrer pränatalen Toxizität in Kategorien einzuteilen, dürfen nicht dazu verleiten, diese als Grundlage für eine individuelle Risikoabschätzung zu verwenden (siehe Abschnitt 1.15), weil die Klassifizierung neben ihrer formelhaften Verkürzung meist nicht ausreichend durch humantoxikologische und epidemiologische Daten fundiert ist.

> Aufgrund der täglich erlebten Unsicherheit unter Kollegen und Schwangeren im Umgang mit den kurzgefaßten Risikobeschreibungen auf Beipackzetteln, in der Roten Liste usw. schlagen wir vor, grundsätzlich auf eine formelhafte Risikoklassifizierung zu verzichten. Statt dessen sollte eine vergleichende Bewertung der „pränatalen Verträglichkeit" (als Summe aller humantoxikologischen und tierexperimentellen Erfahrungen sowie anderer pharmakologischer und toxikologischer Eigenschaften) unter Berücksichtigung anerkannter Therapieempfehlungen zu einer abgestuften Therapieempfehlung speziell für Schwangere zusammengefaßt werden, die im Grunde genommen für alle Frauen im reproduktionsfähigen Alter gelten sollte. Diese Therapieempfehlung umfaßt für jede Erkrankung eine Rangfolge der therapeutisch infrage kommenden Medikamente (Mittel der 1., 2., 3....Wahl), die regelmäßig aktualisiert werden sollte.

Diese Vorgehensweise hat neben der praxisorientierten Entscheidungshilfe den Vorteil, das haftungsrechtliche Dilemma zwischen den verschreibenden Kollegen einerseits und den Arzneimittelherstellern andererseits zu lockern: Bisher sucht nämlich der Arzt oft vergeblich das

„absolut unbedenkliche" Medikament, das der Arzneimittelhersteller (trotz konkret fehlender Bedenken) nicht als unbedenklich in Schwangerschaft und Stillzeit klassifizieren möchte und statt dessen sein Produkt als „kontraindiziert" kennzeichnet.

Arzneimittel und chemische Stoffe mit erwiesenem embryo- oder fetotoxischem Potential beim Menschen sind in Tabelle 1.4 zusammengestellt. Die Tabelle im hinteren Umschlagdeckel gibt für einige ausgewählte Indikationen die Mittel der Wahl in der Schwangerschaft an. Unser Buch zeigt, daß sich für die meisten Erkrankungen auch für Schwangere akzeptable Arzneimittel finden lassen.

1.10 Arzneimittelsicherheit in der Schwangerschaft heute

40 Jahre nach der Thalidomidkatastrophe können wir ein eher positives Fazit zum Arzneimittelrisiko in der Schwangerschaft ziehen:

- Es wurden keine Medikamente gefunden, die in ähnlicher Weise mit ihrer teratogenen Wirkung überraschten wie Contergan®, denn die embryotoxischen Eigenschaften der Retinoide waren vor ihrer Einführung in die Therapie aus Tierversuchen bekannt.
- Die Gesamtrate spontan auftretender Fehlbildungen hat sich in den vergangenen 40 Jahren trotz der erheblichen Zunahme an neuen Arzneistoffen nicht erhöht.
- Spezifische Entwicklungsstörungen treten im Zusammenhang mit einzelnen Medikamenten gehäuft auf (siehe Tabelle 1.4). Für die behandelten Schwangeren erhöht sich zwar das Fehlbildungsrisiko, liegt aber meistens noch deutlich unter 10 % („spontanes" Hintergrundsrisiko grobstruktureller Anomalien 2–3 %). Ausnahmen bilden Thalidomid, die Retinoide, schwerer Alkoholabusus und Polytoxikomanie sowie die Kombinationstherapie bei schwerer Epilepsie.

Einschränkend ist jedoch festzustellen, daß zu den meisten Arzneimitteln die für eine genauere Risikobewertung erforderlichen Daten nicht vorliegen, nämlich kontrollierte epidemiologische Untersuchungen mit ausreichend großen Fallzahlen. Deshalb darf man aus Tabelle 1.4 nicht schließen, daß alle in dieser Tabelle nicht genannten Medikamente unbedenklich sind.

Organfunktionsstörungen, die auf eine Arzneimittelbehandlung in der Schwangerschaft zurückgehen, werden sich, mit Ausnahme grober

Tab. 1.4: Arzneimittel, Chemikalien und Genußmittel mit erwiesenem embryo-/fetotoxischen Potential beim Menschen.

Substanz	(Leit-)Symptome
ACE-Hemmstoffe	Anurie
Alkohol	fetales Alkoholsyndrom
Androgene	Maskulinisierung
Antimetabolite	multiple Fehlbildungen
Benzodiazepine (hohe Dosis präpartal bzw. Langzeittherapie)	Floppy-Infant-Syndrom
Blei	kognitive Entwicklungsretardierung
Carbamazepin[1]	Spina bifida, Dysmorphien der Endphalangen etc.
Cumarinderivate	Cumarin-Syndrom
Diethylstilbestrol	Scheidenkarzinom
ionisierende Strahlen	multiple Fehlbildungen, Leukämie
Jodüberdosierung	passagere Hypothyreose, (ZNS-Reifungsstörung?)
Kokain	ZNS-, Intestinal-, Nierenschädigung
Lithium	Herz-/Gefäßfehlbildungen[2]
Methylquecksilber	Zerebralparesen, mentale Retardierung
Misoprostol (zur versuchten Aborteinleitung)	Möbius-Sequenz, Reduktionsdefekte der Extremitäten
polychlorierte Biphenyle	mentale Retardierung, Hautveränderungen
Penicillamin	Cutis laxa
Phenobarbital/Primidon[1] (antikonvulsive Dosis)	multiple Fehlbildungen
Phenytoin[1]	multiple Fehlbildungen
Retinoide	Ohr-, ZNS-, Herz- und Gefäß- sowie Skelettfehlbildungen
Tetracycline (nach 15. SSW)	Verfärbung der Milchzähne
Thalidomid	Extremitätenfehlbildungen
Trimethadion	multiple Fehlbildungen
Valproinsäure[1]	Spina bifida, multiple Fehlbildungen
Vitamin A[3] (>25.000 IE/d)	wie Retinoide (?)

[1] bei antikonvulsiver Behandlung möglichst Monotherapie, Kombinationen erhöhen Teratogenese überproportional
[2] nach neueren Publikationen scheint das teratogene Risiko für eine Ebstein-Anomalie sehr gering zu sein
[3] Substitution >10.000 IE/d meiden, Provitamin A (= Beta-Carotin) ist unproblematisch

Achtung: Eine Exposition mit einer der genannten Substanzen im sensiblen Zeitraum der Schwangerschaft kann das statistische Risiko einer Schädigung erhöhen. Eine hohe individuelle Schadenswahrscheinlichkeit ist daraus aber nicht zwangsläufig abzuleiten!

Auffälligkeiten in der Neonatalperiode, auch in Zukunft kaum nachweisen lassen.

Schwieriger als die Bewertung des Arzneimittelrisikos ist die immer häufiger werdende Frage nach dem Risiko einer beruflichen Exposition mit chemischen und physikalischen Noxen. Mutterschutzgesetz und MAK-Werte-Liste (DFG 2000) geben zwar einen gewissen Rahmen vor, für eine individuelle Risikoabschätzung sind diese Informationen jedoch meist unzureichend. Zusätzlich fürchten exponierte Frauen im gebärfähigen Alter den Verlust ihres Arbeitsplatzes insbesondere bei kleinen Betrieben, wenn sie auf Einhaltung der gesetzlichen Vorschriften bestehen.

1.11 Alternative Heilmittel und Phytotherapeutika

Alternative Heilmittel sind hinsichtlich ihrer Verträglichkeit in der Schwangerschaft nicht systematisch untersucht. Es liegen jedoch keine Fallberichte über teratogene Schädigungen bei Einhalten der empfohlenen Dosierungen vor. Diese sind zumindest bei *Homöopathika* auch nicht zu erwarten. Gegen *Akupunktur* ist ebenfalls nichts einzuwenden, wenn diese fachkundig und unter Berücksichtigung der Schwangerschaft praktiziert wird.

Bei *Phytotherapeutika* müssen therapeutische Dosen eingehalten und *Teezubereitungen* sollten nicht exzessiv genossen werden. Die Unbedenklichkeit pflanzlicher Präparate insbesondere in hohen Dosen ist nicht erwiesen. Nichtalkoholische Zubereitungen sind, falls möglich, zu bevorzugen.

Zu den nicht selten auch von Schwangeren eingenommenen Mitteln gehören *Baldrian, Hopfen, Kavain* (Kava-Pyrone aus dem *Kava-Kava-Wurzelstock*) bei Unruhe und Einschlafstörungen, *Echinacea* (*Purpursonnenhut*) als Immunstimulans, *Ginkgo biloba* zur Besserung der zentralen Durchblutung, *Ginseng* zur Leistungssteigerung, *Aescin*-Präparate (*Roßkastanienextrakt*) bei Venenbeschwerden, *Agnus castus* (*Mönchspfeffer, Keuschlamm*) bei gynäkologischen Indikationen, *Mistelpräparate (Viscum album)* bei Malignomen und *Hypericin (Johanneskraut)* bei depressiver Verstimmung. Die einzelnen Mittel werden, soweit Angaben vorliegen, entsprechend ihrer Behandlungsindikation in den jeweiligen Abschnitten in Kapitel 2 besprochen.

1.12 Arzneitherapie des Vaters

Systematische Untersuchungen zu möglichen Folgen der Wirkung einer Arzneimitteltherapie des Vaters auf das werdende Kind liegen nicht vor. Untersuchungen über eine frühere Behandlung des Vaters mit Zytostatika lassen – bei erhaltener oder wieder hergestellter Fertilität – kein erhöhtes Fehlbildungsrisiko erkennen. Wurde der Vater hingegen unmittelbar vor oder zum Zeitpunkt der Konzeption oder während der Schwangerschaft mit toxischen Arzneistoffen behandelt, wäre eine genotoxische oder paternal teratogene Schädigung des Embryo theoretisch denkbar. Diese könnte über eine Veränderung der Erbinformation in den reifen Spermatozyten oder durch „kontaminierte" Spermaflüssigkeit auf den Embryo einwirken (Spielmann 1987). Außerdem ist eine Störung der Meiose vorstellbar, die chromosomale Aberrationen begünstigt. Klinisch gibt es bisher allerdings keine Verdachtsmomente, die es rechtfertigen würden, eine „paternal exponierte" Schwangerschaft abzubrechen. Es bleibt die Frage, ob die Chromosomenanalyse nach einer zytotoxischen Therapie des Vaters indiziert ist. Mehrheitlich wird das derzeit als nicht begründet angesehen, da vorliegende Ergebnisse keine signifikante Häufung von Chromosomenanomalien offenbaren. Dennoch ist man noch weit von einer fundierten Beurteilung paternaler Risiken entfernt.

Im Zusammenhang mit In-vitro-Fertilisation (IVF) und intrazytoplasmatischer Spermieninjektion (ICSI) wird über ein erhöhtes Risiko paternal verursachter Fruchtschäden spekuliert, weil die natürliche Barriere der spontanen Konzeption umgangen wird. Einige der bisher vorliegenden Untersuchungen sprechen zwar für eine erhöhte Komplikations- und auch Fehlentwicklungsrate bei Anwendung spezieller Formen der IVF. Jedoch müssen bei der kritischen Bewertung die Ursachen der zugrundeliegenden mütterlichen oder väterlichen Fertilitätsstörungen berücksichtigt werden, und zwar als ebenfalls zu Schwangerschaftskomplikationen disponierende Faktoren.

1.13 Die Beratung der Schwangeren zum Arzneimittelrisiko

Während der Schwangerschaft nimmt eine Frau durchschnittlich drei bis acht verschiedene Medikamente ein, teils als Selbstmedikation, teils ärztlich verordnet. Diese Zahlen unterscheiden sich kaum vom Arzneimittelkonsum nichtschwangerer Frauen. Rein theoretisch stellt sich daher bei jeder Schwangeren mehrfach die Frage nach der Verträglichkeit oder Schädlichkeit von Medikamenten für das werdende Kind.

Bei der Beratung sind grundsätzlich die beiden folgenden Situationen zu unterscheiden:

- die Beratung vor einer Arzneimitteltherapie oder vor einer Schwangerschaft und
- die Beratung einer Schwangeren, die bereits mit einem Medikament behandelt wurde.

Im zuletzt genannten Fall steht häufig die Frage nach einem Abbruch der Schwangerschaft im Zentrum der Beratung. Da nach unseren Erfahrungen die beiden aufgezeigten Beratungssituationen ein unterschiedliches Vorgehen erfordern, behandeln wir sie in diesem Kapitel getrennt voneinander.

Die Erkenntnisse, die dem Arzt in Klinik und Praxis über Arzneimittelrisiken in der Schwangerschaft anhand von Packungsbeilagen, Firmenmitteilungen und Roter Liste, aber auch durch Standard-Pharmakologiebücher vermittelt werden, sind meist unergiebig, zu allgemein gehalten und manchmal irreführend, weil Produktinformationen aus Gründen der Haftung des Herstellers so formuliert werden, daß bei Auftreten therapiebedingter Schäden nur der Arzt, nicht aber der Hersteller oder die Zulassungsbehörde haften müssen.

So kann der Hinweis in der Packungsbeilage „Gegenanzeigen: Schwangerschaft" in einem Fall eine ernstzunehmende Warnung vor einem embryotoxischen Risiko darstellen und in einem anderen Fall nur bedeuten, daß keine Erfahrungen vorliegen.

Es ist verständlich, daß Zulassungsbehörden und Hersteller von Arzneimitteln ein potentielles Risiko anders betrachten als der Arzt, der eine Schwangere behandeln und beraten muß: Ein gering erhöhtes Fehlbildungsrisiko, das in einem relativen Risiko (RR) von beispielsweise 1,2 zum Ausdruck kommt, ist als individuelles Risiko zu vernachlässigen und für die Beratung einer einzelnen Schwangeren irrelevant. Wenn jedoch mit einer Zahl von 100.000 exponierten Schwangeren gerechnet wird, sind bei der üblichen Annahme von 2% „Spontaninzidenz" (Hintergrundsrisiko für alle Schwangeren) 400 geschädigte Kinder zusätzlich zu erwarten.

Für den behandelnden Arzt ist es schwierig, sich ohne weiterführende Literatur Klarheit über das tatsächliche Risiko eines speziellen Arzneimittels zu verschaffen oder für eine bestimmte Indikation ein unbedenkliches Medikament zu finden. Die Tabelle im hinteren Umschlagdeckel gibt einen Überblick zu den wichtigsten Behandlungsindikationen mit den jeweiligen Mitteln der Wahl für die Schwangerschaft. Aus Haftungsgründen haben es Verfasser von Büchern über die Arzneimitteltherapie in der Schwangerschaft im anglo-amerikanischen Schrifttum bisher nicht gewagt, eine vergleichbare Tabelle mit akzeptablen Arzneimitteln zu publizieren.

1.14 Planung einer Arzneimitteltherapie in der Schwangerschaft

Bei einer Arzneimitteltherapie in der Schwangerschaft wird der Embryo selbstverständlich mitbehandelt. Dieser „zusätzliche" Patient zwingt zu besonders strenger Indikationsstellung. Oberster Grundsatz sollte sein, daß einerseits die Gesundheit der Mutter wiederhergestellt wird und daß andererseits die Entwicklungsbedingungen für den Embryo nicht beeinträchtigt werden.

Die Arzneimitteltherapie ist bei gravierenden Erkrankungen auch in der Schwangerschaft unerläßlich, z. B. bei Asthma bronchiale, Diabetes mellitus, Epilepsie oder schweren Infektionen. Dagegen sind Erkältungsmittel, „schwangerschaftsunterstützende" Medikamente und andere nicht-rationale Therapeutika zu meiden, da ihr potentielles Risiko größer ist als ihr nicht erwiesener Nutzen.

Folgende Regeln sollten bei der Verschreibung von Arzneimitteln beherzigt werden:

- Patientinnen im gebärfähigen Alter müssen vor dem Verschreiben von Arzneimitteln gefragt werden, ob eine Schwangerschaft vorliegen könnte. Gerade während einer (noch nicht bemerkten) Frühschwangerschaft ist die embryonale Entwicklung besonders gefährdet.
- Bei Langzeitbehandlung von Patientinnen im gebärfähigen Alter sollte immer an eine Schwangerschaft gedacht werden. Je nach Arzneimittel muß die Patientin entweder zur zuverlässigen Kontrazeption aufgefordert werden oder zur aufmerksamen Zyklusbeobachtung, um ihre Therapie nach Eintreten einer Schwangerschaft umstellen zu können. Optimal sind bei Langzeittherapie Medikamente, die ohne erkennbares Risiko auch während der Schwangerschaft weiter genommen werden können.
- Es ist bekannt, daß während der Behandlung mit einigen Arzneimitteln gehäuft unerwartete Schwangerschaften auftreten. So beein-

trächtigen Antikonvulsiva die Wirksamkeit hormonaler Kontrazeptiva. Bei Umstellung von klassischen Neuroleptika mit ihrer bekannten prolaktinämischen, also fertilitätsmindernden Wirkung auf neuere Mittel wie Clozapin wird dieser „kontrazeptive" Begleiteffekt plötzlich aufgehoben. Unter einer Therapie mit den embryotoxisch wirkenden Retinoiden kommt es gelegentlich nach Besserung einer schweren Akne zur Schwangerschaft, wenn die vorgeschriebene Antikonzeption nicht eingehalten wird und neue soziale Beziehungen geknüpft wurden.

- Eine Schwangere sollte nur mit Medikamenten behandelt werden, die schon seit vielen Jahren eingeführt sind. Neue Arzneimittel bergen ein unwägbares Risiko und in vielen Fällen handelt es sich um „Pseudoinnovationen" ohne erwiesenen therapeutischen Vorteil.
- Wenn für eine bestimmte Erkrankung kein Arzneimittel empfohlen werden kann, dessen Verträglichkeit in der Schwangerschaft gut dokumentiert ist, sollte ein Medikament verwendet werden, das möglichst schon seit den 80er Jahren in der Roten Liste aufgeführt ist. Dieses Vorgehen ist sicherer, als ein Arzneimittel einzusetzen, das erst vor kurzem zugelassen wurde. Voraussetzung ist natürlich, daß gegen das ältere Medikament keine Bedenken vorliegen.
- Falls möglich, ist eine Monotherapie anzustreben.
- Die Dosis eines Medikaments ist so niedrig wie therapeutisch möglich zu wählen.
- Behandlungsmöglichkeiten ohne Medikamente sollten in Erwägung gezogen werden.
- Die Erkrankung selbst kann ein Risiko für die normale vorgeburtliche Entwicklung darstellen. Auch schwere Belastungen wie Schmerzen oder psychische Konflikte können den Schwangerschaftsverlauf gefährden. Das Unterlassen einer therapeutischen Intervention kann ein größeres embryotoxisches Risiko darstellen als die Behandlung selbst. Nutzen und Risiken sind in jedem Fall individuell abzuwägen.

1.15 Risikoabschätzung einer zurückliegenden Arzneimitteltherapie in der Schwangerschaft

Nach bereits erfolgter Exposition während einer bestehenden Schwangerschaft muß der Schwangeren ggf. eine individuelle Risikoabschätzung angeboten werden, in schwierigen Fällen sind dafür qualifizierte

Institutionen zu konsultieren (siehe Anschriftenverzeichnis in Abschnitt 1.16). Eine potentiell riskante Exposition ist genauso ernst zu nehmen wie eine spezielle genetische Disposition in der Familie. Die fundierte individuelle Risikoabschätzung kann unnötige Ängste, nicht erforderliche diagnostische Eingriffe und den Abbruch einer eigentlich gewünschten und intakten Schwangerschaft verhindern. Die enormen ökonomischen Implikationen einer rationalen Risikoabschätzung wurden wiederholt dargelegt.

Die Beratung nach einer Behandlung erfordert sowohl bei der Interpretation einschlägiger Literaturangaben als auch im Umgang mit der Patientin ein anderes Vorgehen als die Planung einer Therapie. Die letztgenannte Situation ist im allgemeinen einfacher, da in Ruhe das passende Medikament ausgewählt werden kann. Wurde jedoch schon mit einer Behandlung begonnen, so ist die Schwangere häufig besorgt oder in großer Angst wegen einer möglichen Schädigung ihres Kindes. Dieser wichtige Unterschied ist unbedingt zu berücksichtigen, weil unklare Fachinformationen die Angst einer werdenden Mutter eher vergrößern, als aufklärend und beruhigend auf sie zu wirken. Tierexperimentelle Ergebnisse oder unbestätigte Einzelfallbeobachtungen beim Menschen sollten im Patientengespräch nicht erwähnt werden, weil solche unsicheren Informationen üblicherweise die Patientin noch stärker verunsichern.

> Zu tragischen Fehlentscheidungen kommt es, wenn die Klassifizierung eines Medikamentes als „unzureichend untersucht", „tierexperimentell verdächtig" oder „kontraindiziert in der Schwangerschaft" zum Anlaß genommen wird, eine gewünschte Schwangerschaft abzubrechen.

Wir haben es gelegentlich erlebt, daß schwangere Frauen nach Einweisung zum Schwangerschaftsabbruch auf eigene Initiative bei uns anfragten, ob der Eingriff denn wirklich unumgänglich sei.

Um solchen Mißverständnissen zu begegnen, gehen wir bei allen besprochenen Arzneimitteln dieses Buches in unserer „Empfehlung" auf die zwei entscheidenden Aspekte der individuellen Beratung ein: Auswahl eines akzeptablen Arzneimittels vor der Behandlung und Risikobewertung nach erfolgter Exposition.

Bei der Risikobewertung zeigt sich in den meisten Fällen, daß auch nach Einnahme zu meidender oder kontraindizierter Medikamente keineswegs ein risikobegründeter Abbruch einer unkomplizierten und gewünschten Schwangerschaft diskutiert werden muß. Eine embryopathische Indikation gibt es nach geltendem Recht ohnehin nicht mehr. Heute geht die psychische und körperliche Zumutbarkeit für die Mutter in die Argumentation ein. Im Einzelfall können zusätzliche Vorsorgeuntersuchungen wie Ultraschallfeindiagnostik oder α-Fetoprotein-Bestimmung sinnvoll sein. Allerdings ist eine erweiterte vorgeburtliche Diagnostik nur sinnvoll, wenn die Schwangere im Falle des Aufdeckens von Entwicklungsanomalien Konsequenzen ziehen möchte.

Zum Programm der erweiterten Diagnostik nach Einnahme potentiell teratogener Substanzen gehören normalerweise keine invasiven Maßnahmen wie intrauterine Nabelgefäßpunktion, Amniozentese oder Chorionzottenbiopsie mit Chromosomenanalyse.

> Zusammenfassend gibt es kaum ein Medikament, bei dem in therapeutischen Dosen das epidemiologisch ermittelte embryotoxische Risiko den Abbruch einer gewünschten und intakten Schwangerschaft rechtfertigt. Dies gilt auch für die Mehrzahl der in Tab. 1.4 genannten Arzneimittel.

1.16 Beratungsstellen für Arzneimittelrisiken in der Schwangerschaft

Die nachfolgend aufgeführten Institutionen geben telefonisch Auskunft über Arzneimittelrisiken in Schwangerschaft und Stillzeit. Sie gehören zum Europäischen Netzwerk der Teratologischen Informationszentren (ENTIS) und führen bei bestimmten Arzneimitteln Nachfolgeuntersuchungen („follow-up") durch. Dazu ist eine Rückkopplung der anfragenden Ärzte nach der Geburt des Kindes unbedingt erwünscht.

Vor einer Anfrage sollten neben den Schwangerschaftsdaten alle Angaben über Arzneimittel, deren Dosis und Einnahmezeitraum erhoben werden (Schaefer 1990). Zusätzlich muß anamnestisch nach anderen Risikofaktoren (Nikotin, Alkohol, Drogen, ggf. Schadstoffe am Arbeitsplatz) geforscht, die Familienanamnese und vorangehende Schwangerschaftsverläufe abgefragt werden.

D-14050 Berlin
Beratungsstelle für Embryotoxikologie
Spandauer Damm 130, Haus 10
☎ (+49) 030-30686-734

A-4020 Linz (Österreich)
Teratologische Beratungsstelle
Landesfrauenklinik
Ledererstrasse 47
☎ (+43) 0732-76740

CH-1011 Lausanne (Schweiz)
Swiss Teratogen Information Service
Division de Pharmacologie Clinique
Beaumont 06-634
Centre Hospitalier Universitaire Vaudois
☎ (+41) 021-3144267

NL-3720 BA Bilthoven (Niederlande)
Teratologie Information Service
National Institute of Public Health and Environment
P.O. Box 1
☎ (+31) 030-2742017

Literatur

Barker DJP. Mothers, babies and health in later life, 2nd ed. Edinburgh: Churchill Livingston, 1998.

Briggs GG, Freeman RK, Yaffe SJ. Drugs in pregnancy and lactation, 5th ed. Baltimore: Williams and Wilkins, 1998.

DFG (Deutsche Forschungsgemeinschaft): Maximale Arbeitsplatzkonzentrationen und Biologische Arbeitsstofftoleranzwerte. Weinheim: VCH Verlagsgesellschaft, 2000.

Enders G. Infektionen und Impfungen in der Schwangerschaft, 2. Aufl. München: Urban und Schwarzenberg, 1991.

Gregg NM. Congenital cataract following German measles in mother. Trans Ophthalmol Soc Aust 1941; 3: 35–46.

Juchau MR. Bioactivation in chemical teratogenesis. Ann Rev Pharmacol Toxicol 1989; 29: 165–87.

Lenz W. Kindliche Fehlbildungen nach Medikament während der Gravidität? Dtsch Med Wochenschr 1961; 86: 2555–6.

Loebstein R, Lalkin A, Koren G. Pharmacokinetic changes during pregnancy and their clinical relevance. Clin Pharmacokinet 1997; 33: 328–43.

Nau H. Species differences in pharmacokinetics and drug teratogenesis. Environ Health Perspect 1986; 70: 113–29.

Nau H, Zierer R, Spielmann H, Neubert D, Gansau C. A new model for embryotoxicity testing: teratogenicity and pharmacokinetics of valproic acid following constant-rate administration in the mouse using human therapeutic drug and metabolite concentrations. Life Sciences 1981; 29: 2803–2914.

Nelson K, Holmes LB. Malformations due to presumed spontaneous mutations in newborn infants. N Engl J Med 1989; 320: 19–23.

Schaefer C, Bunjes R. Medikamente in der Schwangerschaft. Dtsch Ärzteblatt 1990; 87: 2447.

Schardein JL. Chemically induced birth defects, 4th ed. New York: Marcel Dekker, 2000.

Shepard TH. Letter: „proof" of teratogenicity. Teratology 1994; 50: 97.

Spielmann H, Vogel R. Transfer of drugs to the embryo before and during implantation. In: Drug Disposition in Teratogenesis. In: *Nau H, Scott WJ (eds.)*. Interspecies Comparison and Maternal/Embryonic-Fetal Drug Transfer, p. 45. Boca Raton (USA): CRC Press, 1987.

Warkany J, Nelson RC. Appearance of skeletal abnormalities in the offspring of rats retarded on a deficient diet. Science 1940; 92: 383–4.

Wilson JD. Embryotoxicity of drugs to man. In: *Wilson JD, Frazer FC (eds.)*. Handbook of teratology, Vol. 1, pp. 309–55. New York: Plenum Press, 1977.

Spezielle Arzneimitteltherapie in der Schwangerschaft

1|2

2.1	Analgetika, Antirheumatika, Myotonolytika und Gichttherapeutika	32
2.1.1	Paracetamol	32
2.1.2	Acetylsalicylsäure	32
2.1.3	Pyrazolonverbindungen	35
2.1.4	Analgetische Mischpräparate	36
2.1.5	Morphin, Hydromorphon und Opioidanalgetika allgemein	36
2.1.6	Pethidin	37
2.1.7	Codein	38
2.1.8	Fentanyl, Alfentanil, Remifentanil und Sufentanil	39
2.1.9	Andere Narkoanalgetika und zentral wirksame Analgetika	40
2.1.10	Naloxon	41
2.1.11	Klassische nichtsteroidale Säureantiphlogistika/Antirheumatika (NSAR)	41
2.1.12	Selektive Cyclooxygenase-2 (COX-2)-Inhibitoren	44
2.1.13	Weitere Antiphlogistika/Antirheumatika	44
2.1.14	Migränebehandlung	48
2.1.15	Myotonolytika	52
2.1.16	Gicht-Intervallbehandlung	52
2.1.17	Gicht-Anfallsbehandlung, Colchicin	53
2.2	Antiallergika und Hyposensibilisierung	60
2.2.1	Antihistaminika (H$_1$-Blocker)	60
2.2.2	Glucocorticoide	62
2.2.3	Hyposensibilisierung	62
2.3	Antiasthmatika und Hustenmittel	64
2.3.1	Selektiv wirkende β$_2$-Sympathomimetika	64
2.3.2	Anticholinergika	66
2.3.3	Theophyllin	67
2.3.4	Glucocorticoide	68
2.3.5	Mastzellinhibitoren	69
2.3.6	Antileukotriene	70
2.3.7	Expektoranzien	71
2.3.8	Antitussiva	72
2.3.9	Unspezifisch wirkende Sympathomimetika	73
2.4	Antiemetika und Hyperemesis gravidarum	76
2.4.1	Nichtmedikamentöse Therapie	77
2.4.2	Meclozin	77
2.4.3	Dimenhydrinat	78
2.4.4	Metoclopramid	78
2.4.5	Doxylamin	79
2.4.6	Diphenhydramin	80
2.4.7	Phenothiazin-Antiemetika	81
2.4.8	Serotonin-Antagonisten	81
2.4.9	Andere Antiemetika	82
2.5	Epilepsie und antikonvulsive Medikation in der Schwangerschaft	86
2.5.1	Phenobarbital und Primidon	88
2.5.2	Diazepam und Clonazepam	91
2.5.3	Phenytoin	93
2.5.4	Carbamazepin	96
2.5.5	Ethosuximid und andere Succinimide	98
2.5.6	Valproinsäure	99
2.5.7	Trimethadion	101
2.5.8	Neuere Antiepileptika allgemein	102
2.5.9	Vigabatrin	102
2.5.10	Lamotrigin	104
2.5.11	Andere neuere Antiepileptika	104
2.6	Antiinfektiva	110
2.6.1	Penicilline	110
2.6.2	Cephalosporine	111

2.6.3	Andere β-Lactam-Antibiotika und β-Lactamase-Inhibitoren	112	2.6.43	Amantadin	143
2.6.4	Erythromycin und andere Makrolidantibiotika	113	2.6.44	Ribavirin	143
			2.6.45	Andere Virustatika	144
2.6.5	Clindamycin und Lincomycin	114	2.6.46	HIV-Therapie und -Prophylaxe in der Schwangerschaft	145
2.6.6	Tetracycline	115	2.6.47	Zidovudin	146
2.6.7	Sulfonamide und Trimethoprim	116	2.6.48	Andere antiretrovirale Medikamente	147
2.6.8	Gyrasehemmstoffe-Antibiotika	119			
2.6.9	Nitrofurantoin und andere Harnwegstherapeutika	120	2.6.49	Mebendazol	149
			2.6.50	Pyrviniumembonat	150
2.6.10	Nitroimidazol-Derivate	121	2.6.51	Niclosamid	150
2.6.11	Aminoglykoside	122	2.6.52	Pyrantel	150
2.6.12	Chloramphenicol	123	2.6.53	Praziquantel	151
2.6.13	Polypeptidantibiotika	124	2.6.54	Albendazol	151
2.6.14	Antimykotika allgemein	125	2.6.55	Ivermectin	152
2.6.15	Nystatin	125	2.6.56	Hyperthermie	152
2.6.16	Clotrimazol	126	2.6.57	Fernreisen und Langstreckenflüge	153
2.6.17	Andere lokale „Conazol-Antimykotika"	126			
			2.7	**Antikoagulanzien, Fibrinolytika und Volumenersatzmittel**	**161**
2.6.18	Weitere lokal wirksame Antimykotika	127			
			2.7.1	Indikationen zur Antikoagulation	161
2.6.19	„Conazol-Antimykotika" zur systemischen Anwendung	127	2.7.2	Heparine	162
			2.7.3	Hirudinverbindungen und Thrombozytenaggregationshemmer	164
2.6.20	Amphotericin B	129			
2.6.21	Flucytosin	130	2.7.4	Protamin	164
2.6.22	Griseofulvin	130	2.7.5	Cumarinderivate	165
2.6.23	Terbinafin	131	2.7.6	Vitamin K	169
2.6.24	Malariaprophylaxe und -therapie in der Schwangerschaft	131	2.7.7	Fibrinolyse	170
			2.7.8	Streptokinase	170
2.6.25	Chloroquin	132	2.7.9	Andere Fibrinolytika	171
2.6.26	Proguanil	133	2.7.10	Antifibrinolytika	171
2.6.27	Mefloquin	133	2.7.11	Volumenersatzmittel	172
2.6.28	Pyrimethamin/Sulfadoxin	134			
2.6.29	Chinin	135	**2.8**	**Vitamine, Mineralien und Spurenelemente**	**175**
2.6.30	Halofantrin	136			
2.6.31	Primaquin	137	2.8.1	Vitamin A (Retinol)	176
2.6.32	Weitere Malariamedikamente	137	2.8.2	Vitamin B_1 (Thiamin)	177
2.6.33	Tuberkulostatische Behandlung in der Schwangerschaft	138	2.8.3	Vitamin B_2 (Riboflavin)	178
			2.8.4	Vitamin B_6 (Pyridoxin)	178
2.6.34	Isoniazid (INH)	138	2.8.5	Vitamin B_{12} (Cyanocobalamin)	178
2.6.35	Rifampicin	139	2.8.6	Folsäure	179
2.6.36	Ethambutol	140	2.8.7	Vitamin C (Ascorbinsäure)	181
2.6.37	Pyrazinamid	140	2.8.8	Vitamin D	182
2.6.38	Aminosalicylsäure	140	2.8.9	Vitamin E (Tocopherol)	183
2.6.39	Dapson	141	2.8.10	Vitamin K	183
2.6.40	Streptomycin	141	2.8.11	Nicotinamid	183
2.6.41	Weitere Tuberkulostatika	142	2.8.12	Multivitaminpräparate	183
2.6.42	Aciclovir und andere Herpes-Virustatika	142	2.8.13	Eisen	184
			2.8.14	Kalzium	185

2.8.15	Fluorid	186
2.8.16	Biphosphonate	186
2.8.17	Jodid	187
2.8.18	Spurenelemente	187

2.9 Diagnostika — 190
- 2.9.1 Röntgenuntersuchungen — 190
- 2.9.2 Ultraschall — 192
- 2.9.3 Magnetresonanztomographie (MRT) — 193
- 2.9.4 Bariumsulfat-Kontrastmittel — 193
- 2.9.5 Jodhaltige Kontrastmittel — 194
- 2.9.6 Ultraschall- und Magnetresonanz-Kontrastmittel — 195
- 2.9.7 Radioaktive Isotope — 195
- 2.9.8 Stabile Isotope — 196
- 2.9.9 Farbstoffe — 197
- 2.9.10 Andere Diagnostika — 197

2.10 Dermatika und Lokaltherapeutika — 199
- 2.10.1 Schwangerschaftstypische Veränderungen an der Haut — 199
- 2.10.2 Antiinfektiva — 201
- 2.10.3 Glucocorticoide und nichtsteroidale Antiphlogistika — 202
- 2.10.4 Adstringenzien — 202
- 2.10.5 Antiseptika und Desinfizienzien — 202
- 2.10.6 Antipruriginosa und ätherische Öle — 205
- 2.10.7 Steinkohlenteerpräparate und Schieferölpräparate — 206
- 2.10.8 Keratolytika — 207
- 2.10.9 Retinoide zur Akne- und Psoriasistherapie — 207
- 2.10.10 Photochemotherapie — 210
- 2.10.11 Sexualhormone und Cyproteronacetat (siehe auch Abschnitt 2.13) — 211
- 2.10.12 5-Fluorouracil — 211
- 2.10.13 Krätze- und Läusemittel — 211
- 2.10.14 Repellents — 212
- 2.10.15 Hämorrhoidenmittel — 213
- 2.10.16 Augen-, Nasen- und Ohrentropfen — 213
- 2.10.17 Venentherapeutika — 214
- 2.10.18 Kosmetika — 215

2.11 Diuretika — 217
- 2.11.1 Thiaziddiuretika — 217
- 2.11.2 Furosemid — 218
- 2.11.3 Etacrynsäure — 219
- 2.11.4 Andere Schleifendiuretika — 220
- 2.11.5 Spironolacton — 220
- 2.11.6 Amilorid und Triamteren — 221
- 2.11.7 Mannit — 222

2.12 Herz- und Kreislaufmittel — 223
- 2.12.1 Hypertonus und Schwangerschaft — 223
- 2.12.2 β-Rezeptorenblocker — 224
- 2.12.3 α-Methyldopa — 227
- 2.12.4 Dihydralazin — 228
- 2.12.5 Kalziumantagonisten — 229
- 2.12.6 ACE-Hemmstoffe — 231
- 2.12.7 Angiotensin-II-Antagonisten — 232
- 2.12.8 Magnesium sulfuricum — 233
- 2.12.9 Clonidin — 233
- 2.12.10 Diazoxid — 234
- 2.12.11 Nitroprussid-Natrium — 235
- 2.12.12 Reserpin — 235
- 2.12.13 Andere Antihypertensiva — 236
- 2.12.14 Hypotonie und Antihypotensiva — 237
- 2.12.15 Dihydroergotamin — 237
- 2.12.16 Adrenerge Substanzen — 238
- 2.12.17 Herzglykoside — 239
- 2.12.18 Antiarrhythmika — 239
- 2.12.19 Nitrate und andere sogenannte Vasodilatatoren — 243
- 2.12.20 Durchblutungsmittel — 244

2.13 Hormone — 248
- 2.13.1 Hypothalamus-Releasinghormone — 249
- 2.13.2 Hypophysenvorderlappenhormone — 250
- 2.13.3 Prolaktinantagonisten — 252
- 2.13.4 Hypophysenhinterlappenhormone — 253
- 2.13.5 Schilddrüsenfunktion und Jodversorgung in der Schwangerschaft — 255
- 2.13.6 Trijodthyronin (T_3) und Thyroxin (T_4) — 255
- 2.13.7 Thyreostatika — 256
- 2.13.8 Glucocorticoide — 258
- 2.13.9 Nebennierenmarkhormone — 262
- 2.13.10 Insulin — 262
- 2.13.11 Orale Antidiabetika — 264
- 2.13.12 Östrogene — 265
- 2.13.13 Gestagene — 267
- 2.13.14 Diethylstilbestrol — 269
- 2.13.15 Androgene und Anabolika — 269
- 2.13.16 Antiöstrogene, Antiandrogene und Danazol — 270
- 2.13.17 Mifepriston (RU486) — 272
- 2.13.18 Clomifen — 273

2.14 Magen-Darm-Mittel, Lipidsenker und Spasmolytika 280

- 2.14.1 Antazida und Sucralfat 280
- 2.14.2 H$_2$-Rezeptor-Antagonisten 281
- 2.14.3 Protonenpumpen-Hemmstoffe 282
- 2.14.4 Bismutsalze 283
- 2.14.5 Weitere Ulkustherapeutika 284
- 2.14.6 Helicobacter-pylori-Therapie 285
- 2.14.7 Acida 286
- 2.14.8 Atropin und anticholinerge Spasmolytika 286
- 2.14.9 Cholinergika 287
- 2.14.10 Andere Peristaltikanreger 288
- 2.14.11 Obstipation in der Schwangerschaft 289
- 2.14.12 Füll- und Quellstoffe 289
- 2.14.13 Osmotische und salinische Abführmittel 290
- 2.14.14 Diphenylmethane 291
- 2.14.15 Anthrachinonderivate 291
- 2.14.16 Rizinusöl 292
- 2.14.17 Gleitmittel 292
- 2.14.18 Antidiarrhoika 293
- 2.14.19 Mittel gegen chronisch-entzündliche Darmerkrankungen 294
- 2.14.20 Dimeticon und pflanzliche Carminativa 295
- 2.14.21 Chenodeoxycholsäure und Ursodeoxycholsäure 296
- 2.14.22 Lipidsenker allgemein 297
- 2.14.23 Clofibrinsäurederivate und -analoga 297
- 2.14.24 Cholesterolsynthese-Enzym-Hemmer 298
- 2.14.25 Colestyramin und andere Lipidsenker 299
- 2.14.26 Appetitzügler 300

2.15 Antineoplastische Mittel, Immunsuppressiva und Immunmodulatoren 304

- 2.15.1 Antineoplastische Chemotherapie allgemein 304
- 2.15.2 Einteilung der Chemotherapeutika 305
- 2.15.3 Vinca-Alkaloide und Analoga 305
- 2.15.4 Podophyllotoxin-Derivate 306
- 2.15.5 Nitroseharnstoff-Alkylanzien 306
- 2.15.6 Stickstofflost-analoge Alkylanzien 307
- 2.15.7 Andere Alkylanzien 307
- 2.15.8 Zytotoxische Anthracylin-Antibiotika 308
- 2.15.9 Andere zytotoxische Antibiotika 309
- 2.15.10 Folsäure-analoge Antimetabolite (Folsäure-Antagonisten) 310
- 2.15.11 Purin-analoge Antimetabolite (Purin-Antagonisten) 310
- 2.15.12 Pyrimidin-analoge Antimetabolite (Pyrimidin-Antagonisten) 311
- 2.15.13 Andere Zytostatika 312
- 2.15.14 Platin-Verbindungen 312
- 2.15.15 Andere antineoplastische Mittel 312
- 2.15.16 Endokrin wirkende Hormone und Hormon-Antagonisten 313
- 2.15.17 Zusammenfassende Empfehlung zur antineoplastischen Chemotherapie 314
- 2.15.18 Immunsuppressiva allgemein 315
- 2.15.19 Azathioprin 316
- 2.15.20 Ciclosporin A 316
- 2.15.21 Tacrolimus, Mycophenolatmofetil und monoklonale Antikörper 317
- 2.15.22 Immunmodulatoren 318
- 2.15.23 Zusammenfassende Empfehlung: Immunsuppressiva und Immunmodulatoren 319
- 2.15.24 Thalidomid 319

2.16 Narkotika, Lokalanästhetika und Muskelrelaxanzien 324

- 2.16.1 Halogenierte Inhalationsnarkotika 325
- 2.16.2 Ether (Diethylether) 325
- 2.16.3 Lachgas 326
- 2.16.4 Inhalationsnarkotika, berufliche Exposition 327
- 2.16.5 Injektionsnarkotika 327
- 2.16.6 Lokalanästhetika 329
- 2.16.7 Muskelrelaxanzien 330

2.17 Psychopharmaka, Hypnotika und Parkinsonmedikamente 332

- 2.17.1 Antipsychotika/Neuroleptika allgemein 332
- 2.17.2 Phenothiazine und Thioxanthene 333
- 2.17.3 Butyrophenone 334
- 2.17.4 Clozapin 335
- 2.17.5 Andere atypische Neuroleptika 336
- 2.17.6 Tri- und tetrazyklische Antidepressiva 336

2.17.7	Serotonin-Reuptake-Hemmstoffe	338	2.19.11 Spermizide Kontrazeptiva	371
2.17.8	Monoaminoxidase (MAO)-Hemmstoffe	339	2.19.12 Intrauterinpessare	372

2.17.7 Serotonin-Reuptake-Hemmstoffe 338
2.17.8 Monoaminoxidase (MAO)-
Hemmstoffe 339
2.17.9 Andere Antidepressiva 340
2.17.10 Lithiumsalze und andere antimanische Psychopharmaka 341
2.17.11 Anxiolytika (Tranquilizer) allgemein 342
2.17.12 Meprobamat 343
2.17.13 Andere Anxiolytika 343
2.17.14 Psychoanaleptika 344
2.17.15 Hypnotika allgemein 345
2.17.16 Barbiturate 345
2.17.17 Benzodiazepine 346
2.17.18 Chloralhydrat 347
2.17.19 Andere Hypnotika 348
2.17.20 Parkinsonmittel 349

2.18 Impfstoffe und Immunglobuline 354
2.18.1 Poliomyelitisimpfung 354
2.18.2 Rötelnimpfung 355
2.18.3 Masern- und Mumpsimpfung 356
2.18.4 Tetanus- und Diphtherieimpfung 356
2.18.5 Hepatitis-A-Impfung 356
2.18.6 Hepatitis-B-Impfung 357
2.18.7 Grippe (Influenza)-Impfung 357
2.18.8 FSME-Impfung 357
2.18.9 Hämophilus-Influenza-B (HIB)-Impfung 358
2.18.10 Varizellenimpfung 358
2.18.11 Tollwutimpfung 358
2.18.12 Typhusimpfung 358
2.18.13 Choleraimpfung 359
2.18.14 Gelbfieberimpfung 359
2.18.15 Immunglobuline 360

2.19 Uteruskontraktionsmittel, Tokolytika, Vaginaltherapeutika und lokale Kontrazeptiva 363
2.19.1 Prostaglandine 363
2.19.2 Oxytocin 365
2.19.3 Mutterkornalkaloide 366
2.19.4 Tokolytika allgemein 367
2.19.5 β_2-Sympathomimetika 368
2.19.6 Magnesium 369
2.19.7 Kalziumantagonisten 369
2.19.8 Prostaglandinantagonisten 369
2.19.9 Andere Tokolytika 370
2.19.10 Vaginaltherapeutika 371

2.19.11 Spermizide Kontrazeptiva 371
2.19.12 Intrauterinpessare 372

2.20 Toxine und Vergiftungen 375
2.20.1 Tierische Gifte 375
2.20.2 Bakterielle Endotoxine 376
2.20.3 Pflanzliche Gifte und Mykotoxine 376
2.20.4 Kohlenmonoxid-Intoxikation in der Schwangerschaft 378
2.20.5 Andere akzidentelle und suizidale Vergiftungen 379

2.21 Genußmittel und Drogen 382
2.21.1 Alkohol 382
2.21.2 Coffein und andere Xanthinderivate 385
2.21.3 Tabak und Rauchen 386
2.21.4 Drogen (außer Alkohol) allgemein 390
2.21.5 Opiate 390
2.21.6 Kokain 392
2.21.7 Marihuana 394
2.21.8 LSD 395
2.21.9 Amphetamine 395
2.21.10 Phencyclidin 396
2.21.11 Mescalin 397
2.21.12 Psilocybin 398
2.21.13 Schnüffelstoffe 398

2.22 Industriechemikalien und Umweltbelastungen 402
2.22.1 Maximale Arbeitsplatzkonzentrationen (MAK-Werte) von Industriechemikalien in der Schwangerschaft 403
2.22.2 Klassifizierung von Stoffen mit fruchtschädigenden Eigenschaften in der MAK-Werte-Liste 404
2.22.3 Bewertung der Einstufung chemischer Arbeitsstoffe in die Gruppen A–E der Spalte „Schwangerschaft" in der MAK-Werte-Liste (siehe Tabelle 2.1) 409
2.22.4 Klassifizierung von keimzellmutagenen Stoffen in der MAK-Werte-Liste 415
2.22.5 Bedeutung der Einstufung von Industriechemikalien in die MAK-Werte-Liste für die Schwangerenberatung 416
2.22.6 Umweltchemikalien 417
2.22.7 Ionisierende Strahlenexposition in der Umwelt 418
2.22.8 Elektromagnetische Felder und Stromschlag 419

2.1 Analgetika, Antirheumatika, Myotonolytika und Gichttherapeutika

▶ 2.1.1 Paracetamol

Pharmakologie und Toxikologie. *Paracetamol* (z. B. ben-u-ron®, Enelfa®) wirkt analgetisch und antipyretisch und ist gut verträglich. In therapeutischer Dosis hemmt es die Prostaglandinsynthese nicht. Die Wirkung wird über einen zentralen Angriffspunkt im Bereich des Hypothalamus vermittelt.

Wie die meisten anderen Medikamente ist auch Paracetamol plazentagängig. Anfänglich wurde aufgrund einzelner Fallberichte ein teratogenes Potential beim Menschen vermutet. Epidemiologische Untersuchungen lassen jedoch keine embryotoxische Wirkung erkennen (Übersicht in Briggs 1998). Das gilt auch für Suizidversuche mit Paracetamol-Überdosis, und zwar unabhängig von der Schwangerschaftsphase, wie eine Untersuchung an 300 Schwangeren ergab (McElhatton 1997). Nur wenn die auch bei Schwangeren indizierte Antidotbehandlung mit *Acetylcystein* unterbleibt oder wirkungslos ist, so daß es zur Leberschädigung bei der Mutter kommt, ist auch beim Feten mit einer Leberschädigung bis zum Leberversagen zu rechnen (Wang 1997). Acetylcystein ist plazentagängig. Seine leberprotektive Wirkung und die gute Verträglichkeit beim Feten sind nachgewiesen (z. B. Horowitz 1997).

Hinweise darauf, daß die an Lymphozyten beobachteten, diskreten genotoxischen Effekte von Paracetamol klinische Relevanz besitzen (Hongslo 1991), ließen sich nicht bestätigen.

> **Empfehlung für die Praxis:** Paracetamol ist das Analgetikum und Antipyretikum der Wahl. Es kann in jeder Phase der Schwangerschaft innerhalb des üblichen Dosisbereichs eingesetzt werden.
>
> **Dosierung:** Paracetamol 3–4 × 500–1000 mg/Tag

▶ 2.1.2 Acetylsalicylsäure

Pharmakologie. *Acetylsalicylsäure* (z. B. Aspirin®, ASS ratiopharm®) hemmt in Abängigkeit von der Dosis die Synthese sowohl von

Thromboxan als auch von Prostaglandinen. Daraus ergeben sich unterschiedliche Behandlungsindikationen: Bei niedriger Dosis bis etwa 300 mg/Tag kommt es zu einer Hemmung der Thromboxansynthese mit Verminderung der Thrombozytenaggregation. Dieser Wirkmechanismus wird für die Thromboseprophylaxe genutzt. Die analgetische, antipyretische und antiphlogistische Wirkung erfolgt über eine Hemmung der Prostaglandinsynthese bei Einzeldosen ab 500 mg. Aufgrund der geringen therapeutischen Breite im antiphlogistischen Bereich (Tagesdosen von 3.000 mg und darüber) wurde Acetylsalicylsäure als Antirheumatikum weitgehend durch die neueren, nichtsteroidalen Antirheumatika (NSAR) verdrängt.

Salicylate sind lipophil, sie werden nach oraler Gabe rasch resorbiert und gelangen leicht über die Plazenta zum Feten. Die Metabolisierung und Eliminierung durch Kopplung an Glukuronsäure in der Leber erfolgt beim Feten und Neugeborenen nur langsam wegen der noch verminderten Enzymaktivität und der geringen glomerulären Filtrationsrate.

„Low-dose"-Therapie. Niedrigdosiert mit 80–300 mg pro Tag dient Acetylsalicylsäure der Thromboseprophylaxe und wird in manchen Fällen zur Prävention der Präklampsie verordnet. Außerdem diskutiert man den Nutzen niedriger Dosen zur Prävention von Abortneigung und anderen Schwangerschaftskomplikationen bei Frauen mit Antikardiolipin- oder Phospholipid-Antikörpern mit oder ohne systemischem Lupus erythematodes (z. B. Backos 1999).

Viele Untersuchungen haben sich mit dem Nutzen einer „Low-dose"-Behandlung zur Prävention des Schwangerschaftshochdrucks und seiner Folgen, wie z. B. der intrauterinen Wachstumsverzögerung, beschäftigt. Umfassend ist dieses Thema von der „Collaborative low-dose Aspirin in Pregnancy study" (CLASP 1994) an insgesamt 9.000 Frauen untersucht worden. Im Gegensatz zu früheren Ergebnissen sind eindeutige Vorteile wohl nur bei Schwangeren mit früh sich entwickelnder Präklampsie – vor der 20. Schwangerschaftswoche (SSW) – und mit pathologischer Vorgeschichte zu erwarten. In dieser Gruppe entwickelten sich sowohl der mütterliche Blutdruck als auch das kindliche Wachstum günstiger, und zwar ab einer täglichen Dosis von 80 mg und einem frühzeitigen Therapiebeginn vor der 16. SSW. Für andere Schwangere läßt sich der Nutzen einer solchen Behandlung – auch wenn sie vor der 20. SSW gestartet wurde – nicht eindeutig belegen (Heyborne 2000, Knight 2000, Cartis 1998, Golding 1998,

Rotchell 1998). Dies gilt auch für die Therapie bei bereits bestehender Präeklampsie.

Toxikologie. Salicylate können bei einigen Tierspezies in hoher Dosis Fehlbildungen erzeugen. Einige Untersucher meinen, in z.T. sehr kleinen Fall-Kontrollstudien auch beim Menschen teratogene Effekte zu entdecken, beispielsweise ein erhöhtes Gastroschisis-Risiko als Disruptionsfolge im Bereich der embryonalen Arteria omphalomesenterica (z.B. Martinez-Frias 1997, Torfs 1996). Wenn überhaupt vorhanden, ist ein teratogenes Risiko dieses weit verbreiteten und alten Mittels minimal. In anderen Publikationen wurden entwicklungstoxische Effekte beim Menschen nicht beschrieben, so z.B. in einer prospektiven Studie mit 50.000 Schwangeren (Slone 1976). Auch die frühkindliche Intelligenzentwicklung bei Kindern bis zum Alter von 4 Jahren war in einer Untersuchung an über 19.000 Schwangeren, die im ersten oder zweiten Trimenon Acetylsalicylsäure erhalten hatten, nicht beeinträchtigt (Klebanoff 1988).

Suizidversuche mit einer Überdosis und toxischen Serumwerten bei der Mutter stellen jedoch ein Risiko für den Feten dar, weil bei höheren Konzentrationen im fetalen Kreislauf und ohnehin niedrigerem arteriellem pH die Salicylsäure-bedingte metabolische Azidose schwerer verläuft als bei der Mutter. Dies kann zum Fruchttod führen, wenn die Mutter nicht rasch behandelt bzw. wenn das Kind im Fall einer fortgeschrittenen Schwangerschaft nicht vorzeitig geholt wird (z.B. Palatnick 1998).

Präpartalphase. Da Prostaglandinsynthese-Hemmstoffe die Kontraktilität des Uterus vermindern, können Salicylate die Dauer der Schwangerschaft und den Geburtsvorgang durch Herabsetzung der Wehentätigkeit verlängern. Früher hat man deshalb Salicylate zur Tokolyse benutzt. Unter der Geburt wurde außerdem ein erhöhter mütterlicher Blutverlust nach Salicylateinnahme beobachtet.

Die Hemmung der Prostaglandinsynthese kann etwa ab der 28.–30. SSW zu einem verfrühten Schluß des Ductus arteriosus Botalli führen. Dieser zeit- und dosisabhängige Effekt wurde zuerst unter Indometacintherapie dokumentiert (siehe Abschnitt 2.1.11), ist aber unter Acetylsalicylsäure (nicht bei „Low-dose"-Therapie!) ebenso möglich.

Bei Frühgeborenen wurden vermehrt intrakranielle Blutungen beschrieben, wenn die Mutter innerhalb der letzten Schwangerschaftswoche Acetylsalicylsäure in analgetischer oder antiphlogistischer Dosis eingenommen hatte (Rumack 1981). Bei gesunden, reifen Neugeborenen wurden dagegen Hirnblutungen nicht gehäuft beobachtet.

Die „Low-dose"-Behandlung bewirkt keinen vorzeitigen Schluß des Ductus arteriosus und beeinträchtigt offenbar weder die Gesundheit der Mutter noch die fetale oder neonatale Gerinnung (Vetter 1995, CLASP 1994, DiSessa 1994, Sibai 1993 und 1989, Veille 1993).

> **Empfehlung für die Praxis:** Acetylsalicylsäure ist in der Schwangerschaft Analgetikum und Antipyretikum der zweiten Wahl. Paracetamol ist vorzuziehen. Salicylate sollten im letzten Drittel der Schwangerschaft nicht regelmäßig und nicht in antiphlogistischer Dosis angewendet werden. Analgetische Einzeldosen sind jedoch akzeptabel.
> Für die längerfristige antiphlogistische Behandlung sind nichtsteroidale Antirheumatika (NSAR) wie z. B. Ibuprofen zu bevorzugen (cave Ductus-arteriosus-Verschluß ab der 28.–30. Woche!).
> Wird dennoch im letzten Drittel der Schwangerschaft regelmäßig mit Acetylsalicylsäure in hoher Dosis behandelt, muß der fetale Ductus arteriosus dopplersonographisch kontrolliert werden. Ferner ist zu bedenken, daß insbesondere bei Frühgeborenen schon eine analgetische Einzeldosis von 500 mg die Blutungsbereitschaft des Feten unter der Geburt erhöhen kann.
> Eine „Low-dose"-Behandlung mit Acetylsalicylsäure kann bei entsprechender Indikation uneingeschränkt durchgeführt werden.
>
> **Dosierung:** Analgesie-Antipyrese   oral 4×500–1000 mg/Tag
>   Präeklampsie-Prävention   oral   80–150 mg/Tag
>   Thrombozytenaggregationsprophylaxe   oral   bis 300 mg/Tag

▶ 2.1.3 Pyrazolonverbindungen

Pharmakologie und Toxikologie. *Metamizol* (z. B. Novalgin®, Novaminsulfon®), *Phenazon* (z. B. Migräne-Kranit® mono) und *Propyphenazon* (z. B. Eufibron®) haben als Analgetika und Antipyretika wegen unerwünschter Wirkungen auf die Hämatopoese an Bedeutung verloren.

Sie wurden durch Paracetamol und andere Analgetika verdrängt. Sie besitzen eine prostaglandinantagonistische Wirkung, die ab der 28.–30. Schwangerschaftswoche einen vorzeitigen Ductus-arteriosus-Verschluß beim Feten bewirken kann. Eine brasilianische Studie berichtet über eine von anderen Autoren bisher nicht bestätigte Assoziation zwischen Metamizoleinnahme durch die Mutter und vermehrtem Auftreten von Wilms-Tumoren bei den Kindern (Sharpe 1996). Im übrigen liegen keine Hinweise auf embryotoxische Eigenschaften beim Menschen vor.

> **Empfehlung für die Praxis:** Auf den Einsatz von Metamizol, Phenazon und Propyphenazon sollte verzichtet werden. Analgetikum der Wahl ist Paracetamol, in bestimmten Fällen auch in Kombination mit Codein. Nach heutiger Kenntnislage ergibt sich aus einer dennoch erfolgten Exposition im 1. Trimenon keine Risikosituation, die weitergehende Diagnostik erfordert oder in der ein risikobegründeter Abbruch (siehe Kapitel 1) einer gewünschten und intakten Schwangerschaft erwogen werden müßte.

▶ 2.1.4 Analgetische Mischpräparate

> **Empfehlung für die Praxis:** Mischpräparate (z. B. Togal Tabletten®, Titretta®) sollten nicht eingenommen werden. Eine Ausnahme bildet in begründeten Fällen die Kombination von Paracetamol plus Codein (z. B. Migraeflux N®, talvosilen®). Konkrete Hinweise auf embryotoxische Wirkungen beim Menschen gibt es zwar nicht, die Unwägbarkeit des toxischen Risikos steigt aber mit der Zahl der Inhaltsstoffe. Außerdem genügen die meisten Kombinationspräparate nicht den Anforderungen einer rationalen Arzneitherapie und verteuern die Behandlung.
> Nach heutiger Kenntnislage ergibt sich aus einer dennoch erfolgten Exposition im 1. Trimenon keine Risikosituation, die weitergehende Diagnostik erfordert oder in der ein risikobegründeter Abbruch (siehe Kapitel 1) einer gewünschten und intakten Schwangerschaft erwogen werden müßte.

▶ 2.1.5 Morphin, Hydromorphon und Opioidanalgetika allgemein

Systematische, kontrollierte Untersuchungen zur Teratogenität von *Morphin* (z. B. Capros®) oder *Hydromorphon* (Dilaudid®) liegen nicht vor. Es gibt jedoch bislang keine Hinweise, daß diese Substanzen Fehlbildungen beim Menschen verursachen.

Opiate sind zentral wirksame, starke Analgetika, die in ihrer Wirkung dem Morphin, dem Hauptalkaloid des Opiums, vergleichbar sind und ebenfalls zur Abhängigkeit und beim Neugeborenen zu Atemdepression und Entzugssymptomatik führen können. Bei den Opiaten unterscheidet man reine Agonisten (Endorphine, Morphin und therapeutisch ähnliche Opiate) von reinen Antagonisten *(Naloxon)* und Stoffen, die sowohl agonistische als auch antagonistische Eigenschaften besitzen *(Pentazocin)*.

Bezüglich ihrer Toxizität in der Schwangerschaft ist die kurzfristige therapeutische Gabe von Opiaten, z. B. in der Perinatalphase, anders zu bewerten als der Opiatabusus.

Körpereigene Endorphine reagieren ebenfalls spezifisch mit Opiatrezeptoren und können Morphinwirkungen auslösen.

2.1.6 Pethidin

Pharmakologie. *Pethidin* (Dolantin®) wurde wegen seiner unübertroffenen spasmoanalgetischen Wirkung unter der Geburt lange Zeit als Analgetikum der Wahl angesehen. Es verlängert weder den Geburtsvorgang noch vermindert es die Wehenstärke.

Auch die Stärke von Nachblutungen und die Rückbildung der Gebärmutter im Wochenbett werden nicht ungünstig beeinflußt. Pethidin kann im Feten höhere Konzentrationen als im mütterlichen Serum erreichen. Beim Neugeborenen wird Pethidin aufgrund der verminderten Stoffwechselleistung nur langsam abgebaut und hat eine stark verlängerte Halbwertszeit (18 Stunden gegenüber 3–4 Stunden beim Erwachsenen; Caldwell 1978).

Toxikologie. Pethidin gehört zu den am besten untersuchten Spasmoanalgetika für die Geburtsphase. Die nach parenteraler Applikation beschriebene metabolische Azidose (de Boer 1987, Kariniemi 1986) ist wahrscheinlich auf individuelle Überdosierung mit daraus resultierender hypotoner Kreislaufreaktion der Mutter zu erklären. Bei Neugeborenen können Atemdepression und Adaptationsstörungen mit neurophysiologischen Auffälligkeiten auftreten, die über die ersten Lebenstage hinausreichen. Der atemdepressive Effekt hängt vor allem vom Zeitintervall zwischen Injektion und Entbindung und von der Reife des Kindes ab. Frühgeborene sind gefährdeter. In einer Gruppe von 13 Erstgebärenden zeigte sich, daß Neugeborene in den ersten 45 Minuten schwächer saugten, wenn die Pethidindosis innerhalb von 5 Stunden vor der Entbindung verabreicht wurde. Das Saugverhalten korrelierte mit der Konzentration von Pethidin im Plasma der Neugeborenen, nicht aber mit der des Metaboliten Norpethidin (Nissen 1997).

> **Empfehlung für die Praxis:** Das Spasmoanalgetikum Pethidin kann bei kritischer Indikationsprüfung unter der Geburt eingesetzt werden; bei Frühgeburten ist es jedoch relativ kontraindiziert.
>
> **Dosierung:** Analgetische Dosis   i.m. (i.v.)   (25–) 50–100 mg

2.1.7 Codein

Pharmakologie und Toxikologie. *Codein* (z. B. Codicaps®, Codipront®) ist ein Morphinderivat mit geringerer analgetischer und sedierender Wirkung als Morphin. Codein wird allein, vorwiegend als Antitussivum, oder in analgetischen Kombinationspräparaten mit Paracetamol und Acetylsalicylsäure angeboten. Da Codein abhängig machen kann, gibt es Schwangere, die einen Abusus mit täglich 300–600 (bis zu 2.000) mg betreiben oder Codein als Ersatzdroge für Heroin erhalten.

In den 70er Jahren gab es einige Veröffentlichungen, die dem Codein Fehlbildungen der Atemwege, Veränderungen am Herz-Kreislauf-System sowie Lippen-Kiefer-Gaumenspalten anlasteten. Dieser Verdacht bestätigte sich nicht (Übersicht in Briggs 1998).

Eine Therapie bis zum Geburtstermin kann wie bei allen Opiatabkömmlingen beim Neugeborenen postpartal zur Atemdepression und ein Abusus zum Entzug führen (siehe 2.21.5).

> **Empfehlung für die Praxis:** Codein darf bei Schwangeren als Analgetikum eingesetzt werden, wenn Paracetamol allein nicht ausreichend wirkt. Bei quälendem, trockenem Husten und Versagen physikalischer Maßnahmen kann es als Antitussivum verwendet werden. In jedem Fall muß das Suchtpotential beachtet werden. In Abhängigkeit von Dosis und Zeitpunkt der Anwendung sind Atemdepression und Entzugserscheinungen beim Neugeborenen möglich. Eine längerdauernde Gabe ist außergewöhnlichen Indikationen vorbehalten. Die Substitution bei Heroinabhängigkeit sollte nicht mit Codein, sondern mit *Methadon* erfolgen (siehe Abschnitt 2.21.5).
>
> **Dosierung:**   Codein (in Kombinationspräparaten) 3–4 × 30–60 mg/Tag

2.1.8 Fentanyl, Alfentanil, Remifentanil und Sufentanil

Pharmakologie und Toxikologie. *Fentanyl* (z. B. Fentanyl-Janssen®) wird in der Geburtshilfe häufig eingesetzt. Es wird intravenös und epidural appliziert. In der Nabelschnur finden sich 30–50 % der mütterlichen Plasmakonzentration. Bei ausreichendem zeitlichem Abstand zur Entbindung scheint das Risiko einer neonatalen Atemdepression gering zu sein. Im Vergleich zu einer Kontrollgruppe fanden sich bei den Kindern von 137 behandelten Frauen keine Unterschiede bezüglich Atemdepression, Apgar-Score, Naloxonbedarf sowie verschiedener neurologischer Parameter bis 24 Stunden post partum (Rayburn 1989). Die letzte Fentanyldosis wurde in dieser Untersuchung im Mittel 112 Minuten vor der Entbindung gegeben. In einer anderen Publikation waren in einer Gruppe von 15 betroffenen Neugeborenen ebenfalls weder Atemdepression noch neurologische Abweichungen in den ersten 24 Stunden nach der Geburt zu beobachten. Die Applikation erfolgte jeweils etwa 10 Minuten vor der Schnittentbindung (Eisele 1982). Patientenkontrollierte Analgesie mit Fentanyl i.v. unter der Geburt wird als gleich gut verträglich für das Neugeborene beschrieben wie eine Epiduralanästhesie (Nikkola 1997).

Mehrere Veröffentlichungen beschreiben die intravenöse und epidurale Anwendung von *Alfentanil* (Rapifen®) in der Geburtshilfe (Übersicht bei Briggs 1998). Die Verträglichkeit für das Neugeborene scheint der des Fentanyls zu gleichen, auch wenn ein Untersucher geringe neuromuskuläre Funktionsabweichungen in den ersten 30 Minuten post partum ermittelt hat. In der Nabelschnur betrug die Konzentration ca. 30 % der mütterlichen Werte.

Fentanyl wurde in fetalen Organen in der Frühschwangerschaft nachgewiesen (Cooper 1999). Berichte über teratogene Effekte liegen weder für Fentanyl noch Alfentanil vor. Es gibt jedoch keine ausreichend dokumentierten Erfahrungen zur Anwendung im ersten Trimenon. Gleiches gilt für *Remifentanil* (Ultiva®) und *Sufentanil* (Sufenta®).

> **Empfehlung für die Praxis:** Bei gegebener Indikation dürfen Fentanyl und ggf. auch die anderen Präparate in jeder Phase der Schwangerschaft eingesetzt werden. Bei Verabreichung kurz vor der Entbindung muß wie bei allen Analgetika vom Opiattyp mit einer atemdepressiven Wirkung auf das Neugeborene gerechnet werden.

2.1.9 Andere Narkoanalgetika und zentral wirksame Analgetika

Pharmakologie und Toxikologie. *Pentazocin (*Fortral®) wurde (in den USA) in Kombination mit dem Antihistaminikum *Tripelenamin* unter dem Namen *T's and Blues* als intravenös injizierbare Droge gehandelt. Tierexperimentell erwies sich diese Kombination als nicht teratogen. Intrauterine Wachstumsverzögerung und Verhaltensauffälligkeiten sind jedoch bei Ratten nach pränataler Applikation gehäuft aufgetreten. Vergleichbare Effekte haben sich beim Menschen nach Gebrauch dieser Droge gezeigt. Berichte zur therapeutischen Anwendung fehlen. Bei wiederholter Einnahme bis zum Ende der Schwangerschaft muß mit opiattypischen Entzugssymptomen wie Unruhe, Zittrigkeit, Muskelhypertonus, Diarrhö und Erbrechen gerechnet werden. Pentazocin kann den Uterustonus erhöhen (Übersicht in Briggs 1998).

Pentazocin hat sich ebensowenig wie *Tilidin* (in Valoron N®) gegenüber Pethidin in der Geburtshilfe durchsetzen können. Hinweise auf ein teratogenes Potential beim Menschen gibt es zu Tilidin bisher nicht.

Tramadol (z. B. Tramal®) ist in Deutschland das meistverschriebene Opioid-Analgetikum. Seine analgetische Wirkung entspricht der von Codein und liegt damit bei einem Zehntel der Wirkstärke vom Morphin. Im Gegensatz zu Morphin weist es in äquianalgetischen Dosen jedoch keinen deutlichen atemdepressiven Effekt auf. Es wird zunehmend auch von Drogenabhängigen mißbraucht. Über spezifische Embryotoxizität wurde bisher nicht berichtet. Systematische Untersuchungen fehlen jedoch zu Tramadol ebenso wie zu *Buprenorphin* (Temgesic®), *Dextropropoxyphen* (Develin®), *Flupirtin* (Katadolon®), *Meptazinol* (Meptid®), *Nalbuphin* (Nubain®), *Nefopam* (z. B. Ajan®) und *Piritramid* (Dipidolor®).

Alle morphinähnlichen Opiate können, abhängig von Behandlungsintervall und Dosis, zur Atemdepression beim Neugeborenen und zu Entzugserscheinungen führen. Letzteres gilt insbesondere für eine Dauertherapie als Drogensubstitution. Hier muß ebenso wie beim Heroin mit ggf. erst verzögert einsetzenden Entzugserscheinungen gerechnet werden, wie z. B. vom 6. Lebenstag an beobachtet bei einem Neugeborenen, dessen Mutter täglich 6 mg *Buprenorphin* erhalten hatte (Hervé 1998).

Empfehlung für die Praxis: In Einzelfällen ist eine Behandlung mit erprobten Vertretern aus dieser Arzneigruppe wie Tramadol in der Schwangerschaft akzeptabel. Je nach Indikation sollten jedoch die Analgetika der Wahl wie Paracetamol (ggf. mit Codein) oder (bis Woche 30) Ibuprofen bevorzugt werden. Nach heutiger Kenntnislage ergibt sich aus einer Exposition mit anderen in diesem Abschnitt genannten Mitteln keine Risikosituation, die weitergehende Diagnostik erfordert oder in der ein risikobegründeter Abbruch (siehe Kapitel 1) einer gewünschten und intakten Schwangerschaft erwogen werden müßte.

2.1.10 Naloxon

Pharmakologie und Toxikologie. *Naloxon* (z. B. Narcanti®) ist in der Lage, die atemdepressorische Wirkung von Opiaten aufzuheben. Bei Kindern, deren Mütter in der Schwangerschaft Opiatabusus betrieben haben, kann Naloxon Entzugserscheinungen verursachen. Ein teratogenes Potential wurde beim Menschen bisher nicht beschrieben.

Empfehlung für die Praxis: Naloxon darf bei entsprechender Indikation eingesetzt werden.

2.1.11 Klassische nichtsteroidale Säureantiphlogistika/Antirheumatika (NSAR)

Pharmakologie. Zu dieser Arzneimittelgruppe gehören *Acemetacin* (Rantudil®), *Azapropazon* (z. B. Prolixan®, Tolyprin®), *Diclofenac* (z. B. Diclo-Wolff®, Voltaren®), *Etofenamat* (z. B. Rheumon®), *Fenbufen* (Lederfen®), *Flufenaminsäure* (z. B. Arlef®), *Flurbiprofen* (Froben®, Ocuflur®), *Ibuprofen* (z. B. Brufen®, Dolgit®), *Indometacin* (z. B. Amuno®, durametacin®), *Indoprofen, Ketoprofen* (z. B. Alrheumun®, Orudis®), *Ketorolac, Lonazolac* (z. B. Argun®), *Lornoxicam* (Telos®), *Mefenaminsäure* (z. B. Ponalar®, Parkemed®), *Meloxicam* (Mobec®), *Nabumeton, Naproxen* (z. B. Proxen®), *Nifluminsäure, Nimesulid, Piroxicam* (z. B. Felden®, durapirox®), *Proglumetacin* (Protaxon®), *Sulindac, Suprofen* und *Tiaprofen* (z. B. Surgam®) sowie *Azapropazon* (z. B. Tolyprin®), *Piroxicam* (z. B. Felden®, durapirox®) und *Tenoxicam*.

Die antiphlogistische Wirkung dieser umfangreichen Arzneimittelgruppe beruht auf einer Synthesehemmung der Prostaglandine, die beim Entzündungsvorgang ausgeschüttet werden. *Meloxicam* und *Nimesulid* hemmen vorwiegend, aber nicht selektiv, die Cyclooxygenase-2 (COX-2).

Toxikologie. Hinweise auf ein erhöhtes Fehlbildungsrisiko beim Menschen liegen zu dieser Medikamentengruppe nicht vor. Im letzten Drittel der Schwangerschaft können nichtsteroidale Antirheumatika (NSAR) die Wehentätigkeit hemmen und den Ductus arteriosus des Feten vorzeitig schließen (Mas 1999).

Ibuprofen und *Indometacin* sind die am besten untersuchten NSAR (z. B. Norton 1997). Indometacin wurde zur Behandlung des Polyhydramnion (Nordstrom 1992) und bei vorzeitigen Wehen angewendet (Morales 1993). Higby und Mitarbeiter (1993) sehen die Prostaglandinantagonisten wie Indometacin sogar als die einzig effektiven Tokolytika an.

Je reifer der Fetus, desto größer ist die Wahrscheinlichkeit, daß sich sein Ductus arteriosus unter der antiphlogistischen Therapie schließt (Rasanen 1995). Schon von der 27. Schwangerschaftswoche an wurde dieser Effekt beobachtet (Bivins 1993). Vor der 32. Woche soll der fetale Kreislauf nur in 5–10 % der Fälle ansprechen, mit 32 Wochen in 50 % und ab der 34. Woche in 100 % der Fälle (Moise 1993, 1988). Aus dem vorzeitigen Ductusverschluß kann sich ein pulmonaler Hypertonus beim Neugeborenen entwickeln. Eine Kasuistik beschreibt ein reifes Kind, dessen Mutter 2 Wochen vor Entbindung wegen einer Thrombophlebitis außer Heparin für 5 Tage 75 mg/Tag *Diclofenac* erhalten hatte. Der pulmonale Hypertonus persistierte und mußte 22 Tage lang mit hohen Dosen NO-Inhalation behandelt werden. Ein offenbar ischämisch verursachter Trikuspidalklappenreflux blieb auch danach bestehen (Zenker 1998).

Auch ein scheinbar paradoxer Effekt wurde nach pränataler Exposition mit NSAR bei Neugeborenen beobachtet: Ein persistierender Ductus arteriosus. Dieser mußte operativ verschlossen werden (Norton 1993). Es wird von den Autoren postuliert, daß Indometacin in diesem Fall die Intima des Ductus geschädigt und damit den Spontanverschluß verhindert hat.

Sulindac soll aufgrund der geringen Plazentagängigkeit seines aktiven (Sulfid-)Metaboliten keine dopplersonographisch feststellbaren Veränderungen auf den fetalen Kreislauf besitzen und ist gleichzeitig als

Tokolytikum wirksam (Carlan 1995 und 1992, Kramer 1995). Dieser Vorzug gegenüber anderen NSAR wird in einer neueren Publikation nicht bestätigt (Kramer 1999).

Nach vorgeburtlicher Exposition mit NSAR wurden bei Neugeborenen gehäuft nekrotisierende Enterokolitiden beobachtet (Ojala 2000, Parilla 2000, Major 1994, Norton 1993). Auch die fetale und neonatale Nierenfunktion kann bis hin zur Anurie gehemmt werden, wenn im letzten Drittel der Schwangerschaft behandelt wurde. Diese bei Indometacin beobachteten Effekte werden auf eine Minderperfusion der Niere und anderer Organe und einen Anstieg des zirkulierenden Vasopressins zurückgeführt (van der Heijden 1994, Walker 1994).

Nekrotisierende Enterokolitis und Nierenfunktionsstörungen traten auch bei Neugeborenen auf, bei denen man den persistierenden Ductus arteriosus nach der Geburt mit Indometacin verschließen wollte. Seit Beginn der 80er Jahre wendete man diese medikamentöse Ductus-Therapie daher zurückhaltender an. Gleiche Vorbehalte richten sich gegen eine Tokolyse mit Prostaglandinantagonisten (Lione 1995).

Schließlich wurden auch intrakranielle Blutungen besonders bei Frühgeborenen beschrieben, möglicherweise als Folge einer Indometacin-induzierten Hemmung der Thrombozytenaggregation (Norton 1993).

Es ist anzunehmen und beschrieben, daß die unter Indometacin beobachteten toxischen Wirkungen auch nach Gabe anderer NSAR zu erwarten sind (z. B. Ductusverschluß bei *Ketoprofen* und *Nifluminsäure*; Radi 1999, Llanas 1996). Beim vorwiegend als COX-2-Hemmstoff wirkenden *Nimesulid* wurde in zwei Kasuistiken über (dialysepflichtiges) Nierenversagen beim Kind berichtet, nachdem die Mutter in der Spätschwangerschaft behandelt wurde. Im zweiten Fall waren es 200 mg/Tag zur Tokolyse ab Woche 26 bis Woche 32 (Balasubramaniam 2000, Peruzzi 1999).

> **Empfehlung für die Praxis:** Die weit verbreiteten NSAR Ibuprofen, Indometacin und Diclofenac dürfen zur antiphlogistischen Therapie in den ersten zwei Dritteln der Schwangerschaft verwendet werden. Ab der 28.–30. Schwangerschaftswoche ist zumindest die wiederholte Einnahme dieser Mittel relativ kontraindiziert. Bei Behandlung in der Spätschwangerschaft muß der fetale Kreislauf regelmäßig (1- bis 2mal wöchentlich) sonographisch kontrolliert und auch ein Oligohydramnion ausgeschlossen werden. Die Tokolyse mit Prostaglandinantagonisten kann nicht empfohlen werden.

Nach heutiger Kenntnislage ergibt sich aus einer Exposition mit einem anderen Mittel dieser Gruppe im 1. Trimenon keine Risikosituation, die weitergehende Diagnostik erfordert oder in der ein risikobegründeter Abbruch (siehe Kapitel 1) einer gewünschten und intakten Schwangerschaft erwogen werden müßte.

Dosierung: Ibuprofen (600–)1200–1800 mg/Tag

2.1.12 Selektive Cyclooxygenase-2 (COX-2)-Inhibitoren

Pharmakologie und Toxikologie. Von dieser Stoffgruppe erwartet man eine deutlich bessere Verträglichkeit aufgrund ihrer selektiven Hemmung der für Entzündungsprozesse entscheidenden Cyclooxygenase des Typ 2. Man erhofft sich ein geringeres Risiko von Gastrointestinal- und Nierenschäden, die bei den klassischen NSAR durch unspezifische Hemmung der Typ 1 Cyclooxygenase verursacht werden. Zu den neuen COX-2-Inhibitoren zählen *Celecoxib* (Celebrex™) und *Rofecoxib* (VIOXX™) mit Halbwertszeiten von 11 bzw. 17 Stunden. Es liegen keine Daten zur Anwendung in der Schwangerschaft vor. Tierversuche zeigten bisher keine spezifischen embryotoxischen Schäden, die über erwartete prostaglandinantagonistische Effekte hinausgingen.

Empfehlung für die Praxis: Selektive COX-2-Inhibitoren sind aufgrund mangelnder Erfahrung in der Schwangerschaft vorerst zu meiden. Nach heutiger Kenntnislage ergibt sich aus einer dennoch erfolgten Exposition im 1. Trimenon keine Risikosituation, die eine invasive Diagnostik erfordert oder in der ein risikobegründeter Abbruch (siehe Kapitel 1) einer gewünschten und intakten Schwangerschaft erwogen werden müßte. Eine Ultraschallfeinuntersuchung sollte jedoch angeboten werden.

2.1.13 Weitere Antiphlogistika/Antirheumatika

Zu den heute bevorzugten *Basistherapeutika*, den Disease modifying antirheumatic drugs (DMARDs), bei Erkrankungen aus dem rheumatischen Formenkreis zählen *Methotrexat*, *Hydroxychloroquin*, *Sulfasalazin* und *Ciclosporin A*. Sie werden in Kombination untereinander und/oder zusammen mit nichtsteroidalen Antirheumatika oder Prednisolon angewendet. Ferner wurden bzw. werden gelegentlich *Azathio-*

prin, Cyclophosphamid, Goldverbindungen und der Chelatbildner *D-Penicillamin* in der antirheumatischen Therapie verwendet.

Als neuere Substanzen sind *Leflunomid* (Arava™) und die *Tumor-Nekrose-Faktor-(TNF-)α-Antikörper Etanercept* und *Infliximab* (Remicade®) zur Therapie dazugekommen.

Azathioprin, Ciclosporin A, Etanercept und Infliximab sowie Cyclophosphamid und Methotrexat werden in Abschnitt 2.15 besprochen, Sulfasalazin in Abschnitt 2.6.

Chelatbildner

D-Penicillamin (z.B. Metalcaptase®, Trolovol®) findet bei rheumatoider Arthritis heute kaum noch Anwendung. Es wirkt aufgrund seiner Struktur als Chelatbildner und wird deshalb als Antidot bei Vergiftungen mit Metallen und auch zur Therapie der Kupfer-Speicherkrankheit *Morbus Wilson* eingesetzt. Außerdem hat Penicillamin antiphlogistische Eigenschaften. Im Zusammenhang mit einer pränatalen Exposition bei mütterlicher Zystinurie, bei chronischer Polyarthritis und bei Morbus Wilson werden fünf Fälle mit angeborener Cutis laxa, zum Teil mit Inguinalhernien und mit weiteren sehr unterschiedlichen und schweren Fehlbildungen in der Literatur beschrieben; diesen stehen mehr als 80 publizierte unauffällige Verläufe gegenüber (Messner 1998, Schaefer 1994, Dupont 1991, Rosa 1986) sowie nichtpublizierte positive Erfahrungen. Ob die in einigen Fällen reversiblen Störungen der Bindegewebsentwicklung durch Penicillamin bedingt sind, kann nicht eindeutig beantwortet werden. Auch andere Anomalien werden in Fallberichten im Zusammenhang mit einer Penicillamintherapie beschrieben, z.B. eine Lippen-Gaumenspalte, wie sie auch im Tierversuch unter hohen Dosen bei Mäusen beobachtet wurde (Martinez-Frias 1998).

Ein durch den Chelatbildner Penicillamin verursachter Kupfermangel ist als Ursache für teratogene Effekte unwahrscheinlich, da bei Behandlung des Morbus Wilson die neonatale Kupferkonzentration nicht erniedrigt ist. Auch ist ein durch den Chelatbildner hervorgerufener Zinkmangel als Ursache diskutiert worden.

Bisherige Erfahrungen zusammenfassend besteht beim Menschen, wenn überhaupt, nur ein geringes teratogenes Risiko.

Trientin wird ebenfalls bei Morbus Wilson eingesetzt. Bei 13 während der (gesamten) Schwangerschaft behandelten Frauen fanden sich keine Hinweise auf spezifische Auffälligkeiten im Schwangerschaftsverlauf und bei den Neugeborenen (eigene Beobachtungen 2000, Überblick in Devesa 1995).

Chloroquinverbindungen

Hydroxychloroquin (z.B. Quensyl®) kann ebenso wie *Chloroquin* (z.B. Chlorochin®, Resochin®) in Dosierungen, wie sie zur Therapie chronisch-entzündlicher Prozesse erforderlich sind, möglicherweise abortiv wirken. Im Tierversuch konnte in der fetalen Retina und im ZNS eine Anreicherung von Chloroquin nachgewiesen werden. Immer wieder wird der Fall einer Mutter mit Lupus erythematodes zitiert, die unter Dauertherapie mit Chloroquin drei geschädigte und ein gesundes Kind zur Welt brachte. Bei zwei dieser Kinder wurde eine Cochleovestibularisparese diagnostiziert und bei einem Kind wurde im Alter von 5 Jahren ein Wilms-Tumor festgestellt (Hart 1964).

Andere publizierte Untersuchungen zur Hydroxychloroquin- bzw. Chloroquinbehandlung von Dutzenden von Schwangeren mit systemischem Lupus erythematodes (SLE) geben keine Hinweise auf ein teratogenes Potential (z.B. Buchanan 1996, Parke 1996, Levy 1991). Einige Autoren empfehlen ausdrücklich eine Fortsetzung der Therapie während der gesamten Schwangerschaft, weil sie ein größeres Risiko in einer sonst eher möglichen Exazerbation des SLE sehen (z.B. Khamashta 1997). Chloroquin zur Malariaprophylaxe siehe Abschnitt 2.6.

Goldverbindungen

Auranofin (Ridaura®), Halbwertszeit 70–80 Tage, und *Natriumaurothiomalat* (Tauredon®), Halbwertszeit 225–250 Tage, sind alte Basistherapeutika und wurden zur Langzeittherapie chronischer Entzündungsprozesse genutzt, wie z.B. auch bei rheumatoider Arthritis. Beim Menschen konnte, im Gegensatz zum Tierexperiment, kein nennenswertes teratogenes Potential entdeckt werden. Der diaplazentare Übergang von Goldverbindungen in die fetale Leber und Niere ist erwiesen. Kasuistiken und Fallsammlungen, u.a. von 119 im 1. Trimenon wegen Asthma bronchiale (in Japan) mit Gold behandelten Schwangeren, zeigten jedoch keine Häufung spezieller Organentwicklungsstörungen (Übersicht in Briggs 1998).

Phenylbutazonverbindungen

Phenylbutazon (z. B. Ambene®, Butazolidin®) und verwandte Verbindungen wie *Famprofazon* (Gewodin®), *Kebuzon* (Ketazon®), *Mofebutazon* (z. B. Mofesal®) und *Oxyphenbutazon* sind schwache Analgetika und Antipyretika, die über eine Hemmung der Prostaglandinsynthese stark antiphlogistisch wirken. Phenylbutazon ist daher bei Morbus Bechterew indiziert. Phenylbutazonverbindungen können die Blutbildung schädigen, sie führen zu einer Flüssigkeitsretention und kumulieren stark (Halbwertszeit 30–170 Stunden). Diese Eigenschaften sind in der Schwangerschaft unerwünscht. Im Tierversuch wirkt Phenylbutazon teratogen. Zur Beurteilung embryotoxischer Effekte beim Menschen liegen keine ausreichenden Daten vor, ein erhebliches teratogenes Potential erscheint unwahrscheinlich. Durch den Prostaglandinantagonismus können Phenylbutazonverbindungen ebenso wie Acetylsalicylsäure und andere NSAR einen vorzeitigen Verschluß des Ductus arteriosus verursachen, wenn nach der 28.–30. Woche behandelt wird (Überblick in Briggs 1998).

Andere Mittel

Leflunomid (Arava™), ein Pyrimidinsynthesehemmstoff, ist in Tierversuchen teilweise bei Serumkonzentrationen teratogen, die den therapeutischen Werten beim Menschen entsprechen. Die Halbwertszeit von Leflunomid beträgt 2 Wochen und länger. Ausreichende Erfahrungen beim Menschen liegen nicht vor (Brent 2001). Der Autor diskutiert eine mehrtägige Behandlung mit 3 × 8 g Colestyramin zur Verkürzung der Eliminationshalbwertszeit auf etwa 1 Tag, wenn der empfohlene zeitliche Abstand zu einer Schwangerschaft nicht eingehalten werden kann.

Zu *Ademetionin* (Gumbaral®), *Glucosamin* (Dona®), *Hyaluronsäure*präparaten (z. B. Hyaject®) und *Oxaceprol* (AHP 200®) liegen keine systematischen Untersuchungen zur Nutzen/Risiko-Relation vor.

> **Empfehlung für die Praxis:** Chloroquin und Hydroxychloroquin, Ciclosporin A, Goldverbindungen, Methotrexat, D-Penicillamin, Phenylbutazonverbindungen und die TNF-α-Antikörper Etanercept und Infliximab sind als Antirheumatika in der Schwangerschaft Ausnahmesituationen vorbehalten und insbesondere im 1. Trimenon möglichst zu meiden. Als kontraindiziert gelten Cyclophosphamid, Leflunomid und Methotrexat. Besser verträgliche Mittel wie Ibuprofen, Prednisolon und Sulfasalazin sind, wenn irgend möglich, zu bevorzugen.

Soll Penicillamin als Chelatbildner z.B. bei Morbus Wilson eingesetzt werden, muß die Dosis so niedrig wie möglich gewählt werden. Eine begleitende Gabe von Kupfer in präventiver Absicht wird nicht empfohlen, da allenfalls die Penicillaminwirksamkeit beeinträchtigt würde. Ob der Chelatbildner Trientin eine Alternative für die Morbus-Wilson-Behandlung in der Schwangerschaft darstellt, kann mangels Erfahrung noch nicht entschieden werden.

Keines der in diesem Abschnitt besprochenen Mittel rechtfertigt nach (versehentlicher) Anwendung im 1. Trimenon einen risikobegründeten Schwangerschaftsabbruch (siehe Kapitel 1). Dies gilt selbst für Methotrexat, das in der niedrigen antirheumatischen Dosis offenbar nur ein geringes, wenn überhaupt nachweisbares teratogenes Risiko birgt. Zusätzliche Untersuchungen wie eine Ultraschallfeindiagnostik (nach Leflunomid-, Penicillamin- oder Methotrexattherapie im 1. Trimenon) und dopplersonographische Kontrollen des Ductus arteriosus (bei Therapie mit Phenylbutazon nach der 30. Woche) sollten jedoch eingeplant werden.

2.1.14 Migränebehandlung

Man unterscheidet zwischen der medikamentösen Migräneprophylaxe und der Behandlung einer Migräneattacke. Die Pathophysiologie der Attacke verläuft in drei Phasen:
- *Prodromalstadium* mit Vasokonstriktion der Gefäße der betroffenen Hirnhälfte,
- *Schmerzstadium* mit Vasodilatation,
- *Ödemstadium*, das mit einer erhöhten Gefäßpermeabilität einhergeht und lange anhalten kann.

Zur medikamentösen Therapie gibt es unterschiedliche Ansätze. Die im folgenden angeführten Mittel werden zum Teil an anderer Stelle in diesem Buch detailliert erörtert.

Generell werden zur medikamentösen Prophylaxe und Therapie der Migräne die folgenden mit Einschränkungen auch in der Schwangerschaft akzeptablen Mittel empfohlen (z.B. Göbel 1999). Keines der angegebenen Medikamente steht in Verdacht, beim Menschen teratogen zu wirken. Allerdings sind beispielsweise Cyclandelat und Flunarizin bisher unzureichend untersucht. Die zur Migräneprophylaxe empfohlenen hohen Dosen von Betarezeptorenblockern (Metoprolol und Propranolol) können auch beim Feten zu einer relativen Bradykardie führen. Diese ist nicht bedrohlich, kann aber falsch interpretiert werden, wenn die Medikation nicht bekannt ist. In den Tagen vor dem Geburtstermin sollte diese Prophylaxe unterbleiben.

Migräneprophylaxe (mit Angaben der Tagesdosis)

1. Wahl
Metoprolol	einschleichend bis 200 mg steigern oder
Propranolol	bis 240 mg
Cyclandelat	1600 mg (im 1. Trimenon meiden)

2. Wahl
Flunarizin	10 mg (im 1. Trimenon meiden)

3. Wahl
Acetylsalicylsäure	300 mg
Magnesium	600 mg
Amitriptylin	75 mg
Naproxen	500 mg (cave nach Woche 30)

Therapie der leichten Migräneattacke

Prokinetisches Antiemetikum bei Attackenbeginn:
Metoclopramid	20 mg als Tropfen oder Suppositorium oder
Domperidon	20 mg als Tropfen

Analgetikum nach 15 Minuten:
Paracetamol	1000 mg als Tablette oder Suppositorium oder
Acetylsalicylsäure	1000 mg als Brausetablette oder
Ibuprofen	400 mg als Tablette oder Suppositorium (cave nach Woche 30)

Therapie der schweren Migräneattacke

Sumatriptan	50–100 mg oral bei mäßiger Übelkeit ohne frühes Erbrechen
	6 mg s.c. bei starker Übelkeit und frühem Erbrechen
	Die anderen Triptane sollen in analoger Dosis nur bei Versagen des (am besten untersuchten) Sumatriptan genommen werden, möglichst nicht im 1. Trimenon.

Analgetika

Pharmakologie und Toxikologie. *Paracetamol* (z.B. ben-u-ron®, Enelfa®) reicht zur Migränetherapie allein oft nicht aus. Eine Kombination mit *Coffein* oder *Codein* (z.B. Prontopyrin® plus, Migraeflux® N) kann hilfreich sein. *Acetylsalicylsäure* und Antiphlogistika wie *Ibuprofen* können von der 28.–30. Schwangerschaftswoche an den fetalen Ductus arteriosus vorzeitig verengen. Acetylsalicylsäure beeinträchtigt außerdem die Blutgerinnung. Dies ist besonders bei drohender Frühgeburt von Bedeutung.

Antiemetika und Prokinetika

Pharmakologie und Toxikologie. Das Antiemetikum *Metoclopramid* (siehe Abschnitt 2.4.4) wirkt gegen die begleitende Übelkeit und begünstigt durch Beschleunigung der Magenpassage die Resorption der Analgetika.

Ergotaminabkömmlinge

Pharmakologie und Toxikologie. Das gefäßtonisierende *Dihydroergotamin* (z.B. DET MS®, Dihydergot®) ist in manchen Fällen hilfreich, darf aber in den letzten Wochen vor der Geburt nur oral und bei Wehenbereitschaft überhaupt nicht verabreicht werden. Parenterale Applikationen von Ergotaminabkömmlingen, insbesondere von nichthydrierten Ergotalkaloiden wie *Ergotamintartrat* (z.B. Ergo-Kranit® mono), sind kontraindiziert, weil sie Uteruskontraktionen und eine Perfusionsstörung der Plazenta verursachen und letztlich zur Fruchtschädigung oder zum Fruchttod führen können (Übersicht in Briggs 1998). Es sind Einzelfälle von Fehlbildungen durch Perfusionsstörungen (Disruptionsanomalien) und Totgeburten beobachtet worden (Hughes 1988; nichtpublizierte Beobachtungen der Autoren). Epidemiologische Studien zeigten bisher keinen eindeutigen Anstieg der Fehlbildungsrate (Raymond 1995). Die anderen in oralen Zubereitungen verfügbaren Ergotaminabkömmlinge *Lisurid* (z.B. Cuvalit®) und *Methysergid* (Deseril® retard) sind hinsichtlich ihrer Verträglichkeit in der Schwangerschaft nicht so gut untersucht wie Dihydroergotamin und Ergotamintartrat.

Triptan-Serotonin-Agonisten

Pharmakologie und Toxikologie. *Sumatriptan* (Imigran®) hilft bei schweren Attacken. Eigene Beobachtungen der Autoren und über 300 vom Hersteller und im Rahmen einer Studie prospektiv untersuchte Schwangerschaften, mit Exposition vorwiegend im 1. Trimenon ergaben keine Hinweise auf ein teratogenes Potential beim Menschen (Glaxo Wellcome 1999, O'Quinn 1999, Shuhaiber 1998, Eldrige 1997).

Zu *Naratriptan* (Naramig®) wurden bisher nur wenige im 1. Trimenon exponierte Schwangerschaften dokumentiert, auch hier ergaben sich keine Auffälligkeiten bei den Kindern (Glaxo Wellcome 1999). Tierexperimentell wurden Skelett- und Gefäßanomalien bei Plasmakonzentrationen beobachtet, die nur um das 2,5fache über den therapeutisch empfohlenen lagen.

Die zu *Almotriptan* (Almogran®), *Naratriptan*, *Rizatriptan* (Maxalt®) und *Zolmitriptan* (AscoTop®) vorliegenden Daten reichen für eine fundierte Risikobeurteilung noch nicht aus.

Andere Migränemittel

Pharmakologie und Toxikologie. Zu *Cyclandelat* (z. B. Natil®), *Ethaverin* (z. B. in Migräne-Kranit® Kombi), *Iprazochrom* (Divascan®) und *Pizotifen* (Sandomigran®) liegen keine ausreichenden Erfahrungen vor.

Für eine Intervallprophylaxe der Migräne empfiehlt man auch eine Änderung von Ernährung und Lebensführung.

> **Empfehlung für die Praxis:** Migräneleiden werden durch eine Schwangerschaft häufig günstig beeinflußt. Die meisten der allgemein empfohlenen Arzneimittel zur Prophylaxe und Therapie der Migräne sind auch in der Schwangerschaft akzeptabel und zu Beginn dieses Abschnitts in einer Übersicht zusammengestellt.
>
> Außer den eingangs zusammengestellten Medikamenten sind Kombinationen von Paracetamol plus Coffein oder Codein (cave Suchtpotential für die Mutter und atemdepressiver Effekt beim Neugeborenen!) und das Vasotonikum Dihydroergotamin akzeptabel. Kontraindiziert sind die parenterale Applikation von Ergotalkaloiden in den letzten Schwangerschaftswochen und insbesondere jede Ergotalkaloid-Anwendung bei wehenbereitem Uterus.
>
> Natürlich sind auch in der Schwangerschaft nichtmedikamentöse Verfahren wie Akupunktur und Akupressur sowie Umstellungen von Lebensstil und Ernährung in Erwägung zu ziehen.
>
> Wurde eines der hier nicht empfohlenen Mittel genommen, erfordert dies keinen risikobegründeten Schwangerschaftsabbruch (siehe Kapitel 1). Nach versehentlicher Injektion von Ergotaminabkömmlingen im letzten Trimenon können etwaige Auswirkungen auf Wehentätigkeit und fetales Befinden kardiotokographisch ausgeschlossen werden.
>
> Nach Applikation neuerer Triptane (außer Sumatriptan) während der Embryogenese sollte zur Bestätigung einer ungestörten morphologischen Entwicklung eine Ultraschallfeindiagnostik angeboten werden.

2.1.15 Myotonolytika

Pharmakologie und Toxikologie. Zur Behandlung von Muskelverspannungen werden *Baclofen* (z. B. Lioresal®), *Carisoprodol* (Sanoma®), *Chininethylcarbonat* (Chininum aethylcarbonicum®), *Chlormezanon*, *Clostridium botulinum Toxin* (BOTOX®), *Dantrolen* (z.B. Dantamacrin®), *Fenyramidol*, *Mephenesin* (DoloVisano®), *Methocarbamol* (Ortoton®), *Orphenadrin* (Norflex®), *Pridinol* (z. B. Myoson®), *Tetrazepam* (z. B. Mobiforton®), *Tizanidin* (Sirdalud®) und *Tolperison* (z. B. Mydocalm®) angeboten. Nach Chlormezanon-Anwendung in der Schwangerschaft wird über eine fulminant verlaufende Hepatitis mit Lebertransplantation gefolgt von der Geburt eines gesunden Kindes berichtet (Bourliere 1992).

Ausreichende Erfahrungen über die Anwendung in der Schwangerschaft liegen zu keinem dieser teils alten und therapeutisch überholten Mittel vor.

> **Empfehlung für die Praxis:** Abgesehen von einer Notfallbehandlung mit Dantrolen bei maligner Hyperthermie sind Myotonolytika in der Schwangerschaft relativ kontraindiziert. Physiotherapeutische Maßnahmen und Antiphlogistika/Antirheumatika sind vorzuziehen. Falls erforderlich, kann kurzzeitig die spannungslösende Wirkung des besser untersuchten Diazepam genutzt werden. Eine Exposition mit den genannten Myotonolytika rechtfertigt weder einen risikobegründeten Schwangerschaftsabbruch (siehe Kapitel 1) noch invasive Diagnostik.

2.1.16 Gicht-Intervallbehandlung

Pharmakologie und Toxikologie. Gicht ist auf eine erhöhte Harnsäurekonzentration im Blut und in den Geweben zurückzuführen. Bei der Therapie unterscheidet man die Intervallbehandlung mit Urikosurika und Allopurinol von der des akuten Anfalls mit Colchicin und nichtsteroidalen Antiphlogistika (NSAR). Gicht tritt selten vor der Menopause auf. Bei Frauen im gebärfähigen Alter spielt die Therapie der Gicht daher nur eine untergeordnete Rolle.

Die zur Intervalltherapie der Gicht eingesetzten *Urikosurika Benzbromaron* (Narcaricin®) und *Probenecid* (Probenecid Weimer®) fördern über die Hemmung der renalen Rückresorption die Ausscheidung der Harnsäure.

Probenecid geht auf den Embryo über und hat sich als gut verträglich für Mutter und Kind gezeigt (Übersicht in Briggs 1998). Da Probenecid weder analgetische noch antiphlogistische Wirkungen hat, ist es beim akuten Gichtanfall wirkungslos.

Zu Benzbromaron gibt es keine ausreichenden dokumentierten Erfahrungen in der Schwangerschaft.

Allopurinol (z.B. Uripurinol®, Zyloric®) ist ein *Urikostatikum*, das eine Senkung der Harnsäurekonzentration im Blut über die Hemmung des Enzyms Xanthinoxidase bewirkt.

Harnsäure ist ein Endprodukt des Purinstoffwechsels. Da Allopurinol strukturell diesen Nukleinsäuren ähnlich ist, besteht theoretisch die Möglichkeit, daß das Arzneimittel oder seine Metaboliten in Nukleinsäuren des Embryos eingebaut werden. Im Tierversuch erwies sich Allopurinol bei Ratten als nicht teratogen, bei Mäusen wurden u.a. vermehrt Gaumenspalten beobachtet. Erfahrungen beim Menschen beschränken sich auf wenige Fallberichte. Diese erlauben wegen zusätzlicher mütterlicher Risikofaktoren (Grunderkrankung, andere Medikamente) keine differenzierte Bewertung der pränatalen Verträglichkeit von Allopurinol (Übersicht in Briggs 1998). Bei Anwendung im 3. Trimenon wurden keine Auffälligkeiten bei den Neugeborenen beobachtet (Gulmezoglu 1997).

> **Empfehlung für die Praxis:** Probenecid ist in der Schwangerschaft das Mittel der Wahl, um eine komplikationslose Harnsäureelimination zu erreichen. Allopurinol ist in der Schwangerschaft relativ kontraindiziert, da mit Probenecid ein erwiesenermaßen sicheres Arzneimittel als therapeutische Alternative zur Verfügung steht.
> Eine Verabreichung von Allopurinol oder auch von Benzbromaron im 1. Trimenon ist jedoch kein Grund, die Schwangerschaft abzubrechen. Die Behandlung sollte aber umgestellt und eine Ultraschallfeindiagnostik nach Anwendung im 1. Trimenon angeboten werden.

Dosierung: Probenecid — einschleichende Dosierung, beginnend mit 2×250 mg/Tag
Erhaltungsdosis: 1000 mg/Tag

2.1.17 Gicht-Anfallsbehandlung, Colchicin

Pharmakologie und Toxikologie. Neben den nichtsteroidalen Säureantiphlogistika (NSAR) wie *Ibuprofen* ist *Colchicin* (z.B. Colchicum-

Dispert®) das klassische Mittel für den Gichtanfall. Colchicin besitzt als Mitosehemmstoff starke mutagene und genotoxische Eigenschaften und wirkt tierexperimentell in verschiedenen Spezies embryotoxisch. Bei Patienten, die mit Colchicin behandelt wurden, sind mutagene Effekte an den Lymphocyten beschrieben worden. Colchicin ist die einzige effektive Behandlung zur Vorbeugung von Attacken des *Familiärem Mittelmeerfieber* (*FMF*) und der bei FMF-Patienten sich chronisch entwickelnden Amyloidose der Niere. Teratogene Schäden wurden auch nach längerdauernder Behandlung bei FMF nicht beobachtet (Übersicht in Briggs 1998). Dies wird auch durch die vor kurzem vorgestellten Befunde von 1124 lebendgeborenen Kindern von Müttern mit FMF bestätigt. Weder eine Colchicin-Behandlung vor noch während der Schwangerschaft führte zu auffälligen Schwangerschaftsverläufen. Lediglich das Auftreten zweier Aneuploidie-Fälle (Trisomie 21 und Klinefelter) in einer Gruppe von 444 behandelten Schwangeren wurde als signifikant erhöht bewertet und von den Autoren als Anlaß genommen, eine Amniozentese bei Colchicinbehandlung der Mutter (oder des Vaters) in Betracht zu ziehen (Barkai 2000).

Auch *Phenylbutazon* (z. B. Ambene®, Butazolidin®) wird zur Therapie des akuten Gichtanfalls verwendet. Immuntoxisches Potential, flüssigkeitsretinierende Wirkung und die lange Halbwertszeit von 30–170 Stunden sind jedoch während einer Schwangerschaft ungünstig.

> **Empfehlung für die Praxis:** Ibuprofen ist das Medikament der Wahl beim in der Schwangerschaft seltenen Gichtanfall. Mittel der zweiten Wahl sind Phenylbutazon und Colchicin. Ihre Anwendung erfordert keinen risikobegründeten Schwangerschaftsabbruch (siehe Kapitel 1) oder invasive Diagnostik. Eine Colchicinbehandlung ist erforderlich und akzeptabel beim familiärem Mittelmeerfieber. Ob eine Amniozentese aufgrund der Colchicin-Anwendung indiziert ist, muß im Einzelfall erörtert werden.

Literatur

Backos M et al. Pregnancy complications in women with recurrent miscarriage associated with antiphospholipid antibodies treated with low dose aspirin and heparin. Br J Obstet Gynaecol 1999; 106: 102–07.

Balasubramaniam J. Nimesulide and neonatal renal failure. Lancet 2000; 355: 575.

Barkai G, Meital Y, Chetrit A, Barell V, Aviram A, Zemer D. Clinical and chromosomal outcome following colchicine exposure before and during pregnancy. Vortrag auf der 11. Jahreskonferenz des European Network of Teratology Information Services. Jerusalem, März 2000.

Bivins HA Jr, Newman RB, Fyfe DA, Campbell BA, Stramm SL. Randomized trial of oral indomethacin and terbutaline for the long-term suppression of preterm labor. Am J Obstet Gynecol 1993; 169: 1065–70.

Bourliere M, LeTreut YP, Manelli JC et al. Chlormezanone-induced fulminant hepatitis in a pregnant woman: successful delivery and liver transplantation. J Gastroenterol Hepatol 1992; 7: 339–31.

Brent RL. Teratogen update: reproductive risks of leflunomide (Arava^{TM}); a pyrimidine synthesis inhibitor: counseling women taking leflunomide before or during pregnancy and men taking leflunomide who are contemplating fathering a child. Teratology 2001, 63: 106–12.

Briggs GG, Freeman RK, Yaffe SJ. Drugs in Pregnancy and Lactation, 5th ed. Baltimore: Williams and Wilkins, 1998.

Buchanan NM, Toubi E, Khamashta MA et al. Hydroxychloroquine and lupus pregnancy: review of a series of 36 cases. Ann Rheum Dis 1996; 55: 486–8.

Caldwell J, Notarianni LJ. Disposition of pethidine in childbirth. Br J Anaesth 1978; 50: 307–8.

Carlan SJ, O'Brien WF, Jones MH, O'Leary TD, Roth L. Outpatient oral sulindac to prevent recurrence of preterm labor. Obstet Gynecol 1995; 85: 769–74.

Carlan SJ, O'Brien WF, O'Leary TD, Mastrogiannis D. Randomised comparison of indomethacin and sulindac for treatment of refractory preterm labor. Obstet Gynecol 1992; 79: 223–8.

Cartis S, Sibai B, Hauth J et al. Low-dose aspirin to prevent pre-eclampsia in women at high risk. N Engl J Med 1998; 338: 701–08.

CLASP Collaborative Group. CLASP: a randomized trial of low-dose aspirin for the prevention and treatment of preeclampsia among 9364 pregnant women. Lancet 1994; 343: 619–29.

Cooper J, Jauniaux E, Gulbis B, Quick D, Bromley L. Placental transfer of fentanyl in early human pregnancy and its detection in fetal brain. Br J Anaesth 1999; 82: 929–31.

De Boer FC, Shortland D, Simpson RL, Clifford WA, Catley DM. A comparison of the effects of maternally administered meptazinol and pethidine on neonatal acid-base status. Br J Obstet Gynaecol 1987; 94: 256–61.

Devesa R, Alvarez A, de las Heras G et al. Wilson's disease treated with trientine during pregnancy. J Pediatr Gastroenterol Nutr 1995; 20: 102–103.

Di Sessa TG, Moretti ML, Khoury A, Pulliam DA, Arheart KL, Sibai BM. Cardiac function in fetuses and newborn exposed to low-dose aspirin during pregnancy. Am J Obstet Gynecol 1994; 171: 892–900.

Dupont P, Irion O, Beguin F. Pregnancy and Wilson's disease. Am J Obstet Gynecol 1991; 165: 488–9.

Eisele JH, Wright R, Rogge P. Newborn and maternal fentanyl levels at cesarean section. Anesth Anal 1982; 61: 179–80.

Eldridge RE, Ephross SA and the Sumatriptan Registry Advisory Committee. Monitoring birth outcomes in the sumatriptan pregnancy registry. Teratology 1997; 55: 48.

Göbel H, Heinze A, Heinze-Kuhn K: Diagnostik und Therapie der Migräne. Dtsch med Wschr 1999; 124: 1277–80.

Golding J. A randomized trial of low dose aspirin for primiparae in pregnancy: the Jamaica Low Dose Aspirin Study Group. Br J Obstet Gynaecol 1998; 105: 293–8.

Gulmezoglu AM, Hofmeyr GJ, Oosthuisen MMJ. Antioxidants in the treatment of severe pre-eclampsia: An explanatory randomised controlled trial. Br J Obstet Gynaecol 1997; 104: 689–96.

Hart CW, Naunton RF. The ototoxicity of chloroquine phosphate. Arch Otolaryngol 1964; 80: 407–12.

Hervé F, Quenum S: Buprénorphine (Subutex®) et syndrome de sevrage néonatal. Arch Pédiatr 1998; 5: 206–7.

Heyborne KD. Preeclampsia prevention, lessons from the low-dose-aspirin therapy trials. Am J Obstet Gynecol 2000; 183: 523–8.

Higby K, Xenakis EMJ, Pauerstein CJ. Do tocolytic agents stop preterm labor? A critical and comprehensive review of efficacy and safety. Am J Obstet Gynecol 1993; 168: 1247–59.

Hongslo JK, Brogger A, Bjorge C, Holme JA. Increased frequency of sister-chromatid exchange and chromatid breaks in lymphocytes after treatment of human volunteers with therapeutic doses of paracetamol. Mut Res 261; 1991: 1–8.

Horowitz RS, Dart RC, Jarvie DR, Bearer CF, Gupta U. Placental transfer of N-acetylcysteine following human maternal acetaminophen toxicity. J Toxicol Clin Toxicol 1997; 35: 447–51.

Hughes HE, Goldstein DA. Birth defects following maternal exposure to ergotamine, beta-blockers and coffeine. J Med Genetics 1988; 25: 3396–9.

Kariniemi V, Rosti J. Intramuscular pethidine (meperidine) during labor associated with metabolic acidosis in the newborn. J Perinat Med 1986; 14: 131–5.

Khamashta MA, Ruiz-Irastorza G, Hughes GRV. Systemic lupus erythematosus flares during pregnancy. Rheum Dis Clin N America 1997; 23: 15.

Klebanoff MA, Betendes HW. Aspirin exposure during the first 20 weeks of gestation and IQ at four years of age. Teratology 1988; 37: 249–55.

Knight M, Duley L, Henderson Smart DJ, King JF. Antiplatelet agents for preventing and treating preeclampsia. Cochrane Database Syst Rev 2000; 2: CD 000492.

Kramer W, Saade G, Belfort M, Dorman K, Mayes M, Moise KJ Jr. A randomized double-blind study comparing the fetal effects of sulindac to terbutaline during the management of preterm labor. Am J Obstet Gynecol 1999; 180: 396–401.

Kramer WB, Saade G, Ou CN et al. Placental transfer of sulindac and its active sulfide metabolite in humans. Am J Obstet Gynecol 1995; 172: 886–90.

Levy M, Buskila D, Gladman DD, Urowitz MB, Koren G. Pregnancy outcome following first trimester exposure to chloroquine. Am J Perinatol 1991; 8: 174–8.

Lione A, Scialli AR. The developmental toxicity of indomethacin and sulindac. Reprod Toxicol 1995; 9: 7–20.

Llanas B, Cavert MH, Apere H, Demarquez JL. Adverse effects of ketoprofen after intrauterine exposure. Value of plasma determination. Arch Pediatr 1996; 3: 248–53.

Major CA, Lewis DF, Harding JA, Porto MA, Garite TJ. Tocolysis with indomethacin increases the incidence of necrotizing enterocolitis in the low-birth-weight neonate. Am J Obstet Gynecol 1994; 170: 102–6.

Martinez-Frias ML, Rodriguez-Pinilla E, Bermejo E, Blanco M. Prenatal exposure to penicillamine and oral clefts: case report. Am J Med Genetics 1998; 76: L274–5.

Martinez-Frias ML, Rodriguez-Pinilla E, Prieto L. Prenatal exposure to salicylates and gastroschisis: a case-control study. Teratology 1997; 56: 241–3.

Mas C, Menahem S. Premature in utero closure of the ductus arteriosus following maternal ingestion of sodium diclofenac. Aust N Z J Obstet Gynaecol 1999; 39: 106–7.

McElhatton PR, Sullivan FM, Volans GN. Paracetamol overdose in pregnancy: analysis of the outcomes of 300 cases referred to the Teratology Information Service of the National Poisons Information Service Reprod Toxicology 1997; 11: 85–94.

Messner U, Günter HH, Niesert S: Morbus Wilson und Schwangerschaft. Literaturübersicht und kasuistische Mitteilung. Z Geburtsh Neonatol 1998; 202: 77–79.

Moise KJ Jr. Effect of advancing gestational age on the frequency of fetal ductal constriction in association with maternal indomethacin use. Am J Obstet Gynecol 1993; 168: 1350–3.

Moise KJ, Huhta JC, Sharif DS, Ou CN, Kirshon B, Wasserstrum N, Cano L. Indomethacin in the treatment of premature labor, effects on the fetal ductus arteriosus. N Engl J Med 1988; 319: 327–31.

Morales WJ, Madhav H. Efficacy and safety of indomethacin compared with magnesium sulfate in the management of preterm labor: a randomized study. Am J Obstet Gynecol 1993; 169: 97–102.

Nikkola EM, Ekblad UU, Kero PO, Alihanka JJM, Salonen MAO. Intravenous fentanyl PCA during labour. Can J Anaesth 1997; 44: 1248–55.

Nissen E, Widstrom AM, Lilja G, Matthiesen AS, Uvnas-Moberg K, Jacobsson G, Boreus LO. Effects of routinely given pethidine during labour on infants' developing breastfeeding behaviour. Effects of dose-delivering interval and various concentrations of pethidine/norpethidine in cord plasma. Acta Paediatr 1997; 86: 201–8

Nordstrom L, Westgren M. Indomethacin treatment for polyhydramnios. Effective but potentially dangerous? Acta Obstet Gynecol Scand 1992; 71: 239–41.

Norton ME. Teratogen update: Fetal effects of indomethacin administration during pregnancy. Teratology 1997; 56: 282–292.

Norton ME, Merrill J, Cooper BAB, Kuller JA, Clyman RI. Neonatal complications after the administration of indomethacin for preterm labor. N Engl J Med 1993; 329: 1602–7.

Ojala R, Ikonen S, Tammela O. Perinatal indomethacin treatment and neonatal complications in preterm infants. Eur J Pediatr 2000; 159: 153–5.

O'Quinn S, Ephross SA, Williams V et al. Pregnancy and perinatal outcomes in migraineurs using sumatriptan: a prospective study. Arch Gynecol Obstet 1999; 263: 7–12.

Palatnick W, Tenenbein M: Aspirin poisoning during pregnancy: increased fetal sensitivity. Am J Perinatol 1998; 15: 39–41.

Parilla BV, Grobman WA, Holtzman RB et al. Indomethacin tocolysis and the risk of necrotizing enterocolits. Obstet Gynecol 2000; 96: 120–3.

Parke A, West B. Hydroxychloroquine in pregnant patients with systemic lupus erythematosus. J Rheumatol 1996; 23: 1715–8.

Peruzzi L, Gianoglio B et al. Neonatal end-stage renal failure associated with maternal ingestion of cyclo-oxygenase-type I selective inhibitor nimesulide as tocolytic. Lancet 1999; 354: 1615.

Radi S, Broux F, Noblet C, Blanc T, Fessard C, Marret S. Danger du Nifluril® pendant la grossesse: un cas d'insuffisance rénale chronique à début anténatal. Arch Pédiatr 1999; 6: 338–39.

Rasanen J, Jouppila P. Fetal cardiac function and ductus arteriosus during indomethacin and sulindac therapy for threatened preterm labor: a randomized study. Am J Obstet Gynecol 1995; 173: 20–5.

Rayburn W, Rathke A, Leuschen MP, Chleborad J, Weidner W. Fentanyl citrate analgesia during labor. Am J Obstet Gynecol 1989; 161: 202–6.

Raymond GV. Teratogen update – ergot and ergotamine. Teratology 1995; 51: 344–7.

Rosa FW. Penicillamine. In: *Sever JL, Brent RL (ed..)*. Teratogen update. Environmentally induced birth defect risks. New York: Alan R. Liss, 1986; 71–5.

Rotchell YE, Cruickshanak JK, Gay MP et al. Barbados Low Dose Aspirin Study in Pregnancy (BLASP): a randomised trial for the prevention of preeclampsia and its complications. Br J Obstet Gynaecol 1998: 105: 286–92.

Schaefer C. Kupfer und Penicillamin in der Schwangerschaft. Internistische Praxis 1994; 34: 436–7.

Sharpe CR, Franco EL.. Use of dipyrone during pregnancy and risk of Wilms' tumor. Brazilian Wilms' Tumor Study Group. Epidemiology 1996; 7: 533–5.

Shuhaiber S, Pastuszak A, Schick B et al. Pregnancy outcome following first trimester exposure to sumatriptan. Neurology 1998; 51: 581–3.

Sibai BM, Caritis SN, Thom E et al. Prevention of preeclampsia with low-dose aspirin in healthy, nulliparous pregnant women. N Engl J Med 1993; 329: 1213–8.

Sibai BM, Mirro R, Chesney CM, Leffler C. Low-dose aspirin in pregnancy. Obstet Gynecol 1989; 74: 551–7.

Slone D, Siskind V, Heinonen OP. Aspirin and congenital malformations. Lancet 1976; 1: 1373–5.

Torfs CP, Katz EA, Bateson TF, Lam PK, Curry CJR. Maternal medications and environmental exposures as risk factors for gastroschisis. Teratology 1996; 54: 84–92.

van der Heijden BJ, Carlus C, Narcy F et al. Persistent anuria, neonatal death, and renal microcystic lesions after prenatal exposure to indomethacin. Am J Obstet Gynecol 1994; 171: 617–23.

Veille JC, Hanson R, Sivakoff M, Swain M, Henderson L. Effects of maternal ingestion of low-dose aspirin on the fetal cardiovascular system. Am J Obstet Gynecol 1993; 168: 1430–7.

Vetter K. Wo sind die Indikationen der Low-dose-Aspirintherapie heute? Perinat Med 1995; 7: 51–3.

Walker MPR, Moore TR, Brace RA. Indomethacin and arginine vasopressin interaction in the fetal kidney: a mechanism of oliguria. Am J Obstet Gynecol 1994; 171: 1234–41.

Wang PH, Yang MJ, Lee WL, Chao HT, Yang ML, Hung JH. Acetaminophen poisoning in late pregnancy. J Reprod Med 1997; 42: 367–71.

Zenker M, Klinge J, Kruger C, Singer H, Scharf J. Severe pulmonary hypertension in a neonate caused by premature closure of the ductus arteriosus following maternal treatment with diclofenac: a case report. J Perinat Med 1998; 26: 231–4.

2.2 Antiallergika und Hyposensibilisierung

Sowohl Antihistaminika als auch Glucocorticoide haben sich bei der Behandlung allergischer Symptome in der Schwangerschaft als nicht toxisch erwiesen. Einige Antihistaminika werden auch erfolgreich bei Hyperemesis gravidarum (siehe Abschnitt 2.4) und als Schlafmittel (siehe Abschnitt 2.17) eingesetzt. Glucocorticoide werden in den Abschnitten 2.3.4 und 2.13.8 abgehandelt. Die Hyposensibilisierung wird am Ende dieses Abschnitts diskutiert.

▶ 2.2.1 Antihistaminika (H_1-Blocker)

Pharmakologie. Antihistaminika hemmen die Wirkung von Histamin an den Histamin-Rezeptoren kompetitiv. Die Freisetzung von Histamin erregt einerseits die an der glatten Muskulatur vieler Organe vorkommenden H_1-Rezeptoren und andererseits die in der Magenschleimhaut lokalisierten H_2-Rezeptoren mit einer daraus resultierenden Steigerung der Magensekretion. Für die antiallergische Therapie ist die Hemmung der H_1-Rezeptoren entscheidend.

H_1-Antihistaminika werden oral gut resorbiert, in der Leber oxidativ metabolisiert und nur in Spuren unverändert über die Nieren ausgeschieden.

Die älteren, heute noch in der Allergologie verwendeten Wirkstoffe haben eine geringe, teilweise durchaus erwünschte sedierende Wirkung. Zu dieser Gruppe zählen *Alimemazin* (Repeltin®), *Azelastin* (Allergodil®), *Bamipin* (Soventol®), *Brompheniramin*, *Carbinoxamin* (Polistin®), *Chlorphenamin* (z.B. in Grippostad® C), *Chlorphenoxamin* (Systral®), *Clemastin* (Tavegil®), *Cyproheptadin* (Peritol®), *Dexchlorpheniramin* (Polaronil®), *Dimetinden* (Fenistil®), *Hydroxyzin*, *Levocabastin* (z.B. Livocab® Augentropfen), *Mebhydrolin*, *Mequitazin* (Metaplexan®), *Mizolastin* (Mizollen®), *Oxatomid*, *Pheniramin* (Avil®), *Triprolidin* (in Olynth Kombi®) und *Tritoqualin* (Inhibostamin®).

Zu den neueren praktisch nicht sedierenden Substanzen gehören *Astemizol*, *Cetirizin* (Zyrtec®), *Fexofenadin* (Telfast®), *Loratadin*

(Lisino®) und *Terfenadin* (z. B. Teldane®). Die Halbwertszeiten von Astemizol und Terfenadin sind mit 20–26 Stunden (Astemizolmetaboliten über 9 Tage!) sehr lang.

Toxikologie. Umfangreiche Untersuchungen haben letzlich bei keinem der seit längerem gebräuchlichen Antihistaminika wie *Brompheniramin, Chlorphenamin, Chlorphenoxamin, Clemastin, Dexchlorphenamin, Dimetinden, Diphenhydramin, Hydroxyzin, Mebhydrolin* und *Pheniramin* den in früheren Jahren geäußerten Verdacht auf teratogene Effekte beim Menschen bestätigt (Übersicht in Schardein 2000, Lione 1996).

Epidemiologische Untersuchungen an 114 im 1. Trimenon *Astemizol*-exponierten Schwangeren und zwei ähnlich großen Studien zu *Terfenadin* fanden keine erhöhte Fehlbildungsrate oder andere Abweichungen im Schwangerschaftsverlauf (Loebstein 1999, Pastuszak 1996, Schick 1994).

Von 120 Schwangeren einer weiteren Studie hatten 53 *Hydroxyzin* und 39 *Cetirizin* im 1. Trimenon erhalten. Dabei ergaben sich keine Auffälligkeiten im Schwangerschaftsverlauf (Einarson 1997).

Auf der Basis von über 30 vom Hersteller gesammelten Fallberichten und über 60 einer anderen Studie (Shechtman 2001) gibt es auch bei *Loratadin* bislang keine substantiellen Hinweise auf teratogene Effekte.

Cyproheptadin (Peritol®) hat tierexperimentell eine toxische (diabetogene) Wirkung auf die B-Zellen des fetalen Pankreas. Hinweise auf vergleichbare Wirkungen beim Menschen liegen bisher nicht vor.

In einer Untersuchung wurde beobachtet, daß sich nach Anwendung von Antihistaminika in den letzten beiden Schwangerschaftswochen die Häufigkeit schwerwiegender Augenhintergrundsveränderungen bei Frühgeborenen, der sogenannten retrolentalen Fibroplasie, verdoppelte (Zierler 1986). Andere Untersucher bestätigten diesen Effekt nicht.

Bei Neugeborenen sind Entzugssymptome wie Zittrigkeit und Diarrhö nach langfristiger Antihistaminikabehandlung bis zur Geburt (z. B. mit Diphenhydramin und Hydroxyzin) beschrieben worden.

Zu den anderen Antihistaminika liegen keine publizierten, systematischen Untersuchungen vor. Wahrscheinlich sind diese Substanzen jedoch analog den besser erprobten Antihistaminika zu bewerten.

Empfehlung für die Praxis: In der Schwangerschaft können H_1-Antihistaminika zur Behandlung allergischer Erkrankungen eingesetzt werden. Ältere Präparate mit umfangreicher Markterprobung wie z. B. Clemastin und Dimetinden etc. sind gegenüber weniger bekannten Substanzen oder neueren Mitteln generell im 1. Trimenon vorzuziehen. Ist ein nicht sedierendes Antihistaminikum dringend erforderlich, erscheint aber auch ein Mittel wie Cetirizin akzeptabel. Die Einnahme weniger gut dokumentierter Medikamente erfordert jedoch weder einen risikobegründeten Schwangerschaftsabbruch (siehe Kapitel 1) noch invasive Diagnostik.

Dosierung:	Clemastin	oral	2 × 1 mg/Tag
	Dimetinden	oral	3 × 1–2 mg/Tag
	Mebhydrolin	oral	2–6 × 50 mg/Tag
	Pheniramin	oral	75 mg/Tag

▶ 2.2.2 Glucocorticoide

(siehe Abschnitt 2.3.4 und 2.13.8).

▶ 2.2.3 Hyposensibilisierung

Pharmakologie und Toxikologie. Bei der Hyposensibilisierung appliziert man einschleichend und kontinuierlich ansteigend Dosen des Allergens subkutan. Das Immunsystem bildet daraufhin blockierende Antikörper, die das Allergen binden sollen, noch bevor es mit sensibilisierten Mastzellen reagieren kann. Kommt es nach Abschluß der Behandlung zu einer Exposition mit dem Allergen, ist die Histaminausschüttung der Mastzellen deutlich verringert und damit die allergische Reaktion schwächer. Die Hyposensibilisierung hat sich bei Heuschnupfen und Insektenstichallergien gut bewährt, bei ausgeprägtem Asthma ist sie weniger erfolgreich.

Spezifische embryo- oder fetotoxische Effekte sind nicht zu erwarten (Metzger 1978). Eine seltene anaphylaktische Reaktion kann jedoch die Frucht durch Hypoxie mittelbar schädigen (Luciano 1997).

Empfehlung für die Praxis: Eine vor Eintritt der Schwangerschaft begonnene Hyposensibilisierung kann bei guter Verträglichkeit fortgesetzt werden. Auf Dosissteigerungen sollte aber wegen möglicher Unverträglichkeiten verzichtet werden. Eine Hyposensibilisierung sollte aus demselben Grund nicht während der Schwangerschaft begonnen werden, es sei denn, die Situation, z. B. bedrohliche Reaktionen auf Insektenstiche, erzwingen dies. Ein risikobegründeter Schwangerschaftsabbruch (siehe Kapitel 1) ist aufgrund einer Hyposensibilisierung ebensowenig indiziert wie zusätzliche diagnostische Maßnahmen.

Literatur

Briggs GG, Freeman RK, Yaffe SJ. Drugs in Pregnancy and Lactation, 5th ed. Baltimore: Williams and Wilkins, 1998.

Einarson A, Bailey B, Jung G, Spizzirri JD, Baillie M, Koren G. Prospective controlled study of hydroxyzine and cetirizine in pregnancy. Ann Allergy Asthma Immunol 1997; 78: 183–6.

Lione A, Scialli AR. The developmental toxicity of the H_1 histamine antagonists. Reprod Toxicol 1996; 10: 247–55.

Loebstein R, Lalkin A, Addis A et al. Pregnancy outcome after gestational exposure to terfenadine: a multicenter prospective controlled study. J Allerg Clin Immunol 1999; 104: 953–6.

Luciano R, Zuppa AA, Maragliano G et al. Fetal encephalopathy after maternal anaphylaxis. Case report. Biol-Neonat 1997; 71: 190–3.

Metzger WJ, Turner E, Patterson R. The safety of immunotherapy during pregnancy. J Allergy Clin Immunol 1978; 61: 268–74.

Pastuszak A, Schick B, D'Alimonte D, Donnenfeld A. The safety of astemizole in pregnancy. J Allergy Clin Immunol 1996; 98: 748–50.

Schardein JL. Chemically Induced Birth Defects, 4th ed. New York, Basel: Marcel Dekker, 2000.

Schick B, Holm M, Librizzi R, Arnon J, Donnenfeld A. Terfenadine (Teldane) exposure in early pregnancy. Teratology 1994; 49: 417.

Shechtman S, Diav-Citrin O, Moerman L, Arnon J, Wajnberg R, Ornoy A. Pregnancy outcome following gestational exposure to loratadine and other antihistamines: a prospective controlled cohort study. Vortrag 12. Jahreskonferenz des European Network of Teratology Information Services (ENTIS) Berlin 2001.

Zierler S, Purohit D. Prenatal antihistamine exposure and retrolental fibroplasia. Am J Epidemiol 1986; 123: 192–6.

2.3 Antiasthmatika und Hustenmittel

Alle zur aktuellen Asthmatherapie gehörenden Arzneimittel haben sich – von leichten, ggf. korrigierbaren Auswirkungen (im Falle höherer Dosen) abgesehen – als gut verträglich für den Embryo bzw. Feten erwiesen (Schatz 1998).

Asthma bronchiale muß auch bei Schwangeren ausreichend therapiert werden, um neben dem Wohlergehen der Mutter eine ausreichende Oxygenierung im fetoplazentaren Bereich zu gewährleisten.

Dieser Abschnitt orientiert sich einerseits an der aktuellen Stufentherapie des Asthma, geht aber auch auf inzwischen nicht mehr aktuelle Arzneimittel ein. Am Ende des Abschnitts werden Expektoranzien und Antitussiva vorgestellt.

Die aktuellen *Therapieempfehlungen* sehen vor, asthmatische Beschwerden je nach Schweregrad in vier Stufen zu behandeln:

Bei leichter Symptomatik werden ein inhalierbares, kurzwirksames β_2-Sympathomimetikum und (bei allergischem Asthma) präventiv Cromoglicinsäure zur Inhalation genommen.

Mäßig starkes Asthma wird mit häufigeren β_2-Sympathomimetika-Inhalationen und zusätzlich mit Glucocorticoiden zur Inhalation behandelt.

Bei mittelschwerem Asthma werden außerdem langwirksame β_2-Sympathomimetika und gegebenenfalls Theophyllin (in retardierter Form) gegeben. Um die Dosis der inhalierten Sympathomimetika niedriger zu halten, können diese mit Ipratropiumbromid kombiniert werden.

Schweres Asthma wird zusätzlich systemisch mit Steroiden (z. B. Prednisolon) therapiert.

▶ 2.3.1 Selektiv wirkende β_2-Sympathomimetika

Pharmakologie. Beim vegetativen Nervensystem unterscheidet man im Bereich des Sympathikus α- und β-Rezeptoren, letztere werden noch in β_1- und β_2-Rezeptoren unterteilt. Stimulierung der β_1-Rezeptoren bewirkt am Herzen eine Steigerung der Aktivität. β_2-Rezeptoren vermitteln hingegen ein Erschlaffen der glatten Muskulatur an den Gefäßen (Vasodilatation), an den Bronchien (Bronchodilatation) und am Uterus (Tokolyse) und steigern die Konzentration von Glucose, Fettsäuren und Ketonkörpern im Blut. Darüber hinaus fördern β_2-Agonisten an den

Bronchien die mukoziliäre Clearance und reduzieren die Gefäßpermeabilität.

Ein Sympathomimetikum, das ausschließlich β_2-sympathomimetisch wirkt ohne gleichzeitig andere adrenerge Rezeptoren zu aktivieren, gibt es noch nicht. Sympathomimetika mit vorwiegender β_2-Wirksamkeit haben in der Asthmatherapie aber inzwischen solche Mittel ersetzt, die noch deutliche β_1-Aktivität aufwiesen.

β_2-Sympathomimetika wirken nach Inhalation ebenso schnell wie nach intravenöser Injektion und erreichen ihr Wirkungsmaximum nach 10–20 Minuten. Durch die Depotfunktion der Bronchialschleimhaut verlängert sich zudem der therapeutische Effekt gegenüber einer parenteralen Anwendung, obwohl die Plasmakonzentration nur bei 20 % liegt. Entsprechend geringer fallen die unerwünschten Wirkungen im Vergleich zu denen nach systemischer Applikation aus.

Nach oraler Gabe von β_2-Sympathomimetika werden 30–55 % resorbiert. Unabhängig von der Applikationsart werden diese Mittel nach Metabolisierung in der Leber und Kopplung an Sulfat mit dem Urin ausgeschieden.

Fenoterol (z. B. Berotec®), *Reproterol* (Bronchospasmin®), *Salbutamol* (z. B. Sultanol®) und *Terbutalin* (z. B. Bricanyl®) sind Pharmaka, die ein günstiges Verhältnis zwischen β_2- und β_1-Stimulierung aufweisen und daher seit vielen Jahren mit Erfolg zur Behebung einer Bronchokonstriktion, das heißt bei Asthma, eingesetzt werden. Sie gehören zu den kurzwirksamen Vertretern dieser Arzneimittelgruppe, ihre Wirkung ist auf 4–6 Stunden begrenzt.

Demgegenüber sind die neueren Substanzen *Formoterol* (Aeromax®) und *Salmeterol* (Serevent®) länger als 12 Stunden wirksam.

Sympathomimetika hemmen im 2. und 3. Trimenon die Kontraktilität der Uterusmuskulatur, sie werden daher auch als Tokolytika eingesetzt.

Toxikologie. Es gibt keine Hinweise dafür, daß Fenoterol, Reproterol, Salbutamol und Terbutalin Fehlbildungen hervorrufen. Alle Sympathomimetika können in entsprechend hoher Dosis nicht nur bei der Mutter sondern auch beim Feten eine Tachykardie oder andere Rhythmusstörungen verursachen. Eine Kasuistik beschreibt eine fetale Tachykardie mit Vorhofflattern in der 33. Woche, nachdem die Mutter *Albuterol* versehentlich in doppelter Anwendung erhalten hatte und selbst eine Herzfrequenz von 90–100/min aufwies. Die Symptomatik sistierte spontan nach Absetzen der Medikation (Baker 1997). Da β_2-Sympathomimetika die Kohlenhydrattoleranz beeinträchtigen können, ist mit der Provokation eines Gestationsdiabetes und konsekutiv mit einer Hypoglykämie bei den Neugeborenen zu rechnen.

Für *Clenbuterol* (z. B. Spiropent®), *Pirbuterol* (Zeisin®) und *Tulobuterol* (Brelomax®) sowie die neuen, erst Mitte der 90er Jahre eingeführten langwirksamen Präparate *Formoterol* und *Salmeterol* liegen keine für eine spezifische Risikobewertung ausreichenden Erfahrungen zur Anwendung im 1. Trimenon vor. Es gibt jedoch auch bei diesen Wirkstoffen bislang keine Hinweise auf teratogene Effekte beim Menschen.

> **Empfehlung für die Praxis:** Sympathomimetika gehören auch in der Schwangerschaft zu den Asthmamitteln der Wahl. Die länger erprobten und bewährten Vertreter dieser Gruppe Salbutamol und Terbutalin sollten bevorzugt werden. Ist ein langwirksames β_2-Sympathomimetikum, z. B. Formoterol indiziert, erscheint auch dies akzeptabel.
>
> Am Ende der Schwangerschaft müssen Wehenhemmung und β_2-spezifische Effekte beim Feten bedacht werden (siehe oben).

Dosierung: Salbutamol: Inhalation nach Bedarf oder regelmäßig 3–4 × 1–2 Hübe/Tag.
Bei unzureichender Wirksamkeit wird keine weitere Dosissteigerung empfohlen sondern Kombination mit anderen Antiasthmatika nach dem Asthmatherapiestufenplan (siehe Einleitung Abschnitt 2.3).

2.3.2 Anticholinergika

Ipratropiumbromid und Oxitropiumbromid

Pharmakologie und Toxikologie. Da eine Bronchokonstriktion auch über den Nervus vagus induzierbar ist, können anticholinerg wirkende Substanzen therapeutisch wirksam sein. *Ipratropiumbromid* (z. B. Atrovent®) ist in der Lage, eine vollständige pulmonale Vagolyse zu bewirken. Seine bronchodilatatorische Aktivität kann zwei Drittel der Aktivität von β_2-Sympathomimetika erreichen. Es wird allein (z. B. Atrovent®) oder in Kombination mit *Fenoterol* (Berodual®) angeboten. Hinweise auf pränatale Toxizität liegen nicht vor.

Oxitropiumbromid (Ventilat®) ist bezüglich einer Anwendung in der Schwangerschaft unzureichend untersucht.

> **Empfehlung für die Praxis:** Ipratropiumbromid darf in der Schwangerschaft zur Bronchodilatation verwendet werden. Die (versehentliche) Anwendung von Oxitropiumbromid rechtfertigt weder einen risikobegründeten Schwangerschaftsabbruch (siehe Kapitel 1) noch zusätzliche Diagnostik.
>
> **Dosierung:** Ipratropiumbromid zur Inhalation: regelmäßig 3 × 1–2 Hübe/Tag oder nach Bedarf bis zu 12 Hübe/Tag.
> Bei unzureichender Wirksamkeit keine weitere Dosissteigerung sondern Kombination mit anderen Antiasthmatika (siehe Einleitung Abschnitt 2.3).

2.3.3 Theophyllin

Pharmakologie. *Theophyllin* ist ein natürlich vorkommendes Methylxanthin, das stark bronchodilatatorisch wirkt und u. a. als *Theophyllin* (z. B. Bronchoretard®, duraphyllin®) oder als *Aminophyllin* (z. B. Afonilum®, Aminophyllin®) angeboten wird.

Die therapeutische Wirkung von Theophyllin an der Bronchialmuskulatur wird auf die Hemmung des Enzyms Phosphodiesterase zurückgeführt, das zyklisches AMP (cAMP) inaktiviert. Die daraus resultierende Erhöhung der intrazellulären cAMP-Konzentration bewirkt eine Erschlaffung der Bronchialmuskulatur.

Die Plasmakonzentration des Theophyllins korreliert gut mit der Bronchodilatation (optimal sind 10–20 µg/ml), aber auch mit den unerwünschten Wirkungen.

Theophyllin wirkt am Herzen gering positiv inotrop und stimuliert verschiedene Abschnitte des Zentralnervensystems. Es steigert die Empfindlichkeit des Atemzentrums gegenüber CO_2 und verursacht auf diese Weise eine Zunahme von Atemfrequenz und -tiefe. Diesen Effekt nutzt man auch zur Behandlung der Apnoeneigung bei Frühgeborenen.

Wie andere Methylxanthine wird Theophyllin nach oraler Gabe rasch resorbiert und in der Leber demethyliert und oxidiert. Nur etwa 10 % werden unverändert über die Nieren ausgeschieden. Theophyllin ist plazentagängig (Arwood 1979). Seine Halbwertszeit beträgt etwa 5 Stunden. Bei Schwangeren ist sie mit etwa 8 Stunden verlängert (Sutton 1978). Kinder metabolisieren Theophyllin rascher als Erwachsene, bei Frühgeborenen sind jedoch Halbwertszeiten bis zu 30 Stunden gemessen worden (Aranda 1976).

Toxikologie. Obwohl Theophyllin im Tierversuch in hohen Konzentrationen teratogen wirkt, wurden beim Menschen keine embryotoxischen Effekte beobachtet (Überblick bei Briggs 1998). Während der Spätschwangerschaft wurde unter Theophyllin eine Zunahme der fetalen Atembewegungen (ohne pathologische Relevanz) beobachtet (Ishikawa 1996). Früher behauptete Zusammenhänge zwischen mütterlicher Therapie und erhöhtem Risiko für eine nekrotisierende Enterokolitis (NEC) beim Neugeborenen wurden u.a. in einer Studie an 59 Schwangeren widerlegt, die Theophyllin als Tokolytikum oder zur Surfactantbildung vor Woche 34 erhalten hatten (Zanardo 1996).

In der Peripartalphase gegeben, können beim Neugeborenen therapeutische Konzentrationen erreicht werden.

> **Empfehlung für die Praxis:** Theophyllin kann in der gesamten Schwangerschaft bei Asthma angewendet werden.
>
> **Dosierung:** Nach Bedarf bzw. nach Serumspiegel (10–20 µg/ml).

2.3.4 Glucocorticoide

Siehe auch Abschnitt 2.13.8
Glucocorticoide wirken nicht nur antiphlogistisch, sondern erhöhen die Ansprechbarkeit des Bronchialsystems auf β_2-Sympathomimetika. In der Asthmatherapie werden bevorzugt inhalierbare halogenierte Glucocorticoide verwendet, wie u.a. *Beclometason* (z.B. Beconase®, Sanasthmyl®), *Budesonid* (Pulmicort®), *Flunisolid* (Inhacort®) und *Fluticason* (z.B. atemur®). Bei ausgeprägter Symptomatik kann eine systemische Applikation indiziert sein.

> **Empfehlung für die Praxis:** Glucocorticoide dürfen auch in der Schwangerschaft bei Asthma eingesetzt werden. Je nach Schwere des Asthmas wird mit inhalierbaren Präparaten oder zusätzlich auch systemisch behandelt. Es gibt keine Corticoiddosis, die einen risikobegründeten Schwangerschaftsabbruch (siehe Kapitel 1) erzwingen würde. Siehe auch Abschnitt 2.13.8.

Generell ist bei systemischer Anwendung von Glucocorticoiden die Dosis rasch zu reduzieren, um unerwünschte Wirkungen (auf die Mutter) zu verhindern (siehe auch Abschnitt 2.13.8). Wird bis zur Geburt systemisch behandelt, müssen Geburtshelfer und Pädiater über die Medikation informiert werden, um etwaige Stoffwechsel-Auswirkungen beim Neugeborenen zu beachten.

Dosierung:	Inhalation, z. B. Beclomethason
	2 Inhalationen (50 µg/Inhalation) alle 6–8 Std. (maximal 1000 µg/Tag)
Schweres Bronchialasthma	vorübergehend 25–50–100 mg Prednisolon
Status asthmaticus	einmalig 100–500–1000 mg Prednisolon i.v.

2.3.5 Mastzellinhibitoren

Cromoglicinsäure und Nedocromil

Pharmakologie. Durch regelmäßige Zufuhr von *Cromoglicinsäure* (z.B. DNCG Mundipharma®, duracroman®, Intal®) verlieren die Mastzellen des Bindegewebes ihre Fähigkeit, das in ihnen gespeicherte Histamin freizusetzen. Da Histamin eine Bronchialverengung begünstigt, kann Cromoglicinsäure nur zur vorbeugenden Behandlung asthmatischer Beschwerden verwendet werden. Einen direkten bronchodilatatorischen Effekt besitzt Cromoglicinsäure nicht. Bei Behandlung eines Asthmaanfalls ist es unwirksam. Cromoglicinsäure ist auch zur Therapie allergischer Beschwerden der Nase, des Auges und bei Nahrungsmittelallergien zugelassen.

Zur Prävention des allergischen Asthmas und des Belastungsasthmas wird Cromoglicinsäure als Pulver oder Lösung inhaliert. Nur 1–2 mg einer 20 mg Dosis erreichen die Alveolen, der Rest wird verschluckt. Ein Prozent hiervon wird enteral resorbiert und unverändert mit dem Urin ausgeschieden. Die Halbwertszeit beträgt 60–90 Minuten.

Toxikologie. Cromoglicinsäure wirkt nicht embryotoxisch, wie sich bei einer großen Zahl behandelter Schwangerer bestätigt hat (Überblick bei Briggs 1998).

Nedocromil (z.B. Tilade®), dessen Wirkungsmechanismus dem von Cromoglicinsäure ähnelt, ist in der Schwangerschaft noch nicht ausreichend untersucht.

> **Empfehlung für die Praxis:** DNCG ist Mittel der Wahl zur Prävention eines allergisch bedingten Asthmas bei Schwangeren. DNCG darf auch als Augen- und Nasentropfen verwendet werden.
>
> **Dosierung:** Inhalation 4 × 2 Sprühstöße/Tag oder 4 × 1 Inhalationskapsel oder -ampulle, Wirkungseintritt erst nach 3–5 Tagen

Andere Mastzellinhibitoren

Pharmakologie und Toxikologie. Substanzen wie *Ketotifen* (z. B. Zaditen®) und *Oxatomid* sind bezüglich ihrer pränatalen Verträglichkeit bisher nicht ausreichend untersucht. Hinweise auf embryotoxische Wirkungen beim Menschen liegen nicht vor.

> **Empfehlung für die Praxis:** Ketotifen und Oxatomid gehören nicht zum Standardtherapieschema bei Asthma und sollten in der Schwangerschaft nicht angewendet werden. Eine dennoch erfolgte Applikation stellt weder eine Indikation zum risikobegründeten Abbruch (siehe Kapitel 1) der Schwangerschaft noch für zusätzliche Diagnostik dar.

▶ 2.3.6 Antileukotriene

Pharmakologie und Toxikologie. Die *Leukotrien-Rezeptor-Antagonisten Montelukast* (Singulair®) und *Zafirlukast* sowie der *Lipoxygenaseinhibitor Zileuton* sollen als Zusatzbehandlung der Vorbeugung asthmatischer Beschwerden dienen. Es liegen keine ausreichenden Erfahrungen zur Schwangerschaft vor.

> **Empfehlung für die Praxis:** Wenn konventionelle Mittel des Asthmatherapiestufenplans nicht ausreichend wirken, kann Montelukast im Ausnahmefall auch in der Schwangerschaft verordnet werden. Eine Ultraschallfeinuntersuchung sollte bei Anwendung dieser Mittel im 1. Trimenon angeboten werden.

2.3.7 Expektoranzien

Acetylcystein und andere Mukolytika

Pharmakologie und Toxikologie. Expektoranzien und Mukolytika wie z. B. *Acetylcystein* (ACC; z. B. Fluimucil®, Mucret®), *Ambroxol* (z. B. Ambrohexal®, Mucosolvan®) und *Bromhexin* (z. B. Bisolvon®, Bromhexin-ratiopharm®) können in der Schwangerschaft nach bisherigen Erfahrungen ohne erkennbares teratogenes Risiko eingesetzt werden. Das gilt auch für Präparate mit *ätherischen Ölen* wie *Cineol, Myrtol, Limonen, Eukalyptus* (z. B. Gelomyrtol®, Pinimenthol®, Soledum®) und für hohe Dosen von N-Acetylcystein als Antidot bei Paracetamolintoxikation (siehe Abschnitt 2.20.5).

Zu *Carbocistein* (z. B. Mucopront®), *Guaifenesin* (z. B. Fagusan®), *Guajacol* (Anastil®) und *Mesna* (z. B. Uromitexan®) liegen ebenfalls keine Hinweise auf teratogene Wirkungen beim Menschen vor.

> **Empfehlung für die Praxis:** Falls Inhalationsbehandlung und reichliche Flüssigkeitszufuhr ungenügend wirken, können auch in der Schwangerschaft Expektoranzien und Mukolytika versucht werden.
>
> **Dosierung:** N-Acetylcystein 400–600 mg/Tag
> Ambroxol und Bromhexin 50–90 mg/Tag

Jodsalze

Pharmakologie und Toxikologie. Jodsalze, z. B. *Jodkalium* (Kalium jodatum) können in der Schwangerschaft in sekretolytischer Dosis beim Feten und Neugeborenen die Schilddrüsenfunktion beeinträchtigen. Dies führt bei kurzfristiger Anwendung nicht zur Strumaentwicklung (Schardein 2000). Die Reifung des Zentralnervensystems, die von einer ausreichenden Versorgung mit Schilddrüsenhormon abhängig ist, kann jedoch gestört werden, wenn ab Ende des 1. Trimenon eine hohe Joddosis die dann bereits aktive Schilddrüse des Feten supprimiert.

> **Empfehlung für die Praxis:** Die Gabe von Jodsalzen als Expektoranzien ist in der Schwangerschaft kontraindiziert. Eine versehentliche Sekretolyse mit Jod erfordert aber weder einen risikobegründeten Schwangerschaftsabbruch (siehe Kapitel 1) noch eine zusätzliche vorgeburtliche Diagnostik.

2.3.8 Antitussiva

Codein und andere Antitussiva

Pharmakologie und Toxikologie. *Codein* (*Methylmorphin*; z.B. Codicaps®, Codipront®) ist ein Morphinderivat mit stark hemmender Wirkung auf das Hustenzentrum. Die antitussive Wirkung wird von keinem anderen Stoff übertroffen. Wegen seiner analgetischen Eigenschaft ist Codein auch Bestandteil von Schmerzmitteln. Der früher geäußerte Verdacht des Anstiegs oraler Spaltbildungen hat sich nicht bestätigt. Längerdauernde und hochdosierte Einnahme kann, wenn sie bis zur Geburt dauert, Atemdepression und opiattypische Entzugssymptome beim Neugeborenen verursachen (Überblick bei Briggs 1998, siehe auch Abschnitt 2.1.7).

Dextromethorphan (z.B. NeoTussan®) hat keine analgetische Komponente und ein offenbar geringeres (aber dennoch vorhandenes!) Suchtpotential. Der antitussive Effekt ist dem des Codein vergleichbar (Reynolds 1989). Ausgehend von tierexperimentellen Befunden wurde 1998 Dextromethorphan ein teratogenes Potential unterstellt. Aufgrund der (epidemiologischen) Erfahrungen mit über 500 Schwangerschaften hat sich dieser Verdacht für den Menschen nicht bestätigt (z.B. Einarson 1999, Andaloro 1998).

Andere Antitussiva wie *Benproperin* (Tussafug®), *Clobutinol* (z.B. Silomat®), *Dropropizin* (Larylin®), *Eprazinon* (Eftapan®), *Isoaminil*, *Noscapin* (z.B. Capval®), *Pentoxyverin* (Sedotussin®) und *Pipazetat* (Selvigon® Hustensaft) sind hinsichtlich pränataler Risiken beim Menschen unzureichend untersucht.

Empfehlung für die Praxis: In begründeten Fällen darf Codein bei hartnäckigem, trockenem Husten oder als Analgetikum in Kombination mit Paracetamol in allen Phasen der Schwangerschaft verordnet werden. Auch Dextromethorphan kann als Antitussivum verwendet werden. Falls Codein präpartal oder regelmäßig in hoher Dosis als Suchtmittel oder zur Substitutionsbehandlung Heroinabhängiger genommen wird, muß beim Neugeborenen mit Atemdepression und im Fall hoher Dosen auch mit bedrohlichen Entzugserscheinungen gerechnet werden. Wurden die nicht empfohlenen Mittel verwendet, erfordert dies weder einen risikobegründeten Schwangerschaftsabbruch noch invasive Diagnostik.

Dosierung: Codein 1–3 × 30 mg/Tag

2.3.9 Unspezifisch wirkende Sympathomimetika

Die im folgenden besprochenen Arzneimittel gehören nicht zum aktuellen Asthma-Therapiestufenplan. Einige der Sympathomimetika finden sich in Kombination mit anderen Wirkstoffen in (rezeptfreien) Erkältungsmitteln, deren Anwendung nicht erwünscht ist.

Orciprenalin und Hexoprenalin

Pharmakologie und Toxikologie. *Orciprenalin* (Alupent®) wirkt stimulierend auf β-Rezeptoren, allerdings nicht so selektiv wie die $β_2$-Sympathomimetika. Entsprechend stärker fallen die unerwünschten Wirkungen am Herzen und im Stoffwechsel aus. Das gilt auch für die stimulierende Wirkung auf das Zentralnervensystem und die Verminderung von Tonus und Motilität im Magen-Darm-Trakt.

Hinweise auf spezifische embryo- oder fetotoxische Wirkungen liegen weder zu Orciprenalin noch zu *Hexoprenalin* vor.

> **Empfehlung für die Praxis:** Orciprenalin und Hexoprenalin gehören nicht zur Standardtherapie des Asthma. Spezifische $β_2$-Sympathomimetika sind vorzuziehen. Eine dennoch erfolgte Therapie rechtfertigt weder einen risikobegründeten Schwangerschaftsabbruch (siehe Kapitel 1) noch zusätzliche Diagnostik.

Adrenalin (Epinephrin)

Pharmakologie und Toxikologie. *Adrenalin* (*Epinephrin*; z.B. Suprarenin®) ist ein Katecholamin, das natürlicherweise im Körper vorkommt und sowohl α- als auch β-adrenerge Wirkung besitzt. Bei Asthma bronchiale trägt zwar die schwache Stimulierung der α-Rezeptoren über eine Vasokonstriktion zur Verminderung des Ödems der Bronchialschleimhaut bei, allerdings sind die α-sympathomimetischen Herz-Kreislauf-Wirkungen (Tachykardie, Extrasystolen, Hypertonie) so stark, daß selektive $β_2$-Sympathomimetika vorgezogen werden.

Adrenalin ist Notfallsituationen vorbehalten und wird dann i.v. oder endotracheal appliziert bzw. inhalativ als Aerosol gegeben (z.B. zum Abschwellen der oberen Atemwege). Nach oraler Gabe ist es unwirksam, weil es im Magen-Darm-Trakt inaktiviert wird. Katecholamine sind plazentagängig, sie werden dort aber teilweise enzymatisch inaktiviert (Morgan 1972).

Im Gegensatz zu tierexperimentellen Ergebnissen haben sich beim Menschen keine Hinweise auf teratogene Effekte ergeben (Heinonen 1977). Eine systemische Anwendung kann die Durchblutung von Uterus und Plazenta beeinträchtigen und zur fetalen Hypoxie führen.

> **Empfehlung für die Praxis:** Adrenalin ist vitalen Indikationen vorbehalten. Es gehört nicht zur Asthma-Standardtherapie. Eine Exposition rechtfertigt keinen risikobegründeten Schwangerschaftsabbruch (siehe Kapitel 1). Die einigen Lokalanästhetika beigefügten Mengen sind als unbedenklich anzusehen.

Isoprenalin

Pharmakologie und Toxikologie. *Isoprenalin* wird in der Bundesrepublik Deutschland nur noch für äußere Anwendungen in der Dermatologie angeboten (Ingelan Gel®). Es weist keine α-sympathomimetische Wirkung und etwa gleich starke $β_1$- und $β_2$-Aktivität auf. Die $β_1$-Wirkung am Herzen schränkt die Verwendung auf Notfallsituationen ein, z.B. Abschwellung der oberen Atemwege.

Spezifische embryo- oder fetotoxische Wirkungen wurden bisher nicht bekannt. Die systemische Gabe von Isoprenalin könnte, ähnlich wie bei Adrenalin, eine verminderte utero-plazentare Durchblutung mit fetaler Hypoxie verursachen. Bei kurzfristiger inhalativer Anwendung oder in dermatologischen Präparaten ist dies aber nicht zu erwarten.

Ephedrin und andere Sympathomimetika

Pharmakologie und Toxikologie. *Ephedrin* ist das älteste bronchodilatatorisch wirkende Asthmamittel. Es gehört zu den indirekten Sympathomimetika, die über eine vermehrte Ausschüttung der körpereigenen Katecholamine wirken. Ephedrin hat sowohl α- als auch β-Aktivität mit entsprechenden unerwünschten Wirkungen, so daß es inzwischen als ungeeignet für die Asthmatherapie erachtet wird. Heute findet man Ephedrin und andere (indirekte) Sympathomimetika wie *Pseudoephedrin*, *Phenylephrin*, *Phenylpropanolamin* in Kombinationsmitteln gegen Erkältungen. Auch in der Bundesrepublik Deutschland werden Produkte, die zusätzlich Dextromethorphan, Doxylamin etc. enthalten, noch angeboten (z.B. Wick MediNait®). Zumindest bei unkontrolliertem Gebrauch und höheren Dosen dieser Mittel sind embryotoxische

Wirkungen durch Sympathomimetika nicht auszuschließen, wie kürzlich publizierte Fallberichte über Extremitätendefekte in Erinnerung rufen (Gilbert-Barness 2000).

> **Empfehlung für die Praxis:** Ephedrin gehört nicht zur Asthma-Standardtherapie. Erkältungsmittel, die Ephedrin und andere Sympathomimetika enthalten, sollen nicht genommen werden. Eine (versehentliche) Exposition rechtfertigt jedoch weder einen risikobegründeten Schwangerschaftsabbruch (siehe Kapitel 1) noch invasive Diagnostik.

Literatur

Andaloro VJ, Monaghan DT, Rosenquist TH. Dextromethorphan and other N-methyl-D-asparate receptor antagonists are teratogenic in the avian embryo model. Pediatr Res 1998; 43: 1–7.

Aranda JV, Sitar DS, Parsons WD. Pharmacokinetic aspects of theophylline in premature newborns. N Engl J Med 1976; 295: 413–7.

Arwood LI, Dasta JE, Friedman C. Placental transfer of theophylline: two case reports. Pediatrics 1979; 63: 844–6.

Baker ER, Flanagan MF. Fetal atrial flutter associated with maternal beta-sympathomimetic drug exposure. Obstet Gynecol 1997; 89: 861.

Briggs GG, Freeman RK, Yaffe SJ. Drugs in Pregnancy and Lactation, 5th ed. Baltimore: Williams and Wilkins, 1998.

Einarson A, Lyszkiewicz, Koren G. The safety of dextromethorphan in pregnancy: a prospective controlled study. Teratology 1999; 59: 377.

Gilbert-Barness E, Drut RM. Association of sympathomimetic drugs with malformations. Vet Human Toxicol 2000; 42: 168–71.

Heinonen OP, Slone D, Shapiro S. Birth Defects and Drugs in Pregnancy. Littleton/USA: Publishing Sciences Group, 1977.

Morgan CD, Sandler M, Panigel M. Placental transfer of catecholamins in vitro and in vivo. Am J Obstet Gynecol 1962; 84: 297–302.

Reynolds EF (ed.). Martindale. The Extra Pharmacopoeia. London: The pharmaceutical press, 1989.

Schardein JL. Chemically Induced Birth Defects, 4th ed. New York, Basel: Marcel Dekker, 2000.

Schatz M, Zeiger RS. Asthma during pregnancy: what to do. J Respir Dis 1998; 19: 731–38.

Sutton PL, Koup JR, Rose JQ. The pharmacokinetics of theophylline in pregnancy. J Allergy Clin Immunol 1978; 61: 174–82.

Zanardo V, Trevisanuto D, Cagdas S, Grella P, Cantarutti F. Prenatal theophylline and necrotizing enterocolitis in premature newborn infants. Ped Med Chir 1996; 18: 153–58.

2.4 Antiemetika und Hyperemesis gravidarum

Morgendliche Übelkeit und Erbrechen gehören zu den unangenehmen Begleiterscheinungen vieler Schwangerschaften. Man schätzt, daß 50–70 % aller Schwangeren in den ersten Wochen unter morgendlicher Übelkeit leiden und die Hälfte von ihnen zusätzlich unter Erbrechen (Emesis gravidarum). Nur in sehr seltenen Fällen (0,3–2 %) ist das Erbrechen so stark, daß ein Klinikaufenthalt wegen Störungen des Energie- und Elektrolythaushaltes erforderlich ist (Hyperemesis gravidarum).

Häufig werden Übelkeit und Erbrechen als prognostisch ungünstige Zeichen für die Schwangerschaft aufgefaßt. Doch selbst bei Hyperemesis wurde keine Häufung von Fehlgeburten beobachtet (Steinhoff 1989). Untersuchungen an mehr als 7000 Schwangeren ergaben sogar für diejenigen Frauen das höhere Abortrisiko, die über keine der genannten Beschwerden klagten (Deutsche Forschungsgemeinschaft 1977). Morgendliche Übelkeit und Erbrechen werden daher verschiedentlich als prognostisch günstiges Zeichen für den weiteren Schwangerschaftsverlauf bewertet (Broussard 1998).

Über den Wert von Antiemetika wurde intensiv diskutiert, weil dieser Arzneimittelgruppe ursprünglich ein embryotoxisches Potential unterstellt wurde und gleichzeitig die Wirksamkeit der Therapie umstritten war. Umfangreiche Untersuchungen an Schwangeren ergaben jedoch nach Exposition mit den klassischen Antiemetika keinen Anhalt für ein erhöhtes Fehlbildungsrisiko (Mazotta 2000, Seto 1997, Brent 1995, Heinonen 1977). Auch die von einer Untersuchergruppe beschriebene Assoziation von retrolentaler Fibroplasie bei Frühgeborenen und Antihistaminikaanwendung in den letzten beiden Schwangerschaftswochen (Zierler 1986) ist von anderen nicht bestätigt worden. Antihistaminika (H_1-Blocker) werden auch in Abschnitt 2.2.1 besprochen, im folgenden geht es nur um die in der antiemetischen Therapie gebräuchlichen Medikamente.

2.4.1 Nichtmedikamentöse Therapie

Morgendliche Übelkeit und Emesis gravidarum sind keine Krankheiten, die zwangsläufig medikamentös behandelt werden müssen. Es sollte versucht werden, der Schwangeren zu vermitteln, daß es sich um normale, schwangerschaftstypische Vorgänge handelt. In der Regel verliert sich die morgendliche Übelkeit von selbst. Bei gelegentlichem Erbrechen wird empfohlen, öfter kleine Mahlzeiten einzunehmen und auf die Position nach dem Essen zu achten (nicht Hinlegen). In anderen Fällen kann es helfen, vor dem Aufstehen eine Kleinigkeit zu essen, z.B. trockene Kekse oder Weißbrot. Akupressur z.B. mit entsprechenden elastischen Bändern (z.B. Seaband®) wie es Segler kennen, genauso wie das Kauen von Ingwer, sind unschädliche und bewährte Methoden, der Übelkeit auf einfache Weise entgegenzutreten.

Auch bei Sodbrennen, das häufig als unangenehme Begleiterscheinung in den letzten Schwangerschaftsmonaten auftritt, sollten die Ernährungsgewohnheiten überprüft und Speisen gemieden werden, auf die die Schwangere mit Beschwerden reagieren könnte. Bewährt haben sich Milch und Milchprodukte, die wie schwache Antazida wirken.

2.4.2 Meclozin

Pharmakologie. *Meclozin* (z.B. Postafen®) ist ein Antihistaminikum mit anticholinerger Aktivität, das die Erregbarkeit von Labyrinth und Kleinhirn vermindert und zentral sowohl dämpfend als auch erregend wirkt. Es wird nach oraler Gabe gut resorbiert. Meclozin verteilt sich rasch im Körper und erreicht auch den Embryo. Obwohl seine Halbwertszeit mit 3 Stunden angegeben wird, hält die Wirkung bis zu 24 Stunden an. In einer Doppelblindstudie wurde schon 1962 die Wirksamkeit von Meclozin bei Übelkeit und Erbrechen in der Schwangerschaft bestätigt (Diggory 1962). Spätere Studien bestätigten, daß in 98% der Fälle eine Besserung der Symptomatik eintrat, bei 82% war diese komplett (Übersicht in Broussard 1998).

Cyclizin ähnelt als Piperazinderivat dem Meclozin. Obwohl seine Halbwertszeit wesentlich länger ist, beträgt die Wirkdauer nur vier Stunden.

Toxikologie. Obwohl Meclozin und Cyclizin im Tierversuch teratogen wirken, haben mehrere Studien keine Hinweise auf ein erhöhtes Fehlbildungsrisiko beim Menschen ergeben (Seto 1997, Lione 1996, Heinonen 1977). Die Food and Drug Administation (FDA) der USA hat deshalb nach zwischenzeitlichem Widerruf Meclozin 1979 wieder zur Therapie in der Schwangerschaft zugelassen.

> **Empfehlung für die Praxis:** Meclozin ist als altbewährtes und gut untersuchtes Medikament Mittel der Wahl bei Übelkeit und Erbrechen in der Schwangerschaft.
>
> **Dosierung:** Meclozin   oral   25–100 mg/Tag

2.4.3 Dimenhydrinat

Pharmakologie und Toxikologie. *Dimenhydrinat* (z. B. Vomex A®) ist ein Salz aus dem Antihistaminikum *Diphenhydramin* und *8-Chlortheophyllin*, das bei Gabe in der Frühschwangerschaft keine embryotoxischen Wirkungen zeigte (Mazotta 2000, Seto 1997, Lione 1996). Untersuchungsergebnisse berichten über eine Besserung der Symptomatik bei 45 % der Behandelten, diese war bei 25 % komplett (Übersicht in Broussard 1998). Dimenhydrinat soll ebenso wie Diphenhydramin einen wehenfördernden Effekt besitzen (Broussard 1998).

> **Empfehlung für die Praxis:** Dimenhydrinat ist akzeptabel, wenn keine Frühgeburtsbestrebungen vorliegen.
> Meclozin ist jedoch Antiemetikum der Wahl in der Schwangerschaft.
>
> **Dosierung:** Dimenhydrinat 150–250 mg/Tag

2.4.4 Metoclopramid

Pharmakologie. *Metoclopramid* (z. B. Gastrosil®, Paspertin®) gehört zu den Peristaltikanregern bzw. motilitätsbeeinflussenden Mitteln (siehe Abschnitt 2.14.10) und blockiert Dopaminrezeptoren. Es besitzt deshalb einen zentralen antiemetischen Effekt durch Beeinflussung der Area postrema und fördert, ebenfalls über einen zentralen Angriffspunkt, die Entleerung des Magens. Es ist daher bei Übelkeit und Erbrechen mit Refluxsymptomatik, vor allem in der zweiten Hälfte der Schwangerschaft, ein sinnvolles Mittel. Zu den unerwünschten

Wirkungen zählen extrapyramidale Symptome. Metoclopramid wird nach oraler Gabe gut resorbiert und erreicht den Feten rasch.

Toxikologie. Metoclopramid wurde vergleichsweise wenig bezüglich seiner Wirkung bei Schwangerschaftserbrechen untersucht. Dennoch wird es in vielen Ländern zu diesem Zweck benutzt (Einarson 1998). Bei der Behandlung mit Metoclopramid wurden bisher keine embryotoxischen Effekte beobachtet (Überblick bei Broussard 1998). Eine prospektive kontrollierte Kohortenstudie des European Network of Teratology Information Services (ENTIS) fand unter 126 im 1. Trimenon behandelten Schwangeren keine Auffälligkeiten (Berkovitch 2000). Eine weitere Untersuchung, die auf Verordnungsprotokollen und Geburtsregisterdaten basierte, ergab ebenfalls keine Hinweise auf entwicklungstoxische Wirkungen (Sørensen 2000). Pränatal exponierte Kinder, die bis zum Alter von 4 Jahren nachuntersucht wurden, entwickelten sich normal (Martynshin 1981).

Obwohl Metoclopramid die Prolaktinsekretion stimuliert, wurden weder mütterlicherseits noch bei den Feten unerwünschte Wirkungen registriert. Fetales Prolaktin wurde nicht in erhöhtem Maße freigesetzt.

> **Empfehlung für die Praxis:** Metoclopramid zählt zu den Mitteln der Wahl bei Übelkeit und Erbrechen bei gleichzeitig bestehenden Motilitätsstörungen wie gastroösophagalem Reflux. Im übrigen ist Meclozin Antiemetikum der ersten Wahl in der Schwangerschaft.
>
> **Dosierung:**　Metoclopramid　oral　　　3–4 × 10 mg/Tag
> 　　　　　　　　　　　　　　　　i.m./i.v.　1–3 × 10 mg/Tag

2.4.5 Doxylamin

Pharmakologie und Toxikologie. Lenotan® und Bendectin® waren Mischpräparate aus *Doxylaminsuccinat*, *Vitamin B_6* (Pyridoxin) und dem Anticholinergikum *Dicycloverin*, die weltweit etwa 20 Jahre lang bei mehreren Millionen Schwangeren mit Emesis und Hyperemesis gravidarum eingesetzt wurden. In den Jahren 1977/78 wurde in den USA und England ein Zusammenhang zwischen der Einnahme dieser Medikamente und dem gehäuften Auftreten unterschiedlicher Fehlbildungen an Extremitäten, Skelett und Magen-Darm-Trakt vermutet (Donnai 1978, Smithells 1978), der sich in ausführlichen prospektiven und retrospektiven Studien jedoch nicht bestätigte (Zusammenfassung in Brent 1995, McKeigue 1994). Aufgrund der Kritik von Verbraucherverbänden im In- und Ausland wurde Lenotan® 1984 auch in der Bundesrepublik Deutschland vom Markt genommen.

In der Bundesrepublik Deutschland wird Doxylamin heute als Monosubstanz vorwiegend in Schlafmitteln (z.B. Sedaplus®), aber auch noch als Antiallergikum (Mereprine®) angeboten. In Nordamerika ist es wieder das wichtigste Mittel bei Schwangerschaftsübelkeit (10 mg Doxylamin kombiniert mit 10 mg Pyridoxin, 1–4 Tbl/Tag).

> **Empfehlung für die Praxis:** Doxylamin darf in der Schwangerschaft verwendet werden.

2.4.6 Diphenhydramin

Pharmakologie und Toxikologie. *Diphenhydramin* (z.B. Emesan®) ist ein altbewährtes Antihistaminikum mit deutlich sedierenden Eigenschaften. Daher wird es heute als Sedativum verwendet. In den 70er Jahren wurde neben anderen Antihistaminika auch Diphenhydramin ein teratogenes Potential unterstellt. Dies ließ sich in späteren Untersuchungen nicht bestätigen (Mazotta 2000, Seto 1997, Lione 1996).

Diphenhydramin hat, ebenso wie Dimenhydrinat, einen oxytocinartigen, wehenfördernden Effekt, der in den 50er und 60er Jahren unter der Geburt genutzt wurde (Broussard 1998, Brost 1996). Die klinische Relevanz wird durch eine neuere Kasuistik in Erinnerung gerufen, die Uteruskontraktionen nach Überdosis in der 26. Schwangerschaftswoche beschreibt, welche sich unter Magnesium i.v. besserten (Brost 1996).

Ein Fallbericht beschreibt die Totgeburt eines reifen, organisch gesunden Kindes unmittelbar nach oraler Einnahme von Diphenhydramin in Kombination mit Temazepam (Kargas 1985). Über Entzugssymptome mit Zittrigkeit wurde nach langfristiger Einnahme bis zur Geburt berichtet (Lione 1996).

> **Empfehlung für die Praxis:** Diphenhydramin ist akzeptabel, wenn keine Frühgeburtsbestrebungen vorliegen. Meclozin ist jedoch Antiemetikum der Wahl in der Schwangerschaft.
>
> **Dosierung:** Diphenhydramin   oral   50–300 mg/Tag

2.4.7 Phenothiazin-Antiemetika

Siehe auch Abschnitt 2.17.2.

Pharmakologie und Toxikologie. *Phenothiazine* wirken hemmend auf das Brechzentrum. Ihre dämpfende und distanzierende Wirkung kann bei Hyperemesis erwünscht sein. *Chlorpromazin* (Propaphenin®), *Promethazin* (z. B. Atosil®) u.a. wurden mit gutem Erfolg bei schwerer Hyperemesis mit Störung des Energie- und Elektrolythaushalts verordnet (Mazotta 2000).

Langjährige Erfahrungen haben weder bei Chlorpromazin noch bei Promethazin oder anderen seltener gebrauchten Phenothiazinen teratogene Wirkungen offenbart (Mazotta 2000, Broussard 1998, Heinonen 1977). Auch *Triflupromazin* (Psyquil®) scheint nicht embryotoxisch zu wirken (McElhatton 1992). Nur wenige dokumentierte Erfahrungen liegen zu *Thiethylperazin* (Torecan®) vor, das vor allem in Osteuropa als Antiemetikum genutzt wird, ohne daß sich bisher Hinweise auf Risiken für den Feten ergaben (Einarson 1998).

Mit Nebenwirkungen wie Extrapyramidalsymptomatik muß bei Phenothiazinen gerechnet werden. Solche Symptome können bei Neugeborenen auftreten, deren Mütter bis zur Geburt behandelt wurden, aber sie sind meist unerheblich und nicht therapiepflichtig.

Empfehlung für die Praxis: Phenothiazine, insbesondere Chlorpromazin und Promethazin, dürfen bei schweren Formen von Hyperemesis gravidarum eingesetzt werden.
Generell ist Meclozin das Antiemetikum der Wahl in der Schwangerschaft.

Dosierung:

Chlorpromazin	i.m.		$1-3 \times 25-50$ mg/Tag
	oral		$2 \times 25-50$ mg/Tag
Promethazin	i.m.		$1-3 \times 25$ mg/Tag
	oral		2×50 mg/Tag
Triflupromazin	i.m.		20 mg/Tag
	oral		10–30 mg/Tag

2.4.8 Serotonin-Antagonisten

Pharmakologie und Toxikologie. *Dolasetron* (Anemet®), *Granisetron* (Kevatril®), *Ondansetron* (Zofran®) und *Tropisetron* (Navoban®) sind

Serotonin-(5-HT3)-Antagonisten, die in der Onkologie bei Erbrechen nach Strahlentherapie oder Zytostatikabehandlung Anwendung finden.

Ondansetron wurde bei Hyperemesis gravidarum eingesetzt (Sullivan 1996). Eine klare Überlegenheit gegenüber Promethazin konnte nicht gezeigt werden. Zwei Kasuistiken beschreiben die erfolgreiche intravenöse Ondansetrontherapie nach Versagen anderer Arzneimittel bei schwerer Hyperemesis gravidarum in der 6. und 30. Schwangerschaftswoche. Auch wenn in beiden Fällen von unauffälligen Neugeborenen berichtet wird (World 1993, Guikontes 1992), ist eine zuverlässige Angabe zur pränatalen Verträglichkeit nicht möglich. Doch schon wegen der Kosten sind Serotonin-(5-HT3)-Antagonisten keine therapeutische Alternative bei üblicher Emesis.

> **Empfehlung für die Praxis:** Serotonin-(5-HT3)-Antagonisten sollen nur bei Versagen besser untersuchter Antiemetika und schwerer Symptomatik eingesetzt werden. In einem solchen Fall ist Ondansetron als das am längsten eingeführte Mittel dieser Gruppe vorzuziehen.
> Eine Anwendung im 1. Trimenon rechtfertigt keinen risikobegründeten Schwangerschaftsabbruch (siehe Kapitel 1). Eine Ultraschallfeindiagnostik sollte jedoch aufgrund der unzureichenden Erfahrungen mit dieser Arzneimittelgruppe angeboten werden.

2.4.9 Andere Antiemetika

Pharmakologie und Toxikologie. Zu *Alizaprid* (Vergentan®) liegen keine ausreichenden Erfahrungen vor.

Für *Betahistin* (z. B. Aequamen®), ein schon länger gebräuchliches Histaminderivat sowie für die Antihistaminika *Cinnarizin* (z. B. Cinnacet®) und *Flunarizin* (z. B. Flunavert®) ist kein nennenswertes teratogenes Potential beim Menschen ersichtlich, obwohl systematische kontrollierte Untersuchungen zu diesen Mitteln fehlen. Beide Medikamente werden bevorzugt bei vestibulärem Schwindel, z. B. im Rahmen einer Menière-Erkrankung eingesetzt.

Droperidol, ein Butyrophenon (siehe auch Abschnitt 2.17.3), wird z.T. in Nordamerika bei hospitalisierten Schwangeren mit Hyperemesis bevorzugt. Eine kleine Untersuchung mit 81 Schwangeren ergab eine gute Wirksamkeit von Droperidol-Dauertropf plus Diphenhydramin als i.v. Bolus (Nageotte 1996). Die dokumentierten Erfahrungen reichen für eine differenzierte Risikoabschätzung jedoch noch nicht aus.

Einige Fallserien sprechen für den therapeutischen Nutzen von *Glucocorticoiden* (siehe auch Abschnitt 2.13.8) bei zentral bedingtem Erbrechen (Übersicht in Broussard 1998). Eine vergleichende Untersuchung sieht sogar Vorteile einer kurzzeitigen oralen Behandlung mit *Methylprednisolon* gegenüber Promethazin bei Hyperemesis gravidarum (Safari 1998).

Pyridoxin (siehe auch Abschnitt 2.8.4) ist seit Jahrzehnten vor allem in Kombination mit *Doxylamin* Antiemetikum der Wahl in den USA. Es hat sich in einer Studie mit 342 Frauen in Monotherapie als effektiv bei Schwangerschaftsübelkeit erwiesen, nicht jedoch bei der Besserung von Erbrechen (Vutyavanich 1994). Eine andere Untersuchung ergab nur eine Wirksamkeit bei starker Übelkeit, bei leichter und mittlerer Symptomatik war es einem Plazebo nicht überlegen (Sahakian 1991).

Scopolamin (Scopoderm® TTS) ist ein Parasympatholytikum, das äußerlich als Pflaster zur antiemetischen Behandlung eingesetzt wird. Bei 309 im 1. Trimenon exponierten Schwangeren wurde keine erhöhte Fehlbildungsrate festgestellt (Heinonen 1977). Auch andere Untersuchungen geben keine Hinweise auf teratogene Effekte (Überblick in Briggs 1998). Scopolamin kann, weil es plazentagängig ist, beim Feten anticholinerge Symptome wie Tachykardien verursachen, die zumindest theoretisch die Diagnose hypoxiebedingter Bradykardien erschweren können.

In einer kürzlich publizierten Falldarstellung wird diskutiert, daß bei Hyperemesissymptomatik, die bis ins 2. Trimenon hinein fortbesteht, ein *Helicobacter-pylori*-assoziiertes Ulkus die Ursache der Beschwerden darstellen könne (Jacoby 1999).

Empfehlung für die Praxis: Die in Abschnitt 2.4.9 besprochenen Antiemetika sollten nur bei Versagen der in den vorangehenden Abschnitten empfohlenen Substanzen angewendet werden. Meclozin ist Antiemetikum der Wahl in der Schwangerschaft.
Die Gabe eines anderen Antiemetikums stellt weder eine Indikation für invasive Diagnostik noch für einen risikobegründeten Abbruch (siehe Kapitel 1) der Schwangerschaft dar.

Literatur

Berkovitch M, Elbirt D, Addis A, Schuler FL, Ornoy A. Fetal effects of metoclopramide therapy for nausea and vomiting of pregnancy (letter). N Engl J Med 2000; 343: 445–46.

Brent RL. Bendectin: Review of the medical literature of a comprehensively studied human non-teratogen and the most prevalent tortogen-litigen. Reprod Toxicol 1995; 59: 337–49.

Briggs GG, Freeman RK, Yaffe SJ. Drugs in Pregnancy and Lactation, 5th ed. Baltimore: Williams and Wilkins, 1998.

Brost BC, Scardo JA, Newman RB. Diphenhydramine overdose during pregnancy: Lessons from the past. Am J Obstet Gynecol 1996; 175: 1376–77.

Broussard CN, Richter JE. Nausea and vomiting of pregnancy. Gastroenterol Clin North Am 1998; 27(1): 123–51.

Deutsche Forschungsgemeinschaft. Schwangerschaftsverlauf und Kindesentwicklung. Boppard: Boldt, 1977.

Diggory PLC, Tomkinson JS. Nausea and vomiting in pregnancy. A trial of meclozine dihydrochloride with and without pyridoxine. Lancet 1962; 2: 370–92.

Donnai D, Harris K. Unusual fetal malformations after antiemetics in early pregnancy. Br Med J 1978; 1: 691–2.

Einarson A, Koren G, Bergman U. Nausea and vomiting in pregnancy: A comparative European study. Eu J Obstet Gynecol Reprod Biol 1998; 78: 1–3.

Guikontes E, Spantideas A, Diakakis J. Ondansetron and hyperemesis gravidarum. Lancet 1992; 340: 1223.

Hara GS, Carter RP, KE Krantz. Dramamine in labor: potential boon or a possible bomb. J Kans Med Soc 1980; 81: 134–6.

Heinonen OPl, Slone D, Shapiro S. Birth Defects and Drugs in Pregnancy. Littleton/USA: Publishing Sciences Group, 1977.

Jacoby EB, Porter KB. Helicobacter pylori infection and persistent hyperemesis gravidarum. Am J Perinatol 1999; 16: 85–88.

Kargas GA, Kargas SA, Bruyere Jr HJ, Gilbert EF, Opitz JM. Perinatal mortality due to interaction of diphenhydramine and temazepam. N Engl J Med 1985; 313: 1417.

Koller S. Chancen der Abortprophylaxe in der Frühschwangerschaft. Geburtsh u Frauenheilk 1982; 42: 204–12.

Koller S. Risikofaktoren der Schwangerschaft. Heidelberg, New York: Springer, 1983.

Lione A, Scialli A. The developmental toxicity of the H_1 histamine antagonists. Reprod Toxicol 1996; 10: 247–55.

Martynshin MYA, Arkhengelskii AE. Experience in treating early toxicoses of pregnancy with metoclopramide. Akush Ginekol 1981; 57: 44–5.

Mazotta P, Magee LA. A risk-benefit assessment of pharmacological and non-pharmacological treatments for nausea and vomiting of pregnancy. Drugs 2000; 59(4): 781–800.

McElhatton PR. The use of phenothiazines during pregnancy and lactation. Reprod Toxicol 1992; 6: 475–90.

McKeigue PM, Lamm SH, Linn S, Kutcher JS. Bendectin and birth defects: A meta-analysis of the epidemiologic studies. Teratology 1994; 50: 27–37.

Nageotte M, Briggs GG, Towers CV, Asrat T. Droperidol and diphenhydramine in the management of hyperemesis gravidarum. Am J Obstet Gynecol 1996; 174: 1801–06.

Safari H, Fasset MJ, Souter IC, Alsulyman OM, Goodwin TM. The efficacy of methylprednisolone in the treatment of hyperemesis gravidarum: A randomized, double-blind, controlled study. Am J Obstet Gynecol 1998; 179: 921–4.

Sahakian V, Rouse D, Sipes SL et al. Vitamin B_6 is effective therapy for nausea and vomiting of pregnancy: A randomized, double-blind, placebo controlled study. Obstet Gynecol 1991; 78: 33–6.

Seto A, Einarson T, Koren G. Pregnancy outcome following first trimester exposure to antihistamines: meta-analysis. Am J Perinatol 1997; 14(3): 119–24.

Smithells RW, Shepard S. Fetal malformation after debendox in early pregnancy. Br Med J 1978; 1: 1055–6.

Sørensen HT, Nielsen GL, Christensen K, Tage-Jensen U, Ekbom A, Baron J. Birth outcome following maternal use of metoclopramide. Br J Clin Pharmacol 2000; 49: 264–68.

Sullivan CA, Johnson CA, Roach H, Martin RW, Stewart DK, JC Morrison. A pilot study of intravenous ondansetron for hyperemesis gravidarum. Am J Obstet Gynecol 1996; 174: 1565–8.

Vutyavanich T, Wongtrangan S, Ruangsri R. Pyridoxine for nausea and vomiting of pregnancy: A randomized, double-blind, placebo-controlled trial. Am J Obstet Gynecol 1995; 173: 881–4.

World MJ. Ondansetron and hyperemesis gravidarum. Lancet 1993; 341: 185.

Zierler S, Purohit D. Prenatal antihistamine exposure and retrolental fibroplasia. Am J Epidemiol 1986; 123: 192–6.

2.5 Epilepsie und antikonvulsive Medikation in der Schwangerschaft

Kinder epileptischer Mütter unterliegen einem erhöhten Risiko für Fehlbildungen, intrauterine Wachstumsretardierung und funktionelle Entwicklungsstörungen. Solche im Durchschnitt nur bei jedem 20. betroffenen Kind beobachteten Auffälligkeiten sind wahrscheinlich sowohl durch den Schweregrad des Anfallsleidens als auch durch den Umfang der antiepileptischen Therapie bedingt. In welchem Maße beide Faktoren zur Teratogenese beitragen, ist ungeklärt. Manche Autoren beobachteten höhere Fehlbildungsraten, wenn die Mütter während des 1. Trimenons Krampfanfälle hatten (Lindhout 1992 A), mehrheitlich wird jedoch kein Zusammenhang zwischen Krampfanfällen während der Schwangerschaft einerseits und Fehlbildungshäufigkeit sowie Fieberkrämpfen und kindlicher Epilepsie andererseits gesehen (Dansky 1991). Auch wurde bisher kein Zusammenhang zwischen der Dauer einer antiepileptischen Therapie vor der Schwangerschaft und dem Schwangerschaftsausgang nachgewiesen (Dansky 1991). Eine neuere Studie hat 57 Kinder untersucht, deren Mütter eine Epilepsie in der Vorgeschichte angaben, aber während der Schwangerschaft weder unter Krampfanfällen litten noch antiepileptisch behandelt wurden. Diese Kinder zeigten gegenüber einer Kontrollgruppe weder Einschränkungen der Intelligenzentwicklung noch die nach antikonvulsiver Behandlung in der Schwangerschaft gehäuft beschriebenen Dysmorphien des Gesichts oder der Finger (Holmes 2000).

Klassische Antikonvulsiva, hierzu zählen *Phenytoin, Valproinsäure, Trimethadion, Carbamazepin* und *Barbiturate,* können vielgestaltige Fehlbildungen verursachen. Sie ähneln einander und sollten als Antikonvulsiva- oder Epilepsie-Syndrom bezeichnet werden anstelle von Carbarmazepin-, Phenytoin-, Barbiturat- oder Valproat-Syndrom. Die einzelnen Entwicklungsanomalien werden im Abschnitt Phenytoin eingehender beschrieben. Als Ursache der embryotoxischen Effekte werden unter anderem reaktive Epoxidmetaboliten der Antikonvulsiva angesehen (z.B. Raymond 1995, Omtzigt 1993). Auch ein Folsäuremangel wird diskutiert (z.B. Lindhout 1992). Eine Substitution mit Folsäure bei Therapie mit Folsäure-antagonistischen Antikonvulsiva in der Schwangerschaft wird verschiedentlich empfohlen, der Nachweis protektiver Wirksamkeit konnte bisher jedoch nicht erbracht werden (Hernandez-Diaz 2000). Da heute generell für alle Frauen mindestens bis Woche 8 eine Folsäureprophylaxe empfohlen wird (siehe Abschnitt 2.8.6), sollten selbstverständlich auch schwangere Epileptikerinnen eine Folsäuresubstitution erhalten und zwar in der erhöhten Dosis mit 4 mg/Tag, wie sie bei auffälliger Familienanamnese zur Minderung des Wiederholungsrisikos von Neuralrohrdefekten gegeben wird. Dabei ist zu beachteten, daß Folsäure den Arzneimittelmetabolismus der Leber-Hydroxylasen anregt und daraus niedrigere antikonvulsive Konzentrationen im Blut der Mutter resultieren können.

Weitere Hypothesen zur embryotoxischen Wirkung von Antikonvulsiva werden im Abschnitt über Phenytoin angesprochen.

Da der Verdacht besteht, daß die Behandlung mit Antiepileptika das durch die Grunderkrankung bereits bestehende teratogene Risiko verstärkt, gelten für die antikonvulsive Therapie in der Schwangerschaft folgende Empfehlungen:

- Keine Schwangere sollte unnötig mit Antiepileptika behandelt werden. Dies gilt insbesondere dann, wenn Antiepileptika bei anderen, z. B. neurologischen oder psychiatrischen Indikationen eingesetzt werden. Es ist darauf hinzuarbeiten, daß bei einer Frau, die über mehrere Jahre anfallsfrei war, die Medikation nach Möglichkeit vor einer geplanten Schwangerschaft abgesetzt wird.
- Eine Monotherapie ist anzustreben, da die gleichzeitige Gabe mehrerer Antiepileptika zu einem deutlichen Anstieg des embryotoxischen Risikos führt (Kaneko 1999, Samrén 1999, Källén 1986). Dabei ist insbesondere während der Organogenese darauf zu achten, daß die Arzneimitteldosis (Verteilung auf 2–4 Dosen pro Tag) so niedrig gehalten wird, wie therapeutisch noch zu verantworten. Um dies zu gewährleisten, müssen wiederholt Konzentrationsbestimmungen im mütterlichen Blut durchgeführt werden.
- Eine Epileptikerin muß darüber aufgeklärt werden, daß das Risiko einer angeborenen Entwicklungsstörung aufgrund der mütterlichen Epilepsie und/oder deren Behandlung um das 2- bis 3fache erhöht ist. Andererseits besteht für sie eine Chance von weit über 90 %, ein gesundes Kind zur Welt zu bringen.
- Es gibt keine Gründe, einer schwangeren, gut eingestellten Epileptikerin zu raten, wegen eines vermeintlich geringeren Risikos auf ein anderes Medikament zu wechseln. Das gilt auch für Phenytoin und Valproinsäure. Das Absetzen einer notwendigen antikonvulsiven Therapie kann Anfälle auslösen, die Mutter und Kind gefährden.
- Auch eine Kombinationstherapie mit mehr als einem Antikonvulsivum stellt nicht zwangsläufig eine Indikation zu einem risikobegrün-

deten Schwangerschaftsabbruch dar. In solchen Fällen sollte die Therapie kritisch geprüft und, sofern erforderlich, die Dosis vorsichtig reduziert werden.
- Jeder Schwangeren, die Antiepileptika erhält und jeder schwangeren Epileptikerin, ob behandelt oder nicht, sollte eine erweiterte vorgeburtliche Diagnostik angeboten werden. Hierzu gehören die Ultraschallfeindiagnostik durch einen erfahrenen Untersucher und die α-Fetoprotein-Bestimmung im mütterlichen Serum.

2.5.1 Phenobarbital und Primidon

Pharmakologie. Unter den Barbituraten haben sich als Antiepileptika *Phenobarbital* (z.B. Luminal®, Phenaemal®) und *Primidon* (z.B. Liskantin®, Mylepsinum®) bewährt, die wahrscheinlich über eine Stabilisierung der Neuronenmembranen antikonvulsiv wirken. Primidon wird zu den antikonvulsiv wirksamen Metaboliten Phenobarbital und Phenylethylmalonamid umgebaut. Da sich Indikation, Wirksamkeit, Halbwertszeit und unerwünschte Wirkungen in der Schwangerschaft bei Primidon und Phenobarbital ähneln, wird stellvertretend nur Phenobarbital ausführlich dargestellt. *Barbexaclon* (Maliasin®) ist eine Verbindung von *Phenobarbital* und *Levopropylhexedrin*, einem Psychostimulans, das der Sedierung entgegenwirken soll.

Phenobarbital und Primidon sind bei fokaler Epilepsie und bei Grand-mal-Anfällen gut wirksam. Phenobarbital wird seit Beginn dieses Jahrhunderts als Sedativum und Antikonvulsivum eingesetzt (Hauptmann 1912). Auch in der Schwangerschaft gibt es langjährige Erfahrungen mit dieser Therapie.

Phenobarbital wird nach oraler Gabe gut resorbiert. Im Blut liegt es zu 50% an Protein gebunden vor. Etwa 25% werden unverändert über die Nieren ausgeschieden und 75% nach Oxidation und Metabolisierung. Die Halbwertszeit beträgt 2–6 Tage. Phenobarbital beeinflußt über eine Aktivierung der arzneimittelmetabolisierenden Enzyme in der Leber (Enzyminduktion) den Arzneimittelstoffwechsel und damit die Wirksamkeit anderer gleichzeitig gegebener Medikamente.

Phenobarbital erreicht den Feten rasch und führt besonders in der Perinatalphase zu einer Aktivitätssteigerung der fetalen Leberenzyme. Das betrifft auch die glukuronidierenden Enzyme, die für Kopplung und Ausscheidung des Bilirubins verantwortlich sind.

Toxikologie. Bei 1415 Schwangeren, die im 1. Trimenon mit Phenobarbital behandelt wurden, fanden sich weder eine erhöhte Fehlbildungsrate noch eine Häufung spezieller Anomalien (Heinonen 1977). Die gleichen Autoren ermittelten bei anderen, weniger gebräuchlichen Barbituraten ein leicht erhöhtes Risiko für kardiovaskuläre Fehlbildungen.

In einer anderen Fallsammlung von 334 im 1. Trimenon Phenobarbital-exponierten Neugeborenen lag die Fehlbildungsrate bei 6 %, also höher als die erwartete Spontaninzidenz von 2–3 %. Eine Assoziation mit kardiovaskulären Defekten wurde erörtert, ein spezifisches Fehlbildungsmuster konnte aber nicht entdeckt werden (Rosa, zitiert in Briggs 1998). In zwei neuen Studien wurden Fehlbildungsraten von 5 % unter Monotherapie beobachtet (Canger 1999, Kaneko 1999).

Jones et al. (1992) haben in einer Gruppe von 46 Neugeborenen bei 15 % der Kinder auch für andere klassische Antikonvulsiva typische Gesichtsdysmorphien, wie Epikanthus, Hypertelorismus, flache Nasenwurzel, aufwärtsgerichtete Nasenspitze etc. diagnostiziert. Außerdem wurden bei 24 % hypoplastische Fingernägel und bei 3 von 16 nachuntersuchten Kindern Entwicklungsverzögerungen dokumentiert. Andere Autoren haben diese und andere für Antikonvulsiva typischen Auffälligkeiten (hierzu gehört auch die intrauterine und postnatale Wachstumsretardierung) bei Behandlung mit Phenobarbital in der Schwangerschaft schon in den 70er Jahren beschrieben (Übersicht bei Schardein 2000). Zusammenfassend liegt das Fehlbildungsrisiko unter Phenobarbital-Monotherapie nicht höher als das zweifache der Spontaninzidenz, d. h. weit über 90 % der intrauterin exponierten Kinder werden gesund geboren. Einige Untersucher betonen, daß Mischpräparate von Phenobarbital und Coffein das Fehlbildungsrisiko zusätzlich erhöhen (z. B. Samrén 1999).

Zahlreiche Kasuistiken und die Ergebnisse weiterer epidemiologischer Arbeiten (van der Pol 1991, Bertollini 1987) sprechen dafür, daß nach antikonvulsiver Therapie mit Phenobarbital gehäuft mentale Entwicklungsverzögerungen auftreten.

Auch eine Störung des Steroid-, Vitamin-D- und Vitamin-K-Metabolismus wurde erörtert mit daraus resultierender Gerinnungsstörung und Blutungsneigung (Howe 1999) sowie Hypokalzämie beim Neugeborenen. Andererseits wurde vermutet, daß eine unmittelbar präpartale Verabreichung insbesondere bei Frühgeborenen das Hirnblutungsrisiko senkt. Dies ließ sich aber nicht sicher belegen.

Entzugssymptome treten bei Neugeborenen auf, deren Mütter in den letzten Monaten der Schwangerschaft täglich 60–300 mg Phenobarbital genommen haben. Hyperirritabilität und Tremor können in solchen Fällen verzögert auftreten, d. h. erst 3–14 Tage postnatal.

Zur (Mono-)Therapie mit *Primidon* in der Schwangerschaft liegen weit weniger dokumentierte Erfahrungen vor. Es sind jedoch ähnliche Effekte wie beim Phenobarbital zu erwarten (Rating 1982, Myhree 1981).

Im Gegensatz zur langfristigen antikonvulsiven Anwendung sind Einzeldosen von Barbituraten (auch anderen als Phenobarbital) in (nicht empfohlenen) Schmerzmitteln oder im Rahmen einer Narkose wahrscheinlich nicht teratogen.

Empfehlung für die Praxis: Phenobarbital und Primidon können in der Schwangerschaft als Antikonvulsiva zur Therapie der fokalen Epilepsie und bei Grand-mal-Anfällen eingesetzt werden. Dabei ist auf das teratogene Risiko der antikonvulsiven Medikation und der Epilepsie selbst hinzuweisen (siehe Einleitung Abschnitt 2.5). Bei Behandlung bis zur Geburt sind Auswirkungen auf das Neugeborene möglich, es muß deshalb auf klinische Symptome in den ersten Lebenstagen geachtet werden. Nach hochdosierter Applikation unter der Geburt kann eine Atemdepression beim Neugeborenen resultieren.

Zur Vermeidung von Gerinnungsstörungen beim Feten und Neugeborenen wurde immer wieder empfohlen, in den letzten vier Schwangerschaftswochen täglich Vitamin K_1 (z. B. Konakion®) einzunehmen, zunächst 10 mg und während der letzten beiden Wochen 20 mg. Die Wirksamkeit dieses Vorgehens ist umstritten (Hey 1999). Unverzichtbar ist hingegen, den Neugeborenen zusätzlich zu den bei den Vorsorgeuntersuchungen üblichen Dosen in den ersten beiden Lebenswochen oral alle 3 Tage 1 mg Vitamin K_1 (z. B. Konakion®) zu verabreichen. Auf klinische oder laborchemische Hinweise einer Gerinnungsstörung ist zu achten, um insbesondere bei Frühgeborenen gezielt therapieren zu können. Ggf. wird auch die parenterale Vitamin-K-Applikation empfohlen, im Extremfall ist eine Substitution von Gerinnungsfaktoren erforderlich.

Eine präventive Wirkung des Phenobarbitals auf neonatale Hirnblutungen und Hyperbilirubinämie ist nicht erwiesen.

Dosierung: Phenobarbital 1–3 mg/kg KG/Tag aufgeteilt in 2 Einzeldosen
Primidon 750–1500 mg/Tag

2.5.2 Diazepam und Clonazepam

Pharmakologie. Benzodiazepine werden als Antiepileptika, Anxiolytika und Hypnotika (siehe auch Abschnitt 2.17) verwendet. Im folgenden werden nur die in der antiepileptischen Therapie heute gebräuchlichen Vertreter dieser Gruppe, *Diazepam* (z. B. Faustan®, Valium®) und *Clonazepam* (z. B. Rivotril®) besprochen. Sie hemmen die Ausbreitung der pathologischen Erregung, nicht aber die Aktivitäten des Fokus. Diazepam wird nach oraler Gabe rasch resorbiert und überwiegend an Plasmaproteine gebunden. In der Leber erfolgt eine Hydroxylierung und die Metabolisierung zu dem noch aktiven Desmethyldiazepam, das nach Glukuronidierung über die Nieren ausgeschieden wird. Die Halbwertszeit beträgt 1–2 Tage, beim Neugeborenen ist sie aufgrund verminderter Clearance erheblich verlängert. Diazepam ist gut plazentagängig. Unter der Geburt liegt die Konzentration im Nabelvenenblut bis zum 3fachen über der im mütterlichen Blut (Bakke 1982).

Clonazepam ähnelt chemisch bzw. strukturell dem Diazepam.

Toxikologie. Frühere Veröffentlichungen haben ein erhöhtes Risiko hinsichtlich Lippen-Kiefer-Gaumen-Spalten unter Diazepam beschrieben (z. B. Saxen 1975). Dies wurde von anderen Autoren nicht bestätigt (z. B. Rosenberg 1984). Weitere Fehlbildungen, wie z. B. Inguinalhernien, wurden beschrieben, ließen sich aber ebensowenig belegen.

Laegreid et al. (1989) berichten über acht Kinder, deren Mütter während der gesamten Schwangerschaft Arzneimittelabusus mit täglich mindestens 30 mg *Diazepam* und mindestens 75 mg *Oxazepam* betrieben hatten. Alle Kinder wiesen Gesichtsdysmorphien auf, einige außerdem eine Mikrozephalie sowie postpartal toxische Symptome (Apnoe) und Entzugserscheinungen. Später wurden unterschiedlich ausgeprägte mentale Retardierungen, Konzentrationsstörungen und Hyperkinesien beobachtet. Diesen Falldarstellungen ist jedoch vorgehalten worden, Art und Umfang der Exposition nicht ausreichend abgesichert und in einem Fall ein Zellweger-Syndrom nicht ausgeschlossen zu haben. In Nachfolgeuntersuchungen wurde bei den dann etwa 18 Monate alten Kindern eine Besserung der Symptomatik festgestellt (Laegreid 1992).

In einer Metaanalyse zeigten die gesammelten Daten von Kohortenstudien über Benzodiazepin-behandelte Schwangere keine Auffälligkeiten. Die Analyse der zusammengefaßten Fall-Kontroll-Daten fehlgebildeter Kinder erbrachte hingegen eine erhöhte Rate an grobstrukturellen Anomalien und auch an isolierten Mundspaltbildungen nach Behandlung der Mütter mit Benzodiazepinen (Dolovitch 1998).

Zusammenfassend besteht im Gegensatz zu den anderen Antikonvulsiva nach heutigem Wissen kein nennenswertes teratogenes Risiko. Als gesichert wird hingegen das Risiko funktioneller Störungen beim Neugeborenen angesehen, wenn unter der Geburt Benzodiazepine hochdosiert verabreicht wurden oder wenn über längere Zeiträume, das letzte Schwangerschaftsdrittel inbegriffen, regelmäßig 15–20 mg und mehr Diazepam oder analoge Mengen anderer Benzodiazepine eingenommen wurden. Einerseits muß nach hohen Dosen sub partu mit Atemdepression gerechnet werden, wie z.B. bei Therapie einer Eklampsie. Andererseits kann nach andauernder Exposition eine Entzugssymptomatik mit Unruhe, Tremor, Muskelhypertonus, Erbrechen, Durchfall auftreten wie z.B. nach Opiaten. Auch zerebrale Krampfanfälle in der Neonatalphase sind möglich und ein Wochen bis Monate anhaltendes „Floppy-infant-Syndrom" mit Muskelschlaffheit, Lethargie, Temperaturregulationsstörungen und Trinkschwäche (Übersicht bei Briggs 1998). Aufgrund der Akkumulation im Feten können im Einzelfall bereits tägliche Dosen von 6 mg Diazepam beim Neugeborenen zu klinischen Symptomen führen.

Benzodiazepine können in der Peripartalphase Bilirubin aus der Albuminbindung im Blut verdrängen und zumindest theoretisch einen Icterus neonatorum verstärken.

Zu *Clonazepam* in der Schwangerschaft liegen nur wenige dokumentierte Erfahrungen vor. Ein nennenswertes teratogenes Risiko ist hier ebenso unwahrscheinlich wie bei anderen Benzodiazepinen. Neonatal sind offenbar die gleichen Komplikationen wie beim Diazepam möglich.

Empfehlung für die Praxis: Sollte eine Indikation für Diazepam oder Clonazepam vorliegen, darf auch während des 1. Trimenons behandelt werden. Bei einer längerfristigen Behandlung, insbesondere im letzten Trimenon ist mit Auswirkungen auf das Neugeborene zu rechnen (siehe oben), so daß es in den ersten Lebenstagen gut beobachtet werden sollte. Das gleiche gilt für die hochdosierte Applikation unter der Geburt, nach der eine Atemdepression möglich ist.

> Eine Exposition mit Benzodiazepinen rechtfertigt keinen risikobegründeten Abbruch (siehe Kapitel 1) einer Schwangerschaft. Bei Abusus oder längerer Behandlung mit hohen Dosen während der Organogenese sollte eine Ultraschallfeindiagnostik durchgeführt werden. Im übrigen kann die sonographische Beobachtung der fetalen Bewegungsmuster während der späteren Fetalzeit Aufschluß über negative Auswirkungen einer anhaltend hohen Exposition geben.
>
> **Dosierung:**   Clonazepam   4–8 mg/Tag verteilt auf 3–4 Einzeldosen

2.5.3 Phenytoin

Pharmakologie. *Phenytoin* (z. B. Phenhydan®, Zentropil®) ist das gebräuchlichste Hydantoinderivat mit antiepileptischer Wirkung. Es wurde bereits 1938 in die Therapie eingeführt.

Phenytoin hat eine ausgeprägte krampfhemmende Wirkung und ist bei Grand-mal-Anfällen, fokaler Epilepsie, sensorischen und psychomotorischen Anfällen und auch im Status epilepticus wirksam, ohne dabei ausgeprägt sedativ-hypnotische Eigenschaften zu entfalten. Auch bei der Eklampsie wurde es gelegentlich eingesetzt (z. B. Friedman 1993).

Phenytoin hemmt die Ausbreitung von Rückenmarksreflexen und hat einen stabilisierenden Einfluß auf periphere Nerven und Herzmuskelzellen. Es wird daher auch als Antiarrhythmikum verwendet.

Phenytoin wird rasch im Dünndarm resorbiert und an Plasmaproteine gebunden. Die Inaktivierung erfolgt durch Hydroxylierung in der Leber, der Hauptmetabolit wird über die Nieren ausgeschieden. Die Halbwertszeit von Phenytoin schwankt erheblich zwischen 20 und 50 Stunden.

Phenytoin reichert sich im Fettgewebe an. Die Plasmakonzentration ist während der Schwangerschaft niedriger als bei nichtschwangeren Frauen. Im letzten Drittel wird dies teilweise dadurch kompensiert, daß der nicht an Plasmaproteine gebundene Anteil von Phenytoin zunimmt. Die verminderte Plasmakonzentration wird auch als Ursache für die manchmal erhöhte Anfallsbereitschaft während der Schwangerschaft angesehen. Die gleichzeitige Gabe anderer Medikamente, insbesondere von Antiepileptika, kann die Wirkung von Phenytoin zusätzlich beeinträchtigen.

Toxikologie. Das teratogene Potential von Phenytoin ist seit 1964 bekannt (Janz 1964) und gilt als erwiesen, auch wenn es nicht in allen Studien eindrucksvoll bestätigt werden konnte (z. B. Samrén 1999). Ursprünglich wurden die im Zusammenhang mit Phenytoin beobachteten Anomalien als „fetales Hydantoin-Syndrom" bezeichnet (Übersicht bei Schardein 2000). Zu diesen Entwicklungsstörungen zählen u.a. kraniofaziale Dysmorphien, Auffälligkeiten der distalen Phalangen, prä- und postnataler Wachstumsrückstand und angeborene Herzfehler. Zu den im Vordergrund stehenden Auffälligkeiten der Entwicklung von Schädel, Gesicht und Extremitäten gehören z. b. breiter Nasenrücken, weite Fontanelle, niedriger Haaransatz, Hypertelorismus, tief sitzende Ohren, Epikanthus, Ptosis, Iriskolobom, Lippen- und Gaumenspalten, Mikrozephalie, kurzer Hals, verkleinerte Nägel und verkürzte Endglieder von Fingern und Zehen, fingerähnlicher Daumen und Hüftdysplasie. Häufig sind die Abweichungen der Fingerentwicklung subtil und werden vom ungeübten Untersucher übersehen oder sind nur radiologisch nachweisbar (Lu 2000). Gewöhnlich werden bei einem betroffenen Kind nur einige dieser auch unter den anderen Antikonvulsiva beschriebenen Fehlbildungen beobachtet.

Einschränkungen der kognitiven Entwicklung wurden gehäuft unter Phenytointherapie und anderer antikonvulsiver Medikation während der Schwangerschaft beobachtet (Scolnik 1994, Vanoverloop 1992, Hattig 1987). Für solche Entwicklungsstörungen sind eher die typischen Gesichtsdysmorphien prädiktiv als periphere Auffälligkeiten wie beispielsweise die Anomalien der Endphalangen (Orup 2000). Ein weiterer bisher nicht durch andere Untersuchungen bestätigter Bericht diskutiert Konflikte bei der späteren geschlechtsspezifischen Identitätsentwicklung pränatal Phenytoin-exponierter Kinder (Dessens 1999).

Einleitend wurde bereits darauf hingewiesen, daß bis heute ungeklärt ist, zu welchen Anteilen die Epilepsie selbst, das antikonvulsive Medikament, dessen Metaboliten oder ein arzneimittelinduzierter Folsäuremangel an den Entwicklungsstörungen beteiligt sind. Möglicherweise handelt es sich um ein Zusammenspiel mehrerer Faktoren. Der Fallbericht einer heteropaternalen (zwei Väter!), dizygoten Zwillingsschwangerschaft mit einem gesunden und einem „Phenytoin"-Kind unterstützt die These vom genetischen Cofaktor: Die genetisch determinierte Aktivität der Epoxidhydrolase beim Embryo entscheidet über eine Anhäufung teratogen wirksamer Epoxide (Raymond 1995, Phelan 1982). Dies kann auch die unterschiedlichen Entwicklungsanomalien bei einer dreieiigen Drillingsschwangerschaft erklären, die unter

Phenytoin/Phenobarbital-Medikation ausgetragen wurde. Alle drei Kinder zeigten unterschiedlich stark ausgeprägte intrauterine Wachstumsretardierung, Mittelgesichts- und Endphalangenhypoplasie. Ein Drilling wies zusätzlich eine Lippen-/Gaumenspalte auf und ein anderer eine Craniosynostose (Bustamante 1978). Maßgeblich für die Variabilität der Entwicklungsstörungen ist angesichts desselben intrauterinen Milieus anscheinend die individuelle genetische Disposition jedes einzelnen Embryos.

Eine Risikovorhersage durch Bestimmung der Epoxidhydrolase-Aktivität in fetalen Amniozyten, nicht aber in Chorionzotten- bzw. Plazentagewebe, wurde diskutiert (Buehler 1993).

Der früher im Zusammenhang mit Phenytoin erörterte Folsäure-Antagonismus als relevanter Schädigungsfaktor ließ sich nicht bestätigen. Zwei weitere noch unbestätigte Erklärungsmodelle für die Antiepileptika-assoziierte Embryotoxizität sind einerseits eine Antikonvulsiva-induzierte Gewebshypoxie mit nachfolgender teratogen wirkender Reoxygenierung (Danielsson 1997) und andererseits ein Mangel an Retinsäure-Verfügbarkeit (Fex 1995) bzw. an genetisch determinierter Expression von Retinsäurerezeptoren (Gelineau-van Waes 1999) im embryonalen Gewebe.

Bei Monotherapie mit Phenytoin liegt das Fehlbildungsrisiko um das 2- bis 3fache über dem Basisrisiko unbehandelter, nichtepileptischer Schwangerer, d.h. weit über 90 % der Kinder werden gesund geboren. Ein überproportionaler Anstieg des embryotoxischen Risikos (bis auf über 50 %) wurde nach Kombinationstherapie mit drei Antikonvulsiva beobachtet (z.B. Lindhout 1982). Es ist dabei zu berücksichtigen, daß in diesen Fällen bei den Müttern besonders schwere Formen der Epilepsie vorlagen. Andere Autoren beobachteten unter Kombinationstherapie Fehlbildungsraten um 10 %.

Einige Veröffentlichungen beschäftigten sich mit dem möglichen Risiko einer transplazentaren Karzinogenese durch Phenytoin. Zwölf pränatal exponierte Kinder mit neuroektodermalen Tumoren wurden beschrieben, sechs davon mit Neuroblastomen (Übersicht in Briggs 1998). Die Fallzahlen sind bisher zu klein, um einen kausalen Zusammenhang zu beweisen.

Bei Neugeborenen kam es nach Phenytoinexposition ähnlich wie nach Barbituraten zu Gerinnungsstörungen durch Vitamin-K-Mangel (Übersicht bei Briggs 1998).

> **Empfehlung für die Praxis:** Wenn eine Epilepsie gut mit Phenytoin eingestellt ist, sollte die Therapie fortgesetzt werden. Unbedingt anzustreben ist eine Monotherapie. Die tägliche Dosis muß, unterstützt durch regelmäßige Bestimmung der Plasmakonzentration, so niedrig wie möglich gewählt werden. Bei Planung einer Schwangerschaft ist vor allem zu erwägen, ob bei langjähriger Anfallsfreiheit weiterhin eine antikonvulsive Medikation notwendig ist.
>
> Eine Behandlung mit Phenytoin rechtfertigt keinen risikobegründeten Schwangerschaftsabbruch (siehe Kapitel 1). Man sollte jedoch vorsichtshalber eine erweiterte vorgeburtliche Diagnostik mit α-Fetoprotein-Bestimmung im Serum der Mutter durchführen und eine Ultraschallfeindiagnostik, um grobstrukturelle Entwicklungsstörungen auszuschließen.
>
> Zur Vermeidung von Gerinnungsstörungen beim Feten bzw. Neugeborenen wird immer wieder empfohlen, in den letzten vier Schwangerschaftswochen täglich Vitamin K_1 (z. B. Konakion®) einzunehmen, zunächst 10 mg und während der letzten beiden Wochen 20 mg. Die Wirksamkeit dieses Vorgehens ist umstritten (Hey 1999). Unverzichtbar ist hingegen, den Neugeborenen zusätzlich zu den bei den Vorsorgeuntersuchungen üblichen Dosen in den ersten beiden Lebenswochen oral alle 3 Tage 1 mg Vitamin K_1 (z. B. Konakion®) zu verabreichen. Auf klinische oder laborchemische Hinweise einer Gerinnungsstörung ist zu achten, um insbesondere bei Frühgeborenen gezielt therapieren zu können. Ggf. wird auch die parenterale Vitamin K-Applikation empfohlen, im Extremfall ist eine Substitution von Gerinnungsfaktoren erforderlich.
>
> **Dosierung:** Phenytoin   z. B. 300 mg/Tag aufgeteilt in 2–3 Einzeldosen

▶ 2.5.4 Carbamazepin

Pharmakologie. *Carbamazepin* (z. B. Tegretal®, Timonil®) weist strukturelle Ähnlichkeit mit den trizyklischen Antidepressiva auf und wird bei Grand-mal-Epilepsie, fokalen und psychomotorischen Anfällen sowie bei Trigeminusneuralgie eingesetzt. Die antikonvulsive Wirkung von Carbamazepin ist ähnlich wie bei anderen Antiepileptika über eine membranstabilisierende Wirkung zu erklären.

Carbamazepin wird nach oraler Gabe gut resorbiert, weist eine hohe Bindung an Proteine auf und besitzt eine Plasmahalbwertszeit von 1–2 Tagen. Carbamazepin erreicht im Feten 50–80 % der mütterlichen Konzentration.

Oxcarbazepin (Trileptal®) ähnelt dem Carbamazepin, es wird aber nicht über Epoxidmetabolite abgebaut.

Toxikologie. Die noch in den 80er Jahren angenommene Unbedenklichkeit von Carbamazepin in der Schwangerschaft wurde widerlegt, es wirkt wie die anderen klassischen Antikonvulsiva beim Menschen teratogen. Bei Monotherapie verdoppelt sich die Rate angeborener grobstruktureller Fehlbildungen, d.h. weit über 90% der exponierten Kinder werden gesund geboren (z.B. Ornoy 2000, Kaneko 1999, Samrén 1999).

Ein spezifisches Carbamazepin-Syndrom wurde Ende der 80er Jahre postuliert, das Epikanthus, antimongoloide Lidachse, kurze Nase, langes Philtrum, Hypoplasie der Endphalangen, Mikrocephalie und Entwicklungsretardierung umfaßte (Jones 1989). Andere Untersucher konnten die Spezifität dieser Auffälligkeiten nicht bestätigen. Jedoch muß weiteren Untersuchungen zufolge mit einem 10fach erhöhten Risiko für Neuralrohrdefekte, insbesondere Spina bifida gerechnet werden, d.h. eines von 100 exponierten Kindern ist betroffen. Außerdem wurden gehäuft Hypospadien und Mikrozephalie sowie verschiedene faziale Dysmorphien beschrieben, aber eine Hypoplasie der distalen Phalangen konnte nicht eindeutig bestätigt werden (Robert 1994, Källén 1994, Little 1993, Rosa 1991).

Eine Beeinträchtigung der kognitiven Entwicklung wird von einigen Autoren diskutiert (z.B. Ornoy 1996) und zwar besonders bei Kindern, die auch faziale Dysmorphien aufweisen. Die teratogene Wirksamkeit des Carbamazepins scheint assoziiert zu sein mit einer deutlich erniedrigten Aktivität des Enzyms Epoxidhydrolase. Dieser auf eine genetische Disposition hindeutende Enzymdefekt läßt sich z.B. in den fetalen Amniozyten nachweisen (Raymond 1995).

Es gibt Hinweise darauf, daß Carbamazepin ähnlich Phenytoin einen Vitamin-K-Mangel mit resultierender Gerinnungsstörung beim Neugeborenen induzieren kann (Howe 1999).

Zu *Oxcarbazepin*, das dem Carbamazepin verwandt ist, liegen 37 dokumentierte Schwangerschaftsverläufe vor, darunter ein Kind mit Neuralrohrdefekt, dessen Mutter zusätzlich Valproinsäure eingenommen hatte und 31 gesunde Kinder (z.B. Andermann 1994, Friis 1993).

> **Empfehlung für die Praxis:** Carbamazepin kann unter Beachtung der genannten Risiken in der Schwangerschaft bei Epilepsie eingesetzt werden. Eine Monotherapie ist anzustreben. Die Arzneimittelkonzentration muß regelmäßig kontrolliert werden, und die tägliche Dosis sollte so gering wie therapeutisch zu verantworten eingestellt werden. Außerdem sind Leber- und Nierenfunktion sowie hämatologische Parameter zu überwachen.
>
> Oxcarbazepin sollte aufgrund unzureichender Erfahrungen nicht in der Schwangerschaft verwendet werden.
>
> Eine Carbamazepin- oder Oxcarbazepintherapie rechtfertigt keinen risikobegründeten Schwangerschaftsabbruch (siehe Kapitel 1). Als zusätzliche Vorsorge sollten aber eine Ultraschallfeindiagnostik sowie eine α-Fetoprotein-Bestimmung im Serum der Mutter (zur Aufdeckung von Neuralrohrdefekten) durchgeführt werden.
>
> Zur Vermeidung von Gerinnungsstörungen beim Feten bzw. Neugeborenen wird immer wieder empfohlen, in den letzten vier Schwangerschaftswochen täglich Vitamin K_1 (z. B. Konakion®) einzunehmen, zunächst 10 mg und während der letzten beiden Wochen 20 mg. Die Wirksamkeit dieses Vorgehens ist umstritten (Hey 1999). Unverzichtbar ist hingegen, den Neugeborenen zusätzlich zu den bei den Vorsorgeuntersuchungen üblichen Dosen in den ersten beiden Lebenswochen oral alle 3 Tage 1 mg Vitamin K_1 (z. B. Konakion®) zu verabreichen. Auf klinische oder laborchemische Hinweise einer Gerinnungsstörung ist zu achten, um insbesondere bei Frühgeborenen gezielt therapieren zu können. Ggf. wird auch die parenterale Vitamin-K-Applikation empfohlen, im Extremfall ist eine Substitution von Gerinnungsfaktoren erforderlich.
>
> **Dosierung:** Carbamazepin 600–1200 mg/Tag aufgeteilt in 3–4 Einzeldosen

2.5.5 Ethosuximid und andere Succinimide

Pharmakologie. *Ethosuximid* (z. B. Petnidan®, Pyknolepsinum®) ist ausschließlich bei Petit-mal-Anfällen wirksam. Es scheint den Übertritt von Glukose in das Gehirn zu erleichtern und erhöht unter experimentellen Bedingungen die Krampfschwelle.

Ethosuximid wird nach oraler Gabe gut resorbiert und erreicht nach 3–4 Stunden maximale Konzentrationen im Blut. Es wird nur geringgradig an Plasmaproteine gebunden. Zur Therapie von Petit-mal-Anfällen sind Plasmakonzentrationen von 40–100 µg/ml erforderlich. Ethosuximid ist plazentagängig.

Toxikologie. Es gibt nur wenige Berichte über die Therapie mit *Ethosuximid* in der Schwangerschaft. Typische Fehlbildungsmuster wurden bei den Kindern von 57 behandelten Frauen nicht beobachtet (Lindhout 1992 A). In einer weiteren Serie von 18 im 1. Trimenon exponierten Feten fanden sich keine Fehlbildungen (Rosa, zitiert in Briggs 1998). Auch wenn die vorliegenden Berichte keineswegs für eine differenzierte Risikobewertung ausreichen, scheint kein den anderen Antikonvulsiva vergleichbares teratogenes Potential vorzuliegen. Über neonatale Blutungsbereitschaft durch einen Vitamin-K-Antagonismus wie bei Phenytoin und Carbamazepin wurde berichtet (Übersicht bei Briggs 1998).

Zu den anderen Succinimiden *Mesuximid* (Petinutin®) und *Phensuccimid* liegen praktisch keine dokumentierten Erfahrungen vor.

> **Empfehlung für die Praxis:** Bei Petit-mal-Anfällen in der Schwangerschaft ist Ethosuximid Mittel der Wahl, Mesuximid und Phensuccimid sind weniger gut untersucht und deshalb nicht zu empfehlen.
> Eine Exposition mit Succinimidderivaten rechtfertigt keinen risikobegründeten Abbruch (siehe Kapitel 1) der Schwangerschaft. Eine Ultraschallfeinuntersuchung wird zur Kontrolle der normalen Organentwicklung empfohlen.
> Zur Vermeidung von Gerinnungsstörungen beim Feten und Neugeborenen wird immer wieder empfohlen, in den letzten vier Schwangerschaftswochen täglich Vitamin K₁ (z. B. Konakion®) einzunehmen, zunächst 10 mg und während der letzten beiden Wochen 20 mg. Die Wirksamkeit dieses Vorgehens ist umstritten (Hey 1999). Unverzichtbar ist hingegen, den Neugeborenen zusätzlich zu den bei den Vorsorgeuntersuchungen üblichen Dosen in den ersten beiden Lebenswochen oral alle 3 Tage 1 mg Vitamin K₁ (z. B. Konakion®) zu verabreichen. Auf klinische oder laborchemische Hinweise einer Gerinnungsstörung ist zu achten, um insbesondere bei Frühgeborenen gezielt therapieren zu können. Ggf. wird auch die parenterale Vitamin-K-Applikation empfohlen, im Extremfall ist eine Substitution von Gerinnungsfaktoren erforderlich.
>
> **Dosierung:** Ethosuximid   15 mg/kg KG/Tag aufgeteilt in 1–2 Einzeldosen

2.5.6 Valproinsäure

Pharmakologie. *Valproinsäure* (*Valproatnatrium, 2-Propylpentansäure*; z. B. Convulex®, Ergenyl®) ist unter den klassischen Antikonvulsiva ein vergleichsweise neues Mittel, das bei verschiedenen Formen der

Epilepsie wirksam ist und das anscheinend zu einer Erhöhung der Konzentration der hemmenden Überträgersubstanz Gamma-Aminobuttersäure (GABA) im Gehirn führt.

Valproinsäure wird nach oraler Gabe gut resorbiert und liegt im Plasma zu 95 % an Eiweiß gebunden vor. Die Lipophilie erklärt, daß Valproinsäure die Blut-Hirn-Schranke und die Plazenta gut überwindet.

Gegen Ende der Schwangerschaft wird Valproinsäure in stärkerem Umfang in der Leber metabolisiert, gleichzeitig nimmt der ungebundene Anteil im Plasma zu. Beide Effekte heben sich auf, so daß die verfügbare aktive Substanz in etwa gleich bleibt (Nau 1981).

Die Konzentration im Nabelvenenblut ist bei Geburt mit dem 1,4–2,4fachen deutlich höher als im mütterlichen Plasma (Nau 1981). Neugeborene scheiden Valproinsäure aufgrund der noch nicht ausgereiften Leberenzyme verzögert aus. Die Halbwertszeit kann von 8–15 auf 15–60 Stunden verlängert sein.

Toxikologie. Ein Valproinsäure-Syndrom wurde in den 80er Jahren definiert, das mehrere dysmorphe Entwicklungen an Augenlidern, Nase und Mund umfaßte wie z. B. Epikanthus, flache Nasenwurzel, flaches Philtrum sowie schmale sich überkreuzende Finger und Zehen und hyperkonvexe Nägel (Di Liberti 1984). Außerdem erschienen Fallberichte zu verschiedenen Extremitätenanomalien (z. B. Sharony 1993, Robert 1992, Jäger-Roman 1986) und zu fetalem Distreß unter der Geburt mit niedrigen Apgar-Werten sowie über Mikrozephalie und postnatal vermindertes Wachstum (Jäger-Roman 1986). Abgesehen von den auch bei den anderen klassischen Antikonvulsiva vorkommenden fazialen Dysmorphien und Entwicklungsstörungen verschiedener Organsysteme ist besonders typisch für Valproinsäure das mindestens 20fach erhöhte Risiko für Neuralrohrdefekte, wenn die Mutter zwischen dem 17. und 28. Tag nach Konzeption behandelt wurde (Dansky 1991, Robert 1982). Bei Monotherapie mit Valproinsäure ist das Gesamtfehlbildungsrisiko um das 2- bis 3fache höher als das Basisrisiko unbehandelter, nichtepileptischer Schwangerer, d. h. weit über 90 % der Kinder werden gesund geboren. Das Fehlbildungsrisiko ist dosisabhängig: Mehr als 1000 mg/Tag oder eine Serumkonzentration über 70 µg/ml sind mit einem signifikant höheren Risiko assoziiert (Kaneko 1999, Samrén 1999).

In einer neueren Studie an 57 Kindern mit Antikonvulsiva-Syndrom, davon waren 46 Valproinsäure-exponiert, zeigten 80 % der Kinder Verhaltensauffälligkeiten wie Aufmerksamkeitsdefizit, Hyperaktivität oder autistische Symptome (Moore 2000). Eine andere Untersuchung von 40 Kindern, deren Mütter mit einem Antikonvulsivum (mono)therapiert wurden, fand bei einer Nachuntersuchung die stärksten Auffälligkeiten in der Valproinsäure-Gruppe. Übererregbarkeit und andere neurologische Auffälligkeiten korrelierten mit der Valproinsäurekonzentration bei Geburt (Koch 1996). Schließlich wurden in seltenen Fällen konnatale Leberzellnekrosen beim Kind nach Valproinsäurebehandlung der Mutter beschrieben (Legius 1987), Fibrinogenmangel mit Hämorrhagien (Bavoux 1994) und neonatale Hypoglykämien bei Behandlung bis zur Geburt (Ebbesen 1998).

> **Empfehlung für die Praxis:** Wenn eine Epilepsie mit Valproinsäure gut eingestellt ist, sollte die Therapie auch in der Schwangerschaft fortgesetzt werden. Unbedingt anzustreben ist eine Monotherapie. Die Tagesdosis sollte unter 1000 mg liegen, die Konzentration im Plasma unter 70 µg/ml. Bei Planung einer Schwangerschaft ist vor allem zu erörtern, ob im Fall langjähriger Anfallsfreiheit eine antikonvulsive Medikation noch notwendig ist.
> Die Behandlung mit Valproinsäure rechtfertigt keinen risikobegründeten Schwangerschaftsabbruch (siehe Kapitel 1). Es sollte jedoch eine erweiterte vorgeburtliche Diagnostik mit α-Fetoprotein-Bestimmung im Serum der Mutter und Ultraschallfeindiagnostik durchgeführt werden, um grobstrukturelle Entwicklungsstörungen auszuschließen.
>
> **Dosierung:** Valproinsäure 20 mg/kg KG/Tag aufgeteilt in 2–4 Einzeldosen

2.5.7 Trimethadion

Pharmakologie und Toxikologie. *Trimethadion* war das bekannteste Derivat des Oxazolidin. Inzwischen sind diese Mittel nicht mehr im Handel.

Oxazolidine wurden zur Behandlung von Petit-mal-Anfällen verwendet. Die Erfahrungen sind begrenzt, sie beruhen im wesentlichen auf 36 dokumentierten Schwangerschaften in 9 Familien und lassen ein vergleichsweise hohes teratogenes Risiko vermuten. Zum „Trimethadion-Syndrom" gehören wie bei den anderen Antikonvulsiva prä- und postnatale Wachstumsretardierung, mentale Entwicklungsverzögerung, Sprachstörungen und kraniofaziale Auffälligkeiten, wie deformierte, tiefsitzende Ohren, Gaumenanomalien einschließlich Spaltbildungen, Mikrozephalie, Epikanthus, Zahnanomalien, breiter Nasenrücken, Vförmige Augenbrauen sowie Entwicklungsstörungen am Herzen, an den Extremitäten und am Urogenitaltrakt (Übersicht bei Briggs 1998).

> **Empfehlung für die Praxis:** Oxazolidin-Antikonvulsiva sind in der Schwangerschaft kontraindiziert, da für Petit-mal-Anfälle mit Ethosuximid ein besser verträgliches und offenbar nicht teratogenes Mittel verfügbar ist. Bei dennoch erfolgter Exposition ist ein risikobegründeter Schwangerschaftsabbruch (siehe Kapitel 1) nicht zwangsläufig zu diskutieren. Eine erweiterte vorgeburtliche Diagnostik mit Ultraschallfeinuntersuchung und α-Fetoprotein-Bestimmung im Serum der Mutter sollte jedoch durchgeführt werden, um grobstrukturelle Entwicklungsstörungen erkennen zu können.

2.5.8 Neuere Antiepileptika allgemein

Die im folgenden besprochenen, erst in den 90er Jahren eingeführten Antiepileptika sind bezüglich ihres entwicklungstoxischen Potentials beim Menschen unzureichend untersucht. Es ist heute noch nicht abzuschätzen, ob bei ihrer Anwendung ein den klassischen Antikonvulsiva vergleichbares teratogenes Risiko besteht.

2.5.9 Vigabatrin

Pharmakologie und Toxikologie. *Vigabatrin* (Sabril®), ein sogenanntes „add-on" oder Zusatzantiepileptikum, hemmt irreversibel die GABA-Aminotransferase und erhöht damit die Konzentration des inhibierenden Neurotransmitters GABA im Zentralnervensystem. Infolgedessen werden abnorme, Krampfaktivitäten auslösende Entladungen unterdrückt. Obwohl die Halbwertszeit nur 4–8 Stunden beträgt, hält der Hemmeffekt 3–5 Tage an. Vigabatrin liegt im Plasma in nicht-proteingebundener Form vor.

Vigabatrin kann zu einer irreversiblen konzentrischen Gesichtsfeldeinengung beim Patienten führen. Tierexperimentell gibt es Hinweise auf neuropathologische Effekte mit Mikrovakuolenbildung in verschiedenen Bereichen des ZNS.

Der plazentare Übergang wurde nachgewiesen (Tran 1998). Über 100 dokumentierte Schwangerschaftsverläufe in zwei Fallserien (Morell 1996, Fallsammlung des Herstellers) liegen vor, die zwar eine auffällige Rate angeborener Anomalien offenbaren (18 % bei Morell 1996), ein spezifisches Fehlbildungsmuster ist dabei jedoch nicht erkennbar. Außerdem waren alle auffälligen Kinder pränatal einer Kombinationstherapie mit weiteren Antikonvulsiva ausgesetzt. Zwei weitere Publikationen erwähnen eine Zwerchfellhernie (Kramer 1992) und Hypospadie (Lindhout 1994), allerdings nach Kombinationstherapie mit Vigabatrin plus Carbamazepin. Auch wenn eine differenzierte Risikobewertung von Vigabatrin in der Schwangerschaft noch nicht möglich ist, sprechen die bisherigen Erfahrungen gegen ein erhebliches oder gar über dem der klassischen Antikonvulsiva liegendes teratogenes Risiko. Es gibt Hinweise darauf, daß Vigabatrin ähnlich wie Phenytoin und Carbamazepin einen Vitamin-K-Mangel mit Gerinnungsstörung beim Neugeborenen induzieren kann (Howe 1999).

Empfehlung für die Praxis: Vigabatrin darf bei Beachtung der allgemeinen Nebenwirkungen (siehe oben) in der Schwangerschaft eingesetzt werden, wenn klassische Antikonvulsiva unzureichend wirken. Die Vigabatrinbehandlung im 1. Trimenon rechtfertigt keinen risikobegründeten Schwangerschaftsabbruch (siehe Kapitel 1). Wie bei anderen Antikonvulsiva, insbesondere bei Kombinationstherapie, muß jedoch mit einem erhöhten Fehlbildungsrisiko gerechnet werden. Man sollte eine erweiterte vorgeburtliche Diagnostik mit α-Fetoprotein-Bestimmung im Serum der Mutter und Ultraschallfeindiagnostik durchführen, um grobstrukturelle Entwicklungsstörungen auszuschließen.
Zur Vermeidung von Gerinnungsstörungen beim Feten bzw. Neugeborenen wird immer wieder empfohlen, in den letzten vier Schwangerschaftswochen täglich Vitamin K_1 (z. B. Konakion®) einzunehmen, zunächst 10 mg und während der letzten beiden Wochen 20 mg. Die Wirksamkeit dieses Vorgehens ist umstritten (Hey 1999). Unverzichtbar ist hingegen, den Neugeborenen zusätzlich zu den bei den Vorsorgeuntersuchungen üblichen Dosen in den ersten beiden Lebenswochen oral alle 3 Tage 1 mg Vitamin K_1 (z. B. Konakion®) zu verabreichen. Auf klinische oder laborchemische Hinweise einer Gerinnungsstörung ist zu achten, um insbesondere bei Frühgeborenen gezielt therapieren zu können. Ggf. wird auch die parenterale Vitamin-K-Applikation empfohlen, im Extremfall ist eine Substitution von Gerinnungsfaktoren erforderlich.

2.5.10 Lamotrigin

Pharmakologie und Toxikologie. *Lamotrigin* (Lamictal®), ein weiteres „add-on" oder Zusatzantiepileptikum, ist chemisch ein Phenyltriazin und hemmt die Dihydrofolsäure-Reduktase. Es wird bei Erwachsenen mit partiellen und sekundär generalisierten tonisch-klonischen Anfällen und zunehmend auch in der Monotherapie eingesetzt, wenn konventionelle Antiepileptika nicht ausreichend wirken.

Die bisher vorliegenden, nicht publizierten prospektiven Verlaufsbeobachtungen des Herstellers umfassen 202 ausgetragene Schwangerschaften, darunter 79 Kinder mit Monotherapie, von denen drei Fehlbildungen aufwiesen (Ösophagusatresie, Klumpfuß, Gaumenspalte) und 123 Kinder mit Kombinationstherapie, von denen 13 Anomalien zeigten. Diese Daten ergeben zwar ein erhöhtes Fehlbildungsrisiko insbesondere bei Kombination mit Valproinsäure, lassen aber kein spezifisches Fehlbildungsmuster erkennen und deuten nicht auf ein erhebliches teratogenes Risiko der Monotherapie mit Lamotrigin beim Menschen hin. Die niedrige Fallzahl der ausschließlich mit Lamotrigin behandelten Schwangeren sowie die methodischen Einschränkungen der vom Hersteller vorgenommenen Spontanerfassung exponierter Schwangerer erlauben jedoch keine differenzierte Risikoaussage (Glaxo Wellcome 2000).

> **Empfehlung für die Praxis:** Lamotrigin darf in der Schwangerschaft eingesetzt werden, wenn klassische Antikonvulsiva unzureichend wirken. Die Lamotriginbehandlung im 1. Trimenon rechtfertigt keinen risikobegründeten Schwangerschaftsabbruch (siehe Kapitel 1). Wie bei anderen Antikonvulsiva, insbesondere bei Kombinationstherapie, muß aber mit einem erhöhten Fehlbildungsrisiko gerechnet werden. Man sollte eine erweiterte vorgeburtliche Diagnostik mit α-Fetoprotein-Bestimmung im Serum der Mutter und Ultraschallfeindiagnostik durchführen, um grobstrukturelle Entwicklungsstörungen auszuschließen.

2.5.11 Andere neuere Antiepileptika

Pharmakologie und Toxikologie. Für eine Risikobewertung von *Felbamat* (Taloxa®), *Gabapentin* (Neurontin®), *Levetiracetam* (Keppra®), *Sultiam* (Ospolot®), *Tiagabin* (Gabitril®) und *Topiramat* (Topamax®) liegen keine ausreichenden Erfahrungen vor.

Fallberichte über sieben Schwangerschaften mit gesunden Kindern unter *Felbamat* und zwei Kindern mit Fehlbildungen unter *Gabapentin* in Kombination mit anderen Antikonvulsiva, davon eines mit Holoprosenzephalie und Zyklopie (Rosa 1995) und ein anderes mit Gehörgangsatresie (zitiert in Briggs 1998) erlauben noch keine Risikoabschätzung. Gleiches gilt für *Topiramat*, zu dem es Berichte über drei gesunde Kinder gibt sowie über ein reif geborenes Mädchen mit Wachstumsretardierung, generalisiertem Hirsutismus, einer dritten Fontanelle und Dysmorphien an Nase und Endphalangen, dessen Mutter während der gesamten Schwangerschaft unter Monotherapie mit zweimal täglich 700 mg Topiramat stand (Hoyme 1998).

> **Empfehlung für die Praxis:** Die genannten neueren Antikonvulsiva sind in der Schwangerschaft mit Vorsicht einzusetzen, weil mangels Erfahrung noch keine Risikobewertung möglich ist. Eine Behandlung mit diesen Mitteln im 1. Trimenon rechtfertigt keinen risikobegründeten Abbruch der Schwangerschaft (siehe Kapitel 1). Wie im Falle anderer Antikonvulsiva, insbesondere bei Kombinationstherapie, muß aber mit einem erhöhten Fehlbildungsrisiko gerechnet werden. Man sollte eine erweiterte vorgeburtliche Diagnostik mit α-Fetoprotein-Bestimmung im Serum der Mutter und Ultraschallfeindiagnostik durchführen, um grobstrukturelle Entwicklungsstörungen auszuschließen.

Literatur

Andermann E. Oxcarbazepine. Experience and future role: Epilepsia 1994; 35 Suppl. 3: S26.

Bakke OM, Haram K. Time-course of transplacental passage of diazepam: influence of injection-delivery interval on neonatal drug concentrations. Clin Pharmacokinet 1982; 7: 353–62.

Bavoux F, Fournier-Perhilou AI, Wood C, Francoual C, Boccara JF. Neonatal fibrinogen depletion caused by sodium valproate [letter]. Ann Pharmacother 1994; 28: 1307.

Bertollini R, Kallen B, Mastroiacovo P et al. Anticonvulsant drugs in monotherapy. Effect on the fetus. Eur J Epidemiol 1987; 3 (2): 164–71.

Briggs GG, Freeman RK, Yaffe SJ. Drugs in Pregnancy and Lactation, 5th ed. Baltimore: Williams and Wilkins, 1998.

Buehler BA, Conover B. Prenatal diagnosis of the fetal hydantoin syndrome: practical considerations. Reprod Toxicol 1993; 7: 161–2.

Bustamante SA, Stumpff LC. Fetal hydantoin syndrome in triplets: A unique experiment of nature. Am J Dis Child 1978;132: 978–979.

Canger R, Battino D, Canevini MP et al. Malformations in offspring of women with epilepsy: a prospective study. Epilepsia 1999; 40: 1231–36.

Danielsson BR, Azarbayjani F, Skold AC, Webster WS. Initiation of phenytoin teratogenesis: pharmacologically induced embryonic bradycardia and arrhythmia resulting in hypoxia and possible free radical damage at reoxygenation. Teratology 1997; 56: 271–81.

Dansky LV, Finnell RH. Parental epilepsy, anticonvulsant drugs and reproductive outcome: epidemiologic and experimental findings spanning three decades: 2. Human studies. Reprod Toxicol 1991; 5: 301–35.

Dessens AB, Cohen-Kettenis PT, Mellenbergh GJ et al. Prenatal exposure to anticonvulsants and psychosexual development. Arch Sex Behav 1999; 28: 31–44.

DiLiberti JH, Farndon PA, Dennis NR, Curry CJR. The fetal valproate syndrome. American Journal of Medical Genetics 1984, 19: 473–481.

Dolovitch LR, Adis A, Régis Vaillancourt JM, Barry Power JD, Koren G, Einarson TR. Benzodiazepine use in pregnancy and major malformation or oral cleft: meta analysis of cohort and case-control studies. Br Med J 1998; 317: 838–43.

Ebbesen F, Jergensen AM, Hoseth E, Kaad PH, Maller M. Neonatal hypoglycaemia after exposure in utero to valproate. Pediatr Res 1998; 44: 439.

Fex G, Larsson K, Andersson A, Berggren-Soderlund M. Low serum concentration of all-trans and 13-cis retinoic acids in patients treated with phenytoin, carbamazepine and valproate. Possible relation to teratogenicity. Arch Toxicol 1995; 69: 572–4.

Friedman SA, Lim HK, Baker CA, RepkeJT. Phenytoin versus magnesium sulfate in preeclampsia: a pilot study. Am J Perinatol 1993; 10: 233–8.

Friis ML, Kristensen O, Boas J et al. Therapeutic experiences with 947 epileptic out-patients in oxcarbazepine treatment. Acta Neurol Scand 1993; 87: 224–7.

Gelineau-van Waes J, Bennett GD, Finnell RH. Phenytoin-induced alterations in craniofacial gene expression. Teratology 1999; 59: 23–34.

Glaxo Wellcome. Lamotrigine pregnancy registry. Interim report, 1 September 1992 through 2000.

Hattig H, Steinhausen H-Ch. Children of epileptic parents: a prospective development study. In: *Rauh H, Steinhausen H-Ch (eds.).* Psychobiology and Early Development. Amsterdam: Elsevier, 1987, 155–69.

Hauptmann A. Luminal bei Epilepsie. Münch Med Wochenschr 1912; 59: 1907–8.

Hernandez-Diaz S, Werler MM, Walker AM, Mitchell AA. Folic acid antagonists and the risk of birth defects. N Engl J Med 2000; 343: 1608–14.

Hey E. Effect of maternal anticonvulsant treatment on neonatal blood coagulation. Arch Dis Child Fetal Neonatal Ed 1999; 81: F208–10.

Holmes LB, Rosenberger PB, Harvey EA, Khoshbin S, Ryan L. Intelligence and physical features of children of women with epilepsy. Teratology 2000; 61: 196–202.

Howe AM, Oakes DJ, Woodman PDC, Webster WS. Prothrombin and PIVKA-II levels in cord blood from newborns exposed to anticonvulsants during pregnancy. Epilepsia 1999; 40: 980–84.

Hoyme HE, Hauck L, Quinn D. Minor anomalies accompanying prenatal exposure to topiramate. J Investig Med 1998; 46: 119A.

Heinonen, O Pl, D Slone, S Shapiro. Birth Defects and Drugs in Pregnancy. Littleton/USA: Publishing Sciences Group, 1977.

Jäger-Roman E, Deichl A, Jakob S et al. Fetal growth, major malformations, and minor anomalies in infants born to women receiving valproic acid. J Pediatr 1986; 108: 997–1004.

Janz D, Fuchs V. Are anti-epileptic drugs harmful when given during pregnancy? German Med Monogr 1964; 9: 20–3.

Jones KL, Johnson KA, Chambers CC. Pregnancy outcome in women treated with phenobarbital monotherapy. Teratology 1992; 45: 452.

Jones KL, Lacro RV, Johnson KA, Adams J. Pattern of malformations in the children of women treated with carbamazepine during pregnancy. N Engl J Med 1989; 320: 1661–6.

Källén B. Maternal carbamazepine and infant spina bifida. Reprod Toxicol 1994; 8: 203–5.

Källén B. A register study of maternal epilepsy and delivery outcome with special reference to drug use. Acta Neurol Scand 1986;73:253–7.

Kaneko S, Battino D, Andermann E et al. Congenital malformations due to antiepileptic drugs. Epilep Res 1999; 33: 145–58.

Koch S, Jager-Roman E, Losche G, Nau H, Rating D, Helge H. Antiepileptic drug treatment in pregnancy: drug side effects in the neonate and neurological outcome. Acta Paediatr 1996; 85: 739–46.

Kramer G. Vigabatrin: Wirksamkeit und Verträglichkeit bei Epilepsien im Erwachsenenalter. Akt Neurol 1992; 19: S28–S40.

Laegreid L, Hagberg G, Lundberg A. Neurodevelopment in late infancy after prenatal exposure to benzodiazepines a prospective study. Neuropediatrics 1992; 23: 60–7.

Laegreid L, Olegard R, Walstrom J, Conradi N. Teratogenic effects of benzodiazepine use during pregnancy. J Pediatr 1989; 114: 126–31.

Legius E et al. Sodium valproate, pregnancy, and infantile fatal liver failure. Lancet 1987; 2: 1518–9.

Lindhout D, Omtzigt JGC. Teratogenic effects of antiepileptic drugs: Implication for the management of epilepsy in women of childbearing age. Epilepsia 1994; 35 (suppl 4): S19–S28.

Lindhout D [A], Omtzigt JGC. Pregnancy and the risk of teratogenicity. Epilepsia 1992; 33 (suppl 4): 41–8.

Lindhout D [B], Omtzigt JG, Cornel MC. Spectrum of neural-tube defects in 34 infants prenatally exposed to antiepileptic drugs. Neurology 1992; 42 (4 Suppl 5): 111–8.

Lindhout D, Meinardi H, Barth PG. Hazards of fetal exposure to drug combinations. In: *Janz D, Bossi L, Dam M, Helge H, Richens A, Schmidt D (eds.).* Epilepsy, Pregnancy, and the Child. New York: Raven Press, 1982; 275–80.

Little BB, Santos-Ramos R, Newell JF, Maberry MC. Megadose carbamazepine during the period of neural tube closure. Obstet Gynecol 1993; 82: 705–8.

Lu MCK, Sammel MD, Cleveland RH, Ryan LM, Holmes LB. Digit effects produced by prenatal exposure to antiepileptic drugs. Teratology 2000; 61: 277–83.

Moore SJ, Turnpenny P, Quinn A, Glover S, Lloyd DJ, Montgomery T, Dean JCS. A clinical study of 57 children with fetal anticonvulsant syndrome. J Med Genet 2000; 37: 489–97.

Morrell MJ. The new antiepileptic drugs and women: efficacy, reproductive health, pregnancy and fetal outcome. Epilepsia 1996; 37: S34–S44.

Myhree SA, Williams R. Teratogenic effects associated with maternal primidone therapy. J Pediatr 1981; 99: 160–2.

Nau H, Rating D, Koch S, Hauser I, Helge H. Valproic acid and its metabolites: placental transfer, neonatal pharmacokinetics, transfer via mother's milk and clinical status in neonates of epileptic mother's. J Pharmacol Exp Ther 1981; 219: 768–77.

Omtzigt JGC, Los JF, Meijer JWA, Lindhout D. The 10,11-epoxide-10,11-diol pathway of carbamazepine in early pregnancy in maternal serum, urine, and amniotic fluid: effect of dose, comedication, and relation to outcome of pregnancy. Ther Drug Monit 1993; 15: 1–10.

Ornoy A, Shechtman S, Arnon J, Diav-Citrin O. Is carbamazepine administration during pregnancy teratogenic? A prospective controlled study on pregnancy outcome in 229 exposed women (abstract). Teratology 2000; 61: 440.

Ornoy A, Cohen E. Outcome of children born to epileptic mothers treated with carbamazepine during pregnancy. Arch Dis Child 1996; 75: 517–20.

Orup Jr HI, Coull BA, Adams J, Ryan LM, Holmes LB. Changes in craniofacial features in children exposed to antiepileptic drugs in utero (abstract). Teratology 2000; 61: 448.

Phelan MC, Pellock JM, Nance WE. Discordant expression of fetal hydantoin syndrome in heteropaternal dizygotic twins. N Engl J Med 1982; 307 (2): 99–101.

Rating D, Nau H, Jäger-Roman E, Göpfert-Geyer I, Koch S, Beck-Mannageta G, Schmidt D, Helge H. Teratogenic and pharmacokinetic studies of primidone during pregnancy and in the offspring of epileptic women. Acta Paediatr Scand 1982; 71: 301–11.

Raymond GV, Buehler BA, Finell RH, Holmes LW. Anticonvulsant teratogenesis: 3. Possible metabolic basis. Teratology 1995; 51: 55–6.

Robert E, Kallen B. In utero exposure to carbamazepine – effects on the fetus. Issues Rev Teratol 1994; 7: 37–55.

Robert E, Jouk PS. Preaxial limb defects after valproic acid exposure during pregnancy. In: *Mastroiacovo P, Källén B, Castilla E (eds.)*. Proceedings if the First International Meeting of the Genetic and Reproductive Epidemiology Research Society (GRERS). Rome: Ghedini Editore, 1992, pp 101–105.

Robert E, Guibaud P. Maternal Valproic acid and congenital neural tube defects. Lancet, 1982; 2: 937.

Rosa F. Holoprosencephaly and antiepileptic exposures. Teratology 1995; 51: 230.

Rosa FW. Spina bifida in infants of women treated with carbamazepine during pregnancy. N Engl J Med 1991; 324: 674–7.

Rosenberg L, Mitchell AA. Lack of relation of oral clefts to diazepam use in pregnancy. N Engl J Med 1984; 310: 1122.

Samrén EB, van Duijn CM, Lieve Christiaens GCM, Hofman A, Lindhout D. Antiepileptic drug regimens and major congenital abnormalities in the offspring. Ann Neurol 1999; 46: 739–46.

Saxen I, Saxen L. Association between maternal intake of diazepam and oral clefts. Lancet 1975; 2: 498.

Schardein JL. Chemically Induced Birth Defects, 4th ed. New York, Basel: Marcel Dekker, 2000.

Scolnik D, Nulman I, Rovet J et al. Neurodevelopment of children exposed in utero to phenytoin and carbamazepine monotherapy. JAMA 1994; 271: 767–70.

Sharony R, Garber A, Viskochil D, Schreck R, Platt LD, Ward R, Buehler BA, Graham JM Jr. Preaxial ray reduction defects as part of valproic acid embryofetopathy. Prenat Diagn 1993; 13: 909–18.

Tran A, O'Mahoney T, Rey E, Mai J, Mumford JP, Olive G. Vigabatrin: placental transfer in vivo and excretion into breast milk of the enantiomers. Br J Clin Pharmacol 1998; 45: 409–11.

Van der Pol MC, Hadders-Algra M, Huisjes HJ, Touwen BCL. Antiepileptic medication in pregnancy: late effects on the children's central nervous system development. Am J Obstet Gynecol 1991; 164: 121–8.

Vanoverloop D, Schnell RR, Harvey EA, Holmes LB. The effects of prenatal exposure to phenytoin and other anticonvulsants on intellectual function at 4 to 8 years of age. Neurotoxicol Teratol 1992; 14: 329–35.

2.6 Antiinfektiva

2.6.1 Penicilline

Pharmakologie und Toxikologie. *Penicilline* hemmen die Zellwandsynthese von Bakterien und wirken bakterizid. Da vergleichbare Stoffwechselschritte im Säugetierorganismus nicht vorkommen, weisen die Penicilline und alle verwandten β-Lactam-Antibiotika in therapeutischer Dosierung praktisch keine Toxizität für den Menschen auf. Das gilt auch in der Schwangerschaft.

Zu den Penicillinen zählen *Amoxicillin* (z.B. Amoxypen®, Clamoxyl®), *Ampicillin* (z.B. Ampicillin STADA®, duraampicillin®), *Azidocillin* (Syncillin®), *Azlocillin*, *Bacampicillin* (z.B. Penglobe®), *Cloxacillin*, *Dicloxacillin* (Dichlor-Stapenor®), *Flucloxacillin* (z.B. Staphylex®), *Mezlocillin* (z.B. Baypen®), *Nafcillin*, *Oxacillin* (Stapenor®), *Panamecillin*, *Penicillin G* (z.B. Tardocillin®), *Penicillin V* (z.B. Arcasin®, Isocillin®), *Phenoxymethylpenicillin* (z.B. Isocillin®), *Piperacillin* (z.B. Pipril®) und *Propicillin* (Baycillin®).

Penicilline gehen ungehindert auf den Feten über und lassen sich in der Amnionflüssigkeit nachweisen. Es gibt keinerlei Anzeichen dafür, daß die Therapie mit Penicillinen in der Schwangerschaft embryo- oder fetotoxische Effekte hat (Czeizel 2000 A, Larsen 2000, Czeizel 1998 A). Bei Behandlung einer Syphilis mit Penicillinen können im Rahmen einer Jarisch-Herxheimer-Reaktion neben Fieber, Kopfschmerzen und Myalgien auch Uteruskontraktionen auftreten, die eine Beobachtung des Feten erfordern (Myles 1998). Im übrigen stellt auch während der Schwangerschaft eine Penicillinallergie (der Mutter) das einzige therapeutische Problem dar. Es sind keine Unterschiede der einzelnen Penicillinderivate in bezug auf ihre Verträglichkeit in der Schwangerschaft bekannt. Da die Clearance von Penicillinen in der Schwangerschaft erhöht ist, müssen ggf. Korrekturen von Dosis oder Dosisintervall vorgenommen werden (Heikkilä 1994).

> **Empfehlung für die Praxis:** Penicilline gehören zu den Antibiotika der Wahl in der Schwangerschaft.
>
> **Dosierung:** In Abhängigkeit von Präparat und Indikation

2.6.2 Cephalosporine

Pharmakologie und Toxikologie. *Cephalosporine* gehören wie die Penicilline zu den β-Lactam-Antibiotika. Sie hemmen ebenfalls die Zellwandsynthese und wirken bakterizid. Man unterscheidet Cephalosporine der ersten, zweiten und dritten Generation.

Zu den Cephalosporinen der ersten Generation zählen *Cefaclor* (z. B. Ceclorbeta®, Panoral®), *Cefradin*, *Cefadroxil* (z. B. Cedrox®), *Cefalexin* (z. B. Ceporexin®, Oracef®), *Cefalotin* und *Cefazolin* (z. B. Elzogram®).

Zur zweiten Generation rechnen *Cefamandol* (Mandokef®), *Cefmetazol*, *Cefoxitin* (Mefoxitin®) und *Cefuroxim* (z. B. Elobact®, Zinacef®).

Dritte Generation sind *Cefdinir*, *Cefepim* (Maxipime®), *Cefetamet* (Globocef®), *Cefixim* (z. B. Cephoral®, Suprax®), *Cefmenoxim*, *Cefodizim* (Opticef®), *Cefoperazon*, *Cefotaxim* (Claforan®), *Cefotetan*, *Cefotiam* (Spizef®), *Cefpirom*, *Cefpodoxim* (z. B. Orelox®), *Cefprozil*, *Cefsulodin* (Pseudocef®), *Ceftazidim* (Fortum®), *Ceftibuten* (Keimax®), *Ceftizoxim*, *Ceftriaxon* (Rocephin®) sowie *Latamoxef* und *Loracarbef* (Lorafem®).

Cephalosporine sind plazentagängig und in der Amnionflüssigkeit in bakteriziden Konzentrationen nachweisbar. Nach bisherigen Beobachtungen, z. B. zu *Cefuroxim* im 1. Trimenon (Berkovitch 2000), verursachen Cephalosporine in therapeutischer Dosis keine teratogenen Schäden. In einer kürzlich veröffentlichten Studie wird erwartungsgemäß eine normale körperliche und mentale Entwicklung von Kindern bestätigt, deren Mütter während der Schwangerschaft mit *Cefuroxim* behandelt worden waren (Manka 2000).

Wiederholt ist bei den behandelten Patienten über immunhämolytische Ereignisse unter Cephalosporinen der zweiten und dritten Generation, insbesondere *Cefotetan*, berichtet worden (Garratty 1999).

Da die Clearance von Cephalosporinen in der Schwangerschaft erhöht ist, müssen ggf. Korrekturen von Dosis oder Dosisintervall vorgenommen werden (Heikkilä 1994).

> **Empfehlung für die Praxis:** Cephalosporine gehören wie die Penicilline zu den Antibiotika der Wahl in der Schwangerschaft. Man sollte grundsätzlich länger gebräuchlichen Cephalosporinen den Vorzug geben.
>
> **Dosierung:** In Abhängigkeit von Präparat und Indikation

▶ 2.6.3 Andere β-Lactam-Antibiotika und β-Lactamase-Inhibitoren

Pharmakologie und Toxikologie. *Aztreonam* (Azactam®), *Imipenem* (Zienam®), *Loracarbef* und *Meropenem* (Meronem®) sind synthetische monozyklische β-Lactam-Antibiotika mit guter antimikrobieller Aktivität gegen gramnegative Keime, insbesondere solche aus der Gruppe der Enterobakterien. Ihre Stabilität gegenüber bakteriellen β-Lactamasen entspricht der von Cephalosporinen der dritten Generation.

Sulbactam (Combactam®) und *Tazobactam* sind β-Lactamase-Inhibitoren, die in Kombination mit einem Antibiotikum wie Ampicillin oder einem Cephalosporin verabreicht werden (fixe Kombinationen, z. B. Tazobac®, Unacid®).

Ferner werden Kombinationen von *Clavulansäure* plus Amoxicillin (Augmentan®) oder *Ticarcillin* (Betabactyl®) eingesetzt.

Da die Clearance von Lactam-Antibiotika und β-Lactamase-Inhibitoren in der Schwangerschaft erhöht ist, müssen ggf. Korrekturen von Dosis oder Dosisintervall vorgenommen werden (Heikkilä 1994).

Soweit untersucht, passieren β-Lactam-Antibiotika oder β-Lactamase-Inhibitoren die Plazenta und erreichen den Feten in relevanter Menge. Fehlbildungen oder andere unerwünschte Effekte sind bisher weder im Tierversuch noch beim Menschen beobachtet worden.

> **Empfehlung für die Praxis:** Aztreonam, Clavulansäure, Imipenem, Loracarbef, Meropenem, Sulbactam und Tazobactam können eingesetzt werden, falls die Schwere der mütterlichen Erkrankung dies erforderlich macht und Penicilline oder Cephalosporine allein nicht ausreichend wirksam sind.

2.6.4 Erythromycin und andere Makrolidantibiotika

Pharmakologie. *Erythromycin* (z.B. Erycinum®, Monomycin®) und andere *Makrolide* hemmen die bakterielle Proteinsynthese und wirken bakteriostatisch. Makrolide werden in erster Linie zur Therapie von Infektionen mit grampositiven Keimen eingesetzt, wirken jedoch auch gegen Haemophilus influenzae und viele anaerobe Keime. Bei Patienten mit Penicillinallergie bieten sich Makrolide als Alternative an.

Erythromycin ist das älteste Mittel dieser Gruppe. Eine kürzlich publizierte Untersuchung weist darauf hin, daß Erythromycin im 3. Trimenon verzögert resorbiert wird. Gastrointestinale Nebenwirkungen können dann auf subtherapeutische Plasmakonzentrationen mit daraus resultierendem Therapieversagen hinweisen (Larsen 1998).

Die neueren Makrolidantibiotika *Azithromycin* (Zithromax®), *Clarithromycin* (z.B. Klacid®), *Dirithromycin*, *Josamycin* (Wilprafen®), *Midecamycin*, *Oleandomycin* und *Roxithromycin* (Rulid®) haben ein weitgehend identisches Wirkungsspektrum wie Erythromycin, verursachen z.T. aber weniger gastrointestinale Nebenwirkungen.

Spiramycin (Rovamycine®, Selectomycin®) wird bei Toxoplasmose im 1. Trimenon verwendet.

Toxikologie. Weder zu *Erythromycin* (Czeizel 1999) noch zu *Azithromycin*, *Clarithromycin* (Einarson 1998, Schick 1996), *Josamycin*, *Roxithromycin* und *Spiramycin* (Czeizel 2000 D, Übersicht bei Briggs 1998) hat sich bisher ein Verdacht auf teratogene Eigenschaften beim Menschen ergeben. Speziell bei *Clarithromycin* war man zunächst vorsichtig, da es tierexperimentell teratogene Wirkungen zeigte und z.B. in einigen Tests kardiovaskuläre Defekte bei Ratten verursachte (Übersicht in Schardein 2000). Zu Erythromycin liegen verständlicherweise die meisten Erfahrungen vor. Im Feten werden nur 5–20% der mütterlichen Plasmakonzentration erreicht. Die Wirksamkeit von Erythromycin bei einer Infektion des Feten z.B. mit Syphilis wird deshalb angezweifelt.

Es gibt mehrere Berichte über lebertoxische Veränderungen bei der Mutter (z. B. Lewis 1991), wenn in der zweiten Schwangerschaftshälfte mit *Erythromycinestolat* (z. B. Infectomycin®) oder *Troleandomycin* behandelt wurde. In der zweiten Behandlungswoche entwickelte sich bei den betroffenen Patientinnen ein cholestatischer Ikterus. Dieser besserte sich nach Absetzen der Medikation binnen weniger Wochen ohne Folgeschäden oder Zeichen fetaler Beeinträchtigung.

> **Empfehlung für die Praxis:** Erythromycin gehört zu den Antibiotika der Wahl in der Schwangerschaft. Erythromycinestolat sollte dagegen im 2. und 3. Trimenon nicht gegeben werden. Neuere Makrolide wie Azithromycin, Clarithromycin, Josamycin und Roxithromycin sind Mittel der zweiten Wahl. Spiramycin ist bei Toxoplasmose im 1. Trimenon indiziert.

Dosierung:	Erythromycin	oral	1–2 g/Tag
		parenteral	1–4 g/Tag
	Spiramycin	oral	3–6 Mill. E/Tag

2.6.5 Clindamycin und Lincomycin

Pharmakologie und Toxikologie. *Clindamycin* (z. B. Sobelin®) und *Lincomycin* (Albiotic®) gehören ebenfalls zu den Makroliden. Sie hemmen die bakterielle Proteinsynthese und haben ein ähnliches bakteriostatisches Wirkungsspektrum wie Erythromycin. Nach oraler Gabe ist die Resorption fast vollständig. Im Nabelvenenblut werden 50 % der mütterlichen Plasmakonzentration erreicht. Es gibt keine Hinweise auf embryotoxische Effekte nach Behandlung mit diesen Antibiotika. Bedrohlich ist die nach mehrwöchiger Behandlung bei 2–10 % der Patienten auftretende pseudomembranöse Kolitis, die auch nach vaginaler Clindamycin-Anwendung beobachtet wurde (Trexler 1997).

Schwangerschaftskomplikationen infolge bakterieller Vaginosen lassen sich durch eine vaginale Clindamycin-Therapie nicht ausreichend verhüten (Joesoef 1999).

> **Empfehlung für die Praxis:** Clindamycin und Lincomycin sollten nur bei Versagen von Penicillinen, Cephalosporinen und Erythromycin verwendet werden, z. B. bei Infektionen mit Bacteroides fragilis und anderen Anaerobiern. Eine routinemäßige Clindamycin-Verordnung nach zahnärztlichen Eingriffen ist nicht begründet.

Clindamycin oder Lincomycin rechtfertigen nach heutigem Erkenntnisstand weder einen risikobegründeten Abbruch (siehe Kapitel 1) der Schwangerschaft noch zusätzliche Diagnostik.

2.6.6 Tetracycline

Pharmakologie. Tetracycline wie z.B. *Chlortetracyclin* (Aureomycin®), *Doxycyclin* (z.B. Doxy-Wolff®, Vibramycin®), *Minocyclin* (z.B. Klinomycin®, Lederderm®), *Oxytetracyclin* (z.B. Oxytetracyclin®) und *Tetracyclin* (z.B. Achromycin®, Tetracyclin-Heyl®) hemmen die Proteinsynthese von Bakterien und wirken bakteriostatisch. Diese Breitbandantibiotika, insbesondere das Tetracyclin selbst, gehen mit Kalziumionen stabile Chelatbindungen ein.

Toxikologie. Tetracycline gelangen über die Plazenta zum Feten. Ein erhöhtes Fehlbildungsrisiko durch Tetracyclinanwendung ist nach heutiger Erkenntnis nicht zu erwarten (Czeizel 1997). Die in einer kürzlich publizierten Fall-Kontroll-Studie beobachtete erhöhte Fehlbildungsrate nach *Oxytetracyclin* im zweiten Monat (Czeizel 2000 B) bedarf weiterer Bestätigung.

In der fetalen Mineralisierungsphase ab dem fünften Schwangerschaftsmonat können sich Tetracycline an Kalziumionen in Zahnanlagen und Knochen anlagern. In den 50er Jahren gehörten Tetracycline zu den gebräuchlichen Antibiotika auch in der Spätschwangerschaft. Damals erschienen zahlreiche Publikationen zur Gelbfärbung von Zähnen pränatal exponierter Kinder, dem einzigen erwiesenen vorgeburtlichen Effekt beim Menschen. Erörtert wurden außerdem Schmelzdefekte mit erhöhter Kariesanfälligkeit, Wachstumshemmung der langen Röhrenknochen, insbesondere der Fibula – dies wurde jedoch nur nach Langzeitbehandlung Frühgeborener beobachtet – und Katarakte durch Einlagerung in die Linse (Überblick bei Briggs 1998).

Eine Verfärbung der Milchzähne ist vor der 16. Schwangerschaftswoche nicht zu erwarten, zumindest nicht bei der heute üblichen Doxycyclindosis und einer Behandlungsdauer von bis zu 14 Tagen. Auch danach sind unter dem üblichem Therapieschema von den bleibenden Zähnen allenfalls die ersten Molaren betroffen. Ein größeres Risiko für die beschriebenen Entwicklungsstörungen ist eventuell bei höheren Tetracyclindosen im 2. und 3. Trimenon zu erwarten, wie sie z.B. zur Malariabehandlung nötig sind.

Mehrfach wurde über schwere, sogar tödlich verlaufende tetracyclinbedingte Leberschäden bei der Mutter berichtet (z.B. Lewis 1991). Betroffen waren Frauen, die in der zweiten Schwangerschaftshälfte Tetracyclin erhalten hatten. Dabei handelte es sich in den meisten Fällen um Patientinnen mit vorbestehenden Nierenerkrankungen, bei denen die Tagesdosis häufig 2 g überstieg und fast ausschließlich intravenös verabreicht worden war. Die mütterlichen Serumkonzentrationen lagen dabei deutlich oberhalb des therapeutischen Bereiches.

> **Empfehlung für die Praxis:** Alle Tetracycline sind ab der 16. Schwangerschaftswoche kontraindiziert. Davor gelten sie als Antibiotika der zweiten Wahl. Eine versehentliche Tetracyclin-Therapie nach der 16. Schwangerschaftswoche rechtfertigt keinen risikobegründeten Abbruch der Schwangerschaft (siehe Kapitel 1), da schwere Defekte nicht zu erwarten sind. Zusätzliche diagnostische Maßnahmen sind insbesondere bei Doxycyclin nicht notwendig.

▶ 2.6.7 Sulfonamide und Trimethoprim

Pharmakologie. Sulfonamide gehören zu den ältesten Antiinfektiva. Als Monopräparate werden heute beispielsweise noch *Sulfadiazin* (Sulfadiazin-Heyl®) und *Sulfalen* (Longum®) angeboten. Sulfonamide wirken bakteriostatisch. Sie erreichen im Feten 50–90 % der mütterlichen Plasmakonzentration, verdrängen Bilirubin aus der Bindung an Plasmaproteine und werden wie dieses von Enzymen der Leber an Glukuronsäure gekoppelt.

Trimethoprim wird meist in Kombination mit dem Sulfonamid *Sulfamethoxazol*, als *Co-trimoxazol* (z.B. Cotrim®, Eusaprim®) angeboten. Beide Kombinationspartner unterliegen keiner schwangerschaftbedingten Clearance-Schwankung, die eine Dosisanpassung erfordern würde. Trimethoprim soll bei Harnwegsinfekten in Monotherapie ebenso effektiv sein wie in der Kombination mit dem Sulfonamid in Co-trimoxazol.

Auch *Tetroxoprim*, ein Folsäureantagonist wie Trimethoprim, wird in Kombination mit einem Sulfonamid eingesetzt (Sterinor®).

Sulfasalazin (z.B. Azulfidine®, Colo-Pleon®), eine Kombination aus dem Sulfonamid *Sulfapyridin* und *5-Amino-Salicylsäure*, wird in der Schwangerschaft häufig verordnet. Es ist ein lange bewährtes Mittel bei chronisch entzündlichen Darmerkrankungen, wie z. B. Colitis ulcerosa. Inzwischen wird jedoch meist nur der antiphlogistisch wirkende Anteil 5-Amino-Salicylsäure als *Mesalazin* (z. B. Pentasa®, Salofalk®) verwendet (siehe Abschnitt 2.14).

Sulfalen und *Sulfadoxin* werden in Kombination mit Pyrimethamin zur Prophylaxe und Behandlung der Malaria eingesetzt. Früher wurden Harnwegsinfektionen mit *Sulfamethizol* und *Sulfafurazol* behandelt. *Sulfadicramid* findet sich in Augenpräparaten.

Toxikologie. Bisher gibt es keinen Anhalt dafür, daß Sulfonamide, Trimethoprim und Kombinationspräparate aus diesen Substanzen ein teratogenes Potential beim Menschen besitzen (Übersicht bei Briggs 1998, Czeizel 1990). Ein embryotoxisches Potential ist immer wieder diskutiert worden, weil Folsäureantagonisten im Tierversuch teratogen wirken können und sich beim Menschen die Spontaninzidenz von Neuralrohrdefekten (Spina bifida) offenbar durch Gabe von 0,4 mg/Tag Folsäure während der Frühschwangerschaft senken läßt (siehe Abschnitt 2.8).

Die menschliche Folsäurereduktase ist sehr viel weniger empfindlich gegenüber Trimethoprim als das bakterielle Enzym. Dies könnte erklären, daß teratogene Schäden durch folsäureantagonistische Antibiotika (im Gegensatz zu den in der Onkologie verwendeten Antimetaboliten) beim Menschen bisher nicht nachgewiesen wurden. In einer neueren retrospektiven Fall-Kontroll-Untersuchung wird jedoch wieder eine kausale Assoziation diskutiert zwischen der Therapie mit Trimethoprim und anderen ebenfalls nicht-onkologischen Folsäureantagonisten wie Carbamazepin, Phenytoin, Phenobarbital, Primidon, Triamteren und Neuralrohrdefekten, kardiovaskulären Fehlbildungen, Lippen-Gaumen-Spalten und Anomalien der Harnwege. Die Autoren erörtern eine präventive Gabe von Multivitamin- und Folsäure-Präparaten (Hernandez-Diaz 2000). Tatsächlich hat sich der Vorschlag, Folsäure während einer Antibiotikatherapie mit den hier besprochenen Mitteln zu verabreichen, bisher aber nicht überzeugend begründen lassen.

Von den umfangreichen, eher beruhigenden Erfahrungen der Anwendung von Co-trimoxazol bei banalen Harnwegsinfekten in der Schwangerschaft kann nicht auf eine generelle Sicherheit der Therapie mit einer vielfach höheren Dosis bei opportunistischen Infektionen wie Pneumocystis-carinii-Pneumonie (PCP) im Rahmen einer HIV-Infektion geschlossen werden. Bisher wurde auch nach einer solchen Behandlung nicht über reproduzierbare Fehlbildungen berichtet.

Zu den ebenfalls bei Pneumocystis-carinii-Infektionen eingesetzten Substanzen *Atovaquon* (Wellvone®) und *Pentamidin* (Pentacarinat®) gibt es keine ausreichenden Erfahrungen, um das embryotoxische Potential beim Menschen abzuschätzen. Eine Publikation beschreibt, ausgehend von tierexperimentell ermittelten Referenzdosen für teratogene Effekte, ein potentielles embryotoxisches Risiko für medizinisches Personal, das den Aerosolen von inhalativ verabreichtem Pentamidin ausgesetzt ist (Ito 1994).

Auch zu *Tetroxoprim* liegen noch keine ausreichenden Erfahrungen vor.

Toxizität beim Neugeborenen. Eine Kasuistik zur Sulfasalazintherapie einer Schwangeren mit 3 g täglich beschreibt ein Neugeborenes mit passagerer Neutropenie.

Immer wieder wird das Kernikterusrisiko des Neugeborenen nach Sulfonamidtherapie am Ende der Schwangerschaft erörtert, weil eine ungünstige Wirkung auf die Bilirubinkonzentration bei Frühgeborenen nicht auszuschließen ist, wenn bis zur Geburt mit Sulfonamiden behandelt wurde. Die Gefahr eines Kernikterus ist aber auch in einem solchen Fall nicht realistisch.

Empfehlung für die Praxis: Sulfonamide, Trimethoprim und Co-trimoxazol sind in der gesamten Schwangerschaft Antibiotika der zweiten Wahl. Bei entsprechender Indikation, z. B. im Fall von Harnwegsinfekten, sprechen bisherige Erfahrungen nicht gegen eine Co-trimoxazol-Behandlung auch im 1. Trimenon. Im Fall der hochdosierten Therapie einer Pneumocystis-carinii-Pneumonie bei AIDS-Patientinnen im 1. Trimenon sollte aus theoretischen Erwägungen Folsäure substituiert werden. Bei drohender Frühgeburt sollten Sulfonamide mit Rücksicht auf die Bilirubinkonzentration des Neugeborenen gemieden werden.

Tetroxoprim ist mangels dokumentierter Erfahrungen zu meiden. Eine Anwendung rechtfertigt aber weder einen risikobegründeten Schwangerschaftsabbruch (siehe Kapitel 1) noch invasive Diagnostik.

Atovaquon und Pentamidin sind vitalen Indikationen, z. B. bei HIV-Patientinnen, vorbehalten, wenn Standardantibiotika nicht wirken.

Dosierung: Co-trimoxazol   oral   960 mg alle 12 Stunden

2.6.8 Gyrasehemmstoffe-Antibiotika

Pharmakologie und Toxikologie. Die sogenannten Gyrasehemmstoffe sind 4-Chinolone, die in Bakterien das für deren Nukleinsäurestoffwechsel wichtige Enzym Topoisomerase (eine sogenannte Gyrase) hemmen. Die Topoisomerase im menschlichen Organismus wird von den therapeutisch verwendeten Gyrasehemmstoffen nicht beeinträchtigt.

Zu den neueren Gyrasehemmstoffen zählen *Cinoxacin* (Cinoxacin®), *Ciprofloxacin* (Ciprobay®), *Enoxacin* (Enoxor®), *Fleroxacin* (Quinodis®), *Grepafloxacin* (Vaxar®), *Levofloxacin* (Tavanic®), *Lomefloxacin* (Okacin® Augentropfen), *Moxifloxacin* (Avalox®), *Norfloxacin* (Barazan®), *Ofloxacin* (Tarivid®), *Pefloxacin* (Peflacin®), *Rosoxacin* und *Sparfloxacin* (Zagam®). Um Resistenzbildungen zu vermeiden, sollte diese Wirkstoffgruppe Infektionen mit Enterobakterien einschließlich Pseudomonas und anderen Keimen vorbehalten sein, die mit den klassischen Antibiotika nicht zu behandeln sind. Tatsächlich wurden in den vergangenen Jahren insbesondere Ciprofloxacin, Norfloxacin und Ofloxacin zunehmend für banale Harnwegs- und Atemwegsinfekte verordnet, auch (zufällig) bei schwangeren Frauen.

Eine Publikation des Europäischen Netzwerkes teratologischer Beratungszentren (ENTIS) zu über 700 exponierten Schwangeren – mehrheitlich waren Norfloxacin, Ciprofloxacin, Ofloxacin und Pefloxacin verwendet worden – erbrachte keine Hinweise auf ein nennenswertes Fehlbildungsrisiko (Schaefer 1996). Zum gleichen Ergebnis kamen auch zwei andere Publikationen mit kleineren Fallzahlen (Loebstein 1998, Berkovitch 1994). Eine Kasuistik beschreibt eine neonatale Hepatitis mit inkompletter intrahepatischer Cholestase nach Ofloxacinbehandlung der Mutter in Woche 15 (Wiedenhöft 2000). Vergleichbares wurde von anderen Autoren bisher nicht berichtet.

Die im Tierversuch bei jungen Hunden nach postnataler(!) Behandlung beobachteten irreversiblen Gelenkknorpelschäden (Gough 1992) wurden bei präpartal exponierten Kindern bisher nicht gefunden.

Pipemidsäure (Deblaston®) und *Nalidixinsäure* gehören zu den älteren Gyrasehemmstoffen. Sie erreichen nur in den ableitenden Harnwegen wirksame Konzentrationen. Gegen andere Standardantibiotika haben sich diese Mittel jedoch nicht durchsetzen können. Hinweise auf teratogene Effekte liegen nicht vor, allerdings gibt es auch keine systematischen Untersuchungen. Eine Publikation berichtet über einen Anstieg des intrakraniellen Druckes beim Feten (Übersicht bei Schardein 2000).

> **Empfehlung für die Praxis:** Gyrasehemmstoffe sind in der Schwangerschaft kontraindiziert. In wohlbegründeten Fällen (unkomplizierte Harnwegs- und Atemwegsinfektionen gehören nicht dazu!), in denen länger erprobte Antibiotika nicht wirksam sind, sollten nur solche Gyrasehemmer eingesetzt werden, zu denen Erfahrungen an einer größeren Zahl behandelter Schwangerer vorliegen, z. B. Norfloxacin oder Ciprofloxacin.
> Die Einnahme eines Gyrasehemmstoffes rechtfertigt weder einen risikobegründeten Schwangerschaftsabbruch (siehe Kapitel 1) noch invasive Diagnostik. Eine Ultraschallfeindiagnostik ist bei den weniger gut untersuchten Mitteln zu erwägen, wenn im 1. Trimenon behandelt wurde.

2.6.9 Nitrofurantoin und andere Harnwegstherapeutika

Pharmakologie und Toxikologie. *Nitrofurantoin* (z. B. Furadantin®) ist ein erprobtes Harnwegsantiseptikum, das auf eine Reihe grampositiver und gramnegativer Erreger bakterizid wirkt. Nach oraler Gabe werden nur in den ableitenden Harnwegen therapeutisch wirksame Konzentrationen erreicht. Nitrofurantoin hat sich bei unkomplizierten akuten Harnwegsinfekten und auch bei der Dauertherapie und Prophylaxe chronischer Infektionen bewährt. Nitrofurantoin ist beim Menschen offenbar nicht teratogen (Ben-David 1994). Ein Neugeborenenikterus könnte – bei Frühgeborenen – durch eine Behandlung am Ende der Schwangerschaft verstärkt werden. Im seltenen Fall eines angeborenen Glukose-6-Phosphat-Dehydrogenase-Mangels könnte es dann theoretisch zur hämolytischen Anämie kommen. Diese wurde aber in der Praxis ebenso wenig beobachtet wie ein Kernikterus.

Fosfomycin (z. B. Monuril®) wird verschiedentlich als Einmalgabe zur Behandlung einer Harnwegsinfektion auch in der Schwangerschaft empfohlen (Stein 1998, Reeves 1992). Weder systematische Untersuchungen zur Verträglichkeit noch Hinweise auf embryotoxische Effekte beim Menschen liegen vor.

Methenamin (Urotractan®) ist ein Harnwegsantiseptikum, aus dem im Urin das antiseptisch wirksame *Formaldehyd* freigesetzt wird. Methenaminmandelat wurde bei chronischen Harnwegsinfektionen mit E. coli und unproblematischen Erregern eingesetzt. Wirksamkeit und Verträglichkeit des Mittels sind umstritten. Embryotoxische Wirkungen wurden nicht beschrieben.

> **Empfehlung für die Praxis:** Nitrofurantoin darf zur Dauertherapie rezidivierender Harnwegsinfekte angewendet werden, wenn für die Schwangerschaft empfohlene Antibiotika, wie Cephalosporine, nicht indiziert sind. Am Ende der Schwangerschaft sollte die Möglichkeit einer Hyperbilirubinämie insbesondere beim Frühgeborenen bedacht werden.
> Fosfomycin sollte Infektionen mit Problemkeimen vorbehalten bleiben. Methenamin ist kontraindiziert, weil es besser wirksame und verträgliche Mittel gibt. Eine versehentliche Applikation dieser Mittel rechtfertigt aber weder einen risikobegründeten Schwangerschaftsabbruch (siehe Kapitel 1) noch zusätzliche Diagnostik.
>
> **Dosierung:** Nitrofurantoin oral
> bei chronischen Harnwegsinfekten 3 × 50 mg/Tag

2.6.10 Nitroimidazol-Derivate

Pharmakologie und Toxikologie. *Metronidazol* (z. B. Arilin®, Clont®) wird vorwiegend oral und lokal bei Trichomoniasis und parenteral insbesondere bei verschiedenen Anaerobier-Infektionen eingesetzt. Es wird bei drohender Frühgeburt durch bakterielle Vaginosen von einigen Autoren empfohlen (Joesoef 1999).

Metronidazol wirkt im Bakterienstoffwechsel als Elektronenakzeptor und führt zu Wachstumsstörungen empfindlicher Keime. Der Wirkmechanismus wird über aktive Metaboliten, die die DNA-Synthese beeinträchtigen, erklärt. Metronidazol zeichnet sich durch eine große therapeutische Breite aus. Nach oraler und intravenöser Gabe erreicht es im embryonalen Organismus häufig höhere Konzentrationen als im mütterlichen. Auch nach vaginaler Applikation gelangen relevante Mengen zum Feten.

Da Metronidazol ein experimentell ermitteltes mutagenes und kanzerogenes Potential besitzt (Übersicht bei Dobias 1994), bestand die Befürchtung, es könne auch beim Menschen mutagen oder kanzerogen wirken. Bisher ließen sich derartige Effekte nicht aufzeigen (Burtin 1995, Piper 1993). In einer retrospektiven Untersuchung wurde lediglich eine nichtsignifikante Assoziation mit Neuroblastomen im Kindesalter nach vorgeburtlicher Metronidazol-Exposition beobachtet (Thapa 1998). Eine andere über mehr als 20 Jahre laufende Untersuchung ergab keinen Anhalt für ein erhöhtes Malignomrisiko nach Metronidazolbehandlung (Beard 1988).

Auf der Grundlage von über 3000 analysierten Schwangerschaften scheint Metronidazol beim Menschen keine teratogene Schäden zu verursachen (z. B. Diav-Citrin 2000; Czeizel 1998 B, Caro-Paton 1997, Burtin 1995, Piper 1993).

Die zur oralen Behandlung von Trichomonaden, Amöben und bakterieller Vaginose benutzten Mittel *Nimorazol* (Esclama®), *Ornidazol* und *Tinidazol* (Simplotan®) sind aufgrund der spärlichen Datenlage nicht ausreichend zu bewerten. Bisher liegen keine Hinweise auf Teratogenität beim Menschen vor (Übersicht in Schardein 2000).

> **Empfehlung für die Praxis:** Metronidazol darf bei strenger Prüfung der Indikation auch in der Schwangerschaft angewendet werden. Eine behandlungsbedürftige Trichomoniasis sollte mit einer oralen Einmaldosis von 2 g therapiert werden. Die parenterale Gabe ist nur bei bedrohlichen Anaerobierinfektionen angezeigt. Auf die protrahierte, vaginale Anwendung sollte verzichtet werden, da diese als nicht ausreichend wirksam gilt und sich die Exposition für den Feten verlängert. Metronidazol sollte gegenüber Nimorazol und Tinidazol vorgezogen werden. Eine dennoch durchgeführte Behandlung mit Nimorazol oder Tinidazol rechtfertigt nach heutigem Erkenntnisstand weder einen risikobegründeten Abbruch der Schwangerschaft (siehe Kapitel 1) noch invasive Diagnostik.

Dosierung: Metronidazol oral (gegen Trichomonaden)
2 g Eindosisbehandlung

i. v. (gegen systemische Anaerobierinfektion)
1–3 g/Tag

2.6.11 Aminoglykoside

Pharmakologie und Toxikologie. Die Aminoglykoside *Amikacin* (z. B. Biklin®), *Gentamicin* (z. B. Refobacin®), *Kanamycin* (Kanamytrex®), *Neomycin* (z. B. Bykomycin®), *Netilmicin* (Certomycin®), *Paromomycin* (Humatin®), *Spectinomycin* (Stanilo®), *Streptomycin* (z. B. Strepto-Fatol®) und *Tobramycin* (z. B. Gernebcin®) hemmen die Proteinsynthese gramnegativer Keime und wirken bakterizid. Von oral verabreichten Aminoglykosiden werden nur minimale Anteile resorbiert. Bei parenteraler Therapie sind im Feten 20–40 % der mütterlichen Plasmakonzentration nachweisbar.

Pränatale Streptomycin- oder Kanamycininjektionen haben zu Gehörschäden bei den betroffenen Kindern geführt (Übersicht bei Schardein 2000), dabei dauert die besonders sensible Phase etwa bis zum vierten Schwangerschaftsmonat. Kürzlich wurde auch ein solcher Fall nach Behandlung mit Gentamycin beschrieben (Sanchez-Sainz-Trapaga 1998). Aminoglykoside wirken auch außerhalb der Schwangerschaft ototoxisch.

Auch eine tierexperimentell beobachtete Nephrotoxizität der Aminoglykoside wird diskutiert. Aminoglykoside reichern sich in der fetalen Niere an. Ein Fallbericht über eine konnatale Nierendysplasie nach mütterlicher Therapie (Hulton 1995) beweist allerdings noch kein klinisch relevantes Risiko beim Menschen.

Andere teratogene Effekte sind nicht beobachtet worden (Übersicht bei Briggs 1998). Eine kürzlich publizierte retrospektive Fall-Kontroll-Studie fand ebenfalls keine erhöhte Fehlbildungsrate nach oraler Neomycin- und parenteraler Gentamycinbehandlung (Czeizel 2000 C).

> **Empfehlung für die Praxis:** Aminoglykoside, insbesondere Kanamycin und Streptomycin dürfen wegen ihrer Ototoxizität in der gesamten Schwangerschaft nicht parenteral gegeben werden (Kanamycin wird vorwiegend in Lokaltherapeutika angeboten). Die anderen Aminoglykoside sollten lediglich bei vital bedrohlichen Infektionen mit gramnegativen Problemkeimen und Versagen der für die Schwangerschaft primär empfohlenen Antibiotika systemisch verwendet werden. Die Serumkonzentration muß für die Dauer der Therapie regelmäßig kontrolliert werden.
> Eine Aminoglykosidbehandlung rechtfertigt keinen risikobegründeten Schwangerschaftsabbruch (siehe Kapitel 1). Je nach Umfang einer parenteralen Therapie muß die Hörleistung des Kindes postpartal frühzeitig kontrolliert werden. Da Aminoglykoside nach lokaler und oraler Applikation praktisch nicht resorbiert werden, ist diese Form der Anwendung bei entsprechender Indikation während der gesamten Schwangerschaft zulässig.

2.6.12 Chloramphenicol

Pharmakologie und Toxikologie. *Chloramphenicol* (Chloramsaar®, Paraxin®) ist ein bakteriostatisch wirkendes Antibiotikum, das die bakterielle Proteinsynthese hemmt. Es wird nach oraler Gabe gut resorbiert. Chloramphenicol ist relativ toxisch, mit einer Häufigkeit von 1:40.000 kann eine Agranulozytose mit tödlichem Ausgang auftreten.

Chloramphenicol passiert die Plazenta gut und erreicht im Feten wirksame Konzentrationen. Bisher liegen keine fundierten Hinweise auf Fehlbildungen vor. Eine gefährliche Komplikation der Behandlung mit Chloramphenicol ist das Grey-Syndrom (Nahrungsverweigerung, Erbrechen, aschgraue Hautfarbe, Atemstörungen und Kreislaufversagen), das bei Neugeborenen tödlich verlaufen kann. Es ist auf den besonders bei Frühgeborenen noch nicht ausreichend entwickelten Arzneimittelstoffwechsel zurückzuführen. Auch wenn nicht der Säugling selbst, sondern präpartal seine Mutter behandelt wurde, kann Chloramphenicol beim Neugeborenen toxische Konzentrationen erreichen.

Thiamphenicol ist wie Chloramphenicol zu bewerten.

> **Empfehlung für die Praxis:** Chloramphenicol und Thiamphenicol sind in der gesamten Schwangerschaft kontraindiziert. Ausnahmen bilden vital bedrohliche Infektionen der Mutter, die auf weniger toxische Antibiotika nicht ansprechen. Eine Behandlung rechtfertigt jedoch keinen risikobegründeten Schwangerschaftsabbruch (siehe Kapitel 1). Bei unabweisbarer präpartaler Applikation muß auf toxische Symptome beim Neugeborenen (Grey-Syndrom) geachtet werden.

2.6.13 Polypeptidantibiotika

Pharmakologie und Toxikologie. Zu den Polypeptid-Antibiotika gehören *Vancomycin* (z.B. Vanco-cell®), *Colistin* (z.B. Diarönt®), *Polymyxin B* (Terramycin®) und *Teicoplanin* (Targocid®).

Polypeptidantibiotika erhöhen die Permeabilität der Zytoplasmamembran sensibler Bakterien. Sie wirken gegen grampositive Keime.

Vancomycin wird z.B. gegen multiresistente Staphylokokken eingesetzt. Es gibt nur wenige Kasuistiken zur Therapie in der Schwangerschaft. Dabei wurden weder Fehlbildungen noch Nierenfunktionsstörungen oder Hörschäden bei den Neugeborenen beobachtet (Reyes 1989). Ein Fallbericht beschreibt eine Patientin mit Blutdruckabfall nach intravenöser Verabreichung unter der Geburt. Der Fetus entwickelte eine bedrohliche Bradykardie (Hill 1985).

Colistin und Polymyxin B haben bisher keinen Anhalt für teratogene

Eigenschaften beim Menschen gezeigt. Die Erfahrungen zu Teicoplanin reichen für eine Risikobewertung nicht aus.

> **Empfehlung für die Praxis:** Vancomycin darf nur im Fall vital bedrohlicher, bakterieller Infektionen verwendet werden.
> Auch Colistin, Polymyxin B und insbesondere das wenig erprobte Teicoplanin sollen nur, wenn zwingend erforderlich, verordnet werden. Eine Anwendung dieser Substanzen rechtfertigt weder einen risikobegründeten Schwangerschaftsabbruch (siehe Kapitel 1) noch invasive Diagnostik.

▶ 2.6.14 Antimykotika allgemein

Bei der Therapie von Pilzinfektionen ist die lokale Therapie mit den länger gebräuchlichen Substanzen auch in der Schwangerschaft als ungefährlich zu betrachten. Bei Mykosen im Genitalbereich muß gleichzeitig der Partner behandelt werden. Ist tatsächlich eine systemische Therapie erforderlich, muß sorgfältig ein Mittel aus dieser zumindest hypothetisch riskanten Arzneimittelgruppe ausgesucht werden (Sobel 2000).

In letzter Zeit ist es „modern" geworden, harmlose Pilzbefunde im Stuhl wegen vermeintlich damit zusammenhängender, unspezifischer Symptome zu behandeln. Dies sollte, zumindest in der Schwangerschaft, unterbleiben.

▶ 2.6.15 Nystatin

Pharmakologie und Toxikologie. *Nystatin* (z. B. Candio-Hermal®, Moronal®) ist ein bei Candidainfektionen (Soor) von Haut und Schleimhäuten wirksames Antimykotikum, das nicht resorbiert wird. Es wird an Ergosterol in der Zellmembran von Pilzen gebunden und bewirkt dort eine Störung der Zellmembranpermeabilität. Trotz breiter Anwendung wurden keine Hinweise auf embryo- oder fetotoxische Wirkungen beobachtet (King 1998).

Nystatin

> **Empfehlung für die Praxis:** Nystatin kann ohne Einschränkung in der gesamten Schwangerschaft verabreicht werden. Es ist das Mittel der Wahl zur Behandlung oberflächlicher Candidaaffektionen im Bereich der Mund-, Darm- und Vaginalschleimhaut.

Dosierung: Nystatin 1–2 Vaginaltabletten/Tag
2–3 × täglich Creme dünn auftragen

2.6.16 Clotrimazol

Pharmakologie und Toxikologie. *Clotrimazol* (z. B. Canifug®) ist ein Antimykotikum aus der Gruppe der Imidazolderivate. Diese beeinträchtigen die Ergosterolbiosynthese und führen damit bei Pilzen zu Störungen der Zellmembranpermeabilität. Clotrimazol wird praktisch nicht resorbiert und nur zur lokalen Therapie von Mykosen an Haut und Schleimhäuten verwendet. Es gibt umfangreiche Untersuchungen zur Behandlung vaginaler Mykosen in der Schwangerschaft, aus denen sich kein embryotoxisches Potential von Clotrimazol ableiten läßt (King 1998).

> **Empfehlung für die Praxis:** Clotrimazol gehört nach Nystatin zu den Antimykotika der Wahl in der Schwangerschaft.

Dosierung: Clotrimazol 1–2 Vaginaltabletten (100 mg)/Tag

2.6.17 Andere lokale „Conazol-Antimykotika"

Pharmakologie und Toxikologie. *Bifonazol* (z. B. Bifomyk®), *Croconazol* (Pilzcin®), *Econazol* (Epi-Pevaryl®), *Fenticonazol* (z. B. Lomexin®), *Isoconazol* (Travogen®), *Ketoconazol* (Terzolin®), *Miconazol* (z. B. Daktar®), *Omoconazol* (Fungisan®), *Oxiconazol* (z. B. Myfungar®), *Sertaconazol* (Zalain®) und *Tioconazol* (Mykontral®) sind Imidazolderivate und in Struktur und Wirkung dem Clotrimazol verwandt. Eine teratogene Wirkung dieser lokal anzuwendenden Antimykotika hat sich für den Menschen bisher nicht ergeben (King 1998). Der Erprobungsgrad dieser Mittel ist aber geringer als der des Clotrimazols.

> **Empfehlung für die Praxis:** Bifonazol, Croconazol, Econazol, Fenticonazol, Isoconazol, Ketoconazol, Miconazol, Omoconazol, Oxiconazol, Sertaconazol und Tioconazol sind Antimykotika der zweiten Wahl für eine lokale Therapie. Nystatin und Clotrimazol sind, wo immer möglich, vorzuziehen.

2.6.18 Weitere lokal wirksame Antimykotika

Pharmakologie und Toxikologie. *Amorolfin* (Loceryl®), *Ciclopirox* (Batrafen®), *Naftifin* (Exoderil®), *Terbinafin* (Lamisil®), *Tolciclat* (Fungifos®) und *Tolnaftat* (z. B. Tinatox®) sind bezüglich ihrer pränatalen Toxizität beim Menschen nur unzureichend untersucht. Substantielle Hinweise auf ein erhöhtes Fehlbildungsrisiko nach lokaler Anwendung liegen bisher nicht vor.

> **Empfehlung für die Praxis:** Amorolfin, Ciclopirox, Naftifin, Terbinafin, Tolciclat und Tolnaftat sind in der Schwangerschaft zu meiden. Eine dennoch erfolgte Behandlung rechtfertigt weder einen risikobegründeten Schwangerschaftsabbruch (siehe Kapitel 1) noch invasive Diagnostik. Nystatin und Clotrimazol sollen, wo immer möglich, vorgezogen werden.

2.6.19 „Conazol-Antimykotika" zur systemischen Anwendung

Pharmakologie und Toxikologie. *Itraconazol* (Sempera®, Siros®) und *Miconazol* (Daktar®) sind systemisch angewendete Antimykotika aus der Gruppe der Imidazolderivate. Diese beeinträchtigen die Ergosterolbiosynthese und führen zu Störungen der Zellmembranpermeabilität bei Pilzen. Im Tierversuch passieren sie die fetoplazentare Schranke gut.

Fluconazol (Diflucan®, Fungata®) und *Ketoconazol* (Nizoral®) sind Triazolderivate, deren Wirkung den strukturell verwandten Imidazolderivaten entspricht.

Im Tierversuch wurden nach Verabreichung sehr hoher Dosen dieser Antimykotika teratogene Effekte beobachtet.

Es liegen Berichte über fünf Kinder mit multiplen Fehlbildungen an Schädel, Skelett und Herz vor, deren Mütter in vier der fünf Fälle wegen einer Meningitis langfristig und hochdosiert (400–800 mg/Tag) *Fluconazol* erhalten hatten (Sanchez 1998, Aleck 1997, Pursley 1996). Die Symptome der vier mit hohen Dosen exponierten Kinder ähnelten dem sogenannten Antley-Bixler-Syndrom. Kein Anhalt für ein erhöhtes Fehlbildungsrisiko fand sich hingegen in anderen prospektiven Kohortenstudien und retrospektiven Untersuchungen mit über 600 Frauen, die in den Monaten vor oder während einer Schwangerschaft meist wegen Vaginalmykose niedrigdosiert (150 mg/Tag) mit Fluconazol behandelten worden waren (Jick 1999, Sørensen 1999, Campomori 1997, Mastroiacovo 1996, Inman 1994).

Eine derzeit vom European Network of Teratology Information Services (ENTIS) durchgeführte Prospektivstudie zu den neueren „Conazol-Antimykotika" ergab unter 191 Schwangeren, die im 1. Trimenon durchschnittlich 8 Tage lang wegen Vaginal-, Haut- oder anderer Mykosen mit Fluconazol systemisch behandelt worden waren, ebenfalls keine Hinweise auf ein teratogenes Potential (Vial 2001).

Die zu *Itraconazol* vorliegenden Erfahrungen mit der systemischen Behandlung von Vaginal-, Haut- oder anderen Mykosen im 1. Trimenon umfassen zwei neuere prospektive Kohortenstudien mit 182 bzw. 198 Schwangeren (Vial 2001, Bar-Oz 2000), aus denen sich keine Hinweise auf Teratogenität ergeben. Gleiches gilt für eine kleinere Fallzahl aus einer Arzneimittelverordnungsstudie (Jick 1999). Die durchschnittliche Behandlungsdauer in der ENTIS-Studie (Vial 2001) beträgt 8 Tage.

Ketoconazol hemmt die Steroidsynthese und wird zur Behandlung des Cushing-Syndroms eingesetzt. Da es auch der Bildung von Testosteron entgegenwirkt, könnte die Geschlechtsentwicklung männlicher Feten gestört werden. Desgleichen wurde bisher aber nicht berichtet. Zwei Schwangere mit Cushing-Behandlung im 2. und 3. Trimenon wurden von gesunden Kindern (ein Junge und ein Mädchen) entbunden, die auch keine Nebennierenrinden-Anomalien aufwiesen (Berwaerts 1999, Amado 1990). Die unter Fluconazol zitierte ENTIS-Studie umfaßte 280 Frauen mit einer durchschnittlich 16 Tage dauernden systemischen Ketoconazol-Behandlung im 1. Trimenon wegen Vaginal-, Haut- oder anderer Mykosen. Hinweise auf entwicklungstoxische Wirkungen ergaben sich nicht (Vial 2001).

Zu *Miconazol* liegen aus der o. g. ENTIS-Studie Angaben über 7 im 1. Trimenon behandelte Schwangere vor, deren Kinder keine Fehlbildungen aufwiesen (Vial 2001).

> **Empfehlung für die Praxis:** Eine systemische antimykotische Therapie mit Fluconazol, Itraconazol, Ketoconazol oder Miconazol sollte nur bei zwingender Indikation und möglichst nicht im 1. Trimenon erfolgen. Wurde während der Organogenese behandelt, rechtfertigt dies nach den bisherigen Erfahrungen keinen risikobegründeten Schwangerschaftsabbruch (siehe Kapitel 1). Eine Ultraschallfeinuntersuchung ist jedoch in einem solchen Fall anzuraten.

2.6.20 Amphotericin B

Pharmakologie und Toxikologie. *Amphotericin B* (Ampho-Moronal®, Amphotericin B®) wird lokal und zur Therapie systemischer Pilzinfektionen verwendet, z.B. bei generalisierter Kandidamykose oder Kryptokokkose. Es wird an Ergosterol in der Zellmembran von Pilzen gebunden und führt zu Störungen der Zellwandpermeabilität. Dieses Antimykotikum kann, parenteral als Infusion gegeben, verschiedene Überempfindlichkeitsreaktionen, Fieber und Nierenschäden verursachen.

Fallberichte beschreiben Aborte und pränatal dystrophe Frühgeborene. Jedoch darf der mögliche Einfluß der zugrundeliegenden, z.T. schweren Infektionen nicht übersehen werden. Auch über normale Schwangerschafts- und Geburtsverläufe wurde berichtet. Hinweise auf ein erhöhtes Fehlbildungsrisiko liegen bisher nicht vor. Für eine differenzierte Risikobewertung der parenteralen Applikation reichen die vorliegenden Fallzahlen nicht aus (Ely 1998, Übersicht in Dean 1994). Die vereinzelt beobachteten passageren Nierenfunktionsstörungen beim Neugeborenen könnten durch protrahierte Wirkung von Arzneimitteldepots in der Plazenta und anderen (fetalen) Strukturen erklärt werden (Dean 1994). Zur neueren Liposom-Zubereitung des Amphotericin B liegt erst ein Bericht mit unauffälligem Ausgang vor, in dem eine Schwangere im 2. Trimenon wegen viszeraler Leishmaniose behandelt worden war (King 1998).

> **Empfehlung für die Praxis:** Amphotericin B darf in der Schwangerschaft nur bei bedrohlichen, generalisierten Mykosen parenteral eingesetzt werden. Die lokale Anwendung ist unbedenklich.

2.6.21 Flucytosin

Pharmakologie und Toxikologie. *Flucytosin* (Ancotil®) hat eine gute Wirkung gegen Cryptococcus neoformans und viele Candida-Spezies. Es wird bei systemischen Infektionen mit diesen Erregern eingesetzt und wirkt durch Hemmung der DNA-Synthese. In der Pilzzelle wird Flucytosin unter anderem zu 5-Fluorouracil, einem Zytostatikum, metabolisiert. Diese Reaktion ist in geringerem Ausmaß auch im menschlichen Organismus zu erwarten. Im Tierversuch wirkt Flucytosin in Dosen teratogen, die niedriger sind als die humantherapeutisch üblichen. Fehlbildungen wurden beim Menschen bisher nicht beschrieben, allerdings gibt es praktisch keine publizierten Erfahrungen zur Verabreichung von Flucytosin im 1. Trimenon. Wenige Erfahrungen zur Anwendung im 2. und 3. Trimenon bei bedrohlicher disseminierter Kryptokokkose erbrachten keine Hinweise auf fetale Störungen (Ely 1998).

> **Empfehlung für die Praxis:** Flucytosin darf während der gesamten Schwangerschaft nur bei bedrohlichen Pilzinfektionen eingesetzt werden. Eine solche Behandlung im 1. Trimenon rechtfertigt keinen risikobegründeten Schwangerschaftsabbruch. Eine Ultraschallfeinuntersuchung ist jedoch zu erörtern.

2.6.22 Griseofulvin

Pharmakologie und Toxikologie. *Griseofulvin* (z. B. Gricin®, Likuden®) ist ein aus Penicillium griseofulvum gewonnenes, systemisch wirkendes Antimykotikum, das bei Fadenpilzbefall von Haut, Haaren und Nägeln oral über mehrere Monate eingenommen werden muß. Es lagert sich in Keratin ein und ist damit besonders geeignet für die Therapie von Nagelmykosen. Im Tierversuch wirkt es teratogen, in hohen Dosen außerdem kanzerogen. Obwohl in einer Untersuchung das Auftreten von zwei siamesischen Zwillingspärchen nach Griseofulvineinnahme in der Schwangerschaft beobachtet wurde, ist ein teratogener oder kanzerogener Effekt beim Menschen wenig wahrscheinlich (Übersicht bei Briggs 1998).

> **Empfehlung für die Praxis:** Da die mit Griseofulvin zu behandelnden Mykosen nicht lebensbedrohlich sind, ist die Therapie in der Schwangerschaft kontraindiziert. Eine dennoch erfolgte Anwendung rechtfertigt weder einen risikobegründeten Schwangerschaftsabbruch (siehe Kapitel 1) noch invasive Diagnostik. Eine Ultraschallfeinuntersuchung ist zu erwägen.

2.6.23 Terbinafin

Pharmakologie und Toxikologie. *Terbinafin* (Lamisil®) wird zur oralen Behandlung von Nagelmykosen eingesetzt. Erfahrungen mit der Behandlung Schwangerer liegen nicht vor.

> **Empfehlung für die Praxis:** Da die Behandlung von Nagelmykosen keine hohe Dringlichkeit besitzt, ist Terbinafin in der Schwangerschaft kontraindiziert. Eine dennoch erfolgte Behandlung rechtfertigt keinen risikobegründeten Schwangerschaftsabbruch (siehe Kapitel 1). Nach Exposition im 1. Trimenon ist allerdings eine Ultraschallfeinuntersuchung zu erwägen.

2.6.24 Malariaprophylaxe und -therapie in der Schwangerschaft

Immer häufiger reisen auch Schwangere in tropische Länder und stellen die Frage nach einer geeigneten Malariaprophylaxe. Die zunehmende Resistenz der Erreger macht eine generelle Empfehlung unmöglich, je nach Reiseziel muß den tropenmedizinischen Empfehlungen auch in der Schwangerschaft gefolgt werden. Besonders schwierig ist die Therapie der durch Plasmodium falciparum verursachten Malaria tropica (Nathwani 1992). Prophylaxe und Behandlung der Malaria dürfen nicht aus falscher Rücksicht auf eine bestehende Schwangerschaft verkürzt oder unterlassen werden, da eine Malaria nicht nur die Mutter, sondern auch den Feten gefährdet. Insbesondere ist darauf hinzuweisen, daß die Arzneimittelprophylaxe bis 4 Wochen nach Verlassen des Malariagebietes durchgehalten werden muß.

> **Empfehlung für die Praxis:** Chloroquin ist Mittel der Wahl zur Malariaprophylaxe in der Schwangerschaft, in bestimmten Fällen in Kombination mit Proguanil. Falls Resistenzen gegen beide zu erwarten sind, ist Mefloquin Reservemittel.

> Der beratende Arzt muß generell mit der Patientin erörtern, ob eine Reise in tropische Regionen verschoben werden sollte (siehe auch Abschnitt 2.6.57).

2.6.25 Chloroquin

Pharmakologie und Toxikologie. *Chloroquin* (z. B. Resochin®, Weimerquin®), ein Malariamittel aus der Gruppe der 4-Aminochinoline, verfügt über eine gute und rasche schizontozide Wirkung gegen die erythrozytären Formen aller Plasmodienarten. In vielen Malaria-Endemiegebieten treten zunehmend Resistenzen gegen dieses recht gut verträgliche, seit vielen Jahrzehnten gebräuchliche Medikament auf. Diese Resistenzen betreffen überwiegend den Erreger der schwer und häufig auch tödlich verlaufenden Malaria tropica (Plasmodium falciparum). Aber auch bei Plasmodium vivax, dem Erreger der weniger schwer verlaufenden Malaria tertiana, wurden Resistenzen gegen Chloroquin beobachtet.

In der für die Malariaprophylaxe üblichen Dosierung und bei der 3tägigen Behandlung des akuten Malariaanfalls wirkt Chloroquin weder embryo- noch fetotoxisch (Phillips-Howard 1996).

Die im Zusammenhang mit der Chloroquinbehandlung Schwangerer beschriebenen Frühaborte und Schädigungen an Retina und Innenohr sind, wenn überhaupt, nur bei Langzeitmedikation oder Gaben von hohen Dosen zu befürchten, wie sie bei anderen Indikationen, z.B. chronisch-entzündlichen Erkrankungen, notwendig sein können (Übersicht bei Briggs 1998). Kleinere Fallzahlen zur Behandlung eines Lupus erythematodes mit höheren Dosen haben jedoch keine auffälligen Schwangerschaftsverläufe ergeben (Parke 1996).

Empfehlung für die Praxis: Chloroquin ist in allen Stadien der Schwangerschaft das Mittel der ersten Wahl zur Infektionsprophylaxe und zur Therapie der Malaria. Für Regionen, in denen Chloroquin allein keinen ausreichenden Schutz bietet, ist die Kombination Chloroquin plus Proguanil Malariaprophylaxe der Wahl. Zur Therapie der Malaria dürfen und müssen andere Mittel angewendet werden, wenn eine Resistenz des Erregers gegen Chloroquin anzunehmen oder nachgewiesen ist. Eine Dauertherapie chronisch-entzündlicher Erkrankungen mit Chloroquin ist Ausnahmesituationen mit Therapieversagen besser untersuchter Mittel vorbehalten (siehe Kapitel 2.1). Eine derartige Behandlung erzwingt weder einen risikobegründeten Schwangerschaftsabbruch (siehe Kapitel 1) noch invasive Diagnostik.

Dosierung: *Malariaprophylaxe*: oral 500 mg Chloroquinphosphat (= 300 mg Chloroquin-Base) 1 × wöchentlich. Beginn 1 Woche vor Einreise, Ende 4 Wochen nach Verlassen des Endemiegebietes.

Behandlung des akuten Malariaanfalls: oral 1000 mg Chloroquinphosphat (= 600 mg Chloroquin-Base) zu Beginn, weitere 500 mg (300 mg Chloroquin-Base) nach 6 Stunden, danach je 500 mg (300 mg Chloroquin-Base) an den beiden folgenden Tagen. Parenteral als Infusion: Gesamtdosis von 25 mg/kg Chloroquin-Base in 4–5 Dosen über 2–3 Tage.

2.6.26 Proguanil

Pharmakologie und Toxikologie. *Proguanil* (Paludrine®), ein altes Medikament zur Malariaprophylaxe aus der Gruppe der Folsäureantagonisten, hat durch das zunehmende Auftreten chloroquinresistenter Erreger eine Renaissance erlebt. Es gibt keinerlei Anhalt für ein embryotoxisches Potential beim Menschen (Phillips-Howard 1996).

Empfehlung für die Praxis: Proguanil darf in allen Stadien der Schwangerschaft gegeben werden. Proguanil in Kombination mit Chloroquin ist die Malariaprophylaxe der Wahl für Regionen, in denen Chloroquin allein keinen ausreichenden Schutz bietet.

Dosierung: *Malariaprophylaxe:*
Proguanil oral 200 mg/Tag in Kombination mit einer Dosis von 300 mg Chloroquinbase/Woche
Beginn: 1 Woche vor Einreise in das Endemiegebiet;
Ende: 4 Wochen nach Verlassen des Gebietes (In der Frühschwangerschaft Kombination mit Folsäure zumindest bis Woche 8)

2.6.27 Mefloquin

Pharmakologie und Toxikologie. *Mefloquin* (Lariam®) hat eine gute und rasche schizontozide Wirkung gegen die erythrozytären Formen aller Plasmodienarten. Diese ist auch bei den meisten chloroquinresistenten

Erregern noch gewährleistet. Bisherige Erfahrungen mit über 2.000 Schwangeren deuten nicht auf ein teratogenes oder fetotoxisches Potential beim Menschen hin (Schlagenhauf 1999, Phillips-Howard 1998, Smoak 1997, Vanhauwere 1997, nichtpublizierte Erfahrungen im European Network of Teratology Information Services ENTIS).

Allerdings fand man in einer vergleichenden Untersuchung an 200 an Malaria erkrankten Schwangeren in Thailand nach Therapie mit Mefloquin eine vorsichtig zu bewertende signifikant höhere Totgeburtenrate als bei Schwangeren, die statt dessen mit Chinin oder anderen Malariamitteln behandelt worden waren (Nosten 1999).

> **Empfehlung für die Praxis:** Bei chloroquinresistenter Malaria tropica ist die Anwendung von Mefloquin selbstverständlich vertretbar. Die prophylaktische Verabreichung kann im Einzelfall in Hochrisikogebieten mit Resistenz gegen Chloroquin und Proguanil empfohlen werden. Eine Mefloquinexposition rechtfertigt weder einen risikobegründeten Schwangerschaftsabbruch (siehe Kapitel 1) noch invasive Diagnostik.

Dosierung: *Malariaprophylaxe:*
oral 250 mg 1 × wöchentlich; 1 Woche vor Einreise bis 4 Wochen nach Verlassen des Endemiegebietes.
Behandlung des akuten Malariaanfalls (chloroquinresistente Malaria tropica):
Mefloquin oral 15 mg/kg, weitere 10 mg nach 8–24 Stunden.

2.6.28 Pyrimethamin/Sulfadoxin

Pharmakologie und Toxikologie. *Pyrimethamin* (z. B. Daraprim®) ist ein Folsäuresynthese-Hemmstoff, der sich bei der Malariaprophylaxe in der Schwangerschaft bewährt hat. Bei resistenten Malariaformen wurden Schwangere erfolgreich mit einem Sulfonamid-Kombinationspräparat aus *Pyrimethamin* plus *Sulfadoxin* (Fansidar®) behandelt. Als unerwünschte Wirkungen wurden bei dieser Wirkstoffkombination bei den Patienten allerdings gelegentlich Hauterscheinungen wie Erythema exsudativum multiforme und Stevens-Johnson-Syndrom beschrieben. Pyrimethamin, in Kombination mit einem Langzeitsulfonamid, ist auch bei Toxoplasmose nach dem 1. Trimenon Mittel der Wahl (Wallon 1999).

Wegen embryotoxischer Effekte im Tierversuch bestanden Vorbehalte gegen eine Anwendung dieses Folsäureantagonisten in der Frühschwangerschaft (siehe auch Trimethoprim). Ein erhöhtes Fehlbildungsrisiko beim Menschen konnte bisher jedoch nicht ermittelt werden (Phillips-Howard 1996).

> **Empfehlung für die Praxis:** Pyrimethamin kann ohne das Sulfonamid Sulfadoxin zur Malariaprophylaxe in der Schwangerschaft bei Chloroquin-/Proguanil-Resistenz eingesetzt werden, wenn auch Mefloquin keinen ausreichenden Schutz bietet. Bei der Behandlung der akuten, chloroquinresistenten Malaria tropica gibt es selbstverständlich keine Einschränkungen für Kombinationen mit Sulfadoxin. Pyrimethamin plus Langzeitsulfonamid sind Arzneimittel der Wahl bei der Toxoplasmose nach dem 1. Trimenon. Bei Gabe des Pyrimethamin in der Frühschwangerschaft bis Woche 8 sollten gleichzeitig 4 mg Folsäure pro Tag gegeben werden.

2.6.29 Chinin

Pharmakologie und Toxikologie. *Chinin* (z. B. Chininum dihydrochloricum®) ist das älteste Malariamittel. Es hat eine gute und rasche schizontozide Wirkung gegen die erythrozytären Formen aller Plasmodienarten. Trotz relativ hoher Toxizität und geringer therapeutischer Breite wird es heute wieder vermehrt bei der Behandlung der chloroquinresistenten Malaria eingesetzt. Im Feten erreicht Chinin ähnlich hohe, und damit potentiell toxische Konzentrationen wie bei der Mutter. Nach Behandlung mit Chinin in der Schwangerschaft wurden früher in einzelnen Berichten Augendefekte und Taubheit bei den Kindern beschrieben. Allerdings waren dann meist deutlich höhere Dosen als heute üblich verabreicht worden.

Es gibt bisher keine Hinweise auf entwicklungstoxische Risiken durch die bei Malaria üblichen Dosen von Chinin (Phillips-Howard 1996). In einer vergleichenden Untersuchung fand man unter Mefloquintherapie eine vorsichtig zu bewertende signifikant höhere Totgeburtenrate als unter einer statt dessen durchgeführten Behandlung mit Chinin (Nosten 1999).

Insbesondere in der Spätschwangerschaft wurden durch die Chininbehandlung schwere mütterliche Hypoglykämien ausgelöst. Eine Weheninduktion ist bei hohen Dosen nicht auszuschließen. In geringer und offenbar nicht embryotoxischer Dosis ist Chinin Bestandteil analgetischer Mischpräparate (siehe Abschnitt 2.1.4).

> **Empfehlung für die Praxis:** Chinin darf in der Schwangerschaft nur zur Therapie der chloroquinresistenten Malaria tropica verwendet werden. In dieser Situation ist das potentielle Behandlungsrisiko für den Feten weit geringer als die Gefährdung durch die schwere mütterliche Erkrankung. Auf Hypoglykämien bei der Patientin muß geachtet werden. Auch wenn embryotoxische Wirkungen von Chinin in analgetischen Mischpräparaten nicht zu erwarten sind, sollten derartige Mittel gemieden werden, da sie keiner rationalen Therapie entsprechen.
>
> **Dosierung:** Chinin oral/i.v. etwa 10 mg/kg 3mal täglich für 7–10 Tage. In schweren Fällen mit 20 mg/kg beginnen.

2.6.30 Halofantrin

Pharmakologie und Toxikologie. *Halofantrin* (Halfan®) ist ein neueres Malariamittel. Es hat eine rasche schizontozide Wirkung auf die erythrozytären Formen auch solcher Plasmodien, die gegen Chloroquin und andere Malariamittel resistent sind. Halofantrin verlängert im EKG das QT-Intervall. Bei Patienten mit kardialen Erkrankungen und anderen arrhythmogenen Medikamenten kann es lebensbedrohliche Herzrhythmusstörungen provozieren. Der geringe Umfang an Erfahrungen mit der Anwendung in der Schwangerschaft erlaubt keine differenzierte Risikobewertung.

> **Empfehlung für die Praxis:** Halofantrin darf nur bei akut bedrohlicher Malaria tropica gegeben werden, die durch besser erprobte und weniger toxische Mittel (z.B. Chloroquin, Mefloquin) therapeutisch nicht zu beherrschen ist. Es ist bei anderen Malariaformen als der Malaria tropica nicht indiziert. Bei Disposition zu kardialen Störungen muß auf andere Malariamittel zurückgegriffen werden.
> Eine Behandlung mit Halofantrin rechtfertigt keinen risikobegründeten Schwangerschaftsabbruch (siehe Kapitel 1). Zur Bestätigung der normalen morphologischen Entwicklung nach Exposition im 1. Trimenon kann eine Ultraschallfeinuntersuchung erwogen werden.

2.6.31 Primaquin

Pharmakologie und Toxikologie. *Primaquin* ist ein 8-Aminochinolinderivat, das gegen die extraerythozytären Formen der Malariaplasmodien wirksam ist. Es wird zur vollständigen Erregerelimination im Anschluß an die Suppressionstherapie mit Chloroquin eingesetzt, um Rückfällen bei Malaria tertiana und Malaria quartana vorzubeugen.

Untersuchungen, die eine differenzierte Risikobewertung für die Schwangerschaft erlauben, liegen bisher nicht vor. Es gibt aber auch keine substantiellen Hinweise auf ein teratogenes Potential beim Menschen (Phillips-Howard 1996).

> **Empfehlung für die Praxis:** Primaquin ist in der Schwangerschaft kontraindiziert. Statt dessen soll in diesen Fällen bis zur Geburt einmal wöchentlich Chloroquin verabreicht werden, und zwar 500 mg Chloroquinphosphat (300 mg Chloroquin-Base), d.h. die gleiche Dosis, wie sie bei der Prophylaxe gegeben wird. Die Therapie mit Primaquin muß in einem solchen Fall nach der Geburt bei der Mutter durchgeführt werden. Eine dennoch erfolgte Behandlung rechtfertigt weder einen risikobegründeten Schwangerschaftsabbruch (siehe Kapitel 1) noch invasive Diagnostik.

2.6.32 Weitere Malariamedikamente

Pharmakologie und Toxikologie. Da die Erreger der Malaria – vor allem Plasmodium falciparum (Malaria tropica) – im Laufe der Jahre gegen die bekannten Mittel resistent wurden, werden zunehmend Kombinationen mehrerer Malariamittel eingesetzt. Als wirksam erwies sich in einzelnen Gebieten die Kombination von *Chloroquin* plus *Pyrimethamin* oder *Doxycyclin* (siehe Abschnitt 2.6.6).

Bei multiresistenter Malaria wurde in manchen Regionen auch *Clindamycin* plus Chinin empfohlen (Alecrim 2000).

Die in den letzten Jahren vor allem im südostasiatischen Raum angewendeten Artemisininderivate, z.B. *Artesunat* und *Artemether*, sind u.a. in Deutschland noch nicht zugelassen. Bei 83 vorwiegend mit *Artesunat* behandelten Schwangeren, davon 12 im 1. Trimenon, fanden sich keine auffälligen Verläufe bzw. Hinweise auf teratogene Effekte (McGready 1998). Unter 27 Kindern, die im 2. und 3. Trimenon Artemisinin-exponiert waren, fanden sich bei Nachuntersuchungen bis ins Schulalter keine Auffälligkeiten (Phillips-Howard 1996). Ausreichende

Erfahrungen für eine differenzierte Risikobewertung im 1. Trimenon liegen somit noch nicht vor.

Amodiaquin ist dem Chloroquin verwandt. Aufgrund möglicher schwerer Nebenwirkungen wie Lebertoxizität und Agranulozytose ist es nicht zur Prophylaxe geeignet und dient als Reservemittel bei der Malariatherapie. Es gibt kaum Erfahrungen zur Anwendung in der Schwangerschaft (Alecrim 2000).

Letzteres gilt ebenfalls für das noch recht neue *Atovaquon*, das auch zusammen mit Proguanil verordnet wird.

Zu *Dapson* siehe unten im Abschnitt Tuberkulostatika.

> **Empfehlung für die Praxis:** Die hier besprochenen Malariamittel dienen als Reservemittel für die Malariatherapie. Doxycyclin sollte nach der 15. Schwangerschaftswoche nicht mehr angewendet werden. Clindamycin darf ggf. eingesetzt werden. Artemisininderivate und Atovaquon sind therapierefraktären Fällen vorbehalten. Ein risikobegründeter Schwangerschaftsabbruch (siehe Kapitel 1) ist nach Gabe dieser Mittel nicht erforderlich. Zur Bestätigung der normalen morphologischen Entwicklung nach Exposition im 1. Trimenon sollte eine Ultraschallfeinuntersuchung durchgeführt werden.

2.6.33 Tuberkulostatische Behandlung in der Schwangerschaft

Eine aktive Tuberkulose (Tbc) muß auch in der Schwangerschaft behandelt werden, weil die Erkrankung nicht nur die Mutter, sondern auch den Feten gefährdet. Im Gegensatz zu früheren Mutmaßungen verschlechtert eine Schwangerschaft den Verlauf einer Tbc nicht (Davidson 1995).

Zu den gebräuchlichen Tuberkulostatika in der Schwangerschaft zählen *Isoniazid* (INH), *Rifampicin* und *Ethambutol* sowie *Pyrazinamid* als Reservemittel (Ad Hoc Committee 1995).

2.6.34 Isoniazid (INH)

Pharmakologie und Toxikologie. *Isoniazid* (z. B. Isozid®) ist ein bewährtes bakterizid wirkendes Tuberkulostatikum, das den Nikotinsäurestoffwechsel der Mykobakterien hemmt und möglicherweise auch den Pyridoxinstoffwechsel in Säugetierzellen beeinträchtigt. In älteren Publikationen wurde ein Zusammenhang zwischen INH-Einnahme in verschiedenen Stadien der Schwangerschaft und unterschiedlichen Fehlbildungen sowie neurologischen Störungen bei den pränatal exponierten Kindern erörtert. Dabei wurde ein Pyridoxinmangel als Ursache diskutiert. Durch gleichzeitige Verabreichung von Vitamin B_6 an die Mutter (durch Kombinationspräparate wie z. B. Tebesium®) wird ein Pyridoxindefizit vermieden. Tierexperimentell wurde außerdem eine transplazentare Karzinogenese beobachtet. Keines dieser Verdachtsmomente hat sich letztlich beim Menschen bestätigt (Übersicht in Briggs 1998).

> **Empfehlung für die Praxis:** Isoniazid gehört zu den Tuberkulostatika der Wahl in der Schwangerschaft. Es muß in Kombination mit Vitamin B_6 gegeben werden.
>
> **Dosierung:** Isoniazid oral 5–8 mg/kg/Tag kombiniert mit 50 mg/Tag Pyridoxin

2.6.35 Rifampicin

Pharmakologie und Toxikologie. *Rifampicin* (z. B. Eremfat®, Rifampicin Hefa®) hemmt ein Polymerase-Enzym der Nukleinsäuresynthese, das nicht nur im Bakterienstoffwechsel, sondern in ähnlicher Form auch im Säugetierorganismus vorkommt. Im Tierexperiment wurden nach Verabreichung der 5- bis 10fachen humantherapeutischen Dosis teratogene Effekte beobachtet. Beim Menschen besteht offenbar kein erhöhtes Fehlbildungsrisiko (Übersicht in Briggs 1998, Ad Hoc Committee 1995). Eine Langzeittherapie der Mutter kann allerdings eine Hemmung der Vitamin-K-Synthese mit erhöhter Blutungsneigung beim Neugeborenen zur Folge haben.

> **Empfehlung für die Praxis:** Rifampicin gehört neben Isoniazid und Ethambutol zu den Tuberkulostatika der Wahl in der Schwangerschaft. Zusätzlich zu den bei den Vorsorgeuntersuchungen üblichen Dosen sollten Neugeborene in den ersten beiden Lebenswochen, Frühgeborene ggf. auch länger, zur Verhütung hämorrhagischer Komplikationen 2- bis 3mal pro Woche oral 1 mg Vitamin K_1 (Phytomenadion) erhalten. Eine ausschließlich präpartale Vitamin-K-Gabe an die Mutter schützt das Kind nicht ausreichend.

2.6.36 Ethambutol

Pharmakologie und Toxikologie. *Ethambutol* (z. B. Myambutol®) ist ein bakteriostatisch wirkendes Tuberkulostatikum, das nur in Kombination mit anderen Tbc-Medikamenten eingesetzt wird. Es kann neurotoxisch wirken und z. B. eine Entzündung des Sehnerven hervorrufen. Diese Symptome wurden bei pränatal exponierten Kindern bisher ebensowenig beobachtet wie ein erhöhtes Fehlbildungsrisiko. Allerdings ist der Umfang an dokumentierten Schwangerschaftsverläufen begrenzt (Übersicht bei Briggs 1998).

> **Empfehlung für die Praxis:** Ethambutol kann in der Schwangerschaft zur Therapie der Tbc eingesetzt werden, wenn zusätzlich zu Isoniazid und Rifampicin ein weiteres Tuberkulostatikum erforderlich ist.
>
> **Dosierung:** Ethambutol oral 15–25 mg/kg/Tag

2.6.37 Pyrazinamid

Pharmakologie und Toxikologie. *Pyrazinamid* (z. B. Pyrafat®) ist ein spezifisch gegen Mycobacterium tuberculosis wirkendes Antibiotikum. Aufgrund seiner strukturellen Ähnlichkeit mit Nicotinamid wird angenommen, daß es in den Nukleinsäurestoffwechsel der Bakterienzelle eingreift. Pyrazinamid verfügt über gute bakterizide Eigenschaften. Es liegen keine systematischen Untersuchungen zur Verträglichkeit in der Schwangerschaft vor. Bisher hat sich jedoch kein Anhalt für embryo- oder fetotoxische Effekte beim Menschen ergeben (Übersicht in Schardein 2000).

> **Empfehlung für die Praxis:** Pyrazinamid gehört zu den Reservemitteln gegen Tuberkulose in der Schwangerschaft.

2.6.38 Aminosalicylsäure

Pharmakologie und Toxikologie. *4-Aminosalicylsäure* (Pas-Fatol N®) hemmt die Folsäuresynthese. Aufgrund häufiger Unverträglichkeit wird dieses Tuberkulostatikum heute kaum noch eingesetzt. Es liegen keine systematischen Untersuchungen zur Verträglichkeit in der Schwangerschaft vor. Bisher hat sich jedoch kein Anhalt für spezifische embryo- oder fetotoxische Effekte beim Menschen ergeben (Übersicht in Schardein 2000).

> **Empfehlung für die Praxis:** 4-Aminosalicylsäure ist allenfalls als Reservemittel akzeptabel. Eine Behandlung im 1. Trimenon rechtfertigt weder einen risikobegründeten Schwangerschaftsabbruch (siehe Kapitel 1) noch invasive Diagnostik.

2.6.39 Dapson

Pharmakologie und Toxikologie. Wegen zunehmender Resistenzentwicklung der Mykobakterien ist damit zu rechnen, daß das sulfonamidähnliche *Dapson* (Dapson-Fatol®) in Zukunft vermehrt gegen Tuberkulose eingesetzt wird. Aus der Behandlung Leprakranker ist bekannt, daß dieses Medikament offenbar kein teratogenes Potential besitzt (Bhargava 1996). Jedoch wurden Fälle von hämolytischer Anämie bei Müttern und Neugeborenen bekannt. Der Umfang an dokumentierten Erfahrungen ist begrenzt und reicht für eine differenzierte Risikobewertung nicht aus.

> **Empfehlung für die Praxis:** Dapson ist in der Schwangerschaft als Reservetuberkulostatikum akzeptabel.

2.6.40 Streptomycin

Pharmakologie und Toxikologie. *Streptomycin* (z.B. Strepto-Hefa®) ist ein Aminoglykosid, das auch beim Feten ototoxisch wirken kann (siehe unter Aminoglykosiden in diesem Kapitel).

> **Empfehlung für die Praxis:** Streptomycin ist in der Schwangerschaft kontraindiziert. Eine dennoch erfolgte Behandlung rechtfertigt weder einen risikobegründeten Schwangerschaftsabbruch (siehe Kapitel 1) noch invasive Diagnostik. Nach einer (parenteralen) Therapie sollten beim Kind sicherheitshalber Hörschäden post partum ausgeschlossen werden.

2.6.41 Weitere Tuberkulostatika

Pharmakologie und Toxikologie. *Protionamid* (z.B. ektebin®) und *Terizidon* (Terizidon®) sind hinsichtlich ihrer Verträglichkeit in der Schwangerschaft unzureichend untersucht.

Gleiches gilt für *Rifabutin* (z.B. Mycobutin®), das auch gegen opportunistische Infektionen mit Mycobacterium avium bei HIV-Patienten eingesetzt wurde.

> **Empfehlung für die Praxis:** Protionamid und Terizidon sind in der Schwangerschaft kontraindiziert. Eine dennoch erfolgte Behandlung rechtfertigt weder einen risikobegründeten Schwangerschaftsabbruch (siehe Kapitel 1) noch invasive Diagnostik. Rifabutin ist vitalen Indikationen vorbehalten.

2.6.42 Aciclovir und andere Herpes-Virustatika

Pharmakologie und Toxikologie. *Aciclovir* (z.B. Zovirax®) wirkt über eine Hemmung der viralen DNA-Polymerase bei Varizellen sowie bei Herpesviren Typ 1 und Typ 2. Bisherige Erfahrungen mit etwa 2.000 vom Hersteller gesammelten oder in der Fachliteratur publizierten prospektiv oder retrospektiv erfaßten Verläufen, davon etwa die Hälfte im 1. Trimenon, lassen kein embryo- oder fetotoxisches Risiko von Aciclovir bei systemischer Anwendung erkennen (Übersicht in Schardein 2000, Glaxo Wellcome 1998). Dies gilt vorbehaltlich der methodischen Schwächen spontan erfaßter Schwangerschaften, wie der Hersteller ausdrücklich betont. Nach äußerlicher Acicloviranwendung werden nur geringe Substanzmengen resorbiert.

Zu *Famciclovir* (Famvir®) liegen keine dokumentierten Erfahrungen beim Menschen vor.

Ganciclovir (Cymeven®) ist tierexperimentell in Dosen embryotoxisch, die den therapeutischen beim Menschen entsprechen. Ein Fallbericht beschreibt einen normalen Schwangerschaftsausgang nach Therapie in der Frühschwangerschaft (Pescovitz 1999).

Weder eine Fallsammlung des Herstellers mit 56 *Valaciclovir* (Valtrex®)-exponierten Schwangeren, davon 14 im 1. Trimenon, noch eine Fallserie mit zehn Frauen, die ab Woche 36 bis zur Geburt behandelt wurden, zeigten Hinweise auf embryo- oder fetotoxische Schäden (Glaxo-Wellcome 1998, Kimberlin 1998).

Zusammenfassend sind Famciclovir, Ganciclovir und Valaciclovir hinsichtlich ihrer Verträglichkeit in der Schwangerschaft unzureichend untersucht.

> **Empfehlung für die Praxis:** Die äußerliche Anwendung von Aciclovir ist unproblematisch. Die systemische Gabe ist nur dann indiziert, wenn beispielsweise bei disseminierter Herpes- oder Varizellenerkrankung die Mutter gefährdet ist, oder wenn davon auszugehen ist, daß der Fetus durch die Therapie vor einer intrauterinen Infektion geschützt werden kann.
> Famciclovir, Ganciclovir und Valaciclovir sind in der Schwangerschaft kontraindiziert. Eine systemische Applikation von Aciclovir, Famciclovir, Ganciclovir und Valaciclovir im 1. Trimenon rechtfertigt weder einen risikobegründeten Abbruch der Schwangerschaft (siehe Kapitel 1) noch invasive Diagnostik. Eine Ultraschallfeindiagnostik ist – mit Ausnahme von Aciclovir – nach Anwendung im 1. Trimenon zu erörtern.

2.6.43 Amantadin

Pharmakologie und Toxikologie. *Amantadin* (z. B. Aman®) verstärkt die Dopaminaktivität am Rezeptor und wird deshalb als Antiparkinsonmittel eingesetzt. Als Virustatikum wirkt es in erster Linie gegen Influenza-A-Viren. Im Tierversuch ist Amantadin in hohen Dosen teratogen. Beim Menschen wurden verschiedene Fehlbildungen in Assoziation mit Amantadin beschrieben, die allerdings kein typisches Muster erkennen lassen (Übersicht in Schardein 2000). Andererseits erlauben die ebenfalls dokumentierten unauffälligen Verläufe keinen Ausschluß eines teratogenen Risikos.

> **Empfehlung für die Praxis:** Amantadin ist in der Schwangerschaft kontraindiziert. Eine dennoch erfolgte Behandlung rechtfertigt weder einen risikobegründeten Schwangerschaftsabbruch (siehe Kapitel 1) noch invasive Diagnostik. Im Falle einer Therapie im 1. Trimenon sollte jedoch eine Ultraschallfeindiagnostik angeboten werden.

2.6.44 Ribavirin

Pharmakologie und Toxikologie. *Ribavirin* (Rebetol®, Virazole®) hat experimentell ein breites antivirales Spektrum, die klinische Relevanz ist jedoch begrenzt. Es wird u.a. bei RNS-Viruserkrankungen im Säuglingsalter und in Kombination mit Interferon alpha bei Hepatitis C eingesetzt. Im Tierversuch ist Ribavirin bei mehreren Spezies teratogen. Die Kinder von neun Schwangeren, die in der zweiten Schwangerschaftshälfte wegen schwerer Masernverläufe behandelt worden waren, wiesen keine teratogenen Effekte auf (Atmar 1992). Krankenhauspersonal kann bei ganztägiger Arbeit mit Aerosol-behandelten Patienten mehr als 1 % der tierexperimentell embryotoxischen Dosis aufnehmen (Linn 1995). Für eine Risikobewertung in der Schwangerschaft reichen die bisherigen Erfahrungen nicht aus.

> **Empfehlung für die Praxis:** Ribavirin ist in der Schwangerschaft vitalen Indikationen vorbehalten. Im Falle einer Therapie im 1. Trimenon sollte eine Ultraschallfeindiagnostik angeboten werden. Schwangeres Klinikpersonal sollte nicht regelmäßig zur Aerosoltherapie herangezogen werden.

▶ 2.6.45 Andere Virustatika

Pharmakologie und Toxikologie. *Brivudin* (Helpin®) ist für schwere Infektionen durch Varicella Zoster oder Herpes simplex Typ 1 zugelassen, *Cidofovir* (VISTIDE®), *Foscarnet* (Foscavir®) und (zur intravitrealen Applikation) *Fomivirsen* (Vitravene®) werden bei bedrohlichen Cytomegalie-Verläufen z. B. bei AIDS-Patienten eingesetzt. *Oseltamivir* (Tamiflu®), *Rimantadin* (Flumadin®) und (zur Inhalation) *Zanamivir* (Relenza™) stehen für eine behandlungsbedürftige Influenza zur Verfügung. Zu diesen Mitteln liegen keine ausreichenden Erfahrungen zur Anwendung in der Schwangerschaft vor.

> **Empfehlung für die Praxis:** Die genannten Virustatika dürfen bei zwingender Indikation einer Schwangeren nicht vorenthalten werden, d.h. wenn ein Therapieerfolg mit besser erprobten Mitteln nicht wahrscheinlich ist. Nach Anwendung im 1. Trimenon sollte eine Ultraschallfeinuntersuchung angeboten werden. Eine Behandlung mit den genannten Virustatika rechtfertigt keinen risikobegründeten Schwangerschaftsabbruch (siehe Kapitel 1).

2.6.46 HIV-Therapie und -Prophylaxe in der Schwangerschaft

Eine HIV- bzw. *antiretrovirale Therapie* (*ART*) in der Schwangerschaft kann aus mütterlicher oder kindlicher Indikation erforderlich werden. Um eine solche Indikation zu erkennen, muß natürlich der mütterliche Infektionsstatus durch möglichst frühzeitige Serologie bekannt sein.

Eine **mütterliche Indikation** ergibt sich entweder aus der klinischen Symptomatik oder aufgrund auffälliger Laborergebnisse. Bei klinisch asymptomatischen Schwangeren ist die immunologische Behandlungsindikation bei einer CD4$^+$-Zellzahl im Blut von unter 250–400/µl und einer Viruslast über 10000–20000 Genomkopien/ml gegeben. Die angegebenen CD4$^+$-Grenzwerte berücksichtigen, daß in der Schwangerschaft ein Abfall um 10–20 % physiologisch ist, bei Infizierten können es bis zu 40 % sein.

Die **fetale Indikation** ergibt sich aus dem inzwischen unumstrittenen protektiven Wert einer Therapie mit dem *Reverse Transcriptase Inhibitor* (*RTI*) *Zidovudin* zur Vermeidung der vorwiegend unter der Geburt möglichen Mutter-Kind-Übertragung (vertikale Transmission). Diese früher bei 20–30 % liegende Infektionsrate läßt sich mit einer kombinierten Interventionsstrategie auf unter 2 % senken. Eine Berliner Arbeitsgruppe, die dieses Konzept maßgeblich vorangetrieben hat, hat unter 75 behandelten Mutter-Kind-Paaren keinen Fall einer Übertragung mehr beobachtet (Grosch-Wörner 2000 A). Zu diesem Vorgehen gehören die medikamentöse Prophylaxe nach Abschluß der 32. Schwangerschaftswoche, eine primäre Kaiserschnittentbindung am wehenfreien Uterus nach Abschluß der 36. Woche und eine kurzzeitige Zidovudin-Prophylaxe beim Neugeborenen (Grosch-Wörner 2000 B). Ist die Mutter selbst behandlungsbedürftig oder liegen spezielle geburtsmedizinische Risiken vor, muß die therapeutische Vorgehensweise der jeweiligen Situation entsprechend modifiziert werden.

Da zunehmend Zidovudin-Resistenzen beobachtet werden, soll vor Behandlungsbeginn – ob aus mütterlicher oder fetaler Indikation – der Genotyp des HIV-Wildtyps nachgewiesen und eine genotypische Resistenz ausgeschlossen werden. Sofern erforderlich, müssen dann andere RTI zur Infektionsprophylaxe verwendet werden.

2.6.47 Zidovudin

Pharmakologie und Toxikologie. *Zidovudin* (Retrovir®), auch als *Azidothymidin* (AZT) bezeichnet, ist das älteste zur antiretroviralen Therapie (ART) eingesetzte Virustatikum. Es hemmt als nukleosidanaloger Reverse Transcriptase Inhibitor (NRTI) kompetitiv die Vermehrung von HIV-1- und HIV-2-Viren.

Die bisher vorliegenden Erfahrungen mit mehreren Tausend dokumentierten Schwangerschaftsverläufen sprechen gegen ein nennenswertes embryo- oder fetotoxisches Potential bei Anwendung in Monotherapie oder in Kombination mit anderen ART in der Schwangerschaft (Fowler 2000, Mofenson 2000, Newschaffer 2000, The Antiretroviral Pregnancy Registry 2000, Lorenzi 1998). Allerdings wurden nur einige Hundert dieser Schwangeren explizit auch im 1. Trimenon behandelt und sowohl die Therapie wie auch das Befinden der Neugeborenen exakt protokolliert. Unter 114 Mutter-Kind-Paaren mit Exposition im 1. Trimenon, die von der Pediatric AIDS Clinical Trials Group Protocol 185 (PACTG 185)-Studie (die speziell Auswirkungen auf pränatal exponierte Kinder untersucht) erfaßt wurden, fanden sich 8 Kinder mit Fehlbildungen, davon 5 mit unterschiedlichen Vorhof- oder Ventrikelseptumdefekten (ein Zwillingspaar). Andere prospektive und auch retrospektive Fallserien zeigten jedoch keine Häufung von kardialen oder anderen Organdefekten.

Kürzlich wurde diskutiert, ob Zidovudin eine *Mitochondrien-Dysfunktion* beim Neugeborenen verursachen könne (Morris 1999). Eine andere Publikation bestärkte diese Hypothese mit laborchemischen Befunden der Enzymaktivität verschiedener Atmungsketten bei acht Kindern aus einer Gruppe von 1754 Zidovudin-behandelten Schwangeren. Zwei der acht Kinder starben noch im Säuglingsalter, drei weitere wiesen eine neurologische Symptomatik auf (Blanche 1999). Andere Untersucher konnten in einem Review unter den etwa 300 nicht-infizierten, verstorbenen Kindern von 20000 behandelten HIV-Mutter-Kind-Paaren jedoch keine Bestätigung für eine Arzneimittel-induzierte, progrediente neurologische Schädigung finden (zitiert in Fowler 2000). Tierexperimentelle Befunde an Affen ergaben, nachdem die Muttertiere beim Menschen übliche Zidovudindosen erhalten hatten, strukturelle und funktionelle Störungen der Mitochondrienfunktion in Herz- und Skelettmuskelzellen der Jungtiere. Entsprechende Herzanomalien konnten bei pränatal exponierten Kindern nicht nachgewiesen werden (Übersicht in Mofenson 2000, Lipshultz 2000).

Die einzige wiederholt beobachtete Auffälligkeit bei Neugeborenen nach vorgeburtlicher Zidovudintherapie der Mutter ist eine Anämie, die sich innerhalb der ersten 6 bis 12 Lebenswochen normalisiert (Übersicht in Mofenson 2000). Andere Autoren weisen noch auf eine passagere leichte Transaminasenerhöhung bei den Neugeborenen nach mütterlicher Therapie mit Zidovudin (plus *Lamivudin*) hin (z.B. Silverman 1998).

Die in der Langzeitstudie Pediatric AIDS Clinical Trials Group Protocol 076 (PACTG 076) bis ins 6. Lebensjahr nachverfolgten 234 Kinder entwickelten keine Auffälligkeiten ihrer körperlichen, immunologischen und kognitiven Parameter (Culnane 1999). Es zeigten sich auch keine Hinweise auf Tumorbildung bei Nachuntersuchungen an über 700 prä- und perinatal exponierten Kindern (Culnane 1999, Hanson 1999).

Empfehlung für die Praxis: Zidovudin kann und muß während der Schwangerschaft gegeben werden, wenn eine mütterliche oder fetale (Transmissionsprophylaxe) Indikation vorliegt. Dosis und Behandlungszeitraum müssen situationsadaptiert den hierfür entwickelten optimierten Therapierichtlinien folgen. Die Behandlung sollte allerdings ebenso wie die gesamte medizinische und soziale Betreuung der Schwangeren möglichst frühzeitig durch ein spezialisiertes Zentrum übernommen werden.

2.6.48 Andere antiretrovirale Medikamente

Man unterscheidet drei Gruppen:
- Nukleosidanaloge Reverse-Transcriptase-Inhibitoren(NRTI): Hierzu zählen außer *Zidovudin*: *Abacavir* (Ziagen™), *Didanosin* (Videx®), *Lamivudin* (Epivir™, Zeffix™), *Stavudin* (Zerit®), *Zalcitabin* (HIVID Roche®).
- Die nicht-nukleosidanalogen Transcriptase-Inhibitoren (nNRTI): *Delavirdin* (Rescriptor®), *Efavirenz* (SUSTIVA™), *Nevirapin* (VIRAMUNE®)
- Protease-Inhibitoren: *Amprenavir* (Agenerase®), *Indinavir* (CRIXIVAN®), *Nelfinavir* (VIRACEPT®), *Ritonavir* (Norvir®), *Saquinavir* (Invirase®).

Zu den neueren antiretroviralen Medikamenten liegen erheblich weniger Erfahrungen zur pränatalen Verträglichkeit vor. Sie werden praktisch nur in Kombination zu zweit oder dritt untereinander oder mit Zidovudin eingesetzt. Am besten untersucht ist *Lamivudin*, das inzwischen auch für die Behandlung der chronischen Hepatitis B zugelassen wurde. Zu diesem Arzneimittel liegen einige Hundert dokumentierte Schwangerschaften vor, darunter mehrheitlich mit Exposition nach dem 1. Trimenon (The Antiretroviral Pregnancy Registry 2000).

Zu keinem der Mittel liegen für eine differenzierte Risikobewertung ausreichende Daten vor, bislang allerdings auch keine ernsthaften Hinweise auf spezifische teratogene oder fetotoxische Schäden beim Menschen (The Antiretroviral Pregnancy Registry 2000, Guay 1999, McGowan 1999, Stek 1999, Mirochnik 1998, Silverman 1998). Dies ergibt sich sowohl aus den prospektiv nachverfolgten Schwangerschaften und den daraus resultierenden Gesamtfehlbildungsraten als auch aus den retrospektiv erhobenen Fallberichten, die kein typisches Fehlbildungsmuster erkennen lassen. Einschränkend muß jedoch gesagt werden, daß Spontanerfassungen wie das o.g. Register aufgrund methodischer Schwächen nicht mit randomisierten Studien vergleichbar sind.

Ebenso wie bei Zidovudin wurden auch bei Kombinationen anderer Mittel gehäuft Anämien bei den Neugeborenen beobachtet (Lorenzi 1998, Silverman 1998). Ob die ebenfalls beschriebene Frühgeburtlichkeit (Lorenzi 1998) arzneimittelinduziert ist, wird von anderen Autoren nicht bestätigt.

Tierexperimentell haben sich besonders bei *Efavirenz* Hinweise auf potentielle Teratogenität ergeben. Unter 20 pränatal exponierten Affen, deren Plasmakonzentrationen den therapeutischen beim Menschen entsprachen, wiesen drei Jungtiere unterschiedliche Fehlbildungen auf: Anencephalie mit unilateraler Anophthalmie, Mikrophthalmie und Gaumenspalte.

Empfehlung für die Praxis: Die genannten antiretroviralen Medikamente können und müssen während der Schwangerschaft gegeben werden, wenn mütterliche oder fetale (Transmissionsprophylaxe bei Zidovudinresistenz) Indikationen vorliegen. Dosis und Behandlungszeitraum müssen situationsadaptiert den speziell entwickelten Therapierichtlinien folgen. Die medikamentöse HIV-Behandlung ist ein Beispiel dafür, daß ggf. unzureichend untersuchte und theoretisch suspekte Mittel aufgrund der vitalen Bedrohung von Mutter und Kind gegeben werden müssen und ein unwägbares Arzneimittelrisiko wegen des anzunehmenden therapeutischen Nutzens in Kauf genommen wird. Dennoch ist in jedem Fall kritisch zu prüfen, ob eine bereits laufende oder aus mütterlicher Indikation notwendige Therapie auch während der Embryogenese (bis Woche 10) zwingend erforderlich ist oder ob sie für diesen Zeitraum ausgesetzt werden kann. Im Fall einer Kombinationstherapie im 1. Trimenon sollte eine Ultraschallfeinuntersuchung angeboten werden.

Die Behandlung sollte ebenso wie die gesamte medizinische und soziale Betreuung der Schwangeren frühzeitig durch ein spezialisiertes Zentrum übernommen werden.

2.6.49 Mebendazol

Pharmakologie und Toxikologie. *Mebendazol* (z. B. Vermox®) ist ein gut wirksames und verträgliches Anthelminthikum gegen Nematodeninfektionen (Oxyuren, Askariden). Aus dem Gastrointestinaltrakt werden, mit Ausnahme von Entzündungen der Darmwand, nur geringe Mengen resorbiert. Die Substanz hemmt die Glukoseaufnahme der Parasiten und führt zu deren Absterben. Fallberichte und (retrospektive) Studien mit mehreren Hundert exponierten Schwangeren, darunter auch zahlreiche im 1. Trimenon behandelte, erlauben aufgrund methodischer Mängel bei der Fallerfassung keine differenzierte Risikobewertung. Einige Kinder mit unterschiedlichen Fehlbildungen wurden beschrieben, daraus läßt sich kein reproduzierbares Schädigungsmuster erkennen (Übersicht in Schardein 2000). Ein nennenswertes embryotoxisches Risiko beim Menschen ist nach zwei neueren Studien mit 64 und 400 im 1. Trimenon exponierten Schwangeren nicht zu erkennen (Reuvers 2001, de Silva 1999). Tierexperimentell hat Mebendazol bei der Maus teratogene Effekte erkennen lassen.

Flubendazol, dem Mebendazol strukturell ähnlich, zeigte bei 150 im 1. Trimenon exponierten Kindern keine teratogenen Eigenschaften (Reuvers 2001).

Empfehlung für die Praxis: Mebendazol darf bei behandlungspflichtigen Wurmerkrankungen in der Schwangerschaft verabreicht werden. Allerdings soll die Indikation im ersten Trimenon besonders kritisch geprüft werden. Bei Oxyuren ist Pyrvinium (siehe unten) Mittel der Wahl in der Schwangerschaft. Eine Behandlung im 1. Trimenon rechtfertigt keinen risikobegründeten Schwangerschaftsabbruch (siehe Kapitel 1). Eine Ultraschallfeindiagnostik kann angeboten werden.

Dosierung: Bei Askariasis, Trichuriasis und Ankylostomiasis:
morgens und abends je 100 mg, für 3 Tage

2.6.50 Pyrviniumembonat

Pharmakologie und Toxikologie. *Pyrviniumembonat* (Molevac®, Pyrcon®) wirkt gegen Oxyuren und wird kaum resorbiert. Embryo- oder fetotoxische Effekte wurden nicht beobachtet.

> **Empfehlung für die Praxis:** Falls eine Oxyuriasis-(Madenwurm-)Behandlung erforderlich ist, darf Pyrviniumembonat als Mittel der Wahl in der Schwangerschaft verordnet werden.
>
> **Dosierung:**   Pyrviniumembonat   oral   einmalig 7,5 mg/kg

2.6.51 Niclosamid

Pharmakologie und Toxikologie. *Niclosamid* (Yomesan®) ist ein gegen Bandwürmer wirksames Anthelminthikum, das den Energiestoffwechsel der Würmer beeinträchtigt und im Magen-Darm-Trakt praktisch nicht resorbiert wird. Dieses früher häufig verwendete Mittel steht nicht im Verdacht, Fehlbildungen zu verursachen, wurde aber – bis auf eine Studie mit 39 im 1. Trimenon behandelten Schwangeren (Reuvers 2001) – nicht systematisch beim Menschen untersucht.

> **Empfehlung für die Praxis:** Niclosamid darf bei behandlungspflichtigen Bandwurmerkrankungen in der Schwangerschaft verabreicht werden. Allerdings soll die Indikation im 1. Trimenon besonders kritisch geprüft werden.
>
> **Dosierung:**   Niclosamid   oral   einmalig 2 g

2.6.52 Pyrantel

Pharmakologie und Toxikologie. *Pyrantel* (Helmex®) ist ein Breitspektrumanthelmintikum, das durch Hemmung der Cholinesterase zur spastischen Lähmung der Würmer führt. Etwa 15 % des Anthelminthikums werden im Darm resorbiert. Es liegen bisher keine verwertbaren Publikationen über die Behandlung Schwangerer vor.

Empfehlung für die Praxis: Pyrantel ist für die anthelmintische Behandlung in der Schwangerschaft relativ kontraindiziert. Es gibt für alle Indikationen besser untersuchte und damit als sicherer anzusehende Anthelminthika. Eine dennoch durchgeführte Behandlung rechtfertigt nach heutigem Erkenntnisstand weder einen risikobegründeten Abbruch der Schwangerschaft (siehe Kapitel 1) noch zusätzliche diagnostische Maßnahmen.

2.6.53 Praziquantel

Pharmakologie und Toxikologie. *Praziquantel* (z. B. Cesol®) ist ein hochwirksames Breitspektrumanthelmintikum gegen viele Trematoden und gegen Cestoden. Hauptanwendungsgebiet sind die in Europa nur bei Fernreisenden und Immigranten auftretenden Bilharziosen. Ein Fallbericht beschreibt ein unauffälliges Kind nach Behandlung der Mutter von Woche 8–11 (Paparone 1996), vier im 1. Trimenon exponierte Kinder aus einer anderen Studie waren ebenfalls gesund (Reuvers 2001). Die vorliegenden Erfahrungen reichen für eine differenzierte Risikobewertung nicht aus.

Empfehlung für die Praxis: Da es für alle in Europa anzutreffenden Wurmerkrankungen therapeutische Alternativen gibt, ist Praziquantel in der Schwangerschaft kontraindiziert. Eine dennoch durchgeführte Behandlung rechtfertigt nach heutigem Erkenntnisstand weder einen risikobegründeten Abbruch der Schwangerschaft (siehe Kapitel 1) noch zusätzliche diagnostische Maßnahmen.

2.6.54 Albendazol

Pharmakologie und Toxikologie. *Albendazol* (Eskazole®) ist ein neues, hochwirksames Breitspektrumanthelminthikum, das strukturell dem Mebendazol verwandt ist. Es führt ebenfalls zum Absterben der Parasiten über eine Hemmung der Glukoseaufnahme und ist in erster Linie zur Behandlung der alveolären Echinokokkose (Echinococcus multilocularis) indiziert und außerdem bei fortgeschrittener zystischer Echinokokkose (Echinococcus granulosus). Über Fehlbildungen wurde – unter anderem in einer Studie mit 24 im 1. Trimenon exponierten Kindern – bisher nicht berichtet (Reuvers 2001, Cowden 2000), ausreichende Erfahrungen liegen jedoch nicht vor.

> **Empfehlung für die Praxis:** Bei dringlich zu behandelnder Echinokokkose kann Albendazol während der gesamten Schwangerschaft verabreicht werden. Für alle anderen Indikationen sind besser untersuchte Anthelminthika verfügbar.
>
> **Dosierung:** Albendazol   oral   bis zu 10 mg/kg/Tag zur Behandlung der Echinokokkose

2.6.55 Ivermectin

Pharmakologie und Toxikologie. *Ivermectin* zur Behandlung der *Onchozerkose* wird gut gastrointestinal resorbiert. Tierexperimentelle Ergebnisse deuten nicht auf ein teratogenes Potential hin. Einige Fallberichte zur versehentlichen Behandlung in der Frühschwangerschaft beschreiben keine Auffälligkeiten (Chippaux 1993, Pacque 1990), erlauben jedoch auch keine differenzierte Risikobetrachtung.

> **Empfehlung für die Praxis:** Ivermectin darf bei zwingender Indikation auch in der Schwangerschaft eingesetzt werden.

2.6.56 Hyperthermie

Tierexperimentell wurde schon vor über 30 Jahren gezeigt, daß eine Erhöhung der Körpertemperatur Fehlbildungen verursachen kann (Edwards 1995). Auch beim Menschen wurde dies immer wieder erörtert. Es gibt Hinweise darauf, daß verschiedene Anomalien wie z.B. Neuralrohrdefekte (Shaw 1998), aber auch Herz- und Bauchwandfehlbildungen nach anhaltend hohem Fieber in der Frühschwangerschaft häufiger auftreten. Dies hat u.a. eine prospektive Untersuchung ergeben, die den Schwangerschaftsverlauf von 115 Frauen mit hohem Fieber mit 147 Schwangeren verglich, die Episoden mit leichtem Fieber hatten und 298 ohne Fieber (Chambers 1998). Hohes Fieber wurde definiert als mindestens 38,9 °C für mindestens 24 Stunden, leichtes Fieber als unter 38,9 °C oder weniger als 24 Stunden andauernd. Rund 80 % der Fieberepisoden ereigneten sich im 1. Trimenon. Diese Untersuchung hat jedoch kein statistisch signifikantes Risiko für Fehlbildungen insgesamt nach Fieberepisoden im 1. Trimenon oder später ermittelt. Diskutiert wird u.a., daß hohe Körpertemperaturen vaskuläre Störungen verursachen können, so daß die sich entwickelnden Organe (vorübergehend) nicht ausreichend durchblutet werden (Graham 1998).

Zusammenfassend ist von einem gering erhöhten Fehlbildungsrisiko bei hochfieberhaften Erkrankungen insbesondere in den ersten vier Wochen nach Konzeption auszugehen.

Bisherige Untersuchungen belegen kein erhöhtes Risiko durch Saunen, obwohl schon nach 10–20 Minuten die Körpertemperatur auf über 38,5 °C steigen kann. In Finnland, wo dieser Frage nachgegangen wurde, ist häufiges Saunen auch während der Schwangerschaft üblich. Untersuchungen zum Gebrauch elektrischer Heizdecken und geheizter Wasserbetten haben bisher ebenfalls kein signifikant erhöhtes Fehlbildungsrisiko erkennen lassen.

> **Empfehlung für die Praxis:** Bei hochfieberhaften Infekten insbesondere in der Frühschwangerschaft soll rechtzeitig mit *Paracetamol* und/oder physikalischen Maßnahmen (Wadenwickel, reichlich Flüssigkeitszufuhr etc.) das Fieber gesenkt werden. Saunabesuche sollten 10 Minuten nicht überschreiten. Sehr heiße Wannenbäder sind ebenso wie andere Überhitzungsquellen zu meiden.
> Im Zweifelsfall sollten Frauen, die in der Frühschwangerschaft einen hochfieberhaften Infekt durchmachten, eine Ultraschallfeindiagnostik und eine α-Fetoprotein-Bestimmung im Serum angeboten werden. Jedoch rechtfertigt eine Fieberepisode nach heutigem Kenntnisstand keinen risikobegründeten Abbruch der Schwangerschaft (siehe Kapitel 1).

2.6.57 Fernreisen und Langstreckenflüge

Bei Fern- und Flugreisen während der Schwangerschaft müssen folgende potentiell riskanten Umstände beachtet werden:
- infektionsprophylaktische Maßnahmen (Malariaprophylaxe siehe Abschnitt 2.6.24; Impfungen siehe Abschnitt 2.18),
- Infektionskrankheiten (siehe Enders 1991),
- speziell bei Langstreckenflügen:
  - Thromboserisiko,
  - ionisierende Höhenstrahlung,
  - Herabsetzung des Sauerstoffpartialdrucks entsprechend einer Höhe von 2500 m,
  - trockene Luft,
- körperlicher und psychischer Streß.

Spezifische Entwicklungsstörungen haben sich bei der Exposition von Schwangeren bisher weder im Zusammenhang mit Impfungen noch mit der empfohlenen Malariaprophylaxe oder mit den physikalischen Einflüssen bei Langstreckenflügen gezeigt.

Es ist jedoch zu berücksichtigen, daß die mit einer Fernreise einhergehenden Belastungen, zumal bei disponierten Frauen, zu einer Steigerung des Abortrisikos beitragen können. Darüber hinaus wird häufig vergessen, daß neben den typischen Infektionskrankheiten auch „banale" Infektionen aufgrund der veränderten hygienischen Situation im Zielland gehäuft auftreten können. Wenn Dehydratation, hohes Fieber und andere Komplikationen hinzukommen, können Infektionen mittelbar auch für den Feten riskant sein.

Die Strahlendosis bei einem Fernflug variiert stark in Abhängigkeit von der Aktivität der Sonnenoberfläche. Hierbei werden nach heutigem Wissen aber keine Dosen erreicht, die Fehlbildungen auslösen können.

> **Empfehlung für die Praxis:** Es muß mit der Schwangeren kritisch erörtert werden, ob sie eine Fernreise, zumal in tropische Regionen, unbedingt während der Schwangerschaft antreten muß. Hatte sie schon früher Spontanaborte, sollte sie die Reise verschieben. Eine gut vertragene Fernreise ist kein Grund für eine erweiterte vorgeburtliche Diagnostik und rechtfertigt keinesfalls einen risikobegründeten Abbruch der Schwangerschaft (siehe Kapitel 1).

Literatur

Ad Hoc Committee of the Scientific Assembly on Microbiology, Tuberculosis and Pulmonary Infections. Treatment of tuberculosis and tuberculosis infection in adults and children. Clin Infect Dis 1995; 21: 927.

Aleck KA, Bartly DL. Multiple malformation syndrome following fluconazole use in pregnancy: report of an additional patient. Am J Med Genet 1997; 72: 253–6.

Alecrim WD, Espinosa FEM, Alecrim MGC. Plasmodium falciparum infection in the pregnant patient. Infect Dis Clin North Am 2000;14:83–95.

Amado, JA et al. Successful treatment with ketoconazole of cushing's syndrome in pregnancy. Postgrad Med J 1990; 66: 221–3.

Bar-Oz B, Moretti ME, Bishai R, Mareels G, Van Tittelboom T, Verspeelt J, Koren G: Pregnancy outcome after in utero exposure to itraconazole: a prospective cohort study. Am J Obstet Gynecol 2000;183(3):617–20.

Beard CM, Noller KL, O'Fallon WM, Kurland LT, Dahlin, DC. Cancer after exposure to metronidazole. Mayo Clin Proc 1988; 63: 147–53.

Ben-David S, Einarson T, Ben-David Y, Nulman I et al. The safety of nitrofurantoin during the first trimester of pregnancy: meta-analysis. Fundam Clin Pharmacol 1994; 28:248–251.

Berkovitch M, Segal-Socher I, Greenberg R, Bulkowshtein M, Arnon J, Merlob P, Ornoy A. First trimester exposure to cefuroxim: a prospective cohort study. Br J Clin Pharmacol 2000; 50: 161–65.

Berkovitch M, Pastuszak A, Gazarian M, Lewis M, Koren G. Safety of the new quinolones in pregnancy. Obstet Gynecol 1994; 84: 535–8.

Berwaerts J, Verhelst J, Mahler C, Abs R. Cushing's syndrome in pregnancy treated by ketoconazole: case report and review of the literature. Gynecol Endocrinol 1999; 13: 175–182.

Bhargava P, Kuldeep CM, Mathur NK. Antileprosy drugs, pregnancy and fetal outcome. Int J Lepr Other Mycobact Dis 1996; 64: 457.

Blanche S, Tardieu M, Rustin P et al. Persistent mitochondrial dysfunction and perinatal exposure to antiretroviral nucleoside analogues. Lancet 1999; 354:1084–9.

Briggs GG, Freeman RK, Yaffe SJ. Drugs in Pregnancy and Lactation. 5. Aufl. Baltimore: Williams and Wilkins, 1998.

Burtin P, Taddio A, Ariburnu O, Einarson TR, Koren G. Safety of metronidazole in pregnancy: a meta-analysis. Am J Obstet Gynecol 1995; 172: 525–9.

Campomori A, Bonati M. Fluconazole treatment for vulvovaginal candidiasis during pregnancy. Ann Pharmacother 1997; 31: 118–19.

Caro-Paton T, Carvajal A, Martin de Diego I, Martin-Arias LH, Alvares-Requejo A, Rodriguez-Pinilla E. Is metronidazole teratogenic? A meta-analysis. Br J Clin Pharmacol 1997 aug; 44(2): 179–82.

Chambers CD, Johnson KA, Dick LM, Felix RJ, Jones KL. Maternal fever and birth outcome: a prospective study. Teratology 1998; 58: 251–57.

Chippaux JP, Gardon-Wendel N, Gardon J, Ernould JC. Absence of any adverse effect of inadvertent ivermectin treatment during pregnancy. Trans R Soc Trop Med Hyg 1993; 87: 318.

Cowden J, Hotez P. Mebendazole and albendazole treatment of geohelminth infections in children and pregnant women. Ped Inf Dis J 2000; 19: 659–60.

Culnane M, Fowler MC, Lee SS et al. Lack of long-term effects of in utero exposure to zidovudine among uninfected children born to HIV-infected women. JAMA 1999; 281: 151–7.

Czeizel AE [A], Rockenbauer M, Olsen J, Sørensen HT. Oral phenoxymethylpenicillin treatment during pregnancy. Results of a population-based hungarian case-control study. Archives Gynecol Obstet 2000; 263: 178–81.

Czeizel AE [B], Rockenbauer M. A population-based case-control study of oral oxytetracycline treatment during pregnancy. Eur J Obstet Gynecol Reprod Biol 2000; 88: 27–33.

Czeizel AE [C], Rockenbauer M, Olsen J, Sørensen HT. A teratological study of aminoglycoside antibiotic treatment during pregnancy. Scand J Infect Dis 2000; 32: 309–13.

Czeizel AE [D], Rockenbauer M, Olsen J, Sørensen HT. A case-control teratological study of spiramycin, roxithromycin, oleandomycin and josamycin. Acta Obstet Gynecol Scand 2000; 79: 234–237.

Czeizel AE, Rockenbauer M, Sørensen HT, Olsen J. A population-based case-control teratologic study of oral erythromycin treatment during pregnancy. Reprod Toxicol 1999; 13: 531–536.

Czeizel AE [A], Rockenbauer M, Olsen J. Use of antibiotics during pregnancy. Eur J Obstet Gynecol 1998; 81: 1–8.

Czeizel AE [B], Rockenbauer M. A population based case-control teratologic study of oral metronidazole treatment during pregnancy. Br J Obstet Gynaecol 1998; 105: 2–7.

Czeizel AE, Rockenbauer M. Teratogenic study of doxycycline. Obstet Gynecol 1997; 89: 524–528.

Czeizel AE. A case-control analysis of the teratogenic effects of co-trimoxazole. Reprod Toxicol 1990; 4: 305–13.

Davidson PT. Managing tuberculosis during pregnancy. Lancet 1995; 346: 199–200.

Dean JL, Wolf JE, Rancini AC, Laughlin MA. Use of amphotericin B during pregnancy: case report and review. Clin Infect Dis 1994; 18(3): 364–8.

de Silva NR, Sirisena JLGJ, Gunasekera DPS, Ismail MM, de Silva HJ. Effect of mebendazole therapy during pregnancy on birth outcome. Lancet 1999; 353: 1145–9.

Diav-Citrin O, Gotteiner T, Shechtman S, Arnon J, Ornoy A. Pregnancy outcome following gestational exposure to metronidazole: a prospective controlled cohort study (abstract). Teratology 2000; 61: 440.

Dobias L, Cerna M, Rössner P, Sram R. Genotoxicity and carcinogenicity of metronidazole. Mutation Research 1994; 317: 177–94.

Edwards MJ et al. Hyperthermia and birth defects. Reprod Toxicol 1995; 9: 411.

Einarson A, Philips E, Mawji F et al. A prospective controlled multicentre study of clarithromycin in pregnancy. Amer J Perinatol 1998; 9: 523–525.

Ely EW, Peacock JJ, Haponik E, Washburn RG. Cryptococcal pneumonia complicating pregnancy. Medicine-Baltimore 1998; 77(3): 153–67.

Enders G. Infektionen und Impfungen in der Schwangerschaft. 2. Aufl. München: Urban und Schwarzenberg, 1991.

Fowler MG. Follow-up of children exposed to perinatal antiretrovirals. Teratology 2000; 61: 395–96.

Glaxo Wellcome. Acyclovir pregnancy registry and valacyclovir pregnancy registry. Report 1998.

Garratty G, Leger RM, Arndt PA. Severe immune hemolytic anemia associated with prophylactic use of cefotetan in obstetric and gynecologic procedures. Am J Obstet Gynecol 1999; 181: 103–104.

Graham JM, Edwards MJ. Teratogen update: gestational effects of maternal hyperthermia due to febrile illnesses and resultant patterns of defects in humans. Teratology 1998; 58: 209–21.

Grosch-Wörner [A] I, Schäfer A, Obladen M et al. Two to four weeks oral maternal and 10 days intra-venous neonatal zidovudine prophylaxis and elective caesarean section: effective and safe in reducing vertical transmission of HIV-1 infection. AIDS. Im Druck.

Grosch-Wörner [B] I, Friese K, Schäfer A, Brockmeyer N. HIV-Therapie in der Schwangerschaft. Dt Ärzteblatt 2000; 97: A99–103.

Gough AW, Kasali OB, Sigler RE, Baragi V. Quinolone arthropathy – acute toxicity to immature articular cartilage. Toxicol Pathol 1992; 20: 436–49.

Guay LA, Musoke P, Fleming T et al. Intrapartum and neonatal single-dose nevirapine compared with zidovudine for prevention of mother-to-child transmision of HIV-1 in Kampala, Uganda: HIVNET 012 randomised trial. Lancet 1999; 354: 795–809.

Hanson IC, Antonelli TA, Sperling RS et al. Lack of tumors in infants with perinatal HIV-1 exposure and fetal/neonatal exposure to zidovudine. J Acquir Immune Defic Syndr Hum Retrovirol 1999; 20: 463–7.

Heikkilä A, Erkkola R. Review of β-lactam antibiotics in pregnancy. The need for adjustment of dosage schedules. Clin Pharmacokin 1994; 27: 49–62.

Hill LM. Fetal distress secondary to vancomycin-induced maternal hypotension. Am J Obstet Gynecol 1985; 153: 74–5.

Hulton S-A, Kaplan BS. Renal dysplasia associated with in utero exposure to gentamycin and corticosteroids. Amer J Med Genet 1995; 58: 91–93.

Inman W, Pearce G, Wilton L. Safety of fluconazole in the treatment of vaginal candidiasis. A prescription-event monitoring study, with special reference to the outcome of pregnancy. Eur J Clin Pharmacol 1994; 46: 115–8.

Ito S, Koren G. Estimation of fetal risk from aerosolized pentamidine in pregnant healthcare workers. Chest 1994; 106: 1460–2.

Jick SS. Pregnancy outcomes after maternal exposure to fluconazole. Pharmacotherapy 1999; 19(2): 221–2.

Joesoef MR, Schmid GP, Hillier SL. Bacterial vaginosis: a review of treatment options and potential clinical indications for therapy. Clin Infect Dis 1999; 28 suppl 1: S57–65.

Kimberlin DF, Weller S, Whitlely RJ et al. Pharmacokinetics of oral valacyclovir and acyclovir in late pregnancy. Am J Obstet Gynecol 1998; 179: 846–50.

King CT, Rogers PD, Cleary JD, Chapman SW. Antifungal therapy during pregnancy. Clin Infect Dis 1998; 27(5): 1151–60.

Larsen B, Glover DD. Serum erythromycin levels in pregnancy. Clinical Therapeutics 1998; 20: 971–977.

Larsen H, Nielsen GL, Sørensen HT et al. A follow-up study of birth outcome in users of pivampicillin during pregnancy. Acta Obstet Gynecol Scand 2000; 79: 379–383.

Lewis JH. Drug hepatotoxicity in pregnancy. Eur J Gastroenterol Hepatol 1991; 3: 883–91.

Lipshultz SE, Easley KA, Orav J et al. Absence of cardiac toxicity of zidovudine in infants. N Engl J Med 2000; 343: 759–66.

Loebstein R, Addis A, Ho E, Andreou R et al. Pregnancy outcome following gestational exposure to fluoroquinolones: a multicenter prospective controlled study. Antimicrob Agents Chemother 1998; 42:1336–39.

Lorenzi P, Masserey Spicher V, Laubereau B et al. Antiretroviral therapies in pregnancy: maternal, fetal and neonatal effects. AIDS 1998; 12: F241–47.

Manka W, Solowiow R and Okrzeja D. Assessment of infant development during an 18-month follow-up after treatment of infections in pregnant women with cefuroxime axetil. Drug Safety 2000; 22: 83–88.

Mastriacovo P, Mazzone T, Botto LD, Serafini MA, Finardi A, Caramelli L, Fusco D. Prospective assessment of pregnancy outcomes after first trimester exposure to fluconazole. Am J Obstet gynaecol 1996; 175(6): 1645–50.

McGowan, Crane M, Wiznia AA, Blum S. Combination antiretroviral therapy in human immunodeficiency virus-infected pregnant women. Obstet Gynecol 1999; 94: 641–6.

McGready R, Cho T, Cho JJ, Simpson JA, Luxemburger C, Dubowitz L, Looareesuwan S, White NJ, Noston F. Artemisinin derivates in the treatment of falciparum malaria in pregnancy. Trans R Soc Trop Med Hyg 1998; 92(4): 430–33.

Mirochnik M, Fenton T, Gagnier P et al. Pharmacokinetics of nevirapine in human immunodeficiency virus type 1-infected pregnant women and their neonates. Pediatric AIDS clinical trials group protocol 250 team. J Clin Inf Dis 1998; 178: 368–74.

Mofenson LM. Prenatal exposure to zidovudine – benefits and risks. N Engl J Med 2000; 343: 803–05.

Morris AAM, Carr A. HIV nucleoside analogues: new adverse effects on mitochondria? Lancet 1999; 354: 1046–7.

Myles TD, Elam G, Park-Hwang E, Nguyen T. The Jarisch-Herxheimer reaction and fetal monitoring changes in pregnant women treated for syphilis. Obstet Gynecol 1998; 92: 859–864.

Nathwani D, Currie PF, Green ST, Smith NC. Plasmodium falciparum malaria in pregnancy: a review. Br J Obstet Gynaecol 1992; 99: 118–21.

Newschaffer CJ, Cocroft J, Anderson CE, Hauck WW, Turner BJ. Prenatal zidovudine use and congenital anomalies in a medicaid population. J Acquir Immune Defic Syndr 2000; 24: 249–56.

Nosten F, Vincenti M, Simpson J, Yei P, Thwai KL, de Vries A, Chongsuphajaisiddhi T, White NJ. The effects of mefloquine treatment in pregnancy. Clin Infect Dis 1999; 28: 808–15.

Pacque M, Munoz B, Poetschke G et al. Pregnancy outcome after inadvertent ivermectin treatment during community-based distribution. Lancet 1990; 336: 1486–89.

Paparone PW, Menghetti RA. Case report: Neurocysticercosis in pregnancy. NJ Med 1996; 93: 91–94.

Parke AL, Rothfield NF. Antimalarial drugs in pregnancy- the North American experience. Lupus 1996; 5 suppl 1: 67–9.

Pescovitz MD. Absence of teratogenicity of oral ganciclovir used during early pregnancy in a liver transplant recipient. Transplantation 1999; 67: 758–9.

Phillips-Howard PA, Steffen R, Kerr l, Vanhauwere B, Schildknecht J, Fuchs E, Edwards R. Safety of mefloquine and other antimalarial agents in the first trimester of pregnancy. J Travel Med 1998; 5(3): 121–6.

Phillips-Howard PA, Wood D. The safety of antimalarial drugs in pregnancy. Drug Safety 1996; 14: 131–45.

Piper JM, Mitchell EF, Ray WA. Prenatal use of metronidazole and birth defects: no association. Obstet Gynecol 1993; 82: 348–52.

Pursley TJ, Blomquist IK, Abraham J, Andersen HF, Bartley JA. Fluconazole-induced congenital anomalies in three infants. CID 1996; 22: 336–40.

Reeves DS. Treatment of bacteriuria in pregnancy with single dose fosfomycin trometamol: a review. Infection 1992; 20 suppl 4: 313–16.

Reuvers M. ENTIS-study on anthelmintics during pregnancy. Persönliche Mitteilung 2001.

Reyes MP, Ostrea EM, Cabinian AE, Schmitt C, Rintelmann W. Vancomycin during pregnancy: Does it cause hearing loss or nephrotoxicity in the infant? Am J Obstet Gynecol 1989; 161: 977–81.

Sanchez JM, Moya G. Fluconazole teratogenicity. Prenat Diagn 1998; 18: 862–69.

Sanchez-Sainz-Trapaga C, Gutierrez-Fonseca R, Ibanez-Ruiz C, Moro-Serrano M. Relationship between a case of severe hearing loss and use of gentamycin in the pregnant mother. An Esp Pediatr 1998; 49: 397–8.

Schaefer C, Amoura-Elefant E, Vial T, Ornoy A, Garbis H, Robert E, Rodriguez-Pinilla E, Pexieder T, Prapas N, Merlob P. Pregnancy outcome after prenatal quinolone exposure. Europ J Obstet Gynecol Reprod Biol 1996; 69: 83–9.

Schardein JL. Chemically Induced Birth Defects. 4. Aufl. New York, Basel: Marcel Dekker, 2000.

Schick B, Hom M, Librizzi R, Donnenfeld A. Pregnancy outcome following exposure to clarithromycin. Reprod Toxicol 1996; 10: 162.

Schlagenhauf P. Mefloquine for malaria chemoprophylaxis 1992–1998: a review. J Travel Med 1999; 6(2): 122–33.

Shaw GM, Todoroff, Velie EM, Lammer EJ. Maternal illness, including fever, and medication use as risk factors for neural tube defects. Teratology 1998; 57: 1–7.

Silverman NS, Watts DH, Hitti J et al. Initial multicenter experience with double nucleoside therapy for human immunodeficiency virus infection during pregnancy. Inf Dis Obstet Gynecol 1998; 6: 237–43.

Smoak BL, Writer JV, Keep LW, Cowan J, Chantelois JL. The effects of inadvertent exposure of mefloquine chemoprophylaxis on pregnancy outcomes and infants of US army servicewomen. J Infect Dis 1997; 176: 831–33.

Sobel JD. Use of antifungal drugs in pregnancy. Drug Safety 2000; 23: 77–85.

Sørensen HT, Nielsen Gl, Olesen C, Larsen H, Steffensen Fh, Schonheyder HC, Ølsen J, Czeizel AE. Risk of malformation and other outcomes in children exposed to fluconazole in utero. Br J Clin Pharmacol 1999; 48(2): 234–8.

Stein GE. Single-dose treatment of acute cystitis with fosfomycin tromethamine. Ann Pharmacother 1998; 32: 215–9.

Stek A, Kramer F, Fassett M, Khoury M. The safety and efficacy of protease inhibitor therapy for HIV infection during pregnancy. Am J Obstet Gynecol 1999; 180(1 Pt 2): 7.

Thapa PB, Whitlock JA, Brockman Worrell KG, Gideon P, Mitchel EF, Roberson P, Pais R, Ray WA. Prenatal exposure to metronidazole and risk of childhood cancer. Cancer 1998; 83: 1461–68.

The Antiretroviral Pregnancy Registry. Interim Report 2000, Vol. 11, No.1.

Trexler MF, Fraser TG, Jones MP. Fulminant pseudomembranous colitis caused by clindamycin phosphate vaginal cream. Am J Gastroenterology 1997; 92: 2112–2113.

Vanhauwere B, Maradit H, Kerr L. Post-marketing surveillance of prophylactic mefloquine (Lariam) use in pregnancy. Am J Trop Med Hyg 1998; 58: 17–21.
Vial T. Persönliche Kommunikation 2001.
Wiedenhöft A, Abel E, Wiersbitzky SKW. Ofloxacin als mögliche Ursache einer neonatalen Hepatitis (Abstract). Kinderärztl Praxis 2000; 71: 36.

2.7 Antikoagulanzien, Fibrinolytika und Volumenersatzmittel

2.7.1 Indikationen zur Antikoagulation

In der Schwangerschaft steigt die Konzentration nahezu aller Gerinnungsfaktoren kontinuierlich an. Gleichzeitg nimmt die Aktivität der Gerinnungsinhibitoren, wie z. B. Antithrombin III (AT III), und des fibrinolytischen Potentials ab. Die Zunahme des Gerinnungspotentials erscheint sinnvoll für die Sicherstellung einer effektiven Blutstillung unter der Geburt nach Lösung der Plazenta. Allerdings hat sie auch zur Folge, daß thromboembolische Erkrankungen in der Schwangerschaft etwa 5mal häufiger auftreten als sonst. Bei allen Patientinnen mit entsprechenden anamnestischen Hinweisen sollte eine Thromboseprophylaxe in der Schwangerschaft durchgeführt werden.

Eine Therapie mit Antikoagulanzien ist in folgenden Fällen indiziert:
- bei thrombembolischen Vorerkrankungen,
- bei erblicher thrombophiler Diathese wie Antithrombin-III-Mangel, Protein-C- oder -S-Mangel, Faktor-V-Leiden (Resistenz gegen aktiviertes Protein C), Prothrombin-Gen-Mutation, eingeschränktem Fibrinolysepotential und dem Antiphospholipidsyndrom, einer erworbenen Thrombophilie,
- bei Begleiterkrankungen mit hohem Thromboserisiko wie Malignomen, Autoimmunerkrankungen sowie nach operativen Eingriffen, Trauma, Herzklappenersatz oder bei anderen kardiovaskulären Vorerkrankungen,
- bei anhaltender Immobilisation, wie z. B. bei Blutungen in der Schwangerschaft.

Seit Einführung der Thromboseprophylaxe sind Todesfälle aufgrund thrombembolischer Erkrankungen erheblich seltener geworden. Antikoagulanzien werden auch zur Therapie thrombembolischer Ereignisse während der Schwangerschaft und im Wochenbett eingesetzt. Da die verschiedenen o.g. Thrombophilien (und neuerdings auch eine möglicherweise Thrombosen-begünstigende Genmutation der Methylentetrahydrofolatreduktase; Martinelli 2000) als eine der Ursachen (rezidivierender) Spontanaborte betrachtet werden, kann eine Antikoagulanzientherapie auch schwangerschaftserhaltend wirken (z.B. Brewster 1999).

2.7.2 Heparine

Pharmakologie. *Heparin* (Calciparin®, Liquemin N®, Thrombophob®, Vetren®) ist ein kettenförmiges, sulfatreiches Mukopolysaccharid mit einer Molekularmasse von etwa 15.000, das natürlicherweise in hohen Konzentrationen in den Gewebemastzellen vorkommt. Heparin wirkt hauptsächlich über eine Aktivierung des körpereigenen Glykoproteins Antithrombin III, das sich wiederum irreversibel an Gerinnungsfaktoren bindet, wie z.B. Faktor IIa (Thrombin). Heparin ist die stärkste organische Säure, die im Organismus vorkommt. Für die Gerinnungshemmung ist die stark negative Ladung des Heparins wichtig. Salzbildung mit organischen Kationen wie Protamin (siehe unten) hebt die Wirkung von Heparin prompt auf. Bei niedrigdosierter Heparintherapie ist der gerinnungshemmende Effekt wahrscheinlich überwiegend eine Folge der Aktivierung von Antithromin III und Faktor Xa, der in der Gerinnungskaskade eine Schlüsselrolle einnimmt und dem Thrombin übergeordnet ist.

Heparin wird nach oraler Gabe kaum resorbiert. Es ist aber nach subkutaner, intravenöser und intramuskulärer Applikation gut wirksam. Heparin wird in der Leber metabolisiert und hat eine Halbwertszeit von nur 6 Stunden. Aufgrund seiner Struktur (Ladung und Molekularmasse) gelangt Heparin nicht durch die Plazenta zum Feten. Das gilt auch für die *niedermolekularen Heparine* Certoparin (Mono-Embolex®), *Dalteparin* (Fragmin®), *Enoxaparin* (Clexane®), *Nadroparin* (Fraxiparin®), *Reviparin* (Clivorin®) und *Tinzaparin* (innohep®) mit einer oberen Molekularmasse von etwa 5.000. Diese neuen niedermolekularen Heparine sind offenbar besser verträglich und weisen eine längere Halbwertszeit auf, so daß nur eine Injektion pro Tag erforderlich ist.

Überempfindlichkeitsreaktionen sind selten. Bei niedermolekularen Heparinpräparaten werden allergische Reaktionen an der Haut sowie die gefürchtete heparininduzierte Thrombozytopenie (HIT), die paradoxerweise zur Thrombozytenaggregation führen kann, seltener beobachtet als bei konventionellen unfraktionierten Heparinpräparaten (Arzneimittelbrief 1995). Bei akuter Heparinunverträglichkeit im Sinne des HIT ist eine Therapie mit gentechnologisch hergestelltem *Hirudin*, dem gerinnungshemmenden Polypeptid des Leberegels, versucht worden (siehe unten).

Toxikologie. Entgegen früheren Berichten wirkt Heparin beim Menschen nicht embryo- oder fetotoxisch (Ginsberg 1989). Die Langzeittherapie mit täglich 15.000 IE Heparin über mehrere Monate kann bei Schwangeren über eine Aktivierung der Osteoklasten zur Osteoporose führen. Außerdem besteht ein erhöhtes Blutungsrisiko, das auch für niedermolekulare Heparine gilt (Lindqvist 2000). Verschiedentlich wird empfohlen, bei Langzeittherapie mit Antikoagulanzien nach dem 1. Trimenon von Heparin auf die oral wirksamen Cumarinderivate umzustellen und ab Woche 36 für die Peripartalphase wieder Heparin zu verabreichen. Als Gründe hierfür werden der bessere Schutz vor Thromboembolien bei Herzklappenersatz, die im Vergleich zu oralen Antikoagulanzien nicht geringere Nebenwirkungen für die Frauen und der Vorzug einer oralen Einnahme angeführt.

Bisher publizierte Erfahrungen mit über 300 Schwangeren, die vor allem mit den niedermolekularen Heparinen *Certoparin*, *Enoxaparin*, *Dalteparin* und *Nadroparin* behandelt worden waren, ergeben keine Hinweise darauf, daß diese spezifische entwicklungstoxische Wirkungen haben oder schlechter für den Embryo oder Feten verträglich sind als unfraktionierte Heparine (z.B. Bar 2000, Sørensen 2000, Chan 1999, Sanson 1999, Schneider 1997, Dulitzki 1996). Deshalb können im Bedarfsfall deren Vorzüge auch in der Schwangerschaft genutzt werden, so beispielsweise bei schwerer, früh manifester Präeklampsie, Abortneigung und intrauteriner Wachstumsretardierung infolge erworbener oder angeborener Thrombophilie (z.B. Bar 2000, Kupferminc 1999). Obwohl niedermolekulare Heparine die menschliche Plazenta nicht oder kaum überwinden (Greer 1999, Sanson 1999), wurden im Tierexperiment dennoch Auswirkungen auf die fetale Gerinnung beobachtet.

> **Empfehlung für die Praxis:** Heparine sind aus entwicklungstoxikologischer Sicht neben Acetylsalicylsäure („low-dose") in der Schwangerschaft Mittel der Wahl für die Thromboseprophylaxe. Sie dürfen auch zur gerinnungshemmenden Langzeittherapie bei angeborenen Thrombophilien sowie dem Antiphospholipid-Syndrom bei Lupus erythematodes verordnet werden. Die Vorzüge der niedermolekularen Präparate, z. B. Enoxacin, dürfen auch in der Schwangerschaft genutzt werden.

▶ 2.7.3 Hirudinverbindungen und Thrombozytenaggregationshemmer

Pharmakologie und Toxikologie. Zu den Hirudinverbindungen zählen *Desirudin* (Revasc®) und *Lepirudin* (Refludan®). Diese und auch das Heparinoid *Danaparoid* (Orgaran®) werden bei Heparinunverträglichkeit (Heparin-induzierte Thrombozytopenie, HIT) verwendet. Es gibt bisher keine Hinweise darauf, daß diese Mittel eine entwicklungstoxische Wirkung beim Menschen haben. Zumindest Danaparoid soll die Plazenta nicht überschreiten.

Keine ausreichenden Erfahrungen liegen für die Thrombozytenaggregationshemmer *Clopidogrel* (z.B. Iscover®) und *Ticlopidin* (Tiklyd®) vor.

Zur „Low-dose-Therapie" mit Acetylsalicylsäure siehe Abschnitt 2.1.2

> **Empfehlung für die Praxis:** Bei Heparinunverträglichkeit darf Danaparoid verordnet werden. Clopidogrel und Ticlopidin sollen nicht verwendet werden. Eine Anwendung dieser Mittel oder der Hirudinverbindungen stellt aber keine Indikation zum risikobegründeten Abbruch einer Schwangerschaft (siehe Kapitel 1) dar.

▶ 2.7.4 Protamin

Pharmakologie und Toxikologie. *Protamin-HCl* (Protamin ICN® 1.000 und 5.000) ist bei Gerinnungsstörungen infolge der Überdosierung von Heparin auch in der Schwangerschaft als Antidot indiziert. Protamine sind niedermolekulare basische Proteine aus Fischspermien, die sich mit dem stark sauren Heparin zu stabilen Salzen verbinden. Diese weisen keine gerinnungshemmende Wirkung mehr auf. Die Protamin-Heparin-Komplexe werden über die Nieren ausgeschieden. Untersuchungen über embryotoxische Wirkungen von Protamin liegen nicht vor. Gegen niedermolekuleres Heparin soll das Antidot Protamin schwächer wirksam sein.

> **Empfehlung für die Praxis:** Protamin-HCl darf im Fall einer Heparinüberdosierung auch in der Schwangerschaft eingesetzt werden.

Dosierung: Protamin-HCl   5 ml 1%ig

2.7.5 Cumarinderivate

Pharmakologie. Zu den zur oralen Antikoagulation verwendeten Cumarinderivaten zählen *Acenocoumarol*, *Fluindion* (*Fluorindion*), *Phenindion*, *Phenprocoumon* (Falithrom®, Marcumar®, Phenpro-ratiopharm®) und *Warfarin* (Coumadin®). Cumarine sind indirekt wirkende Antikoagulanzien, die aufgrund ihrer strukturellen Ähnlichkeit mit Vitamin K dosisabhängig in der Leber die Synthese der Gerinnungsfaktoren II, VII, IX und X hemmen (Vitamin-K-Antagonisten).

Die meisten Cumarinderivate werden nach oraler Gabe vollständig resorbiert und im Blut zu mehr als 95% an Albumin gebunden. Die Halbwertszeit beträgt 24 Stunden bei Acenocoumarol, 36 Stunden bei Warfarin und 150 Stunden bei Phenprocoumon. Der langsame Wirkungseintritt ist darauf zurückzuführen, daß es 1–3 Tage dauert, bis die Hemmung der Synthese der Gerinnungsfaktoren in der Leber zu einer Konzentrationsminderung im Blut führt.

Cumarine werden in der Leber oxidativ metabolisiert und über die Nieren ausgeschieden. Die Wirkung der Cumarine wird durch gleichzeitige Gabe anderer Medikamente beeinflußt, die mit dem Cumarin um die arzneimitteloxidierenden Enzyme in der Leber einerseits sowie um die Bindung an die Plasmaproteine andererseits konkurrieren. Cumarinderivate sind plazentagängig und erreichen den Feten.

Toxikologie. Die entwicklungstoxische Wirkung von Cumarinderivaten ist beim Menschen eindeutig belegt. Neben einem erhöhten Blutungsrisiko während der Behandlung wurde ein charakteristisches Fehlbildungssyndrom, die Cumarinembryopathie (auch Warfarinembryopathie), beschrieben, die an die schon länger bekannte Chondrodysplasia punctata Conradi-Hünermann erinnert (Savarirayan 1999,

Becker 1975, Shaul 1975). Im Zusammenhang mit diesem Krankheitsbild wurde die ätiologisch relevante Mutation der Arylsulfatase E (ARSE) beschrieben, die zum (völligen) Aktivitätsverlust dieses Enzyms führt. Die Cumarinembryopathie als identischer Phänotyp wird nach neueren Erkenntnissen mit einer cumarinbedingten ARSE-Hemmung in Zusammenhang gebracht (Savarirayan 1999).

Mit der Cumarinembryopathie muß heute vielleicht wieder zunehmend gerechnet werden, weil immer mehr Frauen auch nach Herzklappenersatz eine Schwangerschaft austragen und Kardiologen in letzter Zeit zunehmend eine durchgehende Cumarin-Antikoagulation in der Schwangerschaft empfehlen mit dem Hinweis, daß diese die mütterliche durch Klappenthrombose verursachte Letalität zuverlässiger senkt als eine durchgehende oder im 1. Trimenon eingeschaltete Heparintherapie (Chan 2000, Vitale 1999, Wellesley 1998).

Die Cumarinembryopathie ist vor allem durch folgende Merkmale gekennzeichnet: Hypoplastische Nase, vorzeitige Kalzifizierungen in den Epiphysen der langen Röhrenknochen, disproportionale Verkürzung der proximalen Gliedmaßen, Störungen der Augen- und Ohrenentwicklung, intrauterine Wachstumsretardierung und mentale Entwicklungsretardierung. Eine Hemmung der Vitamin-K-abhängigen Bildung von Proteinen, die für die normale Knochenbildung wichtig sind, wird als Ursache für die Skelettauffälligkeiten angenommen. Die Entwicklungsstörungen des Zentralnervensystems sind vermutlich auf intrazerebrale Blutungen und nachfolgende Narbenbildungen zurückzuführen.

Die Behandlung mit Cumarinen kann auch im 2. und 3. Trimenon zu Blutungen führen. Besonders gefürchtet sind zerebrale Blutungen unter der Geburt.

Die meisten der mehr als 100 publizierten Cumarinembryopathien wurden in den USA nach Behandlung mit Warfarin beobachtet (Übersicht in Schardein 2000). Nur in wenigen Fällen wurden die Schädigungen im Zusammenhang mit der Gabe von Acenocoumarol, Phenprocoumon oder anderen Cumarinderivaten beschrieben. Es ist nicht geklärt, ob dies auf eine größere Publikationsfreudigkeit in den USA oder auf eine häufigere Anwendung, höhere Dosierung oder stärkere teratogene Potenz des Warfarins zurückzuführen ist, das in den USA überwiegend eingesetzt wird. Eine Dosisabhängigkeit aller embryofetalen Komplikationen einschließlich der Spontanaborte wurde in einer kleinen Studie an 58 Schwangeren mit Herzklappenersatz beobachtet, in der bei mehr als 5 mg Warfarin/Tag signifikant häufiger ein ungünstiger Schwangerschaftsausgang verzeichnet wurde (Vitale 1999).

In der älteren Literatur wird das Fehlbildungsrisiko mit 15–30 % angegeben. Eine Analyse aller zwischen 1966 und 1997 publizierten Fallserien und Kohortenstudien zur Antikoagulation bei Herzklappenersatz errechnet nur noch rund 6 % Wahrscheinlichkeit für eine Cumarinembryopathie bei den Lebendgeborenen (35/549), selbst wenn während der gesamten Schwangerschaft mit Cumarinderivaten behandelt wird. Dies betraf insgesamt 792 Schwangerschaften (Chan 2000). Das Spontanabortrisiko war bei diesen Frauen mit etwa 25 % deutlich höher als im Bevölkerungsdurchschnitt. Man muß zu dieser Literaturstudie, die die Überlegenheit einer langfristigen Cumarintherapie für die Mutter gegenüber einer Heparinisierung betont, jedoch kritisch anmerken, daß vorwiegend Patientinnen mit älteren thromboseanfälligen Klappen erfaßt wurden und nur die durchgehend Cumarin-behandelte Gruppe eine ausreichend große Fallzahl aufwies.

Die bisher größte kontrollierte, prospektive Kohortenstudie an über 500 Frauen, bei denen in eine Schwangerschaft hinein mit einem oralen Antikoagulanz behandelt wurde, ermittelt ebenfalls nur ein geringes Cumarinembryopathie-Risiko (Schaefer 2000). In dieser multizentrischen Studie waren 195 Schwangere mit Acenocoumarol therapiert worden, 178 mit Phenprocoumon, 63 mit Fluindion und 56 mit Warfarin. Rund 40 % der Schwangeren wurde über die 7. Woche hinaus behandelt. Bei 57 der Schwangeren war ein Herzklappendefekt Anlaß der Therapie, bei den übrigen waren es vor allem Thrombosen und Embolien in der Vorgeschichte mit oder ohne nachgewiesener Gerinnungsstörung. Nur bei 250 Schwangerschaften (50 %) kam es zur Lebendgeburt, 90 (18 %) endeten als spontaner Fruchttod (Spontanabort) und 162 (32 %) wurden abgebrochen. In der Phenprocoumongruppe waren sowohl die Spontanabortrate (23 %) als auch die Abbruchrate (41 %) am höchsten. Hier – wie auch bei den anderen Mitteln – führten fast ausschließlich soziale, psychologische und mit der mütterlichen Erkrankung zusammenhängende Gründe zur Abbruchsentscheidung. Rund 11 % der Kinder waren Frühgeborene. Die Rate grobstruktureller Anomalien bei Lebendgeborenen und abortierten Feten (genetische bzw. chromosomale Syndrome abgerechnet) betrug 4 % bezogen auf die Gesamtzahl der Lebendgeborenen.

Weder in dieser Studie noch in einer gleichzeitig durchgeführten retrospektiven Fallsammlung noch in anderweitig publizierten Berichten finden sich Hinweise auf ein Cumarinembryopathie-Risiko, wenn nur bis zur 6. Woche nach Konzeption (Schwangerschaftswoche 8) mit einem Cumarinabkömmling behandelt und danach auf Heparin umgestellt wurde.

Die zwei in der ENTIS-Studie erfaßten typischen Embryopathien ereigneten sich bei Schwangeren, die deutlich länger behandelt wurden. Dies wirft natürlich die Frage auf, ob der Begriff Embryopathie zutreffend ist. Andererseits könnte das auch in der ENTIS-Studie beobachtete erhöhte Spontanabortrisiko möglicherweise die Folge einer embryotoxischen Schädigung sein. Es kann aber auch durch die Grunderkrankung bedingt sein, die ebenfalls zur vermehrten Frühgeburtlichkeit beigetragen haben könnte.

> **Empfehlung für die Praxis:** Aus embryotoxischer Sicht sind Cumarinderivate im 1. und 3. Trimenon kontraindiziert. Wenn eine Schwangerschaft geplant wird, sollte in Abhängigkeit von der Indikation geprüft werden, welche Antikoagulation die Mutter optimal schützt. Eine „Low-dose-Therapie" mit Acetylsalicylsäure (bis 300 mg/Tag) birgt für die Frucht kein Risiko, sie ist für die Mutter allerdings nur sinnvoll, wenn eine solche Thrombozytenaggregationshemmung ausreichenden Schutz bietet. Auch Heparine sind aus embryotoxischer Sicht zu bevorzugen, wo immer es die mütterliche Erkrankung erlaubt (zu ihren typischen Risiken siehe dort). Nach herzchirurgischen Eingriffen wie Klappenersatz wird derzeit von einigen Autoren eine durchgehende Cumarintherapie bis 2 Wochen vor Entbindung empfohlen. Bisher gibt es noch keine Belege dafür, daß bei modernen, weniger thromboseanfälligen Klappenprothesen niedermolekulare Heparine in therapeutischer Dosis die mütterliche Komplikationsrate in gleichem Maße senken wie Cumarinderivate.
> Wo immer es die mütterliche Erkrankung erlaubt, sollte spätestens nach Feststellung einer Schwangerschaft das Cumarinpräparat ersetzt werden. Wurde länger als bis zur 6. Woche nach Konzeption (Schwangerschaftswoche 8) mit einem Cumarinderivat behandelt, muß im Einzelfall das entwicklungstoxische Risiko erörtert werden. Durch Ultraschallfeindiagnostik sollte bei weiterbestehender Schwangerschaft die Entwicklung des Feten kontrolliert werden.
> Das Cumarinembryopathierisiko wird von Ärzten und Laien meist überschätzt, zumal wenn die Behandlung bis zur 6. Woche nach Konzeption abgesetzt wurde. Daraus resultieren immer wieder unnötige Abbrüche intakter und erwünschter Schwangerschaften. Eine sorgfältige und individuelle Risikoberatung sollte derartiges vermeiden helfen.

2.7.6 Vitamin K

Pharmakologie und Toxikologie. Vitamin K ist Antidot bei der Cumarinbehandlung. Es hat eine besondere Bedeutung in der Therapie der verstärkten Blutungsneigung bei Neugeborenen. Bei diesen besteht ein relativer Vitamin-K-Mangel, und zwar einerseits wegen der noch fehlenden Besiedlung des Darmes mit Kolibakterien, die beim Erwachsenen Vitamin K_2 aus Vitamin K_1 bilden, und andererseits aufgrund der entwicklungsbedingt geringen Syntheseleistung der Leber, die in Gegenwart von Vitamin K die für die Blutgerinnung wichtigen Proteine bildet.

Man unterscheidet *Vitamin K_1* (Phytomenadion; z.B. Konakion®, Kanavit®, Phytomenadion-Rotexmedica®), *Vitamin K_2* (siehe oben) und die synthetischen Derivate *Vitamin K_3* (*Menadiol*; Adek Falk®), K_4, K_5 etc. Bei Neugeborenen kann es nach präpartaler Menadiolgabe zu Hyperbilirubinämie kommen. Der vor einiger Zeit geäußerte Verdacht, daß die parenterale Applikation von Vitamin K bei Neugeborenen eine spätere Malignombildung begünstigen könnte, gilt inzwischen als widerlegt.

Zur Gabe von Vitamin K in der Schwangerschaft liegen hauptsächlich für das 3. Trimenon Erfahrungen vor, weil es vor der Geburt zur Prophylaxe der verstärkten Blutungsneigung bei Neugeborenen verordnet wurde. Bisher konnte weder ein Übergang von Vitamin K_1 auf den Feten nachgewiesen werden noch eine Verbesserung des Gerinnungsstatus (Anai 1993; siehe auch Abschnitt 2.5.1).

Statt dessen empfiehlt die Arzneimittelkommission der Deutschen Ärzteschaft (1993) zur Vitamin-K-Prophylaxe die orale Gabe von 1–2 mg Vitamin K_1 (Konakion®) am ersten Lebenstag sowie bei den Vorsorgeuntersuchungen U2 und U3. Die parenterale Vitamin-K-Prophylaxe bei Neugeborenen wird bei Risikogeburten oder Frühgeborenen empfohlen.

> **Empfehlung für die Praxis:** Neugeborene erhalten routinemäßig bei den ersten drei Vorsorgeuntersuchungen oral 1–2 mg Vitamin K_1. Falls die Mutter Medikamente eingenommen hat, die Vitamin K antagonisieren (z.B. die Antikonvulsiva Carbamazepin, Phenobarbital, Phenytoin, Primidon sowie Rifampicin und Cumarin-Antikoagulanzien) sollte das Kind in den ersten Lebenswochen 2- bis 3mal pro Woche 1–2 mg Vitamin K_1 erhalten. Die orale Aufnahme durch das Kind muß gewissenhaft kontrolliert werden.

2.7.7 Fibrinolyse

Fibrinolytika lösen thrombotische Gefäßverschlüsse auf. Fibrin, das Endprodukt der Blutgerinnung, ist ein Polymer, das durch Plasmin, eine Peptidase, in wasserlösliche Bruchstücke gespalten wird. Dies führt zu einer Auflösung des Fibrins und damit des Thrombus. Plasmin wiederum entsteht aus dem körpereigenen Glykoprotein Plasminogen unter dem Einfluß körpereigener Aktivatoren, wie z. B. Urokinase und Gewebs-Plasminogen-Aktivator. Außerdem fördern auch körperfremde Stoffe wie Streptokinase die Bildung von Plasmin. Schließlich gibt es körpereigene (Antithrombin III) und synthetische Hemmstoffe (Tranexamsäure, p-Aminomethylbenzoesäure = PAMBA) des Plasmins, die bei Blutungen infolge einer fibrinolytischen Therapie rasch wirksam sind.

2.7.8 Streptokinase

Pharmakologie und Toxikologie. *Streptokinase* (Kabikinase®, Streptase®) ist ein Fibrinolytikum, das aus Streptokokken gewonnen wird und durch Aktivierung des inaktiven Plasminogens zum wirksamen Plasmin eine Fibrinolyse frischer (nur wenige Stunden alter) Thromben bewirken kann. Zur Therapie mit Streptokinase in der Schwangerschaft liegen Berichte zu über 150 vor allem nach dem 1. Trimenon behandelter Frauen vor. Diese ergeben weder teratogene Effekte noch andere gravierende Auswirkungen (z. B. Turrentine 1995).

Streptokinase gelangt beim Menschen allenfalls in Spuren durch die Plazenta (Ludwig 1965). Streptokinase kann jedoch als Antigen die Bildung von Immunantikörpern hervorrufen, die plazentagängig sind, und die zu einer passiven Immunisierung der Frucht führen. In der Perinatalphase birgt die fibrinolytische Therapie die Gefahr gesteigerter Blutverluste.

> **Empfehlung für die Praxis:** Streptokinase darf in der Schwangerschaft bei vitalen Indikationen eingesetzt werden.

2.7.9 Andere Fibrinolytika

Urokinase (z. B. Actosolv®) ist ein in verschiedenen Organen vorkommender Aktivator des Plasminogens, der die Auflösung von physiologisch auftretenden Fibringerinseln fördert, wie z. B. im Menstrualblut. Über den Einsatz von Urokinase als Fibrinolytikum in der Schwangerschaft liegen einige Fallberichte mit unauffälligem Ausgang vor (z. B. La Valleur 1996, Turrentine 1995).

Alteplas (Gewebs-Plasminogen-Aktivator, rt-PA; Actilyse®) ist ein körpereigener Faktor aus Endothelzellen, der seine Aktivität vorwiegend bei Kontakt mit Fibrin aus Thromben entwickelt. Es ist fraglich, ob dieses neue, gentechnisch hergestellte Fibrinolytikum älteren überlegen ist. Zur Anwendung in der Schwangerschaft liegen noch keine ausreichenden Erfahrungen vor. Dies gilt auch für *Antistreptase* (Eminase®), *APSAC* (acetylierter Plasminogen-Streptokinase-Aktivator-Komplex) und *Reteplase* (Rapilysin®).

> **Empfehlung für die Praxis:** Die Fibrinolytika Urokinase, Alteplas (rt-PA), Antistreptase, APSAC und Reteplase sind bedrohlichen Situationen vorbehalten. Besondere Vorsicht ist in der Perinatalphase geboten. Eine Behandlung im 1. Trimenon rechtfertigt weder einen risikobegründeten Abbruch der Schwangerschaft (siehe Kapitel 1) noch eine invasive Diagnostik.

2.7.10 Antifibrinolytika

Epsilon-Aminocapronsäure bzw. *Aminohexansäure* (Epsilon-Aminocapronsäure Roche®) wirkt im Tierversuch beim Kaninchen nicht teratogen, für den Menschen liegt nur ein Fallbericht über einen unauffälligen Verlauf vor. Bei der Therapie mit diesem antifibrinolytisch wirkenden Medikament besteht die Gefahr einer gesteigerten Thrombenbildung mit Embolien und Nierenversagen durch Thrombosierung der glomerulären Kapillaren.

p-Aminomethylbenzoesäure (*PAMBA*, Gumbix®) und *Tranexamsäure* (Anvitoff®, Cyklokapron®, Ugurol®) sind synthetische Antifibrinolytika, die ähnlich wie Epsilon-Aminocapronsäure wirken und therapeutisch bei Koagulopathien mit gesteigerter Fibrinolyse eingesetzt werden.

Antifibrinolytika

Aprotinin (Antagosan®, Trasylol®) ist ein Polypeptid, das eine große Zahl von Proteinasen hemmt, zu denen auch Plasmin und Aktivatoren des Plasminogens gehören, so daß auf diese Weise die antifibrinolytische Wirkung zu erklären ist. Aprotinin kann als artfremdes Protein (aus Rinderlunge) Überempfindlichkeitsreaktionen bis hin zum Schock verursachen. Erfahrungen mit dieser Therapie in der Schwangerschaft liegen nicht vor.

> **Empfehlung für die Praxis:** Für Epsilon-Aminocapronsäure, p-Aminomethylbenzoesäure, Tranexamsäure und Aprotinin gibt es keine schwangerschaftsspezifischen Indikationen. Eine Behandlung im 1. Trimenon rechtfertigt weder einen risikobegründeten Abbruch der Schwangerschaft (siehe Kapitel 1) noch invasive Diagnostik.

2.7.11 Volumenersatzmittel

Zu den Volumenersatzmitteln gehören Dextrane, Gelatinederivate, Hydroxyethylstärke und Humanalbuminlösungen. Bei entsprechender Indikation, insbesondere beim Kreislaufschock, können sie auch bei Schwangeren indiziert sein, nicht jedoch zur Hämodilution, die mit Elektrolytlösungen ebenso wirkungsvoll zu erreichen ist.

Bluttransfusionen verlangen in der Schwangerschaft aus virologischer Sicht (HIV, Hepatitis, Zytomegalie) eine besonders strenge Indikationsstellung.

Dextrane

Dextrane sind Glukopolysaccharide, die als Volumenersatzmittel eingesetzt werden, und zwar mit einer Molekularmasse (MM) von 60.000 als *Dextran 60* (z. B. Macrodex®) und mit einer Molekularmasse von 40.000 als *Dextran 40* (z. B. Rheomacrodex®). Dextran 60 hat eine Halbwertszeit von 24 Stunden und Dextran 40 von 6 Stunden. Das Risiko anaphylaktischer Reaktionen läßt sich mindern, wenn vor einer Dextraninfusion 20 ml des niedermolekularen *Dextran 1* (Promit®, MM etwa 1.000) injiziert werden. Spezifische embryo- oder fetotoxische Wirkungen von Dextranen sind nicht bekannt. Bei anaphylaktischen Reaktionen ist mittelbar auch der Fetus gefährdet.

Dextrane sind im Notfall als Volumenersatzmittel akzeptabel.

Gelatine

Gelatineabbauprodukte, die über Harnstoffbrücken vernetzt sind, werden als Polymerisate mit einer Molekularmasse von etwa 35.000 in 4%iger Lösung als Plasmaersatzmittel angeboten (z.B. Gelafundin®). Spezifische embryo- oder fetotoxische Wirkungen sind nicht bekannt.
 Gelatinepräparate sind im Notfall als Volumenersatzmittel akzeptabel.

Hydroxyethylstärke

Hydroxyethylstärke (HES) ist ähnlich wie Dextran ein vernetztes Polysaccharid. Die mittlere Molekularmasse liegt je nach Präparat bei 70.000 (Expafusin®), 200.000 (z.B. Hämofusin®) bzw. 400.000 (Plasmafusin®, Plasmasteril®). Niedermolekulare Hydroxyethylstärke soll die Fließeigenschaften des Blutes verbessern. Anaphylaktische Reaktionen können auch bei Hydroxyethylstärke auftreten. Außer Ablagerungen in der Plazenta wurden keine spezifischen embryo- oder fetotoxischen Effekte beschrieben.
 Hydroxyethylstärke darf bei Schwangeren in kritischen Situationen als Volumenersatzmittel oder zur Verbesserung der Mikrozirkulation eingesetzt werden.

Humanalbumin

Humanalbumin (z.B. Humanalbin®) ist eine Albuminlösung, die aus dem Blut gesunder Spender hergestellt wird und frei von HIV und Hepatitisviren sein soll.
 Humanalbumin wird insbesondere bei Albuminmangel zur Hebung des onkotischen Druckes bei Ödemen und intravasalem Volumenmangel infundiert. Humanalbumin kann die Plazenta nicht passieren. Spezifische embryo- oder fetotoxische Wirkungen sind nicht bekannt.
 Humanalbumin ist als Volumenersatzmittel in der Schwangerschaft akzeptabel. Auch bei Albuminmangel darf es infundiert werden.
 Bei signifikanter Proteinurie als Hinweis auf eine renale Störung ist keine der aufgeführten Substanzen in der Lage, den onkotischen Druck mit Sicherheit aufrecht zu erhalten bzw. günstig zu beeinflussen. Es muss abgewogen werden, ob – unter Berücksichtigung von Vor- und Nachteilen – eine Gabe von *Fresh-Frozen-Plasma* (FFP) indiziert ist.

Literatur

Anai T, Hirota Y, Yoshimatsu J, Oga M, Miyakawa I. Can prenatal vitamin K_1 supplementation replace prophylaxis at birth? Obstet Gynecol 1993; 81: 251–4.

Arzneimittelkommission der Deutschen Ärzteschaft. Vitamin-K-Prophylaxe bei Neugeborenen. Dtsch Ärzteblatt 1993; 90: C49–50.

Arzneimittelbrief. Heparininduzierte Trombopenie seltener bei niedermolekularem Heparin. 1995; Bd. 29: 46–7.

Bar J, Cohen-Sacher B, Hod M, Blickstein D, Lahav J, Merlob P. Low-molecular-weight heparin for thrombophilia in pregnant women. Int J Gyn Obstet 2000; 69: 209–13.

Becker MH, Genieser NB, Feingold M. Chondrodysplasia punctata: is maternal warfarin therapy a factor? Am J Dis Child 1975; 129: 356–9.

Brewster JA, Shaw NJ, Farquharson RG. Neonatal and pediatric outcome of infants born to mothers with antiphospholipid syndrome. J Perinat Med 1999; 27: 183–87.

Chan WS, Anand S, Ginsberg JS. Anticoagulation of pregnant women with mechanical heart valves. Arch Intern Med 2000; 160: 191–96.

Chan WS, Ray JG. Low molecular weight heparin use during pregnancy: issues of safety and practicability. Obstet Gynecol Surv 1999; 54(10): 649–54.

Dulitzki M, Pauzner R, Langevitz P. Low molecular weight heparin during pregnancy and delivery preliminary experience with 41 pregnancies. Obstet Gynecol 1996; 878: 380–83.

Ginsberg JS, Hirsh J. Anticoagulants during pregnancy. Ann Rev Med 1989; 40: 79–86.

Greer IA. Thrombosis in pregnancy: maternal and fetal issues. Lancet 1999; 353: 1258–65.

Klebenoff MA, Read JS, Mills JL, Shiono PH. The risk of childhood cancer after neonatal exposure to vitamin K. N Engl J Med 1993; 329: 905–8.

Kupferminc MJ, Eldor A, Steinman N. Increased frequency of genetic thrombophilia in women with complications of pregnancy. N Engl J Med 1999; 340: 9–13.

La Valleur J, Molina E, Williams PP, Rolnick SJ. Use of urokinase in pregnancy. Two success stories. Postgrad Med 1996; 99: 269–70 und 272–3.

Lindqvist PG, Dahlback B. Bleeding complications associated with low molecular weight heparin prophylaxis during pregnancy. Thromb Haemost 2000; 84(1): 140–1.

Ludwig H, Pfeifer GW. Experimentelle Untersuchungen zur Frage eines diaplazentaren Effektes von Streptokinase. Klin Wochenschr 1965; 43: 775–9.

Martinelli I, Taioli E, Cetin I, Marinoni A, Gerosa S, Villa MV, Bozzo M, Manucci PM. Mutation in coagulation factors in women with unexplained late fetal loss. N Engl J Med 2000; 343: 1015–18.
Sanson BJ, Lensing AWA, Prins MH, Ginsberg JS et al. Safety of low-molecular-weight-heparin in pregnancy: a systematic review. Thromb Haemost 1999; 81: 668–72.
Savarirayan R. Common phenotype and etiology in warfarin embryopathy and X-linked chondrodysplasia punctata (CDPX) (letter). Pediatr Radiol 1999; 29: 322.
Schaefer C. ENTIS study on coumarin derivates during pregnancy. Vortrag auf der 11. Jahreskonferenz des European Network of Teratology Information Services (ENTIS) Jerusalem 2000.
Schardein JL. Chemically Induced Birth Defects, 3rd ed. New York: Marcel Dekker, 2000.
Schneider DM, von Tempelhoff GF, Heilmann L. Retrospective evaluation on the safety and efficacy of low-molecular-weight heparin as thromboprophylaxi during pregnancy. Am J Obstet Gynecol 1997; 177: 1567–8.
Shau WL, Hall JG. Multiple congenital anomalies associated with anticoagulants. Am J Obstet Gynecol 1975; 127: 191–8.
Sørensen HT, Johnson SP, Larsen H, Pedersen L, Nielsen GL, Moller M. Birth outcomes in pregnant women treated with low-molecular-weight heparin. Acta Obstet Gynecol Scand 2000; 79: 655–59.
Turrentine MA, Braems G, Ramirex MM. Use of thrombolytics for the treatment of thromboembolic disease during pregnancy. Obstet Gynecol Surv 1995; 50: 534–41.
Vitale N, De Feo M, De Santo LS, Pollice A, Tedesco N, Cotrufo M. Dose-dependent fetal complications of warfarin in pregnant women with mechanical heart valves. J Am Coll Cardiol 1999; 33: 1637–41.
Wellesley D, Moore I, Heard M, Keeton B. Two cases of warfarin embryopathy: a re-emergence of this condition? Brit J Obstet Gynaecol 1998; 105: 805–06.

2.8 Vitamine, Mineralien und Spurenelemente

Veränderter mütterlicher Stoffwechsel, Wachstum des Feten und zusätzliche Speicherung einiger Vitamine in der Plazenta, insbesondere handelt es sich um die Vitamine A, B_1, B_2, B_6, B_{12}, C, Folsäure, Pantothensäure und Nicotinsäure, erhöhen den Vitaminbedarf in der Schwangerschaft.

2.8.1 Vitamin A (Retinol)

Pharmakologie. *Vitamin A* (z. B. A-Mulsin®, A-Vicotrat®, Oculotect®) ist die Ausgangssubstanz für den Sehpurpur, außerdem benötigen epitheliale Zellen Vitamin A für das Wachstum und die Aufrechterhaltung ihrer Funktion. Vitamin A wird ähnlich wie Vitamin C im Embryo angereichert. Die endogene Konzentration von Vitamin-A-Metaboliten im Serum ist bei Schwangeren im 1. Trimenon vermindert und beträgt zwischen 0,26 und 7,7 µg/l. Selbst nach 3wöchiger Gabe von täglich 30.000 IE Vitamin A liegen die Spitzenwerte der Metaboliten Retinsäure und Isotretinoin höchstens geringfügig über den vorher gemessenen Konzentrationen (Wiegand 1998). In der zweiten Schwangerschaftshälfte steigt die endogene Konzentration auf etwa 150% des Wertes nichtschwangerer Frauen an (Malone 1975).

Toxikologie. In Abschnitt 2.10 „Dermatika und Lokaltherapeutika" wird ausführlich beschrieben, daß Vitamin-A-Derivate, wie die Retinoide Isotretinoin und Acitretin, die zur Therapie schwerer Formen von Akne und Psoriasis eingesetzt werden, beim Menschen teratogen wirken und daher in der Schwangerschaft absolut kontraindiziert sind.

Vor 15 Jahren wurde erstmals diskutiert, daß Vitamin-A-Präparate in Dosen über 25.000 IE pro Tag ähnlich wie die Retinoide beim Menschen teratogen wirken und das charakteristische „Retinoidsyndrom" auslösen können (Rosa 1986). In Deutschland haben 1988 aufgrund einer Empfehlung des Bundesgesundheitsamtes die Hersteller von Multivitaminpräparaten die Zusammensetzung ihrer Produkte so geändert, daß sie nicht mehr als 6.000 IE pro Tagesdosis enthalten. In anderen Ländern wurde ähnlich verfahren (Bundesgesundheitsamt 1988, Laschinski 1988, Teratology Society 1987). Die Unbedenklichkeit solch niedriger Dosen wurde verschiedentlich, u.a. durch die Studie von Dudas (1992) an Schwangeren in Ungarn, bestätigt. Eine neuere Untersuchung des European Network of Teratology Information Services (ENTIS) ergibt erstaunlicherweise keine Hinweise auf eine teratogene Wirksamkeit selbst hoher, im 1. Trimenon, genommener Vitamin-A-Dosen (10.000–300.000, Mittelwert 50.000 IE/Tag). Insbesondere können die kurz davor in einer anderen Studie gemachten Beobachtungen nicht bestätigt werden, daß hohe Dosen, insbesondere solche über 40.000 IE/Tag, einen bestimmten Typ von ZNS-Anomalien verursachen (Rothman 1995). Die ENTIS-Studie ist mit 423 Schwangeren die bisher größte Vitamin-A-Studie (Mastroiacovo 1999). Weder unter den insgesamt 311 lebendgeborenen Kindern, noch innerhalb der Hochdosisgruppe mit 120 Kindern, deren Mütter über 50.000 IE/Tag eingenommen hatten, zeigte sich gegenüber Kontrollgruppen eine erhöhte Fehlbildungsrate. Jedoch erlauben auch diese Fallzahlen statistisch gesehen nur den Ausschluß eines relativen Risikos über 2,8.

Generell wird in der Schwangerschaft vor dem Verzehr von Leber gewarnt, da eine Portion (100 g), auch gebraten, bis zu 400.000 IE enthalten kann. Es gibt jedoch kaum klinische Hinweise, daß Leber zu Fehlbildungen beim Menschen führt. Das könnte daran liegen, daß Vitamin A bzw. der teratogene Metabolit All-trans-Retinolsäure nach Leberverzehr nur 1/20 jener Spitzenwerte im Serum erreicht, die nach Einnahme standardisierter Vitamin-A-Dosen in Tablettenform gemessen wurden (Buss 1994).

ß-Carotin, auch *Provitamin A* genannt, wird vom Organismus bedarfsgerecht zu Vitamin A (Retinol) umgebaut. Selbst hohe Dosen β-Carotin erhöhen die Retinolkonzentration im Serum nicht und beinhalten nach heutigem Wissen kein teratogenes Risiko (Polifka 1996).

Empfehlung für die Praxis: Mehr als 6.000 IE Vitamin A pro Tag sollten Schwangere nicht zu sich nehmen. Grundsätzlich besteht, zumal bei ausgewogener Ernährung, kein Grund, Vitamin A (in Tablettenform) zu substituieren. Ausnahme sind natürlich Erkrankungen mit nachgewiesener Mangelsituation, z.B. durch eingeschränkte intestinale Resorption. Wurden versehentlich Dosen über 25.000 IE/Tag verabreicht, ist keineswegs ein risikobegründeter Abbruch der Schwangerschaft (siehe Kapitel 1) indiziert, sondern eine individuelle Risikobewertung unter Einbeziehung von Ultraschallfeindiagnostik. Auf den Genuß von Leber sollte in der Schwangerschaft verzichtet werden. Dennoch erfolgter Verzehr erfordert keine Konsequenz. Dies gilt auch für die Einnahme des unbedenklichen β-Carotins.

2.8.2 Vitamin B_1 (Thiamin)

Pharmakologie und Toxikologie. *Thiamin* (z.B. Aneurin-AS®, Vitamin B_1®) ist als Coenzym im Kohlenhydratstoffwechsel (Co-Carboxylase) wichtig. Der Vitamin-B_1-Bedarf steigt bei Schwangeren gering an und erreicht im fetalen Blut höhere Konzentrationen als im mütterlichen.

Empfehlung für die Praxis: Eine generelle Substitution mit Vitamin B_1 ist in der Schwangerschaft nicht erforderlich.

2.8.3 Vitamin B$_2$ (Riboflavin)

Pharmakologie und Toxikologie. *Riboflavin* (z. B. Vitamin B$_2$ Jenapharm®) ist im Energiestoffwechsel ein wichtiges Coenzym. Bei Neugeborenen, deren Mütter im letzten Drittel der Schwangerschaft klinische oder laborchemische Anzeichen des Riboflavinmangels aufwiesen, waren keinerlei Entwicklungsstörungen nachweisbar (Heller 1974). Dieselbe Untersuchung zeigte, daß die Vitamin-B$_2$-Konzentration im Nabelschnurblut 4mal so hoch wie im mütterlichen Blut war. Ein aktiver diaplazentarer Transport von Vitamin B$_2$ verhindert anscheinend Mangelzustände beim Feten.

> **Empfehlung für die Praxis:** Eine generelle Substitution mit Vitamin B$_2$ ist in der Schwangerschaft nicht erforderlich.

2.8.4 Vitamin B$_6$ (Pyridoxin)

Pharmakologie und Toxikologie. *Pyridoxin* (z. B. Hexobion®) ist das Coenzym einiger Aminosäuredecarboxylasen und Transaminasen. Vitamin B$_6$ wird in Nordamerika, z. T. in Kombination mit Doxylamin, zur Therapie des Schwangerschaftserbrechens (Hyperemesis) eingesetzt (siehe Abschnitt 2.4). Die Vitamin-B$_6$-Konzentration im Blut der Mutter ist während der gesamten Schwangerschaft erniedrigt, dagegen sind die Konzentrationen im fetalen Blut etwa um das 3fache höher (Cleary 1975). Das beruht auf einem aktiven Transport von Pyridoxin durch die Plazenta zum Embryo.

> **Empfehlung für die Praxis:** Die generelle Substitution mit Vitamin B$_6$ ist nur ausnahmsweise, z. B. bei tuberkulostatischer Behandlung mit Isoniazid, erforderlich (siehe Abschnitt 2.6).

2.8.5 Vitamin B$_{12}$ (Cyanocobalamin)

Pharmakologie und Toxikologie. Vitamin B$_{12}$ (*Cyanocobalamin*; z. B. Cytobion®, Vitamin B$_{12}$-ratiopharm®) ist ein in tierischer Nahrung enthaltener Faktor, der zur Reifung der Erythroblasten notwendig ist und dessen Fehlen zu einer Megaloblastenanämie (Perniziosa) mit neurologischen Störungen führt. Zwar fällt im Verlauf der Schwangerschaft die Konzentration an Vitamin B_{12} im Serum gering ab, jedoch kommt es nicht zu einer Verminderung des in der mütterlichen Leber gespeicherten Vitamin B_{12} (ca. 3.000 µg). Der Bedarf des Neugeborenen ist mit etwa 50 µg gespeichertem Vitamin B_{12} vergleichsweise gering. Die bei uns übliche Ernährung enthält 5–15 µg Vitamin B_{12} pro Tag. Der tägliche Bedarf an Vitamin B_{12} beträgt bei nichtschwangeren Frauen 2 µg/Tag, während der Schwangerschaft steigt er auf 3 µg/Tag an.

> **Empfehlung für die Praxis:** Da schwangerschaftsbedingt kein Vitamin-B_{12}-Mangel auftritt, ist eine Substitution mit Vitamin B_{12} nicht routinemäßig erforderlich. Sie kann allenfalls bei nicht ausgeglichener vegetarischer oder veganer Ernährung indiziert sein. Eine B_{12}-Mangel-Anämie ist selbstverständlich in der Schwangerschaft weiter zu behandeln.

2.8.6 Folsäure

Pharmakologie und Toxikologie. *Folsäure* (Folarell®, Folsan®, Lafol®) ist ein Vitamin, das für die Nukleinsäuresynthese rasch wachsender Gewebe wichtig ist, wie z. B. für die Blutbildung und während der Embryonalentwicklung. Folsäure wird im Organismus in ihre biologisch wirksame Form, die *Folinsäure*, überführt. In der Schwangerschaft ist der tägliche Bedarf um etwa 0,3 mg/Tag gesteigert (McPartlin 1993). Bei ausgewogener Ernährung sind mangelbedingte Auswirkungen auf die mütterliche Blutbildung nicht zu befürchten. Beim seltenen, ausgeprägten Folsäuremangel kann sich hingegen eine makrozytäre Anämie entwickeln.

1965 wurde in England erstmals ein Zusammenhang zwischen einem *relativen* Folsäuremangel der Mutter und einer Zunahme von Neuralrohrdefekten, insbesondere von Spina bifida und Anenzephalie, erörtert (Hubbard 1965). 1980 ließen erste Studien vermuten, daß sich diese schwerwiegenden angeborenen Fehlbildungen durch Gabe von Multivitaminpräparaten (Smithells 1980) bzw. Folsäure (Laurence 1981) verhindern lassen. Umfangreiche Untersuchungen in den USA (Mulinare 1988), Australien (Bower 1989), Kuba (Vergel 1990), England (Medical Research Council 1991) und Ungarn (Czeizel 1992) bestätigten eine protektive Wirkung der Folsäuresubstitution. In der ungarischen Studie lag die Häufigkeit von Neuralrohrdefekten bei Kindern von Frauen, die vor und während der Schwangerschaft ein Multivitaminpräparat eingenommen hatten, das eine tägliche Dosis von 0,8 mg Folsäure enthielt, um 50 % niedriger war als in der Kontrollgruppe, die nur Spurenelemente eingenommen hatte (Czeizel 1992).

Besonders wirkungsvoll war die Folsäuresubstitution bei Schwangeren, die bereits ein Kind mit einem Neuralrohrdefekt zur Welt gebracht hatten (Teratology Society der USA 1994, Rosenberg 1992, Medical Research Council England 1991).

Obwohl der Zusammenhang zwischen Folsäure und Neuralrohrdefekt nicht genau geklärt ist, Auswirkungen auf den Methioninstoffwechsel spielen neben dem eventuell ebenfalls relevanten Methioningehalt der mütterlichen Ernährung (Shaw 1997) offenbar eine Rolle, bestätigen die meisten epidemiologischen Untersuchungen bis heute einen protektiven Effekt der Folsäuresubstitution. Länderübergreifend ist man sich heute weitgehend einig, daß alle Frauen in der Frühschwangerschaft, möglichst schon ab Planung einer Schwangerschaft, bis zur Woche 8 täglich 400 µg (0,4 mg) Folsäure zusätzlich einnehmen sollten. Frauen mit Risikoanamnese (bereits Neuralrohrdefekte in der Familie aufgetreten) werden 4 mg/Tag empfohlen. Eine Überdosierung der Folsäure ist nach bisherigen Erfahrungen nicht für die embryonale Entwicklung gefährlich. Die immer wieder zitierte Maskierung einer seltenen Vitamin-B_{12}-Mangelanämie als Risiko einer Folsäureeinnahme ist zwar möglich, aber angesichts der empfohlenen, vorübergehenden Substitution nicht relevant.

In den USA wird eine allgemeine Anreicherung von Nahrungsmitteln (Getreideprodukten) mit Folsäure seit Januar 1998 durch die Food and Drug Administration (FDA) vorgeschrieben und zwar mit 1,4 mg/kg. Dies wird z. Z. auch in der Bundesrepublik Deutschland und anderen europäischen Ländern erörtert, da die Substitution mit Tabletten nur von wenigen Schwangeren praktiziert wird (Gärtner 1999, Österreichische Gesellschaft 1998) und die durchschnittliche Ernährung in Deutschland nur 200 µg/Tag statt der erforderlichen 400 µg enthält (BgVV 2000). In Deutschland befolgen nur 20 % der Frauen, die eine Schwangerschaft planen, und bei nicht geplanten Schwangerschaften nur 9 % den Rat einer perikonzeptionellen Folsäureeinnahme. In den Niederlanden sind es hingegen über 50 % (Gärtner 1999). Häufig beobachtet man infolge unzureichender ärztlicher Beratung, daß – völlig nutzlos – Folsäure erst im späten 1. Trimenon und danach eingenommen wird. Die als folsäureempfindlich angesehene, kritische Neuralrohrentwicklung ist aber schon mit 6 Wochen abgeschlossen.

Gelegentlich wird diskutiert, ob ausgewogene Ernährung für die Folsäureversorgung nicht ausreiche. Epidemiologische Daten und Untersuchungen zum intraerythrozytären Folsäurestatus unter unterschiedlichen Zufuhrbedingungen sprechen dagegen. Einerseits gab es Hinweise darauf, daß Mütter von Kindern mit Neuralrohrdefekten einen pathologisch erhöhten Bedarf an Folsäure aufweisen, der deutlich über dem selbst mit „gesunder" Ernährung zugeführten Betrag liegt. Andererseits ergab sich aus einer vergleichenden Untersuchung, daß nur Tabletten und angereicherte Nahrungsmittel, nicht aber diätetisch aufgenommene Folsäure zu einer signifikanten Verbesserung des Folsäurestatus führen sollen (Cuskelly 1996).

Schließlich soll nicht unerwähnt bleiben, daß nach kritischer Auswertung aller vorliegenden Daten auch heute noch Zweifel an der protektiven Wirkung einer zusätzlichen Verabreichung von Folsäure geäußert werden (Kalter 2000).

Empfehlung für die Praxis: Um eine protektive Wirkung der Folsäure bei Neuralrohrdefekten zu nutzen, sollten möglichst schon bei der Planung einer Schwangerschaft sowie während der ersten 8 Wochen 0,4 mg/Tag Folsäure substituiert werden. Die Substitutionsdosis ist auf 4 mg/Tag zu erhöhen, wenn die Mutter bereits ein Kind mit einem Neuralrohrdefekt zur Welt gebracht hat. Dies wird auch bei Einnahme bestimmter folsäureantagonistischer Medikamente diskutiert.
Eine Folsäuremangelanämie ist in üblicher Weise auch während einer Schwangerschaft zu therapieren.

2.8.7 Vitamin C (Ascorbinsäure)

Pharmakologie und Toxikologie. *Vitamin C* (z. B. Cebion®, Cetebe®) ist im zellulären Stoffwechsel zur Aufrechterhaltung des Oxidations-Reduktions-Gleichgewichtes wichtig. Vitamin-C-Mangel führt zu Skorbut mit Störungen des Kollagenstoffwechsels und zur Blutungsneigung. Die Vitamin-C-Konzentration im fetalen Blut ist 3mal so hoch wie im mütterlichen Blut, da sich nach dem plazentaren Übergang von Dehydroascorbinsäure Vitamin C im Feten anreichert (Malone 1975). Es ist nicht bekannt, ob Gaben von Vitamin C das Reduktions-Oxidations-Gleichgewicht des Feten beeinflussen.

> **Empfehlung für die Praxis:** Die Gabe von Vitamin C ist in der Schwangerschaft nicht erforderlich, wenn die Ernährung ausgewogen ist.

2.8.8 Vitamin D

Pharmakologie und Toxikologie. Als *Vitamin D* werden mehrere fettlösliche Vitamine zusammengefaßt, die eine Schlüsselrolle im Kalziumstoffwechsel einnehmen: Vitamin D fördert die Resorption von Kalzium und Phosphat aus dem Darm. Bei Vitamin-D-Mangel kommt es zu Störungen des Knochenaufbaus, die sich bei Kindern als Rachitis und bei Erwachsenen als Osteomalazie manifestieren. Das für den Menschen wichtigste Derivat des Vitamin D, *Vitamin D_3 (Colecalciferol;* z.B. D_3-Vicotrat®, Vigantol®) ist in Milch, Lebertran und Butter enthalten, genau wie *Vitamin D_2 (Ergocalciferol)*. Colecalciferol und Ergocalciferol werden in der Haut des Menschen unter Einwirkung von UV-Strahlen in die aktive Form des Vitamin D überführt. Im Feten paßt sich die aktive Form des Vitamin D der mütterlichen Konzentration an, das heißt, sie erreicht normalerweise 70–90 % dieser Konzentration und steigt deutlich über 100 %, wenn die mütterliche Vitamin-D-Konzentration vermindert ist (Pitkin 1975). Weitere Derivate des Vitamin D sind *Alfacalcidol* (z.B. Bondiol®) und *Calcitriol* (z.B. Decostriol®).

> **Empfehlung für die Praxis:** In der Schwangerschaft sind überhöhte Vitamin-D-Einnahmen kontraindiziert, da sie zu Hyperkalzämie sowohl bei der Mutter als auch beim Neugeborenen führen können. Der Vitamin-D-Bedarf gesunder Frauen ist in der Schwangerschaft nicht erhöht und bedarf bei ausgewogener Ernährung keiner Substitution. Liegt jedoch ein nachgewiesener Mangel vor, darf bzw. muß bis zum Erreichen normaler mütterlicher Plasmakonzentrationen substituiert werden. Dies gilt auch für hohe Dosen im Falle einer behandlungspflichtigen X-chromosomal dominant vererbten *Vitamin-D-resistenten Rachitis*. Hier scheint selbst ein genetisch gesunder Fet nicht durch tägliche Vitamin-D-Dosen von 20.000 IE geschädigt zu werden. Liegt ein *Phosphatdiabetes* vor, ist eine Unterbrechung der Vitamin-D-Therapie zu diskutieren, wenn die mütterliche Symptomatik es erlaubt. Generell müssen bei diesen Erkrankungen Kalzium- und Phosphatkonzentrationen im Blut von Mutter und Neugeborenem regelmäßig kontrolliert werden.

2.8.9 Vitamin E (Tocopherol)

Pharmakologie und Toxikologie. *Vitamin E* (z. B. Optovit®) ist für den Menschen nicht essentiell und Mangelzustände sind nicht bekannt. Der normale Vitamin-E-Bedarf wird mit der üblichen Nahrung gedeckt (10–20 IE). Vitamin-E-Mangel in der Schwangerschaft wurde bisher nicht beobachtet.

> **Empfehlung für die Praxis:** Es gibt keine Indikation für die Gabe von Vitamin E in der Schwangerschaft.

2.8.10 Vitamin K

(siehe Abschnitt 2.7.6)

2.8.11 Nicotinamid

Pharmakologie und Toxikologie. *Nicotinamid* (Nicobion®) ist Bestandteil mehrerer wichtiger Enzyme. Mangelzustände in der Schwangerschaft sind nicht bekannt.

> **Empfehlung für die Praxis:** Bei Schwangeren gibt es keine Indikation für die Gabe nicotinamidhaltiger Präparate.

2.8.12 Multivitaminpräparate

Pharmakologie und Toxikologie. *Multivitaminpräparate* (z. B. Completovit®, Multibionta®, Pregnavit®F) werden während der Schwangerschaft häufig verordnet oder von den Patientinnen auch ohne ärztliche Verordnung eingenommen.

> **Empfehlung für die Praxis:** Die prophylaktische Gabe von Multivitaminpräparaten ist bei gesunden Schwangeren umstritten, weil eine ausgewogene Ernährung ausreicht und die Vitamine A und D in hoher Dosis (bei unangemessenem Gebrauch der Präparate) für den Embryo toxisch sein können. Zur Notwendigkeit einer Folsäureprophylaxe siehe Abschnitt 2.8.6.

2.8.13 Eisen

Die Gesamtmenge an Eisen im menschlichen Körper beträgt 4–5 g, davon sind etwa 70 % im Hämoglobin (Hb) gebunden. Eisen wird aus dem Darm durch aktiven Transport mit Hilfe des Proteins Ferritin resorbiert. Im Blut liegt es gebunden an das Transportprotein Transferrin vor und gelangt in dieser Form über die Plazenta zum Feten.

In der Schwangerschaft steigt der Eisenbedarf durch Zunahme des mütterlichen Blutvolumens sowie durch den Mehrbedarf von Fetus und Plazenta. Das mütterliche Plasmavolumen nimmt stärker zu als die Menge der Erythrozyten (Hämodilution), was zu einer relativen Abnahme des Hb-Wertes führt. Der Eisenbedarf des Embryos bzw. Feten steigt während der Schwangerschaft von 4 mg/Tag auf 6,6 mg/Tag an. Unter Berücksichtigung der täglichen Ausscheidung von 1,5 mg Eisen benötigt eine Schwangere etwa 5 mg Eisen pro Tag. Der erhöhte Eisenbedarf in der Schwangerschaft wird durch die Nahrung nicht ausreichend gedeckt. Deshalb wird gespeichertes Eisen aus abgebautem Hämoglobin der Mutter mobilisiert.

Der Hb-Wert fällt im Laufe einer Schwangerschaft überwiegend durch Zunahme des Blutvolumens um etwa 2 g% ab. Bei unkompliziertem Geburtsverlauf und Normalisierung des Blutvolumens erreicht der Hb-Wert am Ende des Wochenbettes wieder Normalwerte.

Pharmakologie. *Eisen(II)-Salze* (z. B. Actiferrin®, Eisendragees-ratiopharm®) werden nach oraler Gabe gut resorbiert und sind für die Substitution in der Schwangerschaft geeignet. Der Zusatz von Vitaminen und Spurenelementen zu oralen Eisen(II)-Präparaten hat keinen erwiesenen therapeutischen Nutzen. Kombinationspräparate mit Folsäure sind nicht zu empfehlen, da die Eisenresorption aus diesen Zubereitungen um bis zu 60 % reduziert ist (Pietrzik 1988). Etwa 15–20 % der Patientinnen, die Eisen(II)-Präparate einnehmen, klagen über gastrointestinale Beschwerden, die bei vorbestehender morgendlicher Übelkeit zum Wechsel auf ein anderes Präparat oder zur Beendigung der Eisensubstitution zwingen können (Letzky 1983).

Die parenterale Applikation von Eisenpräparaten wie *Eisen(III)-Gluconat-Komplex* (Ferrlecit®) ist z. B. bei ausgeprägter Anämie indiziert und macht ggf. in Kombination mit anderen Antianämika eine Transfusionstherapie in der Schwangerschaft weitgehend überflüssig.

Toxikologie. Der Verdacht, daß nach Eisensubstitution in der Schwangerschaft die Fehlbildungsrate gering ansteigen könnte (Nelson 1971), hat sich in umfangreichen prospektiven Untersuchungen nicht bestätigt (DFG 1977, Royal College 1975).

Schädigungen des Feten und Aborte wurden bei Eisenintoxikation nach Überdosis in suizidaler Absicht beobachtet. Sie lassen sich durch rechtzeitige Behandlung mit dem spezifischen Antidot *Deferoxamin* (Desferal®) vermeiden (McElhatton 1991).

> **Empfehlung für die Praxis:** In der Schwangerschaft ist eine Eisensubstitution ab einem Hb-Wert um 10 g% indiziert. Sie sollte oral mit einem Eisen(II)-Präparat durchgeführt werden. Falls in Ausnahmefällen eine parenterale Eisensubstitution erforderlich ist, sollte sie intravenös mit einem Eisen(III)-Präparat erfolgen. Bei Überdosierung von Eisen in suizidaler Absicht ist auch in der Schwangerschaft das Antidot Deferoxamin indiziert.

2.8.14 Kalzium

Pharmakologie und Toxikologie. Etwa 99% des *Kalziums* im menschlichen Körper (Gesamtmenge 1100–1200 g) sind im Knochen enthalten, und zwar komplex gebunden als Phosphat und Hydroxyapatit. Der Kalziumstoffwechsel und die fetale Knochenbildung sind vom mütterlichen Vitamin-D-Stoffwechsel und der schwangerschaftsbedingt veränderten Aktivität verschiedener Hormone abhängig (Parathormon, Kalzitonin, Corticoide, Östrogene). Kalzium wird aktiv durch die Plazenta zum Feten transportiert. Im letzten Trimenon wird die Knochenbildung durch niedrige Parathormonkonzentrationen und hohe Kalzitoninkonzentrationen im Feten begünstigt. Der Fetus nimmt im Laufe der Schwangerschaft etwa 30 g Kalzium auf. Diese Menge wird normalerweise ohne zusätzliche Gabe von Kalziumsalzen während der Schwangerschaft aus dem mütterlichen Depot mobilisiert. Es wird jedoch allgemein vorgeschlagen, den täglichen Bedarf von 800 mg durch zusätzliche Gaben von etwa 500 mg/Tag zu ergänzen. Kalzium sollte nicht als Phosphatsalz gegeben werden (Wadenkrämpfe!). Organische Salze sind zur Kalziumsubstitution besser geeignet, wie z.B. *Calciumcitrat* (z.B. in Calcipot®), *Calciumaspartat* (Calciretard®), *Calciumgluconat* (z.B. Calcium Sandoz®).

> **Empfehlung für die Praxis:** Sinnvoll ist die Gabe von 500 mg Kalzium pro Tag oral oder 1 Liter Milch pro Tag, wobei die Milch neben dem Kalziumbedarf zusätzlich den täglichen Vitamin-D-Bedarf abdeckt.

▶ 2.8.15 Fluorid

Pharmakologie und Toxikologie. Es wird kontrovers diskutiert, ob eine zusätzliche *Fluorid*zufuhr während der Schwangerschaft mit täglich etwa 1 mg in Tablettenform (entspricht ca. 2 mg *Natriumfluorid*; z. B. in Natabec® F) oder eine Zufuhr über fluoriertes Trinkwasser tatsächlich die Kariesinzidenz des Kindes senkt. Auf jeden Fall scheint eine solche Fluoridprophylaxe dem Feten nicht zu schaden. Frühere Verdachtsmomente bezüglich reproduktionstoxischer Auswirkungen einer regelmäßigen Fluoridzufuhr, wie z. B. erhöhtes Morbus-Down-Risiko, konnten nicht bestätigt werden.

Selbst hohe Fluoriddosen durch umweltbedingt kontaminiertes Trinkwasser (über 10 mg/l) verursachen offenbar keine Zunahme von Fehlbildungen. Eine in der zweiten Schwangerschaftshälfte pränatal induzierte Zahn- und Knochenfluorose ist zwar theoretisch denkbar und in Einzelfällen nach extremer, anhaltender Exposition beschrieben worden, dürfte jedoch nach gelegentlich vorkommender versehentlicher Einnahme eines Osteoporosepräparates mit etwa 25 mg Fluorid (z. B. Ospur® F 25) nicht zu erwarten sein.

> **Empfehlung für die Praxis:** Eine Fluoridsubstitution mit etwa 1 mg/Tag kann während der Schwangerschaft ohne Risiko für das Kind durchgeführt werden. Hochdosierte Fluoridtherapie bei Osteoporose ist kontraindiziert. Versehentliche Applikation hoher Dosen rechtfertigt weder einen risikobegründeten Schwangerschaftsabbruch (siehe Kapitel 1) noch zusätzliche Diagnostik.

▶ 2.8.16 Biphosphonate

Pharmakologie und Toxikologie. Zu diesen *Osteolysehemmstoffen* gehören *Alendronsäure* (Fosamax®), *Clodronsäure* (Bonefos®, Ostac®), *Etidronsäure* (Didronel®, Diphos®, Etidronat JENAPHARM®), *Ibandronsäure* (Bondronat®), *Pamidronsäure* (Aredia®) und *Tiludronsäure* (Skelid®). Sie werden z. B. bei Morbus Paget, postmenopausaler

Osteoporose und anderen osteolytischen Prozessen angewendet. Systematische Untersuchungen zur Schwangerschaft liegen nicht vor. Tierexperimentelle Ergebnisse sprechen für einen möglichen diaplazentaren Übergang und Auswirkungen auf die fetale Skelettentwicklung (Ornoy 1998).

> **Empfehlung für die Praxis:** Biphosphonate sind in der Schwangerschaft kontraindiziert. Versehentliche Applikation einzelner Dosen im 1. Trimenon rechtfertigt weder einen risikobegründeten Schwangerschaftsabbruch (siehe Kapitel 1) noch zusätzliche Diagnostik.

2.8.17 Jodid

(siehe Abschnitt 2.13.5)

2.8.18 Spurenelemente

> **Empfehlung für die Praxis:** Die Substitution von Spurenelementen wie *Chrom*, *Kupfer* und *Zink* ist in der Schwangerschaft, von nachgewiesenen Mangelzuständen abgesehen, nicht erforderlich. Auch eine „Entgiftungsbehandlung" mit *Selen* sollte unterbleiben. Versehentliche Anwendungen dieser Spurenelemente erfordern jedoch keine Konsequenzen.

Literatur

BgVV (Bundesinstitut für gesundheitlichen Verbraucherschutz und Veterinärmedizin). Versorgung der deutschen Bevölkerung mit Folsäure noch immer ungenügend. Pressedienst 2000/10.

Bower C, Stanley FJ. Dietary folate as a risk factor for neural-tube defects: evidence from a case-control study in Western Australia. Med J Aust 1989; 150: 613–9.

Bundesgesundheitsamt. Teratogenität von Retinoiden (Isotretinoin, Etretinat) und Vitamin A. Bundesgesundheitsblatt 1988; 31: 281.

Buss NE, Tembe EA, Prendergast BD, Renwick AG, George CF. The teratogenic metabolites of vitamin A in women following supplements and liver. Hum Experim Toxicol 1994; 13: 33–43.

Cleary RE, Lumeng L, Li T. Maternal and fetal plasma levels of pyridoxal phosphate at term: adequacy of vitamin B_6 supplementation during pregnancy. Am J Obstet Gynecol 1975; 121: 25–8.

Cuskelly GJ, McNulty H, Scott JM. Effect of increasing dietary folate on red-cell folate: Implications for prevention of neural tube defects. Lancet 1996; 347: 657–59.

Czeizel AE, Dudas I. Prevention of the first occurrence of neural-tube defects by periconceptional vitamin supplementation. N Engl J Med 1992; 327: 1832–5.

Gärtner J, Heinrich B, Hachmeister A, von Kries R. Prävention von Neuralrohrdefekten. Weiterhin nur geringe Akzeptanz der Empfehlungen zur Folsäureprophylaxe. Kinderärztliche Praxis 1999; 69: 150–53.

Heller SP, Salkeld RM, Korner WE. Riboflavin status in pregnancy. Am J Clin Nutr 1974; 27: 1225–39.

Hubbard ED, Smithells RW. Folic acid metabolism and human embryopathy. Lancet 1965; 1: 1254.

Kalter H. Folic acid and human malformation: a summary and evaluation. Reproductive Toxicology 2000; 14: 463–76.

Laschinski G, Spielmann H. Empfehlungen zur Gabe von Vitamin A in der Schwangerschaft. Geburtsh u Frauenheilk 1988; 48: 196–7.

Laurence KM, James N, Miller MH, Tennant GB, Campbell H. Double-blind randomised controlled trial of folate treatment before conception to prevent recurrence of neural-tube defects. Br Med J 1981; 282: 1509–11.

Letzky E. Anaemia and haematinics in pregnancy. In: *Lewis P* (ed). Clinical Pharmacology in Obstetrics. Bristol: Wright PSG, 1983; 28–48.

Malone JM. Vitamin passage across the placenta. Clin Perinatol 1975; 2: 295–307.

Mastroiacovo P, Mazzone T, Addis A, Elephant E, Carlier P, Vial T, Garbis H, Robert E, Bonati M, Ornoy A, Finardi A, Schaefer C, Caramelli L, Rodriguez-Pinilla E, Clementi M. High vitamin A intake in early pregnancy and major malformations: a multicenter prospective controlled study. Teratology 1999; 59: 7–11.

McElhatton PR, Roberts JC, Sullivan FM. The consequences of iron overdose and its treatment with desferrioxamine in pregnancy. Human and Experimental Toxicol 1991; 10: 251–9.

McPartlin J, Halligan A, Scott JM, Darling M, Weir DG. Accelerated folate breakdown in pregnancy. Lancet 1993; 314: 148–9.

Medical Research Council (MRC) Vitamin Study Research Group. Prevention of neural tube defects: results of the MRC vitamin study. Lancet 1991; 338: 131–7.

Mulinare J, Cordero JF, Erickson JD, Berry RJ. Periconceptional use of multivitamins and the occurrence of neural tube defetcts. J Amer Med Assoc 1988; 260: 3141–5.

Österreichische Gesellschaft für Kinder- und Jugendheilkunde und Österreichische Gesellschaft für Prä- und Perinatale Medizin, Empfehlungen der-: Perikonzeptionelle Folsäuresubstitution. Richtlinien zur Prävention von Neuralrohrdefekten. Monatsschr Kinderheilkunde 1999; 7: 699–700.

Ornoy A, Patlas N, Pinto T, Golomb G: The transplacental effects of alendronate on the fetal skeleton in rats. Teratology 1998; 57: 242.

Pietrzik K. Zur Biokinetik von Mikronährstoffen und deren Interaktionen. Dialog Ernährung und Vitamine 1988; 6: 13.

Pitkin RM. Vitamins and minerals in pregnancy. Clin Perinatol 1975; 2: 221–32.

Polifka JE, Donlan CR, Donlan MA, Friedman JM. Clinical teratology counseling and consultation report: high-dose β-Carotene use during early pregnancy. Teratology 1996; 54: 103–7.

Rosa EW, Wilk AL, Kelsey EO. Vitamin A congeners. Teratology 1986; 33: 355–64.

Rosenberg IH. Folic acid and neural-tube defects – time for action? N Engl J Med 1992; 327: 1875–7.

Rothman KJ, Moore LL, Singer MR, Nguyen USDT, Mannino S, Milunsky A. Teratogenicity of high vitamin A intake. N Engl J Med 1995; 333: 1369–73.

Royal College of General Practitioners. Morbidity and drugs in pregnancy. J Royal Coll Gen Practitioners 1975; 25: 631–5.

Shaw GM, Velie EM, Schaffer DM. Is dietary intake of methionine associated with a reduction in risk for neural tube defect-affected pregnancies? Teratology 1997; 56: 295–99.

Smithells KW, Sheppard S, Schorah CJ, Seller MJ, Nevin NC, Harris R, Read AP, Fielding DW. Possible prevention of neutral-tube defects by periconceptional vitamin supplementation. Lancet 1980; 1: 339–400.

Teratology Society. Summary of the 1993 Teratology Society Public Affairs Committee Symposium: folic acid prevention of neural tube defects-public policy issues. Teratology 1994; 49: 239–41.

Teratology Society. Position paper: recommendations for Vitamin A use during pregnancy. Teratology 1987; 35: 269–75.

Verge RG, Sanchez LR, Heredero L, Rodriguez L, Martinez AJ. Primary prevention of neural tube defects with folic acid supplementation: Cuban experience. Prenat Diagn 1990; 10: 149–52.

Wiegand UW, Hartmann S, Hummler H. Safety of vitamin A: recent results. Int J Vit Nut Res 1998; 68 (6): 411–16.

2.9 Diagnostika

2.9.1 Röntgenuntersuchungen

Röntgenstrahlen gehören zu den ionisierenden Strahlen. Die Dosis wird in rad oder in Gray (Gy) angegeben. 1 Gray = 100 rad = 100.000 mrad. Relevant für die Betrachtung von Strahleneffekten ist nur die Dosis, die am betreffenden Organ ankommt. Im vorliegenden Fall ist das der Uterus bzw. der Embryo. Die im Zielorganismus, dem Embryo, tatsächlich ermittelte Dosis wird in rem oder Sievert (Sv) angegeben. 1 Sievert = 100 rem = 100.000 mrem. Geht man davon aus, daß die emittierte Dosis der Organ- also Embryonaldosis entspricht, ist 1 Sv = 1 Gy.

Röntgenstrahlen können in Abhängigkeit von der Dosis und vom Entwicklungsstadium des Embryos einen Fruchttod, Fehlbildungen verschiedener Organsysteme, vor allem der Augen, allgemeine Wachstumsretardierung, Mikrozephalie und mentale Retardierung hervorrufen. Dies ist sowohl tierexperimentell als auch empirisch beim Menschen belegt (Brent 1999 A). In den ersten 5 Tagen nach Konzeption (also noch während der „Alles-oder-Nichts-Phase") wird die niedrigste Letaldosis mit 10 rad (0,1 Gy) angegeben. Während der eigentlichen Embryogenese wird dieser Wert mit 25–50 rad, später mit über 100 rad (1 Gy) beziffert (Brent 1999 A). Schwere ZNS-Fehlbildungen während der frühen Embryogenese (18–36 Tage nach Konzeption) sollen erst ab 20 rad zu erwarten sein. Mit bleibenden Wachstumsretardierungen rechnet man bei 25–50 und mehr rad als Mindestdosis. Mikrozephalie und mentale Retardierung wurden besonders nach Dosen oberhalb 20 rad zwischen Woche 8 und 15 nach Konzeption beobachtet.

Die meisten Untersuchungen kommen zu dem Schluß, daß unterhalb einer Strahlendosis von 0,05 Gy (Gray), entsprechend 5 rad mit keinem nennenswerten Anstieg des Fehlbildungsrisikos beim Menschen zu rechnen ist (z. B. Brent 1999 A, Sternberg 1973).

Weitaus schwieriger als die Beurteilung des teratogenen Strahlenrisikos ist die Frage mutagener und onkogener Effekte zu beantworten. Zumal mutagene Effekte stochastischer Natur sind, also keine Schwellendosis kennen, unterhalb derer wie bei der Teratogenese kein Effekt zu erwarten ist. Punktmutationen ereignen sich bekanntermaßen auch spontan. Die zur Verdopplung der Punktmutationsrate führende Strahlendosis wird mit 100–200 rad angegeben (Brent 1999 A, Neel 1999).

Einerseits bedeutet eine Verdopplung der Mutationsrate eines bestimmten Gens noch keine Häufigkeitsverdopplung der ggf. daran gekoppelten Erkrankung. Andererseits sollten die völlig unzureichenden Kenntnisse zu den Auswirkungen auf spätere Generationen zu großer Zurückhaltung bei der Definition unbedenklicher Expositionsgrenzwerte für die Gesamtbevölkerung führen (siehe Brent 1999 A).

Von welcher Dosis an mit einer Erhöhung des Karzinom- und dabei insbesondere des Leukämierisikos bei Kindern nach vorgeburtlicher Exposition gerechnet werden muß, wird noch immer kontrovers diskutiert. In einer Studie an Zwillingsschwangerschaften ermittelten Harvey und Mitarbeiter (1985) bei vorgeburtlicher Belastung mit 0,01 Sv (Sievert) einen Anstieg des Leukämierisikos um den Faktor 2,4. Lengfelder (1990) zieht bereits ein Leukämierisiko in Erwägung, wenn die zusätzliche pränatale Strahlenexposition des Embryos im Bereich der natürlichen Hintergrundsbelastung von etwa 0,001 Sv liegt. Dagegen nehmen andere Autoren bei Exposition mit 0,02–0,05 Sv noch kein Risiko für den Embryo an (Boice 1999). Die immer wieder als Beleg für ein niedriges Krebsrisiko zitierten Untersuchungen an Atombombenopfern in Japan sind angesichts methodischer Mängel und der damaligen politischen Interessenlage der für viele Untersuchungen verantwortlichen amerikanischen Seite sehr kritisch zu bewerten.

Dosisbereiche üblicher Röntgenuntersuchungen. Die üblichen konventionellen Röntgenuntersuchungen, die Untersuchung des Unterbauchs inbegriffen, liegen alle unter einer Fruchtdosis von 5 rem. Bei Abdomen-, Becken- und LWS-Aufnahmen ohne Abschirmung des Uterus liegt die Gonadendosis meist deutlich unter 200 mrem pro Aufnahme. Diese Größenordnung gilt für Röntgenaufnahmen mit heute empfohlenem Filmmaterial und digitale Aufzeichnung mit korrekt eingestellten Geräten. Längere Durchleuchtungszeiten bei Darmuntersuchungen oder Darstellung ableitender Harnwege können durchaus zu einer Uterusbelastung von 2 rem führen.

Computertomographie (CT-Röntgen) einschließlich der neueren Spiral-CTs liegen häufig darüber, jedoch meist unter 5 rem. Dies schließt zwei Untersuchungsgänge unter Einbeziehung des Unterbauchs einschließlich Scoutaufnahme (Übersicht) ein.

Die Streustrahlung bei Untersuchung anderer Körperregionen wie Oberbauch, Thorax, Extremitäten oder Zahnröntgen ist ohnehin zu vernachlässigen, weil sie weit unter 100 bzw. sogar meist unter 1 mrem liegt.

> **Empfehlung für die Praxis:** Bei Anwendung bildgebender diagnostischer Verfahren im Bereich des Unterbauches sollte bei Frauen im gebärfähigen Alter primär auf Röntgenverfahren verzichtet werden, insbesondere wenn eine Schwangerschaft nicht sicher auszuschließen ist. Die mit „Nein" beantwortete Frage nach einer vorliegenden Schwangerschaft schließt eine solche bekanntermaßen nicht aus! Jede Röntgenuntersuchung des Unterbauchs, von deren Ergebnis nicht unmittelbar vital indizierte Therapiemaßnahmen abhängen, sollte sicherheitshalber nur in der ersten Zyklushälfte durchgeführt werden. Falls Röntgenuntersuchungen unverzichtbar sind, darf nur mit den modernsten Geräten und unter optimalem Schutz der Fruchthöhle gearbeitet werden. Zur Dosisberechnung müssen die Aufnahmedaten exakt dokumentiert werden. Dazu gehören u. a. die Röntgenspannung in KV, die Dicke der Aluminiumfilter in mm, der Filter-Haut-Abstand in cm, die Strahlenrichtung und bei Durchleuchtungen die Expositionszeit der Uterusregion. Bei einer Computertomographie müssen die Anzahl der Schichten, die Lokalisierung der obersten und untersten Aufnahme an der Wirbelsäule, die gerätetypische mAS (Milliamperesekunden)-Angabe pro Rotation, die Schichtdicke bzw. der Vorschub sowie der ebenfalls gerätetypische sogenannte Kair-Wert (Dosis auf der Rotationsachse in freier Luft) erfaßt werden.
>
> Röntgenaufnahmen außerhalb der Genitalregion und der Fruchthöhle stellen weder eine Indikation für einen risikobegründeten Abbruch der Schwangerschaft (siehe Kapitel 1) noch für weitere Vorsorgemaßnahmen dar (Bentur 1991). Dies gilt immer auch für einfache Röntgenuntersuchungen, bei denen (versehentlich) der schwangere Uterus erfaßt wird.

▶ 2.9.2 Ultraschall

Seit rund 30 Jahren wird Ultraschall in allen Phasen der Schwangerschaft angewendet. Zahlreiche tierexperimentelle (Übersicht in Jensh 1999) und epidemiologische Untersuchungen (Übersicht in Ziskin 1999) haben die Auswirkungen auf den Feten analysiert. Negative Effekte können in erster Linie durch lokale Hyperthermie ausgelöst werden. Obwohl Auffälligkeiten wie die Zunahme fetaler Bewegungsaktivität, vermindertes Geburtsgewicht, verzögerte Sprachentwicklung, vermehrte Linkshändigkeit als Folge von Ultraschalluntersuchungen von einzelnen Untersuchern erörtert wurden, ließen sich solche Auswirkungen nicht bestätigen. Dies gilt insbesondere für den üblichen Umfang an Diagnostik und den Einsatz moderner Geräte, die im Vergleich mit solchen aus den 70er Jahren mit wesentlich geringerer Leistung auskommen. Ausführliche Untersuchungen der Entwicklung von Kindern, deren Mütter während der Schwangerschaft sonographisch untersucht wurden, belegen, daß diagnostische Ultraschallanwendungen die kindliche Entwicklung nicht schädigen.

> **Empfehlung für die Praxis:** Ultraschalluntersuchungen im medizinisch notwendigen Umfang sind in der Schwangerschaft akzeptabel.

2.9.3 Magnetresonanztomographie (MRT)

Bei der MRT werden Magnetfelder erzeugt, die sich nicht von anderen elektrischen Anwendungen einschließlich Radiowellen unterscheiden. Die Magnetfeldstärke wird für den Patienten mit 2 Tesla (T), für das Untersuchungspersonal mit 5–100 mT angegeben.

Die MRT wird seit rund 15 Jahren auch in der Schwangerschaft angewendet, z. B. zur Lokalisierung der Plazenta, zur fetalen Diagnostik oder zur Prüfung, ob die Beckenmaße eine vaginale Entbindung zulassen. Die überwiegend im 2. und 3. Trimenon gemachten Erfahrungen haben bislang keine negativen Auswirkungen der untersuchungsbedingten elektromagnetischen Felder, des Lärms etc. auf den Feten erbracht. Zur Anwendung im 1. Trimenon liegen hingegen kaum dokumentierte Erfahrungen vor (Übersicht in Robert 1999, Brent 1999 B, Brent 1993). Untersuchungen an MRT-Personal ergaben keinen Anhalt für ein reproduktionstoxisches Risiko (Evans 1993).

> **Empfehlung für die Praxis:** In Abwägung potentieller Risiken zwischen Röntgen-CT und MRT ist der MRT in allen Phasen der Schwangerschaft der Vorzug zu geben.

2.9.4 Bariumsulfat-Kontrastmittel

Zur röntgenologischen Darstellung des Magen-Darm-Traktes wird *Bariumsulfat* eingesetzt. Diese Verbindung ist unlöslich und wird enteral nicht resorbiert. Es ist daher in der Schwangerschaft nicht mit einer Schädigung des Ungeborenen durch dieses Kontrastmittel zu rechnen.

2.9.5 Jodhaltige Kontrastmittel

Pharmakologie und Toxikologie. Zu den jodhaltigen Kontrastmitteln zählen *Iobitridol* (Xenetix®), *Iodamid*, *Iodixanol* (Accupaque®, Visipaque®), *Iohexol* (z.B. Omnipaque®), *Iomeprol* (Imeron®), *Iopamidol* (Unilux®, Solutrast®), *Iopansäure*, *Iopentol* (Imagopaque®), *Iopodate* (Biloptin®), *Iopromid* (Ultravist®), *Iotalaminsäure* (Conray®), *Iotrolan* (Isovist®), *Iotroxinsäure* (Biliscopin®), *Ioversol* (Optiray®), *Ioxaglinsäure* (Hexabrix®), *Ioxitalaminsäure* (Telebrix®), *Lysinamidotrizoat* (z.B. in Peritrast®), *Megluminamidotrizoat* und *Natriumamidotrizoat* (kombiniert z.B. in Urografin®, Urovison®), *Metrizamid*, *Metrizoat* und *Natriumjodid* (mit *Indocyaningrün* in ICG-Pulsion®).

Bei den jodhaltigen Kontrastmitteln sind nieren- und gallengängige Präparate zu unterscheiden.

Gallenkontrastmittel sind lipophil. Das erleichtert ihre Ausscheidung über die Leber, bedingt jedoch auch eine gute Plazentagängigkeit. Mehr als 80 % der lebergängigen Kontrastmittel werden rasch über die Galle in den Darm ausgeschieden.

Zur Nieren- und Harnwegsdarstellung sowie zur Angiographie werden intravenös applizierbare hydrophile und vorwiegend nichtionische jodhaltige Kontrastmittel verwendet, die nur in geringem Umfang an Plasmaeiweiße gebunden sind und schnell über die Niere ausgeschieden werden. Der Anteil an freiem Jod im Kontrastmittel liegt unter 1‰ der Kontrastmittelmenge, ist produktionsbedingt und kann im Verlauf der Lagerung zunehmen. Nach Applikation ist im Organismus eine weitere Freisetzung durch Dejodasen möglich. Freies Jodid kann die fetale Schilddrüse erreichen und dort gespeichert werden. Die Gefahr einer durch Jodüberladung verursachten passageren Hypothyreose besteht besonders von der 12. Schwangerschaftswoche an, wenn die fetale Schilddrüse ihre endokrine Funktion aufnimmt (Grospietsch 2000).

> **Empfehlung für die Praxis:** Die Gabe von jodhaltigen Kontrastmitteln ist spätestens von der 12. Schwangerschaftswoche an auf vitale diagnostische Indikationen zu beschränken.

2.9.6 Ultraschall- und Magnetresonanz-Kontrastmittel

Pharmakologie und Toxikologie. Als Kontrastmittel wird bei der Ultraschalldiagnostik *D-Galaktose* (Echovist-200®, Echovist-300®) eingesetzt, von dem kein pränatal toxisches Risiko zu erwarten ist.

Gadopentetsäure (Magnevist®), *Gadobensäure* (MultiHance®), *Gadodiamid* (Omniscan®) und *Gadoteridol* (ProHance®) sind ionische paramagnetische Kontrastmittel, die bei der Magnetresonanzdarstellung (MRT) benutzt werden. Tierversuche ergaben keine Hinweise auf toxische Eigenschaften dieser Kontrastmittel bei vorgeburtlicher Anwendung. Auch die bisher vorliegenden Fallberichte zur Anwendung von *Gadolinium*verbindungen beim Menschen (z.B. Marcos 1997), vorwiegend jedoch nach dem 1. Trimenon, ergaben keine Hinweise auf Fetotoxizität.

Ferristen (Abdoscan®) ist aus theoretischen Erwägungen heraus als unbedenklich zu betrachten.

Zum manganhaltigen *Mangafodipir* (Teslascan®) läßt sich aufgrund unzureichender Erfahrungen keine Risikoabschätzung machen.

> **Empfehlung für die Praxis:** Die genannten Kontrastmittel dürfen bei gegebener Indikation zur Diagnostik eingesetzt werden. Mangafodipir sollte aufgrund unzureichender Risikoabschätzung möglichst nicht angewendet werden.

2.9.7 Radioaktive Isotope

Pharmakologie und Toxikologie. Die dem Embryo im Rahmen einer *Szintigraphie* oder *Positronen-Emissions-Tomographie* (*PET*) zukommende Strahlendosis ist abhängig vom jeweiligen Isotop, dessen Halbwertszeit und der applizierten Menge. In der Szintigraphie hat *Technetium* das Jod weitgehend ersetzt, bei der PET wird ^{18}FDG (2-Fluoro-2-Deoxy-D-Glucose) i.v. appliziert. Die Uterus-Dosis liegt bei diagnostischer Isotopenanwendung im allgemeinen im µCi-(Mikrocurie-)Bereich bzw. bei unter 10 mGy und verursacht nach den vorliegenden Erfahrungen keine embryo- oder fetotoxischen Schäden (Adelstein 1999).

Hingegen werden bei einer therapeutischen Isotopenanwendung, z.B. bei Hyperthyreose oder Schilddrüsenkarzinom mit radioaktivem ^{131}Jod, ablative Dosen von über 100 mCi (Millicurie) verwendet, die zur (passageren) substitutionsbedürftigen, angeborenen Hypo- oder gar Athyreose führen können (Bentur 1991). Siehe auch Abschnitt 2.13. Eine der Schwangerschaft vorausgehende therapeutische Anwendung von ^{131}Jod bei Schilddrüsenkarzinom hat laut einer größeren Studie keine ungünstigen Auswirkungen auf die vor- und nachgeburtliche Entwicklung des Kindes. Liegt die Behandlung jedoch innerhalb eines Jahres vor der Schwangerschaft, wurde eine erhöhte Abortrate beobachtet. Die Autoren diskutieren sowohl die Exposition der Gonaden als auch eine zunächst ungenügende Schilddrüsenhormoneinstellung als Ursache hierfür (Schlumberger 1996).

> **Empfehlung für die Praxis:** Die diagnostische und therapeutische Anwendung von Radioisotopen während der Schwangerschaft ist kontraindiziert. Dennoch rechtfertigt eine diagnostische Exposition weder einen risikobegründeten Schwangerschaftsabbruch (siehe Kapitel 1) noch invasive Diagnostik. Bei Anwendung von ^{131}Jod in therapeutischer Dosierung bei Hyperthyreose oder Schilddrüsenkarzinom sind diagnostische und therapeutische Konsequenzen im Einzelfall abzuwägen. Eine Beratungsstelle für Medikamente in der Schwangerschaft sollte zu Rate gezogen werden (siehe Adressen in Kapitel 1).

▶ 2.9.8 Stabile Isotope

Pharmakologie und Toxikologie. Für verschiedene Elemente konnten „stabile Isotope" entwickelt werden, die nicht radioaktiv strahlen und die sich im Atomgewicht vom ursprünglichen Element unterscheiden. Chemische Verbindungen, z.B. Arzneimittel, lassen sich nach Einbau stabiler Isotope mit analytischen Methoden, wie z.B. der Massenspektrometrie, nachweisen. Weder im Tierexperiment (Spielmann 1986) noch beim Menschen wurden bislang embryotoxische Effekte beobachtet.

> **Empfehlung für die Praxis:** Aus reproduktionstoxikologischer Sicht bestehen gegen die Anwendung diagnostischer Verfahren mit stabilen Isotopen keine Bedenken.

2.9.9 Farbstoffe

Pharmakologie und Toxikologie. Speziell entwickelte Farbstoffe wurden zur Funktionsdiagnostik des Herz-Kreislauf-Systems, der Leber und der Niere eingesetzt. Es handelt sich z.B. um *Bromsulphthalein*, *Evans-Blau*, *Indigokarmin*, *Kongorot*, *Methylenblau*, *Phenolrot*, *Tricarbocyanin* und *Trypaflavin*.

Methylenblau wird einerseits zur Therapie der Methämoglobinämie eingesetzt und diente andererseits bei Zwillingsschwangerschaften zur Differenzierung bei der Amniozentese sowie präpartal zur Lokalisierung eines Lecks der Fruchtblase. Als fetotoxische Wirkungen wurden Ileum- bzw. Jejunalatresien beschrieben. Diese sind wahrscheinlich Folge einer Perfusionsstörung im Dünndarm, die entweder hämolysebedingt ist oder mit der Vasoaktivität des Methylenblau zu erklären ist. Nach Anwendung am Ende der Schwangerschaft zeigten sich bei den Neugeborenen gehäuft Hämolyse mit neonataler Hyperbilirubinämie, Hautverfärbungen sowie Atemnotsyndrome (Übersicht in Cragan 1999).

Vor allem *Indigokarmin*, aber auch *Evans-Blau* sind in zahlreichen Fällen mit guter Verträglichkeit zur Markierung bei Amniozentese verwendet worden. *Indigokarmin* ist dem Serotonin ähnlich, daher ist eine indirekt vasoaktive Wirkung nicht auszuschließen. Dennoch sind keine dem Methylenblau vergleichbaren Effekte bei über 150 dokumentierten Schwangerschaften beobachtet worden (Cragan 1993). Über die Wirkung der anderen Stoffe in der Schwangerschaft liegen keine ausreichenden Erfahrungen vor.

> **Empfehlung für die Praxis:** Bei Schwangeren sollte außer bei vitaler Indikation auf den Einsatz diagnostischer Farbstoffe verzichtet werden. Besonders die Anwendung von Methylenblau bei der Amniozentese ist zu unterlassen. Eine versehentliche Applikation rechtfertigt dennoch weder den risikobegründeten Abbruch der Schwangerschaft (siehe Kapitel 1) noch invasive Diagnostik.

2.9.10 Andere Diagnostika

Fluorescein (z.B. Pancreolauryl-Test® N) wird als Diagnostikum am Auge, oral und intravenös (Angiographie) angewendet. Eine Fallsammlung mit über 100 Schwangeren, die mit Fluorescein angiographiert worden waren, erbrachte keine eindeutigen Hinweise auf fetale Unverträglichkeiten (Halperin 1990). Tierexperimente zeigten ebenfalls keine teratogenen Effekte. Die Substanz wurde nach Applikation am Auge in der Amnionflüssigkeit einer Schwangeren nachgewiesen.

Hauttests wie *Tuberkulintest* (z.B. Tubergen®), *Multitest* (z.B. Multitest Immignost®) oder *Allergietests* sind als unbedenklich zu betrachten.

Gleiches gilt für *Enzymtests* z.B. mit *Secretin* (Secrelux®).

> **Empfehlung für die Praxis:** Die genannten Diagnostika dürfen in der Schwangerschaft verwendet werden. Dies gilt auch für Fluorescein, wenn dies dringend erforderlich ist.

Literatur

Adelstein SJ. Administered radionuclides in pregnancy. Teratology 1999; 59: 236–239.

Bentur Y, Horlatsch N, Koren G. Exposure to ionizing radiation during pregnancy: perception of teratogenic risk and outcome. Teratology 1991; 43: 109–12.

Boice JD, Miller RW. Childhood and adult cancer after intrauterine exposure to ionizing radiation. Teratology 1999; 59: 227–233.

Brent RL [A]. Utilization of developmental basic science principles in the evaluation of reproductive risks from pre- and postconception environmental radiation exposures. Teratology 1999; 59: 182–204.

Brent RL [B]. Reproductive and teratologic effects of low-frequency electromagnetic fields: a review of in vivo and in vitro studies using animal models. Teratology 1999; 59: 261–286.

Brent RL, Gordon WE, Bennett WR, Beckman DA. Reproductive and teratogenic effects of electromagnetic fields. Reprod Toxicology 1993; 7: 535–80.

Cragan JD. Teratogen update: methylene blue. Teratology 1999; 60: 42–48.

Cragan JD, Martin ML, Khoury MJ, Fernhoff PM. Dye use during amniocentesis and birth defects. Lancet 1993; 341: 1352.

Evans JA, Savitz DA, Kanal E, Gille J. Infertility and pregnancy outcome among magnetic resonance imaging workers. J Occup Med 1993; 35: 1191–5.

Greenberg F, Lewis RA. Safety of fluorescein angiography during pregnancy (letter). Am J Ophthal 1990; 110: 323–4.

Grospietsch G. Erkrankungen in der Schwangerschaft, 3. Aufl. Stuttgart: Wissensch Verlagsgesellschaft, 2000.

Halperin LS et al. Safety of fluorescein angiography during pregnancy. Am J Ophthal 1990; 109: 563–6.

Harvey EB, Bolce JD, Honeyman M, FlanneryJT. Prenatal *x-ray* exposure and childhood cancer in twins. N Engl J Med 1985; 312: 541–5.

Jensh RP, Brent RL. Intrauterine effects of ultrasound: animal studies. Teratology 1999; 59: 240–251.

Langfelder E. Strahlenwirkung. Strahlenrisiko. Landsberg/Lech: Ecomed, 1990.

Marcos HB, Semelka RC, Worawattanakul S. Normal placenta: gadolinium-enhanced, dynamic MR imaging. Radiology 1997; 205: 493–96.

Neel JV. Changing perspectives on the genetic doubling dose of ionizing radiation for humans, mice, and drosophila. Teratology 1999; 59: 216–221.

Robert E. Intrauterine effects of electromagnetic fields-(low frequency, mid frequency RF, and microwave): review of epidemiologic studies. Teratology 1999; 59: 292–298.

Schlumberger M, De Vathaire F, Ceccarelli C et al. Exposure to radioactive iodine-131 for scintigraphy or therapy does not preclude pregnancy in thyroid cancer patients. J Nucl Med 1996; 37: 606–612.

Spielmann H, Nau H. Embryotoxicity of stable isotopes and use of stable isotopes in studies of teratogenic mechanisms. J Clin Pharmacol 1986; 26: 474–80.

Sternberg J. Radiation risk in pregnancy. Clin Obstet Gynecol 1973; 16: 235–78.

Ziskin MC. Intrauterine effects of ultrasound: human epidemiology. Teratology 1999; 59: 252–260.

2.10 Dermatika und Lokaltherapeutika

In diesem Abschnitt werden die wichtigsten Arzneimittel in der Dermatologie sowie andere häufig verwendete Lokaltherapeutika behandelt. Weitergehende Informationen zu speziellen Arzneimitteln finden sich unter den Substanzbegriffen in anderen Abschnitten.

Vaginaltherapeutika werden in Abschnitt 2.19.10 besprochen.

2.10.1 Schwangerschaftstypische Veränderungen an der Haut

Die Umstellung des Organismus in der Schwangerschaft führt an der Haut zu typischen morphologischen und funktionellen Veränderungen. Sie sind völlig normal und müssen nicht behandelt werden. Dazu gehören:

- Pigmentierung: Auffallend ist im Gesicht das Auftreten einer fleckigen Pigmentierung (Chloasma uterinum oder gravidarum), die sich bald nach der Geburt spontan zurückbildet. Sie wird durch UV-Licht verstärkt, z. B. durch direkte Sonnenbestrahlung und kann durch Sonnenschutzsalben gemildert werden. Außerdem verstärkt sich bei Schwangeren die Pigmentierung der Brustwarzen und der Warzenhöfe, die Umgebung des Nabels, der Achseln, des Genital- und Analbereiches. Allgemein nimmt die Lichtempfindlichkeit bei Schwangeren zu.
- Striae: An Bauch, Hüften, Oberschenkeln und auch an den Brüsten treten in der zweiten Hälfte der Schwangerschaft relativ häufig Striae distensae auf. Mit Zunahme des Leibesumfangs werden diese breiter und zahlreicher. Die Haut ist im Bereich der Striae dünn, schlaff und ohne Elastizität. Eine wirksame physikalische oder medikamentöse Prophylaxe ist nicht bekannt.
- Fibrome: Weiche Fibrome treten besonders in der Hals- und Axillaregion vermehrt auf.
- Gefäßveränderungen: Die Haut wird stärker durchblutet, fühlt sich wärmer an und die vasomotorische Erregbarkeit der Hautgefäße nimmt zu. Das führt zu rascherem Erröten bzw. Erblassen und zu einem verstärkten Dermographismus. Außerdem werden die Venen an Brust und Bauchhaut deutlicher sichtbar und es können Varizen an den Beinen und der Vulva sowie Hämorrhoiden auftreten.
- Hautdrüsen, Haare und Nägel: Besonders in der Frühschwangerschaft kann die Sekretion der Schweißdrüsen deutlich zunehmen. Eine bestehende Akne bessert sich häufig. Andererseits kann vom dritten Monat an eine akute Schwangerschaftsakne (Akne gravidarum) auftreten, die sich im Wochenbett zurückbildet. Das Wachstum von Haaren und Nägeln ist in der Schwangerschaft generell beschleunigt. Nach der Geburt kommt es im Rahmen einer erneuten Synchronisation des Haarwachstums zu einem oft bedrohlich erscheinenden Haarausfall. Dieser ist jedoch physiologisch, normalisiert sich innerhalb der folgenden Monate und bedarf keinerlei Therapie.

Externa werden in der Schwangerschaft in vermehrtem Umfang resorbiert. Dies gilt insbesondere bei entzündlich veränderter Haut und Wundflächen und kann zu einer quantitativen Exposition des Feten führen.

2.10.2 Antiinfektiva

Pharmakologie und Toxikologie. *Fusidinsäure* (z.B. Fucidine®) ist ein fast ausschließlich dermal angewendetes Antibiotikum, über das trotz länger zurückliegender Markteinführung keine systematischen Untersuchungen zur pränatalen Verträglichkeit vorliegen. Es hat nur ein enges Wirkspektrum gegen grampositive Bakterien (Staphylokokken) und wird daher nicht für eine ungezielte Behandlung empfohlen. Grundsätzlich muß jede äußere antibiotische Therapie unter dem Aspekt kritisch geprüft werden, ob tatsächlich eine bakterielle Infektion vorliegt, die sich ggf. wirkungsvoller systemisch behandeln ließe. Außerdem sind Sensibilisierung und Resistenzbildung bei topischer Behandlung zu bedenken.

Für kein Antiinfektivum in dermaler Anwendung hat sich bisher ein Verdacht auf teratogene Effekte ergeben. Dies gilt auch für die Virustatika *Aciclovir* (z.B. Zovirax®) und die lokale Behandlung von Condyloma acuminata (Feigwarzen) mit *Podophyllotoxin* (Condylox®, Wartec®), einem pflanzlichen Mitosehemmstoff (Robert 1994, Bargman 1988, Karol 1980). Zu den Virustatika *Foscarnet-Natrium* (Triapten®), *Idoxuridin* (z.B. Virunguent®), *Tromantadin* (Viru-Merz®) und *Vidarabin* (Vidarabin Thilo®) sowie zu dem ebenfalls für die lokale Behandlung von Condyloma acuminata zugelassenen Immunmodulator und Virustatikum *Imiquimod* (Aldara®) liegen keine ausreichenden Erfahrungen vor.

Weitere Details zu einzelnen Antiinfektiva finden sich in Abschnitt 2.6.

> **Empfehlung für die Praxis:** Antiinfektiva dürfen bei entsprechender Indikation auch während einer Schwangerschaft auf Haut und Schleimhäuten sowie an Auge und Ohr angewendet werden. Aus theoretischen Erwägungen heraus sollten auch bei dieser Anwendungsart besser erprobte Substanzen bevorzugt – und u.a. auf Chloramphenicol und die Gruppe der Gyrasehemmstoffe verzichtet werden. Bei großflächiger Anwendung müssen Präparate für die äußerliche Behandlung wegen der Gefahr der Resorption wirksamer Mengen genauso kritisch wie eine systemische Applikation betrachtet werden.
> Bei *Condyloma acuminata* in der Schwangerschaft sind *Kryotherapie* oder *Trichloressigsäure* Behandlung der Wahl.

2.10.3 Glucocorticoide und nichtsteroidale Antiphlogistika

Pharmakologie und Toxikologie. Bei langfristiger Anwendung oder bei Applikation auf größere Hautareale muß sowohl bei *Glucocorticoiden* (siehe auch Abschnitt 2.13.8) als auch bei nichtsteroidalen Antiphlogistika wie dem *Bufexamac* (z. B. Ekzemase®) mit einer Resorption und dem Übergang auf den Feten gerechnet werden. Speziell zu dem in der Dermatologie weit verbreiteten Bufexamac liegen keine systematischen Untersuchungen vor. Verwandte in der systemischen Behandlung benutzte Substanzen haben bislang keine teratogenen Effekte gezeigt. Sie sind jedoch wegen ihrer prostaglandinantagonistischen Effekte ab Woche 30 zu meiden (siehe auch Abschnitt 2.1.11).

> **Empfehlung für die Praxis:** Gegen eine zeitlich und flächenmäßig begrenzte externe Therapie mit Glucocorticoiden oder Bufexamac ist nichts einzuwenden.

2.10.4 Adstringenzien

Pharmakologie und Toxikologie. Adstringenzien führen bei Schleimhäuten und Wunden durch Eiweißfällung der oberflächlichen Schichten zur Abdichtung und Schrumpfung des Gewebes. Sie werden zur lokalen Behandlung entzündeter Schleimhäute und Wunden verwendet. Therapeutisch werden zwei Gruppen eingesetzt, gerbstoffhaltige Präparate wie *Tannin* (z. B. Tannalbin®) und verdünnte Lösungen von Metallsalzen wie *Aluminium aceticum*.

> **Empfehlung für die Praxis:** Für die Therapie mit Adstringenzien in der Schwangerschaft gibt es keine Kontraindikation, da mit deren Resorption nicht zu rechnen ist.

2.10.5 Antiseptika und Desinfizienzien

Desinfizienzien sollten einerseits eine starke bakterizide oder bakteriostatische Wirkung besitzen und andererseits eine gute lokale Verträglichkeit an Haut, Schleimhäuten und Wundgewebe aufweisen. Außerdem sollten sie bei Resorption möglichst nicht zu systemischen, toxischen Effekten führen.

Alkohol

Pharmakologie und Toxikologie. Bei der lokalen Anwendung von Alkoholen in der Schwangerschaft – in der Praxis haben nur *Ethanol* und *Isopropylalkohol (Isopropanol)* eine Bedeutung – wurden bisher keine toxischen Effekte beobachtet.

> **Empfehlung für die Praxis:** Alkoholderivate sind ungefährlich und können als Desinfizienzien in der Schwangerschaft eingesetzt werden.

Benzoylperoxid

Pharmakologie und Toxikologie. *Benzoylperoxid* (z. B. Benzoyt®) wird insbesondere zur äußeren Aknebehandlung verwendet. Etwa 5 % werden resorbiert, in der Haut entsteht z. T. Benzoesäure daraus. Bei gleichzeitiger topischer Therapie mit Retinoiden werden diese vermehrt resorbiert. Benzoylperoxid wird auch in der Lebensmittel- und Kunststoffherstellung benutzt. Es liegen keine für eine Risikobewertung ausreichenden experimentellen oder epidemiologischen Daten vor, jedoch auch keine Einzelfallberichte mit Hinweisen auf reproduzierbare teratogene Effekte.

> **Empfehlung für die Praxis:** Benzoylperoxid darf zur Aknebehandlung begrenzter Areale (z. B. Gesicht) eingesetzt werden.

Povidon-Iod

Pharmakologie und Toxikologie. Bei Anwendung von *Povidon-Iod* (z. B. Betaisodona®, PVP-Jod-ratiopharm®) zur lokalen Desinfektion an der intakten Haut, an Wunden und Schleimhäuten sowie in Körperhöhlen muß mit dem Übertritt von Jod auf den Feten gerechnet werden. Dies kann zu Funktionsstörungen der Schilddrüse beim Feten führen (Wissenschaftlicher Beirat der Bundesärztekammer 1985; siehe Abschnitt 2.3 und 2.13). Die Jodaufnahme kann bei Vaginalspülungen unter der Geburt zu einer vorübergehenden Erhöhung der TSH-Konzentration im Blut des Neugeborenen als Zeichen einer passageren Hypothyreose führen (Weber 1998). Dies soll im Sinne eines möglichst störungsfreien Schilddrüsenstatus, der u. a. für die ZNS-Differenzierung notwendig ist, bedacht werden.

> **Empfehlung für die Praxis:** Jodhaltige Desinfizienzien dürfen in der Schwangerschaft nur kleinflächig für wenige Tage angewendet werden. Die Spülung von Körperhöhlen mit jodhaltigen Lösungen sollte unterbleiben. Eine dennoch erfolgte Anwendung ist nach heutigem Wissen nicht mit bleibenden Schäden verbunden.

Phenolderivate

Pharmakologie und Toxikologie. *Phenolderivate* werden überwiegend in frei verkäuflichen Präparaten für die Mundspülung, die Hautdesinfektion und die perianale Desinfektion eingesetzt. Lösungen von Phenolderivaten wie *Kresol* (Lysol®) und *Thymol* sowie von *chlorierten Phenolderivaten* (z.B. *4-Chlorkresol*; Sagrotan®, *Triclosan*; z.B. in Sicorten plus®) sind in der Schwangerschaft als relativ sicher anzusehen. Sie sollten in einer Konzentration von nicht mehr als 2% und nur an der unverletzten Haut eingesetzt werden. Bei höheren Konzentrationen muß mit relevanter Resorption gerechnet werden.

Chlorhexidin (z.B. Hansamed®, Lemocin CX®) ist bei Schwangeren zur Desinfektion von Haut und Schleimhäuten geeignet. Es hat sich zur Desinfektion der Scheide bei Geburten und des Abdomens beim Kaiserschnitt bewährt.

Mit dem neurotoxischen Phenolderivat *Hexachlorophen* (z.B. Aknefug simplex®) ist dagegen Zurückhaltung in der Schwangerschaft angezeigt, da bei Behandlung größerer Flächen und Konzentrationen von mehr als 3% resorptive Vergiftungsbilder mit ZNS-Symptomatik bei den behandelten Patienten beobachtet wurden. In einigen tierexperimentellen Studien hat sich Hexachlorophen als teratogen gezeigt. In den letzten Jahrzehnten wurde in mehreren Publikationen der berufliche Kontakt mit Hexachlorophen kontrovers bezüglich fetotoxischer Wirkungen erörtert. Eine Untersuchung an etwa 3.000 beruflich exponierten Schwangeren fand keine Auffälligkeiten (Baltzar 1979), eine weitere retrospektive Untersuchung postulierte einen Zusammenhang zwischen mentaler Entwicklungsretardierung und einer beruflichen Exposition im letzten Schwangerschaftsdrittel (Roeleveld 1993).

> **Empfehlung für die Praxis:** Hexachlorophen ist in der Schwangerschaft zu meiden. Dennoch erfolgte (versehentliche) Anwendung erfordert keine Konsequenzen. Die anderen genannten Phenolderivate wie z.B. Chlorhexidin dürfen bei Schwangeren indikationsgerecht zur Desinfektion von Haut und Schleimhäuten eingesetzt werden.

Quecksilberverbindungen

Pharmakologie und Toxikologie. *Quecksilber* kann aus Zubereitungen zur äußeren Anwendung (z.B. Mercuchrom®) quantitativ resorbiert werden und ist potentiell entwicklungstoxisch (Lauwerys 1987).

> **Empfehlung für die Praxis:** Quecksilberhaltige Desinfizienzien sind kontraindiziert. Eine dennoch erfolgte Anwendung rechtfertigt weder einen risikobegründeten Schwangerschaftsabbruch (siehe Kapitel 1) noch zusätzliche Diagnostik.

Andere Antiseptika

Pharmakologie und Toxikologie. *Chinolinolsulfat* (z.B. Leioderm®) zeigte experimentell mutagene Eigenschaften. *Clioquinol* (Linola-sept®) gehört zu den jodhaltigen Antiseptika. *Gentianaviolett* oder *Kristallviolett* sind seit langem im Gebrauch und weit verbreitet. Tierexperimentell gibt es Hinweise auf eine karzinogene Wirkung und widersprüchliches zur Teratogenese. Beides ist beim Menschen bisher nicht bestätigt worden. Auch zu *Pyoktanin* wurden keine negativen Auswirkungen durch Anwendung in der Schwangerschaft beschrieben. Systematische Untersuchungen zur Pränataltoxizität liegen jedoch zu diesen Mitteln nicht vor.

> **Empfehlung für die Praxis:** Auf Chinolinol sollte verzichtet werden. Kleinflächige und kurzfristige Applikationen der anderen genannten Mittel sind bei entsprechender Indikation in der Schwangerschaft erlaubt.

2.10.6 Antipruriginosa und ätherische Öle

Polidocanol

Pharmakologie und Toxikologie. *Polidocanol* (Anaesthesulf®) wird äußerlich gegen Juckreiz aufgetragen. Außerdem benutzt man es intravasal zur Krampfaderverödung, bei Mundschleimhautläsionen, in vaginalen Spermiziden und in Kosmetika. Teratogene Wirkungen wurden bei diesem weit verbreiteten Mittel bislang weder im Tierversuch noch beim Menschen beobachtet. Systematische Untersuchungen wurden bisher aber nicht publiziert.

> **Empfehlung für die Praxis:** Polidocanol kann gegen Juckreiz auch von Schwangeren verwendet werden.

Kampfer und Menthol

Pharmakologie und Toxikologie. Auf der Haut hat *Kampfer* bei Aufbringen geringer Mengen einen abkühlenden und lokalanästhetischen Effekt, während durch intensives Einreiben die Hautdurchblutung gesteigert wird. Wegen dieser Wirkungen ist Kampfer zusammen mit anderen ätherischen Ölen in einer großen Zahl von hyperämisierenden Dermatika enthalten.

Menthol wird bei Juckreiz äußerlich angewendet.

Teratogene Wirkungen wurden bisher weder im Tierversuch noch beim Menschen beobachtet.

> **Empfehlung für die Praxis:** Kampfer und andere ätherische Öle dürfen in der Schwangerschaft zum Einreiben verwendet werden.

▶ 2.10.7 Steinkohlenteerpräparate und Schieferölpräparate

Pharmakologie und Toxikologie. *Steinkohlenteer*präparate (z. B. Pixfix®) stehen bislang nicht im Verdacht, teratogen zu wirken. Eine retrospektive Untersuchung mit 23 exponierten Schwangeren ergab keinerlei Auffälligkeiten (Franssen 1999). Teerprodukte haben experimentell z. T. mutagene bzw. kanzerogene Eigenschaften gezeigt. Therapeutische Applikationen dieser schon lange benutzten Stoffgruppe haben beim Menschen bislang keine diesbezüglichen Hinweise erbracht.

Der Schieferölextrakt *Ammoniumbituminsulfonat* (Ichtholan®) wird bei chronisch-entzündlichen Dermatosen und anderen Indikationen äußerlich angewendet. Systematische Untersuchungen zur Pränataltoxizität liegen nicht vor, jedoch auch keine Hinweise auf reproduzierbare teratogene Effekte beim Menschen.

> **Empfehlung für die Praxis:** Steinkohlenteerpräparate sollten in der Schwangerschaft möglichst nicht eingesetzt werden. Eine dennoch erfolgte (versehentliche) Anwendung erfordert jedoch keine Konsequenzen. Die flächenmäßig meist begrenzte Anwendung von Schieferölextrakten ist akzeptabel.

2.10.8 Keratolytika

Salicylate und Harnstoffpräparate

Pharmakologie und Toxikologie. *Keratolytika* werden zum Erweichen von Hornmaterial und zum Ablösen von Schuppen eingesetzt. *Salicylate* sind als Keratolytika in 2–10%iger Lösung in Gebrauch (z. B. Squamasol®), *Harnstoff*präparate in 10%iger Zubereitung (z. B. Elacutan®). Systemische Wirkungen sind bei indikationsgerechter Anwendung auch in der Schwangerschaft nicht zu erwarten.

> **Empfehlung für die Praxis:** Die lokale Anwendung der genannten Keratolytika ist bei Schwangeren unbedenklich, wenn Behandlungszeitraum und -fläche begrenzt sind.

Calcipotriol und Dithranol

Pharmakologie und Toxikologie. *Calcipotriol* (z. B. Psorcutan®) ist ein Vitamin D_3-Derivat. Generell ist in der Schwangerschaft eine D-Hypervitaminose zu vermeiden. Anwendungen im empfohlenen Dosisbereich (≤100 g/Woche einer 0,005%igen Zubereitung) führen aber nach heutigem Wissen nicht zu einer Störung der Kalzium-Homöostase.

Systematische Untersuchungen zur Pränataltoxizität beim Menschen fehlen hier ebenso wie bei *Dithranol* (Micanol®), das als antimitotische Substanz für Schwangere theoretisch suspekt ist, obwohl eine quantitative Resorption der üblicherweise 1–3%igen Zubereitungen auch hier nicht wahrscheinlich ist.

> **Empfehlung für die Praxis:** Großflächige wiederholte Anwendungen mit den genannten Mitteln, zumal bei resorptionsbegünstigender entzündlicher Veränderung der Haut, sollten unterbleiben.

2.10.9 Retinoide zur Akne- und Psoriasistherapie

Isotretinoin und Tretinoin, Acitretin und Etretinat

Pharmakologie. *Isotretinoin* (*13-cis-Retinsäure*; Roaccutan®, Isotrex-Gel®) und *Tretinoin* (*All-trans-Retinsäure*; z. B. Epi-Aberel®, Eudynal

Cordes®, Vesanoid®) sind natürliche Säuren des Vitamin A (Retinol). Sie werden als synthetische Derivate in äußerlicher und systemischer Anwendung seit über 20 Jahren mit großem Erfolg bei Akne eingesetzt. Tretinoin in systemischer Zubereitung ist zur Behandlung der promyelozytären Leukämie zugelassen. Nach heutigem Wissen hat Retinsäure die Funktion eines körpereigenen Wachstumsfaktors, der in allen Zellen vorkommt und an spezifische Retinoidrezeptoren gebunden wird. Eine besonders wichtige Funktion hat die Retinsäure während der Embryonalphase, da sie u.a. die Entwicklung von Gehirn und Wirbelsäule steuert.

Retinoide stimulieren die Proliferation epidermaler Zellen, an der Haut lockern sie die Hornschicht auf und begünstigen auf diese Weise die Hautabschilferung. Isotretinoin führt zusätzlich zur Atrophie der Talgdrüsen. Diese Eigenschaften erklären die Wirksamkeit in der Aknetherapie. Die Halbwertszeit von Isotretinoin und seinem Metaboliten 4-oxo-Isotretinoin beträgt durchschnittlich 29 bzw. 22 Stunden, im Extremfall auch bis zu einer Woche (Nulman 1998).

Bei der Behandlung der Psoriasis haben sich *Acitretin* (Neotigason®) und das inzwischen aus dem Handel genommene *Etretinat* (Tigason®) bewährt. Beide führen zu lang anhaltend hohen Retinoidkonzentrationen im Körper. Dabei wird Acitretin zu Etretinat metabolisiert, dessen Halbwertszeit beträgt 80–175 Tage.

Toxikologie. Die ausgeprägten teratogenen Eigenschaften der Retinoide waren aus der tierexperimentellen Embryotoxikologie bekannt. Retinoide müssen heute als die beim Menschen am stärksten teratogen wirksamen Arzneimittel seit Thalidomid (Contergan®) angesehen werden. Ihre Anwendung in der Schwangerschaft erhöht das Spontanabortrisiko und führt zum charakteristischen Retinoidsyndrom: Fehlanlagen der Ohren einschließlich Agenesie oder Stenose des Gehörgangs, Störungen der Gesichts- und Gaumenbildung, Mikrognathie, kardiovaskuläre Defekte und Entwicklungsstörungen im Bereich des Thymus und des Zentralnervensystems, die von neurologischen Schäden mit Beteiligung von Augen und Innenohr bis zum Hydrozephalus reichen (Lammer 1985 und 1988). Intelligenzdefizite wurden ebenfalls beschrieben, z.T. auch bei Kindern ohne erkennbare Fehlbildungen (Adams 1991).

Besonders in Nordamerika wurden fehlgebildete Kinder nach Isotretinointherapie geboren, obwohl wissenschaftliche Fachgesellschaften eindringlich auf das teratogene Risiko hingewiesen hatten, wie z.B.

die Teratology Society der USA (1991). Offenbar funktioniert die vorgeschriebene Aufklärung in vielen Fällen auch heute noch nicht (Honein 2000).

Äußerliche Anwendung. Drei Fallbeschreibungen haben in den letzten Jahren den Verdacht aufkommen lassen, daß auch nach topischer Applikation von *Tretinoin* Vitamin-A-Säure-typische Fehlbildungen nicht sicher auszuschließen sind (Navarre-Belhassen 1998, Lipson 1993, Camera 1992). Zwei kontrollierte Studien mit insgesamt etwa 300 Schwangeren erbrachten keine Hinweise auf teratogene Effekte (Shapiro 1997, Jick 1993). Die größere dieser Studien beruht jedoch auf Verordnungsprotokollen, von denen nicht zwingend auf eine tatsächlich erfolgte Anwendung geschlossen werden kann. Außerdem erlauben Design und Fallzahlen dieser Studien noch nicht die Annahme einer Unbedenklichkeit (Martinez-Frias 1999). Eine Resorptionsquote von durchschnittlich 2 % und maximal etwa 6 % (van Hoogdalem 1998), übliche Konzentration der topischen Retinoidpräparate von 0,05 %, sowie Erfahrungen, daß ein nennenswerter Anstieg der endogenen Retinoidkonzentrationen im Plasma (2–5 µg/l) nach äußerer Anwendung nicht erfolgt, machen einen teratogenen Effekt jedoch unwahrscheinlich, wenn die behandelte Fläche nicht allzu groß war. Übliche tägliche Dosen sind maximal 2 g Salbe, die 1 mg Wirkstoff enthalten (0,05 %ig). Allerdings muß bedacht werden, daß stark entzündete Haut oder zusätzliche (desinfizierende) Anwendungen (z. B. mit Benzoylperoxid; siehe dort) die Resorptionsquote erhöhen können.

Das BfArM (Bundesinstitut für Arzneimittel und Medizinprodukte) warnt vor der dermalen Applikation von Tretinoin in der Schwangerschaft (BfArM 1994). Die äußere Anwendung von *Isotretinoin* (Isotrex-Gel®) ist analog dem Tretinoin zu bewerten.

Zu den synthetischen, polyaromatischen, rezeptorselektiven Retinoiden *Adapalen* (Differin®) und *Tazaroten* (Zorac®) liegen keine ausreichenden Erfahrungen vor.

> **Empfehlung für die Praxis:** Die systemische Therapie mit den Retinoiden Acitretin, Etretinat, Isotretinoin und Tretinoin ist in der Schwangerschaft absolut kontraindiziert. Bei Frauen im gebärfähigen Alter ist eine Behandlung nur bei ausreichendem kontrazeptivem Schutz und nach Ausschluß einer Schwangerschaft erlaubt, wenn andere Therapieansätze wirkungslos waren. Eine sichere Kontrazeption muß nach Absetzen von Acitretin und Etretinat noch zwei Jahre weitergeführt werden

und nach Absetzen von Isotretinoin noch einen Monat. Bei deutlichem Unterschreiten dieser Zeitvorgaben, insbesondere bei Behandlung in die Frühschwangerschaft hinein, ist eine erhebliche Schädigung der embryonalen Entwicklung möglich. Im Einzelfall muß eventuell ein Schwangerschaftsabbruch erörtert werden.
Die äußerliche Anwendung von Retinoiden ist während der Schwangerschaft ebenfalls kontraindiziert. Im Fall einer solchen Therapie in der Frühschwangerschaft ist ein risikobegründeter Schwangerschaftsabbruch (siehe Kapitel 1) aufgrund des offenbar nur geringen, wenn überhaupt vorhandenen teratogenen Risikos nicht erforderlich. Eine Ultraschallfeindiagnostik sollte jedoch eingeplant werden.

2.10.10 Photochemotherapie

Pharmakologie und Toxikologie. Die Photochemotherapie (*PUVA*-Therapie) der schwer verlaufenden Psoriasis erfolgt mit oraler Gabe oder – heute bevorzugt – äußerer Anwendung von *8-Methoxy-Psoralen* (Meladine®) und anschließender langwelliger *UVA-Bestrahlung*. Durch das UV-Licht wird das Psoralen chemisch aktiviert, bindet stärker an DNS und schädigt die Zellen. Der zytotoxische Effekt der PUVA-Behandlung ist aufgrund der geringen Eindringtiefe des UV-Lichtes auf die Haut beschränkt.

Das European Network of Teratology Information Services ENTIS hat 41 Schwangerschaften analysiert, bei denen die systemische PUVA-Therapie mit *8-Methoxypsoralen* durchgeführt wurde (Garbis 1993). In dieser Studie, in der sich die PUVA-Therapie auf das 1. Trimenon beschränkte, fanden sich ebenso wie in einer skandinavischen Studie (Gunnarskog 1993) keinerlei Hinweise auf embryotoxische Effekte.

Empfehlung für die Praxis: Die Photochemotherapie mit 8-Methoxypsoralen und UVA-Bestrahlung ist in der Schwangerschaft wegen möglicher mutagener Wirkungen nicht zu empfehlen. Eine dennoch erfolgte Anwendung rechtfertigt weder einen risikobegründeten Schwangerschaftsabbruch (siehe Kapitel 1) noch invasive Diagnostik.

2.10.11 Sexualhormone und Cyproteronacetat (siehe auch Abschnitt 2.13)

Cyproteronacetat

Pharmakologie und Toxikologie. Androgene, wie z.B. Testosteron, haben eine direkte Wirkung auf Behaarung und Talgdrüsen; das verdeutlicht die juvenile Akne in der Pubertät. Aufgrund ihrer antiandrogenen Eigenschaften besitzen eine Reihe von Sexualhormonen, wie manche Gestagene und Östrogene und besonders der Hemmstoff *Cyproteronacetat*, eine aknehemmende Wirkung. Dieser Effekt wird therapeutisch genutzt. Am weitesten verbreitet ist die Kombination von *Ethinylestradiol* und *Cyproteronacetat* in oralen Kontrazeptiva (Diane®35). Siehe auch Abschnitt 2.13.16.

> **Empfehlung für die Praxis:** In der Schwangerschaft ist die Aknetherapie mit Sexualhormonen und ihren Hemmstoffen kontraindiziert.

2.10.12 5-Fluorouracil

Pharmakologie und Toxikologie. Das Zytostatikum *5-Fluorouracil* (Efudix-Salbe®) verursachte bei lokaler Behandlung der vaginalen Condylomatose in der Frühschwangerschaft keine embryotoxischen Effekte (Koepelman 1990).

> **Empfehlung für die Praxis:** Die dermale Behandlung mit 5-Fluorouracil ist, mit Ausnahme einzelner Warzen, in der Schwangerschaft kontraindiziert. Sie sollte bis nach der Geburt verschoben werden. Ggf. sind andere Vorgehensweisen wie Kryotherapie vorzuziehen. Die lokale Anwendung dieses Zytostatikums stellt jedoch keine Indikation für einen risikobegründeten Abbruch der Schwangerschaft (siehe Kapitel 1) oder invasive Diagnostik dar.

2.10.13 Krätze- und Läusemittel

Pharmakologie und Toxikologie. Zur Therapie der Krätze (Skabies) stehen *Benzylbenzoat* (Antiscabiosum®), *Lindan* (Jacutin®) und das Pyrethroid *Allethrin I* (Spregal®) zur Verfügung. Bei Läusebefall werden *Kokosöl* (Aesculo®), *Pyrethrum*extrakt (Goldgeist forte®), die Pyrethroide *Allethrin I* und *Pyrethrin* (Jacutin N®, Quellada P®, Pyrethrin Shampoo®) sowie *Lindan* (Jacutin®, Hexachlorcyclohexan Shampoo®) verwendet. *Crotamiton* (Crotamitex®) ist für die Behandlung von Skabies und Läusebefall zugelassen.

Die synthetischen Pyrethroide Allethrin und Pyrethrin haben längere Halbwertszeiten als das „natürliche" Pyrethrum.

Bei Lindan wurde eine quantitative Resorption beobachtet (siehe Abschnitt 4.18). Bei keinem der genannten Mittel haben sich bisher nach der üblichen Anwendung teratogene Effekte gezeigt.

> **Empfehlung für die Praxis:** Krätze sollte mit Benzylbenzoat und Läusebefall mit Kokosöl oder Pyrethrumextrakt behandelt werden. Crotamiton und synthetische Pyrethroide sind in der Schwangerschaft Mittel der zweiten Wahl. Lindan sollte gemieden werden. Eine bereits erfolgte Behandlung erfordert jedoch keine Konsequenzen.

2.10.14 Repellents

Pharmakologie und Toxikologie. Mückenabschreckende Mittel (Repellents), wie z. B. *Diethyltoluamid* (*DEET*; Autan®), werden durch Einreiben oder Sprayen auf die Haut aufgebracht. Eine Mutter, die in Afrika während der gesamten Schwangerschaft neben einer Malariaprophylaxe mit Chloroquin ihre Arme und Beine täglich mit einer 25%igen DEET-Lotion eingerieben hatte, brachte ein in seiner geistigen Entwicklung retardiertes Kind zur Welt (Schaefer 1992). Da DEET neurotoxische Eigenschaften besitzt und über die Haut resorbiert wird, schließen die Autoren einen kausalen Zusammenhang nicht völlig aus. Es gibt allerdings keine weiteren Berichte zu entwicklungstoxischen Schäden beim Menschen.

> **Empfehlung für die Praxis:** Von der bedenkenlosen, großflächigen Anwendung von Insektenrepellents vom Typ des DEET über längere Zeit ist in der Schwangerschaft abzuraten. In Gebieten mit hohem Malariarisiko, die während einer Schwangerschaft nur aus zwingenden Gründen besucht werden sollten, ist das mit der Anwendung von DEET verbundene Risiko für Mutter und Kind jedoch als eindeutig geringer einzuschätzen als das Risiko durch eine Malariainfektion. Die Anwendung von DEET im 1. Trimenon erfordert weder den risikobegründeten Abbruch der Schwangerschaft (siehe Kapitel 1) noch invasive Diagnostik.

2.10.15 Hämorrhoidenmittel

Pharmakologie und Toxikologie. Hämorrhoidenmittel (Hämorrhoidensalben und Suppositorien) sind Lokaltherapeutika, die als Einzelstoffe oder in Kombination meistens Lokalanästhetika, Glucocorticoide, Antibiotika und Desinfizienzien enthalten. Diese Präparate werden auch zur Nachbehandlung operativer Eingriffen im rekto-analen Bereich eingesetzt.

> **Empfehlung für die Praxis:** Die üblichen Hämorrhoidenmittel haben sich in der Schwangerschaft als sicher erwiesen.

2.10.16 Augen-, Nasen- und Ohrentropfen

Augen-, Nasen- und *Ohrentropfen* dürfen bei entsprechender Indikation generell auch in der Schwangerschaft angewendet werden. Allerdings gilt auch hier, daß eine rationale Medikamentenwahl erfolgen sollte und sowohl fragwürdige Kombinationspräparate als auch (Pseudo-)Innovationen während der Schwangerschaft zu meiden sind. Im Zweifelsfall kann man sich an Empfehlungen zur systemischen Therapie in den entsprechenden Abschnitten orientieren.

Augentropfen und Glaukomtherapie

Insbesondere bei Augentropfen ist mit einer quantitativen Arzneimittelresorption über die Konjunktiven zu rechnen. Daher ist nicht auszuschließen und teilweise auch beobachtet worden, daß beispielsweise atropinartige Substanzen und Betarezeptorenblocker auch über Augentropfen die fetale Herzfrequenz erhöhen bzw. senken können. Bedrohliche Situationen sind jedoch bei üblichen Dosen zum diagnostischen Weittropfen oder zur Glaukombehandlung nicht zu erwarten. Die ebenfalls zur *Glaukomtherapie* verwendeten Carboanhydrasehemmer *Brinzolamid* (Azopt®), *Dorzolamid* (Trusopt®) und zur systemischen Anwendung *Acetazolamid* (Diamox®) sind zwar nicht systematisch untersucht, bisher haben sich jedoch zumindest bei den etwas länger eingeführten Präparaten keine negativen Auswirkungen auf den Feten gezeigt. Gleiches gilt für *Cholinergika* wie z.B. *Pilocarpin* (z.B. Borocarpin®) und *Clonidin*-Zubereitungen (z.B. Dispaclonidin®). Zur

Glaukomtherapie mit dem Prostaglandinderivat *Latanoprost* (XALATAN®) liegen keine Erfahrungen in der Schwangerschaft vor. Da Prostaglandine den Uterustonus erhöhen und eine Minderperfusion des Feten verursachen können, ist generell Zurückhaltung geboten. Falls ein schweres Glaukomleiden eine lokale Behandlung mit Latanoprost unbedingt erfordert, sollte die Dosis so niedrig wie möglich gehalten werden.

Abschwellende Nasentropfen

Systematische Untersuchungen liegen zur Embryotoxizität von abschwellenden Nasentropfen oder -sprays nicht vor. Allerdings haben sich diese auch in der Schwangerschaft sehr häufig verwendeten Präparate mit *Xylometazolin* (z. B. Olynth®, Otriven®) und *Oxymetazolin* (z. B. Nasivin®) bisher nicht als riskant für den Feten erwiesen, obwohl theoretisch (in hohen Dosen) über eine systemische Vasokonstriktion eine Minderdurchblutung auch den Feten beeinträchtigen könnte. Dies ist aber unter üblicher Dosierung nicht zu befürchten. Viele Frauen – auch Schwangere – nehmen abschwellende Nasenpräparate, statt der empfohlenen Begrenzung auf wenige Tage, monatelang. Zumindest im Interesse ihrer eigenen arzneimittelgeschädigten Nasenschleimhaut sollten „Entzugsstrategien" angeboten werden.

Andere Augen-, Nasen- und Ohren-Präparate

Glucocorticoide, Cromoglicinsäure, Antihistaminika, Antibiotika und Aciclovir sowie Filmbildner („künstliche Tränenflüssigkeit") wie z. B. *Povidon* (z. B. Arufil®) dürfen indikationsgerecht angewendet werden. Aus grundsätzlichen Erwägungen heraus sollte auf *Chloramphenicol* und *Gyrasehemmstoffe* verzichtet werden.

2.10.17 Venentherapeutika

Aescin-Präparate (*Roßkastanienextrakt*) bei Venenbeschwerden sind einerseits in der Schwangerschaft bisher nicht als problematisch aufgefallen, andererseits aber unzureichend untersucht.
Eine *Venenverödung* bei *Krampfadern*, z. B. mit *Polidocanol* (Aethoxysklerol®), darf – falls zwingend erforderlich – auch während der Schwangerschaft durchgeführt werden.

2.10.18 Kosmetika

Kosmetika, auch *Haarkosmetika* einschließlich Färben und Dauerwelle, dürfen, wenn es die Befindlichkeit der Schwangeren fördert, im üblichen Rahmen angewendet werden.

Literatur

Adams J, Lammar E. Relationship between dysmorphology and neuropsychological functions in children exposed to isotretinoin (in utero). In: Fujii T, Boer GJ (ed). Functional Neuroteratology of Short Term Exposure to Drugs. Tokyo: Teiko University Press, 1991; 159–68.

Baltzar B et al. Delivery outcome in women employed in medical occupations in Sweden. J Occup Med 1979; 21: 543–8.

Bargman H. Is podophyllin a safe drug to use and can it be used in pregnancy? Arch Dermatol 1988; 124: 1718–20.

BfArM (Bundesinstitut für Arzneimittel und Medizinprodukte). Tretinoinhaltige Arzneimittel zur topischen Anwendung. Dtsch Ärzteblatt 1994; 91: C1383.

Camera G, Pregliasco P. Ear malformation in baby born to mother using tretinoin cream. (letter) Lancet 1992; 339: 687.

Garbis H, Elefant E, Bertolotti E, Robert E, Serafini MA, Prapas N. Pregnancy outcome after periconceptional and first-trimester exposure to methoxsalen photochemotherapy. Arch Dermatol 1993; 131: 492–3.

Franssen ME, van der Wilt GJ, de Jong PC, Bos RP, Arnold WP: A retrospective study of the teratogenicity of dermatological coal tar products [letter]. Acta Derm Venereol 1999; 79: 390–1.

Gunnarskog JG, Kallen AJB, Lindelof BG, Sigurgeirsson E. Psoralen photochemotherapy (PUVA) and pregnancy. Arch Dermatol 1993; 129: 320–3.

Honein MA, Paulozzi LJ. Accutane®-exposed pregnancies. Teratology 2000; 61: 442.

Hopf G, Matthias B. Teratogenicity of isotretinoin and etretinate. Lancet 1988; 2: 1143.

Jick SS, Terris BZ, Jick H. First trimester topical tretinoin. Lancet 1993; 341: 1181–82.

Karol MD, Conner CS, Watanabe AS, Murphrey KJ. Podophyllum: suspected teratogenicity from topical application. Clin Toxicol 1980; 16: 283–6.

Lammer EJ, Chen DT, Hoar RM, Agnish ND, Benke PJ, Braun JT, Curry CJ, Fernhoff PM, Grfzi AW, Lott T, Richfzajrds JM, Sun SC. Retinoic acid embryopathy. N Engl J Med 1985; 313: 837–41.

Lammer EJ, Hayes AM, Schunior A, Holmes L. Unusually high risk for adverse outcomes of pregnancy following fetal isotretinoin exposure. Am J Hum Genet 1988; 43: A 58.

Lauwerys R, Bonnier C, Eurard P, Gennart JP, Bernard A. Prenatal and early postnatal intoxication by inorganic mercury resulting from maternal use of mercury containing soap. Human Toxicol 1987; 6: 253–6.

Lipson AH, Collins F, Webster WS. Multiple congenital defects associated with maternal use of topical tretinoin. Lancet 1993; 341:1352–53.

Martinez-Frias ML, Rodriguez-Pinilla E. First-trimester exposure to topical tretinoin: its safety is not warranted [letter]. Teratology 1999; 60: 5.

Navarre-Belhassen C, Blancehet P, Hillaire-Buys D, Sarda P, Blayac JP. Multiple congenital malformations associated with topical tretinoin. Ann Pharmacother 1998; 32: 505–6.

Nulman I, Berkovitch M, Klein J, Pastuszak A, Lester R, Shear N, Koren G. Steady-state pharmacokinetics of isotretinoin and ist 4-oxo metabolite: implications for fetal safety. J Clin Pharmacol 1998; 38: 926–30.

Pastuszak A, Koren G, Rieder MJ. Use of the retinoid pregnancy prevention program in Canada: patterns of contraception use in women treated with isotretinoin and etretinate. Reprod Toxicol 1994; 8: 63–8.

Robert E, Scialli AR. Topical medications during pregnancy. Reprod Toxicol 1994; 8: 197–202.

Roeleveld N, Zielhuis GA, Gabreels F. Mental retardation and parental occupation: A study on the applicability of job exposure matrices. Br J Ind Med 1993; 50: 945–54.

Schaefer C, Peters PWJ. Intrauterine diethyltoluamide exposure and fetal outcome. Reprod Toxicol 1992; 6: 175–6.

Schardein JL. Chemically Induced Birth Defects, 4th ed. New York, Basel: Marcel Dekker, 2000.

Shapiro L, Pastuszak A, Cutro G, Koren G. Safety of first-trimester exposure to topical tretinoin: prospective cohort study. Lancet 1997; 350: 1143–44.

Stern RS. When a uniquely effective drug is teratogenic: the case of isotretinoin. N Engl J Med 1989; 320: 1007–9.

Teratology Society. Recommendations for isotretinoin use in women of child bearing potential. Teratology 1991; 44: 1–6.

Van Hoogdalem EJ. Transdermal absorption of topical anti-acne agents in man; review of clinical pharmacokinetic data. J Europ Acad Dermatol Venereol 1998; 11: S13–19; S28–29.

Weber G, Vigone MC, Rapa A, Bona G, Chiumello G. Neonatal transient hypothyroidism: aetiological study. Italian collaborative study on transient hypothyroisism. Arch Dis Childhood Fet Neonat Ed 1998; 79: F70–72.

Wissenschaftlicher Beirat der Bundesärztekammer. Zur Anwendung von Polyvinylpyrrolidon-Jod-Komplexen (Povidonjod: PVP-Jod). Dtsch Ärzteblatt 1985; 82: 1434–6.

2.11 Diuretika

Nur in seltenen Fällen, wie z.B. bei Herzinsuffizienz oder Lungenödem, sind Diuretika in der Schwangerschaft indiziert.

Die Indikationsstellung hat sich gegenüber früheren Jahren geändert und unterscheidet sich von der bei nicht schwangeren Patientinnen. Seit man die Ursachen der Präeklampsie besser versteht (siehe Abschnitt 2.12.1), werden Hypertonie und Ödeme und vor allem die Präeklampsie nicht mehr mit diesen Wirkstoffen behandelt. Diuretika können das Plasmavolumen herabsetzen. Die daraus resultierende Minderperfusion der Plazenta beeinträchtigt die intrauterine Versorgung zusätzlich.

2.11.1 Thiaziddiuretika

Pharmakologie und Toxikologie. *Hydrochlorothiazid* (z.B. Esidrix®, Disalunil®), *Chlortalidon* (Hydro-long-Tablinen®, Hygroton®), *Mefrusid* (Bendigon N®) sowie *Bendroflumethiazid* (z.B. in Sali-Aldopur®), *Butizid* (z.B. in Modenol®), *Chlorazanil, Clopamid, Indapamid* (Natrilix®), *Metolazon* (Zaroxolyn®), *Polythiazid* (in Polypress®), *Trichlormethiazid* (in Esmalorid®) und *Xipamid* (Aquaphor®) sind Benzothiadiazidderivate bzw. Analoga, deren Wirkung auf die Hemmung der Resorption von Natrium und Chlorid im distalen Tubulusbereich zurückgeht. Diese Mittel führen zu Kaliumverlusten und zu einer Verminderung des Plasmavolumens, außerdem hemmen sie die Harnsäureausscheidung.

Benzothiadiazide werden gut im Magen-Darm-Trakt resorbiert und unverändert mit dem Urin ausgeschieden. Sie passieren die Plazenta und können, sub partu gegeben, zu Elektrolytveränderungen (Hyponatriämie, Hypokaliämie), zu Thrombopenie und reaktiver Hypoglykämie (durch einen diabetogenen Effekt auf die Mutter) beim Neugeborenen führen. Außerdem wurde eine Geburtsverzögerung durch hemmende Wirkung auf die glatte Muskulatur beschrieben (Übersicht in Briggs 1998).

Bei Patientinnen mit schwerer Präeklampsie ist das intravasale Volumen in den meisten Fällen vermindert; Benzothiadiazidderivate würden es noch zusätzlich reduzieren (Sibai 1985). Außerdem wurde eine Herabsetzung der Plazentaperfusion beobachtet, die über eine Beeinträchtigung der fetalen Versorgung zu vermindertem intrauterinen Wachstum führte. Klinisch gibt es bisher keinen Anhalt für teratogene Wirkungen dieser Saluretikagruppe. Dies haben publizierte Erfahrungen an insgesamt über 5.000 behandelten Schwangeren ergeben.

Am besten untersucht ist *Hydrochlorothiazid*. In einer Gruppe von 567 im 1. Trimenon behandelten Schwangeren wurde weder eine Häufung spezieller Anomalien noch eine erhöhte Gesamtfehlbildungsrate gefunden (Übersicht in Briggs 1998).

Auch unter 46 Neugeborenen mit *Indapamid*exposition im 1. Trimenon waren weder Häufigkeit noch Art der Anomalien auffällig (Übersicht in Briggs 1998).

Empfehlung für die Praxis: Benzothiadiazide gehören ebenso wie andere Diuretika heute nicht mehr zur Standardtherapie von Schwangerschaftshochdruck und -ödemen. Ihre Anwendung ist speziellen Indikationen, wie z. B. Herzinsuffizienz, vorbehalten. In einem solchen Fall ist Hydrochlorothiazid Mittel der Wahl. Wird längerfristig therapiert, sind bei der Mutter Elektrolyte und Hämatokrit zu überwachen und die Entwicklung eines Oligohydramnion auszuschließen. Wird bis zur Geburt behandelt, sollte eine Hypoglykämie beim Neugeborenen ausgeschlossen werden.

Benzothiadizidanwendung im 1. Trimenon rechtfertigt weder einen risikobegründeten Schwangerschaftsabbruch (siehe Kapitel 1) noch invasive Diagnostik.

Dosierung: Hydrochlorothiazid   1–3 × 25–100 mg /Tag

2.11.2 Furosemid

Pharmakologie und Toxikologie. *Furosemid* (z. B. Furosemid Stada®, Lasix®) ist ein Schleifendiuretikum und forciert wirkendes Natriuretikum, dessen Wirkung nach 2–4 Stunden abklingt. Auch Furosemid kann bei der Mutter zu einer Verminderung des intravasalen Volumens und zu einer Abnahme der utero-plazentaren Durchblutung führen, was die Versorgung des Feten beeinträchtigen kann (Sibai 1985).

Furosemid wird nach oraler Gabe gut resorbiert und fast unverändert mit Urin und Faeces ausgeschieden. Es erreicht den Feten und kann dessen Urinproduktion kurzfristig stimulieren. Über Prostaglandin E_2 vermittelt wird eine den physiologischen Verschluß des Ductus arteriosus hemmende Wirkung bei Frühgeborenen mit resultierendem Atemnotsyndrom diskutiert (Überblick in Briggs 1998). Insbesondere bei Kombination mit Aminoglykosiden wird eine ototoxische Wirkung beschrieben (Brown 1991, Salamy 1989). Die Häufigkeit angeborener Fehlbildungen war bei 350 im 1. Trimenon exponierten Neugeborenen nicht erhöht (Briggs 1998).

> **Empfehlung für die Praxis:** Furosemid ist genau wie andere Diuretika für die routinemäßige Therapie von Hypertonie und Ödemen in der Schwangerschaft nicht geeignet. Zur Behandlung von Herz- oder Niereninsuffizienz kann es ebenso wie Hydrochlorothiazid gegeben werden. Wird längerfristig therapiert, sind bei der Mutter Elektrolyte und Hämatokrit zu überwachen und die Entwicklung eines Oligohydramnions ist auszuschließen.
>
> **Dosierung:** Furosemid   oral   initial 20–80 mg/Tag
> dann 20–40 mg/Tag

2.11.3 Etacrynsäure

Pharmakologie und Toxikologie. *Etacrynsäure* (z. B. Hydromedin®) ist ein ähnlich wie Furosemid wirkendes starkes Schleifendiuretikum. In zwei Fallberichten wurden nach Behandlung mit Etacrynsäure im 3. Trimenon eine Schädigung des Innenohres (Jones 1973) und Störungen des Säure-Basen-Haushaltes (Fort 1971) beschrieben. Bisher gibt es keine anderen substantiellen Hinweise auf embryo-/fetotoxische Schäden beim Menschen, der Umfang an dokumentierten Erfahrungen ist unzureichend für eine differenzierte Risikobewertung.

> **Empfehlung für die Praxis:** Etacrynsäure ist während der Schwangerschaft zu meiden. Eine dennoch erfolgte Behandlung rechtfertigt weder einen risikobegründeten Schwangerschaftsabbruch (siehe Kapitel 1) noch invasive Diagnostik. Wie auch bei anderen Diuretika sind bei längerfristiger Therapie Hämatokrit, Elektrolyte und fetale Versorgung zu überwachen. Hydrochlorothiazid und Furosemid sind die Diuretika der Wahl.

2.11.4 Andere Schleifendiuretika

Pharmakologie und Toxikologie. *Azosemid* (Luret®), *Bumetanid* (Burinex®), *Etozolin*, *Piretanid* (Arelix®) und *Torasemid* (z.B. Torem®, Unat®) gehören ebenso wie Furosemid zu den Schleifendiuretika.

Nach Therapie mit *Bumetanid* im 1. Trimenon wurden in einer Gruppe von 44 Schwangeren zwei Kinder mit Fehlbildungen des Herzens geboren (zitiert in Briggs 1998). Zu den anderen Schleifendiuretika liegen keine dokumentierten Erfahrungen in ausreichendem Umfang vor.

Eine spezifische teratogene Wirkung ist bisher bei keinem der genannten Mittel zu erkennen (Übersicht in Briggs 1998).

> **Empfehlung für die Praxis:** Eine Behandlung mit Azosemid, Bumetanid, Etozolin, Piretanid und Torasemid stellt keine Indikation zum risikobegründeten Abbruch der Schwangerschaft (siehe Kapitel 1) dar. Wie auch bei anderen Diuretika sind Hämatokrit, Elektrolyte und fetale Versorgung zu überwachen. Hydrochlorothiazid und Furosemid sind Diuretika der Wahl.

2.11.5 Spironolacton

Pharmakologie und Toxikologie. *Spironolacton* (z.B. Aldactone®, duraspiron®) ist der wichtigste Vertreter der Aldosteron-Antagonisten, deren diuretische Wirkung auf der Hemmung von Rezeptoren für Aldosteron und andere Mineralocorticoide an den Tubuluszellen beruht. Eine antiandrogene Wirkung ist ebenfalls bekannt, die bei Frauen mit Hirsutismus und bei Jungen mit Pubertas praecox therapeutisch genutzt wurde und die sich bei Männern nach Behandlung mit Spironolacton als unerwünschter Effekt in Form einer Gynäkomastie manifestiert.

Spironolacton führt im Gegensatz zu den oben besprochenen Saluretika zur Retention von Kalium; eine für Spironolacton typische Nebenwirkung ist daher die Hyperkaliämie. Kanzerogene Eigenschaften wurden tierexperimentell beobachtet, ohne daß sich bisher Hinweise auf eine klinische Relevanz dieser Befunde für den Menschen ergeben haben. Unter 31 im 1. Trimenon exponierten Neugeborenen gab es keine Anzeichen für spezifische Fehlbildungen (Briggs 1998). Ein Fallbericht beschreibt eine Frau, die während dreier Schwangerschaften Spironolacton eingenommen und drei gesunde Kinder

(1 Junge, 2 Mädchen) zur Welt gebracht hat, die sich auch hinsichtlich antiandrogener Effekte unauffällig entwickelten. Das älteste Kind wurde bis zum 13. Lebensjahr nachuntersucht (Groves 1995).

> **Empfehlung für die Praxis:** Spironolacton ist in der Schwangerschaft relativ kontraindiziert. Falls Diuretika wirklich indiziert sind, sollten Hydrochlorothiazid oder Furosemid vorgezogen werden.
> Eine dennoch durchgeführte Spironolactontherapie stellt keine Indikation zum risikobegründeten Abbruch der Schwangerschaft (siehe Kapitel 1) dar. Wie auch bei anderen Diuretika sind Hämatokrit, Elektrolyte und fetale Versorgung zu überwachen.

2.11.6 Amilorid und Triamteren

Pharmakologie und Toxikologie. *Amilorid* (z.B. in Esmalorid®, Tensoflux®) und der Folsäureantagonist *Triamteren* (z.B. Betathiazid®) gehören zu den kaliumsparenden Diuretika, deren Wirkung auf einer direkten Beeinflussung des tubulären Transportes beruht. Sie sind im Gegensatz zu Spironolacton keine Aldosteron-Antagonisten.

In einem Bericht wurden 318 Neugeborene nach Exposition mit Triamteren im 1. Trimenon beschrieben und 28 mit Amilorid. Eine Häufung spezieller Fehlbildungen war nicht zu beobachten (zitiert in Briggs 1998). Weitere Einzelfalldarstellungen zu Amilorid beschreiben gesunde Neugeborene und eine Skelettfehlbildung (bei zusätzlicher Behandlung mit Captopril; z.B. Almeida 1989, Stokes 1974).

Eine spezifische teratogene Wirkung von Amilorid oder Triamteren ist bisher nicht zu erkennen.

> **Empfehlung für die Praxis:** Amilorid und Triamteren sind bei Schwangeren relativ kontraindiziert. Hydrochlorothiazid oder Furosemid sind Diuretika der Wahl, falls eine Behandlung indiziert ist. Eine dennoch durchgeführte Therapie mit Amilorid oder Triamteren stellt keine Indikation zum risikobegründeten Abbruch der Schwangerschaft (siehe Kapitel 1) dar. Wie auch bei anderen Diuretika sind bei längerfristiger Behandlung Hämatokrit und Elektrolyte zu überwachen sowie die Entwicklung eines Oligohydramnion auszuschließen.

2.11.7 Mannit

Pharmakologie und Toxikologie. *Mannit* (*Mannitol*; z. B. Osmofundin®) ist das am häufigsten eingesetzte osmotische Diuretikum. Es wird intravenös appliziert, unverändert über die Niere ausgeschieden und führt zu einer raschen Verminderung des interstitiellen Flüssigkeitsvolumens bei gleichzeitiger Vermehrung der intravasalen Flüssigkeit mit daraus resultierender Hämodilution.

In der Vergangenheit wurde über eine günstige Wirkung von Mannit bei Anwendung in der Schwangerschaft berichtet (Schwarz 1980). Heute spielt es bei der Therapie der Präeklampsie keine entscheidende Rolle mehr.

> **Empfehlung für die Praxis:** Mannit darf in der Schwangerschaft angewendet werden, wenn ein osmotisches Diuretikum erforderlich ist.

Literatur

Almeida OD Jr, JA Spinnato. Maternal Bartter's syndrome and pregnancy. Am J Obstet Gynecol 1989; 160: 1225–6.

Briggs GG, RK Freeman, SJ Yaffe. Drugs in Pregnancy and Lactation, 5th ed. Baltimore: Williams and Wilkens, 1998.

Brown DR, Watchko JF, Sabo D. Neonatal sensorineural hearing loss associated with furosemide: a case-control study. Dev Med Child Neurol 1991; 33: 816–23.

Fort AT, Morrison JC, Fish SA. Iatrogenic hypocalemia of pregnancy by furosemide and ethacrynic acid. J Reprod Med 1971; 6: 207–8.

Groves TD, Corenblum B. Spironolactone therapy during human pregnancy. Am J Obstet Gynecol 1995; 172: 1655–6.

Jones HC. Intrauterine ototoxicity. A case report and review of the literature. J Natl Med Assoc 1973; 65: 201–3.

Salamy A, Eldredge L, Tooley WH. Neonatal status and hearing loss in high-risk infants. J Pediatr 1989; 114: 847–52.

Schwarz R, Retzke U. Pharmakotherapie bei EPH-Gestose. In: *Hüller H, Jährig D, Steinhoff R, Traeger A (Hrsg)*. Arzneimittel in der Schwangerschaft und Stillperiode. Berlin: Volk und Gesundheit, 1980; 139–52.

Sibai BM, Grossman RA, Grossman HG. Effects of diuretics on plasma volume in pregnancies with long-term hypertension. Am J Obstet Gynecol 1985; 150: 831–5.

Stokes GS, Andrews BS, Hagon E, Thornell IR, Palmer AA, Posen S. Bartter's syndrome presenting during pregnancy: results of amiloride therapy. Med J Aust 1974; 2: 360–5.

2.12 Herz- und Kreislaufmittel

Während Herzkrankheiten in der Schwangerschaft selten sind (unter 1 %), kommen behandlungsbedürftige hypertone und hypotone Regulationsstörungen häufig vor.

2.12.1 Hypertonus und Schwangerschaft

Bei den Hochdruckkrankheiten Schwangerer unterscheidet man generell zwischen folgenden Formen:
- bereits vor der Schwangerschaft bestehende chronische (essentielle oder anders verursachte) Hypertonie,
- Schwangerschaftshochdruck,
- Präeklampsie.

Von Schwangerschaftshochdruck spricht man, wenn hohe Blutdruckwerte nach 20 Schwangerschaftswochen erstmals auftreten, bzw. wenn eine in der Schwangerschaft festgestellte Hypertonie nicht länger als 42 Tage post partum persistiert. Eine Präeklampsie liegt vor, wenn Hypertonie und signifikante Proteinurie in der Schwangerschaft zusammen auftreten.

Als Grenzwert für die Definition einer Hypertonie in der Schwangerschaft wird ein diastolischer Druck von 90 mmHg angegeben. Eine schwere Hypertonie liegt ab diastolischen Werten von 110–120 mmHg vor (Wood 1996).

Ein pathophysiologischer Hintergrund der Präeklampsie ist die ungenügende Invasion des Trophoblasten in die Spiralarterien. Dieses Problem läßt sich heute dopplersonographisch nachvollziehen, indem die Optimierung der Blutströmung durch die Uterusarterien nicht nachgewiesen werden kann. Mögliche Folgen der suboptimalen Gefäßadaptation sind eine Unterversorgung der Plazenta und damit des Feten.

Es kommt vielfach nicht zu den üblichen Schwangerschaftsanpassungen im Kreislauf, wie Hämodilution und Erniedrigung des peripheren Gefäßwiderstands. Bei der Präeklampsie ist das Herzminutenvolumen gesteigert, das Plasmavolumen reduziert und der Gefäßwiderstand erhöht. Dies führt wiederum zu Perfusionsstörungen im Bereich von Plazenta, Nieren, Leber und ZNS.

Ziel einer medikamentösen Therapie einer Hypertonie in der Schwangerschaft ist der Schutz der Mutter vor deletären Folgen, insbesondere einer Hirnblutung. Gleichzeitig ist zu bedenken, daß die Senkung eines hohen Blutdrucks („Erfordernishochdruck"?) mit dem Risiko einer Minderperfusion der Plazenta einhergeht. Dies ist der Hauptgrund für die Zurückhaltung gegenüber einer Frühtherapie bei einer weder für Mutter noch Fet riskanten Hypertonie.

Je früher sich eine Präeklampsie entwickelt, desto schwerer ist häufig der Verlauf bei der Mutter und desto ausgeprägter ist meistens auch die Versorgungsstörung des Feten.

Als grobe Regel gilt: Eine Hypertonie mit diastolischen Werten unter 105–110 mmHg muß nicht medikamentös behandelt werden. Die Arzneitherapie solcher Fälle hat keinen Vorteil für den Schwangerschaftsverlauf und das Befinden der Mutter erkennen lassen.

Ein zusätzliches Risiko beinhaltet die HELLP-Symptomatik (hemolysis, elevated liver enzymes, low platelet count). Endothel und lokale Gerinnung mit Thrombozytenaggregation sowie Fibrinolyse spielen eine zentrale Rolle beim Problem der Präeklampsie. Kausale Therapieansätze beinhalten die Gabe von Corticosteroiden und niedrig dosierter Acetylsalicylsäure.

Die Auswahl antihypertensiver Medikamente unterscheidet sich von einer Behandlung außerhalb der Schwangerschaft. Neben einigen β-Rezeptorenblockern gehören α-Methyldopa und Dihydralazin zu den am längsten bewährten Mitteln in der Schwangerschaft. Bei Versagen dieser Antihypertensiva kommen zumindest nach dem 1. Trimenon als Mittel der zweiten Wahl in Frage: Nifedipin, der zentrale α-Rezeptoragonist Clonidin und die peripheren α-Rezeptorantagonisten Prazosin und Urapidil. Bei schwerer Präeklampsie werden Dihydralazin, Nifedipin und das auch antikonvulsiv wirksame Magnesium bevorzugt eingesetzt (Wood 1996).

▶ 2.12.2 β-Rezeptorenblocker

Pharmakologie und Toxikologie. β-Rezeptorenblocker werden zur Hochdrucktherapie in Form der $β_1$-spezifischen Präparate wie z. B. *Metoprolol* (z. B. Beloc®, Prelis®) eingesetzt. Der klassische β-Rezeptorenblocker *Propranolol* (Dociton®, Efektolol®) hat ebenso wie z. B. *Oxprenolol* (Trasicor®) neben einer $β_1$- auch eine $β_2$-blockierende Wirkung. Gute Erfahrungen werden auch mit *Labetalol* beschrieben, das eine zusätzliche α-Rezeptoren-blockierende Komponente besitzt.

β-Rezeptorenblocker besitzen nach heutiger Erkenntnis keine teratogenen Eigenschaften. Zwar gibt es einen Bericht zu 105 Neugeborenen, die im 1. Trimenon Atenolol-exponiert waren und von denen 12 Kinder Fehlbildungen aufwiesen (zitiert in Briggs 1998). Die Uneinheitlichkeit dieser Fehlbildungen sowie die Ergebnisse anderer Untersuchungen sprechen aber gegen einen ursächlichen Zusammenhang.

Eine statistisch signifikante intrauterine Wachstumsretardierung wird in zwei vergleichenden Untersuchungen zu *Atenolol* (z. B. Tenormin®, Atenolol-Wolff®) beschrieben, in denen dieses Mittel *Acebutolol* (z. B. Prent®), *Pindolol* (z. B. Visken®) und *Labetalol* gegenübergestellt wurde. Im Vergleich mit einer Plazebogruppe konnte dieser Effekt nicht bestätigt werden (Übersicht in Briggs 1998). Neuere Untersuchungen zur Atenololtherapie ergeben ebenfalls Hinweise auf eine intrauterine Wachstumsretardierung (Easterling 1999, Lydakis 1999). Es ist nicht endgültig geklärt, welchen Anteil an der möglicherweise zugrundeliegenden plazentaren Perfusionsminderung Atenolol (oder ein anderer β-Rezeptorenblocker) selbst oder der zur Behandlung führende Hypertonus haben. Die intrauterine Wachstumsverminderung könnte auf ein vermindertes Substratangebot durch eine durch β-Rezeptorenblocker induzierte Senkung des Blutzuckers oder des mütterlichen kardialen Outputs zurückzuführen sein, möglicherweise aber auch auf einen leicht erhöhten Tonus des Myometriums mit entsprechend leicht verminderter transmuraler Perfusion. Das postnatale Wachstum im ersten Lebensjahr wird aber offenbar ebensowenig beeinträchtigt wie die übrige Entwicklung der Kinder (Reynolds 1984).

Eine Kasuistik zu einem Neugeborenen mit auffallend kurzer Nabelschnur kommt im Zusammenhang mit vergleichbaren tierexperimentellen Ergebnissen zu dem Schluß, daß *Atenolol* über eine Verminderung der fetalen motorischen Aktivität die Nabelschnuranomalie verursacht haben könnte (Katz 1987). Da solche Befunde nicht wiederholt beschrieben wurden, dürfte es sich um eine zufällige Assoziation handeln. In einer anderen Kasuistik wird eine retroperitoneale Fibromatose mit medullärer Kompression und später resultierender Skoliose in Zusammenhang mit der mütterlichen Atenololtherapie beschrieben. Die Autoren halten diese Assoziation für erwähnenswert, da analoge

Befunde bei Erwachsenen nach Atenololexposition beschrieben wurden (Satgé 1997).

Neuere Untersuchungen haben i.v. verabreichtes *Labetalol* mit Nifedipin bei Präeklampsie verglichen und eine insgesamt gute Verträglichkeit beobachtet (Scardo 1999, Vermillion 1999). Eine Metaanalyse ergab Vorteile von i.v. verabreichtem Labetalol gegenüber Dihydralazin oder Diazoxid beim schwerem Late-onset-Hypertonus in der Spätschwangerschaft (Magee 2000). Hinsichtlich Labetaloltherapie bei leichtem und mittelschwerem Hypertonus halten sich die Autoren bei der Risiko-Nutzen-Abwägung angesichts möglicher perinataler Auswirkungen (z.B. Crooks 1998) zurück.

Zu *Sotalol* siehe Abschnitt 2.12.18.

Keine ausreichenden Erfahrungen liegen zu *Alprenolol* (Aptin-Duriles®), *Betaxolol* (Kerlone®), *Bisoprolol* (z.B. Concor®), *Bopindolol* (Wandonorm®), *Bupranolol* (betadrenol®), *Carazolol* (Conducton®), *Carteolol* (Endak®), *Carvedilol* (z.B. Dilatrend®), *Celiprolol* (Selectol®), *Mepindolol* (Corindolan®), *Nadolol* (Solgol®), *Nebivolol* (Nebilet®), *Penbutolol* (Betapressin®), *Talinolol* (Cordanum®), *Tertatolol* (Prenalex®) und *Timolol* (in Kombinationspräparaten und Augentropfen) vor. Ein nennenswertes teratogenes Risiko ist jedoch bei diesen β-Rezeptorenblockern nicht zu erwarten.

Eine neonatale β-Rezeptorenblockade infolge mütterlicher Therapie muß theoretisch bei jeder Substanz erwartet werden und kann sich in erniedrigter Herzfrequenz sub partu, in Hypotonie und Hypoglykämie äußern. Ein Fallbericht beschreibt sogar unter Augentropfenanwendung von 0,5%igem *Timolol* eine fetale Bradykardie und Arrhythmie in der 21. Schwangerschaftswoche, die sich unter Dosishalbierung und anschließendem Absetzen besserte (Wagenvoort 1998). Ähnliches ist trotz häufiger Glaukombehandlung mit diesen Mitteln in der Schwangerschaft nicht wiederholt berichtet worden.

Atemnotsyndrom und neonatale Apnoe wurden zwar unter Propranololbehandlung beobachtet (Überblick in Briggs 1998), gehören aber eher zu Ausnahmeerscheinungen.

Ein Absetzen der Medikation 24–48 Stunden vor der Entbindung wurde von manchen Autoren erörtert, dieses Vorgehen ist aber bei Beachtung möglicher Symptome kaum zu rechtfertigen. Außerdem bessern sich die meist nur milden Symptome einer β-Rezeptorenblockade beim Neugeborenen innerhalb von 48 Stunden folgenlos. Dennoch sollten Geburtshelfer und Pädiater über die mütterliche Medikation informiert sein.

Die Verstärkung vorzeitiger Wehentätigkeit durch β-Rezeptorenblocker ist theoretisch denkbar. Es wurde jedoch bei Gabe von $β_1$-Rezeptorenblockern während einer Tokolyse mit $β_2$-Sympathomimetika kein negativer Einfluß auf die Wehenhemmung beschrieben (Trolp 1980).

> **Empfehlung für die Praxis:** Metoprolol gehört als gut erprobter β-Rezeptorenblocker zu den Mitteln der Wahl bei der antihypertensiven Behandlung in der Schwangerschaft. Atenolol sollte eher nicht verordnet werden. Timolol darf zur Glaukombehandlung in der gesamten Schwangerschaft angewendet werden. Eine Therapie mit Atenolol oder den anderen oben genannten β-Rezeptorenblockern rechtfertigt weder einen risikobegründeten Schwangerschaftsabbruch (siehe Kapitel 1) noch invasive Diagnostik. Mit perinatalen Auswirkungen wie Herzfrequenzabnahme und Hypoglykämie muß bei allen β-Rezeptorenblockern gerechnet werden, wenn bis zur Geburt behandelt wurde.
>
> **Dosierung:**   Metoprolol   2 × 50–100 mg/Tag

2.12.3 α-Methyldopa

Pharmakologie. α-*Methyldopa* (z. B. Dopegyt®) wird oral gut resorbiert, die Halbwertszeit beträgt 2 Stunden. Seine Aktivierung erfolgt über die Decarboxylierung zu α-Methyl-Noradrenalin, das als „falsche" Transmittersubstanz wesentlich schwächer wirkt als Noradrenalin. Die Herzfunktion, besonders das Herzminutenvolumen, wird nicht verändert, der periphere Gesamtwiderstand wird gesenkt. Unabhängig davon, ob intravenös oder per os appliziert, wirkt α-Methyldopa erst nach 60–90 Minuten. Die Wirkung hält etwa 10–12 Stunden an. α-Methyldopa ist plazentagängig.

Toxikologie. In einer Gruppe von 242 im 1. Trimenon exponierten Kindern waren Häufigkeit und Art der angeborenen Fehlbildungen nicht auffällig (zitiert in Briggs 1998). Eine andere Untersuchung ergab einen um 1,3 cm geringeren Kopfumfang bei Neugeborenen, deren Mütter zwischen der 16. und 20. Schwangerschaftswoche α-Methyldopa erhalten hatten. Das Kontrollkollektiv bestand aus Kindern nichtbehandelter, hypertensiver Mütter (Moar 1978). Dieses statistisch signifikante Ergebnis war im Alter von 6 und 12 Monaten nicht mehr nachweisbar. Auffälligkeiten der mentalen Entwicklung waren bei diesen, im Alter von 4,5 und 7,5 Jahren nachuntersuchten Kindern nicht zu verzeichnen. Weshalb Kinder einen verringerten Kopfumfang aufwiesen, deren Mütter im besagten Zeitraum eine Therapie begannen, und nicht jene, die auch schon vorher behandelt wurden, konnten die Autoren nicht klären. Andere Autoren haben kein vermindertes Schädelwachstum beobachtet (z. B. Fidler 1983).

In einzelnen Fällen wurden nach Gabe von α-Methyldopa während der Schwangerschaft hepatotoxische Effekte beobachtet (Smith 1995). Einer weiteren Untersuchung zufolge kann bei Neugeborenen nach präpartaler Behandlung der Mutter in den ersten beiden Lebenstagen ein um 4–5 mmHg erniedrigter Blutdruck auftreten, der jedoch klinisch keine Relevanz besitzt (Whitelaw 1981).

> **Empfehlung für die Praxis:** α-Methyldopa gehört zu den Antihypertensiva der Wahl in der Schwangerschaft.
>
> **Dosierung:** α-Methyldopa 2–3 × 125–500–750 mg/Tag.
> Tageshöchstdosis 2000 mg/Tag

▶ 2.12.4 Dihydralazin

Pharmakologie und Toxikologie. *Dihydralazin* (Dihyzin®, Nepresol®) gehört zu den bei Schwangerschaftshypertonie am längsten eingesetzten Medikamenten. Es wird zu 80 % nach oraler Gabe resorbiert, etwa zwei Drittel werden in der Leber inaktiviert, die Halbwertszeit beträgt 2–8 Stunden. Seine zentrale und periphere Wirkung wurde seit über 40 Jahren gründlich untersucht. Entgegen früheren Berichten und tierexperimentellen Ergebnissen ließ sich eine Zunahme der uterinen Durchblutung nicht bestätigen (Suionio 1986).

In einer Untersuchung mit 40 im 1. Trimenon behandelten Schwangeren wurde nur ein Neugeborenes mit Fehlbildung registriert (zitiert in Briggs 1998). Ein Anhalt für teratogene Wirkungen beim Menschen hat sich bisher nicht ergeben.

Die meisten publizierten Erfahrungen beschreiben eine Anwendung im 3. Trimenon. In einigen Fällen wurde eine lebertoxische Wirkung bei präeklamptischen Patientinnen beobachtet (Hod 1986). Eine Kasuistik beschreibt ein dem Lupus ähnliches Syndrom bei Mutter und Fetus, an dem das Neugeborene starb. Eine besondere Empfindlichkeit gegenüber Dihydralazin wird in diesem Fall als Ursache diskutiert (Yemini 1989). Ein „Pseudolupus" als Nebenwirkung ist bei Dihydralazin-behandelten Patienten seit langem bekannt.

> **Empfehlung für die Praxis:** Dihydralazin zählt zu den Antihypertensiva der Wahl in der Schwangerschaft. Bei akuten Hochdruckkrisen wird es intravenös appliziert.

Dosierung: Dihydralazin oral 2 × 12,5–50 mg/Tag

2.12.5 Kalziumantagonisten

Pharmakologie und Toxikologie. *Nifedipin* (z. B. Adalat®, Corinfar®) ist der am häufigsten verordnete Kalziumantagonist. Außer bei Hypertonie werden Nifedipin und andere Kalziumantagonisten bei koronarer Herzkrankheit, als Tokolytika und als Antiarrhythmika (siehe dort) verwendet.

Hinsichtlich der Anwendung in der Schwangerschaft sind Nifedipin und *Verapamil* (z. B. Verapamil ratiopharm®) am besten untersucht. Zu *Amlodipin* (Norvasc®), *Diltiazem* (z. B. Dilzem®), *Felodipin* (z. B. Modip®), *Gallopamil* (Procorum®), *Isradipin* (z. B. Lomir®), *Lacidipin* (Motens®), *Lercanidipin* (z. B. Carmen®), *Nicardipin* (Antagonil®), *Nilvadipin* (z. B. Nivadil®), *Nimodipin* (Nimotop®), *Nisoldipin* (Baymycard®) und *Nitrendipin* (Bayotensin®) liegen mit Ausnahme einiger Einzelfallberichte zur Therapie mit *Felodipin*, *Isradipin* und *Nisoldipin* (z. B. Casele 1997) keine ausreichenden Erfahrungen vor.

Im Gegensatz zu tierexperimentellen Ergebnissen gibt es beim Menschen keine Hinweise auf eine Abnahme der uteroplazentaren Perfusion durch Kalziumantagonisten. Experimentelle Befunde weisen außerdem auf eine Kalziumabhängigkeit früher embryonaler Differenzierungsvorgänge hin, die durch Antagonisten gestört werden könnten. In diesem Zusammenhang wurden (distale) Extremitätenfehlbildungen in einzelnen Tierversuchsreihen beobachtet (z. B. Yoshida 1995).

Die in manchen Untersuchungen gefundene, deutlich erhöhte Rate an intrauterinen Wachstumsverzögerungen und Sectio-Entbindungen nach *Nifedipintherapie* kann nicht zweifelsfrei diesem Mittel angelastet werden, da ein ausgeprägter Hypertonus selbst ein Risikofaktor ist.

Die Kombination von Nifedipin mit Magnesium kann zu starkem Blutdruckabfall bei der Mutter mit Störung der uteroplazentaren Versorgung führen (Waismann 1988) und im Einzelfall zu daraus resultierender schwerer Hypoxie des Feten. Synergieeffekte von Magnesium und Kalziumantagonisten können sich beim Feten auch direkt als Bradykardie manifestieren (Vetter 1991). Eine Kasuistik beschreibt eine dramatische Verschlechterung der schon vorher beeinträchtigten Zirkulation bei einem wachstumsretardierten Feten. Die hypertone Schwangere hatte in der 32. Woche 10 mg Nifedipin sublingual erhalten (Hata 1995).

Verapamil, mit dem auch fetale supraventrikuläre Tachykardien behandelt werden, kann Hyperprolaktinämie und Galaktorrhö verursachen.

Der Umfang an gut dokumentierten Schwangerschaften mit Kalziumantagonistenbehandlung speziell in den ersten 3 Monaten ist vergleichsweise gering. Nach Behandlung im 1. Trimenon fand sich unter 37 Nifedipin- und 76 Verapamil-exponierten Neugeborenen keine erhöhte Rate konnataler Anomalien (zitiert in Briggs 1998). Von 27 Neugeborenen der gleichen Untersuchung, deren Mütter mit Diltiazem behandelt wurden, wiesen vier Kinder (15%) Anomalien auf, zwei davon am Herzen. Ob dies ein Zufallsbefund ist, bleibt offen.

In zwei kleineren prospektiven Untersuchungen zur Anwendung von Kalziumantagonisten im 1. Trimenon, vorwiegend Nifedipin und Verapamil, fanden sich insgesamt zwei Extremitätenfehlbildungen unter insgesamt etwa 100 nachverfolgten Schwangerschaften (Sørensen 1998, Magee 1996). Die bisher größte prospektive, kontrollierte Studie mit etwa 200 im 1. Trimenon behandelten Schwangeren erbrachte ebenfalls keine erhöhte Fehlbildungsrate oder Hinweise auf andere Komplikationen durch Kalziumantagonisten in der Frühschwangerschaft. Auch in dieser Studie handelte es sich überwiegend um Nifedipin und Verapamil (Schaefer 1999).

Zusammenfassend ergeben sich aus den bisherigen Publikationen keine Hinweise auf eine erhebliche teratogene Potenz beim Menschen.

> **Empfehlung für die Praxis:** Im 2. und 3. Trimenon sollten Nifedipin oder Verapamil als am besten untersuchte Kalziumantagonisten bei entsprechender Indikation (Hypertonie oder kardiale Arrhythmie) eingesetzt werden. Im Rahmen der antihypertensiven Behandlung im 1. Trimenon sind Kalziumantagonisten Mittel der zweiten Wahl.

> Die Einnahme eines Kalziumantagonisten im 1. Trimenon rechtfertigt weder einen risikobegründeten Schwangerschaftsabbruch (siehe Kapitel 1) noch invasive Diagnostik. Nach Einnahme während der Organogenese sollte eine Ultraschallfeindiagnostik angeboten werden.

2.12.6 ACE-Hemmstoffe

Pharmakologie und Toxikologie. *Captopril* (z.B. Lopirin®, Tensobon®) und *Enalapril* (Xanef®) sowie *Benazepril* (Cibazen®), *Cilazapril* (Dynorm®), *Fosinopril* (z.B. Dynacil®), *Imidapril* (Tanatril®), *Lisinopril* (z.B. Acerbon®), *Moexipril* (Fempress®), *Perindopril* (Coversum®), *Quinapril* (Accupro®), *Ramipril* (Delix®), *Spirapril* (Quadropril®) und *Trandolapril* (z.B. Gopten®) sind Antihypertensiva, die das Angiotensin-konvertierende Enzymsystem hemmen (ACE-Hemmstoffe). Sie haben in den letzten Jahren eine zunehmende Verbreitung erfahren. Vorteile z.B. in Hinsicht auf eine Senkung der Mortalität ließen sich im Vergleich zu den klassischen Antihypertensiva wie β-Rezeptorenblockern und Diuretika bisher nicht zweifelsfrei nachweisen.

ACE-Hemmstoffe scheinen nach heutigem Erkenntnisstand kein nennenswertes teratogenes Potential bei Anwendung im 1. Trimenon zu besitzen. Zu Captopril und Enalapril liegen die meisten Erfahrungen vor. Es gibt nur wenige Fallberichte zu anderen ACE-Hemmstoffen wie *Lisinopril* (z.B. Tomlinson 2000). In den bisher vorliegenden Falldatensammlungen mit über 200 im 1.Trimenon behandelten Schwangeren zeigten sich keine eindeutigen Hinweise auf teratogene Effekte beim Menschen (z.B. ENTIS 2000, Burrows 1998, Bar 1997). Unter insgesamt 110 der amerikanischen FDA gemeldeten auffälligen Schwangerschaftsverläufen nach *Enalapril*behandlung der Mutter fanden sich nach Exposition im 1. Trimenon einige Fälle mit Störungen der Sinnesorganentwicklung wie Deformitäten des Ohres und Taubheit. Dies konnte von anderer Seite bisher nicht bestätigt werden (Tabacova 2000).

Bei Behandlung in der späteren Schwangerschaft können ACE-Hemmstoffe zu Mangeldurchblutung der Plazenta (de Moura 1995), fetaler Hypotension, Oligohydramnion und dialysepflichtiger Anurie beim Neugeborenen führen (Tabacova 2000, Lavoratti 1997). Eine hypoxämisch bedingte Dysgenesie der Nierentubuli wurde beobachtet. Schließlich wurde über eine Hypoplasie der Schädelknochen berichtet, die Folge von Minderperfusion und des durch Oligohydramnion bedingten erhöhten Drucks auf den Schädel sein könnte (Barr 1994). Eine derartige Entwicklungsstörung wurde auch tierexperimentell unter hoher Dosis beobachtet.

Inwieweit die nach Gabe von ACE-Hemmstoffen beobachteten Spontanaborte, intrauterinen Fruchttode und Frühgeburten mit Atemnotsyndrom medikamentenbedingt bzw. dem schweren Hypertonus zuzuordnen sind, ist nicht geklärt. Das gilt auch für die Fälle des persistierenden Ductus arteriosus, der theoretisch durch arzneimittelverursachte, erhöhte Bradykininkonzentrationen erklärt werden könnte.

> **Empfehlung für die Praxis:** ACE-Hemmstoffe sind in der gesamten Schwangerschaft kontraindiziert bzw. nur schweren, nicht anders behandelbaren Erkrankungen vorbehalten. Da es keine Hinweise auf teratogene Schädigungen in der Frühschwangerschaft gibt, rechtfertigt eine Exposition im 1. Trimenon keinen risikobegründeten Schwangerschaftsabbruch (siehe Kapitel 1), es sollte aber umgehend auf eines der empfohlenen antihypertensiven Mittel umgestellt werden. Bei längerfristiger pränataler Therapie sollte ein Oligohydramnion ausgeschlossen und die fetale Entwicklung per Ultraschallfeindiagnostik kontrolliert werden. Beim Neugeborenen muß auf die Nierenfunktion und eine mögliche Hypotension geachtet werden, wenn im letzten Drittel der Schwangerschaft behandelt wurde.

▶ 2.12.7 Angiotensin-II-Antagonisten

Pharmakologie und Toxikologie. Zu *Candesartan* (z. B. Blopress®), *Eprosartan* (Teveten®), *Irbesartan* (z. B. Aprovel®), *Losartan* (Lorzaar®), *Telmisartan* (Micardis®) und *Valsartan* (z. B. Diovan®) liegen keine ausreichenden Erfahrungen zur Anwendung in der Schwangerschaft vor. Tierexperimentelle Ergebnisse deuten bislang nicht auf spezifische teratogene Effekte hin. Generell muß bei dieser Medikamentengruppe mit gleichen Risiken hinsichtlich der fetalen Nierenfunktion in der späteren Schwangerschaft gerechnet werden wie bei den klassischen ACE-Hemmstoffen. Das hat ein kürzlich publizierter Fallbericht demonstriert (Saji 2001).

> **Empfehlung für die Praxis:** Angiotensin-II-Antagonisten sollten in der Schwangerschaft gemieden werden. Eine dennoch erfolgte Applikation begründet weder einen Schwangerschaftabbruch noch invasive Diagnostik. Es sollte jedoch eine Ultraschallfeinuntersuchung zur Bestätigung der normalen fetalen Entwicklung durchgeführt werden.

2.12.8 Magnesium sulfuricum

Pharmakologie und Toxikologie. *Magnesium sulfuricum* (z.B. Magnesium Verla®) hat sich bei der Präeklampsie bewährt, obwohl es kein eigentliches Antihypertensivum ist. Es führt dosisabhängig zu einer Abschwächung bis Hemmung von Wehen und kann dadurch zu einer Verbesserung der transmuralen Blutversorgung des intervillösen Raums führen. Parenteral verabreichtes Magnesium soll, einer Untersuchung an 1.700 Frauen zufolge, das Risiko wiederholter Krampfanfälle bei Eklampsie deutlicher senken als Phenytoin und Diazepam (Duley 1995). Auch sollen sich bei extrem untergewichtigen Neugeborenen Hirnblutungen und Zerebralparesen seltener entwickeln, wenn präpartal Magnesium zur Tokolyse oder Präeklampsiebehandlung eingesetzt wurde (Nelson 1995). Magnesiumsulfat beeinflußt ebesowenig wie das schon länger hierfür verwendete Phenytoin den Geburtsverlauf, wenn es bei Schwangerschaftshochdruck bzw. zur Eklampsieprävention unter der Geburt eingesetzt wird. Dies bestätigt eine neuere kontrollierte Untersuchung an jeweils über 400 Schwangeren (Leveno 1998). Allerdings können unter Magnesiumsulfat höhere Oxytocindosen erforderlich sein und die postpartale Blutung bei der Mutter etwas ausgeprägter.

Laut einiger Fallberichte wurden bei wiederholter Infusionstherapie mit Magnesiumsulfat zur Wehenhemmung im 2. Trimenon rachitisartige Störungen der fetalen Knochenentwicklung und des Zahnschmelzes beobachtet (z.B. Holcomb 1991).

Magnesium kann in höherer Dosis oder bei eingeschränkter Nierenfunktion eine ausgeprägte Muskelhypotonie (bei Mutter und Neugeborenem) verursachen. Im Extremfall, vor allem bei einer Wirkungsverstärkung durch Kalziumantagonisten wie Nifedipin, kann es zu einem bedrohlichen Blutdruckabfall mit fetaler Hypoxie kommen.

> **Empfehlung für die Praxis:** Bei entsprechender Indikation kann Magnesium sulfuricum zur Therapie der Präeklampsie eingesetzt werden.

2.12.9 Clonidin

Pharmakologie und Toxikologie. *Clonidin* (z.B. Catapresan®) ist ein Antihypertensivum mit vorwiegend zentralem Angriffspunkt. Das Arzneimittel wird gut resorbiert, die Bioverfügbarkeit liegt bei 75 % und die Halbwertszeit beträgt 8,5 Stunden.

Ein nennenswertes teratogenes Potential scheint Clonidin nicht zu besitzen. In einzelnen Fällen wurde ein plötzlicher Fruchttod im Zusammenhang mit einer Clonidintherapie gesehen (Heilmann 1970). Dem stehen Berichte über gute Verträglichkeit und Wirksamkeit in über 200 Schwangerschaften gegenüber (z. B. Horvarth 1985). In einer Gruppe von 59 im 1. Trimenon behandelten Schwangeren wurde keine erhöhte Fehlbildungsrate ermittelt (zitiert in Briggs 1998).

Boutroy (1988) beschreibt eine vorübergehende Hypertension bei einigen Neugeborenen, die im Sinne einer Entzugssymptomatik interpretiert wurde. Huisjes (1986) untersuchte Kinder im Alter von etwa 6 Jahren, deren Mütter während der Schwangerschaft eine Monotherapie mit Clonidin erhalten hatten. Hyperaktives Verhalten und Schlafstörungen fanden sich etwas häufiger im Vergleich zu einer Kontrollgruppe. Der Befund dieser kleinen Studie ähnelt zwar Ergebnissen einer tierexperimentellen Untersuchung, wurde aber bisher nicht durch andere klinische Untersuchungen bestätigt.

> **Empfehlung für die Praxis:** Clonidin ist als Antihypertensivum der zweiten Wahl in der Schwangerschaft zu betrachten. Seine Anwendung stellt keine Indikation zum risikobegründeten Schwangerschaftsabbruch (siehe Kapitel 1) oder zu invasiver Diagnostik dar.

2.12.10 Diazoxid

Pharmakologie und Toxikologie. *Diazoxid* (Hypertonalum®) wird nach oraler Gabe vollständig resorbiert, die Halbwertszeit beträgt 20–40 Stunden. In der antihypertensiven Behandlung wird es als Reservemittel bei Blutdruckkrisen verwendet. Nach Bolusinjektion beobachtete hypotensive Zustände lassen sich durch kontinuierliche Infusion oder wiederholte kleine Dosen vermeiden. Diazoxid hat eine diabetogene Wirkung auf den Stoffwechsel der Schwangeren und nach längerdauernder Behandlung auch beim Neugeborenen (Überblick bei Briggs 1998). Daher wird der Thiazidabkömmling Diazoxid auch als orales Antihypoglykämikum angeboten (Proglicem®).

Ferner wurden bei behandelten Müttern Hyperurikämie, Wasserretention und Wehenhemmung beobachtet sowie bei Neugeborenen

Alopezie, vermehrte Lanugobehaarung und verzögerte Knochenentwicklung (Milner 1972).

Empfehlung für die Praxis: Diazoxid sollte nur im Ausnahmefall zur Behandlung hypertoner Krisen in der Schwangerschaft eingesetzt werden. Bei Bolusgabe ist vorsichtig vorzugehen. Eine Diazoxidbehandlung im 1. Trimenon stellt keine Indikation zum Schwangerschaftsabbruch oder zu invasiver Diagnostik dar.

2.12.11 Nitroprussid-Natrium

Pharmakologie und Toxikologie. *Nitroprussid-Natrium* (nipruss®) gehört zu den rasch wirksamen Vasodilatatoren. Es ist gut plazentagängig, erreicht beim Feten die gleiche Konzentration wie im mütterlichen Organismus und wird auch dort sehr schnell zu Zyanid und Thiozyanat metabolisiert. Daraus ergibt sich eine mögliche Toxizität (Banner 1984), die bisher aber nicht als Fetotoxizität beim Menschen beschrieben wurde. Hinweise auf ein teratogenes Potential liegen ebenfalls nicht vor. Der Umfang an publizierten Erfahrungen ist aber für eine differenzierte Beurteilung unzureichend.

Empfehlung für die Praxis: Nitroprussid-Natrium sollte während der Schwangerschaft nicht eingesetzt werden. Eine dennoch erfolgte Applikation begründet weder einen Schwangerschaftsabbruch noch zusätzliche Diagnostik.

2.12.12 Reserpin

Pharmakologie und Toxikologie. *Reserpin* (z. B. in Briserin®N, Modenol®), ein oral gut resorbierbares Sympatholytikum, wurde früher vielfach zur Langzeittherapie bei hypertensiven Schwangerschaftskomplikationen eingesetzt. Es führt zur Katecholamin- und Serotoninfreisetzung und wurde durch modernere Antihypertensiva mehr und mehr verdrängt. Nach Gabe von Reserpin im letzten Drittel der Schwangerschaft wurden gelegentlich Atem- und Trinkstörungen bei Neugeborenen beobachtet. Ein erhöhtes Fehlbildungsrisiko besteht offenbar nicht.

> **Empfehlung für die Praxis:** Reserpin gehört nicht mehr zum Standardrepertoire einer antihypertensiven Behandlung. β-Rezeptorenblocker, Dihydralazin und α-Methyldopa sind Mittel der Wahl. Eine dennoch erfolgte Applikation erfordert weder einen risikobegründeten Schwangerschaftsabbruch (siehe Kapitel 1) noch zusätzliche Diagnostik.

2.12.13 Andere Antihypertensiva

Pharmakologie und Toxikologie. *Prazosin* (z. B. Minipress®), ein peripherer α-Rezeptorenblocker, wurde in einzelnen Fällen in Kombination mit β-Rezeptorenblockern erfolgreich bei essentieller Hypertonie in der späten Schwangerschaft angewendet, ohne daß fetotoxische Wirkungen auftraten. Zum teratogenen Potential gibt es zwar keine Hinweise, aber auch keine ausreichend dokumentierten Verläufe, die eine fundierte Bewertung zuließen.

Zu den anderen peripheren α-Rezeptorenblockern *Bunazosin* (Andante®), *Doxazosin* (z. B. Diblocin®), *Indoramin* (Wydora®), *Terazosin* (Heitrin®) und *Urapidil* (z. B. Ebrantil®) liegen ebenfalls keine ausreichenden Erfahrungen zur Abschätzung des embryotoxischen Potentials vor. Urapidil, intravenös injiziert, wird allerdings von der Deutschen Sektion der International Society for the Study of Hypertension in Pregnancy als Alternative zu Dihydralazin bei der Präeklampsiebehandlung empfohlen. Es soll gegenüber Dihydralazin den Vorteil besitzen, daß der intrazerebrale Druck nicht ansteigt.

Guanabenz, Guanethidin (in Esmil®), *Guanfacin* (Estulic®-Wander) und *Moxonidin* (z. B. Cynt®) gehören zur Gruppe der zentral wirksamen α-Rezeptoragonisten, zu denen eine fundierte Risikobewertung mangels dokumentierter Erfahrungen nicht möglich ist.

Minoxidil (Lonolox®), ein Vasodilatator, der in lokaler Anwendung zur Förderung des Haarwuchses benutzt wird, kann Einzelberichten zufolge eine Hypertrichosis beim Feten verursachen, die sich aber in den ersten 3 Lebensmonaten wieder verliert. Einzelne Fallberichte zu Neugeborenen mit verschiedenen Fehlbildungen lassen keine differenzierte Risikobewertung bezüglich Teratogenität zu.

Auch zu dem Vasodilatator *Diisopropylamin* (z. B. Disotat®) liegen keine ausreichenden Erfahrungen vor. Gleiches gilt für *Cicletanin* (Justar®).

Empfehlung für die Praxis: Die genannten Antihypertensiva sind mangels ausreichender Erfahrung in der Schwangerschaft kontraindiziert (Ausnahme: Prazosin und Urapidil in der Spätschwangerschaft bei Versagen der primär empfohlenen Antihypertensiva). Besser erprobte, in den vorangehenden Abschnitten besprochene Mittel sind vorzuziehen. Eine dennoch erfolgte Anwendung erfordert weder einen risikobegründeten Schwangerschaftsabbruch (siehe Kapitel 1) noch invasive Diagnostik.

2.12.14 Hypotonie und Antihypotensiva

Eine Hypotonie ist im Prinzip ohne klinische Bedeutung für den Schwangerschaftsverlauf. Sie sollte abgegrenzt werden von einer in der Schwangerschaft nicht seltenen Kreislaufdysregulation. Bei deren Therapie stehen physikalische Maßnahmen wie das Tragen von Kompressionsstrümpfen, Beingymnastik vor dem Aufstehen, Kaltwasseranwendungen und Bürstenmassage im Vordergrund. Auch Kaffee ist in Maßen erlaubt. Eine medikamentöse Therapie ist gewöhnlich nicht indiziert.

In den 80er Jahren wurde, überwiegend auf den deutschsprachigen Raum begrenzt, den Folgen einer chronischen Hypotonie in der Schwangerschaft besondere Aufmerksamkeit gewidmet. Eine bis auf 17 % erhöhte Frühgeburtlichkeitsrate schrieb man der unbehandelten Hypotonie zu (Goeschen 1984), und es wurde für eine Behandlung in der Schwangerschaft plädiert. Dabei wurde das Wirkungsprofil (z.B. Tonisierung auch des venösen Systems) bei Dihydroergotamin günstiger als bei den adrenergen Substanzen beurteilt (Goeschen 1984). Andere Autoren widersprachen einer Therapieempfehlung aus „fetaler" Indikation (z.B. Wolff 1990). In der englischsprachigen Literatur finden sich zu diesem Thema und zur Risikobewertung der betreffenden Arzneimittel praktisch keine Publikationen, da man dort die Hypotonie in der Schwangerschaft nicht als therapiepflichtige Erkrankung betrachtet.

2.12.15 Dihydroergotamin

Pharmakologie und Toxikologie. *Dihydroergotamin* (*DHE*; z.B. DET MS®, Dihydergot®) galt früher wegen seiner Verwandtschaft zum Mutterkornalkaloid Ergotamin in der Schwangerschaft als kontraindiziert. Aufgrund der Hydrierung kann Dihydroergotamin jedoch Biomembranen schlecht überwinden und wird nach oraler Gabe nur in geringem Maße resorbiert. Der Wirkungsgipfel ist nach 2 Stunden erreicht. DHE wird in der Leber abgebaut, die Metaboliten werden über die Galle ausgeschieden. Nach oraler Anwendung in therapeutischer Dosis sind embryotoxische Effekte nicht zu erwarten. Ein Risiko ist jedoch bei Überdosis und parenteraler Behandlung nicht auszuschließen.

> **Empfehlung für die Praxis:** Dihydroergotamin darf eingenommen werden, wenn erhebliche Symptome zu einer medikamentösen Behandlung z. B. der Migräne oder der Hypotonie in der Schwangerschaft zwingen. In der späteren Schwangerschaft und insbesondere bei wehenbereitem Uterus sollen Ergotaminabkömmlinge nicht verwendet werden.
>
> **Dosierung:** Dihydroergotamin oral 2 × 2,5 mg/Tag

2.12.16 Adrenerge Substanzen

Pharmakologie und Toxikologie. Die adrenergen Substanzen *Etilefrin* (z. B. Effortil®, Eti-Puren®) und *Norfenefrin* (z. B. Novadral®) sowie *Amezinium* (z. B. Supratonin®), *Gepefrin, Midodrin* (Gutron®) und *Pholedrin* (Pholedrin-longo-Isis®) werden ebenfalls als Antihypotonika verwendet.

Adrenerge Substanzen können im Tierversuch die Uterusdurchblutung reduzieren. Eine teratogene Wirkung im therapeutischen Dosisbereich konnte man beim Menschen bisher nicht beobachten.

> **Empfehlung für die Praxis:** Wenn erhebliche Symptome zur medikamentösen Behandlung einer Hypotonie in der Schwangerschaft zwingen, dürfen adrenerge Substanzen verordnet werden. Länger erprobte Mittel wie Etilefrin sind zu bevorzugen. Auf Kombinationspräparate sollte verzichtet werden. Eine Applikation von Amezinium, Gepefrin, Midodrin, Norfenefrin oder Pholedrin rechtfertigt weder einen risikobegründeten Schwangerschaftsabbruch (siehe Kapitel 1) noch zusätzliche Diagnostik.

2.12.17 Herzglykoside

Pharmakologie und Toxikologie. *Digitoxin* (z.B. Digimerck®, Tardigal®) wird zu 90–100% und *Methyl-* bzw. *Acetyldigoxin* (z.B. Novodigal®) zu etwa 80% im Gastrointestinaltrakt resorbiert.

Methyldigoxin wird in der Leber demethyliert, Acetyldigoxin in der Darmmukosa deacetyliert. Digoxin wird hauptsächlich über die Niere, Digitoxin über die Leber ausgeschieden. Die Halbwertszeit von Digoxin beträgt etwa 40 Stunden, die von Digitoxin im Mittel 7 Tage. Digoxin ist ein Stoffwechselprodukt des Digitoxins. Alle Digitalisglykoside sind plazentagängig, die fetale Plasmakonzentration entspricht der mütterlichen. Allerdings scheint die Myokardempfindlichkeit beim Feten geringer als beim Erwachsenen zu sein. Toxische Effekte von Digitalisglykosiden beim Feten sind bisher nicht bekannt.

> **Empfehlung für die Praxis:** Digitalisglykoside können in der Schwangerschaft bei Herzinsuffizienz indikationsgerecht eingesetzt werden, darüber hinaus sind sie auch als Antiarrhythmika bei tachykarden Herzrhythmusstörungen von Mutter oder Fetus indiziert.

2.12.18 Antiarrhythmika

Pharmakologie. Auch bei Schwangeren sollten Antiarrhythmika nur verordnet werden, wenn hämodynamische Auswirkungen oder erhebliche Beschwerden dies erfordern. Im übrigen sind nicht-medikamentöse Vorgehensweisen in Betracht zu ziehen (Joglar 1999).

Eine besondere Situation stellt die Indikation der behandlungspflichtigen fetalen Arrhythmie dar, wenn z.B. aufgrund der kardialen Funktionsbeeinträchtigung ein Tachykardie-bedingter nicht immunogener Hydrops fetalis (NIHF) entsteht. Bessert sich die Situation unter maternaler, d.h. transplazentarer Therapie nicht, muß das Antiarrhythmikum direkt appliziert werden. Hier sind die intraamniale, intramuskuläre, intraperitoneale und intravenöse (Nabelschnurvene) Injektion möglich. Die zuletzt genannte, unter Ultraschallkontrolle durchgeführte Anwendung, wird häufig bevorzugt. Sie ermöglicht gleichzeitig ein direktes Drugmonitoring. Insbesondere Flecainid, Amiodaron und Adenosin werden neben einer Digitalisierung mit Digoxin bei behandlungspflichtigen fetalen Tachyarrhythmien verwendet (Nagel 2000).

Man ordnet Antiarrhythmika verschiedenen Klassen zu (IA, IB, IC, II, III und IV), die bei unterschiedlichen Formen der Arrhythmie angewendet werden:

- Klasse-*IA-Antiarrhythmika* sind solche vom Chinidin-Typ. Dazu zählen außer dem *Chinidin* selbst (z. B. Chinidin-Duriles®), *Ajmalin* (z. B. Gilurytmal®), *Detajmium* (Tachmalcor®), *Disopyramid* (z. B. Rythmodul®), *Prajmalium* (Neo-Gilurytmal®) und *Procainamid* (Procainamid Duriles®).
- Zu den Klasse-*IB-Antiarrhythmika* zählen die dem *Lidocain* (z. B. Xylocain®) verwandten Mittel wie *Aprindin* (Amidonal®), *Mexiletin* (z. B. Mexitil®), *Phenytoin* (z. B. Phenhydan®) sowie *Tocainid* (Xylotocan®).
- Zu den Klasse-*IC-Antiarrhythmika* gehören *Flecainid* (Tambocor®) und *Propafenon* (z. B. Rytmonorm®).
- Die Klasse-*II-Antiarrhythmika* umfassen die β-Rezeptorenblocker.
- Zu den Klasse-*III-Antiarrhythmika* gehören *Amiodaron* (Cordarex®) und der β-Rezeptorenblocker *Sotalol* (z. B. Sotalex®) sowie *Bretylium* und *Ibutilid*.
- Die Klasse-*IV-Antiarrhythmika* umfassen die Kalziumantagonisten vom *Verapamil*-Typ (z. B. Falicard®, Isoptin®).

Chinidin wird nach oraler Zufuhr fast vollständig resorbiert und erreicht in 1–4 Stunden seine maximale Serumkonzentration. Etwa 20 % werden über die Nieren, 80 % über die Leber ausgeschieden. Als Vagusantagonist kann es trotz depressorischer Wirkung auf die Schrittmacherzellen die Herzfrequenz leicht erhöhen.

Procainamid wurde zur Kardioversion bei fetaler supraventrikulärer Tachykardie genutzt.

Lidocain wird außerhalb der Schwangerschaft als Mittel der Wahl bei Kammerarrhythmie eingesetzt. Da nach oraler Gabe infolge Metabolisierung in der Leber nur ca. 30 % zur Wirkung kommen, wird die parenterale Applikation bevorzugt.

Amiodaron hat eine sehr lange Eliminationshalbwertszeit von 14–58 Tagen. *Bretylium* und *Ibutilid* werden i.v. verabreicht, das erstere bei Kammertachykardie und Kammerflimmern, das zweite bei Vorhofflimmern.

Verapamil wird als Kalziumantagonist bevorzugt bei supraventrikulären Tachykardien kardial suffizienter Patienten eingesetzt. In der Anfangszeit der Tokolyse mit $β_2$-Sympathomimetika wurde Verapamil als Zusatzmedikament gegeben, um subjektiv oft stark störende Tachykardien zu mildern. Wegen ungünstiger Wirkungen auf das Myokard ist diese Kombination heute obsolet.

Keiner der klassischen Antiarrhythmika-Gruppen wird das Nukleosid *Adenosin* zugeordnet. Es hat eine sehr kurze Halbwertszeit von unter 2 Sekunden und bessert, i.v. appliziert, effektiv supraventrikuläre Tachykardien durch vorübergehende atrioventrikuläre Blockade (Joglar 1999).

Toxikologie. Unter den Klasse-*IA*-*Antiarrhythmika* sind *Chinidin*, *Disopyramid* und *Procainamid* offenbar ohne nennenswertes teratogenes Potential. Der beschriebene wehenfördernde Effekt des Chinidins ist bei antiarrhythmischer Dosierung nicht zu erwarten. Auch Disopyramid soll eine wehenfördernde Wirkung besitzen (Übersicht in Briggs 1998). Im Zusammenhang mit chronischer Anwendung von Procainamid wurde ein lupusähnliches Syndrom beschrieben. Zu *Ajmalin*, *Detajmium* und *Prajmalium* liegen keine ausreichenden Erfahrungen zur pränatalen Verträglichkeit vor.

Klasse-*IB*-*Antiarrhythmika:* Zur üblichen antiarrhythmischen und anästhetischen Anwendung von *Lidocain,* sowohl im 1. Trimenon als auch danach, liegen umfangreiche Erfahrungen vor. Ein teratogener Effekt beim Menschen ist nicht erkennbar. Risiken für den Feten können sich allenfalls mittelbar ergeben durch kritische Situationen bei der Mutter wie Hyperthermie (Macaulay 1992) und vegetative Entgleisungen sub partu. *Phenytoin* ist ein teratogenes Antikonvulsivum (siehe Abschnitt 2.5.3). Zu *Aprindin*, *Mexiletin* und *Tocainid* gibt es keine für eine Bewertung ausreichenden Erfahrungen.

Klasse-*IC*-*Antiarrhythmika:* Zu *Flecainid* gibt es nur wenige dokumentierte Verläufe, u.a. auch zur Behandlung fetaler Arrhythmien. Bisher ist im Gegensatz zu tierexperimentellen Erfahrungen kein teratogener oder fetotoxischer Effekt beim Menschen erkennbar (Überblick in Briggs 1998). Todesfälle von Erwachsenen im Zusammenhang mit diesem gut wirksamen Medikament haben dazu geführt, daß es heute sehr zurückhaltend bei fetaler Indikation eingesetzt wird. Zu *Propafenon* ergeben sich bisher weder aus den über 30 vom Hersteller gesammelten Fällen noch aus eigener Beobachtung Hinweise auf ein teratogenes Potential.

Klasse-*II*-*Antiarrhythmika*: Zu β-Rezeptorenblockern siehe Abschnitt 2.12.2.

Klasse-*III*-*Antiarrhythmika:* Durch *Amiodaron* können fetale Bradykardien sowie – aufgrund seines Jodgehaltes (39%) – eine konnatale

Hypothyreose ausgelöst werden (Grosso 1998). Die meisten Neugeborenen sind jedoch unauffällig, auch solche, die direkt wegen fetaler Herzrhythmusstörungen intrauterin mit Amiodaron behandelt wurden. Über die Neonatalzeit hinaus untersuchte Kinder wiesen keine erkennbaren hypothyreosebedingten Funktionsdefizite auf (z. B. Magee 1999). Zu *Sotalol* sind die Erfahrungen begrenzt. Einige Fallbeschreibungen zur Behandlung mütterlicher oder fetaler Arrhythmien lassen kein nennenswertes pränatal toxisches Risiko erkennen. Mit Symptomen einer β-Rezeptorenblockade wie Bradykardie und Hypoglykämie muß jedoch bei Neugeborenen gerechnet werden, wenn bis zur Geburt behandelt wurde (siehe Abschnitt 2.12.2). Zu *Bretylium* gibt es eine Publikation zur durchgehenden Behandlung mit unauffälligem Kind (Gutgesell 1990) und zu *Ibutilid* liegen keine ausreichenden Erfahrungen über eine Anwendung in der Schwangerschaft vor.

Klasse-*IV-Antiarrhythmika:* Auch bei den bereits seit längerem eingeführten Kalziumantagonisten wie *Verapamil* und *Diltiazem* ist eine abschließende Risikobewertung bislang nicht möglich (siehe Abschnitt 2.12.5). Tierexperimentelle Ergebnisse zeigten zwar teratogene Entwicklungsstörungen z. B. im Bereich der distalen Phalangen, die bisherigen Erfahrungen beim Menschen erbrachten aber keine entsprechenden Hinweise. Verapamil in Kombination mit einem $β_2$-Sympathomimetikum (zur Tokolyse) birgt insbesondere nach Hyperhydratation die Gefahr des Lungenödems (Schreiber 1985).

Die bisherigen Erfahrungen mit *Adenosin* bei Schwangeren und bei der Behandlung fetaler Arrhythmien ergaben keine fetotoxischen Effekte (z. B. Hubinont 1998).

Das gleiche gilt für die *Elektrokardioversion* einschließlich der implantierten *Defibrillatoren*. Offenbar ist die Reizschwelle beim fetalen Herzen relativ hoch. Außerdem liegt der Fet außerhalb des direkten Spannungsfeldes bzw. Stromflusses (Joglar 1999).

> **Empfehlung für die Praxis:** Antiarrhythmika können, und dies gilt in besonderem Maße für Mittel der Klasse IC (z. B. Flecainid), auch selbst Arrhythmien verursachen und damit lebensbedrohliche Situationen provozieren. Daher ist die Indikation einer antiarrhythmischen Behandlung sehr kritisch zu erörtern. Dies gilt besonders für eine Behandlung in der Schwangerschaft. Mittel der Wahl sind in der Gruppe IA Chinidin, in IB Lidocain, in IC Propafenon, in II lang eingeführte β-Rezeptorenblocker. Ist ein Klasse-III-Antiarrhythmikum unbedingt erforderlich, sollte Solatol gewählt werden. In der Gruppe IV sind Verapamil und Diltiazem akzeptabel.

Wurde mit einem der primär nicht empfohlenen Mittel behandelt oder sind diese aus mütterlicher oder fetaler Indikation zwingend erforderlich, rechtfertigt dieses keinen risikobegründeten Abbruch der Schwangerschaft. Im Fall des Phenytoins sollte, wenn immer möglich, auf ein anderes Antiarrhythmikum umgestellt und eine Ultraschallfeindiagnostik veranlaßt werden, wenn während des 1. Trimenons therapiert wurde. Auch bei einer Therapie mit Propafenon, Kalziumantagonisten oder den anderen primär nicht empfohlenen Antiarrhythmika während des 1. Trimenons sollte eine Ultraschallfeindiagnostik angeboten werden. Wurde mit Amiodaron erheblich länger als bis zur 12. Woche (Funktionsaufnahme der fetalen Schilddrüse) behandelt, ist eine pränatale Strumaentwicklung per Ultraschall auszuschließen und beim Neugeborenen der Schilddrüsenstatus zu beachten.

2.12.19 Nitrate und andere sogenannte Vasodilatatoren

Pharmakologie und Toxikologie. *Mononitrate* (z. B. elantan®, Ismo 20®), *Dinitrate* (z. B. isoket®, Iso Mack®) und *Nitroglyzerin* (Glyceroltrinitrat) wurden als Koronardilatatoren sowohl zur Therapie nach Herzinfarkt als auch zur Prophylaxe bei Koronarspasmen in der Schwangerschaft verwendet. Außerdem sind sie erfolgreich bei Gallenkoliken eingesetzt worden, und es wurde versucht, mit ihnen den Blutdruck bei Präeklampsie zu senken. Als weitere Indikation wurde die Wehenhemmung inzwischen mehrfach beschrieben (z. B. Lees 1994).

Ein toxischer Effekt auf den Feten ist bisher nicht beobachtet worden. Unerwünschte Wirkungen bei der Mutter, wie Kopfschmerz, Schwäche, Schwindel, müssen bei der meist vitalen Indikation in Kauf genommen werden.

Andere sogenannte Vasodilatatoren wie *Amrinon* (Wincoram®), *Buflomedil* (z. B. Bufedil®), *Dipyridamol* (z. B. Persantin®), *Molsidomin* (z. B. Corvaton®) sind bezüglich ihrer Wirksamkeit umstritten, *Dipyridamol* soll eine Myokardischämie verstärken. *Molsidomin* ist im Tierversuch kanzerogen, bei hohen Dosen wurde eine Methämoglobinbildung beobachtet.

Dokumentierte Erfahrungen zur Verträglichkeit in der Schwangerschaft liegen nur zu Dipyridamol vor, das vorwiegend als Adjuvans zur Thromboseprophylaxe bei Herzklappenersatz in den 80er Jahren verwendet wurde. Spezifische embryotoxische Effekte zeigten sich nicht.

> **Empfehlung für die Praxis:** Nitrate dürfen bei entsprechender Indikation in der Schwangerschaft verabreicht werden. Dipyridamol, Molsidomin und andere sogenannte Vasodilatatoren sind dagegen kontraindiziert. Eine dennoch erfolgte Applikation erfordert weder einen risikobegründeten Schwangerschaftsabbruch (siehe Kapitel 1) noch zusätzliche Diagnostik.
>
> **Dosierung:** Mono- und Dinitrat 20–60 mg/Tag
> Glyceroltrinitrat bei Bedarf 1–3 Kapseln

▶ 2.12.20 Durchblutungsmittel

Pharmakologie und Toxikologie. *Pentoxifyllin* (z.B. Pento-Puren®, Trental®) und *Naftidrofuryl* (z.B. Dusodril®, Naftilong®) werden häufig beim sogenannten Hörsturz verordnet, ohne daß ihre Wirksamkeit bis heute eindeutig belegt ist. Pentoxifyllin gehört zu den Methylxanthinen, von denen sich auch Coffein und Theophyllin ableiten. Zwar gibt es weder zu Naftidrofuryl noch zu Pentoxifyllin größere epidemiologische Arbeiten, doch sprechen bisherige Erfahrungen in der Beratungspraxis und die Pharmakologie der Substanzen gegen ein nennenswertes teratogenes Potential.

Ginkgo biloba (z.B. Ginkobil® N, Ginkodilat®) wird häufig verordnet. Hinweise auf spezifische teratogene Schäden beim Menschen liegen bisher nicht vor, systematische Untersuchungen allerdings auch nicht. Daher ist eine differenzierte Risikobewertung nicht möglich.

Hydroxyethylstärke (z.B. HAES-steril®) ist ein Plasmaexpander, der gelegentlich als Durchblutungsmittel und zur Hämodilution infundiert wird. Von anaphylaktischen Reaktionen abgesehen, ist ein Risiko für den Embryo nicht zu erkennen. Gleiches gilt für die anderen gebräuchlichen Volumenersatzmittel.

Erfahrungen zu anderen sogenannten Durchblutungsmitteln sind nicht verfügbar.

> **Empfehlung für die Praxis:** Erscheint die Behandlung mit einem Durchblutungsmittel unerläßlich, können Pentoxifyllin, Naftidrofuryl oder Hydroxyethylstärke verwendet werden. Die Applikation einer anderen Substanz rechtfertigt keinen risikobegründeten Abbruch der Schwangerschaft (siehe Kapitel 1). Im Zweifelsfall kann eine Ultraschallfeindiagnostik zur Bestätigung einer normalen morphologischen Entwicklung durchgeführt werden.

Literatur

Bar J, Hod M, Merlob P. Angiotensin converting enzyme inhibitors use in the first trimester of pregnancy. Int J Risk Safety Med 1997; 10: 23–26.

Barr M Jr. Teratogen update: Angiotensin-converting enzyme inhibitors. Teratology 1994; 50: 399–409.

Briggs GG, Freeman RK, Yaffe SJ. Drugs in Pregnancy and Lactation, 5th ed. Baltimore: Williams and Wilkins, 1998.

Burrows RF, Burrows EA. Assessing the teratogenic potential of angiotensin-converting enzyme inhibitors in pregnancy. Aust NZ J Obstet Gynaecol 1998; 38: 306–311.

Casele HL, Windley KC, Prieto JA, Gratton R, Laifer SA. Felodipine use in pregnancy. Report of three cases. J Reprod Med 1997; 42: 378–81.

Crooks BN, Deshpande SA, Hall C, Platt MP, Milligan DW. Adverse neonatal effects of maternal labetalol treatment. Arch Dis Child Fetal Neonatal Ed 1998; 79: F150–51.

Dule, L. Which anticonvulsant for women with eclampsia? Evidence from the collaborative eclampsia trial. Lancet 1995; 345: 1455.

Easterling TR, Brateng D, Schmucker B, Brown Z, Millard SP. Prevention of preeclampsia: a randomized trial of atenolol in hyperdynamic patients before onset of hypertension. Obstet Gynecol 1999; 93: 725–33.

ENTIS: ACE-Hemmstoff-Studie, vorläufiges Ergebnis 2000.

Fidler J, Smith V, Fayers P, De Swiet M. Randomized controlled comparative study of methyldopa and oxprenolol in treatment of hypertension in pregnancy. Br Med J (Clin Res) 1983; 18: 1927–30.

Goeschen K, Jäger A, Saling E. Wert der Dihydroergotaminbehandlung bei der Hypotonie in der Schwangerschaft. Geburtsh Frauenheilk 1984; 44: 351–5.

Grosso S, Berardi R, Cioni M, Morgese G. Transient neonatal hypothyroidism after gestational exposure to amiodarone: a follow-up of two cases. J Endocrinol Invest 1998; 21: 699–702.

Gutgesell M, Overholt E, Boyle R. Oral bretylium tosylate use during pregnancy and subsequent breastfeeding: a case report. Am J Perinatol 1990; 7: 144–5.

Hata T, Manabe A, Hata K, Kitao M. Changes in blood velocities of fetal circulation in association with fetal heart rate abnormalities: effect of sublingual administratioin of nifedipine. Am J Perinat 1995; 12: 80–1.

Heilmann L, Kurz E. Clonidin bei Schwangerschaftshypertonie. Geburtsh Frauenheilk 1970; 38: 1348.

Hod M, Friedman S, Schoenfeld A, Theodor E, Ovadia J. Hydralazine-induced hepatitis in pregnancy. Int J Fertil 1986; 31: 352–5.

Holcomb WL Jr, Shackelford GD, Petrie RH. Prolonged magnesium therapy affects fetal bone. Am J Obstet Gynecol 1991; 164: 386.

Horvath JS, Phippard A, Korda A, Henderson-Smart DJ, Child A, Tiller DJ. Clonidine hydrochloride, a safe and effective antihypertensive agent in pregnancy. Obstet Gynecol 1985; 66: 634–8.

Hubinont C, Debauche C, Bernard P, Sluysmans T. Resolution of fetal tachycardia and hydrops by a single adenosine administration. Obstet Gynecol 1998; 92: 718.

Huisjes HJ, Hadders-Algra M, Touwen BCL. Is clonidine a behavioural teratogen in the human? Early Human Development 1986; 41: 43–8.

Joglar JA, Page RL. Treatment of cardiac arrhythmias during pregnancy. Drug Safety 1999; 20: 85–94.

Katz V, Blanchard G, Dingman C, Bowes WA, Cefalo RC. Atenolol and short umbilical cords. Am J Obstet Gynecol 1987; 63: 1271–2.

Lees C, Campbell S, Jaunlaux E, Brown R, Ramsay B, Gibb D, Moncada S, Martin JF. Arrest of preterm labour and prolongation of gestation with glyceryl trinitrate, a nitric oxide donor. Lancet 1994; 343: 1325–6.

Lavoratti G, Seracini D, Fiorini P et al. Neonatal anuria by ACE inhibitors during pregnancy. Nephron 1997; 76: 235–236.

Leveno KJ, Alexander JM, McIntire DD, Lucas MJ. Does magnesium sulfate given for prevention of eclampsia affect outcome of labor? Am J Obstet Gynecol 1998; 178: 707–12.

Lydakis C, Lip GY, Beevers M, Beevers DG. Atenolol and fetal growth in pregnancies complicated by hypertension. Am J Hypertens 1999; 12: 541–7.

Macaulay JH, Bond K, Steer PJ. Epidural analgesia in labor and fetal hyperthermia. Obstet Gynecol 1992; 80: 665–9.

Magee LA, Elran E, Bull SB, Logan A, Koren G. Risks and benefits of beta-receptor blockers for pregnancy hypertension: overview of the randomized trials. Eur J Obstet Gynecol Reprod Biol 2000; 88: 15–26.

Magee LA, Nulman I, Rovet JF, Koren G. Neurodevelopment after in utero amiodarone exposure. Neurotoxicol Teratol 1999; 21: 261–5.

Magee LA, Schick B, Sage SR, Conover B, Cook L, McElhatton P, Schmidt MA, Koren G. The safety of calcium channel blockers in human pregnancy: a prospective, multicenter cohort study. Am J Obstet Gynecol 1996; 174: 823–8.

Milner RDG, Chouksey SK. Effects of fetal exposure to diazoxide in man. Arch Dis Child 1972; 47: 537–43.

Moar CA, Jeffries MA. Neonatal head circumference and the treatment of maternal hypertension. Br J Obstet Gynaecol 1978; 85: 933–7.

de Moura R, Lopes MA. Effects of captopril on the human foetal placental circulation: an interaction with bradykinin and angiotensin I. Br J Clin Pharmacol 1995; 39: 497–501.

Nagel BHP, Neudorf U, Hanssler L, Kuhn U, Schmaltz AA. Therapeutische Optionen bei fetaler Tachyarrhythmie (Problems of therapy of fetal life-threatening dysrhythmias). Monatsschr Kinderheilkd 2000; 148: 666–72.

Nelson KB, Grether J. Can magnesium sulfate reduce the risk of cerebral palsy in very low birthweight infants? Pediatrics 1995; 95: 263–9.

Reynolds B, Butters L, Evans J, Adams T, Rubin PC. First year of life after the use of atenolol in pregnancy associated hypertension. Arch Dis Child 1984; 59: 1061–3.

Saji H, Yamanaka M, Hagiwara A, Jjiri R. Losartan and fetal toxic effects. Lancet 2001; 357: 363.

Satgé D, Sasco AJ, Col JY, Lemonnier PG, Hemet J, Robert E. Antenatal exposure to atenolol and retroperitoneal fibromatosis. Reprod Toxicol 1997; 11: 539–41.

Scardo JA, Vermillion ST, Newman RB, Chauhan SP, Hogg BB. A randomized, double-blind, hemodynamic evaluation of nifedipine and labetalol in preeclamptic hypertensive emergencies. Am J Obstet Gynecol 1999; 181: 862–6.

Schaefer C. Calcium blockers during first trimester. Vortrag auf der 10. Jahreskonferenz des European Network of Teratology Information Services (ENTIS) Madrid 1999.

Schreiber E, Schöpfel W. Lungenödem unter Tokolysetherapie. Zentralbl Gynäkol 1985; 107: 693–6.

Smith GN, Piercy WN. Methyldopa hepatotoxicity in pregnancy: a case report. Am J Obstet Gynecol 1995; 172: 222–4.

Sørensen HT, Steffensen FH, Olesen C, Nielsen GL, Pedersen L, Olsen J. Pregnancy outcome in women exposed to calcium channel blockers. Reprod Toxicol 1998; 12: 383–84.

Suionio S et al. Acute effects of dihydralazine mesylate, furosemide, and metoprolol on maternal hemodynamics in pregnancy-induced hypertension. Am J Obstet Gynecol 1986; 155: 122–5.

Tabacova S, Vega A, McCloskey C, Kimmel CA. Enalapril exposure during pregnancy: Adverse developmental outcome reported to FDA (Abstract). Teratology 2000; 61: 520.

Tomlinson AJ, Campbell J, Walker JJ, Morgan C. Malignant primary hypertension in pregnancy treated with lisinopril. Ann Pharmacother 2000; 34: 180–2.

Trolp R, Irmer M, Bernius U. Tokolyseerfolge unter Fenoterol-Monotherapie und Fenoterol in Kombination mit einem kardioselektiven β-Blocker. Geburtsh u Frauenheilk 1980; 40: 602–9.

Vermillion ST, Scardo JA, Newman RB, Chauhan SP. A randomized, double-blind trial of oral nifedipine and intravenous labetalol in hypertensive emergencies of pregnancy. Am J Obstet Gynecol 1999; 181: 858–61.

Vetter K: Dopplersonographie in der Schwangerschaft, S. 159. Edition Medizin. Weinheim: VCH, 1991.

Wagenvoort AM, Van Vugt JMG, Sobotka M, Van Geijn HP. Topical timolol therapy in pregnancy: is it safe for the fetus? Teratology 1998; 58: 258–62.

Waisman GD, Mayorga LM, Camera MJ, Vignolo CA, Marionetti A. Magnesium plus nifedipine: potentiation of hypotensive effect in preeclampsia? Am J Obstet Gynecol 1988; 159: 308–9.

Whitelaw A. Maternal methyldopa treatment and neonatal blood pressure. Br Med J 1981; 283: 471.

Wolff F, Bauer M , Bolte A. Schwangerschaftshypotonie. Geburtsh Frauenheilk 1990; 50: 842–7.

Wood AJJ. Treatment of hypertension in pregnant women. N Engl J Med 1996; 335: 257–65.

Yemini M, Shoham (Schwartz) Z, Dgani R, Lancet M, Mogilner BM, Nissim F, Bar-Khayim Y. Lupus-like syndrome in a mother and newborn following administration of hydralazine: a case report. Eur J Obstet Gynaecol Reprod Biol 1989; 30: 193–7.

Yoshida T, Miyago M, Fukiishy Y, Hasegawa Y. Developmental feature of hyperphalangism induced by nifedipine in the rat fetuses. Teratology 1995; 50: 19B.

2.13 Hormone

Hormone sind körpereigene Stoffe, die zur Induktion und Steuerung physiologischer Prozesse dienen. Sie sind drei Ebenen zuzuordnen, der Zwischenhirn-Hypothalamus-Ebene (vorwiegend Releasing-Funktion), der Stimulatorebene im Hypophysenvorderlappen und der Drüsenebene in der Körperperipherie. Die Hormonsekretion wird über Rückkopplung zwischen den drei Ebenen geregelt.

Wenn die Mutter mit Hormonen behandelt wird, sind auch beim Feten Auswirkungen auf den verschiedenen Ebenen dieses Regelmechanismus möglich.

Die in diesem Abschnitt besprochenen klassischen Hormone sind von den sogenannten Gewebshormonen oder Mediatoren zu unterscheiden, zu denen u.a. auch die Prostaglandine (siehe Abschnitt 2.19.1) und Leukotriene gehören.

2.13.1 Hypothalamus-Releasinghormone

Hypothalamische Releasinghormone sind aufgrund ihrer Molekülgröße plazentagängig. Die folgenden Hormone gehören zu dieser Gruppe.

TRH (Thyrotropin releasing hormone). Synthetische Analoga sind *Protirelin* (z.B. Antepan®, Relefact TRH®) und *Corticorelin* (CRH Ferring®).

TRH steuert die Schilddrüsenfunktion über TSH und regt auch die Prolaktinsekretion an. Mit seinem Analogon Protirelin konnte man den Effekt pränatal verabreichter Corticoide auf die Lungenreifung des Feten verstärken, eine günstige Wirkung auf das neonatale Atemnotsyndrom ließ sich aber nach Auswertung von über 1000 dokumentierten Verläufen wider Erwarten nicht nachweisen (Ballard 1998, Collaborative 1998, ACTOBAT 1995). Glucocorticoide allein waren genauso wirksam. Außerdem wurde kontrovers diskutiert, ob die in der exponierten Gruppe beobachtete leichte Entwicklungsverzögerung im Alter von einem Jahr TRH-bedingt sei (Crowther 1997, McCormick 1997).

GHRH (Growth hormone releasing hormone). Synthetische Analoga sind *Sermorelin* und *Somatorelin* (GHRH Ferring®).

Sie wirken durchblutungsmindernd im Uterusbereich und hemmen die Proliferation des Endometriums. Daher werden sie präoperativ zur Verkleinerung von Myomen eingesetzt. Bei versehentlicher Anwendung während der Schwangerschaft wären Abort und intrauterine Wachstumsverzögerung denkbar. Diese Auswirkungen wurden bisher aber ebensowenig beobachtet wie eine Hormonwirkung auf den Feten (Übersicht bei Briggs 1998).

GnRH (Gonadotropin releasing hormone) bzw. LHRH (Luteinizing hormone releasing hormone). Synthetische Analoga sind *Buserelin* (z.B. Profact®), *Cetrorelix* (Cetrotide®), *Gonadorelin* (z.B. Kryptocur®), *Goserelin* (Zoladex®), *Leuprorelin* (z.B. Enantone®), *Nafarelin* (Synarela®) und *Triptorelin* (Decapeptyl®).

Therapeutisch werden GnRH-Analoga in der Onkologie und bei hypothalamischer Ovarialinsuffizienz verwendet. Bei über 340 im 1. Trimenon versehentlich, d. h. nach bereits spontan entstandener Schwangerschaft mit GnRH-Analoga behandelten Schwangeren fand sich weder eine Häufung angeborener Anomalien oder Fehlgeburten noch eine hemmende Wirkung auf das intrauterine Wachstum (Übersicht in Cahill 1998, Elefant 1995). In einer nur sechs exponierte Kinder umfassenden kontrollierten Untersuchung wurden bei vier Kindern im Alter von durchschnittlich acht Jahren neurologische Entwicklungsstörungen wie Aufmerksamkeitsdefizite, motorische und Sprachstörungen sowie bei einem Kind eine Epilepsie diagnostiziert. Die Autoren sehen darin einen möglichen entwicklungstoxischen Effekt der GnRH-Analoga (Lahat 1998).

Somatostatin (Aminopan®, Somatostatin®) und *Octreotid* (Sandostatin®), ein synthetisches Octapeptidderivat des Somatostatins, hemmen sowohl die Freisetzung des STH wie auch des TSH.

Unter den Hypothalamushormonen nimmt Somatostatin daher eine Sonderstellung ein. Therapeutisch wird es als Hämostyptikum, bei Karzinoiden und zur Senkung der Wachstumshormonkonzentration bei Akromegalie verwendet. In wenigen Fallberichten wird über die durchgehende oder zeitweise Akromegaliebehandlung Schwangerer mit *Octreotid* berichtet. Auffälligkeiten wurden nicht berichtet (Takeuchi 1999, Colao 1997). Für eine differenzierte Risikobewertung reichen diese Daten jedoch nicht aus.

> **Empfehlung für die Praxis:** Für den Einsatz hypothalamischer Releasinghormone gibt es während der Schwangerschaft keine Indikation. Eine versehentliche Applikation erfordert weder einen risikobegründeten Schwangerschaftsabbruch (siehe Kapitel 1) noch invasive Diagnostik.

▶ 2.13.2 Hypophysenvorderlappenhormone

Im Hypophysenvorderlappen (HVL) werden Hormone sezerniert, die endokrine Organe stimulieren oder regulieren. Die Freisetzung der HVL-Hormone wird durch hypothalamische Releasinghormone gesteuert; sie bewirken in der Regel eine vermehrte Sekretion. Hypophysäre Hormone sind aufgrund ihres hohen Molekulargewichts nicht plazentagängig, eine direkte Beeinflussung des Feten ist daher nicht zu erwarten. Die folgenden Hormone gehören zu den HVL-Hormonen.

Adrenocorticotropes Hormon (ACTH) (*Tetracosactid*; Synacthen®) stimuliert die Synthese der Gluco- und Mineralocorticoide in der Nebennierenrinde.

Thyreotropin (TSH) stimuliert die Synthese der Schilddrüsenhormone.

Somatropin (STH) oder **Wachstumshormon (GH)** (Genotropin®, Norditropin®), ein dem Somatotropin strukturell und funktionell ähnliches Hormon, wird von der Plazenta mit fortschreitender Schwangerschaft in zunehmender Menge gebildet. Er wird als humanes plazentares Laktogen (HPL) oder seltener als humanes choriales Somatomammotropin (HCS) bezeichnet. Funktionell hat dieses Hormon Ähnlichkeit mit dem Prolaktin (siehe unten).

Zu den **Gonadotropinen** zählen das **Follikel-stimulierendes Hormon (FSH)** (*Urofollitropin, Follitropin alpha, Follitropin beta*; z. B. Fertinorm HP 75®, Gonal-F® 75, Puregon®) und das **Luteinisierungshormon (LH)**. Während der Schwangerschaft wird das dem LH analog wirkende HCG (Humanes *Choriongonadotropin*) in der Plazenta synthetisiert.

Prolaktin fördert zusammen mit einigen anderen Hormonen das Wachstum der Milchgänge und die Synthese der Milchproteine, außerdem beeinflußt es den Flüssigkeitshaushalt der Mutter. Es hat keine therapeutische Bedeutung.

Von den Hypophysenvorderlappenhormonen werden FSH und Gemische aus FSH und LH therapeutisch eingesetzt, dazu gehören plazentares HCG (*Humanes Choriongonadotropin;* z. B. Choragon®) und HMG (*Humanes Menopausengonadotropin*). Analoga sind *Menotropin* (z. B. Menogon®) und *Urogonadotropin* (Humegon®). Indikationen für eine solche Hormonbehandlung sind Ovulationsinduktion und Erhaltung des Corpus luteum.

Eine Ovulationsinduktion mit Gonadotropinen kann zu Mehrlingsschwangerschaften führen, darunter in 5–6 % zu Drillingen (Scialli 1986). Zwei Publikationen beschreiben eine komplexe Fehlbildung und vier Neuroblastomfälle im ersten Lebensjahr nach einer Gonadotropin-Stimulation (Mandel 1994, Litwin 1991). Diese Befunde wurden durch andere Untersuchungen ebensowenig bestätigt wie andere Risiken für den Verlauf der Schwangerschaft oder die spätere Kindesentwicklung. Es gibt auch keine substantiellen Hinweise auf eine Schädigung durch (versehentliche) Applikation von Hypophysenvorderlappenhormonen während einer bereits bestehenden Schwangerschaft.

Melatonin steuert viele periphere, dem Biorhythmus unterworfene Vorgänge im Organismus und es stimuliert die Progesteronsekretion, hemmt die Prostaglandinsynthese und hat (experimentell) einen tokolytischen Effekt. Es liegen keine ausreichenden Erfahrungen zur therapeutischen Anwendung des Melatonins, z.B. zur Vermeidung des Jetlag bei Interkontinentalflügen, in der Schwangerschaft vor.

> **Empfehlung für die Praxis:** Für die Gabe von Hypophysenvorderlappenhormonen gibt es bei bereits bestehender Schwangerschaft keine Indikation. Eine versehentliche Applikation rechtfertigt weder einen risikobegründeten Schwangerschaftsabbruch (siehe Kapitel 1) noch invasive Diagnostik.

2.13.3 Prolaktinantagonisten

Pharmakologie und Toxikologie. Sterilität infolge eines hyperprolaktinämischen Hypogonadismus (Galaktorrhö-Amenorrhö-Syndrom) oder Prolaktin-bildender Tumoren (Prolaktinome) wird üblicherweise mit zentral wirkenden Dopaminagonisten behandelt. Zu diesen gehören *Bromocriptin* (Pravidel®), *Cabergolin* (Dostinex®), *Lisurid* (Dopergin®), *Metergolin* (Liserdol®) und der nicht von den Ergotalkaloiden abstammende Dopaminagonist *Quinagolid* (Norprolac®).

Eine Untersuchung von 2587 Schwangerschaften, in denen *Bromocriptin* während der ersten Wochen gegeben wurde, zeigte zwar einen geringen Anstieg der Frühabortrate, jedoch keine Hinweise auf teratogene Effekte (Krupp 1987). Da die meisten Frauen die Therapie nach Feststellung der Schwangerschaft abgesetzt hatten, bestätigt das Ergebnis der Untersuchung gleichzeitig die Unschädlichkeit der weiter bestehenden Hyperprolaktinämie für den sich entwickelnden Feten. Eine neuere Studie mit 27 Schwangerschaften bewies ebenfalls Verträglichkeit und Wirksamkeit einer Therapie von Mikroprolaktinomen und selbst von Makroprolaktinomen mit *Bromocriptin* oder *Lisurid*, auch wenn sie bis in die Frühschwangerschaft hinein erfolgte. Treten bei Makroprolaktinomen im Verlauf der Schwangerschaft ophthalmologische Probleme auf, wird die Wiederaufnahme der Therapie empfohlen (Ventz 1996). In Einzelfällen empfiehlt sich eine Dauertherapie während der gesamten Schwangerschaft.

Cabergolin, das aufgrund seiner längeren Wirkdauer nur 1- bis 2mal pro Woche genommen werden muß, hat in über 250 unter dieser Therapie entstandenen Schwangerschaften keinen Anhalt für teratogene Effekte gezeigt. Dies betrifft auch einzelne Fälle mit durchgehender Behandlung (Jones 1997, Robert 1996).

Bei neun Schwangerschaften, in denen die Frauen wegen einer Bromocriptin-Resistenz des Prolaktinoms *Quinagolid* erhalten hatten, wurden keine Auffälligkeiten bei den Neugeborenen beobachtet. In vier Fällen war eine Therapie bis zur Geburt erforderlich (Morange 1996). Weitere 159 vom Hersteller gesammelte Schwangerschaftsverläufe, bei denen durchschnittlich 37 Tage in die Schwangerschaft hineinbehandelt wurde, geben ebenfalls keine Hinweise auf entwicklungstoxische Effekte (zitiert in Webster 1996).

Metergolin ist wahrscheinlich analog den anderen Substanzen zu bewerten. Der Umfang an dokumentierten Erfahrungen reicht für eine differenzierte Risikobewertung jedoch nicht aus.

> **Empfehlung für die Praxis:** Bromocriptin ist bei hyperprolaktinämischer Amenorrhö aufgrund der umfangreichen Erprobung Dopaminagonist der Wahl. Nach der Konzeption sollte das Mittel in der Regel abgesetzt werden. Eine Weiterbehandlung rechtfertigt jedoch weder einen risikobegründeten Schwangerschaftsabbruch (siehe Kapitel 1) noch invasive Diagnostik. Dies gilt auch für die Anwendung von Cabergolin, Lisurid, Metergolin und Quinagolid.

2.13.4 Hypophysenhinterlappenhormone

Pharmakologie und Toxikologie. Von der Neurohypophyse, dem Hypophysenhinterlappen (HHL), werden Oxytocin und Vasopressin (Adiuretin) sezerniert. Strukturell ähneln diese Oktapeptidhormone den hypothalamischen Hormonen.

Oxytocin (Orasthin®, Syntocinon®) ist das klassische Wehenhormon. Während der Gravidität wird es physiologischerweise in zunehmender Menge gebildet, jedoch gleichzeitig durch eine ebenfalls gesteigerte Synthese der sogenannten Schwangerschaftsoxytocinase inaktiviert. Erst bei fetaler Reife oder vorzeitig bei einer Plazentafunktionsstörung wird dieses Gleichgewicht zugunsten des Oxytocins verändert, so daß Kontraktionen des Uterus über α-Rezeptoren induziert werden.

Unerwünschte Wirkungen wie eine Hypoxie des Feten können als Folgen einer Oxytocinüberdosierung und Überstimulation des Uterus im Rahmen der Geburtseinleitung auftreten. Siehe auch Abschnitt 2.19.2.

Vasopressin beeinflußt den transamnialen Wassertransfer von der mütterlichen zur fetalen Seite. Prolaktin soll in umgekehrter Richtung wirken. Das Oxytocin-inaktivierende Enzym Schwangerschaftsoxytocinase inaktiviert auch Vasopressin.

Mehrere Publikationen beschäftigen sich mit der Vasopressinbehandlung des Diabetes insipidus während der Schwangerschaft. Über teratogene Wirkungen wurde bisher nicht berichtet (Ray 1998).

Von den synthetischen Analoga *Argipressin* (Pitressin®), *Desmopressin* (Minirin®), *Lypressin*, *Ornipressin* und *Terlipressin* (Glycylpressin®) wurde zur Behandlung des schwangerschaftsbedingten Diabetes insipidus am häufigsten Desmopressin beschrieben. Die tierexperimentell induzierbaren, offenbar durch Vasokonstriktion hervorgerufenen peripheren Extremitätenanomalien wurden beim Menschen bisher ebensowenig beobachtet wie andere spezifische Schwangerschaftsstörungen. Allerdings ist die Zahl dokumentierter Verläufe mit rund 50 für eine differenzierte Risikobeurteilung zu klein (Ray 1998).

In Fällen mit Thrombozytenfunktionsstörung, wie z.B. nach einer Therapie mit Acetylsalicylsäure (ASS), vermag Desmopressin die Aktivität der Thrombozyten zu stimulieren. Der Einsatz erfolgt meist kurzfristig peripartal.

Empfehlung für die Praxis: Oxytocin darf in der Geburtshilfe zur Einleitung und Verstärkung der Wehen eingesetzt werden. Schwere Fälle von Vasopressinmangel (Diabetes insipidus) rechtfertigen die Gabe von Vasopressin bzw. Desmopressin in der Schwangerschaft. Dabei sind jedoch genaue Kontrollen der Kreislauf- und Nierenfunktion unerläßlich. Auch eine Thrombozytenfunktionsstörung kann eine Indikation für die Gabe von Desmopressin darstellen. Die Applikation der anderen Vasopressinanaloga rechtfertigt weder einen risikobegründeten Schwangerschaftsabbruch (siehe Kapitel 1) noch invasive Diagnostik.

2.13.5 Schilddrüsenfunktion und Jodversorgung in der Schwangerschaft

In der Gravidität steigt der mütterliche Bedarf an Jodid. Die fetale Schilddrüse nimmt ihre Aktivität am Ende des dritten Schwangerschaftsmonats auf (Burrow 1994).

In Jodmangelregionen sollte eine ausreichende Jodversorgung möglichst schon vor einer Schwangerschaft sichergestellt werden. Eine Substitution erst nach dem 2. Trimenon vermag bei gravierendem Jodmangel mögliche Reifungsstörungen des Zentralnervensystems nicht mehr zu bessern (Xue-Yi 1994). Beeinträchtigungen der intellektuellen Entwicklung korrelieren offenbar mit dem defizitären jodmangelbedingten hypothyreoten Schilddrüsenhormonstatus der Mutter (Pharoah 1984).

Der tägliche Jodbedarf während der Schwangerschaft beträgt 260 µg. Auch in der Bundesrepublik Deutschland ist die Jodaufnahme häufig unzureichend. Wenn eine alimentäre Zufuhr durch Jodsalz, jodierte Nahrungsmittel und Seefische unzuverlässig erscheint, muß in Tablettenform substituiert werden.

2.13.6 Trijodthyronin (T_3) und Thyroxin (T_4)

Pharmakologie und Toxikologie. Eine Hypothyreose in der Schwangerschaft kann die geistige Entwicklung des Kindes beeinträchtigen. Dies ist seit langem insbesondere im Zusammenhang mit Jodmangel bekannt. Einer neueren Untersuchung an rund 60 sieben- bis neunjährigen Kindern zufolge kann auch eine diskrete Hypothyreose z. B. im Rahmen einer Autoimmunthyreoiditis die neuropsychologischen Testergebnisse gegenüber einer Kontrollgruppe negativ beeinflussen (Haddow 1999). Daher sollten Unterfunktionen der Schilddrüse auch im Interesse des werdenden Kindes diagnostiziert und behandelt werden.

Die hormonal wirksamen Schilddrüsenhormone sind die L-Formen von *Trijodthyronin* (T_3) und *Thyroxin* (T_4), die nur in freier, nichtproteingebundener Form stoffwechselaktiv sind. T_3 ist dabei das biologisch wirksame Hormon, das relativ schnell anflutet und eine kürzere Wirkdauer hat, während T_4 als ein weniger wirksames Prohormon oder Hormondepot anzusehen ist, das bedarfsgesteuert zu T_3 dejodiert wird. Die Plazenta benötigt für ihre Entwicklung Schilddrüsenhormone, sie dejodiert T_4 zu rT_3 (reverses T_3) und T_3 zu T_2. Die Plazenta läßt

Schilddrüsenhormone nur eingeschränkt passieren (Burrow 1994). Jedoch kommt bei fetaler Schilddrüsenagenesie ein quantitativer Transfer aufgrund des hohen Konzentrationsgradienten zustande.

An Arzneimitteln stehen *Levothyroxin* (z. B. L-Thyroxin Henning®) und *Liothyronin* (z. B. Thybon®, Thyrotardin®) zur Verfügung.

Teratogene oder fetotoxische Wirkungen sind bei den üblichen Dosierungen, die physiologische Verhältnisse wiederherstellen sollen, nicht zu erwarten.

> **Empfehlung für die Praxis:** Wenn Schilddrüsenhormone indiziert sind, sollten Levothyroxinpräparate verordnet werden, da der mütterliche Organismus dann die Kontrolle über die tatsächliche Hormonaktivität durch die Konversion zu Trijodthyronin behält. Sofern erforderlich, ist auch Jod zu substituieren.
> Schilddrüsenhormone sollen bei einer thyreostatischen Therapie nicht zusätzlich gegeben werden, da hierdurch der Bedarf an plazentagängigen Thyreostatika ansteigt.

Dosierung: Wie vor der Gravidität, ab dem 2. Trimenon Dosis um etwa 25–50% steigern.

2.13.7 Thyreostatika

Pharmakologie und Toxikologie. Zu den Thyreostatika zählen *Propylthiouracil* (PTU; Propycil®), *Carbimazol* (z. B. Carbimazol-Henning®) und *Thiamazol* bzw. *Methimazol* (z. B. Favistan®), ein aktiver Metabolit des Carbimazol. Alle Mittel können zum Feten gelangen. Für eine Bevorzugung von Propylthiouracil in der Schwangerschaft sprechen dessen höhere Eiweißbindung und die daraus resultierende geringere Plazentagängigkeit. Allerdings wurden von verschiedenen Autoren keine signifikanten Unterschiede bei der Schilddrüsenfunktion der Neugeborenen gefunden. Unter einer mütterlichen Erhaltungdosis von bis zu 100 mg PTU oder bis zu 10 mg Methimazol pro Tag zeigten in beiden Gruppen 21 bzw. 14% der Kinder neonatal erhöhte TSH-Werte (Momotani 1997). Aufgrund der engen Abstimmung der fetalen Schilddrüsenfunktion mit der mütterlichen Stoffwechsellage erwarten die Autoren auch bei höheren Thyreostatikadosen keine fetale Hypothyreose, solange die mütterlichen FT_4-Werte (Konzentration an freiem, nicht-proteingebundenen Thyroxin) eine ausgeglichene Schilddrüsenhormonsituation anzeigen.

Einige Fallbeschreibungen führten zur Hypothese, Methimazol könne beim Feten Hautdefekte (Aplasia cutis) verursachen (z. B. Vogt 1995) und andere teratogene Effekte wie Choanalatresie, hypoplastische Brustwarzen und eine mentale sowie motorische Entwicklungsverzögerung (Clementi 2000, Clementi 1999, Wilson 1998, Hall 1997, Johnson 1997). Dagegen haben mehrere Fallsammlungen zur vorgeburtlichen Exposition mit Propylthiouracil oder Carbimazol/Methimazol weder morphologische Entwicklungsstörungen (Wing 1994) noch Auswirkungen auf Größe und Funktion der Schilddrüse und auf die physische und intellektuelle Entwicklung der Kinder erkennen lassen (Eisenstein 1992, Messer 1990).

Auf der anderen Seite ist jedoch nicht auszuschließen, daß eine unbehandelte, manifeste Hyperthyreose der Mutter teratogene Wirkungen entfalten kann (Momotani 1984).

Eine sorgfältig eingestellte thyreostatische Therapie mit den oben genannten Mitteln führt heute kaum noch zu konnataler Struma. Früher wurden strumabedingte Atemwegsobstruktion und Behinderung des Geburtsvorgangs als Folgen der Therapie mit Thyreostatika, zum Teil in Kombination mit hochdosiertem Jod oder mit Schilddrüsenhormonen, beschrieben (Übersicht bei Briggs 1998). Insgesamt sollte sich die Therapie mit Thyreostatika eher an klinischen Befunden, wie der Herzfrequenz der Mutter, als an Laborwerten orientieren.

Natriumperchlorat (Irenat®) ist nur im seltenen Fall einer übermäßigen Jodaufnahme indiziert. In der Schwangerschaft angewendet, vermag es den Jodtransfer zum Feten zu beeinträchtigen.

Bei schwerer Thyreotoxikose der Mutter kann eine operative Strumaresektion auch während der Schwangerschaft indiziert sein.

Die therapeutische Anwendung von radioaktivem *^{131}Jod* kann zu schweren Schilddrüsenfunktionsstörungen beim Feten führen, wegen der Halbwertszeit von etwa einer Woche selbst dann, wenn die Therapie zu Beginn der Schwangerschaft, also vor der etwa in Woche 12 stattfindenden Funktionsaufnahme der fetalen Schilddrüse durchgeführt wurde (z. B. Evans 1998). Jedoch wurden auch unauffällige Verläufe beobachtet. Das fetale TSH, durch Nabelschnurpunktion gewonnen, kann Aufschluß über die Einwirkung der mütterlichen ^{131}J-Therapie auch bei noch (kompensiert) euthyreoten Feten geben und Hinweise auf eine ggf. (postnatal) erforderliche Thyroxinsupplementierung bis zur TSH-Normalisierung (Welch 1997). Im Gegensatz zur therapeutischen Anwendung mit Dosen im Millicurie-Bereich wurden bei der heute durch Technetium-Isotope ersetzten diagnostischen Gabe von ^{131}J-Dosen im Mikrocurie-Bereich und damit unterhalb einer thyreotoxischen Dosis eingesetzt.

> **Empfehlung für die Praxis:** Propylthiouracil ist in der Schwangerschaft und insbesondere im 1. Trimenon Thyreostatikum der Wahl, Thiamazol (Methimazol) und Carbimazol sind als Reservemittel zu betrachten. Thyreostatika sind so niedrig wie möglich zu dosieren. Die thyreostatische Therapie soll nicht mit einer Thyroxinsupplementierung kombiniert werden, da diese den Thyreostatikabedarf der Mutter erhöht. Der Schilddrüsenstatus des Neugeborenen muß kontrolliert werden. Diese Untersuchung ist z.B. in der Bundesrepublik Deutschland Bestandteil des Neugeborenenscreenings.
> Leichte Symptome einer Hyperthyreose mit noch grenzwertigen Laborparametern können in der Schwangerschaft symptomatisch ohne Thyreostatika, z.B. mit β-Rezeptorenblockern wie Propranolol oder Metoprolol behandelt werden. Nach Therapie mit Thiamazol (Methimazol) und Carbimazol im 1. Trimenon sollte eine Ultraschallfeindiagnostik angeboten werden.

Dosierung:	Propylthiouracil	initial	3×50 mg
		Erhaltungsdosis	$3-4 \times 25$ mg/Tag
	Thiamazol	initial	$1-2 \times 20$ mg
		Erhaltungsdosis	bis 10 mg/Tag
	Carbimazol	initial	2×10 mg
		Erhaltungsdosis	bis 10 mg/Tag

2.13.8 Glucocorticoide

Siehe auch Abschnitt 2.3.4.

Pharmakologie. Die Nebennierenrinde (NNR) bildet und sezerniert zwei verschiedene Hormongruppen, die Gluco- und die Mineralocorticoide, die in den Kohlenhydrat- bzw. Mineralstoffwechsel eingreifen. Während der Schwangerschaft treten Veränderungen im Hormonhaushalt der NNR auf. Etwa vom dritten Monat an erhöht sich die Konzentration des Cortisols im Serum, auch die Ausscheidung steigt zum Ende der Schwangerschaft an.

Therapeutisch sind vor allem Glucocorticoide von Bedeutung. Man unterscheidet die nichthalogenierten Corticoide *Prednison* (z.B.

Decortin®), *Prednisolon* (z. B. Decaprednil®, Solu-Decortin®), *Methylprednisolon* (z. B. Urbason®) sowie *Cortisonacetat* (Cortison CIBA®), *Deflazacort* (Calcort 6®), *Hydrocortison* (z. B. Hydrocortison Hoechst®), *Prednyliden* (Decortilen®) von den halogenierten Corticoiden *Betamethason* (z. B. Celestamine® N), *Cloprednol* (Syntestan®), *Dexamethason* (z. B. Auxiloson®, Dexahexal®), *Fluocortolon* (Ultralan®) und *Triamcinolon* (z. B. Volon®). Einige Derivate wie *Amcinonid* (Amciderm®), *Beclomethason*, *Budesonid* (z. B. Pulmicort®), *Flumetason* (z. B. Cerson®) *Fluticason* (z. B. Flutide®, Flutivate®) und *Mometason* (z. B. Ecural®) werden ausschließlich lokal, entweder inhalativ zur Behandlung obstruktiver Atemwegserkrankungen oder äußerlich in der Dermatologie, eingesetzt.

In der Plazenta werden Cortisol und Prednisolon, nicht aber Betamethason und Dexamethason enzymatisch inaktiviert. Perinatal finden sich beim Feten nur 10 % der mütterlichen Konzentration von Prednison und Prednisolon; bei Betamethason sind es 30 %, bei Dexamethason nahezu 100 %.

Hauptindikationsbereiche für Glucocorticoide. Nicht nur in der Schwangerschaft ist vor unkritischer Anwendung der Nebennierenrindenhormone zu warnen. Drei Arten der Anwendung müssen grundsätzlich unterschieden werden:
- die Substitution,
- die antiallergische bzw. antiphlogistische Therapie,
- die Induktion der Lungenreife des Feten.

Eine Substitution ist selten indiziert, z. B. bei Morbus Addison. Die dazu erforderlichen physiologischen Dosen, im zirkadianen Rhythmus appliziert, sind niedrig.

Die antiallergische und antiphlogistische Anwendung erfolgt mit unphysiologisch hohen Dosen, die körpereigene Reaktionen hemmen sollen. Dauert eine solche Anwendung viele Wochen, kann bei der Mutter neben Cushing-ähnlichen und anderen steroidspezifischen Symptomen wie Hypertonie und Psychose eine ACTH-Hemmung mit Blockierung der Nebennierenrindenhormon-Synthese resultieren.

Teratogene und fetotoxische Effekte. Unter den systemisch verabreichten *Glucocorticoiden* liegen die meisten Erfahrungen für *Prednison/Prednisolon* vor, insbesondere wenn es um eine Anwendung im 1. Trimenon geht. Im Tierversuch können Glucocorticoide teratogen wirken. Gaumenspalten ließen sich speziell bei Mäusen verursachen. Beim Menschen wurden im Zusammenhang mit Corticoiden u. a. Lippen-/Gaumenspalten, Katarakt, Aortenisthmusstenose, Kryptorchismus diskutiert (Übersicht in Schardein 2000). Zur Frage der Lippen-/Gaumenspalten gibt es auch in jüngster Zeit Studien, deren Ergebnisse ein Risiko nicht vollständig ausschließen lassen (Rodriguez-Pinilla 1998). Eine Meta-Analyse aller bisher publizierten Kohorten- und Fall-Kontroll-Studien (z. B. Carmichael 1999, Czeizel 1997, Fraser 1995, Robert 1994) ergibt ebenfalls ein signifikant erhöhtes Risiko für Spaltbildungen (Odds-Ratio 3,4) bei nicht erhöhter Gesamtfehlbildungsrate (Park-Wyllie 2000). Zusammenfassend ist ein leicht erhöhtes Risiko für Gaumenspalten mit oder ohne Lippenbeteiligung nicht auszuschließen, wenn während des 1. Trimenons mit Glucocorticoiden behandelt wird. Eine sichere Dosis läßt sich zwar nicht angeben, bei unter 10 bis 15 mg Prednisolon/Tag ist das individuelle Risiko aber als minimal anzusehen.

Hohe systemisch verabreichte Corticoid-Dosen über Monate können eine intrauterine Wachstumsretardierung (IUGR) verursachen.

Beclometason wurde vielfach zur Inhalation bei schwangeren Asthmatikerinnen eingesetzt, ohne daß Berichte über embryotoxische Effekte vorliegen (Übersicht bei Briggs 1998).

Eine schwedische Studie fand keine erhöhte Fehlbildungsrate, auch nicht hinsichtlich Lippen-/Gaumenspalten, unter den Kindern von 2014 Müttern, die in der Frühschwangerschaft wegen Asthma *Budesonid* inhaliert hatten (Källen 1999).

Perinatale und postnatale Effekte. Bei längerdauernder systemischer Therapie am Ende der Schwangerschaft mit einer über der üblichen Erhaltungsdosis von maximal 10–15 mg/Tag liegenden Prednison/Prednisolon-Dosis muß mit Hypoglykämie, Hypotonie, Elektrolytstörungen sowie Einschränkungen der zellulären und humoralen Abwehr beim Neugeborenen gerechnet werden. Dagegen fanden sich unter einer mütterlichen Langzeittherapie mit 10 mg Prednison bei den Neugeborenen nierentransplantierter Mütter keine klinischen und laborchemischen Hinweise auf eine Nebennierenrindeninsuffizienz (Kozlowska 1996).

Induktion der Lungenreife. Recht gut untersucht sind die Effekte von pränatal verabreichten, plazentagängigen, halogenierten Glucocorticoiden, um die Lungenreifung zu fördern und ein Respiratory-Distress-Syndrom (RDS) beim Neugeborenen zu verhindern. Bei drohender Frühgeburt vor 34 Schwangerschaftswochen werden der Mutter

2 × 12 mg (oder 3 × 8 mg) Betamethason oder Dexamethason innerhalb von 24 Stunden injiziert. Die Überlebensrate der Frühgeborenen steigt durch diese Therapie und Hirnblutungen treten seltener auf. *Betamethason* soll nach einer neueren Studie Hirnschäden (periventrikuläre Leukomalazien) bei extrem Frühgeborenen effektiver verhindern als *Dexamethason* (Baud 1999). Zwei Untersuchungen an über 140 Schwangeren, die zwischen der 24. und 33. Woche entweder Betamethason oder Dexamethason zur fetalen Lungenreifung erhielten, ergaben in den Tagen nach Applikation bei den Betamethason-exponierten Feten ausgeprägtere, als Streßsymptome interpretierte Reaktionen, wie z. B. herabgesetzte Atem- und Körperbewegungen sowie eine eingeschränkte Variabilität der Herzfrequenz. Das Befinden der Neugeborenen war letztlich unbeeinträchtigt (Senat 1998, Mulder 1997). Eine vorübergehende, nicht therapiebedürftige Erniedrigung der endogenen Cortisolkonzentration bei unauffälliger hypothalamisch-hypophysärer Regulation des Neugeborenen wurde nach wiederholter Betamethasonanwendung beobachtet (Kairalla 1992). Eine andere Kasuistik beschreibt jedoch nach einer wochenlangen Lungenreifebehandlung beim Neugeborenen eine sich nur langsam bessernde Cushing-Symptomatik (Bradley 1994).

Ein postulierter wehenfördernder Effekt sowie ein vorzeitiger Verschluß des fetalen Ductus arteriosus durch Glucocorticoide in der Spätschwangerschaft scheinen klinisch nicht relevant zu sein.

Trotz einzelner Mitteilungen tritt eine Neugeborenensepsis nach Lungenreifeinduktion nicht gehäuft auf. Langzeitbeobachtungen bis zum Alter von 12 Jahren zeigten überdies keine körperlichen, intellektuellen und psychosozialen Auffälligkeiten nach Glucocorticoidanwendung zur Lungenreifung (z. B. French 1999, Rotmensch 1999).

Empfehlung für die Praxis: Eine Corticoidsubstitution ist auch in der Schwangerschaft selbstverständlich weiterzuführen. Die Induktion der Lungenreifung bei drohender Frühgeburt ist indikationsgerecht durchzuführen.
Eine systemische (antiphlogistische) Glucocorticoidbehandlung darf bei streng zu stellender Indikation, z. B. bei schwerem Asthma bronchiale, chronisch entzündlichen Darmerkrankungen, Kollagenosen, komplizierter Hepatitis und hämatologischen Erkrankungen auch in der Schwangerschaft erfolgen. Prednison und Prednisolon sind dann die Glucocorticoide der Wahl. Die Erhaltungsdosis während des 1. Trimenons sollte möglichst 10 mg/Tag nicht überschreiten. Notfallbehandlungen unterliegen selbstverständlich keinen embryotoxikologisch begründeten Dosisbeschränkungen.

> Bei einer selten erforderlichen, hochdosierten Behandlung über viele Wochen sollte das fetale Wachstum sonographisch beobachtet werden. Dauert diese Therapie bis zur Geburt, muß eine NNR-Insuffizienz des Neugeborenen bedacht und ggf. behandelt werden.

Dosierung: Prednisolon, antiphlogistische Behandlung:
Anfangsdosis 0,5–2 mg/kg/Tag, im akuten Fall auch höher
Erhaltungsdosis 0,1–0,5 mg/kg/Tag

2.13.9 Nebennierenmarkhormone

Siehe Abschnitt 2.3.

2.13.10 Insulin

Pharmakologie und Toxikologie. Der endokrine Anteil des Pankreas, das Inselorgan, bildet und sezerniert Insulin, Glucagon und Somatostatin. Klinische Bedeutung besitzt vor allem die Störung der Insulinproduktion; Glucagon ist für die Gegenregulation bei Hypoglykämien wichtig.

Humaninsulin ist im Gegensatz zu Insulin tierischer Herkunft und oralen Antidiabetika nicht plazentagängig. Die mütterliche Hyperglykämie kann aber eine fetale Hyperinsulinämie induzieren.

Diabetes mellitus ist die Folge eines relativen (meist Typ II) oder absoluten (Typ I) Insulinmangels. Von den bereits vor Eintritt der Gravidität bestehenden Diabetesformen ist der Gestationsdiabetes abzugrenzen. Bei ihm spielen möglicherweise in der Schwangerschaft vermehrt gebildete antiinsulinäre Hormone (Glucocorticoide, Östrogene, Gestagene und plazentares Laktogen) sowie andere Risikofaktoren wie eine Adipositas, eine Rolle. Anders als beim Gestationsdiabetes kann der bereits vorbestehende Diabetes mellitus Typ I mit seinen Gefäßveränderungen zu uteroplazentaren Versorgungsproblemen führen und zu daraus resultierenden Erkrankungen der Mutter, wie z. B. Präeklampsie.

Erst durch die Insulinsubstitution wurde es für Typ-I-Diabetikerinnen möglich, Schwangerschaften erfolgreich auszutragen. Es dauerte aber mehr als ein halbes Jahrhundert, bis die Häufigkeit von Fehlbildungen, Makrosomie (übergroße Neugeborene) und postpartalen Anpassungsstörungen des Neugeborenen auf ein „normales" Maß gesenkt werden konnte. Zu den häufigsten Fehlbildungen bei Kindern diabetischer Mütter gehörten Anomalien an Wirbelsäule und Extremitäten und am Herz-Kreislauf-System sowie Neuralrohrdefekte, seltener urogenitale Entwicklungsstörungen und gastrointestinale Fisteln und Atresien (Übersicht bei Briggs 1998).

Die Voraussetzung für eine ungestörte pränatale Entwicklung ist die exakte Einhaltung der Normoglykämie. Dieses Ziel sollte schon Monate vor einer geplanten Schwangerschaft erreicht werden. Für einen optimalen Schwangerschaftsverlauf ist eher eine leicht hypo- als hyperglykämische Stoffwechsellage anzustreben.

Die makrosome Entwicklung des Feten geht auf Hyperglykämien der Mutter und infolgedessen auch des Feten mit nachfolgender fetaler Hyperinsulinämie zurück, sie ist also eine Folge mangelhafter Stoffwechselkontrolle und/oder ungenügender Insulindosierung. Bei Normoglykämie der Mutter, und damit auch des Feten, kommt es zu keiner Abweichung der Insulinfreisetzung durch das fetale Pankreas.

Eine fetale Hyperinsulinämie begünstigt die Entwicklung eines Respiratory-Distress-Syndroms (RDS) durch Ausbildung hyaliner Membranen. Auch dabei kann eine ausreichende Insulindosierung der Mutter für das Kind lebenswichtig sein.

Neugeborene diabetischer Mütter sind häufig hypoglykämisch. Extreme Werte werden erreicht, wenn ante partum hohe mütterliche Glucosewerte vorlagen.

Eine neuere vergleichende Untersuchung sieht Vorteile für die Blutzuckerkontrolle und das Befinden des Neugeborenen bei täglich viermaliger statt zweimaliger Insulinapplikation während der Schwangerschaft (Nachum 1999).

Die Substitutionstherapie mit Insulin bei schwangeren Diabetikerinnen hat nach den sehr umfangreichen Erfahrungen keine embryotoxischen Wirkungen. Fallberichte wie der zu zwei Feten unter mütterlicher *Lispro*-Therapie, einem Analogon des Humaninsulin, sind eher als anekdotisch zu betrachten. Einer der Feten wies u.a. eine Herzfehlbildung auf und der andere eine Zwerchfellhernie (Diamond 1997).

> **Empfehlung für die Praxis:** Ein Typ-I-Diabetes mellitus muß schon vor einer Schwangerschaft mit Insulin gut eingestellt werden. Auch wenn eine diabetische Stoffwechsellage erst während der Schwangerschaft diagnostiziert wird, muß die Indikation zur Insulinbehandlung großzügig gestellt werden.

> Insulin tierischer Herkunft sollte während der Schwangerschaft wegen möglicher Antikörperbildung nicht verwendet werden.
> Orale Antidiabetika sind nicht indiziert. Bei Diabetikerinnen, die bereits vor der Gravidität insulinpflichtig waren, kann der Insulinbedarf während der Schwangerschaft stark ansteigen. Zur Therapiekontrolle ist die Ultraschallbiometrie des wachsenden Feten sowie die Bestimmung der Fruchtwassermenge heranzuziehen.
> Da Glucocorticoide und Tokolytika die Kohlenhydrattoleranz der Mutter verringern, sind bei Gabe dieser Medikamente besonders sorgfältige Stoffwechselkontrollen anzuraten.
> Eine neonatale Hypoglykämie muß ausgeschlossen bzw. sofort ausgeglichen werden.
> Die Therapie eines Diabetes mellitus beruht im Prinzip auf drei Säulen: der Energiezufuhr, dem Energieverbrauch und der Hormonsubstitution. In jedem einzelnen Fall ist abzuwägen, welche Säule initial verstärkt werden kann und wie sich eine Insulin-Substitution verringern oder vermeiden läßt.

2.13.11 Orale Antidiabetika

Pharmakologie und Toxikologie. Orale Antidiabetika sind keine Hormone und wirken nicht wie Insulin; die überwiegend verwendeten *Sulfonylharnstoffderivate* stimulieren nur die noch funktionsfähigen β-Zellen des Pankreas. Zu ihnen gehören als Mittel der zweiten Generation *Glibenclamid* (= *Glyburid*; z.B. Euglucon N®), *Glibornurid* (z.B. Glutril®), *Gliclazid* (Diamicron®), *Glimepirid* (Amaryl®), *Glipizid*, *Gliquidon* (Glurenorm®) und *Glisoxepid* (Pro-Diaban®). Zu den Sulfonylharnstoffen der ersten Generation zählen *Acetohexamid*, *Chlorpropamid*, *Tolazamid* und *Tolbutamid* (z.B. Orabet®).

Die *Biguanidderivate Metformin* (z.B. Glucophage® S) und *Phenformin* senken die Glucosesynthese in der Leber. *Acarbose* (Glucobay®) und *Miglitol* (Diastabol®) verringern als α-Glucosidase-Hemmstoffe die Kohlenhydratresorption im Darm – ein umstrittener Weg der Diabetestherapie.

Pioglitazon (Actos®), *Repaglinid* (NovoNorm®) und *Rosiglitazon* (Avandia®) sind neuere, mit den anderen oralen Antidiabetika nicht vergleichbare Wirkstoffe.

Da orale Antidiabetika den Blutzucker nicht so zuverlässig regulieren wie Insulin, gelten sie als ungeeignet für die Behandlung des Diabetes in der Schwangerschaft. Beim Neugeborenen begünstigen sie

Hypoglykämien, wenn bis zum Ende der Schwangerschaft damit behandelt wird. Einige Untersuchungen beobachteten erhöhte Fehlbildungsraten (z.B. Piacquadio 1991), die für ein teratogenes Risiko der oralen Antidiabetika sprachen, andere konnten dies nicht bestätigen (z.B. Towner 1995). Heute wird vermutet, daß die unter oralen Antidiabetika auftretenden Hyperglykämien selbst ein teratogenes Potential besitzen. Insofern sind auch substanzspezifische Unterschiede in der Plazentagängigkeit (Tolbutamid ist besser plazentagängig als Glipizid; Elliott 1994) von untergeordneter Relevanz. Allerdings gibt es insbesondere zu den Nicht-Sulfonylharnstoffen nur wenige dokumentierte Schwangerschaftsverläufe, die eine differenzierte Aussage zum teratogenen Potential nicht erlauben.

Eine neuere randomisierte Untersuchung fand keine Unterschiede im Schwangerschaftsverlauf und beim Status der Neugeborenen zwischen rund 200 Glibenclamid-behandelten und 200 Insulin-behandelten Frauen mit Gestationsdiabetes. Die jeweilige Therapie wurde zwischen 11 und 33 Wochen begonnen, also nach der Embryogenese. In keinem Fall konnte Glibenclamid im Nabelschnurblut nachgewiesen werden. Die Insulinkonzentrationen im Nabelschnurblut waren in beiden Gruppen gleich, auch die Anzahl hypoglykämischer Kinder und das durchschnittliche Geburtsgewicht unterschieden sich nicht signifikant (Langer 2000). Ob diese Befunde ausreichen, die bisherigen Empfehlungen für die Bevorzugung des Insulins bei einem Gestationsdiabetes infrage zu stellen, wie es die Autoren tun und es auch schon früher von anderen vorgeschlagen wurde, ist fraglich (Greene 2000).

> **Empfehlung für die Praxis:** Auch eine Typ-II-Diabetikerin sollte spätestens bei Planung einer Schwangerschaft mit Insulin eingestellt werden. Eine dennoch weitergeführte Therapie mit oralen Antidiabetika rechtfertigt keinen risikobegründeten Schwangerschaftsabbruch (siehe Kapitel 1). Per Ultraschallfeindiagnostik sollte die morphologische Entwicklung kontrolliert werden. Ob beim Gestationsdiabetes nach dem 1. Trimenon das Sulfonylharnstoff-Präparat Glibenclamid eine Alternative zum Insulin darstellt, ist zurückhaltend zu bewerten.

2.13.12 Östrogene

Pharmakologie und Toxikologie. Nur während der Schwangerschaft wird außer Östron und Östradiol auch Östriol synthetisiert, das sonst nur als Metabolit auftritt. Physiologisch und auch pharmakologisch wirken

Östrogene

Östrogene stimulierend auf das Wachstum von Uterus, Eileiter sowie besonders auf das Wachstum des Endometriums. Weiterhin bewirken sie eine Proliferation des Vaginalepithels, eine Zunahme der Zervixsekretion und eine Weitstellung des Zervikalkanals. Die früher zuweilen übliche Gabe zur Verbesserung der Wehenbereitschaft wurde durch wirksamere Pharmaka abgelöst.

Therapeutisch werden Östrogene heute in oralen Kontrazeptiva, zur Substitution im Klimakterium und zur Malignombehandlung verwendet. Zu den verfügbaren Substanzen gehören *Estradiol* (z. B. Estrifam®) und seine Derivate *Ethinylestradiol* (Bestandteil der meisten östrogenhaltigen „Pillen"), *Mestranol* (z. B. Ovosiston®), *Polyestradiol* (Estradurin®) sowie die Östrogene *Estriol* (z. B. Estriol Jenapharm), *Fosfestrol* (Honvan®), *Chlorotrianisen* und *Epimestrol*.

Die relativ niedrigdosierten Zubereitungen zur hormonalen Kontrazeption (Kombinationspräparate aus Östrogen und Gestagen) einschließlich der „Pille danach" und Zubereitungen zur Behandlung einer Amenorrhö sind aufgrund ihrer häufigen (versehentlichen) Anwendung in der Frühschwangerschaft recht gut untersucht. Sie bergen offenbar kein nennenswertes Risiko (Raman-Wilms 1995, Källén 1991). Dies gilt auch für mögliche Geschlechtsdifferenzierungsstörungen, wenn während des sensiblen Zeitraumes ab Woche 8 behandelt wurde.

Es soll nicht unerwähnt bleiben, daß es nach Fallberichten aus den 70er Jahren über Herzfehlbildungen („VACTERL"-Syndrom u. a.) im Zusammenhang mit der Einnahme oraler Kontrazeptiva in der Schwangerschaft vereinzelt auch neuere Publikationen gibt, in denen über eine erhöhte Rate von (Harnwegs-)Anomalien berichtet wird (z. B. Li 1995).

Auswirkungen auf die spätere Fertilität konnten bisher nicht bestätigt werden. Eine ältere Publikation berichtet von abweichender psychosexueller Entwicklung pränatal exponierter Jungen, deren diabetische Mütter mit Estradiol und Progesteron behandelt worden waren (Yalom 1973). Es gibt bisher keine Indizien für vergleichbare Entwicklungsstörungen im Zusammenhang mit den heute üblichen „Pillen".

Zur hochdosierten Anwendung von Östrogenen, z. B. bei Malignomen, liegen keine ausreichenden Erfahrungen vor.

Empfehlung für die Praxis: Während einer Schwangerschaft gibt es keine Indikation für die Behandlung mit Östrogenen. In der Frühschwangerschaft versehentlich eingenommene Kontrazeptiva erfordern weder einen risikobegründeten Schwangerschaftsabbruch (siehe Kapitel 1) noch zusätzliche Diagnostik. Dies gilt sowohl für die heute üblichen niedrigdosierten Ein- oder Mehrphasenpräparate als auch für die „Pille danach" und die Behandlung einer Amenorrhö mit Ethinylestradiol und Norethisteronacetat.
Die versehentliche Applikation hochdosierter Präparate für andere Indikationen rechtfertigt ebenfalls keinen risikobegründeten Abbruch der Schwangerschaft. Eine Ultraschallfeindiagnostik sollte jedoch, zumindest bei wiederholter Anwendung, die normale Organentwicklung dokumentieren.

2.13.13 Gestagene

Pharmakologie und Toxikologie. Progesteron wird von den Theka- und Luteinzellen des Ovars gebildet, während der Schwangerschaft in größerem Umfang auch von der Plazenta. Im fetalen Organismus wird es metabolisiert. Die Plazenta kann einzelne Metabolite enzymatisch wieder zu Progesteron oxidieren. Progesteron wird als Pregnandiol ausgeschieden und teilweise zu Pregnantriol abgebaut.

Als Arzneimittel werden folgende Substanzen angeboten: *Chlormadinon* (z.B. Gestafortin®), *Desogestrel* (z.B. in Cerazette®), *Drospirenon* (Petibelle®, Yasmin®), *Dydrogeston* (Duphaston®), *Gestonoron* (Depostat®), *Gestoden* (in Femovan® und Minulet®), *Hydroxyprogesteron* (z.B. Proluton®), *Levonorgestrel* (z.B. Microlut®), *Lynestrenol* (z.B. Exlutona®), *Medrogeston* (Prothil®), *Medroxyprogesteron* (z.B. Clinofem®), *Megestrol* (Megestat®), *Norethisteron* (z.B. Gestakadin®, Primolut-Nor®), *Norgestimat* (z.B. in Cilest®) und *Norgestrel* (z.B. in Stediril®).

Seit etwa 40 Jahren wurden *Progesteron* (z.B. Utrogest®) sowie halb- oder vollsynthetische Derivate (z.B. 17-Hydroxyprogesteron) zur Behandlung des drohenden Abortes eingesetzt. Bis heute gibt es jedoch keinen Wirkungsbeweis. Bessere Erfolgsquoten nach Progesteronbehandlung können vorgetäuscht sein, da die Patientinnen oft auch intensiv ärztlich und pflegerisch betreut werden. Ein Symposium der WHO über Arzneimittelbehandlung während der Schwangerschaft hat die Nutzlosigkeit derartiger Therapiebemühungen festgestellt, die nach wie vor mehr Glaubens- als Wissenssache sind und die in der Bundesrepublik Deutschland, in Frankreich und Italien verbreitet waren, hingegen in Skandinavien nicht praktiziert wurden (WHO-Report 1984). Eine aktuell noch diskutierte Indikation zur hormonellen Verhinderung eines Aborts ist die HCG-Therapie bei der seltenen Corpus-luteum-Insuffizienz. Dennoch wird immer wieder eine Therapie mit Gestagenen vorgeschlagen, heute meistens mit dem natürlichen Progesteron.

Eine mögliche Assoziation zwischen Hormontherapie und vermehrtem Auftreten von Hypospadien wird kontrovers diskutiert (z.B. Källén 1992). Wenn überhaupt, ist den Gestagenen nur eine sehr geringe Potenz zur Induktion dieser häufig spontan vorkommenden und meist geringfügigen Anomalie zu unterstellen.

Die relativ niedrigdosierten Zubereitungen zur hormonalen Kontrazeption einschließlich der „Pille danach" und Produkte zur Behandlung einer Amenorrhö sind aufgrund ihrer häufigen (versehentlichen) Anwendung in der Schwangerschaft recht gut untersucht. Sie bergen insbesondere hinsichtlich extragenitaler Fehlbildungen nach heutigem Wissen kein erkennbares Risiko (Brent 2000, Martinez-Frias 1998, Raman-Wilms 1995, Källén 1991). Es soll aber nicht unerwähnt bleiben, daß es nach Fallberichten aus den 70er Jahren über Herzfehlbildungen („VACTERL"-Syndrom u.a.) im Zusammenhang mit der Einnahme von oralen Kontrazeptiva in der Schwangerschaft vereinzelt auch neuere Publikationen gibt, in denen über eine erhöhte Rate von (Harnwegs-) Anomalien berichtet wird (z.B. Li 1995).

Geschlechtsdifferenzierungsstörungen durch Gestagene in kontrazeptiver Dosis während des sensiblen Zeitraumes ab Woche 8 wurden nicht beobachtet. Anders sieht es aus, wenn wiederholt deutlich höhere Dosen der 19-Nor-Gestagene mit ihrem androgenisierenden Potential eingenommen wurden, denn dann kann eine passagere Klitorisvergrößerung auftreten (Übersicht bei Briggs 1998).

Negative Auswirkungen auf die spätere Fertilität sind bisher nicht vermehrt beobachtet worden. Die Entwicklung bis ins Jugendalter scheint nach großen Langzeituntersuchungen, z.B. zu Medroxyprogesteron-Depotpräparaten („Dreimonatsspritze"), altersgemäß zu verlaufen (z.B. Pardthaisong 1992). In früheren Publikationen wurde androgenen Gestagenen (Norethisteronabkömmlingen), in höherer Dosis als zur Kontrazeption heute üblich, eine Auswirkung auf das spätere geschlechtsspezifische Verhalten der Kinder unterstellt.

Zur hochdosierten Anwendung von Gestagenen, wie z.B. in der Malignomtherapie, liegen keine ausreichenden Erfahrungen vor.

> **Empfehlung für die Praxis:** Während einer Schwangerschaft gibt es keine stichhaltige Indikation für die Therapie mit Gestagenen. Dies gilt auch für das überholte Behandlungskonzept mit Gestagenen (Progesteron) bei drohendem Abort. Doch weder eine solche Therapie noch in der Frühschwangerschaft versehentlich eingenommene Kontrazeptiva erfordern einen risikobegründeten Schwangerschaftsabbruch (siehe Kapitel 1) oder zusätzliche Diagnostik. Dies betrifft die heute üblichen niedrigdosierten Ein- oder Mehrphasenpräparate oder die „Pille danach" ebenso wie die Behandlung einer Amenorrhö mit Norethisteronacetat und Ethinylestradiol.
> Die (versehentliche) Applikation hochdosierter Präparate für andere Indikationen rechtfertigt ebenfalls nicht einen risikobegründeten Abbruch der Schwangerschaft. In einem solchen Fall kann mit Ultraschallfeindiagnostik die normale Organentwicklung dokumentiert werden.

2.13.14 Diethylstilbestrol

Pharmakologie und Toxikologie. *Diethylstilbestrol (DES)* ist ein synthetisches nichtsteroidales östrogenaktives Arzneimittel, das in den 70er Jahren in den USA zur Therapie des drohenden Aborts verordnet wurde. Großes internationales Aufsehen erregte die Entdeckung, daß bei Töchtern, deren Mütter während der Schwangerschaft DES erhalten hatten, im Adoleszentenalter vermehrt Adenokarzinome der Vagina auftraten (Herbst 1975). Dies ist der einzige beim Menschen nachgewiesene Fall für vorgeburtlich ausgelöste Karzinome („transplazentare Karzinogenese").

Mindestens 25 % der im 1. Trimenon pränatal exponierten jungen Frauen weisen außerdem Anomalien an Scheide, Uterus oder Eileitern auf. Bei männlichen Nachkommen besteht offenbar ein erhöhtes Risiko für Kryptorchismus, testikuläre Hypoplasie und abnorme Samenzellmorphologie (Bibbo 1981).

Die Behandlung mit Diethylstilbestrol gilt seit langem als obsolet. Sie wurde in Mitteleuropa, im Gegensatz zu den USA, kaum praktiziert.

2.13.15 Androgene und Anabolika

Pharmakologie und Toxikologie. Zu den als Arzneimittel verfügbaren Androgenen zählen *Mesterolon* (z. B. Vistimon®), *Testolacton* (Fludestrin®) und *Testosteron* (Andriol®). Für diese Arzneimittelgruppe gibt es während der Schwangerschaft keine Indikation. Alle früher üblichen, z. B. psychosexuellen Gründe für eine Androgengabe bei Frauen gelten heute als überholt. Auch die Anwendung zur Laktationshemmung wurde vor langer Zeit verlassen.

Zu den im Handel befindlichen Anabolika gehören *Clostebol* (Megagrisevit®), *Metenolon* (Primobolan®), *Nandrolon* (z. B. Deca-Durabolin®) und *Tibolon* (Liviella®). Für diese Gruppe gibt es ebenfalls keine Behandlungsindikation während der Gravidität. Im Zusammenhang mit Kraftsport werden jedoch „schwarz" importierte Präparate verwendet, die auch schon „versehentlich" während einer Schwangerschaft weiter genommen wurden.

Die praktischen Erfahrungen zur pränatalen Verträglichkeit von Androgen- und Anabolikapräparaten beim Menschen reichen für eine differenzierte Risikobewertung, auch bezüglich einer Androgenisierung, nicht aus.

> **Empfehlung für die Praxis:** Androgene und Anabolika sind während der Schwangerschaft absolut kontraindiziert. Eine versehentliche Anwendung erzwingt jedoch keinen risikobegründeten Schwangerschaftsabbruch (siehe Kapitel 1). Insbesondere bei wiederholter Anwendung sollte mit Ultraschallfeindiagnostik die Organentwicklung kontrolliert werden.

2.13.16 Antiöstrogene, Antiandrogene und Danazol

Pharmakologie und Toxikologie. *Bicalutamid* (Casodex®), *Cyproteron* (Androcur®, in Diane®35) und *Flutamid* (Fugerel®) gehören zu den Antiandrogenen. *Aminoglutethimid* (z. B. Orimeten®), *Anastrozol* (Arimidex®), *Formestan* (Lentaron®), *Raloxifen* (EVISTA®) und *Tamoxifen* (z. B. Jenoxifen®) sind antiöstrogene Arzneimittel. *Danazol* (Winobanin®) ist ein androgen wirkender Gonadotropinhemmer.

Cyproteronacetat ist das im reproduktionsfähigen Alter am weitesten verbreitete Antiandrogen. In Kombination mit Ethinylestradiol wird es als Diane®35 angeboten. Dieses Präparat wurde insbesondere bei gleichzeitig bestehender Akne häufig als „Pille" verschrieben. Das deutsche Bundesinstitut für Arzneimittel und Medizinprodukte (BfArM) hatte 1995 wegen des Verdachts auf Auslösung von Lebertumoren den therapeutischen Einsatz von Diane®35 vorübergehend drastisch eingeschränkt. Das Präparat sollte damals nur noch bei Androgenisierungserscheinungen und Akne mit Narbenbildung verschrieben werden.

Die antiandrogene Wirkung von *Cyproteronacetat* kann potentiell zur Feminisierung männlicher Feten führen. Dies ist aber, selbst bei versehentlicher Fortführung der Behandlung mit täglich 2 mg (in Diane®35) bis in die sensible Phase über Woche 8 hinaus, nicht beobachtet worden. Vom Hersteller wurden 23 Schwangere mit männlichen Feten erfaßt, die während der (nahezu) gesamten Genitalentwicklungsphase 2 mg täglich eingenommen hatten und weitere 6 Schwangere mit 25–100 mg Cyproteron täglich. Die 28 lebendgeborenen Knaben waren unauffällig entwickelt. Eine registrierter Spätabort zeigte ebenfalls keine Entwicklungsstörung. Auch andere Hinweise auf teratogene Effekte beim Menschen liegen bei diesem Mittel bisher nicht vor (nichtpublizierte Erfahrungen des European Network of Teratology Information Services ENTIS). Allerdings reicht der Umfang an Erfahrungen für eine differenzierte Risikobewertung nicht aus.

Einige Fallberichte zu *Aminoglutethimid*, einem u. a. beim Cushing-Syndrom eingesetzten Hemmstoff der Steroidbiosynthese, beschreiben sowohl eine Maskulinisierung weiblicher Feten als auch normale Verläufe (Übersicht in Schardein 2000).

Tamoxifen wird zur Behandlung des Mammakarzinoms eingesetzt. Seine Wirkung auf das Endometrium könnte indirekt die fetale Entwicklung gefährden. Unter 37 vom Hersteller gesammelten Verläufen waren 19 unauffällige Neugeborene und zwei Kinder mit kraniofazialen Fehlbildungen. Zwei weitere Fallberichte beschreiben ein Kind mit Auffälligkeiten, die einem Goldenhar-Syndrom ähnelten (Cullins 1994) und ein weiteres (weibliches) Neugeborenes mit indifferenter Genitalentwicklung (Tewari 1997). Bei einem Mädchen, dessen Mutter über ein Jahr lang und bis zum 4. Schwangerschaftsmonat Tamoxifen nahm, wurde im Alter von zwei Jahren ein Adenom der Vagina diagnostiziert. Auch über unauffällige Verläufe wird berichtet (Lai 1994). Unter neun nach Ovulationsinduktion mit Tamoxifen entstandenen Schwangerschaften zeigten die betroffenen Neugeborenen keine Fehlbildungen (Ruiz-Velasco 1979). Für eine differenzierte Risikobeurteilung reichen die vorliegenden Erfahrungen jedoch nicht aus.

Danazol, ein synthetisches modifiziertes Androgen, leitet sich von Ethisteron ab und wird ebenfalls als antiöstrogener Hemmstoff klassifiziert. Danazol ist zur Behandlung von Endometriose, benigner Knotenbildung in der Brust, hereditärem angioneurotischem Ödem und früher auch als Kontrazeptivum eingesetzt worden. Zahlreiche Publikationen mit über 100 exponierten Schwangeren offenbaren ein erhebliches virilisierendes Risiko für weibliche Feten, zumindest wenn täglich mit 200 mg oder mehr auch noch nach 8 Schwangerschaftswochen (Funktionsaufnahme der Androgenrezeptoren) behandelt wurde. Bei normalem inneren Genitale zeigten teilweise über 50 % der pränatal exponierten Mädchen eine Klitorisvergrößerung oder das Vollbild eines weiblichen Pseudohermaphroditismus. Soweit die spätere Entwicklung beobachtet wurde, fanden sich keine weiteren Auffälligkeiten bezüglich Virilisierung oder Sexualverhalten (Übersicht bei Briggs 1998). Eine erhöhte Abortneigung im Zusammenhang mit Danazol könnte auch durch die zur Behandlung führende Endometriose selbst verursacht sein.

Die übrigen in diesem Abschnitt angesprochenen Sexualhemmstoffe sind in der Schwangerschaft nicht untersucht, so daß eine differenzierte Risikobewertung nicht möglich ist.

> **Empfehlung für die Praxis:** Antiöstrogene, Antiandrogene und Danazol sind in der Schwangerschaft absolut kontraindiziert. Eine versehentliche Applikation rechtfertigt jedoch keinen risikobegründeten Schwangerschaftsabbruch (siehe Kapitel 1). Durch Ultraschallfeindiagnostik sollte die ungestörte Organentwicklung zumindest bei höher dosierten Produkten bestätigt werden.

2.13.17 Mifepriston (RU486)

Pharmakologie und Toxikologie. *Mifepriston* ist ein Progesteron- und Glucocorticoidantagonist. Es wurde als Abortivum in Deutschland 1999 zugelassen. Eine Dosis von 600 mg ist für den Abbruch einer Frühschwangerschaft erforderlich, in Kombination mit einem Prostaglandinpräparat sind 200 mg jedoch ebenso effektiv (Peyron 1993).

Zu den pharmakologischen Effekten des Mifepriston zählen unter anderem eine Senkung der LH (Luteinisierungshormon)-Sekretion, eine beschleunigte Gelbkörperregression und eine Zunahme der Kontraktilität der Uterusmuskulatur. Auswirkungen auf die plazentare Produktion von Progesteron, Choriongonadotropin und humanem plazentaren Laktogen wurden ebenfalls beobachtet.

Mifepriston wurde wegen seines Progesteronantagonismus auch als monatlich einzunehmendes „Interzeptivum" (Wirksamkeit im Gegensatz zum Kontrazeptivum erst nach einer Konzeption) versucht. Es hat sich dabei allerdings als ebenso unzuverlässig erwiesen wie zur medikamentösen Beendigung ektopischer Schwangerschaften. Außerdem wird der Einsatz zur Zervixreifung, Geburtseinleitung sowie bei Endometriose und Uterus myomatosus diskutiert.

Mifepriston überschreitet die Plazenta und beeinflußt tierexperimentell nicht die Konzentration an fetalem Progesteron, Estradiol oder Cortisol. Nur die Aldosteronkonzentration scheint anzusteigen.

Bezüglich Teratogenese sind die tierexperimentellen Ergebnisse widersprüchlich. Beim Menschen gibt es erst wenige Fallberichte zu Schwangerschaften mit vorwiegend gesunden Kindern, die nach Mifepristonanwendung ausgetragen wurden (Pons 1991, Lim 1990). Sie erlauben noch keine differenzierte Risikoabschätzung.

> **Empfehlung für die Praxis:** Falls eine Schwangerschaft nach vergeblicher Anwendung von Mifepriston ausgetragen wird, sollte eine Ultraschallfeindiagnostik die normale Organentwicklung bestätigen. Ein risikobegründeter Schwangerschaftsabbruch (siehe Kapitel 1) ist durch den Abortversuch nicht zwangsläufig gegeben.

2.13.18 Clomifen

Pharmakologie und Toxikologie. Bei fehlender Ovulation ohne Hyperprolaktinämie wird seit über zwei Jahrzehnten der Östrogenantagonist *Clomifen* (z.B. Dyneric®) zur Ovulationsauslösung eingesetzt. Eine Überdosierung, insbesondere in Kombination mit HCG (Humanes Choriongonadotropin), kann zur Überstimulierung der Ovarien führen. Zu den unerwünschten Wirkungen zählen eine erhöhte Rate an Mehrlingsschwangerschaften und die Vergrößerung der Ovarien. Die Wirkung beruht offenbar auf einer kompetitiven Besetzung der Östrogenrezeptoren im Hypothalamusbereich, die zu vermehrter LH (Luteinisierungshormon)-Freisetzung führt.

Es gibt eine anhaltende Diskussion darüber, ob Clomifen Fehlbildungen wie z.B. Neuralrohrdefekte verursacht (z.B Van Loon 1992). Eine Kasuistik beschreibt mit Verweis auf die bekannten Nebenwirkungen am Auge ein Kind mit einer Glaskörperanomalie, dessen Mutter 100 mg Clomifen bis Woche 6 eingenommen hatte (Bishai 1999).

Wenn überhaupt, ist die teratogene Potenz gering. In Japan wurden 1034 durch Clomifen induzierte Schwangerschaften während eines

Zeitraums von 5 Jahren beobachtet. Von den 935 lebend geborenen Kindern hatten 2,3 % sichtbare Fehlbildungen. Dies war gegenüber dem Kontrollkollektiv (30.000 Geburten mit 1,7 % Fehlbildungen) kein signifikanter Unterschied (Kurachi 1983). Allerdings wurde nicht differenziert, ob nur vor oder auch nach Eintritt der Schwangerschaft mit Clomifen behandelt wurde. Die Fallsammlung eines Herstellers ergab bei 2379 Clomifen-Patientinnen 58 Fehlbildungen (2,4 %); bei 158 Frauen fand die Clomifeneinnahme (auch) nach der Konzeption statt, in dieser Gruppe hatten 8 Kinder (5,1 %) Fehlbildungen.

> **Empfehlung für die Praxis:** Clomifen darf zur Ovulationsauslösung verordnet werden, wenn die Patientin auf das nicht vollständig ausgeräumte Risiko für Organentwicklungsstörungen hingewiesen wird und wenn sie auch die deutlich erhöhte Inzidenz an Mehrlingsschwangerschaften (nicht nur Zwillinge) akzeptiert. Eine bereits bestehende Schwangerschaft muß vor Beginn einer Therapie ausgeschlossen werden.

Literatur

ACTOBAT study group. Australian collaborative trial of antenatal thyrotropin-releasing hormone (ACTOBAT) for prevention of neonatal respiratory disease. Lancet 1995; 345: 777–842.

Ballard RA, Ballard PL, Cnaan A et al. Antenatal thyrotropin-releasing hormone to prevent lung disease in preterm infants. North American Thyrotropin-Releasing Hormone Study Group. N Engl J Med 1998; 338: 493–98.

Baud O, Foi-L'Helias L, Kaminski M et al. Antenatal glucocorticoid treatment and cystic periventricular leukomalacia in very premature infants. N Engl J Med 1999; 341: 1190–6.

Bibbo N, Gill WB. Screening of adolescents exposed to diethylstilbestrol in utero. Pediatr Clin N Amer 1981; 28: 379–88.

Bishai R, Arbour L, Lyons C, Koren G. Intrauterine exposure to clomiphene and neonatal persistent hyperplastic primary vitreous. Teratology 1999; 60: 143–45.

Bradley BS, Kumar SP, Mehta PN, Ezhuthachan SG: Neonatal cushingoid syndrome resulting from serial courses of antenatal betamethasone. Obstet Gynecol 1994; 83: 869–72.

Brent RL. Nongenital malformations and exposure to progestational drugs

during pregnancy: the final chapter of an erroneous allegation (abstract). Teratology 2000; 61: 449.
Briggs GG, Freeman RK, Yaffe SJ. Drugs in pregnancy and lactation, 5th ed. Baltimore: Williams and Wilkens, 1998.
Burrow GN, Fisher DA, Larsen PR. Maternal and fetal thyroid function. N Engl J Med 1994; 331: 1072–8.
Cahill DJ. In: Filiconi M, Flamigni C (ed.): Risk of GnRH agonist administration in early pregnancy in ovulation induction, update 98. Parthenon Publishing Group: New York 1998, 97 pp.
Carmichael SL, Shaw GM. Maternal corticosteroid use and risk of selected congenital anomalies. Am J Med Genet 1999; 86, 242–44.
Clementi M. Multizentrische ENTIS-Studie zu Methimazol in der Schwangerschaft, vorläufiges Ergebnis 2000.
Clementi M, Di Gianantonio E, Pelo E, Mammi I, Basile R, Tenconi R. Methimazole Embryopathy: Delineation of the phenotype. Am J Med Genet 1999; 83: 43–46.
Colao A, Merola B, Ferone D, Lombardi G. Acromegaly. J Clin Endocrinol Metabol 1997; 82: 2777–2781.
Collaborative Santiago Surfactant Group. Collaborative trial of prenatal thyrotropin-releasing hormone and corticosteroids for prevention of respiratory distress syndrome. Am J Obstet Gynecol 1998; 178: 33–39.
Crowther CA, Hiller JE, Haslam RR, Robinson JS. Australian Collaborative Trial of Antenatal Thyrotropin-Releasing Hormone: adverse effects at 12-month follow-up. ACTOBAT Study Group. Pediatrics 1997; 99: 311–317.
Cullins SL, Pridjian G, Sutherland CM. Goldenhar's syndrome associated with tamoxifen given to the mother during gestation [letter]. JAMA 1994; 271: 1905–6.
Czeizel AE, Rockenbauer M. Population-based case-control study of teratogenic potential of corticosteroids.Teratology 1997; 56, 335–40.
Diamond T, Kormas N. Possible adverse fetal effect of insulin lispro. N Engl J Med 1997; 337: 1009–10.
Eisenstein Z, Weiss M, Katz Y, Bank H. Intellectual capacity of subjects exposed to methimazole or propylthiouracil in utero. Eur J Pediatr 1992; 151: 558–9.
Elefant E, Biour B, Blumberg-Tick J, Roux C, Thomas F. Administration of a gonadotropin-releasing hormone agonist during pregnancy, follow-up of 28 pregnancies exposed to triptorelin. Fertil Steril 1995; 63: 1111–3.
Elliott BD, Schenker S, Langer O, Johnson R, Prihoda T. Comparative placental transport of oral hypoglycemic agents in humans: a model of human placental transfer. Am J Obstet Gynecol 1994; 171: 653–60.

Evans PMS, Webster J, Evans WD, Bevan JS, Scanlon MF. Radioiodine treatment in unsuspected pregnancy. Clin Endocrinol 1998; 48: 281–83.

Fraser FC, Sajoo A. Teratogenic potential of corticosteroids in humans. Teratology 1995; 51: 45–6.

French NP, Hagan R, Evans SF, Godfrey M, Newnham JP: Repeated antenatal corticosteroids: size at birth and subsequent development. Am J Obstet Gynecol 999; 180: 114–21.

Greene MF. Oral hypoglycemic drugs for gestational diabetes (editorial). N Engl J Med 2000; 343: 1178–79.

Haddow JE et al. Maternal thyroid deficiency during pregnancy and subsequent neuropsychological development of the child. N Engl J Med 1999; 341: 549–55.

Hall BD. Methimazole as a teratogenic etiology of choanal tresia/multiple congenital anomaly syndrome. Am J Hum Genet 1997; 61(4 Suppl):A100.

Herbst AL, Poskanzer DC, Robboy SJ, Friedlander L, Scully RE. Prenatal exposure to stilbestrol. New Engl J Med 1975; 292: 334–9.

Johnsson E, Larsson G, Ljunggren M. Severe malformations in infant born to hyperthyroid woman on methimazole. Lancet 1997; 350: 1520.

Jones J, Bashir T, Olney J, Wheatley T: Cabergoline treatment for a large macroprolactinoma throughout pregnancy. J Obstet Gynaecol 1997; 17: 375–76.

Kairalla AB. Hypothalamic-pituitary-adrenal axis function in premature neonates after extensive prenatal treatment with betamethasone: a case history. Am J Perinatol 1992; 9: 428–30.

Källén B, Rydhstroem H, Aberg A. Congenital malformations after the use of inhaled budesonide in early pregnancy. Obstet Gynecol 1999; 93: 392–5.

Källén B, Martinez-Frias ML, Castilla EE, Robert E, Lancaster PAL, Kringelbach M, Mutchinick OM, Mastroiacovo P. Hormone therapy during pregnancy and isolated hypospadias: an international case-control study. Int J Risk Saf Med 1992; 3: 183–98.

Källén B, Mastroiacovo P, Lancaster PAL, Mutchinick O, Kringelbach M, Martinez-Frias ML, Robert E, Castilla E. Oral contraceptives in the etiology of isolated hypospadias. Contraception 1991; 44: 173–82.

Kozlowska-Boszko B, Soluch L, Rybus J, Lao M, Durlik M, Gaciong Z. Does chronic glucocorticosteroid therapy in pregnant renal allograft recipients affect cortisol levels in neonates? Transplant Proceed 1996; 28: 3490–91.

Krupp P, Monka C. Bromocriptine in pregnancy: Safety aspects. Klin Wochenschr 1987; 65: 823–7.

Kurachi K, Aono T, Minigawa J, Miyake A. Congenital malformations of newborn infants after clomiphen-induced ovulation. Fertil Steril 1983; 40: 187–9.

Lahat E, Raziel A, Friedler S, Schieber-Kazir M, Ron-El R. Long-term follow-up of children born after inadvertent administration of a gonadotrophin-releasing hormone agonist in early pregnancy. Human Reproduction 1999; 14: 2656–60.

Lai CH, Hsueh S, Chao AS, Soong YK. Successful pregnancy after tamoxifen and megestrol acetate therapy for endometrial carcinoma. Br J Obstet Gynaecol 1994; 101: 547–9.

Langer O, Conway DL, Berkus MD, Xenakis EMJ, Gonzales O. A comparison of glyburide and insulin in women with gestational diabetes mellitus. N Engl J Med 2000; 343: 1134–38.

Li DK, Daling JR, Mueller BA, Hickok DE, Fantel AG, Weiss NS. Oral contraceptive use after conception in relation to the risk of congenital urinary tract anomalies. Teratology 1995; 51: 30–6.

Lim BH, Lees DA, Bjornsson S, Lunan CB, Cohn MR, Stewart P, Davey A. Normal development after exposure to mifepristone in early pregnancy. Lancet 1990; 336: 257–8.

Litwin A, Amodai I, Fisch B et al. Limb-body wall complex with complete absence of external genitalia after in vitro fertilization. Fertil Steril 1991; 55: 634–6.

Mandel M, Toren A, Rechavi G, Dor J, Ben-Bassat I, Neumann Y. Hormonal treatment in pregnancy: a possible risk factor for neuroblastoma. Med Pediatr Oncol 1994; 23: 133–5.

Martinez-Frias ML, Rodriguez-Pinilla E, Bermejo E, Prieto L. Prenatal exposure to sex hormones: a case-control study. Teratology 1998; 57: 8–12.

McCormick MC. The credibility of the ACTOBAT follow-up study. Pediatrics 1997; 99: 476–8.

Messer PM, Hauffa BP, Olbricht T. Antithyroid drug treatment of Graves' disease in pregnancy: long term effects on somatic growth, intellectual development and thyroid function of the offspring. Acta Endocrinol (Copenh) 1990; 123: 311–6.

Momotani N, Noh JY, Ishikawa N, Ito K. Effects of propylthiouracil and methimazole on fetal thyroid status in mothers with Graves' hyperthyroidism. J Clin Endocrinol Metab 1997; 82: 3633–6.

Momotani N, Ito K, Hamada N, Ban Y, Nishikawa Y, Mimura T. Maternal hyperthyroidism and congenital malformation in the offspring. Clin Endocrinol (Oxf) 1984; 20: 695–700.

Morange I, Barlier A, Pellegrini I, Brue T, Enjalbert A, Jaquet P. Prolactinomas resistant to bromocriptine: long-term efficacy of quinagolide and outcome of pregnancy. Europ J Endocrinol 1996; 135: 413–20.

Mulder EJH, Derks JB, Visser GHA: Antenatal corticosteroid therapy and fetal behavior: a randomised study on the effects of betamethasone and dexamethasone. Br J Obstet Gynaecol 1997; 104: 1239–47.

Nachum Z, Ben-Shlomo I, Weiner E, Shalev E. Twice daily versus four times daily insulin dose regimens for diabetes in pregnancy: randomised controlled trial. Brit Med J 1999; 319: 1223–27.

Pardthaisong T, Yenchit C, Gray R. The long-term growth and development of children exposed to Depo-Provera during pregnancy and lactation. Contraception 1992; 45: 313–24.

Park-Wyllie L, Mazzotta P, Pastuszak A et al. Birth defects after maternal exposure to corticosteroids: prospective cohort study and meta-analysis of epidemiological studies. Teratology 2000; 62: 385–92.

Peyron R, Aubeny E, Targosz V, Silvestre L, Renault M, Elkik F, Leclerc P, Ulmann A, Baulieu EE. Early termination of pregnancy with mifepristone (RU 486) and the orally active prostaglandin misoprostol. N Engl J Med 1993; 328: 1509–13.

Pharoah POD, Connolly KJ, Ekins RP, Harding AG. Maternal thyroid hormone levels in pregnancy and the subsequent cognitive and motor performance of the children. Clin Endocrinol 1984; 21: 265–70.

Piacquadio K, Hollingsworth DR, Murphy H. Effects of in-utero exposure to oral hypoglycemic drugs. Lancet 1991; 338: 866–9.

Pons JC, Imber MC, Elefant E, Roux C, Herschkorn P, Papiernick E. Development after exposure to mifepristone in early pregnancy. Lancet 1991; 338: 763.

Raman-Wilms L, Tseng AL, Wighardt S, Einarson TR, Koren G. Fetal genital effects of first-trimester sex hormone exposure: a meta-analysis. Obstet Gynecol 1995; 85: 141–9.

Ray JG. DDAVP use during pregnancy: an analysis of ist safety for mother and child. Obstet Gynecol Survey 1998; 53: 450–455.

Robert E, Vollset SE, Botto L, Lancaster PAL, Merlob P, Mastroiacovo P, Cocchi G, Ashizawa M, Sakamoto S, Orioli I. Malformation surveillance and maternal drug exposure: the MADRE project. Int J Risk Safety Med 1994; 6: 78–118.

Robert E, Musatti L, Piscitelli B, Ferrari CI. Pregnancy outcome after treatment with the ergot derivative, cabergoline. Reprod Toxicol 1996; 10: 333–7.

Rodriguez-Pinilla E, Martinez-Frias ML. Corticosteroids during pregnancy and oral defects. A case-control study. Teratology 1998; 58: 2–5.

Rotmensch S, Wishne TH, Reece EA et al. Longterm outcomes of infants exposed to multiple courses of betamethasone in-utero. Am J Obstet Gynecol 1999; 180: s98.

Ruiz-Velasco V, Rosas-Arceo J, Matute MM. Chemical inducers of ovulation: comparative results. Int J Fertil 1979; 24: 61–4.

Schardein JL. Chemically Induced Birth Defects, 4th ed. New York, Basel: Marcel Dekker, 2000.

Scialli A. The reproductive toxicity of ovulation induction. Fertil Steril 1986; 45: 315–23.

Senat MV, Minoui S, Multon O, Fernandez H, Frydman R, Ville Y: Effect of dexamethasone and betamethasone on fetal heart rate variability in preterm labour: a randomised study. Br J Obstet Gynaecol 1998; 105: 749–55.

Takeuchi K, Funakoshi T, Oomori S, Maruo T. Succesful pregnancy in an acromegalic women treated with octreotide. Obstet Gynecol 1999; 93: 848.

Tewari K, Bonebrake RG, Asrat T, Shanberg AM. Ambiguous genitalia in infant exposed to tamoxifen in utero. Lancet 1997; 350: 183.

Towner D, Kjos SL, Leung B, Montoro MM, Xiang A, Mestman JH, Buchanan TA: Congenital malformations in pregnancies complicated by NIDDM. Diabetes Care 1995; 18: 1446–51.

Van Loon K, Besseghir K, Eshkol A. Neural tube defects after infertility treatment: a review. Fertil Steril 1992; 58: 875–84.

Ventz M, Puhlmann B, Knappe G, Gerl H, Lehmann R, Rohde W. Schwangerschaften bei hyperprolaktinämischen Patientinnen. Zentralbl Gynäkol 1996; 118: 610–5.

Vogt T, Stolz W, Landthaler M. Aplasia cutis congenita after exposure to methimazole: a causal relationship? Br J Dermatol 1995; 1333: 994–6.

Webster J. A comparative review of the tolerability profiles of dopamine agonists in the treatment of hyperprolactinaemia and inhibition of pregnancy. Drug Safety 1996; 14(4): 228–238.

Welch CR, Hocking M, Franklyn JA, Whittle MJ. Fetal thyrotrophin: the best indicator of long term thyroid function after in utero exposure to iodine-131? Fetal Diagn Ther 1997; 13: 176–78.

Wilshire GB, Emmi AM, Gagliardi CC, Weiss G. Gonadotropin-releasing hormone agonist administration in early human pregnancy is associated with normal outcomes. Fertil Steril 1993; 60: 980–3.

Wilson LC, Kerr BA, Wilkinson R, Fossard C, Donnai D. Choanal atresia and hypothelia following methimazole exposure in utero: a second report. Am J Med Genet 1998; 75: 220–2.

WHO-Report. Drugs in pregnancy and delivery. Report on the 13th European Symposium on Clinical Pharmacological Evaluation in Drug Control. Copenhagen: Provis Edit, 1984.

Wing DA, Millar LK, Koonings PP, Montoro MN, Mestman JH. A comparison of propylthiouracil versus methimazole in the treatment of hyperthyroidism in pregnancy. Am J Obstet Gynecol 1994; 170: 90–5.

Xue-Yi C, Xin-Min J, Zhi-Hong D, Rakeman MA, Ming-Li Z, O'Donelli K, Tai M, Amette K, DeLong N, DeLong GA. Timing of vulnerability of the brain to iodine deficiency in endemic cretinism. N Engl J Med 1994; 331: 1739–44.

Yalom ID, Green R, Fisk N. Prenatal exposure to female hormones. Effect of psychosexual development in boys. Arch Gen Psychiatry 1973; 28: 554–61.

Young DC, Snabes MC, Poindexter AN. GnRH agonist exposure during the first trimester of pregnancy. Obstet Gynecol 1993; 81: 587–9.

2.14 Magen-Darm-Mittel, Lipidsenker und Spasmolytika

2.14.1 Antazida und Sucralfat

Pharmakologie. Zu den chemisch definierten Antazida zählen *Natriumhydrogencarbonat* (Alkala®), *Aluminiumhydroxid* (z.B. Aludrox®), *Aluminiumphosphat* (z.B. Phosphalugel®), *Kalziumcarbonat* (z.B. Kalziumcarbonat 500 „Sertürner"), Kombinationspräparate aus *Aluminium* und *Magnesium* oder *Carbonat* (z.B. gastropulgit®, Solugastril®) bzw. aluminiumfreie Kombinationen (z.B. Rennie®, Stomigen®) sowie die strukturell neueren Aluminium-Magnesium-Verbindungen *Algeldrat* (z.B. in Maalox®), *Almasilat* (z.B. Simagel®), *Hydrotalcit* (z.B. Talcid®), *Magaldrat* (z.B. Riopan®) und die Aluminium-Saccharose-Verbindung *Sucralfat* (z.B. Ulcogant®).

Aluminiumhydroxid und Aluminiumphosphat neutralisieren die Salzsäure des Magens unter Bildung von Aluminiumchlorid. Eine Resorption von bis zu 20% einer oral gegebenen Aluminiumdosis ist möglich. Die Ausscheidung erfolgt vorwiegend über die Nieren. Eine wiederholte Einnahme höherer Dosen kann obstipierend wirken. Im Tierversuch ist nachgewiesen, daß resorbierte Aluminiumsalze auch den Feten erreichen.

Kalziumcarbonat neutralisiert die Salzsäure unter Bildung von Kalziumchlorid, Kohlendioxid und Wasser. Etwa 15–30% der oral aufgenommenen Dosis werden resorbiert. Bei Patienten mit normaler Nierenfunktion besteht nach Einnahme von Kalziumcarbonat-haltigen Präparaten keine Gefahr einer Hyperkalzämie.

Magnesiumsilikate reagieren mit der Salzsäure des Magens unter Bildung von Siliziumdioxid und Magnesiumchlorid. Das Magnesium wird zu 5–10 % resorbiert. Die wiederholte Einnahme größerer Dosen kann laxierend wirken.

Aus Hydrotalcit entsteht in Gegenwart von Salzsäure Kohlendioxid und Magnesium- bzw. Aluminiumchlorid.

Das in den vergleichsweise neueren Wirkstoffen wie Magaldrat gebundene Aluminium ist im Vergleich zu klassischen Antazida aufgrund seiner Molekülstruktur schlechter resorbierbar.

Sucralfat, ein wasserunlösliches Aluminiumsalz von Saccharosesulfat, haftet auf der Oberfläche von Ulzera und wirkt auf diese Weise schleimhautprotektiv. Es wird praktisch nicht resorbiert.

Toxikologie. Obwohl hin und wieder darüber diskutiert wird, ob das aus Antazida resorbierte Aluminium zu funktionellen Störungen in potentiell sensiblen Organen wie dem Zentralnervensystem und der Niere des Feten führen könnte, haben sich dafür bisher keine klinischen Hinweise ergeben. Auch spezifische Fehlbildungen wurden nicht beobachtet.

> **Empfehlung für die Praxis:** Antazida und Sucralfat können in der gesamten Schwangerschaft angewendet werden. Aufgrund der offenbar geringeren Aluminiumresorption sind unter den aluminiumhaltigen Präparaten solche wie Magaldrat und Sucralfat als Mittel der Wahl zu betrachten.

Dosierung:	Magaldrat	mehrmals täglich (bis zu 7 ×)	400–800 mg
	Hydrotalcit	mehrmals täglich	1000 mg
	Sucralfat	täglich	4 × 1000 mg oder 2 × 2000 mg

2.14.2 H$_2$-Rezeptor-Antagonisten

Pharmakologie und Toxikologie. *Cimetidin* (z. B. Tagamet®), *Famotidin* (Ganor®, Pepdul®), *Nizatidin* (Gastrax®, Nizax®), *Ranitidin* (z. B. Raniberl®, Zantic®) und *Roxatidin* (Roxit®) fördern die Heilung von Magen- und Duodenalulzera durch Blockierung der Histamin-H$_2$-Rezeptoren in der Magenschleimhaut, über die eine Sekretion der Salzsäure induziert wird.

Umfangreiche Erfahrungen gibt es zur Behandlung in der Spätschwangerschaft: Zur Senkung des Aspirationsrisikos bei Sectio caesarea verabreicht, wird *Cimetidin* von Mutter und Fetus gut toleriert. Die in den letzten Jahren veröffentlichten Studien zu Cimetidin und *Ranitidin* sprechen gegen ein teratogenes Potential beim Menschen (Koren 1991), ebenso eine kontrollierte Untersuchung mit Gesundheitsregisterdaten von Schwangeren in England und Italien, denen Cimetidin oder Ranitidin im ersten Trimenon verschrieben worden war. Häufigkeit und Muster der Fehlbildungen waren gegenüber nicht-exponierten Schwangeren nicht auffällig. Auch Frühgeburten und intrauterine Wachstumsretardierung traten nicht häufiger auf (Ruigomez 1999). Zu vergleichbaren Ergebnissen kommt eine multizentrische kontrollierte Studie des European Network of Teratology Information Services (ENTIS) mit über 500 exponierten Schwangeren, davon 330 mit Ranitidin, 110 mit Cimetidin und 73 mit *Famotidin* (Garbis 2001). Die in einer älteren Kasuistik beschriebene passagere Lebervergrößerung mit Hyperbilirubinämie bei einem Neugeborenen nach Behandlung einer Schwangeren mit täglich 1.200 mg Cimetidin wurde von anderen Autoren nicht bestätigt (Glade 1980). Tierexperimentell beobachtete antiandrogene Wirkungen des Cimetidin wurden beim Menschen bisher nicht als Folge intrauteriner Exposition beschrieben.

> **Empfehlung für die Praxis:** In der Schwangerschaft dürfen H$_2$-Rezeptor-Antagonisten bei strenger Indikationsstellung verordnet werden, wenn Antazida nicht ausreichend wirken. Die am besten untersuchten Substanzen Ranitidin und Cimetidin sollten bevorzugt werden. Die Anwendung eines anderen H$_2$-Rezeptor-Antagonisten rechtfertigt weder einen risikobegründeten Schwangerschaftsabbruch (siehe Kapitel 1) noch invasive Diagnostik.
>
> **Dosierung:**   Ranitidin   oral   300 mg/Tag
> Cimetidin   oral   800 mg/Tag

▶ 2.14.3 Protonenpumpen-Hemmstoffe

Pharmakologie und Toxikologie. Protonenpumpen-Hemmstoffe wie *Omeprazol* (z. B. Antra®), sowie *Esomeprazol* (Nexium®), *Lansoprazol* (Agopton®), *Pantoprazol* (Pantozol®, Rifun®) und *Rabeprazol* (Pariet®) blockieren das für die Säuresekretion im Magen wichtige

Enzym H⁺/K⁺-ATPase. Dokumentierte Erfahrungen zur Schwangerschaft gibt es in nennenswertem Umfang nur zu Omeprazol. Eine kontrollierte Untersuchung mit Gesundheitsregisterdaten zu über 100 Schwangeren in England und Italien, denen im 1. Trimenon *Omeprazol* verschrieben worden war, ergab weder hinsichtlich der Häufigkeit noch bezüglich des Musters der Fehlbildungen auffällige Ergebnisse gegenüber den nicht-exponierten Schwangeren. Auch Frühgeburten und intrauterine Wachstumsretardierung traten nicht häufiger auf (Ruigomez 1999). Auch eine weitere Studie mit 113 Schwangeren, von denen fast 90 % im 1. Trimenon mit Omeprazol behandelt wurden, zeigte weder ein erhöhtes Fehlbildungsrisiko noch andere Auffälligkeiten beim Schwangerschaftsausgang gegenüber einer Kontrollgruppe (Lalkin 1998). Ebenfalls unauffällige Ergebnisse ergab eine etwas größere, kontrollierte, multizentrische Untersuchung des European Network of Teratology Information Services (ENTIS) zu Omeprazol (Ornoy 2001).

Die Erfahrungen mit den anderen Protonenpumpen-Hemmstoffen sind, insbesondere zur Anwendung im 1. Trimenon, noch spärlich und erlauben keine differenzierte Risikobewertung. Hinweise auf ein teratogenes Potential beim Menschen haben sich bisher nicht ergeben.

> **Empfehlung für die Praxis:** Protonenpumpen-Hemmstoffe sind Mittel der zweiten Wahl in der Schwangerschaft, wenn Antazida und Ranitidin oder Cimetidin nicht wirksam sind. In einem solchen Fall soll das am längsten erprobte Omeprazol gewählt werden. Eine Behandlung mit anderen Protonenpumpen-Hemmstoffen rechtfertigt keinen risikobegründeten Schwangerschaftsabbruch (siehe Kapitel 1). Eine Ultraschallfeinuntersuchung zur Bestätigung der normalen morphologischen Entwicklung kann erwogen werden.

2.14.4 Bismutsalze

Pharmakologie und Toxikologie. Mit der Entdeckung des Zusammenhanges zwischen dem Auftreten von Magen- und Darmulzera und einer Infektion mit dem Bakterium Helicobacter pylori haben die Bismutsalze, die schon früher als unspezifische Antidiarrhoika angewendet wurden, eine Renaissance erlebt. Bismutverbindungen wirken antimikrobiell gegen den in der Ulkusgenese eine zentrale Rolle einnehmenden Keim Helicobacter pylori. Verfügbar sind *basisches Bismutnitrat*

(z. B. Angass® S), *basisches Bismutsalicylat* (z. B. Ulcolind® Wismut), *Dibismut-tris(-tetraoxodialuminat)* (z. B. Ultin®) und *Bismut(III)-Citrathydroxidkomplex* (Telen®). Aus Bismutsalicylat wird Salicylsäure freigesetzt. Bei Bismutnitrat ist eine Nitritbildung möglich. Bisherige Erfahrungen zur Behandlung Schwangerer erlauben keine differenzierte Risikobewertung. Hinweise auf eine spezifische teratogene Wirkung beim Menschen haben sich bislang nicht ergeben.

> **Empfehlung für die Praxis:** Bismutsalze sind in der Schwangerschaft relativ kontraindiziert. Im Einzelfall kann ihre Anwendung im 2. und 3. Trimenon vertretbar sein. Dann ist ein Präparat ohne Salicylat- bzw. Nitratkomponente zu bevorzugen. Wenn eine antimikrobielle Behandlung gegen Helicobacter pylori erforderlich ist, sollten bevorzugt Makrolide gegeben werden (siehe dort).

2.14.5 Weitere Ulkustherapeutika

Pharmakologie und Toxikologie. *Pirenzepin* (z. B. Gastrozepin®) ist ein angeblich selektiv am Magen wirkendes Anticholinergikum (sogenannter M_1-Rezeptorenblocker), das zu etwa 25 % resorbiert wird. Bisherige Erfahrungen zur Behandlung Schwangerer erlauben keine differenzierte Risikobewertung. Hinweise auf eine spezifische teratogene Wirkung beim Menschen haben sich bislang nicht ergeben.

Proglumid (Milid®), ein Gastrin-Rezeptorantagonist, reduziert die Magensaftsekretion. Bisherige Erfahrungen zur Behandlung Schwangerer erlauben keine differenzierte Risikobewertung. Hinweise auf eine spezifische teratogene Wirkung beim Menschen haben sich bislang nicht ergeben.

Misoprostol (Cytotec®) kann als Prostaglandinderivat Uteruskontraktionen und eine Minderperfusion beim Feten verursachen. Weitere Details siehe Abschnitt 2.19.

Carbenoxolon verlängert die Lebensdauer der Magenschleimhautzellen und fördert gleichzeitig die Sekretion des protektiven Muzinschleims. Auf die Salzsäureproduktion hat Carbenoxolon keinen direkten Einfluß. Unerwünschte Wirkungen sind Natrium- und Wasserretention mit Hypokaliämie und Hypertonie. Hinweise auf eine spezifische teratogene Wirkung beim Menschen haben sich bisher jedoch nicht ergeben.

> **Empfehlung für die Praxis:** Pirenzepin, Proglumid, Misoprostol und Carbenoxolon sollen in der Schwangerschaft nicht verordnet werden. Eine dennoch erfolgte Anwendung rechtfertigt weder einen risikobegründeten Schwangerschaftsabbruch (siehe Kapitel 1) noch invasive Diagnostik. Zumindest nach einer (versehentlichen) Therapie mit Misoprostol sollte eine Ultraschallfeindiagnostik durchgeführt werden.

2.14.6 Helicobacter-pylori-Therapie

In den vergangenen Jahren hat die antibiotische Behandlung von Helicobacter pylori das Therapiekonzept bei Magen- und Zwölffingerdarmgeschwüren grundlegend verändert (z. B. Caspary 1996). Die sogenannte Tripeltherapie mit Eradikationsquoten von 90 % und darüber ist heute Standard: Für 7 Tage werden 1(2) × 20 mg *Omeprazol* mit 2 × 500 mg *Clarithromycin* und 2 × 1.000 mg *Amoxicillin* (französische Tripeltherapie) oder Omeprazol mit 2 × 250 mg *Clarithromycin* und 2 × 400 mg *Metronidazol* (italienische Tripeltherapie) kombiniert. Die sogenannte Dualtherapie mit 2 × 20 mg Omeprazol und 2(3) × 1.000 mg Amoxicillin wurde von manchen Autoren als therapeutische Alternative angesehen, während die „klassische" Tripeltherapie mit *Bismut*, *Tetracyclin* und *Metronidazol* in den Hintergrund gedrängt wurde. Ein Vorteil der anderen Protonenpumpen-Hemmstoffe, wie *Lansoprazol* und *Pantoprazol*, gegenüber Omeprazol ließ sich bisher nicht nachweisen. Unzureichend geklärt ist auch die Frage, ob H_2-Blocker wie *Ranitidin* in einer Tripeltherapie zu gleichen Heilungsquoten führen wie Omeprazol.

In einer kürzlich publizierten Falldarstellung wird diskutiert, daß bei ins 2. Trimenon hinein fortbestehender Hyperemesissymptomatik ein Helicobacter-assoziiertes Ulkus die Ursache der Beschwerden darstellen könne (Jacoby 1999).

> **Empfehlung für die Praxis:** Eine Helicobacter-pylori-Eradikation kann auch während einer Schwangerschaft durchgeführt werden. Wie im Abschnitt 2.6 „Antiinfektiva" erörtert, gibt es bisher keine Einwände gegen die Anwendung von Makroliden wie z.B. Clarithromycin in der Schwangerschaft. Metronidazol ist aufgrund experimenteller Ergebnisse zurückhaltender zu beurteilen, so daß zumindest im 1. Trimenon die französische Tripeltherapie bevorzugt werden sollte. Von den Protonenpumpen-Hemmstoffen sollte das älteste Mittel Omeprazol bevorzugt werden, besser wäre, wenn zumindest während der Organogenese einer der alten gut erprob-

ten H$_2$-Blocker wie Ranitidin gewählt würden (Details siehe in den entsprechenden Abschnitten).

2.14.7 Acida

Pharmakologie und Toxikologie. Für Verdauungsstörungen, die durch mangelnde Säureproduktion im Magen bedingt sind, werden *Glutaminsäure-HCl* (Pepsaletten® N) und *Zitronensäure* mit *Pepsin-Proteinase* (z. B. Pepzitrat®) angeboten. Es gibt keine detaillierten Untersuchungen zur Anwendung von Acida während der Schwangerschaft. Embryotoxische Schäden sind bisher nicht beobachtet worden und auch nicht zu erwarten.

Empfehlung für die Praxis: Acida können während der Schwangerschaft bei entsprechender Indikation eingenommen werden.

2.14.8 Atropin und anticholinerge Spasmolytika

Pharmakologie und Toxikologie. *Atropin* (z. B. Atropinsulfat Braun) ist ein klassisches Parasympatholytikum, das die muskarinartige Wirkung des Acetylcholins aufhebt, indem es dieses am Rezeptor verdrängt. Atropin erreicht im Feten nach wenigen Minuten Konzentrationen, die denen der Mutter entsprechen (Kivado 1977). Die kindliche Herzfrequenz kann nach systemischer Applikation ansteigen.

Bei lokaler Applikation (am Auge) ist die systemische Verfügbarkeit zu vernachlässigen.

Atropinartige Belladonna-Alkaloide und ihre quarternären Ammoniumderivate bzw. deren synthetische Analoga werden bei verschiedenen Indikationen angewendet, wie z. B. als Spasmolytika, Sekretionshemmer, Anti-Parkinsonmittel und als Mydriatika. Der Wirkmechanismus dieser Parasympatholytika entspricht dem des Atropins. Bei systemischer Applikation sind atropinartige Wirkungen beim Feten nicht auszuschließen.

Butylscopolamin ist das am weitesten verbreitete Spasmolytikum (z. B. Buscopan®). Es wird per os eingenommen schlecht resorbiert.

Scopolamin wird als Mydriatikum (Boro-Scopol®) angeboten und als Pflaster zur Vorbeugung von Reisekrankheit (Scopoderm® TTS). Es wurde auch als Hypnotikum verwendet (Scopolamin hydrobromicum „Eifelfango").

Homatropin (Homatropin-POS®) ist als Mydriatikum erhältlich.

Methylscopolamin (in Oragallin® S) wird für Spasmen der Gallenwege angeboten, *Methanthelinium* (Vagantin®) für entsprechende Beschwerden des Magen-Darm-Traktes. Systematische Untersuchungen zur Entwicklungstoxizität dieser Mittel und verwandter Spasmolytika wie *Butinolin* (z.B. in Spasmo-Solugastril®), *Denaverin* (Spasmalgan®), *Glycopyrroniumbromid* (Robinul®), *Hymecromon* (z.B. Cholspasmin®), *Mebeverin* (Duspatal®), *Methanthelinium* (Vagantin®), *Oxybutinin* (z.B. Dridase®), *Phenamazid* (Aklonin®), *Pipenzolat* (ila-med®), *Pipoxolan* (Rowapraxin®), *Tiropramid* (z.B. Alfospas®), *Tolterodin* (Detrositol®), *Trospiumchlorid* (Spasmex®) und *Valethamatbromid* (Epidosin®) liegen nicht vor. In einem kanadischen Bericht zu 10 versehentlichen Anwendungen von *Pinaverium* in der Schwangerschaft werden 9 unauffällige Kinder und ein Spontanabort genannt. Fünf Mütter hatten das Mittel im 1. Trimenon, fünf zwischen Woche 12 und 16 eingenommen. Es war mit dem antiemetischen Medikament Diclectin verwechselt worden (Einarson 1999).

Spezifische embryotoxische Effekte beim Menschen sind bei Anwendung der genannten Belladonna-Alkaloide bisher nicht beobachtet worden. Auch die Anwendung von Anticholinergika wie z.B. *Glycopyrronium* unter der Geburt wird offenbar gut vom Feten vertragen (Ure 1999).

> **Empfehlung für die Praxis:** Anticholinergika können bei strenger Indikationsstellung in der gesamten Schwangerschaft angewendet werden. Dies betrifft auch das Atropin selbst. Funktionelle Auswirkungen, z.B. auf die Herzfrequenz des Feten, müssen bei systemischer Applikation bedacht werden. Butylscopolamin ist Spasmolytikum der Wahl in dieser Arzneigruppe. Bei bestimmten Arten der Blaseninkontinenz erscheint auch das ebenfalls weit verbreitete Oxybutinin akzeptabel. Die diagnostische Anwendung von Anticholinergika am Auge („Weittropfen") ist unproblematisch. Eine Diarrhö sollte nicht routinemäßig mit Anticholinergika behandelt werden.

2.14.9 Cholinergika

Pharmakologie und Toxikologie. In den vergangenen 30 Jahren sind zahlreiche Publikationen zur Therapie mit *Pyridostigmin* (z.B. Mestinon®)

und *Neostigmin* (z. B. Prostigmin®) in der Schwangerschaft erschienen. Insbesondere bei Pyridostigmin ging es meist um die Behandlung der Autoimmunerkrankung Myasthenie. Nach diesen Erfahrungen besitzen Cholinergika beim Menschen kein teratogenes Potential.

Auf Auswirkungen der Autoimmunerkrankung selbst, z. B. auf die Plazenta und auf antikörperinduzierte Phänomene in der Neonatalzeit, soll hier nicht eingegangen werden.

Zu den anderen Cholinergika *Anetholtrithion* (Mucinol®), *Bethanechol* (Myocholine-Glenwood®), *Carbachol* (z. B. Doryl®), *Ceruletid* (Takus®), *Distigmin* (Ubretid®) und *Physostigmin* (Anticholium®) liegen keine ausreichenden Daten zur Anwendung in der Schwangerschaft vor. Doch auch bei ihnen sind teratogene Schäden wenig wahrscheinlich, insbesondere bei den relativ weitverbreiteten Substanzen Carbachol, Distigmin und Physostigmin.

> **Empfehlung für die Praxis:** Bei entsprechender Indikation wie z. B. (postoperativer) Atonie des Darmes oder der Blase und Myasthenie dürfen Neostigmin, Pyridostigmin, Carbachol, Distigmin und Physostigmin verwendet werden. Wurde versehentlich ein anderes Medikament dieser Gruppe appliziert, rechtfertigt dies weder einen risikobegründeten Schwangerschaftsabbruch (siehe Kapitel 1) noch invasive Diagnostik.

2.14.10 Andere Peristaltikanreger

Pharmakologie und Toxikologie. *Metoclopramid* (z. B. Paspertin®), *Bromoprid* (Cascapride®), *Cisaprid* (z. B. Alimix®, Propulsin®), *Domperidon* (Motilium®) sind zur Behandlung von Motilitätsstörungen des oberen Magen-Darm-Trakts zugelassen, *Dexpanthenol* (Bepanthen®) bei Darmatonie.

Metoclopramid wird in Abschnitt 2.4.4 behandelt.

Eine Studie mit 128 *Cisaprid*-behandelten Schwangeren, davon 88 im 1. Trimenon erbrachte keine erhöhte Fehlbildungsrate oder andere Auffälligkeiten des Schwangerschaftsausgangs gegenüber einer nichtbehandelten Kontrollgruppe (Bailey 1997). Zu den anderen Arzneimitteln liegen keine ausreichenden Erfahrungen, jedoch auch keine Hinweise auf spezifische teratogene Effekte beim Menschen vor.

> **Empfehlung für die Praxis:** Metoclopramid ist Mittel der Wahl bei Motilitätsstörungen (mit Übelkeit) im oberen Gastrointestinaltrakt. Eine (versehentliche) Anwendung der anderen Mittel stellt nach heutigem Wissen keine Risikosituation für den Feten dar.

Dosierung: Metoclopramid 3–4 × 10 mg/Tag

2.14.11 Obstipation in der Schwangerschaft

Schwangere Patientinnen klagen häufig über hartnäckige Obstipation, die durch die muskelrelaxierende Wirkung des Progesterons an der Muskulatur des Dickdarmes und durch die gesteigerte Resorption von Wasser und Elektrolyten in der Schwangerschaft zu erklären ist. Sicher spielt aber das subjektive Empfinden der Schwangeren (Völlegefühl durch den wachsenden Uterus) eine große Rolle. Vor der Verabreichung von Laxanzien muß daher geklärt werden, ob überhaupt eine Obstipation vorliegt (Stuhlgang hart und trocken, schmerzhaft, seltener als 3mal/Woche).

Therapeutisch sollte zunächst versucht werden, eine Besserung durch ballaststoffreiche Kost, ausreichende Flüssigkeitszufuhr (ca. 2 l/Tag), Trainieren des Defäkationsreflexes und vermehrte körperliche Bewegung zu erzielen. Nur falls der Erfolg ausbleibt, kann es erforderlich sein, Abführmittel einzusetzen, um die Passagegeschwindigkeit des Darminhaltes zu erhöhen.

Der Gewöhnung an diese Mittel und dem sich daraus entwickelnden Abusus mit überhöhten Dosen muß entgegengewirkt werden, weil Wasserverluste, Elektrolytimbalancen und in der fortgeschrittenen Schwangerschaft auch Uteruskontraktionen den Feten gefährden könnten.

Laxanzien sollten in der Schwangerschaft nur verabreicht werden, wenn diätetische und physikalische Maßnahmen keinen Erfolg hatten. Dann sind Füll- und Quellstoffe Mittel der ersten Wahl.

2.14.12 Füll- und Quellstoffe

Pharmakologie und Toxikologie. Nichtresorbierbare Stoffe, die unter Wasseraufnahme eine Volumenvergrößerung erfahren, lösen eine gesteigerte Darmperistaltik aus. Zu dieser Gruppe der Laxanzien gehören

Nahrungsmittel mit hohem Zellulosegehalt wie *Leinsamen* und *Weizenkleie* sowie *Agar-Agar* und *Carboxymethyl-Cellulose* bzw. *Methylcellulose*.

> **Empfehlung für die Praxis:** Alle Füll- und Quellstoffe sind in der Schwangerschaft als sicher anzusehen und sollten bei Obstipation bevorzugt eingesetzt werden.
>
> **Dosierung:**
> | | |
> |---|---|
> | Leinsamen | 2–3mal/Tag 1 Eßlöffel mit viel Flüssigkeit |
> | Agar-Agar | 4–16 g/Tag |
> | Carboxymethyl-Cellulose | 1–6 g/Tag in 1–2 Glas Wasser |

2.14.13 Osmotische und salinische Abführmittel

Pharmakologie und Toxikologie. *Lactulose* (z. B. Lactocur®), ein schwer spaltbares Disaccharid mit osmotischer Wirkung, ist weit verbreitet und in moderater Anwendung gut verträglich. Mit gleicher Wirkung werden schlecht resorbierbare Alkohole wie *Mannit* und *Sorbit* verwendet. Salze mit abführender Wirkung sind ebenfalls schwer resorbierbar und binden im Darm größere Mengen Wasser, die die Dehnungsreflexe des Darmes stimulieren.

Es empfiehlt sich die Einnahme isotoner Lösungen, da hypertone Lösungen den Nachteil haben, dem Körper beträchtliche Flüssigkeitsmengen zu entziehen.

Salze, die sich am besten als salinische Abführmittel eignen, sind *Natriumsulfat* (Glaubersalz) und *Magnesiumsulfat* (Bittersalz); auch *Kalium-Natriumtartrat*, *Kaliumbitartrat* und *Zitrate* finden Anwendung. Generell können Magnesiumsalze die Wehen hemmen (Steinhoff 1990), nach oraler Zufuhr als Laxans ist dieser Effekt jedoch kaum nachzuweisen.

> **Empfehlung für die Praxis:** Lactulose ist nach den Füll- und Quellstoffen das Abführmittel der Wahl in der Schwangerschaft. Auch Mannit und Sorbit sowie das salinische Abführmittel Natriumsulfat dürfen in der Schwangerschaft als Laxanzien angewendet werden. Magnesiumsulfat ist vor allem bei Schwangeren mit Herz-Kreislauf- und Nierenerkrankungen kontraindiziert, da bei ihnen die Resorption von Magnesiumionen eine zusätzliche Belastung bedeuten kann. Bei Natriumsulfat im

normalen Dosisbereich ist die Resorption von Natriumionen zu vernachlässigen. Andere Salze sollten nicht benutzt werden.

Dosierung: Lactulose 1- bis 2mal täglich 5–10 g
Natriumsulfat (Glaubersalz) 10–20 g als isotone (ca. 4%ige) Lösung

2.14.14 Diphenylmethane

Pharmakologie und Toxikologie. Die Diphenylmethane *Phenolphthalein* (z. B. Agarol®) und seine Derivate *Bisacodyl* (z. B. Dulcolax®) und *Natriumpicosulfat* (z. B. Agiolax®Pico) wirken durch Stimulierung der Dickdarmperistaltik laxierend.

Phenolphthalein wird zu 15% resorbiert und nach Glukuronidierung mit dem Harn (rötliche Verfärbung) ausgeschieden. Bisacodyl wird nur zu 5% resorbiert. Eine teratogene oder spezifische fetotoxische Wirkung der Diphenylmethane wurde nicht beobachtet.

Empfehlung für die Praxis: Bisacodyl ist in der gesamten Schwangerschaft Mittel der Wahl, wenn eine Obstipation medikamentös behandelt werden muß und weder Quellstoffe noch osmotische Laxanzien ausreichend wirken.

Dosierung: Bisacodyl oral 10–15 mg
rektal 10 mg als Suppositorium

2.14.15 Anthrachinonderivate

Pharmakologie und Toxikologie. Anthrachinonderivate mit laxierender Wirkung kommen in einer Reihe von Pflanzen vor: *Folia Sennae* (z. B. Pursennid®), *Rhizoma Rhei* (z. B. Plantoletten®), *Cortex Frangulae* (z. B. Eupond-F®) und *Aloe* (z. B. Laxatan®). Die abführende Wirkung wird durch direkte Stimulierung der Muskulatur des Dickdarmes ausgelöst. Anthrachinonderivate liegen als Glykoside vor. Nach Abspaltung des Zuckeranteils im Darm werden sie teilweise resorbiert und mit dem Harn ausgeschieden (Verfärbung!). Anthrachinonderivate sind offenbar nicht teratogen.

Eine stimulierende Wirkung an der Uterusmuskulatur ist diskutiert worden, ebenso das Risiko des Mekoniumabgangs beim Feten durch direkte Wirkung des Aloe-Wirkstoffs *Aloin*.

> **Empfehlung für die Praxis:** Anthrachinonderivate sind während der Schwangerschaft zu meiden. Eine dennoch erfolgte Anwendung rechtfertigt weder einen risikobegründeten Abbruch der Schwangerschaft (siehe Kapitel 1) noch eine invasive Diagnostik.

2.14.16 Rizinusöl

Pharmakologie und Toxikologie. Aus *Oleum Ricini* (Rizinusöl) wird durch Lipasen im Dünndarm die Ricinolsäure freigesetzt. Diese ruft durch Reizung der Darmschleimhaut eine laxierende Wirkung hervor. Rizinusöl ist ein drastisch wirkendes Abführmittel, das für eine länger dauernde Therapie nicht geeignet ist. Außerdem hat es einen unangenehmen Geschmack. Beim Menschen wurden keine spezifischen embryotoxischen Effekte beobachtet. Manche Autoren warnen vor einem möglichen wehenauslösenden Effekt. Im Rahmen einer „natürlichen" Geburtseinleitung wurde es, gemischt z. B. mit Orangensaft, angewendet.

> **Empfehlung für die Praxis:** Die einmalige Anwendung von Rizinusöl in der Schwangerschaft ist, falls wirklich indiziert, vertretbar. Im letzten Trimenon sollte Rizinusöl wegen möglicher Wehenförderung jedoch nicht genommen werden.
>
> **Dosierung:** Rizinusöl   oral   15–30 ml

2.14.17 Gleitmittel

Pharmakologie und Toxikologie. *Paraffinum subliquidum* hemmt die intestinale Resorption der fettlöslicher Vitamine, wie z. B. des Vitamin K, und kann damit die fetale Entwicklung beeinträchtigen. Die Tatsache, daß geringe Mengen resorbiert werden und zu granulomatösen Reaktionen führen können, sowie das Risiko pulmonaler Schäden nach Aspiration (Lipoidpneumonie) schränken den therapeutischen Wert von Paraffinum subliquidum generell ein.

Docusat (z. B. Potsilo®) ist ein Abführmittel, das ebenfalls die Gleitfähigkeit des Darminhaltes im Kolon erhöht. Es beeinträchtigt die

Funktion der Darmschleimhaut und führt zur vermehrten Resorption anderer Arzneimittel. Auch wurde ein Neugeborenes mit klinisch manifester Hypomagnesiämie nach mütterlicher hochdosierter Docusatanwendung beschrieben (Schindler 1984).

> **Empfehlung für die Praxis:** Paraffinum subliquidum und Docusat sind in der Schwangerschaft kontraindiziert. Eine dennoch erfolgte Exposition erfordert außer Umstellung der Behandlung keine Konsequenzen.

2.14.18 Antidiarrhoika

Pharmakologie und Toxikologie. Bei akuter Diarrhö steht auch in der Schwangerschaft die symptomatische Therapie mit Flüssigkeitsersatz und Aufrechterhalten des Elektrolythaushaltes im Vordergrund. Verlaufen infektiöse Enteritiden invasiv (blutige Stühle, hohes Fieber), so kann eine antibiotische Behandlung erforderlich sein.

Diphenoxylat wird zur Hemmung der Darmmotilität angeboten. Es ist ein Pethidinderivat und reagiert mit den Opiatrezeptoren, verfügt jedoch nicht über analgetische Eigenschaften. *Loperamid* (z. B. Imodium®) ist mit dem Diphenoxylat hinsichtlich Struktur und Wirkung verwandt. Es wird nur zu geringen Teilen resorbiert. Nach den bisherigen Erfahrungen wirkt es zentral weniger opiatartig als Diphenoxylat.

In einer prospektiven Untersuchung an 105 Schwangeren mit *Loperamid*-Behandlung, davon 89 im 1. Trimenon, zeigten sich keine Hinweise auf teratogene Effekte. Auffällig war lediglich das gegenüber einer Kontrollgruppe um durchschnittlich 200 g niedrigere Geburtsgewicht jener Kinder, deren Mütter durchgehend behandelt wurden (Einarson 2000).

Zu *Diphenoxylat* liegen keine Hinweise auf spezifische embryotoxische Wirkungen vor, der Umfang an dokumentierten Erfahrungen ist jedoch nicht groß. Gleiches gilt für *Tanninalbumat* (z. B. Tannalbin®).

> **Empfehlung für die Praxis:** Nur selten erfordert eine akute Diarrhö eine Behandlung, die über diätetische Maßnahmen hinaus geht. Falls tatsächlich eine medikamentöse Hemmung der Darmmotilität indiziert ist, sollte Loperamid gewählt werden.
>
> **Dosierung:** Loperamid 2 mg, maximal 12 mg/Tag

2.14.19 Mittel gegen chronisch-entzündliche Darmerkrankungen

Pharmakologie und Toxikologie. Bei den chronisch-entzündliche Darmerkrankungen *Colitis ulcerosa* und *Morbus Crohn* kommen Sulfonamide, 5-Aminosalicylsäure, Glucocorticoide (Prednisolon systemisch oder Budesonid lokal), Methotrexat, Immunsuppressiva und neuerdings auch Immunmodulatoren zum Einsatz.

Salazosulfapyridin bzw. *Sulfasalazin* (Azulfidine®, Colo-Pleon®), ein Kombinationsprodukt aus einem Sulfonamidanteil und 5-Aminosalicylsäure, galt lange Zeit als das Mittel der Wahl bei Colitis ulcerosa (Mogadam 1981). Die Erfahrungen beim Menschen belegen, daß diese Substanz nicht teratogen ist. Die Bedenken, der Sulfonamidanteil könne – pränatal verabreicht – einen Kernikterus beim Neugeborenen begünstigen sind theoretisch verständlich, in der Praxis aber nicht von Bedeutung.

In einer Kasuistik zur Sulfasalazin-Therapie einer Schwangeren mit 3 g/Tag wird ein Neugeborenes mit passagerer Neutropenie beschrieben (Levi 1988).

Da in den meisten Fällen der antiphlogistisch wirkende Anteil des Sulfasalazin, die 5-Aminosalicylsäure (5-AS), bei Behandlung chronisch entzündlicher Darmerkrankungen allein ebenso wirksam ist, wird er seit einigen Jahren als Monosubstanz *Mesalazin* angeboten (z. B. Claversal®, Salofalk®).

Olsalazin (Dipentum®) zur Rezidivprophylaxe der Colitis ulcerosa ist ein Doppelmolekül aus zwei Mesalazinanteilen.

Mesalazin wird sehr häufig in der Schwangerschaft verordnet, ohne daß sich bisher Hinweise auf teratogene Wirkungen ergeben haben (z. B. Habel 1993). Über ein Neugeborenes mit Nierenfunktionsstörungen wird berichtet, dessen Mutter vom 3. bis 5. Monat täglich 2–4 g Mesalazin eingenommen hat (Colombel 1994). Der von den Autoren als Ursache erwogene Prostaglandinantagonismus von 5-Aminosalicylsäure wird von anderen in Frage gestellt. Obwohl bei oraler Anwendung von Mesalazin bis zu 50 % resorbiert werden, gelangen nur geringe Mengen über die Plazenta zum Feten. Das könnte auch erklären, daß bisher keine Auswirkungen auf den fetalen Ductus arteriosus im Sinne eines vorzeitigen Verschlusses unter Behandlung nach der 30. Schwangerschaftswoche beschrieben wurden. Andererseits werden in einer Publikation gleiche Mesalazinkonzentrationen im mütterlichen und Nabelschnurblut beschrieben (Christensen 1994).

Auch die bisher größte Studie zur pränatalen Verträglichkeit des Mesalazins mit mehreren hundert Frauen, eine kontrollierte, multizentrische Untersuchung des European Network of Teratology Information Services (ENTIS; Rost van Tonningen 2001) ergab keine Hinweise auf pränatale oder perinatale Arzneitoxizität. Gleiches gilt für zwei Untersuchungen mit 165 bzw. 123 Schwangeren (Diav-Citrin 1998, Marteau 1998). Andererseits ist erkennbar, daß für einen möglichst unkomplizierten Verlauf der Schwangerschaft Mesalazin ausreichend hoch dosiert werden muß, um das Risiko einer Exazerbation zu mindern, die ihrerseits Frühgeburtlichkeit und andere Schwangerschaftskomplikationen begünstigt.

> **Empfehlung für die Praxis:** Mesalazin und Olsalazin sind Mittel der Wahl bei chronisch entzündlichen Darmerkrankungen. Es muß so hoch dosiert werden, wie therapeutisch erforderlich. Es sollte keine Dosisreduktion mit Rücksicht auf die Schwangerschaft vorgenommen werden! Falls der antibiotische Effekt des klassischen Sulfasalazin erwünscht ist, kann auch dieses verordnet werden. Corticoide dürfen in der Schwangerschaft sowohl lokal, d.h. rektal, als auch systemisch verwendet werden. Methotrexat darf nicht verordnet werden.
> Die anderen immunsuppressorisch bzw. immunmodulierend wirkenden Medikamente wie z.B. Azathioprin sollten vitalen Indikationen vorbehalten bleiben (siehe Abschnitt 2.15).
>
> **Dosierung:** Sulfasalazin   bis 3 und mehr g/Tag
>   Mesalazin   bis 3 (–4,5) g/Tag
>   Olsalazin $2 \times 0,5$ g/Tag

2.14.20 Dimeticon und pflanzliche Carminativa

Pharmakologie und Toxikologie. Unter Carminativa werden Substanzen zusammengefaßt, die bei Meteorismus lindernd wirken. Dazu gehören pflanzliche Mittel wie *Kümmel*, *Anis* und *Pfefferminz* mit entsprechend wirksamen ätherischen Ölen. Sie sind in der Schwangerschaft als sicher anzusehen.

Dimeticon (z.B. sab simplex®) entschäumt das für den Meteorismus ursächliche Gas-Flüssigkeits-Gemisch und erleichtert damit den Weitertransport des Darminhaltes. Es wird nicht resorbiert und ist in der Schwangerschaft gut verträglich.

> **Empfehlung für die Praxis:** Dimeticon und pflanzliche Mittel, die Anis, Kümmel oder Pfefferminz enthalten, dürfen in der gesamten Schwangerschaft als Carminativa verwendet werden.
>
> **Dosierung:** Dimeticon   jeweils 40–100 mg zu den Mahlzeiten

2.14.21 Chenodeoxycholsäure und Ursodeoxycholsäure

Pharmakologie und Toxikologie. Die Entstehung von Cholesterin-Gallensteinen wird in der Schwangerschaft wahrscheinlich durch eine verminderte Kontraktilität der Gallenblase begünstigt. Keinen Einfluß auf die Steinbildung soll hingegen die ebenfalls beobachtete Erhöhung der Cholesterinkonzentration in der Gallenflüssigkeit haben (Braverman 1980).

Zur Auflösung cholesterinhaltiger Gallensteine werden bei Patienten mit funktionsfähiger Gallenblase die natürlicherweise vorkommenden Gallensäuren bzw. deren Metabolite eingesetzt. *Chenodeoxycholsäure* (Chenofalk®), *Ursodeoxycholsäure* (z.B. Cholit-Ursan®, Ursofalk®) bzw. eine Kombination beider Wirkstoffe (Lithofalk®, Urso Mix®) können durch Verschiebung der Konzentrationsverhältnisse von Cholesterin zu Gallensäuren die Auflösung von Gallensteinen bewirken.

Ursodeoxycholsäure wirkt bei hepatozellulären Schäden, die durch Gallensäuren induziert sind, also vor allem bei cholestatischen Erkrankungen, wie der primär biliären Zirrhose. Da die Wirkung eine symptomatische ist, ist eine Dauerbehandlung erforderlich.

Aussagefähige Untersuchungen zur Anwendung bei Schwangeren gibt es bisher nur für Ursodeoxycholsäure in der zweiten Schwangerschaftshälfte, vor allem zur offenbar gut wirksamen Behandlung der Schwangerschaftscholestase (McDonald 1999), die mit Juckreiz, Ikterus sowie erhöhter alkalischer Phosphatase (AP) und γ-Glutamyltranspeptidase (γ-GT) einhergeht. Unter dieser Therapie wurde nicht nur eine Besserung mütterlicher Symptome und Laborparameter beobachtet sondern auch eine Verringerung der erkrankungsbedingten Frühgeburtlichkeit (Palma 1997). Es wurde keine Zunahme toxischer Ursodeoxycholsäure-Metaboliten im Mekonium gefunden, der Gallensäuregehalt des Mekoniums kann sich durch die mütterliche Erkrankung verändern, nicht aber durch die Medikation (Rodrigues 1999).

Über embryotoxische Schäden durch Gallensäurebehandlung wurde bisher nicht berichtet. Für die tierexperimentell beobachteten Fehlbildungen und Leberschäden nach Gabe dieser Mittel gibt es bislang kein Korrelat beim Menschen.

> **Empfehlung für die Praxis:** Chenodeoxycholsäure und Ursodeoxycholsäure sind während der ersten drei Schwangerschaftsmonate zu meiden. Falls eine Patientin während der Behandlung schwanger wird, sollte das Medikament in der Regel abgesetzt werden. Eine Ausnahme stellt die primär biliäre Zirrhose dar, die ggf. durchgängig mit Ursodeoxycholsäure behandelt werden muß. Auch bei Schwangerschaftscholestase kann dieses Mittel verordnet werden. Eine Behandlung mit Gallensäuren im 1. Trimenon rechtfertigt nach heutigem Erkenntnisstand weder einen risikobegründeten Abbruch der Schwangerschaft (siehe Kapitel 1) noch zusätzliche diagnostische Maßnahmen.

2.14.22 Lipidsenker allgemein

Lipidsenker sind während einer Schwangerschaft kaum indiziert. Eine lebensverlängernde Wirkung wird, sofern diese Mittel überhaupt dazu beitragen, nach heutigem Wissen nicht durch eine Behandlungspause von einigen Monaten in Frage gestellt.

2.14.23 Clofibrinsäurederivate und -analoga

Pharmakologie und Toxikologie. *Clofibrat* (z. B. Clofibrat Stada® N) ist ein Lipidsenker mit Wirkung auf die Triglyzeride, in geringem Ausmaß auch auf Cholesterin. Er wird bei primären Hyperlipidämien eingesetzt. Im Tierversuch konnte Clofibrat im fetalen Gewebe nachgewiesen werden. Wegen der verminderten Glukuronidkonjugation beim Feten ist bei Behandlung am Ende der Schwangerschaft eine Kumulation vorstellbar.

Die Analogprodukte *Bezafibrat* (z. B. Cedur®), *Etofibrat* (Lipo-Merz®), *Etofyllinclofibrat* (Duolip®), *Fenofibrat* (z. B. Normalip® pro) und *Gemfibrozil* (Gevilon®) sind pharmakologisch und toxikologisch wie das Clofibrat zu beurteilen.

Der Umfang an Erfahrungen mit Clofibrat, erst recht aber mit den anderen Wirkstoffen, ist für eine Risikobewertung in der Schwangerschaft unzureichend. Hinweise auf ein nennenswertes teratogenes Potential beim Menschen existieren bisher nicht.

> **Empfehlung für die Praxis:** Clofibrat sollte ebenso wie Bezafibrat, Etofibrat, Fenofibrat und Gemfibrozil in der Schwangerschaft nicht verordnet werden. Eine dennoch erfolgte Behandlung mit einem dieser Lipidsenker rechtfertigt weder einen risikobegründeten Abbruch der Schwangerschaft (siehe Kapitel 1) noch invasive diagnostische Maßnahmen.

2.14.24 Cholesterolsynthese-Enzym-Hemmer

Pharmakologie und Toxikologie. *Lovastatin* (Mevinacor®) und *Simvastatin* (Denan®, Zocor®), aus Aspergillus terreus gewonnenene Lipidsenker, wirken über die kompetitive Hemmung der Hydroxymethylglutaryl-Coenzym-A-Reduktase. Dieses Enzym steuert entscheidend die Cholesterin-Synthesegeschwindigkeit.

Fluvastatin (Cranoc®, Locol®) und *Pravastatin* (Liprevil®, Pravasin®) werden aus anderen Mikroorganismen gewonnen, wirken aber wie die vorgenannten Präparate.

Eine lebensverlängernde Wirkung der „Statine" ist bisher nicht eindeutig erwiesen, auch wenn manche Studien auf geringere Infarktraten hindeuten. Ebenfalls noch nicht abgeschlossen ist die Diskussion über kanzerogene Eigenschaften der „Statine".

Es gibt retrospektive Einzelfallberichte und prospektive Fallsammlungen eines Herstellers mit 56 *Lovastatin*- und 126 *Simvastatin*-behandelten Schwangeren (Manson 1996). Diese erbrachten verschiedene Fehlbildungen wie z.B. eine Holoprosenzephalie, aber kein typisches Muster von Entwicklungsanomalien. Die weiteren, teilweise auch in anderen Kasuistiken beschriebenen Fälle betreffen einen Neuralrohrdefekt (Hayes 1995), eine VATER-Assoziation (Ghidini 1992), kardiovaskuläre Defekte, Polydaktylie und Hypospadie, jedoch werden auch zahlreiche Verläufe mit normalem Schwangerschaftsausgang nach Behandlung im 1. Trimenon beschrieben (Manson 1996). Die Erhebungsweise dieser Fallsammlungen erlaubt keine statistische Risikoberechnung.

Tierexperimentelle Ergebnisse deuten nicht auf ein erhebliches teratogenes Risiko bei dieser Arzneimittelgruppe hin. Bei Nagetieren wurden unter einer Lovastatindosis, die dem 500fachen einer therapeutischer Dosis beim Menschen entspricht, Entwicklungsanomalien (u.a. Gastroschisis und Skelettanomalien) beobachtet. Einige andere Medikamente dieser Gruppe haben sich im Tierversuch erst im maternotoxischen Dosisbereich als pränatal schädigend gezeigt, jedoch nicht als teratogen.

Interessant ist in diesem Zusammenhang eine Versuchsreihe an trächtigen Ratten, bei denen eine Hypocholesterinämie verursacht wurde durch Blockade des Enzyms 7-dehydrocholesterol-δ7-Reduktase (analog der Situation beim Smith-Lemli-Opitz-Syndrom). Die Feten zeigten später gehäuft eine Holoprosenzephalie (Kolf-Clauw 1997).

Zusammenfassend ergeben die vorliegenden Daten bislang keine Hinweise auf ein erhöhtes embryotoxisches Risiko beim Menschen nach Exposition im 1. Trimenon.

Eine differenzierte Risikobewertung ist aufgrund der geringen Fallzahlen noch nicht möglich.

Zu *Atorvastatin* (Sortis®) und *Cerivastatin* (z.B. Lipobay®) liegen keine publizierten Daten vor, der Hersteller des letztgenannten Mittels hat u.a. eine Spontanmitteilung zu einem Feten mit Holoprosenzephalie nach Therapie in der Frühschwangerschaft erhalten.

> **Empfehlung für die Praxis:** Atorvastatin, Cerivastatin, Fluvastatin, Lovastatin, Pravastatin und Simvastatin sollten in der Schwangerschaft nicht verordnet werden, da ihre Unbedenklichkeit nicht erwiesen und Nachteile für die Mutter durch eine Unterbrechung der Therapie für den Zeitraum einer Schwangerschaft offenbar nicht zu erwarten sind. Eine dennoch erfolgte Behandlung rechtfertigt keinen risikobegründeten Schwangerschaftsabbruch (siehe Kapitel 1), doch ist eine Ultraschallfeindiagnostik zur Bestätigung der normalen morphologischen Entwicklung, insbesondere des ZNS, zu erwägen.

2.14.25 Colestyramin und andere Lipidsenker

Pharmakologie und Toxikologie. *Colestyramin* (z.B. Quantalan®) ist ein Anionenaustauscherharz, das aus dem Magen-Darm-Trakt nicht resorbiert wird. Es bindet Gallensäuren und bildet mit diesen einen unlöslichen Komplex, der mit dem Stuhl ausgeschieden wird. Dies führt zu einer Reduktion des Cholesterins und der LD(low density)-Lipoproteine im Serum. Colestyramin wird bei Schwangerschaftscholestase gegen den Juckreiz eingesetzt. Die bisher vorliegenden Fallberichte sprechen gegen teratogene Eigenschaften (Landon 1987). Ein zumindest theoretisches Risiko ergibt sich für den Feten daraus, daß es neben Gallensäuren auch andere lipophile Substanzen, wie z.B. fettlösliche Vitamine und Medikamente bindet. Eine Kasuistik beschreibt eine schwere Hirnblutung beim Feten und diskutiert einen Vitamin-K-Mangel durch die Colestyraminbehandlung der Mutter (Sadler 1995).

Andere Lipidsenker wie *Acipimox* (Olbemox®), *Colestipol* (z.B. Cholestabyl®), *ß-Sitosterin* (z.B. Sito Lande®), *Inositolnicotinat* (z.B. Nicolip®) und *Probucol* sind unzureichend auf ihre Verträglichkeit in der Schwangerschaft untersucht. Auch für diese Mittel fehlen bisher Hinweise auf spezifische teratogene Wirkungen.

> **Empfehlung für die Praxis:** Colestyramin darf bei Schwangerschaftscholestase eingesetzt werden oder wenn die Anwendung eines Lipidsenkers zwingend indiziert ist. Es ist dabei streng auf die ausreichende Zufuhr von fettlöslichen Vitaminen zu achten, die zeitlich versetzt zum Medikament eingenommen werden müssen.
> Acipimox, Colestipol, β-Sitosterin, Inositolnicotinat und Probucol sollen in der Schwangerschaft nicht verordnet werden. Eine dennoch erfolgte Applikation rechtfertigt weder einen risikobegründeten Schwangerschaftsabbruch (siehe Kapitel 1) noch eine invasive Diagnostik.

▶ 2.14.26 Appetitzügler

Pharmakologie und Toxikologie. *Amfepramon* (synonym *Diethylpropion*; z.B. Regenon®), *Dexfenfluramin*, *Fenproporex*, *Mefenorex* (Rondimen®), *Norpseudoephedrin* (Antiadipositum X-112 S) und *Sibutramin* (Reductil®) gehören zu den Appetitzüglern. Bedenken gegen diese Mittel sind aufgrund experimenteller Ergebnisse und im Zusammenhang mit Einzelfallberichten wiederholt geäußert worden. Es wird auf ein den Amphetaminen ähnliches perfusionsminderndes Potential hingewiesen, das theoretisch zu Disruptionsfehlbildungen führen könnte. Andere Autoren diskutieren Störungen der Temperaturregulation oder die im Zuge der *Gewichtsabnahme* auftretende azidotische oder ketotische Stoffwechsellage als Ursache für embryotoxische Schäden wie z.B. Neuralrohrdefekte (Robert 1992). Eine Studie des European Network of Teratology Information Services (ENTIS) mit 168 ausgewerteten, vornehmlich Dexfenfluramin-exponierten Schwangerschaften erbrachte keine Hinweise auf teratogene Eigenschaften der Appetitzügler (Vial 1992).

Eine vor Schwangerschaft bestehende *Adipositas* ist gemäß einer neueren retrospektiven Fall-Kontroll-Untersuchung mit 277 betroffenen Müttern mit einem mindestens 2fach erhöhten Risiko für Neuralrohrdefekte, insbesondere Spina bifida verbunden, unabhängig von perikonzeptioneller Vitamin- bzw. Folsäureeinnahme (Shaw 2000 A).

Eine ähnliche Risikokonstellation findet sich in einer retrospektiven Fall-Kontroll-Untersuchung mit 538 betroffenen Müttern, die während der Schwangerschaft weniger als 10 kg an Körpergewicht zunahmen, verglichen mit solchen, deren *Gewichtszunahme* bei oder über 10 kg lag. Am deutlichsten war die Assoziation, wenn die Zunahme weniger als 5 kg betrug. Auch in dieser Untersuchung wurden Unterschiede bei anderen relevanten Faktoren wie der Folsäureeinnahme ausgeschlossen (Shaw 2000 B). Die Autoren halten sich aber bei der Beantwortung der Frage zurück, ob die mangelnde Gewichtszunahme Ursache oder Folge der Organfehlentwicklung ist.

> **Empfehlung für die Praxis:** Appetitzügler sind in der Schwangerschaft kontraindiziert. Die versehentliche Einnahme rechtfertigt keinen risikobegründeten Schwangerschaftsabbruch (siehe Kapitel 1). Bei Abusus bzw. nach längerdauernder Einnahme während der Schwangerschaft sowie nach erheblicher Gewichtsabnahme in der Frühschwangerschaft sollte durch Ultraschallfeinuntersuchung und α-Fetoprotein-Bestimmung im mütterlichen Serum die morphologische Entwicklung insbesondere des Neuralrohres kontrolliert werden.

Literatur

Bailey B, Addis A, Lee A et al. Cisapride use during human pregnancy: a prospective, controlled multicenter study. Dig Dis Sci 1997; 42: 1848–1852.

Braverman DZ, Johnson ML, JernE. Effects of pregnancy and contraceptive steroids on gallbladder function. N Engl J Med 1980; 302: 362–4.

Caspary WF, Rösch W. Diagnostik und Therapie der Helicobacter-pylori-Infektion. Dtsch Ärzteblatt 1996; 93 (33): C1492–5.

Christensen LA, Rasmussen SN, Hansen SH. Disposition of 5-aminosalicylic acid and N-acetyl-5-aminosalicyclic acid in fetal and maternal body fluids during treatment with different 5-aminosalicylic acid preparations. Acta Obstet Gynecol Scand 1994; 7: 399–402.

Colombel JF, Brabant G, Gubler MC et al. Renal insufficiency in infant: side-effect of prenatal exposure to mesalazine? Lancet 1994; 344: 620–1.

Diav-Citrin O, Park YH, Veerasuntharam G, Polachek H, Bologa M, Pastuszak A, Koren G. The safety of mesalamine in human pregnancy: a prospective controlled cohort study. Gastroenterology 1998; 114: 23–28.

Einarson A, Mastroiacovo P, Arnon J, Ornoy A, Addis A, Malm H, Koren G. Prospective, controlled, multicentre study of loperamide in pregnancy. Can J Gastroenterol 2000; 14: 185–87.

Einarson A, Bailey B, Koren G. Pregnancy outcome of women exposed to pinaverium due to a dispensing error. Ann Pharmacother 1999; 33: 112–13.

Garbis H. Persönliche Mitteilung, 2001.

Ghidini A, Sicherer S, Willner J. Congenital abnormalities (VATER) in baby born to mother using lovastatin. Lancet 1992; 339: 1416–7.

Glade G, Saccar CL, Pereira GR. Cimetidine. Transient liver impairment in the newborn. Case report. Am J Dis Child 1980; 134: 87–8.

Habel FM, Hui G, GreenbergR. Oral 5-aminosalicylic acid for inflammatory bowel disease in pregnancy: safety and clinical course. Gastroenterology 1993; 105: 1057–60.

Hayes A et al. Mevacor – a new teratogen? Am J Hum Genet 1995; 57: A92.

Jacoby EB, Porter KB. Helicobacter pylori infection and persistent hyperemesis gravidarum. Am J Perinatol 1999; 16: 85–88.

Kivado I, Saari-Roski S. Placental transmission of atropine at full term pregnancy. Br J Anaesth 1977; 49: 1017–21.

Kolf-Clauw M et al. Cholesterol biosynthesis inhibited by BM15.766 induces holoprosencephaly in the rat. Teratology 1997; 56: 188–200.

Koren G, Zemlickis DM. Outcome of pregnancy after first trimester exposure to H_2 receptor antagonists. Am J Perinatol 1991; 8: 37–8.

Lalkin A, Loebstein R, Addis A, Ramezani-Namin F, Mastroiacovo P, Mazzone T, Vial T, Bonati M, Koren G. The safety of omeprazole during pregnancy: A multicenter prospective controlled study. Am J Obstet Gynecol 1998;179: 727–30.

Landon MB, Soloway RD, Freedman LJ, Gabbe SJ. Primary sclerosing cholangitis and pregnancy. Obstet Gynecol 1987; 69: 457.

Manson JM Freyssinges C, Ducrocq MB, Stephenson WP. Postmarketing surveillance of lovastatin and simvastatin exposure during pregnancy. Reprod Toxicol 1996; 10: 439–46.

Marteau P, Tennenbaum R, Elefant E, Lemann M, Cosnes J. Foetal outcome in women with inflammatory bowel disease treated during pregnancy with oral mesalazine microgranules. Aliment Pharmacol Ther 1998; 12: 1101–8.

McDonald JA. Cholestasis of pregnancy. J Gastroenterol Hepatol 1999; 14: 515–18.

Mogadam M, Dobbins WO, Korelitz BI. Pregnancy in inflammatory bowel disease. Effect of sulfasalazine and corticosteroids on fetal outcome. Gastroenterology 1981; 80: 72–6.

Ornoy A. Persönliche Mitteilung, 2001.

Palma J, Reyes H, Ribalta J, Hernandez I, Sandoval L, Almuna R, Liepins J, Lira F, Sedano M, Silva O, Toha D, Silva JJ. Ursodeoxycholic acid in the treatment of cholestasis of pregnancy: a randomized, double-blind study controlled with placebo. J Hepatol 1997; 27: 1022–1028.

Robert E. Handling surveillance types of data on birth defects and exposures during pregnancy. Reprod Toxicol 1992; 6: 205–9.

Rodrigues CM, Marin JJ, Brites D. Bile acid patterns in meconium are influenced by cholestasis of pregnancy and not altered by ursodeoxycholic acid treatment. Gut 1999; 45: 446–52.

Rost van Tonningen M. Persönliche Mitteilung, 2001.

Ruigomez A, Garcia Rodriguez LA, Cattaruzzi C, Troncon MG, Agostinis L, Wallander MA, Johannson S. Use of cimetidine, omeprazole, and ranitidine in pregnant women and pregnancy outcomes. Am J Epidemiol 1999; 150: 476–81.

Sadler LC, Lane M, North R. Severe fetal haemorrhage during treatment with cholestyramine for intrahepatic cholestasis of pregnancy. Br J Obstet Gynaecol 1995;102(2):169–70.

Schindler AM. Isolated neonatal hypomagnesemia associated with maternal overuse of stool softener. Lancet 1984; 2: 822.

Shaw GM [A], Todoroff K, Finnell RH, Lammer EJ. Spina bifida phenotypes in infants or fetuses of obese mothers. Teratology 2000; 61: 376–81.

Shaw GM [B], Todoroff K, Carmichael SL, Schaffer DM, Selvin S. Lowered weight gain during pregnancy and risk of neural tube defects among offspring (abstract). Teratology 2000; 61: 451.

Steinhoff R, Spielmann H. Arzneimittelverordnung in der Schwangerschaft, Teil 8. Laxanzienverordnung während der Schwangerschaft. Gynäk Prax 1990; 14: 797–8.

Ure D, James KS, McNeill M, Booth JV. Glycopyrrolate reduces nausea during spinal anaesthesia for caesarean section without affecting neonatal outcome. Br J Anaesth 1999; 82: 277–9.

Vial T, Robert E, Carlier P, Bertolotti E, Brun A. First-trimester in utero exposure to anorectics: a french collaborative study with special reference to dexfenfluramine. Intern J Risk Saf Med 1992; 3: 207–14.

2.15 Antineoplastische Mittel, Immunsuppressiva und Immunmodulatoren

2.15.1 Antineoplastische Chemotherapie allgemein

Eine Krebsbehandlung während der Schwangerschaft oder Schwangerschaften nach abgeschlossener Krebsbehandlung sind zunehmend Gegenstand einer Diskussion, weil heute mehr Frauen im „höheren" Alter zwischen 30 und 40 Jahren schwanger werden und eine zytostatische Therapie häufiger zur erfolgreichen Remission führt. Da Krebstherapeutika primär schnell wachsende Zellen hemmen, gefährdet diese Therapie prinzipiell auch den Embryo. Tierexperimentell wirken fast alle Zytostatika bei zumindest einer Tierspezies teratogen (Schardein 2000).

Dagegen ist es schwierig, das teratogene Potential einzelner Zytostatika beim Menschen zu bestimmen, weil nach den heute verbreiteten Polychemotherapie-Schemata fast immer Kombinationen mehrerer Arzneimittel angewendet werden. Außerdem müssen andere potentiell entwicklungstoxische Co-Faktoren wie eine Bestrahlung und die Erkrankung selbst berücksichtigt werden.

Schließlich liegen zu den meisten antineoplastischen Substanzen nur wenige Fallberichte oder kleine Fallserien vor, die hinsichtlich ihres Ergebnisses keineswegs als repräsentativ oder statistisch signifikant angesehen werden dürfen. Unabhängig vom Fehlbildungsrisiko können intrauterine Wachstumsretardierung und Frühgeburt Folgen der eingreifenden Behandlung sein.

Eine zytostatische Therapie kann in Abhängigkeit von den Wirkstoffen, der kumulativen Dosis bzw. dem Behandlungszeitraum zur Minderung der Fruchtbarkeit führen. Dies macht sich bei Frauen stärker bemerkbar als bei Männern. Es liegen zahlreiche Berichte über einen unauffälligen Schwangerschaftsverlauf nach früherer Chemotherapie vor. Nach dem derzeitigen Wissensstand gibt es keine substantiellen Hinweise auf ein erhöhtes Fehlbildungsrisiko bei Schwangerschaften nach abgeschlossener Chemotherapie der Mutter oder des Vaters (Übersicht in Schardein 2000).

Im Gegensatz zu vielen anderen Erkrankungen, werden Malignome heute nach optimierten Therapieschemata behandelt, die zu ignorieren aufgrund der vital bedrohlichen Erkrankung der Mutter nicht zu verantworten ist. Daher kann in diesem Abschnitt nicht wie in anderen

Abschnitten des Buches eine Therapie der Wahl aus embryotoxikologischer Perspektive empfohlen werden.

2.15.2 Einteilung der Chemotherapeutika

In der Krebs-Chemotherapie unterscheidet man folgende Arzneimittelgruppen:

Zytostatika
- Vinca-Alkaloide und Analoga
- Podophyllotoxin-Derivate
- Alkylanzien
  - Nitroseharnstoff-Alkylanzien
  - Stickstofflost-analoge Alkylanzien
  - andere Alkylanzien
- zytotoxische Antibiotika
- Antimetabolite
- andere Zytostatika

andere antineoplastische Mittel
- Platinverbindungen
- sonstige antineoplastische Mittel

endokrin wirkende antineoplastische Mittel
- Hormone
- Hormon-Antagonisten

2.15.3 Vinca-Alkaloide und Analoga

Vinblastin (Velbe®) leitet sich von einem pflanzlichen Alkaloid ab und hemmt ebenso wie das verwandte *Vincristin* die Zellteilung durch Angriff an der Mitosespindel. Mehrere Fallberichte zur Anwendung im 1. Trimenon oder während der gesamten Schwangerschaft beschreiben unauffällige Verläufe. Es gibt aber auch Berichte über ein Kind mit Hydrozephalus und einem weiteren mit Gaumenspalte, deren Mütter Vinblastin im Rahmen einer Kombinationstherapie erhalten hatten (Mulvihill 1987).

Fast alle nach einer während der Schwangerschaft erfolgten *Vincristin* (z.B. cellcristin®)-Therapie geborenen Kinder waren unauffällig (Übersicht in Schardein 2000). Es wurde jedoch auch über einen abortierten Feten mit Nierenagenesie nach einer Kombinationstherapie berichtet (Mennuti 1975) und über ein letal verlaufendes Atemnotsyndrom bei einem in Woche 37 geborenen Kind, dessen Mutter in der Frühschwangerschaft eine Kombinationstherapie mit Vincristin erhalten hatte (Thomas 1976). Auch ein Fall mit neonataler Panzytopenie wurde publiziert (Pizzuto 1980).

Im Zusammenhang mit Vincristin wurde ein erhöhtes Abortrisiko für schwangere Krankenschwestern erörtert, die regelmäßig beruflich mit diesem Chemotherapeutikum in Berührung kamen. Ein kausaler Zusammenhang läßt sich mit den bisher vorliegenden Erfahrungen weder beweisen noch ausschließen (z.B. Stucker 1990).

Drei Kinder, deren Mütter wegen Brustkrebs im 2. bzw. 3. Trimenon mit *Vinorelbin* (Navelbinev®) plus 5-Fluorouracil behandelt wurden, boten im Alter von 2 bzw. 3 Jahren einen völlig normalen Entwicklungsstatus (Cuvier 1997).

Zu *Vindesin* (Eldisine®) liegen bisher keine Erfahrungen vor.

▶ 2.15.4 Podophyllotoxin-Derivate

Teniposid (VM 26-Bristol®) ist ein semisynthetisches Derivat des Podophyllotoxin. Es hemmt die Topo-Isomerase, verhindert die DNA-Synthese und die Zelltransformation in die Prophase. Nur ein Fallbericht zu einem gesunden Neugeborenen liegt vor, bei dem die Mutter während des 2. Trimenons gleichzeitig mit anderen Chemotherapeutika behandelt worden war (Lowenthal 1982).

Zu *Etoposid* (z.B. Riboposid®) liegen fünf Fallberichte über eine Kombinationstherapie mit anderen Chemotherapeutika im 2. und 3. Trimenon vor. Ein Kind hatte eine Alopezie, zwei zeigten hämatologische Auffälligkeiten wie Anämie, Leukopenie und Thrombopenie und drei Neugeborene waren gesund. In allen Fällen entwickelten sich die Kinder im ersten bzw. zweiten Lebensjahr unauffällig und es zeigten sich keine weiteren Knochenmarksfunktionsstörungen (z.B. Rodriguez 1995, Murray 1994, Brunet 1993).

▶ 2.15.5 Nitroseharnstoff-Alkylanzien

Die Nitroseharnstoffverbindung *Streptozocin* wird nur bei metastasierendem Inselzell-Karzinom des Pankreas eingesetzt. Ein Fallbericht beschreibt nach durchgehender Behandlung einen unauffälligen Schwangerschaftsausgang (Schapira 1984). Die tierexperimentell beobachteten diabetogenen Effekte des Wirkstoffes sind beim Menschen offenbar nicht relevant.

Zu *Carmustin* (Carmubris®), *Fotemustin*, *Lomustin* (Cecenu®) und *Nimustin* (ACNU®) liegen keine Informationen vor.

2.15.6 Stickstofflost-analoge Alkylanzien

Chlorambucil (Leukeran®) blockiert die DNA-Replikation. Es gibt zwei Berichte über eine unilaterale Nierenagenesie (z.B. Steege 1980), allerdings auch zahlreiche Berichte über einen unauffälligen Schwangerschaftsausgang. Eine differenzierte Risikobeurteilung ist noch nicht möglich.

Von 26 im 1. Trimenon mit *Cyclophosphamid* (z.B. Cyclostin®, Endoxan®) behandelten Schwangeren zeigten sich in acht Fällen Fehlbildungen an Skelett, Gaumen, Extremitäten und Augen. Bei einer Zwillingsschwangerschaft hatte der Junge multiple Fehlbildungen und entwickelte mit 11 Jahren ein Schilddrüsenkarzinom, das Mädchen war gesund (Enns 1999). Durch Therapie mit Cyclophosphamid im 2. und 3. Trimenon kann eine Panzytopenie beim Neugeborenen induziert werden.

Ifosfamid (z.B. Holoxan®) und *Trofosfamid* (Ixoten®) sind dem Cyclophosphamid strukturell ähnlich. Informationen zur Anwendung in der Schwangerschaft liegen nicht vor.

Es wurden Fälle von chromosomalen Anomalien und Malignomentwicklung bei nicht-schwangeren Patienten beobachtet, die mit *Melphalan* (Alkeran®) behandelt worden waren. Entsprechende Auswirkungen auf pränatal exponierte Kinder wurden bisher nicht publiziert. Zur Anwendung in der Schwangerschaft liegt lediglich ein Bericht über eine Fehlgeburt unter Monotherapie vor (Zemlickis 1992).

Zu *Bendamustin* (Ribamustin®) gibt es einen Fallbericht über ein gesundes Kind, dessen Mutter im 1. Trimenon behandelt worden war (zitiert in Schardein 2000).

Estramustin (z.B. cellmustin®)-exponierte Schwangerschaften wurden bisher nicht beschrieben.

2.15.7 Andere Alkylanzien

Busulfan (Myleran®) wirkt speziell alkylierend auf das Knochenmark und wird deshalb bei Leukämien und bei der Vorbereitung zur Knochenmarkstransplantation eingesetzt. Über 40 exponierte Schwangerschaften sind publiziert, sechs der Kinder wiesen verschiedene Fehlbildungen auf, die kein spezifisches Muster erkennen lassen (Übersicht in Schardein 2000, Briggs 1998). Ein teratogenes Risiko muß für Busulfan angenommen werden. Die Schädigungswahrscheinlichkeit liegt wohl nicht über 10%. Sie ist aufgrund der wenigen vorliegenden Daten nicht genau zu beurteilen.

Vier von zehn mit *Dacarbazin* (Detimedac®) behandelten Schwangeren waren im 1. Trimenon exponiert. Alle Neugeborenen waren unauffällig (Aviles 1991).

In einigen Fallberichten wurden Oligodaktylie, Hirnblutungen, Hydrozephalus und Nierenanomalien unter *Mechlorethamin*-Therapie zusammen mit *Procarbazin* und Vinblastin beschrieben (z.B. Zemlickis 1992), während andere Schwangerschaften unauffällig verliefen (z.B. Aviles 1991).

Procarbazin (Natulan®) ist Bestandteil der Kombinationstherapie bei Morbus Hodgkin und anderen Lymphomen. Zwei von sechs während der gesamten Schwangerschaft exponierten Neugeborenen wiesen Fehlbildungen auf. Es handelte sich um multiple Hämangiome, Nieren- und Extremitätenanomalien, einen Ventrikelseptumdefekt sowie intrauterine Wachstumsretardierung (Schapira 1984). Eine Frau, die 30 Tage lang versehentlich 50 mg täglich im 2. Trimenon einnahm, wurde von einem unauffälligen Kind entbunden. Procarbazin ist ein schwacher Monoamino-Oxidase-Hemmstoff. Hypertensive Kreislaufzwischenfälle können daher bei gleichzeitiger Applikation von synergistisch wirkenden Arzneimitteln auftreten.

Keine fetotoxischen Effekte fand man bei einem Kind, dessen Mutter im 3. Trimenon wegen Leukämie mit täglich 30 mg *Thio-TEPA = Thiophosphamid* (Thiotepa „Lederle"®) behandelt wurde. Weitere dokumentierte Erfahrungen liegen nicht vor.

Zu *Chlormethin, Temozolomid* (Temodal®) und *Treosulfan* (Ovastat®) gibt es keine Informationen zur Anwendung bei Schwangeren.

Gleiches gilt für *Pipobroman* (bei Polycythaemia vera eingesetzt) und für *Plicamycin*.

▶ 2.15.8 Zytotoxische Anthracylin-Antibiotika

Daunorubicin (z.B. Daunoblastin®) greift in die DNA-Synthese ein. Bei 29 Schwangeren, vier davon waren im 1. Trimenon exponiert, wiesen die 22 lebendgeborenen Kinder keine Fehlbildungen auf (Übersicht bei Briggs 1998). Bei zwei dieser Kinder kam es im Alter von zwei Monaten zu einer vorübergehenden Neutropenie. Nachfolgeuntersuchungen an 13 Kindern dieser Gruppe im Alter zwischen 6 Monaten und 9 Jahren zeigten eine normale Entwicklung.

Doxorubicin (z. B. Adriblastin®) wurde in zahlreichen Schwangerschaften beschrieben, darunter 40 mit Behandlung im 1. Trimenon (Übersicht bei Schardein 2000). Ein Kind, dessen Mutter gleichzeitig andere Chemotherapeutika erhalten hatte, wies eine Analatresie und rekto-vaginale Fistel auf. Die anderen Neugeborenen zeigten keine Anomalien.

Zu *Idarubicin* (Zavedos®) liegen zwei Fallberichte über Kombinationstherapien nach dem 1. Trimenon vor (Claahsen 1998, Reynoso 1994). Im ersten Fall kam es nach Therapiebeginn zum intrauterinen Fruchttod, im zweiten wurde ein wachstumsretardiertes, im übrigen aber gesundes Neugeborenes beschrieben.

Zu *Mitoxantron* (Novantron®) liegen ebenfalls zwei Fallberichte vor. Der eine betrifft eine Kombinationsbehandlung u. a. mit Idarubicin, nach dessen Einführung in die Therapie sich ein intrauteriner Fruchttod ereignet (Claahsen 1998). Der andere betrifft eine Polychemotherapie von Woche 24–34 mit einem unauffälligen Neugeborenen (Azuno 1995).

Zur Behandlung von Schwangeren mit *Aclarubicin* (Aclaplastin®), *Epirubicin* (Farmorubicin®) und *Pirarubicin* liegen keine Informationen vor.

2.15.9 Andere zytotoxische Antibiotika

Bleomycin (z. B. BLEO-cell®) ist ein zytotoxisches Glycopeptid-Antibiotikum, das mit anderen Chemotherapeutika bei Morbus Hodgkin und Teratomen im 2. und 3. Trimenon eingesetzt wurde. Es zeigten sich weder Fetopathien noch Chromosomenstörungen. Ein Kind, dessen Mutter außerdem mit Etoposid und Cisplatin bis eine Woche vor Entbindung behandelt worden war, wies eine Neutropenie und Leukopenie auf (Raffles 1989). Weitere 23 Kinder zeigten ein normales intrauterines Wachstum (Aviles 1991).

Spezifische Anomalien zeigten sich weder bei 58 in der Frühschwangerschaft mit *Dactinomycin* (Lyovac-Cosmegen®) exponierten Kindern noch bei solchen, deren Mütter nach dem 1. Trimenon behandelt worden waren (Übersicht in Schardein 2000).

Zu *Mitomycin* (z. B. Mito-medac®) gibt es keine Informationen zur Verträglichkeit in der Schwangerschaft.

2.15.10 Folsäure-analoge Antimetabolite (Folsäure-Antagonisten)

Folsäure spielt eine wichtige Rolle bei der Nukleinsäuresynthese. *Folsäure-Antagonisten* können daher über eine Hemmung des Nukleinsäurestoffwechsels entwicklungsschädigend wirken. Mit *Aminopterin*, eine dem *Methotrexat* (z. B. MTX Hexal®) verwandte Substanz, wurden schon in den 50er Jahren Schwangerschaftsabbrüche eingeleitet. Rund 20 Fallbeschreibungen nach Gabe zwischen Woche 4 und 12 mit Tagesdosen von 1–3 mg und mehr zeigen ein teratogenes Muster von Methotrexat bzw. Aminopterin mit Kleinwuchs, Kraniosynostose, Hydrozephalus, Hypertelorismus, hohem Ansatz der Stirnhaare, tiefsitzenden Ohren, Mikrognathie und Gaumenspalte (Bawle 1998). Auch Extremitätenanomalien und Neuralrohrdefekte traten auf. Weitere 17 dokumentierte Schwangerschaften verliefen nach fehlgeschlagener Abortinduktion mit Aminopterin unauffällig (Übersicht bei Schardein 2000). Sowohl über normale Intelligenz bei inzwischen Erwachsenen mit Aminopterin/Methotrexat-Syndrom wird berichtet (Bawle 1998) als auch über eine psychomotorische Entwicklungsverzögerung bei einem Kleinkind mit typischen Stigmata (Del Campo 1999).

Während Aminopterin heute in der Therapie keine Rolle mehr spielt, wird *Methotrexat* nicht nur bei Malignomen sondern auch – in niedrigerer Dosis von etwa 7,5–15 mg/Woche – bei rheumatischen Erkrankungen und chronisch entzündlichen Darmerkrankungen sowie zum Abbruch ektopischer Schwangerschaften verwendet. Aufgrund bisher vorliegender Erfahrungen wurde postuliert, daß eine Behandlung zwischen den Wochen 6–8 nach Konzeption und eine Dosis von mehr als 10 mg pro Woche Voraussetzung für eine Entwicklungsschädigung sei (Feldkamp 1993). Zumindest die zeitliche Beschränkung des „teratogenen Fensters" sollte vorsichtig bewertet und nicht als erwiesen angesehen werden.

Zu *Raltotrexed* gibt es keine Informationen.

2.15.11 Purin-analoge Antimetabolite (Purin-Antagonisten)

6-Mercaptopurin (*6-MP*; Puri-Nethol®) ist ein Purin-Analogon, das über eine Hemmung der Nukleinsäuresynthese wirkt. Ein entwicklungstoxisches Potential könnte sich u.a. über Störungen des mütterlichen Zink-Stoffwechsels ergeben. Etwa 80 exponierte Schwangere, darunter 37 im 1. Trimenon, sind dokumentiert. Viele wurden gleichzeitig mit anderen Chemotherapeutika behandelt. In drei Fällen wurde über Fehlbildungen berichtet. Es läßt sich aber kein typisches Muster erkennen (Übersicht in Schardein 2000). Drei weitere Kinder hatten hämatologische Auffälligkeiten, die wahrscheinlich mit einer Knochenmarkssuppression durch die mütterliche Therapie zu erklären sind. Ein erhebliches teratogenes Potential läßt sich aus diesen Erfahrungen nicht ableiten.

Tioguanin (Thioguanin-Glaxo Wellcome®) ist ein Purin-Analogon, das DNA-Brüche in Säugetierzellen verursacht. Bei fünf im 1. Trimenon behandelten Schwangeren fand sich kein auffälliges Neugeborenes (Übersicht in Schardein 2000). Eine weitere Kasuistik beschreibt ein Kind mit Kraniosynostosis, Fingeranomalien und Radiusaplasie, dessen Mutter in Woche 6 nach Konzeption gleichzeitig auch mit Cytarabin behandelt worden war.

Beim Kind einer wegen Haarzell-Leukämie bis Woche 10 mit *Cladribin* (Leustatin®) behandelten Schwangeren zeigten sich keine teratogenen Effekte (Alothman 1994).

Zu *Fludarabin* (Fludara®) gibt es keine Informationen.

2.15.12 Pyrimidin-analoge Antimetabolite (Pyrimidin-Antagonisten)

Der Pyrimidin-Antagonist *Cytarabin* (z. B. Alexan®, Udicil®) hemmt sowohl die DNA- als auch die RNA-Synthese durch Verdrängen von Cytosin, von dem es sich durch den Zuckeranteil Arabinose unterscheidet. Nach Behandlung mit Cytarabin wird über 10 normale Kinder berichtet sowie über zwei Kinder mit Extremitätenanomalien, eines hatte zusätzlich eine bilaterale Mikrotie und Atresie des äußeren Gehörgangs (Übersicht bei Schardein 2000). Therapiert wurde jeweils im 1. Trimenon oder während der gesamten Schwangerschaft. Ein weiteres Kind, dessen Mutter im 3. Trimenon gleichzeitig mit fünf anderen Chemotherapeutika behandelt wurde, wog nur 1000 g und litt unter einer Panzytopenie.

5-Fluorouracil (*5-FU*; z.B. Fluroblastin®) greift durch Verdrängen von Uracil ebenfalls in die DNA- und RNA-Synthese ein. Einige Fallberichte zur Anwendung im 1. Trimenon zusammen mit anderen Chemotherapeutika zeigen sowohl Fehlgeburten wie unauffällige Verläufe

(Zemlickis 1992). Weitere Kasuistiken liegen vor zu einer komplexen Fehlbildung nach Exposition in Woche 11 und 12 (Stephens 1980), zu einem Fall mit neonataler Zyanose und auffälligem Bewegungsmuster sowie zu einem im übrigen gesunden Kind mit intrauteriner Wachstumsretardierung nach hochdosierter Therapie im 2. und 3. Trimenon (z. B. Dreicer 1991). Zur topischen Anwendung von Fluorouracil siehe Abschnitt 2.10.12.

Zu *Gemcitabin* (Gemzar®) gibt es keine Informationen zur Verträglichkeit in der Schwangerschaft.

▶ 2.15.13 Andere Zytostatika

Bezüglich *Docetaxel* (Taxotere®) und *Paclitaxel* (Taxol®) liegen keine Erfahrungen zur Verträglichkeit in der Schwangerschaft vor.

▶ 2.15.14 Platin-Verbindungen

Cisplatin (z. B. Platinex®) wird bei verschiedenen Tumoren eingesetzt. Während der embryonalen Entwicklung ist der Transfer über die Plazenta gering und kein erhebliches embryotoxisches Risiko zu erwarten (Koph-Maier 1983). Eine Kasuistik zu einem Frühgeborenen mit Neutropenie, Haarausfall und Hörstörungen, das 6 Tage nach Exposition geboren wurde, spricht jedoch für einen quantitativen Transfer zumindest ab Beginn des 3. Trimenons (Raffles 1989). Ob die tierexperimentell z. B. an der Haut beobachtete erhöhte Tumorrate nach pränataler Exposition klinisch relevant ist, kann nicht beurteilt werden.

Carboplatin (z. B. Ribocarbo®) ist dem Cisplatin verwandt. Fetotoxische Wirkungen wurden bei einer zwischen Woche 31 und 36 behandelten Schwangeren nicht beobachtet.

Zu *Oxaliplatin* (Eloxatin®) gibt es keine Informationen zur Verträglichkeit in der Schwangerschaft.

▶ 2.15.15 Andere antineoplastische Mittel

Asparaginase (z. B. Erwinase®) ist ein pflanzliches Enzym, das die Verfügbarkeit der Aminosäure Asparagin für das Tumorwachstum reduziert. Es wird mit anderen Chemotherapeutika bei akuter Leukämie kombiniert. Keine Fehlbildungen fanden sich unter sieben im 2. Trimenon exponierten Kindern, zwei der Kinder wiesen jedoch eine Knochenmarkhypoplasie auf und eines Anomalien in der Struktur einzelner Chromosomen (z. B. Turchi 1988, Scheuning 1987).

Hydroxycarbamid bzw. *Hydroxyharnstoff* (z. B. Litalir®) hemmt die DNA-Synthese und wird zur Behandlung von chronischer Leukämie sowie bei Thrombocythämie und Sichelzellanämie eingesetzt. Unter 40 Neugeborenen, deren Mütter vorwiegend im 1. Trimenon behandelt worden waren, fanden sich keine grobstrukturellen Fehlbildungen (z. B. Thauvin-Robinet 2001, Diav-Citrin 1999).

All-trans-Retinsäure (ATRA) bzw. *Tretinoin* (Vesanoid®) wird oral bei promyelozytärer Leukämie mit einer Tagesdosis von 45 mg/m^2 eingesetzt. Sieben dokumentierte Verläufe, davon einer mit Behandlung im 1. Trimenon, erbrachten keine Hinweise auf Fehlbildungen. In einem Fall wurde 3 Wochen nach Therapiebeginn, in Woche 33 eine fetale Arrhythmie diagnostiziert, die nach Sectio-Entbindung rasch nicht mehr nachweisbar war. Weder im Nabelschnurblut zwei Stunden nach Applikation noch beim Neugeborenen konnte Tretinoin nachgewiesen werden (Übersicht bei Briggs 1998, Terada 1997). Weitere Details zu den auch beim Menschen als teratogen erwiesenen Retinoiden siehe in Abschnitt 2.10.9.

Zu *Amsacrin* (Amsidyl®), *Miltefosin* (Miltex®) und *Pentostatin* (Nipent®) gibt es keine Informationen zur Verträglichkeit in der Schwangerschaft.

Gleiches gilt für die Topo-Isomerase-Inhibitoren *Irinotecan* (Campto®) und *Topotecan* (Hycamtin®).

Mistelpräparate (*Viscum album*; z. B. Iscador®) wurden hinsichtlich ihrer entwicklungstoxischen Eigenschaften beim Menschen noch nicht systematisch untersucht. Es gibt bisher jedoch keine substantiellen Hinweise auf eine vorgeburtliche Schädigung. Einige nicht-publizierte Fallbeobachtungen deuten auf eine gute Verträglichkeit hin, reichen aber nicht für eine verbindliche Risikoabschätzung aus. Eine dringend indizierte oder versehentlich erfolgte Anwendung rechtfertigt weder einen risikobegründeten Schwangerschaftsabbruch noch invasive Diagnostik.

2.15.16 Endokrin wirkende Hormone und Hormon-Antagonisten

Siehe Abschnitt 2.13

2.15.17 Zusammenfassende Empfehlung zur antineoplastischen Chemotherapie

Für praktisch alle Krebsmedikamente reichen die vorliegenden Erfahrungen nicht für eine differenzierte Risikobewertung aus. Das wird sich auch in naher Zukunft nicht ändern. Ein Grund dafür ist die glücklicherweise seltene Anwendung dieser Therapie bei Schwangeren, ein anderer ist die häufige Polychemotherapie, die eine separate Beurteilung einzelner Substanzen erschwert.

Offenbar haben in dieser Arzneimittelgruppe die Antimetabolite die stärkste teratogene Wirkung, abgesehen von der teratogenen Retinsäure Tretinoin. Ob eine antirheumatische Basistherapie mit bis zu 10 mg Methotrexat/Woche teratogene Wirkungen entfalten kann, ist bisher nicht sicher zu beurteilen, eine Unbedenklichkeit dieser Therapie ist jedoch keinesfalls belegt, d.h. für nicht-onkologische Indikationen ist Methotrexat in der Schwangerschaft kontraindiziert.

Wenn irgend möglich, sollte eine Chemotherapie nicht vor Abschluß der 10. Schwangerschaftswoche begonnen werden. Dies gilt insbesondere für Antimetabolite und Tretinoin. Ist dies aus mütterlicher Indikation aber erforderlich, ist genau abzuwägen, ob die Schwangerschaft ausgetragen werden soll. In dieser Diskussion müssen sowohl die während der Schwangerschaft noch zu erwartende Therapie als auch der prognostizierte Krankheitsverlauf mit ihren Auswirkungen auf Mutter und Kind berücksichtigt werden.

Im 2. und 3. Trimenon scheint in den weitaus meisten Fällen die Chemotherapie vom Feten vertragen zu werden, mit Ausnahme einer passageren Knochenmarkssuppression und möglichen Geschlechtsdifferenzierungsstörungen unter Tamoxifen.

Im 3. Trimenon ist bei bevorstehender Chemotherapie individuell zu entscheiden, ob bei entsprechender Reife des Kindes und nach vorheriger Lungenreifungs-Induktion mit Glucocorticoiden, das Kind vorzeitig geboren werden sollte, um ihm eine (weitere) Exposition zu ersparen.

Jeder Frau, die eine Schwangerschaft nach Chemotherapie-Behandlung im 1. Trimenon austrägt, sollte eine Ultraschallfeindiagnostik angeboten werden, nach Applikation von Folsäure-Antagonisten im 1. Trimenon sollten Neuralrohrdefekte gezielt ausgeschlossen werden.

Eine **zurückliegende Chemotherapie** stellt nach heutigem Wissen kein nennenswertes Risiko für Fehlbildungen bei späteren Schwangerschaften dar. Zwar wird generell bei Frauen eine Frist von 2 Jahren und beim Mann von 6 Monaten (etwa zwei Spermatogenese-Zyklen) empfohlen, in der nach einer Chemotherapie eine Schwangerschaft vermieden werden sollte. Wird diese Frist aber (ungewollt) unterschritten, rechtfertigt dies keinesfalls den Abbruch einer intakten und akzeptierten Schwangerschaft.

Immer wieder wird erörtert, ob eine Chemotherapie des Mannes oder der Frau vor oder zum Zeitpunkt der Konzeption, eine pränatale Chromosomenanalyse erfordert. Bisherige Erfahrungen deuten nicht darauf hin, daß das zytotoxische und mutagene Potential vieler Chemotherapeutika tatsächlich klinisch relevant ist i.S. eines vermehrten Vorkommens pränatal diagnostizierbarer Chromosomenstörungen oder Gendefekte. Allerdings sind solche Effekte nicht mit absoluter Sicherheit auszuschließen. Vorherrschend ist heute die Meinung, in solchen Fällen nicht routinemäßig zu invasiven Maßnahmen wie Amniozentese oder Chorionzottenbiopsie zu raten, und zwar weder bei vorangehender Chemotherapie der Frau noch des Mannes.

Ein regelmäßiger **beruflicher Umgang mit Zytostatika** sollte in der Schwangerschaft unterbleiben. Hat eine Krankenschwester bis zur Feststellung der Schwangerschaft in einer entsprechenden Abteilung gearbeitet, ergeben sich daraus weder diagnostische Konsequenzen noch rechtfertigt dies einen risikobegründeten Abbruch der Schwangerschaft.

2.15.18 Immunsuppressiva allgemein

Man unterscheidet die chemisch definierten Immunsuppressiva *Azathioprin* (z.B. Imurek®), *Ciclosporin A* (Sandimmun®), *Mycophenolatmofetil* (CellCept®) und *Tacrolimus* (FK 506; Prograf®) von den organisch gewonnenen Immunsuppressiva aus der Gruppe der *monoklonalen Antikörper*, zu diesen zählen *Basiliximab* (Simulect®), *Daclizumab* (Zenapax®), *Edrecolomab* (Panorex®), *Infliximab* (Remicade®), *Muromonab-CD3* (Orthoclone OKT3®) und *Rituximab* (Mabthera®).

Klinische Erfahrungen liegen vor allem zu Schwangerschaften nach Nieren- und Lebertransplantation und Langzeittherapie mit Azathioprin, Ciclosporin und Tacrolimus in Kombination mit einem niedrigdosierten Glucocorticoid (Prednisolon) vor. Insbesondere dann, wenn keine Abstoßungsreaktionen auftreten und die Transplantation mindestens 1–2 Jahre zurückliegt, ist die Prognose für eine Schwangerschaft gut. Zwar wurde häufiger per Sectio entbunden und es wurden vermehrt Frühgeburten sowie passagere Nierenfunktionsstörung beim Neugeborenen beobachtet, ein erhöhtes Fehlbildungsrisiko oder bleibende Funktionsdefizite sind aber aufgrund der vorliegenden Fallberichte nicht zu erwarten.

▶ 2.15.19 Azathioprin

Azathioprin ist ein zur Immunsuppression genutzter Antimetabolit der zum Purin-Analogon 6-Mercaptopurin (siehe oben) metabolisiert wird. Azathioprin hat sich in Bakterientestsystemen als mutagen erwiesen und im Tierexperiment als teratogen. Mehrere Hundert dokumentierte Schwangerschaften haben keine erhöhte Fehlbildungsrate erkennen lassen (Übersicht bei Schardein 2000, Briggs 1998, Wu 1998). Die meisten Frauen hatten eine Nierentransplantation erhalten, manche wurden wegen chronisch entzündlicher Darmerkrankungen behandelt. Wie andere zytotoxische Substanzen vermag Azathioprin das intrauterine Wachstum zu hemmen, so daß verschiedentlich ein erniedrigtes Geburtsgewicht beobachtet wurde. Dies kann allerdings auch Folge der Grunderkrankung oder der häufig gleichzeitig erfolgten Glucocorticoidtherapie sein. Außerdem fanden sich gelegentlich Zeichen einer neonatalen Immunsuppression, eine Leukopenie oder Panzytopenie. Es wurde postuliert, daß eine neonatale Hämatopoese-Hemmung mit einer Leukopenie bei der Mutter korreliert (Davison 1985).

Zusammenfassend ist bei der Immunsuppression mit Azathioprin ein nennenswertes teratogenes Potential beim Menschen bisher nicht erkennbar.

▶ 2.15.20 Ciclosporin A

Ciclosporin A stammt aus Pilzkulturen und wird ebenfalls nach Transplantationen und bei immunologischen Erkrankungen eingesetzt. Im Tierversuch wirken hohe Dosen teilweise fetotoxisch. Teratogene Schäden imponierten hingegen nicht. Wiederholt wurde eine intrauterine Wachstumsretardierung beim Menschen beschrieben, die jedoch vorsichtig interpretiert werden muß, weil wie bei Azathioprin auch andere Faktoren und die Grunderkrankung selbst hierzu disponieren. Vermehrte Frühgeburten konnten zwei Autorengruppen, u.a. in einer

Metaanalye nicht erkennen (Bar-Oz 1999, Crawford 1993). Bei sechs im ersten Lebensjahr nachuntersuchten Kindern fanden sich verschiedene, anhaltende Beeinträchtigungen bei den B- und T-Lymphozyten sowie den NK(Natural Killer)-Zell-Funktionen, die aber offenbar nicht klinisch relevant wurden (Di Paolo 2000). In zwei anderen Untersuchungen zeigte sich keine veränderte Immunreaktion bei Kindern bis zum Alter von 2 Jahren (Baarsma 1993) bzw. bis durchschnittlich 5 Jahren (Rieder 1997). Die zuletzt genannte Untersuchung an 14 Kindern ergab auch keine Hinweise auf neurologische Störungen. Ein Fallbericht beschreibt ein 2jähriges Kind mit Hepatoblastom nach mütterlicher Behandlung mit Ciclosporin während der gesamten Schwangerschaft (Roll 1997). Zahlreiche andere Publikationen berichten hingegen von mehreren Hundert unauffälligen Schwangerschaften (z. B. Rayes 1998, Wu 1998, Lamarque 1997, Armenti 1994). Zusammenfassend ist bei der Immunsuppression mit Ciclosporin ein nennenswertes teratogenes Potential beim Menschen bisher nicht erkennbar.

2.15.21 Tacrolimus, Mycophenolatmofetil und monoklonale Antikörper

Tacrolimus ist ein aus Streptomyces hergestelltes Immunsuppressivum. Bei Behandlung einer nierentransplantierten Mutter mit Zwillingsschwangerschaft verstarb eines der beiden Neugeborenen an einer Kardiomyopathie (Vyas 1999). Bei einigen Dutzend Schwangeren mit Tacrolimus-Therapie nach Leber- oder Nierentransplantation fanden sich keine Hinweise auf teratogene Effekte (z.B. Briggs 1998, Rayes 1998, Resch 1998, Wu 1998). Jedoch lag die Frühgeburtenrate etwas höher und das Geburtsgewicht niedriger als erwartet. Außerdem wiesen mehrere Neugeborene eine passagere Hyperkaliämie auf und in einem Fall eine 36 Stunden anhaltende Anurie (Jain 1997). Vorbehaltlich des geringen Umfangs an dokumentierten Erfahrungen ist bei der Immunsuppression mit Tacrolimus ein nennenswertes teratogenes Potential beim Menschen bisher nicht erkennbar.

Für eine differenzierte Bewertung des *Mycophenolatmofetil* liegen keine ausreichenden Erfahrungen vor. Einige wenige vom Hersteller gesammelte Verläufe deuten bislang nicht auf teratogene Effekte hin, wenn unter der Therapie eine Schwangerschaft eintritt (persönliche Kommunikation 1999).

Zu den monoklonalen Antikörpern *Basiliximab, Daclizumab, Edrecolomab, Infliximab, Muromonab-CD3* und *Rituximab* liegen keine ausreichenden Erfahrungen in der Schwangerschaft vor.

2.15.22 Immunmodulatoren

Zu dieser Gruppe zählen verschiedene, auch als Zytokine bezeichnete Wirkstoffe, welche die Abwehrreaktion des Organismus steigern sollen.

Am bekanntesten sind die *Interferone*, natürlich vorkommende proteinartige Makromoleküle mit antiviraler Aktivität. Man findet sie in allen Geweben und auch schon beim Embryo und Feten. Vier Klassen werden Unterschieden: die Interferone α, β, γ und τ. Interferon-α ist wichtig zum physiologischen Erhalt der Schwangerschaft, die Plazenta scheint es nicht zu überwinden. Interferon-α und -γ sind für die Funktion des Ovars von Bedeutung. Die Rolle der Interferone bei Zellwachstum und -differenzierung ist nicht abschließend geklärt.

Interferon-α-Arzneimittel werden therapeutisch bei chronisch aktiver Hepatitis B und C sowie bei chronisch myeloischer Leukämie, Haarzell-Leukämie und anderen Malignomen angewendet. Hierzu zählen *Interferon alfa-2a* (Roferon®), *Interferon alfa-2b* (Intron A®) und *Interferon alfacon-1* (Inferax®). *Interferon beta* (Fiblaferon®) ist für schwer verlaufende Viruserkrankungen zugelassen, *Interferon beta-1a* (AVONEX™, Rebif®), *Interferon beta-1b* (Betaferon®) für multiple Sklerose und *Interferon gamma-1b* (Imukin®) zur Verhinderung schwerwiegender Infektionen bei septischer Granulomatose. Auch bei essentieller Thrombozythämie werden Interferone versucht.

Eine Interferontherapie kann zu verschiedenen Nebenwirkungen wie z. B. Fieber führen. Dies kann wiederum entwicklungstoxische Auswirkungen auf den Embryo bzw. Feten haben. Zahlreiche Fallberichte insbesondere zu *Interferon alfa* haben bislang jedoch keine Hinweise auf spezifische Schädigungen der vorgeburtlichen Entwicklung erbracht (Übersicht bei Briggs 1998). Für eine differenzierte Risikobewertung reichen diese Erfahrungen jedoch noch nicht aus.

Zu den als Immunstimulatoren und als hämatopoetische Wachstumsfaktoren eingesetzten *Zytokinen Aldesleukin* (Proleukin®), *Filgrastim* (Neupogen®), *Lenograstim* (Granocyte®) und *Molgramostim* (Leucomax®) liegen keine ausreichenden Erfahrungen bei Behandlung von Schwangeren vor. Diese Zytokine werden auch als Granulozyten-Kolonien stimulierender Faktor bezeichnet. Sie werden auch physiologisch in Plazenta und Dezidua gebildet und finden sich im Nabelschnurblut.

Ein Fallbericht zu *Filgrastim* beschreibt eine 12tägige Therapie ab Woche 26 mit einem in Woche 32 per Sectio geborenen gesunden Kind (Cavenagh 1995). Eine andere Publikation befaßt sich mit einer prophylaktischen Anwendung zum Schutz Frühgeborener vor neonatalen Infektionen durch präpartale Behandlung der Mutter (Calhoun 1996).

Zu *Inosin* (z. B. delimmun®) und *Levamisol* (Ergamisol®) liegen keine ausreichenden Erfahrungen vor.

2.15.23 Zusammenfassende Empfehlung: Immunsuppressiva und Immunmodulatoren

Immunsuppressiva sollen in der Schwangerschaft nur bei vitaler Indikation verordnet werden, d. h. beispielsweise nach Organtransplantation. Der Einsatz als Basistherapeutikum in der Rheumatologie oder zur Behandlung chronisch entzündlicher Darmerkrankungen sollte Ausnahmesituationen wie der fulminanten Colitis ulcerosa vorbehalten bleiben. Bei Azathioprin wird empfohlen, im 3. Trimenon die Dosis zu senken, wenn bei der Mutter eine für das Neugeborene möglicherweise prädiktive Leukopenie beobachtet wird.

Auch eine Interferon- oder Zytokin-Behandlung sollte insbesondere im ersten Trimenon Situationen vorbehalten bleiben, in denen keine therapeutische Alternative zur Verfügung steht. Die Exposition mit einem Immunsuppressivum oder Immunmodulator im 1. Trimenon rechtfertigt keinen risikobegründeten Schwangerschaftsabbruch. Eine Ultraschallfeindiagnostik sollte zumindest bei den weniger erprobten Substanzen angeboten werden.

2.15.24 Thalidomid

Thalidomid (ehemals Contergan) wurde jetzt in den USA für die Behandlung des Erythema nodosum leprosum, eines schweren, entzündlichen Verlaufs bei Lepra, unter dem Namen Thalomid™ zugelassen. Im Rahmen des sogenannten STEPS-Programms (System for Thalidomide Education and Prescribing Safety; Übersicht in Neiger 2000) sollen in dieser Form bisher nicht praktizierte Einschränkungen und Kontrollen bei verordnungsbefugten Ärzten und Patientinnen teratogene Ereignisse weitgehend ausschließen. Es wird jedoch befürchtet, daß dieses wirksame Medikament auch (unkontrolliert) bei anderen entzündlichen und immunologischen Erkrankungen eingesetzt wird, z. B. bei ulzerierenden HIV-assoziierten Hauterkrankungen, anderen AIDS-begleitenden Krankheiten, Morbus Behçet, chronischen Graft-versus-Host-Erkrankungen nach Transplantation, therapierefraktären Arthritiden etc. (Teratology Society 2000).

Am teratogenen Risiko der Substanz hat sich seit der Entfernung vom Markt in den frühen 60er Jahren nichts geändert. Laut einer Publikation wurden 34 „Contergan-Kinder" in Lateinamerika seit 1965 registriert, vorwiegend in solchen Regionen Brasiliens, in denen Lepra endemisch ist. Dort war das Medikament weiter frei erhältlich. Die Dunkelziffer geschädigter Kinder liegt wahrscheinlich um ein Vielfaches höher (Castilla 1996).

Thalidomid kann neben der bekannten Phokomelie und Amelie vorwiegend der Arme auch weniger ausgeprägte Muskel- und Skelett-Fehlanlagen an den Extremitäten verursachen. Häufig wurden Daumenanomalien (z. B. Dreigliedrigkeit) beobachtet. Außerdem sind Störungen der Ohrmuschel, des Gehörgangs und Mittelohrs mit oder ohne Taubheit möglich sowie Hirnnervenparesen (Nervus facialis), Fehlbildungen am Herzen und anderen Organen. Selten sind mentale Entwicklungsauffälligkeiten und abnorme Tränensekretion (Krokodilstränen) oder andere Augenanomalien wie Kolobom, Glaukom, Mikrophthalmie und Ptosis (Miller 1999).

Der Schädigungsmechanismus des Thalidomid wird bis heute diskutiert, z. B. über eine Transkriptionsstörung jener Gene, welche die Blutgefäßbildung (Angiogenese) in sich entwickelnden Organen steuern (Stephens 2000).

Auch die Nachkommen von „Contergan-Patienten" wurden untersucht. Eine Hypothese besagte, daß diese ebenfalls ein höheres Fehlbildungsrisiko, z. B. aufgrund einer zusätzlichen mutagenen Wirkung des Thalidomids, haben. Diese Vermutung konnte widerlegt werden (z. B. Strömland 2000). In einzelnen Fällen lag offenbar eine genetisch definierte vererbbare Anomalie vor, die lediglich das gleiche Erscheinungsbild wie bei der Thalidomid-Schädigung aufwies.

Literatur

Alothman A, Sparling TG. Managing hairy cell leukemia in pregnancy. Ann Intern Med 1994; 120: 1048–9.

Armenti VT, Ahlswede KM, Ahlswede BA et al. National transplantation Pregnancy Registry-outcomes of 154 pregnancies in cyclosporine-treated female kidney transplant recipients. Transplantation 1994; 57: 502–6.

Aviles A, Diaz Maqueo JC, Talavera A, Guzman R, Garcia EL. Growth and development of children of mothers treated with chemotherapy during pregnancy: current status of 43 children. Am J Hematol 1991; 36: 243–8.

Azuno Y, Kaku K, Fujita N. Mitoxantrone and etoposide in breast milk. Am J Hematol 1995; 48: 131–2.

Baarsma R, Kamps WA. Immunological responses in an infant after cyclosporine A exposure during pregnancy. Eur J Pediatr 1993; 152: 476–7.

Bar-Oz B, Ma J, Tsao S, Hackman R, Zamin M, Einarson TR, Koren GL. The effects of cyclosporine therapy on pregnancy outcome in organ transplanted women: a meta-analytical review. Teratology 1999; 59: 440.

Bawle EV, Conard JV, Weiss L. Adult and two children with fetal methotrexate syndrome. Teratology 1998; 57: 51–55.

Briggs GG, Freeman RK, Yaffe SJ. Drugs in Pregnancy and Lactation, 5th ed. Baltimore: Williams & Wilkins 1998:119–20.

Brunet S, Sureda A, Mateu R, Domingo-Albos A: Full-term pregnancy in a patient diagnosed with acute leukemia treated with a protocol including VP-16. Med Clin (Barc) 1993; 100: 757–8.

Calhoun DA, Rosa C, Christensen RD. Transplacental passage of recombinant human granulocyte colony-stimulating factor in women with an imminent preterm delivery. Am J Obstet Gynecol 1996; 174: 1306–11.

Castilla EE, Ashton-Prolla P, Barreda-Mejia E, Brunoni D, Cavalcanti DP, Correa-Neto J et al. Thalidomide, a current teratogen in South America. Teratology 1996; 54: 273–7.

Cavenagh JD, Richardson DS, Cahill MR, Bernard T, Kesey SM, Newland AC. Treatment of acute myeloid leukaemia in pregnancy. Lancet 1995; 346: 441–2.

Claahsen HL, Semmekrot BA, van Dongen PW, Mattijssen V. Successful fetal outcome after exposure to idarubicin and cytosine-arabinoside during the second trimester of pregnancy – a case report. AM J Perinatol 1998; 15: 295–7.

Crawford JS, Johnson K, Jones KL. Pregnancy outcome after transplantation in women maintained on cyclosporine immunosuppression. Reprod Toxicol 1993; 7(2):156.

Cuvier C, Espie M, Extra JM, Marty M: Vinorelbin in pregnancy. Europ J Cancer 1997; 33: 168–69.

Davison JM et al. Maternal azathioprine therapy and depressed haematopoiesis in the babies of renal allograft patients. Br J Obstet Gynaecol 1985; 92: 233–9.

Del Campo M, Kosaki K, Bennett FC, Jones KL. Developmental delay in fetal aminopterin/methotrexate syndrome. Teratology 1999; 60: 10–12.

Diav-Citrin O, Hunnisett L, Sher GD, Koren G. Hydroxyurea use during pregnancy: a case report in sickle cell disease and review of the literature. Am J Hematol 1999; 60: 148–50.

Di Paolo S, Schena A, Morrone LF, Manfredi G, Stallone G, Derosa C, Procino A, Schena FP. Immunologic evaluation during the first year of life of infants born to cyclosporine-treated female kidney transplant recipients: analysis of lymphocyte subpopulations and immunoglobulin serum levels. Transplantation 2000; 69: 2049–54.

Dreicer R, Love RR. High total dose 5-fluorouracil treatment during pregnancy. Wis Med J 1991; 90: 582–3.

Enns GM, Roeder E, Chan RT, Catts ZAK, Cox VA, Golabi M. Apparent cyclophosphamide (Cytoxan) embryopathy: a distinct phenotype? Am J Med Genet 1999; 86: 237–241.

Feldkamp M, Carey JC. Clinical teratology counseling and consultation case report: low dose methotrexate exposure in the early weeks of pregnancy. Teratology 1993; 47: 533–539.

Jain A, Venkataramanan R, Fung JJ, Gartner JC, Lever J, Balan V, Warty V, Starzl TE. Pregnancy after liver transplantation under tacrolimus. Transplantation 1997; 64: 559–65.

Koph-Maier P. Stage of pregnancy-dependent transplacental passage of 195mPt after cis-platinum treatment. Eur J Cancer Clin Oncol 1983; 19: 533–536.

Lamarque V, Leleu MF, Monka C, Krupp P. Analysis of 629 pregnancy outcomes in transplant recipients treated with Sandimmun. Transplant Proceed 1997; 29: 2480.

Lowenthal RM, Funnell CF, Hope DM, Stewart IG, Humphrey DC. Normal infant after combination chemotherapy including teniposide for Burkitt's lymphoma in pregnancy. Med Pediatr Oncol 1982; 10: 165–9.

Mennuti MT, Shepard TH, Mellman WJ. Fetal renal malformation following treatment of Hodgkin's disease during pregnancy. Obstet Gynecol 1975; 46: 194–6.

Miller MT, Strömland K. Teratogen update: thalidomide: a review, with a focus on ocular findings and new potential uses. Teratology 1999; 60: 306–21.

Mulvihill JJ, McKeen EA, Rosner F, Zarrabi MH. Pregnancy outcome in cancer patients: experience in a large cooperative group. Cancer 1987; 60: 1143–50.

Murray NA, Acolet D, Deane M, Price J, Roberts IAG. Fetal marrow suppression after maternal chemotherapy for leukaemia. Arch Dis Child 1994; 71: F209–10.

Neiger BL. The re-emergence of thalidomide: results of a scientific conference. Teratology 2000; 62: 432–35.

Pizzuto J, Aviles A, Noriega L, Niz L, Morales M, Romero S. Treatment of acute leukemia during pregnancy: presentation of nine cases. Cancer Treat Rep 1980; 64: 679–83.

Teratology Society Public Affairs Committee Position Paper: Thalidomide. Teratology 2000; 62: 172–73.

Raffles A, Williams J, Costeloe K, Clark P. Transplacental effects of maternal cancer chemotherapy. Case Report. Br J Obstet Gynaecol 1989; 96: 1099–1100.

Rayes N, Neuhaus R, David M, Steinmüller T, Bechstein WO, Neuhaus P. Pregnancies following liver transplantation – how safe are they? A report of 19 cases under cyclosporine A and tacrolimus. Clin Transplant 1998; 12: 396–400.

Resch B, Mache CJ, Windhager T, Holzer H, Leitner G, Müller W. FK 506 and successful pregnancy in a patient after renal transplantation. Transplant Proceed 1998; 30: 163–64.

Reynoso EE, Huerta F. Acute leukemia and pregnancy – fatal fetal outcome after exposure to idarubicin during the second trimester. Acta Oncologica 1994; 33: 703–16.

Rieder MJ, McLean JL, Morrison C et al. Long-term follow-up of children with in utero exposure to immunosuppressives. Teratology 1997; 55: 37.

Rodriguez JM, Haggag M. VACOP-B chemotherapy for high grade non-Hodgkin's lymphoma in pregnancy. Clin Oncol (R Coll Radiol) 1995; 7: 319–20.

Roll C, Luboldt HJ, Winter A, Voit T, Erhard J. Hepatoblastoma in a 2-year-old child of a liver-transplanted mother. Lancet 1997; 349: 103.

Schapira DV, Chudley AE. Successful pregnancy following continuous treatment with combination chemotherapy before conception and throughout pregnancy. Cancer 1984; 54: 800–3.

Schardein JL. Chemically Induced Birth Defects, 3rd ed. New York: Marcel Dekker, 2000.

Scheuning M, Clemm C. Chromosomal aberrations in a newborn whose mother received cytotoxic treatment during pregnancy. N Eng J Med 1987; 317: 1666–7.

Steege JF, Caldwell DS. Renal agenesis after first trimester exposure to chlorambucil. South Med J 1980; 73: 1414–5.

Stephens TD, Fillmore BJ. Hypothesis: Thalidomide embryopathy-proposed mechanism of action. Teratology 2000; 61: 189–95.

Stephens TD, Golbus MS, Miller TR, Wilber RR, Epstein CJ. Multiple congenital anomalies in a fetus exposed to 5-fluorouracil during the first trimester. Am J Obstet Gynecol 1980; 137: 747–9.

Strömland K, Andersson Grönlund M, Philipsson E. The children of the swedes with thalidomide embryopathy (abstract). Teratology 2000; 61: 449.

Stucker I, Caillard JF, Collin R, Gout M, Poyen D, Hemon D. Risk of spontaneous abortion among nurses handling antineoplastic drugs. Scand J Work Environ Health 1990; 16: 102–7.

Terada Y, Shindo T, Endoh A, Watanabe N, Fukaya T, Yajima A. Fetal-arrhythmia during treatment of pregnancy-associated acute promyelocytic leukemia with all-trans retinoic acid and favorable outcome. Leukemia 1997; 11: 454–55.

Thauvin-Robinet C, Maingueneau C, Elefant R, Robert E, Guy H, Caillot D, Casasnovas L, Douvier S, Nivelon-Chevallier A. Exposure to hydroxyurea during pregnancy: a case series. Im Druck, 2001.

Thomas PRM, Peckham MJ. The investigation and management of Hodgkin's disease in the pregnant patient. Cancer 1976; 38: 1443–51.

Turchi JJ, Villasis C. Anthracyclines in the treatment of malignancy in pregnancy. Cancer 1988; 61: 435–40.

Vyas S, Kumar A, Piecuch S, Hidalgo G, Singh A, Anderson V, Markell MS, Baqi N. Outcome of twin pregnancy in a renal transplant recipient treated with tacrolimus. Transplantation 1999; 67: 490–92.

Wu A, Nashan B, Messner U, Schmidt HH-J, Niesert S, Pichlmayr R. Outcome of 22 successful pregnancies after liver transplantation. Clin Transplant 1998; 12: 454–64.

Zemlickis D, Lishner M, Degendorfer P, Panzarella T, Sutcliffe SB, Koren G. Fetal outcome after in utero exposure to cancer chemotherapy. Arch Intern Med 1992; 152:573–576.

2.16 Narkotika, Lokalanästhetika und Muskelrelaxanzien

Narkosemittel passieren aufgrund ihrer guten Lipidlöslichkeit rasch die Blut-Hirn-Schranke und die Plazenta. Da Narkotika auf das Atemzentrum dämpfend wirken, besteht in der Perinatalphase die Gefahr einer verminderten Sauerstoffversorgung durch Hemmung der Spontanatmung des Neugeborenen.

Erfreulicherweise gibt es keine Hinweise darauf, daß unkompliziert verlaufende Narkosen beim Menschen zu pränatalen Entwicklungsstörungen führen. Weder die heute üblichen Injektionsnarkotika noch die Inhalationsnarkotika besitzen nach derzeitigem Wissensstand teratogene Eigenschaften. Allerdings können im Narkoseverlauf bei der Mutter auftretende vitale Beeinträchtigungen der Atmung und des Kreislaufs oder eine maligne Hyperthermie indirekt auch den Feten schädigen.

2.16.1 Halogenierte Inhalationsnarkotika

Pharmakologie und Toxikologie. *Desfluran* (Suprane®), *Enfluran* (z.B. Ethrane®), *Halothan* (z.B. Fluothane®), *Isofluran* (z.B. Forene®) und *Sevofluran* (Sevorane®) gehören zu den halogenierten Inhalationsnarkotika. In der Perinatalphase ist zum einen ihre relaxierende Wirkung an der Uterusmuskulatur zu beachten, die zur Minderung der Wehentätigkeit führen kann, und zum anderen ihr atemdepressiver Effekt, vor allem bei Risikogeburten. Nach wiederholter Anwendung wurden Leberschäden durch toxische Metaboliten beschrieben. Bei gleichzeitiger Gabe von β-sympathomimetischen Tokolytika können kardiale Arrhythmien auftreten.

Halothan besitzt unter den halogenierten Inhalationsnarkotika die stärksten kreislaufdepressiven Eigenschaften. Bei höherer Dosierung kann es zum Herzstillstand kommen. Die geringere Kreislauf- und Lebertoxizität hat zur Bevorzugung von Enfluran und Isofluran geführt.

Das schnelle An- und Abfluten der Wirkung bei Sevofluran scheint dieses Mittel für die ambulante Anästhesie zu prädestinieren.

> **Empfehlung für die Praxis:** Die halogenierten Inhalationsnarkotika gehören in der Geburtshilfe zu den Standardnarkotika. Sie können bei Beachtung der möglichen, charakteristischen Nebenwirkungen während der gesamten Schwangerschaft eingesetzt werden. Bei Anwendung unter der Geburt sind Uterusrelaxation und depressorische Auswirkungen auf das Neugeborene zu beachten.

2.16.2 Ether (Diethylether)

Pharmakologie und Toxikologie. *Ether* (Äther zur Narkose) ist eine Flüssigkeit mit Siedepunkt bei 35 °C. Wegen seiner ungünstigen Eigenschaften, wie Explosivität von Ether-Luft-Gemischen, postnarkotischem Erbrechen und Erregungszuständen, wird Ether als Narkotikum nur noch selten eingesetzt. Ether erreicht den Feten ungehindert, schon nach wenigen Minuten stellt sich ein Konzentrationsausgleich ein. Das Ausmaß einer Atemdepression beim Neugeborenen ist von Dauer und Tiefe der Narkose abhängig. Hinweise auf spezifische teratogene Eigenschaften beim Menschen liegen nicht vor.

> **Empfehlung für die Praxis:** Ether-Tropfnarkosen sind während der Schwangerschaft und in der Geburtshilfe nicht indiziert. Sie können höchstens dann eingesetzt werden, wenn im Notfall keine andere Narkosemöglichkeit zur Verfügung steht. Nach einer Ether-Tropfnarkose im 1. Trimenon sind weder ein risikobegründeter Abbruch der Schwangerschaft (siehe Kapitel 1) noch zusätzliche Diagnostik erforderlich.

2.16.3 Lachgas

Pharmakologie und Toxikologie. *Lachgas* (*Stickoxidul, N_2O*) ist ein träge reagierendes Gas mit guter analgetischer und geringer narkotischer Wirkung, es muß daher mit anderen Narkotika und/oder Muskelrelaxanzien kombiniert werden.

Lachgas ist gegenüber den halogenierten Inhalationsnarkotika ein gut verträgliches Narkotikum, das weder deren negative Wirkung auf das Herz-Kreislauf-System noch auf den Uterus besitzt. Unter der Geburt kann durch die Inhalation eines Lachgas-Sauerstoff-Gemisches eine schnelle und einfache analgetische Wirkung erzielt werden, die sich außerdem sehr gut steuern läßt. In seltenen Fällen kann auch Lachgas beim Neugeborenen eine Atemdepression hervorrufen, die eine Beatmung erforderlich macht (Langanke 1987).

Lachgas besitzt für den Menschen keine teratogenen Eigenschaften.

> **Empfehlung für die Praxis:** Lachgas ist bei kleinen operativen Eingriffen in der Schwangerschaft das ideale Inhalationsnarkotikum. Bei geburtshilflichen Eingriffen ist auf mögliche atemdepressive Effekte beim Neugeborenen zu achten. Unter der Geburt ist es das am schnellsten wirkende Analgetikum.

2.16.4 Inhalationsnarkotika, berufliche Exposition

Bei beruflich exponiertem Anästhesie- und OP-Personal wurde über erhöhte Abortraten berichtet, die auf die chronische Exposition mit Inhalationsnarkotika zurückgeführt wurden (z. B. Hemminki 1985, Vessay 1980). Später ließ sich der Verdacht in ausführlichen epidemiologischen Studien nicht eindeutig bestätigen und begleitende Faktoren wie Streß, Kaffeekonsum, Rauchen und angespannte Körperhaltung sowie vorbestehende Abortneigung werden als auslösende Ursachen angenommen (Rowland 1995, 1992).

2.16.5 Injektionsnarkotika

Zu den Injektionsnarkotika gehören *Etomidat* (z. B. Etomidat-Lipuro®, Hypnomidate®), *Ketamin* (z. B. Ketamin Curamed®, Ketanest®), *Methohexital* (Brevimytal®), *Propofol* (Disoprivan®) und *Thiopental* (Thiopental-Nycomed®, Trapanal®). Nach intravenöser Injektion erreicht die Konzentration eines Injektionsnarkotikums sofort ihr Maximum und fällt dann wegen der rasch einsetzenden Umverteilung und Ausscheidung schnell wieder ab. Die Konzentration im Neugeborenen ist bei Anwendung unter der Geburt um so geringer, je mehr Zeit zwischen Injektion des Narkotikums und der Geburt des Kindes verstreicht. Im Vergleich zu den Inhalationsnarkotika läßt sich die Wirkung von Injektionsnarkotika schlechter steuern, da die injizierte Menge nur durch Elimination und Umverteilung an Wirkung verliert, d.h. durch Prozesse, die der Anästhesist nicht direkt beeinflussen kann.

Etomidat

Etomidat führt zu einem extrem schnellen Wirkungseintritt mit raschem Abklingen (Halbwertszeit im Serum 3 Min.). Die kurze Wirkdauer beruht ähnlich wie bei den Barbituraten auf Umverteilung vom gut durchbluteten Gehirn in schlechter durchblutete große Gefäßgebiete, nämlich Muskel- und Fettgewebe (Lipophilie!). Die Inaktivierung dieses Imidazolderivates erfolgt durch unspezifische Esterasen. Etomidat besitzt keine kardiodepressiven Eigenschaften.

Etomidat darf in der Geburtshilfe unter Beachtung der atemdepressiven Wirkung beim Neugeborenen eingesetzt werden.

Ketamin

Ketamin ist ein rasch wirkendes Injektionsnarkotikum, das eine gute analgetische Wirkung besitzt und die Atmung kaum beeinflußt. Aufgrund einer Verstärkung der Empfindlichkeit gegenüber Sympathomimetika führt es zu deutlichen kardiovaskulären Effekten, wie z.B. Anstieg von Herzfrequenz und Blutdruck. Ketamin stimuliert den Tonus und die Wehenfrequenz des Uterus und darf bei uteriner Hyperaktivität und drohender fetaler Hypoxie nicht eingesetzt werden. Ketamin führte bei Kaiserschnittoperationen zu teilweise therapiebedürftigen Angstzuständen infolge von Horrorvisionen, was den Einsatz in der Geburtshilfe stark limitiert.

Ketamin sollte in der Schwangerschaft nicht eingesetzt werden. Insbesondere wegen der blutdrucksteigernden Wirkung ist Ketamin bei schwangeren Hypertonikerinnen und bei Präeklampsie kontraindiziert.

Propofol

Zahlreiche Berichte beschreiben die im allgemeinen gute Verträglichkeit von *Propofol* bei Anwendung in der Schwangerschaft. Unter der Geburt kann auch hier eine Atemdepression beim Neugeborenen auftreten.

Thiopental-Natrium und Methohexital

Thiopental-Natrium ist ein Thiobarbiturat, das sich durch schnellen Wirkungseintritt auszeichnet. Die kurze Wirkdauer ist durch Umverteilungsphänomene bedingt. Anfangs reichert es sich wegen der guten Durchblutung im Gehirn an. Die anschließende Umverteilung in das Muskel- und Fettgewebe läßt die Konzentration im Gehirn rasch unter die narkotisch wirksame Schwelle abfallen.

Da Thiobarbiturate den Uterustonus und die Wehentätigkeit nicht beeinflussen, bleibt nach der Geburt die Kontraktionsfähigkeit des Uterus erhalten. Außerdem wurden keine Interaktionen mit β-Sympathomimetika beschrieben. Thiobarbiturate lassen sich bereits eine Minute nach Injektion im fetalen Blut nachweisen, die Konzentration liegt dabei nur gering unter der im mütterlichen Blut.

Während der Geburt ist bei niedriger Dosierung (i.v. bis 5 mg/kg) keine Beeinträchtigung des Feten zu erwarten. Bei höherer Dosierung muß mit einer Atemdepression beim Neugeborenen gerechnet werden (Langanke 1987).

Thiopental-Natrium kann sowohl in der Geburtshilfe als auch zur Narkoseeinleitung bei Operationen während der Schwangerschaft eingesetzt werden. Beim Neugeborenen ist die atemdepressive Wirkung zu beachten. Gleiches gilt für das ebenfalls kurzwirkende Barbiturat *Methohexital*.

2.16.6 Lokalanästhetika

Pharmakologie und Toxikologie. Lokalanästhetika wirken erregend auf das Zentralnervensystem und hemmend auf die Erregungsausbreitung am Herzen. Zur Vermeidung ihres gefäßerweiternden Effektes und zur Wirkungsverlängerung werden ihnen *Noradrenalin* oder *Adrenalin* zugesetzt. Lokalanästhetika sind entweder Ester, die durch unspezifische Esterasen im Gewebe schnell inaktiviert werden, oder Säureamide, die durch Amidasen langsam abgebaut werden.

Da man früher davon ausging, daß Lokalanästhetika im Gegensatz zu Narkotika nicht zum Feten gelangen und am Ort der Injektion verbleiben, hat man zur Analgesie in der Geburtshilfe bevorzugt Lokal- und Leitungsanästhesien durchgeführt. Doch auch diese Vorgehensweise schließt Komplikationen nicht aus, da sich gezeigt hat, daß auch Lokalanästhetika den Feten erreichen können. Neurologische Auffälligkeiten bei Neugeborenen, die in einigen Publikationen beschrieben wurden, scheinen nach neueren Untersuchungen selten zu sein (Fernando 1997, Decocq 1997). Dies betrifft auch vereinzelt beschriebene Temperaturregulationsstörungen mit Hyperthermie nach (mehrstündiger) Epiduralanästhesie (Macaulay 1992). Desweiteren wurden Methämoglobinämien bei Neugeborenen diagnostiziert, deren Mütter bei der Entbindung eine Pudendusanästhesie erhalten hatten (eigene Beobachtungen zu Prilocain, 2000). Im allgemeinen sind diese Mittel aber in allen Phasen der Schwangerschaft gut verträglich, auch hinsichtlich des neurologischen Befundes Neugeborener. Spezifische teratogene Effekte wurden beim Menschen nach Behandlung mit Lokalanästhetika nicht beschrieben. *Ropivacain* (Naropin®) soll laut einer Metaanalyse gegenüber Bupivacain besser verträglich für das Neugeborene sein, wenn eine Epiduralanästhesie unter der Geburt erfolgte (Cederholm 1997). Zu anderen Mitteln liegen kaum Daten zur Anwendung in der Schwangerschaft vor.

> **Empfehlung für die Praxis:** Lokalanästhetika dürfen auch in der Schwangerschaft zur Infiltrations- und Leitungsanästhesie eingesetzt werden. Dies gilt auch für Präparate mit Adrenalinzusatz. Bewährte Vertreter dieser Gruppe sind zu bevorzugen, vor allem wenn sie rasch inaktiviert werden, wie *Procain* (z. B. Procain Jenapharm®, Novocain®), oder aufgrund ihrer hohen Proteinbindung die Plazenta kaum passieren, wie *Bupivacain* (z. B. Bupivacain®, Carbostesin®) oder *Etidocain*. *Prilocain* (Xylonest®) ist wegen des vergleichsweise höheren Risikos der Methämoglobinbildung zu meiden.

2.16.7 Muskelrelaxanzien

Pharmakologie und Toxikologie. Muskelrelaxanzien werden immer dann in der Narkose eingesetzt, wenn sich durch Narkotika allein keine ausreichende Erschlaffung der Skelettmuskulatur erreichen läßt. Im Gegensatz zu den Narkotika und Lokalanästhetika passieren Muskelrelaxanzien wegen ihres hohen Dissoziationsgrades und ihrer geringen Lipidlöslichkeit die Blut-Hirn-Schranke und auch die Plazenta nur in geringem Ausmaß. Im fetalen Gewebe erreichen sie deshalb nur 5–10 % der bei der Mutter gemessenen Konzentration.

Alcuronium (Alloferin®), *Atracurium* (Tracrium®), *Cisatracurium* (Nimbex®), *Mivacurium* (Mivacron®), *Pancuronium* (Pancuronium duplex®), *Rocuronium* (Esmeron®) und *Vecuronium* (Norcuron®) gehören wie *Tubocurarin* zu den kompetitiv hemmenden Muskelrelaxanzien. Soweit untersucht finden sich von diesen Mitteln, am Ende der Schwangerschaft gemessen, 10–20 % der mütterlichen Serumkonzentration im Nabelschnurblut, d. h. ein Transfer zum Kind findet statt. Trotzdem wird die Anwendung unter der Geburt gewöhnlich gut vertragen. Teratogene Eigenschaften wurden bisher nicht beobachtet. Insbesondere Pancuronium hat sich in der Geburtshilfe bewährt. Bei einer Dosierung von 0,03 mg/kg wurden bei 800 Schnittentbindungen an den Neugeborenen keine Nebenwirkungen beobachtet (Langanke 1987).

Atracurium soll laut einer Publikation dem *Pancuronium* bei der direkten Relaxation des Feten überlegen sein, wenn dieser wegen einer Anämie für eine intrauterine Transfusion vorbereitet werden soll (Mouw 1999). In einer anderen Untersuchung werden Vorteile des *Vecuroniums* bei dieser Anwendung beschrieben. Einschränkungen der fetalen Herzfrequenz sollen geringer sein als bei Pancuronium (Watson 1996).

Suxamethonium (*Succinylbischolin*; Lysthenon®, Pantolax®, Succicuran®) ist ein depolarisierendes Muskelrelaxans. Es kann bereits bei Dosen von 1 mg/kg den Tonus des Uterus erhöhen oder die Wehentätigkeit stimulieren. Dieser unerwünschte Effekt ist bei drohender fetaler Hypoxie zu beachten.

> **Empfehlung für die Praxis:** Im Rahmen der Narkose dürfen die üblichen Muskelrelaxanzien (Pancuronium, Suxamethonium) in der Schwangerschaft eingesetzt werden, dabei sollten möglichst niedrige Dosierungen gewählt werden.

Literatur

Cederholm I. Preliminary risk-benefit analysis of ropivacaine in labour and following surgery. Drug Safety 1997; 16: 391–402.

Decocq G, Brazier M, Hary L.. Serum bupivacaine concentrations and transplacental transfer following repeated epidural administrations in term parturients during labour. Fundam Clin Pharmacol 1997;11: 365–70.

Hemminki K, Vineis P. Extrapolation of the evidence on teratogenicity of chemicals between humans and experimental animals: chemicals other than drugs. Teratogen. Carcinogen Mutagen 1985; 5: 251–318.

Fernando R, Bonello E, Gill P, Urquhart J, Reynolds F, Morgan B. Neonatal welfare and placental transfer of fentanyl and bupivacaine during ambulatory combined spinal epidural analgesia for labour. Anaesthesia 1997; 52: 517–24.

Finster M, Morishima HO, Mark LC, Perel JM, Dayton PG, James LS. Tissue thiopental concentrations in the fetus and newborn. Anaesthesiologie 1966; 36: 155–9.

Langanke D, Jährig K. Narkotika, Muskelrelaxantien und Lokalanästhetika. In: *Hüller H, Jährig D, Göretzlehner G, Träger A (Hrsg).* Arzneimittelanwendung in Schwangerschaft und Stillperiode. Berlin: Volk und Gesundheit 1987, 105–17.

Macaulay JH, Bond K, Steer PJ. Epidural analgesia in labor and fetal hyperthermia. Obstet Gynecol 1992; 80: 665–9.

Mouw RJ, Klumper F, Hermans J, Brandenburg HC, Kanhai HH. Effect of atracurium or pancuronium on the anemic fetus during and directly after intravascular intrauterine transfusion. A double blind randomized study. Acta Obstet Gynecol Scand 1999; 78: 763–7.

Rowland AS, Baird DD, Shore DL, Weinberg CR, Savitz DA, Wilcox AJ. Nitrous oxide and spontaneous abortion in female dental assistants. Am Epidemiol 1995; 141: 531–8.

Rowland AS, Baird DD, Weinberg CR, Shore DL, Shy CM, Wilcox AJ. Reduced fertility among women employed as dental assistants exposed to high levels of nitrous oxide. N Engl J Med 1992; 327: 993–7.

Watson WJ, Atchison SR, Harlass FE. Comparison of pancuronium and vecuronium for fetal neuromuscular blockade during invasive procedures. J Matern Fetal Med 1996; 5: 151–4.

Vessey MP, Nunn JF. Occupational hazards of anesthesia. Br Med J 1980; 281: 696–8.

2.17 Psychopharmaka, Hypnotika und Parkinsonmedikamente

Wie andere gravierende Erkrankungen, können auch schwere psychische oder psychiatrische Krisen den Schwangerschaftsverlauf gefährden. Eine vor kurzem veröffentlichte Studie hat ein erhöhtes Fehlbildungsrisiko von bestimmten embryonalen ZNS-Strukturen nach tiefgreifenden Lebenskrisen in der Schwangerschaft diskutiert (Hansen 2000). Eine psychotherapeutische oder medikamentöse Behandlung sollte daher auch im Interesse des werdenden Kindes geprüft werden. Auf der anderen Seite werden Psychopharmaka nicht selten schon jungen Patientinnen bei Stimmungsschwankungen ohne stichhaltige Indikation verordnet und dann jahrelang bis in eine Schwangerschaft hinein weiter genommen.

2.17.1 Antipsychotika/Neuroleptika allgemein

Neuroleptika rufen eine psycho-physiologische Umstimmung bei Gesunden und psychisch Kranken hervor, bei der die intellektuellen Fähigkeiten erhalten bleiben. Sie wirken wahrscheinlich über eine Blockade zerebraler Dopaminrezeptoren. Zur Gruppe der Neuroleptika zählen (schwach und stark wirksame) Phenothiazine, Thioxanthene, Butyrophenone, Clozapin und andere atypische Antipsychotika.

Man sollte bedenken, daß nicht nur diese Arzneimittel sondern auch die (unzureichend behandelte) psychotische Erkrankung selbst den Schwangerschaftsverlauf ungünstig beeinflussen können.

2.17.2 Phenothiazine und Thioxanthene

Pharmakologie und Toxikologie. Der Prototyp der Phenothiazine ist *Chlorpromazin* (Propaphenin®), das strukturell den Antihistaminika mit Phenothiazingerüst wie z. B. *Promethazin* (z. B. Atosil®) verwandt ist. Phenothiazine blockieren die Dopaminrezeptoren in den Basalganglien, im Hypothalamus und im limbischen System. Die Beeinflussung des Dopaminstoffwechsels ist Ursache für einen Teil der Nebenwirkungen, wie z. B. parkinsonartige Symptome. Außerdem haben Phenothiazine antiallergische und antiemetische Wirkungen, die therapeutisch genutzt werden (siehe Abschnitt 2.2.1 und 2.4.7).

Zu folgenden Phenothiazinen und Thioxanthenen liegen Berichte zur Anwendung in der Schwangerschaft vor: *Alimemazin* (Repeltin®), *Chlorpromazin*, *Dixyrazin*, *Fluphenazin* (z. B. Dapotum®, Omca®), *Levomepromazin* (z. B. Neurocil®), *Pericyazin*, *Perphenazin* (z. B. Decentan®), *Prochlorperazin*, *Promazin* (z. B. Protactyl®), *Thioridazin* (z. B. Melleril®), *Trifluoperazin* und *Triflupromazin* (Psyquil®). In Einzelfallberichten und einer kontrollierten Studie wurde über unterschiedliche Fehlbildungen wie z. B. Mikrozephalie, Syndaktylie und Herzfehlbildungen berichtet. Ein kausaler Zusammenhang ließ sich jedoch durch größere Studien nicht erhärten (Altshuler 1996, McElhatton 1992). Die meisten Informationen liegen zur antiemetischen Therapie der Hyperemesis vor. Hierbei werden allerdings geringere Phenothiazindosen verwendet als bei der antipsychotischen Behandlung. Zusammenfassend können Phenothiazine nach allen bisher vorliegenden Erfahrungen als relativ sicher in der Schwangerschaft angesehen werden.

Speziell zu *Chlorprothixen* (Truxal®), *Clopenthixol*, *Flupentixol* (Fluanxol®), *Metofenazat*, *Perazin* (z. B. Taxilan®), *Prothipendyl* (Dominal® forte), *Zotepin* (Nipolept®) und *Zuclopenthixol* (Ciatyl Z®) liegen keine größeren Fallzahlen vor.

Nach intrauteriner Phenothiazinexposition können dosisabhängig unter Umständen über Wochen anhaltende extrapyramidale Symptome bei den Neugeborenen auftreten. Außerdem gibt es Berichte über Entzugserscheinungen bei den Neugeborenen mit leichter Sedierung oder motorischer Unruhe (McElhatton 1992). In einer Kasuistik wird über ein Frühgeborenes der 35. Schwangerschaftswoche berichtet, dessen Mutter mit Chlorpromazin und Biperiden behandelt worden war. Am zweiten Lebenstag diagnostizierte man bei diesem Kind eine nekrotisierende Enterokolitis. Ein Zusammenhang zwischen mütterlicher

Medikation und Erkrankung des Neugeborenen wurde diskutiert (Meut 1994), konnte aber von anderen Autorengruppen nicht bestätigt werden.

> **Empfehlung für die Praxis:** Phenothiazine und Thioxanthene sind Mittel der ersten Wahl zur Behandlung einer psychotischen Symptomatik in der Schwangerschaft. Falls wegen extrapyramidaler Nebenwirkungen erforderlich, ist auch eine Kombinationstherapie mit Biperiden möglich. Es sind solche Phenothiazinderivate zu bevorzugen, zu denen ausreichende Erfahrungen in der Schwangerschaft vorliegen wie z. B. Alimemazin, Fluphenazin, Levomepromazin, Promazin, Thioridazin. Bei hochdosierter Medikation bis zur Geburt ist eine zumindest 1- bis 2tägige Überwachung des Neugeborenen zum Ausschluß von Extrapyramidal- oder Entzugssymptomatik sinnvoll. Wurde ein Präparat im 1. Trimenon verschrieben, für das keine ausreichenden Daten vorliegen (siehe oben), stellt dies allein keine Indikation zum risikobegründeten Schwangerschaftsabbruch (siehe Kapitel 1) oder zu invasiver Diagnostik dar.

2.17.3 Butyrophenone

Pharmakologie und Toxikologie. *Haloperidol* (z. B. Haldol®, Sigaperidol®) ist der wichtigste Vertreter dieser Arzneimittelgruppe. Daneben werden zur antipsychotischen Therapie die Derivate *Benperidol* (Glianimon®), *Bromperidol* (Impromen®, Tesoprel®), *Droperidol* (Dehydrobenzperidol®), *Melperon* (Eunerpan®), *Pipamperon* (Dipiperon®) und *Trifluperidol* eingesetzt. Strukturell verwandte Neuroleptika sind *Fluspirilen* (Imap®), *Penfluridol* und *Pimozid* (Orap®).

In der älteren Literatur wurde über Fehlbildungen (u. a. Extremitätenfehlbildungen, Herzfehler) nach Behandlung mit *Haloperidol* berichtet, ohne daß diese Beobachtungen später bestätigt werden konnten (Ornoy 2000, Übersicht bei Briggs 1998). Bei langdauernder Verabreichung höherer Dosen bis zur Geburt sind Entzugssymptome beim Neugeborenen wie Unruhe, Sedierung und Trinkschwäche möglich.

Zu *Fluspirilen* liegen über 40 prospektiv nachverfolgte Schwangerschaften vor (eigene Beobachtungen), aus denen sich keine Hinweise auf ein teratogenes Potential ergeben.

Zu den übrigen Präparaten dieser Substanzgruppe gibt es nur unzureichende oder keine Erfahrungen mit der Anwendung in der Schwangerschaft vor. Sie sind aufgrund der strukturellen Verwandtschaft wahrscheinlich analog zu bewerten.

> **Empfehlung für die Praxis:** Haloperidol sollte nur nach strenger Indikationsstellung in der Schwangerschaft verordnet werden, bei extrapyramidalen Nebenwirkungen auch in Kombination mit Biperiden. Die Einnahme eines anderen Butyrophenons rechtfertigt weder einen risikobegründeten Schwangerschaftsabbruch (siehe Kapitel 1) noch invasive Diagnostik. Wurden hohe Dosen eines Butyrophenon-Präparates bis zur Geburt eingenommen, muß das Neugeborene zum Ausschluß einer Entzugssymptomatik oder/und extrapyramidaler Symptome zumindest 1–2 Tage beobachtet werden.

2.17.4 Clozapin

Pharmakologie und Toxikologie. *Clozapin* (Leponex®) besteht strukturell aus einem phenothiazinartigen – und einem aliphatischen, aromatischen, trizyklischen Dibenzodiazepin-Anteil. Es wirkt auf unterschiedliche zentralnervöse Rezeptoren, der genaue Mechanismus der antipsychotischen Wirkung ist nicht geklärt. Clozapin wird aufgrund potentiell schwerer Nebenwirkungen (Agranulozytose) nur bei sonst therapierefraktären schizophrenen Patienten verordnet. Anders als bei manchen Phenothiazinen wird das Serumprolaktin durch Clozapin nicht erhöht, und somit ist die Fertilität der Frau nicht gemindert. Clozapin ist plazentagängig, eine Akkumulation im fetalen Serum konnte nachgewiesen werden (Barnas 1994). Es ist nicht bekannt, ob Clozapin auch die fetale Blutbildung beeinträchtigen kann. Hinweise auf typische Fehlbildungen ergeben sich aus den bisher bekannten Verläufen von einigen Dutzend Schwangerschaften nicht (eigene Erfahrungen 2000, Stoner 1997, Waldman 1993, Lieberman 1992). Die Fallzahlen sind allerdings zu gering, um ein teratogenes Risiko mit Sicherheit auszuschließen.

> **Empfehlung für die Praxis:** Clozapin sollte während der ersten drei Monate der Schwangerschaft nicht eingesetzt werden. Andererseits rechtfertigt die Einnahme von Clozapin in dieser Zeit nicht zwangsläufig einen risikobegründeten Schwangerschaftsabbruch (siehe Kapitel 1). Eine Ultraschallfeindiagnostik wird in solchen Fällen empfohlen. Bei Verordnung von Clozapin im letzten Schwangerschaftsdrittel sollte, wenn möglich, die Dosis vor der Geburt reduziert werden, um eine Sedierung des Neugeborenen zu vermeiden. Ggf. sollte in den ersten beiden Lebenstagen auf Symptome beim Kind geachtet werden.

2.17.5 Andere atypische Neuroleptika

Pharmakologie und Toxikologie. Atypische Antipsychotika haben eine relativ höhere Affinität zu Serotonin- als zu Dopamin-Rezeptoren. Die meisten besitzen geringere neurologische Nebenwirkungen als die klassischen Neuroleptika (s.o.) und erhöhen die Prolaktinkonzentration nicht. Dieser fehlende prolaktinämische Effekt birgt das Risiko ungewollter Schwangerschaften, wenn von klassischen Neuroleptika auf atypische Antipsychotika umgestellt wird und die prolaktinbedingte Fertilitätsminderung wegfällt.

Clothiapin, *Loxapin*, *Olanzapin* (Zyprexa®) und der 5-HT2-Rezeptorantagonist *Quetiapin* (Seroquel®) sind Analoga des Clozapin.

Amisulpirid (SOLIAN®), *Remoxiprid* und *Sulpirid* (z.B. Dogmatil®, Meresa®) sind Benzamidderivate und selektive Dopaminantagonisten.

Risperidon (Risperdal®) ist ein Benzisoxazolderivat und Dopaminantagonist.

Andere atypische Mittel sind *Sertindol* (Serdolect®) und *Ziprasidon*.

Zur Anwendung in der Schwangerschaft liegen keine ausreichenden Daten zu diesen Mitteln vor.

> **Empfehlung für die Praxis:** Die genannten atypischen Antipsychotika sollten in der Schwangerschaft und insbesondere im 1. Trimenon nicht verordnet werden. Eine dennoch erfolgte Exposition im ersten Trimenon rechtfertigt weder einen risikobegründeten Schwangerschaftsabbruch (siehe Kapitel 1) noch invasive Diagnostik. Eine Ultraschallfeindiagnostik sollte hingegen angeboten werden.

2.17.6 Tri- und tetrazyklische Antidepressiva

Pharmakologie und Toxikologie. Trizyklische Antidepressiva blockieren die Wiederaufnahme von Überträgerstoffen wie Noradrenalin und Serotonin an adrenergen Nervenendigungen. Der therapeutische Effekt wird auf den Anstieg dieser Neurotransmitterstoffe an spezifischen Rezeptoren zurückgeführt.

Prototyp der trizyklischen Antidepressiva ist das *Imipramin* (z.B. Tofranil®), ihm recht ähnlich sind *Clomipramin* (z.B. Anafranil®), *Dibenzepin* (Noveril®) und *Lofepramin* (Gamonil®). Bei neueren Derivaten ist die antipsychotische Wirkkomponente entweder zugunsten der antriebssteigernden Eigenschaften vermindert, wie z.B. bei *Desipramin* (z.B. Pertofran®), *Nortriptylin* (Nortrilen®) und *Trimipramin* (z.B. Stangyl®) oder sie tritt zugunsten der neuroleptisch dämpfenden Eigenschaften in den Hintergrund, wie z.B. bei *Amitriptylin* (z.B. Amineurin®, Saroten®), *Dosulepin, Doxepin* (z.B. Aponal®, Sinquan®) und *Opipramol* (Insidon®).

Maprotilin (z.B. Ludiomil®) und *Mianserin* (z.B. Tolvin®) gehören zur Gruppe der tetrazyklischen Antidepressiva. Maprotilin, ein Antidepressivum vom Imipramin-Typ, hemmt vor allem die Wiederaufnahme von Noradrenalin an der Synapse und wirkt vorwiegend stimmungsaufhellend. Im Gegensatz zu Maprotilin und den trizyklischen Antidepressiva besitzt Mianserin kaum anticholinerge Wirkungen. Es gehört ebenfalls zum Imipramin-Typ.

Trizyklische Antidepressiva treten aufgrund ihrer hohen Lipidlöslichkeit rasch diaplazentar über. In manchen Tierspezies erwiesen sich trizyklische Antidepressiva als teratogen. In den 70er und 80er Jahren wurden den klassischen Antidepressiva auch beim Menschen Fehlbildungen zugeordnet, darunter Extremitätenfehlbildungen, Herzfehler, Polydaktylie und Hypospadie. Jedoch konnte bei keinem der seit längerem gebräuchlichen Präparate der Verdacht auf teratogene Effekte bestätigt werden (Ericson 1999, McElhatton 1996, Brunel 1994, Patuszak 1993). Nach langdauernder intrauteriner Exposition (bis zur Geburt) wurden bei Neugeborenen Entzugssymptome wie Zittrigkeit, Übererregbarkeit und vereinzelt auch Krämpfe beobachtet (Bromiker 1994, Schimmel 1991). Bei einer Nachuntersuchung an 80 Kindern, die pränatal gegenüber Trizyklika exponiert waren, zeigten sich im Vorschulalter gegenüber einer Kontrollgruppe keine Abweichungen hinsichtlich Intelligenzentwicklung, Verhalten und Sprachentwicklung (Nulman 1997).

Speziell zu den Substanzen *Dosulepin, Doxepin, Lofepramin, Mirtazapin* (Remergil®), *Opipramol* und *Trimipramin* liegen keine oder unzureichende Informationen zur Anwendung in der Schwangerschaft vor.

Empfehlung für die Praxis: Trizyklische Antidepressiva sind Mittel der Wahl zur Behandlung von Depressionen in der Schwangerschaft. Reaktive Depressionen oder Angstzustände sind keine ausreichende Indikation für eine Behandlung mit dieser Arzneimittelgruppe. Eine Monotherapie mit lange eingeführten Präparaten, wie Amitriptylin, Clomipramin, Desipramin, Imipramin und Nortriptylin ist anzustreben.

> Zur Dosisanpassung sollten die mütterlichen Serumkonzentrationen während der Schwangerschaft (und nach Entbindung) untersucht werden. Die Anwendung unzureichend erprobter Substanzen rechtfertigt weder einen risikobegründeten Schwangerschaftsabbruch (siehe Kapitel 1) noch invasive Diagnostik. Entzugssymptome beim Neugeborenen sind möglich. Ggf. sollte in den ersten beiden Lebenstagen auf Symptome beim Kind geachtet werden.

2.17.7 Serotonin-Reuptake-Hemmstoffe

Pharmakologie und Toxikologie. Zu dieser Arzneigruppe gehören *Citalopram* (Cipramil®), *Fluoxetin* (Fluctin®), *Fluvoxamin* (Fevarin®), *Paroxetin* (Tagonis®, Seroxat®) und *Sertralin* (z.B. Zoloft®). Sie sind chemisch heterogen und besitzen keine strukturelle Verwandtschaft zu den trizyklischen Antidepressiva. Sie hemmen selektiv die Wiederaufnahme (Reuptake) von Serotonin aus dem synaptischen Spalt und besitzen eine geringere anticholinerge Wirkung als trizyklische Antidepressiva.

Von diesen Mitteln wurde bisher vor allem *Fluoxetin* intensiv untersucht.

Mehrere Studien mit über 1200 Schwangerschaften und eine ähnlich große Zahl vom Hersteller registrierter Fälle ergeben keine Hinweise auf ein erhöhtes Fehlbildungsrisiko unter Fluoxetintherapie (Gold 1999, McConnell 1998, Goldstein 1997, Chambers 1996, McElhatton 1996, Brunel 1994, Pastuszak 1993). Chambers et al. (1996) fanden jedoch eine leicht erhöhte Abortrate, ohne die Ursache – Grunderkrankung oder Medikation – klären zu können. Außerdem wird von dieser Autorengruppe ein vermehrtes Auftreten von kleineren Fehlbildungen beschrieben. Bei kritischer Sicht erscheint eine kausale Assoziation wenig wahrscheinlich und wird auch von anderen Autoren bezweifelt (Robert 1996).

Keine substantiellen Hinweise auf spezifische teratogene Effekte haben sich bisher auch bei *Citalopram, Fluvoxamin, Paroxetin* und *Sertralin* gezeigt, obwohl zu diesen Mitteln mit jeweils 100–200 Fällen weniger Erfahrungen als zu Fluoxetin vorliegen (Chambers 1999, Ericson 1999, Briggs 1998, Kulin 1998, McConnell 1998, McElhatton 1996).

Bei einigen Neugeborenen wurden wenige Tage dauernde, mäßig starke Entzugssymptome wie Zittrigkeit, Übererregbarkeit und erhöhter Muskeltonus beobachtet, wenn bis zum Ende der Schwangerschaft mit *Fluoxetin* behandelt wurde (Mhanna 1997, Chambers 1996, Goldstein 1995, Spencer 1993). Auf eine möglicherweise erhöhte Blutungsbereitschaft postpartal wird in einer dieser Publikationen hingewiesen (Mhanna 1997).

Bei einer Nachuntersuchung von 55 pränatal exponierten Kindern ergaben sich im Vorschulalter keine Abweichungen von einer Kontrollgruppe bezüglich Intelligenzentwicklung, Verhalten und Sprachentwicklung (Nulman 1997).

Entzugssymptome wurden auch in Einzelfallberichten zu *Paroxetin* (Dahl 1997) und *Sertralin* (Kent 1995) beschrieben.

> **Empfehlung für die Praxis:** Serotonin-Reuptake-Hemmstoffe sind in der Schwangerschaft Mittel der 2. Wahl. Sind sie tatsächlich indiziert, sollte aufgrund der umfangreichsten Datenlage Fluoxetin vorgezogen werden, obwohl dieses Mittel die längste Halbwertszeit aufweist und für die Stillzeit nicht empfohlen werden kann (siehe dort). Wurden Citalopram, Fluvoxamin, Paroxetin oder Sertralin im 1. Trimenon verordnet, ist dies kein Anlaß für einen risikobegründeten Schwangerschaftsabbruch (siehe Kapitel 1). Eine Ultraschallfeindiagnostik wird in diesen Fällen empfohlen. Bei Gabe von Serotonin-Reuptake-Hemmstoffen bis zur Geburt kann eine Entzugssymptomatik und möglicherweise auch eine erhöhte Blutungsbereitschaft beim Neugeborenen auftreten. Ggf. sollte in den ersten beiden Lebenstagen auf Symptome beim Kind geachtet werden.

2.17.8 Monoaminoxidase (MAO)-Hemmstoffe

Pharmakologie und Toxikologie. Monoaminoxidase-Hemmstoffe wirken antriebssteigernd bei depressiver Verstimmung. Sie hemmen reversibel (neuere *MAO-Hemmstoffe*: z.B. *Moclobemid*; Aurorix®) oder irreversibel das Enzym Monoaminoxidase (MAO), das oxidativ die Überträgerstoffe im adrenergen System (Noradrenalin und Adrenalin) inaktiviert. Monoaminoxidase-Hemmstoffe sind strukturell dem Amphetamin verwandt.

Therapeutisch werden vorwiegend *Moclobemid* und *Tranylcypromin* (Jatrosom®) eingesetzt.

Unter MAO-Hemmern kann ein Hypertonus in der Schwangerschaft exazerbieren und die Plazentaperfusion gemindert werden mit negativen Auswirkungen auf die fetale Entwicklung (Miller 1991, Mortola 1989). Außerdem können MAO-Hemmer eine Tokolyse mit

Betarezeptorenblockern aufheben und unter der Geburt mit Narkotika interagieren.

Eine ältere Fallsammlung von 21 Schwangeren, die im 1. Trimenon mit MAO-Hemmstoffen behandelt wurden, davon 13 mit *Tranylcypromin* (Heinonen 1977), und auch eine neuere Kasuistik (Kennedy 2000) vermitteln den Eindruck eines teratogenen Risikos für diese Arzneimittelgruppe. Dieser Verdacht wurde bisher aber durch weitere Studien nicht erhärtet. Allerdings ist der Umfang der dokumentierten Erfahrungen gering, dies trifft in noch stärkeren Maße auf andere MAO-Hemmer wie auch Moclobemid zu.

> **Empfehlung für die Praxis:** MAO-Hemmstoffe sind im 1. Trimenon kontraindiziert, im 2. und 3. Trimenon sind sie Reservemittel bei Versagen der besser untersuchten Trizyklika oder Serotonin-Wiederaufnahme-Hemmstoffe. Die Behandlung mit einem MAO-Hemmer in den ersten drei Monaten rechtfertigt keinen risikobegründeten Schwangerschaftsabbruch (siehe Kapitel 1). Eine Ultraschallfeindiagnostik sollte die normale morphologische Entwicklung des Feten nach Exposition im 1. Trimenon kontrollieren.

2.17.9 Andere Antidepressiva

Pharmakologie und Toxikologie. Die anderen Antidepressiva *Amineptin, Amoxapin, Bupropion* (=*Amfebutamon*; Zyban®), *Iprindol, Medifoxamin, Nefazodon* (Nefadar®), *Oxitriptan* (Levothym®), *Reboxetin* (Edronax®), *Trazodon* (Thombran®), *Venlafaxin* (Trevilor®) und *Viloxazin* (Vivalan®) sind strukturell weder den trizyklischen Antidepressiva noch den Serotonin-Wiederaufnahme-Hemmstoffen oder den MAO-Hemmern ähnlich.

Der Wirkmechanismus von *Bupropion*, das vor allem zur Raucherentwöhnung verwendet wird, ist nicht genau bekannt. *Oxitriptan* ist die physiologische Vorstufe des Neurotransmitters Serotonin, das dessen Konzentration im ZNS erhöht. Außer zur Behandlung der Depression wird Oxitriptan auch bei Enzymdefekten eingesetzt.

Nefazodon, Trazodon und *Venlafaxin* hemmen die Wiederaufnahme von Noradrenalin und Serotonin. Trazodon besitzt sedative Eigenschaften und wird auch als Hypnotikum verschrieben.

Die wenigen bis einige Dutzend publizierten Schwangerschaften zu *Amineptin, Amoxapin, Bupropion* (Glaxo Wellcome Bupropion Pregnancy Registry 1999), *Medifoxamin, Nefazodon, Trazodone* (Einarson 2000), *Venlafaxin* (Okotore 1999) und *Viloxazin* (McElhatton 1996, Brunel 1994) berichten über keine spezifischen teratogenen Wirkungen, reichen aber für eine differenzierte Risikobewertung nicht aus.

Das gleiche gilt für das heute auch von Schwangeren häufig eingenommene, aber formal unzureichend untersuchte, pflanzliche Antidepressivum *Johanniskraut* (*Hypericin*; z. B. Esbericum®).

> **Empfehlung für die Praxis:** Die hier genannten Antidepressiva sollten – mit Ausnahme von Hypericin – in der Schwangerschaft nicht verschrieben werden, da ausreichende Erfahrungen beim Menschen nicht vorliegen. Die dennoch erfolgte Einnahme rechtfertigt keinen risikobegründeten Schwangerschaftsabbruch (siehe Kapitel 1). Eine Ultraschallfeindiagnostik sollte jedoch die normale morphologische Entwicklung des Feten nach Exposition im 1. Trimenon bestätigen.

2.17.10 Lithiumsalze und andere antimanische Psychopharmaka

Pharmakologie und Toxikologie. Die Lithiumsalze *Lithiumacetat* (Quilonum®), *Lithiumcarbonat* (z. B. Hypnorex®), *Lithiumhydrogenaspartat* (Lithium-Aspartat) und *Lithiumsulfat* (Lithium-Duriles®) haben sich zur Prophylaxe manischer Symptome im Rahmen manisch-depressiver Zustände bewährt. Sie beeinträchtigen die normalen psychischen Funktionen nicht und haben bei Gesunden in therapeutischer Dosis keine Wirkung.

Lithiumsalze werden nach oraler Gabe gut resorbiert und zu mehr als 95 % unverändert mit dem Urin ausgeschieden. Die Halbwertszeit beträgt 24 Stunden. Bei Schwangeren ist die Lithium-Ausscheidung durch die Niere um 50–100 % gesteigert. Lithium ist plazentagängig und erreicht im Feten ebenso hohe Konzentrationen wie im mütterlichen Serum.

In den 70er Jahren wurde Lithium eine erhebliche Teratogenität unterstellt und Herzfehlbildungen, insbesondere die sonst seltene Ebstein-Anomalie, als Folge einer Therapie in der Frühschwangerschaft betrachtet. Zur Dokumentation exponierter Feten wurde das sogenannte „Lithium-Baby-Register" 1968 in Dänemark eingerichtet und dann international ausgeweitet. Spätere prospektive Kohorten- und retrospektive Fall-Kontroll-Untersuchungen ergaben teilweise erhöhte Fehlbildungsraten, u. a. auch für Herzfehler. Doch scheint das Risiko deutlich geringer zu sein, als früher angenommen (Cohen 1994, Jacobson 1992, Källén 1991, Zalzstein 1990). Weit über 90 % der exponierten Kinder werden nach diesen Untersuchungen organisch gesund geboren. Unter Lithium soll es häufiger zu Frühgeburten kommen, und die Kinder sollen ein erhöhtes Geburtsgewicht aufweisen (Troyer 1993). Außerdem wurde über Polyhydramnie berichtet.

Da unter der Geburt die Clearance sinkt und das therapeutische Dosisintervall bei Lithium sehr schmal ist, sind toxische Symptome bei Mutter und Kind nicht ungewöhnlich. Bei den Säuglingen wurde ein sogenanntes „Floppy-Infant-Syndrom" mit Lethargie, Trinkschwäche, Tachypnoe, Tachykardie, Zyanose, Temperaturregulationsstörung und Muskelhypotonie beschrieben.

In einzelnen Fällen wurden außerdem funktionelle kardiale Störungen, Diabetes insipidus, Krampfanfälle und Hypothyreose bei den Neugeborenen beobachtet (Llewellyn 1998). Diese toxischen Effekte des Lithium besserten sich meist innerhalb von 1–2 Wochen nach der Geburt.

> **Empfehlung für die Praxis:** Ist eine Lithiumtherapie in der Schwangerschaft zwingend erforderlich, sollten gleichbleibend niedrige Serumkonzentrationen insbesondere im 1. Trimenon angestrebt werden. Die Tagesdosis sollte auf mehrere (kleine) Einzeldosen verteilt werden. Die Schwangere soll keine salzarme Diät einhalten. Eine Ultraschallfeindiagnostik bzw. eine fetale Echokardiographie sind nach Exposition im 1. Trimenon zu empfehlen. In der Woche vor der Geburt sollte, wenn möglich, die Dosis um 30–50 % herabgesetzt werden, um sofort nach der Entbindung das vor der Schwangerschaft bestehende Therapieregime wieder aufzunehmen.
> Postpartal muß insbesondere in den ersten beiden Lebenstagen auf toxische Symptome beim Kind geachtet und eine Hypothyreose ausgeschlossen werden.
> *Carbamazepin*, *Valproinsäure* sowie die neueren Antikonvulsiva *Gabapentin* und *Lamotrigin* werden gelegentlich ebenfalls zur Behandlung bipolarer (manisch-depressiver) Erkrankungen verordnet. Da diese Arzneimittelgruppe beim Menschen ein erwiesenes teratogenes Potential besitzt, ist sie während einer Schwangerschaft aus toxikologischer Sicht dem Lithium nicht überlegen. Siehe auch Abschnitt 2.5.

2.17.11 Anxiolytika (Tranquilizer) allgemein

Anxiolytika sollen Angst- und Spannungszustände lösen und den Einfluß negativer Emotionen auf das körperliche Befinden mindern (psycho-vegetative Entkopplung). Für diese Indikation werden verschiedene Arzneimittel verwendet: Neuroleptika, Benzodiazepine, Meprobamat, Buspiron, Hydroxyzin und Kavain. Diese Präparate wirken mehr oder minder sedierend und antriebshemmend.

Zu Benzodiazepinen siehe Abschnitt 2.17.17 und zu Neuroleptika siehe die Abschnitte 2.17.1 bis 2.17.5. In der Schwangerschaft sollten Neuroleptika nicht als Anxiolytika eingesetzt werden. Falls eine medikamentöse Behandlung erforderlich ist, sind Benzodiazepine vorzuziehen.

2.17.12 Meprobamat

Pharmakologie und Toxikologie. *Meprobamat* (Visano®) ist einer der ältesten Tranquilizer. Seit der Einführung der Benzodiazepine hat Meprobamat therapeutisch keine große Bedeutung mehr. In einer Studie mit 400 Frauen, die Meprobamat im 1. Trimenon erhalten hatten, war die Häufigkeit von Herzfehlbildungen erhöht (Milkovich 1974). Diese Beobachtung konnte in anderen Untersuchungen nicht bestätigt werden. Ein anderer unbestätigter Verdacht betraf die Polydaktylie als Auswirkung einer pränatalen Meprobamatexposition (Übersicht in Briggs 1998).

> **Empfehlung für die Praxis:** Meprobamat ist in der Schwangerschaft kontraindiziert. Eine dennoch erfolgte Exposition im 1. Trimenon rechtfertigt weder einen risikobegründeten Schwangerschaftsabbruch (siehe Kapitel 1) noch invasive Diagnostik. Eine Ultraschallfeindiagnostik sollte durchgeführt werden. Falls eine medikamentöse anxiolytische Behandlung indiziert ist, sind Benzodiazepine vorzuziehen.

2.17.13 Andere Anxiolytika

Pharmakologie und Toxikologie. *Buspiron* (Bespar®) hat eine Affinität zu Serotonin- und Dopaminrezeptoren. Im Tierversuch zeigte das Präparat keine teratogene Wirkung. Ausreichende Daten zur Schwangerschaft beim Menschen liegen nicht vor.

Hydroxyzin (z.B. Atarax®) ist ein Antihistaminikum mit sedativen und angstlösenden Eigenschaften. Es liegen mehrere Untersuchungen mit kleineren Fallzahlen zur Anwendung in der Schwangerschaft vor.

Eine Erhöhung der Fehlbildungsrate ergibt sich hieraus nicht (Übersicht in Briggs 1998).

Kavain (Kavaform® N, Neuronika®) ist zusammen mit anderen Kavalactonen einer der Hauptinhaltsstoffe aus der Kava-Kava-Wurzel (Piper methysticum, Rauschpfeffer). Dem Wirkstoff werden psychostabilisierende Eigenschaften zugeschrieben. Systematische Untersuchungen zur Anwendung dieses auch von Schwangeren nicht selten genommenen Wirkstoffes liegen nicht vor, allerdings auch keine Hinweise auf teratogene Effekte beim Menschen.

> **Empfehlung für die Praxis:** Buspiron und Hydroxyzin sind in der Schwangerschaft aufgrund unzureichender Datenlage zu meiden. Eine dennoch erfolgte Exposition im 1. Trimenon rechtfertigt weder einen risikobegründeten Schwangerschaftsabbruch (siehe Kapitel 1) noch invasive Diagnostik. Benzodiazepine sollten bei einer notwendig werdenden medikamentösen Anxiolyse bevorzugt werden. Auch eine moderat dosierte, vorübergehende Kavain-Therapie ist, zumal nach Abschluß der Embryogenese, wahrscheinlich akzeptabel.

▶ 2.17.14 Psychoanaleptika

Pharmakologie und Toxikologie. Psychoanaleptika sind Psychostimulanzien, die die Aktivität bestimmter Abschnitte des Zentralnervensystems steigern. Sie wirken weder depressionslösend noch stimmungsaufhellend. Zu den Analeptika im weiteren Sinne gehören die Methylxanthine Coffein und Theobromin, deren Bedeutung für die Schwangerschaft im Abschnitt 2.21.2 beschrieben wird.

Die am häufigsten verwendeten Analeptika sind Derivate des *Phenylethylamins*. Der Prototyp dieser Substanzgruppe ist das *Amphetamin* (siehe Abschnitt 2.21.9). Die sogenannten „Weckamine" sind den Sympathomimetika verwandt, steigern bei Ermüdung die Leistungsfähigkeit und können zur Abhängigkeit führen. Zu dieser Substanzgruppe gehören *Amfetaminil* (AN 1®), *Fenetyllin* (Captagon®) und *Methylphenidat* (Ritalin®).

Auch *Modafinil* (Vigil®) und *Pemolin* (Tradon®), ein Oxazolidin, werden als Psychostimulanzien verwendet.

Methylphenidat erwies sich bei einer begrenzten Zahl von dokumentierten Schwangerschaftsverläufen als nicht teratogen beim Menschen. Jedoch wurde über Frühgeburtlichkeit, intrauterine Wachstumsretardierung und Entzugssymptome berichtet.

Zu *Amfetaminil, Fenetyllin, Modafinil* und *Pemolin* liegen keine, für eine Risikobeurteilung, ausreichenden Daten zur Anwendung während der Schwangerschaft vor.

> **Empfehlung für die Praxis:** Da in der Schwangerschaft eine medikamentöse Leistungssteigerung nicht erforderlich ist, sind Psychoanaleptika kontraindiziert. Wurden Amphetaminderivate oder andere Psychoanaleptika während der Schwangerschaft wiederholt eingenommen oder ein Abusus betrieben, rechtfertigt dies nicht zwangsläufig einen risikobegründeten Schwangerschaftsabbruch (siehe Kapitel 1). Es sollte aber eine Ultraschallfeindiagnostik angeboten werden.

2.17.15 Hypnotika allgemein

Als Schlafmittel (Hypnotika) werden Substanzen verschiedener Stoffgruppen eingesetzt. Sie führen dosisabhängig zu einer Sedierung oder wirken hypnotisch. Schlafstörungen haben die unterschiedlichsten Ursachen und sollten erst nach Ausschöpfung aller Alternativen medikamentös behandelt werden. Eine Dauermedikation mit Schlafmitteln ist wegen der Abhängigkeitsgefahr nicht nur in der Schwangerschaft kontraindiziert.

2.17.16 Barbiturate

Pharmakologie und Toxikologie. Bis zur Einführung der Benzodiazepine waren Barbitursäurederivate die wichtigsten Schlafmittel. Seitdem haben Barbiturate ihre Bedeutung als Hypnotika fast vollständig verloren. Anwendung findet heute fast nur noch das *Phenobarbital* (z. B. Luminal®, Lepinal®).

Erfahrungen zu Barbituraten in der Schwangerschaft wurden hauptsächlich durch die Behandlung der Epilepsie gesammelt (siehe Abschnitt 2.5.1). Bei der Bewertung der dort beobachteten teratogenen Effekte ist allerdings zu berücksichtigen, daß auch die Epilepsie selbst das Fehlbildungsrisiko erhöht. Bei kurzzeitiger Verwendung als Schlafmittel und zur Narkose sind Barbiturate als wahrscheinlich sicher für den Embryo anzusehen. Eine Gabe unter der Geburt kann eine Atemdepression beim Neugeborenen verursachen.

> **Empfehlung für die Praxis:** Phenobarbital ist als Hypnotikum in der Schwangerschaft relativ kontraindiziert. Benzodiazepine sind zu bevorzugen. Eine dennoch erfolgte Exposition, insbesondere mit Einzeldosen, erfordert keine diagnostischen Konsequenzen. Bei antikonvulsiver Therapie mit Barbituraten im 1. Trimenon sollte jedoch eine Ultraschallfeindiagnostik veranlaßt werden. Nach einer Therapie bis zur Geburt ist das Neugeborene in den ersten beiden Lebenstagen zum Ausschluß von Atemdepression und ggf. auftretenden Entzugssymptomen gut zu überwachen.

2.17.17 Benzodiazepine

Pharmakologie und Toxikologie. Benzodiazepinderivate werden nicht nur als Hypnotika, sondern auch als Antiepileptika (siehe Abschnitt 2.5.2) und Anxiolytika eingesetzt. In den letzten 30 Jahren wurde eine Vielzahl von Benzodiazepinen in die Therapie eingeführt. Sie sind strukturell miteinander verwandt und ihre Halbwertszeit hängt vor allem von der biologischen Aktivität der Metaboliten ab, die durch Oxidation in der Leber entstehen.

Zur Narkoseeinleitung und als Hypnotika werden kurzwirksame Benzodiazepine (Halbwertszeit < 6 Stunden) eingesetzt: *Brotizolam* (Lendormin®), *Flurazepam* (z. B. Dalmadorm®, Staurodorm®), *Midazolam* (Dormicum®), *Triazolam* (Halcion®).

Mittellangwirksame Benzodiazepine (Halbwertszeit 6–24 Stunden) stehen als Sedativa und Hypnotika zur Verfügung: *Alprazolam* (z. B. Tafil®), *Bromazepam* (z. B. Bromazanil®, Lexotanil®), *Clotiazepam*, *Flunitrazepam* (z. B. Rohypnol®), *Loprazolam* (Sonin®), *Lorazepam* (z. B. Punktyl®, Tavor®), *Lormetazepam* (z. B. Noctamid®), *Metaclazepam*, *Nitrazepam* (z. B. Mogadan®, Radedorm®), *Oxazepam* (z. B. Adumbran®, Praxiten®), *Temazepam* (z. B. Planum®, Remestan®).

Langwirksame Benzodiazepine (Halbwertszeit > 24 Stunden bis mehrere Tage) werden hauptsächlich als Sedativa und Anxiolytika verordnet: *Chlordiazepoxid* (z. B. Librium®, Radepur®), *Clobazam* (Frisium®), *Diazepam* (z. B. Faustan®, Valium®), *Dikaliumclorazepat* (Tranxilium®), *Medazepam* (z. B. Rudotel®), *Nordazepam* (Tranxilium® N), *Prazepam* (Demetrin®).

Im Zusammenhang mit Benzodiazepin-Therapie im 1. Trimenon, die meisten Erfahrungen liegen zu *Diazepam* vor, wurden Herzfehlbildungen, Lippen-/Gaumenspalten und komplexe andere Fehlbildungen beschrieben (Übersicht bei McElhatton 1994). Auch eine neuere retrospektive Fall-Kontroll-Untersuchung mit Fehlbildungsregisterdaten erörtert leichte, aber statistisch signifikante Assoziationen zwischen Benzodiazepinen im 1. Trimenon und Spaltbildungen, intestinalen Atresien und Mikrozephalie (Rodriguez-Pinilla 1999). Andere Studien konnten teratogene Effekte nicht bestätigen (Ornoy 1998, Dolovich 1998, Patuszak 1996). Auch speziell zu *Alprazolam* ergaben sich bislang keine Hinweise auf Teratogenität (Schick-Boschetto 1992, St Clair 1992).

Bei regelmäßiger Einnahme im letzten Trimenon können schwerwiegende Symptome beim Neugeborenen auftreten. Diese sind dosisabhängig und reichen von einer postpartalen Atemdepression über Entzugssymptome wie Muskelhypertonie, Hyperreflexie, Tremor bis zum wochenlang anhaltenden „Floppy-Infant-Syndrom" mit Lethargie, Trinkschwäche, Tachypnoe, Tachykardie, Zyanose, Temperaturregulationsstörung und Muskelhypotonie. Das Neugeborene metabolisiert Benzodiazepine wesentlich langsamer als ein Erwachsener. Außerdem ist anzumerken, daß mögliche Langzeitwirkungen einer pränatalen Exposition auf die spätere Entwicklung des Kindes nicht abschließend geklärt sind.

> **Empfehlung für die Praxis:** Bei strenger Indikationsstellung sind Benzodiazepine Mittel der Wahl zur Behandlung einer Angstsymptomatik und in bestimmten Fällen auch von Schlafstörungen in der Schwangerschaft. Sie sollten, auch nach Ausschöpfung aller nichtmedikamentöser Behandlungsmöglichkeiten, nur kurzzeitig verordnet werden. Eine Dauertherapie im letzten Trimenon, z. B. als Zusatzmedikation zur Wehenhemmung oder eine Behandlung am Geburtstermin ist wegen möglicher neonataler Komplikationen (siehe oben) besonders kritisch zu prüfen. Ggf. sollte insbesondere in den ersten beiden Lebenstagen auf Symptome beim Kind geachtet werden.

2.17.18 Chloralhydrat

Pharmakologie und Toxikologie. *Chloralhydrat* (z. B. Chloraldurat®) ist seit über 100 Jahren auf dem Markt und damit das älteste derzeit benutzte Hypnotikum. Nach der Resorption wird Chloralhydrat rasch zu dem ebenfalls hypnotisch wirksamen Metaboliten Trichlorethanol umgewandelt und teilweise zu Trichloressigsäure metabolisiert. In verschiedenen Experimenten verursachte Chloralhydrat chromosomale Veränderungen (Sora 1987). Im Tierversuch an der Maus konnte keine erhöhte Fehlbildungsrate nachgewiesen werden. Es gibt nur wenig Daten zur Anwendung in der Schwangerschaft. Über ein erhöhtes Fehlbildungsrisiko wurde nicht berichtet (Heinonen 1977).

> **Empfehlung für die Praxis:** Chloralhydrat ist in der Schwangerschaft kontraindiziert. Eine dennoch erfolgte Einnahme im 1. Trimenon rechtfertigt weder einen risikobegründeten Schwangerschaftsabbruch (siehe Kapitel 1) noch zusätzliche Diagnostik. Behandlungsbedürftige Schlafstörungen sollten primär mit sedierenden Antihistaminika oder Benzodiazepinen behandelt werden.

2.17.19 Andere Hypnotika

Pharmakologie und Toxikologie. Einige Antihistaminika (H_1-Blocker) sind gut wirksame Schlafmittel, wie z. B. *Diphenhydramin* (z. B. Dolestan®, Emesan®, Nervo-OPT®N) und *Doxylamin* (z. B. Gittalun®, Hoggar®N, Sedaplus®). Die Anwendung von H_1-Antihistaminika in der Schwangerschaft wird in Abschnitt 2.2.1 dargestellt.

*Baldrian*produkte (z. B. Baldrian Dispert®) werden bei Unruhe oder Einschlafstörungen auch von Schwangeren häufig eingenommen. Systematische Untersuchungen liegen jedoch nicht vor, allerdings auch keine Hinweise auf Teratogenität beim Menschen.

Clomethiazol (Distraneurin®), *Melperon* (Eunerpan®), *Promethazin* (z. B. Atosil®) und *Scopolamin-HBr* (Scopoderm TTS® Membranpflaster) haben als Hypnotika keine Relevanz.

Triptophan ist eine Aminosäure, die bei Schlafstörungen versucht wurde. Bei chronischem Gebrauch während der Schwangerschaft wurde beim Feten eine Zunahme der Atembewegungen registriert.

Zaleplon (Sonata®), *Zolpidem* (z. B. Stilnox®) und *Zopiclon* (Ximovan®) sind neuentwickelte Hypnotika mit agonistischer Wirkung am Benzodiazepinrezeptor. Sie sind chemisch dennoch nicht mit der Gruppe der Benzodiazepine verwandt. Untersuchungen an verschiedenen Tierspezies ließen, nach Angaben der Hersteller, keine teratogenen Effekte erkennen.

In einer prospektiven Studie mit 40 im 1. Trimenon mit *Zopiclon* behandelten Schwangeren fanden sich einschließlich der Fehlbildungshäufigkeit keine Auffälligkeiten gegenüber einer Kontrollgruppe (Diav-Citrin 1999).

Zur Anwendung von Zaleplon, Zolpidem und den anderen Hypnotika dieses Abschnitts liegen keine ausreichenden Erfahrungen für eine differenzierte Risikobeurteilung vor.

> **Empfehlung für die Praxis:** Die hier genannten Arzneimittel sollten, mit Ausnahme von Baldrian, während der Schwangerschaft nicht als Hypnotika verordnet werden. Eine dennoch erfolgte Einnahme dieser Präparate rechtfertigt keinen risikobegründeten Schwangerschaftsabbruch (siehe Kapitel 1). Eine Ultraschallfeindiagnostik ist nach Exposition mit Zaleplon und Zolpidem im 1. Trimenon zu erwägen.

2.17.20 Parkinsonmittel

Pharmakologie und Toxikologie. Das Parkinsonsyndrom tritt vorwiegend bei älteren Patienten auf. In der Schwangerschaft spielt die Therapie kaum eine Rolle, mit Ausnahme der Behandlung des juvenilen Parkinsonismus und bei Restless-legs-Syndrom. Die vorliegenden Fallberichte zu *L-Dopa/Benserazid* (z. B. in Levopar®) in etwa 15 durchgehend behandelten Schwangerschaften deuten nicht auf Störungen der vorgeburtlichen Entwicklung hin (z. B. Arai 1997, Nomoto 1997, von Graevenitz 1996).

Die ebenfalls als Parkinsonmittel verwendeten dopaminagonistisch wirkenden Ergotaminabkömmlinge *Bromocriptin* (z. B. Pravidel®), *Cabergolin* (z. B. Cabaseril®), α-*Dihydroergocryptin* (Almirid®), *Lisurid* (z. B. Cuvalit®) etc. werden bei Frauen im reproduktionsfähigen Alter auch zur Sterilitätsbehandlung bzw. bei Prolaktinomen eingesetzt und im Abschnitt 2.13.3 besprochen.

Ein weiteres Anwendungsgebiet für Parkinsonmittel sind die durch Neuroleptika-Behandlung induzierten extrapyramidalen Symptome. Zur Therapie dieser Nebenwirkungen werden zentral angreifende Anticholinergika eingesetzt, vor allem *Biperiden* (z. B. Akineton®), aber auch *Benzatropin* (Cogentinol®), *Bornaprin* (Sormodren®), *Metixen* (z. B. Tremarit®) und *Selegilin* (z. B. Amindan®).

Aus den bisher vorliegenden Erfahrungen ergibt sich für diese Arzneimittel kein Verdacht auf ein teratogenes Risiko. Für eine differenzierte Risikobewertung, insbesondere der weniger gebräuchlichen Mittel, reichen die Daten jedoch nicht aus.

Zu den anderen, teils auch schon seit Jahrzehnten verfügbaren Medikamenten mit ähnlichem Indikationsbereich *Pridinol* (Myoson®), *Procyclidin* (Osnervan®), *Tiaprid* (Tiapridex®) und *Trihexyphenidyl* (z. B. Artane®) liegen ebenfalls keine ausreichenden Erfahrungen zur Anwendung in der Schwangerschaft vor.

> **Empfehlung für die Praxis:** In gut begründeten Einzelfällen, z. B. bei extrapyramidalen Nebenwirkungen einer Neuroleptikatherapie, ist die Behandlung mit Biperiden auch im 1. Trimenon akzeptabel. Gleiches gilt für die Therapie des Makroprolaktinoms mit Ergotaminderivaten. Die Einnahme eines Parkinsonmittels im 1. Trimenon rechtfertigt keinen risikobegründeten Schwangerschaftsabbruch (siehe Kapitel 1). Eine Ultraschallfeindiagnostik sollte jedoch angeboten werden, wenn eines der unzureichend untersuchten Arzneimittel im 1. Trimenon eingenommen wurde.

Literatur

Altshuler LL, Cohen L, Szuba MP et al. Pharmacologic management of psychiatric illness during pregnancy: dilemmas and guidelines. Am J Psychiatry 1996; 153: 592–606.

Arai H, Shinotoh H, Hattori T. L-dopa/benserazide during pregnancy in a patient with juvenile parkinsonism. Clin Neurol 1997; 37: 264–65.

Barnas C, Bergant A, Hummer M et al. Clozapine concentrations in maternal and fetal plasma, amniotic fluid and breast milk. Am J Psychiatry 1994; 151: 945.

Briggs GG, Freeman RK, Yaffe SJ. Drugs in Pregnancy and Lactation, 5th ed. Baltimore: Williams and Wilkins 1998.

Bromiker R, Kaplan M. Apparent intrauterine fetal withdrawal from clomipramine hydrochloride. JAMA 1994; 272: 1722–1723.

Brunel P, Vial T, Roche I et al. Suivi de 151 grossesses exposées à un traitement antidépresseur (IMAO exclus) au cours de l'organogenèse. Therapie 1994; 49: 117–122.

Chambers CD, Dick LM, Felix RJ et al. Pregnancy outcome in women who use sertraline. Teratology 1999; 59: 6.

Chambers CD, Johnson KA, Dick LM, Felix RJ, Jones KL. Birth outcomes in pregnant women taking fluoxetine. N Engl J Med 1996; 335: 1010–5.

Cohen, L S, JM Friedman, JW Jefferson, EM Johnson, ML Weiner. A reevaluation of risk of in utero exposure to lithium. JAMA 1994; 271,2: 146–50.

Dahl ML, Olhager E and Ahlner J. Paroxetine withdrawal syndrome in a neonate. Brit J Psychiatry 1997; 171:391–392

Diav-Citrin O, Okotore B, Lucarelli K, Koren G. Pregnancy outcome following first-trimester exposure to zopiclone: a prospective controlled cohort study. Am J Perinatol 1999; 16: 157–60.

Dolovich LR, Addis A, Regis Vaillancourt et al. Benzodiazepine use in pregnancy and major malformations or oral cleft: meta-analysis of cohort and case-control studies. BMJ 1998; 317: 839–843.

Einarson A, Lavigne S, Brochu J, Addis A, Matsui D, Johnson Y, Koren G. Pregnancy outcome following exposure to trazodone and nefazodone: a prospective controlled multicentre study (abstract). Teratology 2000; 61: 521.

Ericson A, Källén B, Wiholm BE. Delivery outcome after the use of antidepressants in early pregnancy. Eur J Clin Pharmacol 1999; 55: 503–508.

Gold LH. Treatment of depression during pregnancy. J Women's Health and Gender-Base Medicine 1999; 8: 601–607.

Goldstein DJ, Sundell KL. A review of the safety of selective serotonin reuptake inhibitors during pregnancy. Human Psychopharmacol Clin Exp 1999; 14: 319–324.

Goldstein DJ, Corbin LA, Sundell KL. Effects of first-trimester fluoxetine exposure on the newborn. Obstet Gynecol 1997; 89: 713–718.

Goldstein DJ. Effects of third trimester fluoxetine exposure on the newborn. J Clin Psychopharmacol 1995; 15: 417–420.

von Graevenitz KS, Shulman LM, Revell SP. Levodopa in pregnancy. Mov Disord 1996; 11: 115–6.

Hansen D, Lou HC, Olsen J. Serious life events and congenital malformations: a national study with complete follow-up. Lancet 2000; 356: 875–80.

Heinonen OP, Slone D, Dick LM, Felix RJ, Shapiro S. Birth Defects and Drugs in Pregnancy. Littleton/USA: Publishing Sciences Group 1977.

Jacobson SJ, Jones K, Johnson K et al. Prospective multicentre study of pregnancy outcome after lithium exposure during first trimester. Lancet 1992; 339: 530–533.

Källén AJB. Lithium therapy and congenital malformations. In: *Schrauzer GN, Klippel KF (eds.).* Lithium in biology and medicine. Weinheim: VCH 1991, 123–130.

Kennedy DS, Evans N, Wang I, Webster WS. Fetal abnormalities associated with high-dose tranylcypromine in two consecutive pregnancies (abstract). Teratology 2000; 61: 441.

Kent LSW, Laidlaw JDD. Suspected congenital sertraline dependence. Br J Psychiatry 1995; 167: 412.

Kulin NA, Patuszak A, Sage SR et al. Pregnancy outcome following maternal use of the new selective serotonin reuptake inhibitors. JAMA 1998; 279: 609–610.

Lieberman J, Safferman AZ. Clinical profile of clozapine: adverse reactions and agranulcytosis. In: *Lapierre Y, Jones B (eds.).* Clozapine in Treatment Resistant Schizophrenia: a Scientific Update. London: Royal Society of Medicine 1992.

Llewellyn A, Stowe ZN, Strader JR. The use of lithium and management of women with bipolar disorder during pregnancy and lactation. J Clin Psychiatry 1998; 59 (suppl 2): 57–64.

McConnell PJ, Linn K, Filkins K. Depression and pregnancy: use of selective serotonin reuptake inhibitors in pregnancy. Prim Care Update Ob/Gyns 1998; 5: 11–15.

McElhatton PR, Garbis HM, Eléfant E, Vial T, Bellemin B, Serafini MA, Arnon, Rodriguez-Pinilla, Schaefer C, Pexieder T, Merlob P, dal Verme S. The outcome of pregnancy in 689 women exposed to therapeutic doses of antidepressants. A collaborative study of the European Network of Teratology Information Services (ENTIS). Reprod Toxicol 1996; 10: 285–94.

McElhatton PR. The effects of benzodiazepine use during pregnancy and lactation. Reprod Toxicol 1994; 8: 461–475.

McElhatton PR. The use of phenothiazines during pregnancy and lactation. Reprod Toxicol 1992; 6: 475–90.

Meut C, Bavoux F, Cynober E, Lebrun F. Necrotizing enterocolitis in a newborn: maternal psychotropic drugs suspected. Can J Psychiatry 1994; 39,2: 127.

Mhanna MJ, Bennett JB, Izatt SD. Potential fluoxetine chloride (Prozac) toxicity in a newborn. Pediatrics 1997; 100: 158–159.

Milkovich L, van den Berg BJ. Effects of prenatal meprobamate and chlordiazepoxide hydrochloride on human embryonic and fetal development. N Engl J Med 1974; 291: 1268–71.

Nomoto M, Kaseda S, Iwata S, Osame M, Fukuda T. Levodopa in pregnancy [letter]. Mov Disord 1997; 12: 261.

Nulman I, Rovet J, Stewart DE, Wolpin J, Gardner HA, Theis JGW, Kulin N, Koren G. Neurodevelopment of children exposed in utero to antidepressant drugs: N Engl J Med 1997; 336: 258–62.

Okotore B, Einarson A, Chambers CD et al. Pregnancy outcome following gestational exposure to venlafaxine: a multicenter prospective controlled study. Teratology 1999; 59: 439.

Ornoy S, Diav-Citrin O, Shechtman S, Arnon J, Ornoy A. Outcome of 105 pregnancies following exposure to halidol and penfluridol. Vortrag auf der 11.

Jahreskonferenz des European Network of Teratology Information Services 2000.

Ornoy A, Arnon J, Shechtman S et al. Is benzodiazepine use during pregnancy really teratogenic? Reprod Toxicol 1998; 12: 511–515.

Patuszak A, Milich V, Chan S et al. Prospective assessment of pregnancy outcome following first trimester exposure to benzodiazepines. Can J Clin Pharmacol 1996; 3: 167–171.

Pastuszak A, Schick-Boschetto B, Zuber C, Feldkamp M, Pinelli M, Sihn S, Donnenfeld A, McCormack M, Leen-Mitchell M, Woodland C, Gardner A, Horn M, Koren G. Pregnancy outcome following first-trimester exposure to fluoxetine (Prozac). JAMA 1993; 269: 2246–8.

Robert E. Treating depression in pregnancy. N Engl J Med 1996; 335: 1056–8.

Rodriguez-Pinilla E. Prenatal exposure to benzodiazepines: a case-control study. Vortrag 10. Jahreskonferenz des European Network of Teratology Information Services 1999.

Schick-Boschetto B, Zuber C. Alprazolam exposure during early human pregnancy. Teratology 1992; 45: 460.

Schimmell MS, Katz EZ, Shaag Y, Pastuszak A, Koren G. Toxic neonatal effects following maternal clomipramine therapy. J Toxicol Clin Toxicol 1991; 29: 479–84.

Sora S, Agostini Carbone ML. Chloral hydrate, methylmercury hydroxide and ethidium bromide affect chromosome segregation during meiosis of Saccharomyces cerevisiae. Mutat Res 1987; 190: 13–7.

Spencer MJ. Fluoxetine hydrochloride (Prozac) toxicity in a neonate. Pediatrics 1993; 92: 721–2.

St Clair SM, Schirmer RG. First-trimester exposure to alprazolam. Obstet Gynecol 1992; 80: 843–846.

Stoner SC, Sommi RW, Marken PA et al: Clozapine use in two full-term pregnancies. J Clin Psychiatry 1997; 58: 364.

Troyer WA, Pereila GR, Lannon RA, Belik J, Yoder MC. Association of maternal lithium exposure and premature delivery. J Perinatol 1993; 13: 123–7.

Waldman MD, Safferman AZ. Pregnancy and clozapine. Am J Psychiatry 1993; 150,1: 168–9.

Wisner KL, Perel JM, Wheeler SB. Tricyclic dose requirements across pregnancy. Am J Psychiatry 1993; 150: 1541–1542.

Zalzstein E, Koren G, Einarson T, Freedom RM. A case-control study on the association between first trimester exposure to lithium and Ebstein's anomaly. Am J Cardiol 1990; 65: 817–8.

2.18 Impfstoffe und Immunglobuline

Die durch Impfstoffe angeregte spezifische Immunität der Mutter schützt auch das Kind durch diaplazentaren Übergang der mütterlichen IgG-Antikörper. Bisher haben sich für keinen Impfstoff entwicklungstoxische Eigenschaften gezeigt und bei keinem Lebendimpfstoff reproduzierbare Hinweise auf eine infektionsbedingte Schädigung des Ungeborenen. Der Umfang an dokumentierten Erfahrungen ist jedoch für die einzelnen Impfstoffe sehr unterschiedlich. Generell sollten Routineimpfungen in der Schwangerschaft, insbesondere solche mit Lebendimpfstoffen, unterbleiben. Besteht aber ein erkennbares Expositionsrisiko und liegt kein Impfschutz vor, kann und muß ggf. auch während der Schwangerschaft im Interesse von Mutter und Kind geimpft werden (siehe unter den jeweiligen Impfstoffen).

Mehr oder weniger detailliert wird in verschiedenen Impfempfehlungen auf Schwangere eingegangen (z.B. Mitteilung der Ständigen Impfkommission 2000, American College of Obstetricians and Gynecologists 1993).

Bei Fragestellungen zum Risiko von tropischen Impfungen und Malariaprophylaxe in der Schwangerschaft sollten auch hiervon unabhängige Risiken solcher Fernreisen mit der Schwangeren erörtert werden. Unspezifische Infektionen durch mangelnde Hygiene am Urlaubsort, gastrointestinale Störungen aufgrund der Ernährungsumstellung sowie Streß, Höhenstrahlung, niedrige Luftfeuchtigkeit, herabgesetzter Sauerstoffpartialdruck und Thromboserisiko bei Langstreckenflügen sind zwar im üblichen Umfang keine teratogenen Faktoren. Sie können aber mittelbar den Schwangerschaftsverlauf gefährden. Siehe auch Abschnitt 2.6.57. Insbesondere bei Abortdisposition ist dringend zu empfehlen, auf solche Reisen zu verzichten. Wenn im Einzelfall die dringende Indikation zur Impfung der Mutter besteht, sollte diese nicht mit Rücksicht auf die Schwangerschaft unterbleiben.

▶ 2.18.1 Poliomyelitisimpfung

Routinemäßig wird heute nur noch der parenteral zu verabreichende Totimpfstoff benutzt. Der früher übliche und heute Ausnahmeindikationen vorbehaltene orale *Polioimpfstoff* (Sabin) enthält attenuierte Poliomyelitisviren aller drei Poliovirustypen. Ein erhöhtes Risiko für Fehlbildungen oder Spontanaborte konnte bei 15.000 in Israel und

Finnland im Rahmen von Massenimpfungen (Lebendimpfstoff) mitgeimpften Schwangeren nicht nachgewiesen werden (Harjulehto-Mervaala 1994, Ornoy 1994, Ornoy 1990). Um eine durch Virusausscheidung einer Wöchnerin verursachte Viruskontamination auf der Entbindungsstation zu vermeiden, sollte im letzten Schwangerschaftsmonat keine Schluckimpfung mit dem Lebendimpfstoff erfolgen.

Eine Schwangerschaft ist keine Kontraindikation gegen eine erforderliche Polioimpfung, bei Vorliegen einer Impflücke sollte im Interesse von Mutter und Kind (mit dem heute üblichen Totimpfstoff) aufgefrischt werden. Ob die Leihimmunität beim Neugeborenen ausreicht oder diesen nur vor der sehr seltenen Impfpolio schützt, wird kontrovers diskutiert.

2.18.2 Rötelnimpfung

Aufgrund der ungenügenden Durchimpfung werden in der Bundesrepublik Deutschland jährlich mindestens 50 Kinder mit den Zeichen einer Rötelnembryopathie geboren (Stück 1999). Dagegen wurde in Schweden seit 1985 kein Fall mehr beobachtet (Bottiger 1997).

Die *Rötelnimpfung* wird mit abgeschwächtem Lebendimpfstoff durchgeführt. Der Rötelnimpfvirus ist plazentagängig und kann den Feten infizieren. In 2 % der untersuchten Fälle war der Nachweis von rötelnspezifischen IgM-Antikörpern bei Neugeborenen positiv und in ca. 3–20 % konnte aus Abortmaterial der Impfvirus isoliert werden (Center for Disease Control 1989, Enders 1991).

Die Einzelfalldarstellung eines konnatalen Katarakts nach mütterlicher Impfung wurde nicht durch andere Kasuistiken bestätigt (Fleet 1974). Berichte über insgesamt mehr als 500 Schwangerschaften wurden bisher publiziert, bei denen seronegative Frauen im Zeitraum ab 3 Monate vor Konzeption bis in die Gravidität hinein (versehentlich) mit unterschiedlichen Rötelnlebendimpfstoffen geimpft wurden. Dabei wurde keine Rötelnembryopathie beobachtet (z. B. Best 1991, Enders 1991, Tookey 1991, Sheppard 1986, Preblud 1985). Dies spricht dafür, daß eine impfbedingte Schädigung sehr unwahrscheinlich ist. Rein statistisch kann man mit einer solchen Fallzahl jedoch nur ausschließen, daß das Risiko größer als 1,6 % (oberes 95 % Konfidenzintervall) ist (Best 1991).

Eine Rötelnimpfung sollte unmittelbar vor und während der Schwangerschaft nicht durchgeführt werden. Bisherige Erfahrungen sprechen aber gegen ein Rötelnembryopathierisiko durch Impfung. Daher ergeben sich aus einer (versehentlichen) Impfung keine Konsequenzen wie Schwangerschaftsabbruch oder invasive Diagnostik. Ob eine seronegative Schwangere mit unvermeidbarer Rötelnexposition auch während der Schwangerschaft geimpft werden sollte, muß individuell entschieden werden.

2.18.3 Masern- und Mumpsimpfung

Bisher haben sich keine Hinweise auf entwicklungstoxische Effekte beim Menschen gezeigt. Diese beiden Lebendimpfstoffe sind aber nicht systematisch untersucht. Während einer Schwangerschaft soll daher nicht geimpft werden. Bei dennoch erfolgter Anwendung sind jedoch keine Konsequenzen erforderlich.

2.18.4 Tetanus- und Diphtherieimpfung

Diese Totimpfstoffe enthalten das jeweilige Toxoid. Systematische epidemiologische Untersuchungen zur Anwendung dieser Impfstoffe während der Schwangerschaft sind rar (Czeizel 1999). Bisher gibt es keine Hinweise auf embryotoxische Eigenschaften bei diesen seit vielen Jahren gebräuchlichen und auch an Schwangere verabreichten Impfstoffen. Nur historischen Charakter hat der vor über 20 Jahren geäußerte und später nicht bestätigte Verdacht auf ein erhöhtes Risiko von Trichterbrust und Klumpfuß durch das Tetanustoxoid (Heinonen 1977). Um eine mütterliche Erkrankung und einen Tetanus neonatorum zu verhüten, sollte ein ausreichender Impfschutz in der Schwangerschft bestehen. Ein neuerer Bericht aus der Türkei bekräftigt die Notwendigkeit dieses Impfschutzes für das Ungeborene, da eine solche Erkrankung immer noch mit einer hohen Säuglingssterblichkeit einhergeht (Guerkan 1999). Im Regelfall erfolgt die Grundimmunisierung im Kindesalter, danach wird alle 10 Jahre eine Auffrischimpfung empfohlen. Diese darf und soll ggf. auch in der Schwangerschaft verabreicht werden.

2.18.5 Hepatitis-A-Impfung

Hepatitis-A-Impfstoff enthält inaktivierte Hepatitis-A-Viren, die in menschlichen Zellkulturen gezüchtet werden. Da der Impfstoff noch relativ neu auf dem Markt ist, liegen noch keine ausreichenden Erfahrungen zur Anwendung in der Schwangerschaft vor. Wahrscheinlich kann dieser Totimpfstoff aber analog dem im nächsten Abschnitt vorgestellten Hepatitis-B-Impfstoff beurteilt werden.

2.18.6 Hepatitis-B-Impfung

Als *Hepatitis-B-Impfstoff* wird ein biotechnisch hergestelltes, nicht vermehrungsfähiges Oberflächenantigen eingesetzt. Die bisher publizierten Verläufe nach Impfungen von über 150 Schwangeren zeigten keine unerwünschte Wirkungen beim Feten (z. B. Ingardia 1999, Reddy 1994, Grosheide 1993, Levy 1991). Risikogruppen ist eine Impfung zu empfehlen; sie sollte aus grundsätzlichen Sicherheitserwägungen aber möglichst erst nach der 12. Schwangerschaftswoche erfolgen. In nahezu 90 % der Schwangeren mit Serokonversion aufgrund einer Impfung während der Schwangerschaft wurden auch im Nabelschnurblut protektive Antikörperkonzentrationen gefunden (Ingardia 1999).

2.18.7 Grippe (Influenza)-Impfung

Bisher publizierte Fallserien mit insgesamt 245 Frauen, die kurz vor oder während der Schwangerschaft geimpft wurden, ergeben keine Hinweise auf eine entwicklungstoxische Wirkung dieses inaktivierten Impfstoffs (z. B. Deinhard 1981). Ob diese Erfahrungen genügen, eine routinemäßige Impfung auch Schwangeren zu empfehlen, sei dahingestellt. Eine individuelle Entscheidung erscheint aus grundsätzlichen Sicherheitserwägungen heraus angemessener.

2.18.8 FSME-Impfung

Bisher haben sich keine Hinweise auf entwicklungstoxische Effekte beim Menschen gezeigt. Dieser Impfstoff ist aber nicht systematisch untersucht. Während einer Schwangerschaft sollte daher die Impfindikation kritisch geprüft werden.

2.18.9 Hämophilus-Influenza-B (HIB)-Impfung

Systematische Untersuchungen zur Pränataltoxizität dieses inaktivierten Impfstoffs liegen nicht vor. Ein passiver Schutz vor einer möglicherweise bedrohlichen Infektion im Säuglingsalter ist durch diaplazentaren Übertritt mütterlicher Antikörper nach Impfung der Mutter im 3. Trimenon möglich. Eine entsprechende Impfempfehlung wird diskutiert (Glezen 1999).

2.18.10 Varizellenimpfung

Die Erstinfektion mit Varizellen in der Schwangerschaft kann in etwa 1 % der Fälle zu Schäden beim Embryo bzw. Feten führen. Dieser Verdacht hat sich bisher aber nicht nach Impfung mit diesem Lebendimpfstoff ergeben, dies belegen 370 in einer Fallsammlung des Herstellers registrierte Schwangerschaften. Allerdings liegen bislang keine systematischen Untersuchungen zur Entwicklungstoxizität vor. Während einer Schwangerschaft soll daher nicht geimpft werden. Bei dennoch erfolgter Anwendung sind jedoch keine Konsequenzen erforderlich.

2.18.11 Tollwutimpfung

Der *Tollwutimpfstoff* enthält einen abgeschwächten Lebendimpfstoff, der heute aus menschlichen Zellkulturen gewonnen wird. Dieser seit 1980 zur Verfügung stehende Impfstoff ist im Gegensatz zu früheren Impfstoffen kaum mit Nebenwirkungen belastet. Fallberichte zur aktiven und/oder passiven Impfung bei über 200 Schwangeren zeigen keine Auffälligkeiten (Chutivongse 1995, Chabala 1991, Fescharek 1990). Da Tollwut eine tödlich verlaufende Erkrankung ist, muß eine Schwangere nach einem tollwutverdächtigen Tierbiß immer simultan (aktiv und passiv) geimpft werden.

2.18.12 Typhusimpfung

Es gibt zwei *Typhusimpfstoffe*: Die parenteral zu verabreichende inaktivierte Typhusvakzine und den oralen Typhus-Lebendimpfstoff mit Salmonella typhi Typ 21a. Der Lebendimpfstoff schützt nicht gegen Paratyphus A und B, weist aber eine geringere Nebenwirkungsrate auf als die inaktivierte Vakzine. Bei einer Typhuserkrankung in der Schwangerschaft ist durch die typhöse Septikämie das Abortrisiko erhöht. Deshalb ist auch für Schwangere der Schutz vor einer Infektion ratsam, vor allem bei einem längeren Aufenthalt in entsprechenden Ländern. Die Impfung sollte vorzugsweise mit dem wirksameren oralen Impfstoff durchgeführt werden (Enders 1991). Eine Untersuchung mit rund 20 Schwangeren, die den Lebendimpfstoff im 1. Trimenon erhielten, erbrachte keine spezifischen Auffälligkeiten (Mazzone 1994).

2.18.13 Choleraimpfung

Choleraimpfstoff enthält inaktivierte Vibrionen der Serotypen Inaba und Ogawa. Untersuchungen zur Anwendung dieses Impfstoffes während der Schwangerschaft liegen nicht vor. Der Impfschutz ist nicht vollständig und nur kurzfristig wirksam. Die antibiotische Behandlung einer Cholerainfektion ist auch in der Schwangerschaft möglich. Es ist dabei aber zu bedenken, daß bereits eine hohe Antibiotikaresistenz der Erreger besteht. Allgemein gültige Empfehlungen zur Infektionsprophylaxe in der Schwangerschaft können deshalb nicht gegeben werden, denn das Vorgehen hängt von den Gegebenheiten des Einzelfalles ab (Reisedauer, Unterkunft etc.). Schwangere, die in Endemiegebiete reisen müssen, sollten auf jeden Fall die grundsätzlichen Hygienemaßnahmen streng einhalten *(boil it, cook it, peel it or forget it)*. Eine Impfung kann und sollte indikationsgerecht auch in der Schwangerschaft durchgeführt werden, wenn eine entsprechende Reise unaufschiebbar ist.

2.18.14 Gelbfieberimpfung

Der *Gelbfieberimpfstoff* enthält einen abgeschwächten Lebendimpfstoff. Eine Kasuistik beschreibt eine Gelbfieberinfektion beim Neugeborenen im Zusammenhang mit einer Impfung im 1. Trimenon (Tsai 1993). Dieser Befund wurde von anderer Seite nicht bestätigt. In einer Untersuchung an 101 geimpften Schwangeren, davon vier im 1. und 89 im 3. Trimenon, erbrachte keine Entwicklungsauffälligkeiten bei den Kindern bis zum Alter von 3–4 Jahren (Nasidi 1993). Eine leicht erhöhte Spontanabortrate wird in einer anderen allerdings sehr kleinen retrospektiven Studie mit 39 Schwangeren beschrieben (Nishioka 1998). Unter 58 im 1. Trimenon Geimpften wurde keine konnatale Infektion und kein Hinweis auf teratogene Effekte gefunden (Robert 1999). Bisherige Erfahrungen sprechen also gegen ein nennenswertes entwicklungstoxisches Risiko der Impfung. Da Gelbfieber im Erkrankungsfall lebensbedrohlich sein kann, muß eine Schwangere bei unaufschiebbarer Reise in ein Endemiegebiet auch im 1. Trimenon geimpft werden (American College of Obstetricians and Gynecologists 1993).

2.18.15 Immunglobuline

Immunglobulinlösungen enthalten hauptsächlich Immunglobulin-G(IgG)-Antikörper und werden aus gepooltem menschlichem Plasma hergestellt. Das Ausmaß der Plazentapassage von IgG-Antikörpern ist abhängig vom Gestationsalter, der Dosierung, Dauer der Behandlung und der Art des verabreichten Präparates. Immunglobuline kommen bei sehr unterschiedlichen mütterlichen oder fetalen Indikationen zum Einsatz, z. B. bei Antikörpermangel, bei Infektionserkrankungen (insbesondere zur Prävention), bei Autoimmunkrankheiten der Mutter zur Besserung ihrer Symptome oder bei der Behandlung fetaler Krankheitssymptome, wie z. B. dem fetalen Herzblock bei mütterlichem Lupus erythematodes.

Sowohl Immunglobuline als auch *Hyperimmunseren* gegen spezifische Infektionen wirken nach heutiger Erkenntnis nicht embryotoxisch (Übersicht in Briggs 1998).

Unspezifische Risiken durch menschliche Blutprodukte wie die Übertragung von Virusinfektionen und Anaphylaxie sind nicht völlig auszuschließen und könnten mittelbar auch den Feten gefährden.

Eine Untersuchung an 93 Kindern von Müttern, die Gammaglobulin zur Hepatitisprophylaxe während der Schwangerschaft erhalten hatten, beschreibt signifikant gehäuft Veränderungen der Hautlinien an den Fingerkuppen der pränatal exponierten Kinder (Ross 1996). Diese kaum als Fehlbildungen zu bewertenden Effekte traten nur dann auf, wenn die Exposition in den ersten 162 Tagen der Schwangerschaft erfolgte. Dieser anekdotische Bericht schränkt die Empfehlung nicht ein, Standard-Gammaglobulin und Hyperimmunseren bei gegebener Indikation auch während der Schwangerschaft zu verabreichen.

Literatur

American College of Obstetricians and Gynecologists. Immunization during pregnancy. Technical Bulletin Okt. 1991; Nr. 160. Int J Gynecol Obstet 1993; 40: 69–79.

Best JM. Rubella vaccines: Past, presence, and future. Epidemiol Infect 1991; 107: 17–30.

Boettiger M, Forsgren M: Twenty years' experience of rubella vaccination in Sweden: 10 years selective vaccination (of 12-year-old girls and of women postpartum) and 13 years of a general two-dose vaccination. Vaccine 1997; 15: 1538–44.

Briggs GG, Freeman RK, Yaffe SJ. Drugs in Pregnancy and Lactation, 5th ed. Baltimore: Williams and Wilkins, 1998.

Center for Disease Control. Rubella vaccination in pregnancy. United States, 1971–1988. Morb Mort Weekly Rep 1989; 38: 289–93.

Chabala S, Williams M, Amenta R, Ognjan AF. Confirmed rabies exposure during pregnancy and human diploid cell vaccine. Am J Med 1991; 91: 423–4.

Chutivongse S, Wilde H, Benjavongkulchai M, Chomchey P, Punthawong S. Postexposurerabies vaccination during pregnancy: effect on 202 women and their infants. Clin Infect Dis 1995; 20: 818–20.

Czeizel AE, Rockenbauer M. Tetanus toxoid and congenital anomalies. Int J Gynaecol Obstet 1999; 64 (3): 253–58.

Deinard AS, Ogburn P Jr: A/NJ/8/76 influenza vaccination program: effects on maternal health and pregnancy outcome. Am J Obstet Gynecol 1981; 140: 240–5.

Enders G. Infektionen und Impfungen in der Schwangerschaft, 2. Aufl. München, Wien: Urban und Schwarzenberg, 1991.

Fescharek R, Quast U, Dechert G. Postexposure rabies vaccination during pregnancy: experience from postmarketing surveillance with 16 patients. Vaccine 1990; 8: 409.

Fleet WF Jr, Benz EW Jr, Karzon DT et al. Fetal consequences of maternal rubella immunization. JAMA 1974; 227: 621–27.

Glezen WP, Alpers M. Maternal immunization. Clin Inf Dis 1999; 28 (2): 219–24.

Grosheide PM, Schalm SW, van Os HC, Fetter WP, Heijtink RA. Immune response to hepatitis B vaccine in pregnant women receiving post-exposure prophylaxis. Eur J Obstet Gynecol Reprod Biol 1993; 50: 53–8.

Guerkhan F, Bosnak M, Dikici B, Bosnak V, Tas MA, Haspolat K, Kara IH, Ozkan I. Neonatal tetanus: a continuing challenge in the southeast of Turkey: risk factors, clinical features and prognostic factors. Eur J Epidemiol 1999; 15 (2): 171–74.

Harjulehto-Mervaala T, Hovi T, Aro T, Saxen H, Hiilesma VK: Oral poliovirus vaccination and pregnancy complications. Acta Obstet Gynecol Scand 1995; 74: 262–5.

Heinonen OP, Slone S, Shapiro S. Birth Defects and Drugs in Pregnancy. Littleton/USA: Publishing Sciences Group, 1977.

Ingardia CJ, Kelley L, Lerer T, Wax JR, Steinfeld JD: Correlation of maternal and fetal Hepatitis B antibody titers following maternal vaccination in pregnancy. Am J Perinatol 1999; 16 (3): 129–32.

Levy M, Koren G. Hepatitis B vaccine in pregnancy: maternal and fetal safety. Am J Perinatol 1991; 8: 227–32.

Mazzone T, Celestini E, Fabi R et al. Oral typhoid vaccine and pregnancy. Reprod Toxicol 1994; 8: 278–9.

Nasidi A, Monath TP, Vanderberg J et al. Yellow fever vaccination and pregnancy: a four-year prospective study. Trans R Soc Trop Med Hyg 1993; 87: 337–9.

Nishioka SDA, Nunes-Araujo FRF, Pires WP, Silva FA, Costa HL. Yellow fever vaccination during pregnancy and spontaneous abortion: A case-control study. Trop Med Internat Health 1998; 3: 29–33.

Ornoy A, Ben Ishai PB. Congenital anomalies after oral poliovirus vaccination during pregnancy. Lancet 1993; 341: 1162.

Ornoy A, Arnon J, Feingold M, Ben Ishai P. Spontaneous abortions following oral poliovirus vaccination in first trimester. Lancet 1990; 335: 800.

Preblud SR. Some current issues relatingh to rubella vaccine. JAMA 1985; 254: 253–56.

Reddy PA, Gupta I, Ganguly NK. Hepatitis-B vaccination in pregnancy: safety and immunogenic response in mothers and antibody transfer to neonates. Asia Oceania J Obstet Gynaecol 1994; 20: 361–5.

Robert E, Vial T, Schaefer C, Arnon J, Reuvers M. Exposure to yellow fever vaccine in early pregnancy. Vaccine 1999; 17: 283–85.

Ross LJ. Dermatoglyphics in offspring of women given gamma globulin prophylaxis during pregnancy. Teratology 1996; 53: 285–91.

Sheppard S, Smithells RW, Dickson A, Holzel H. Rubella vaccination and pregnancy: Preliminary report of a national survey. Br Med J 1986; 292: 727.

Stück B: Rötelnimpfung für Mädchen nur noch als MMR-Impfung! Kinder- und Jugendarzt 1999; 30: 134.

Tookey PA, Jones G, Miller BHR, Peckham CS: Rubella vaccination in pregnancy. CDR Rev 1991; 1: R86–R88.

Tsai TF, Paul R, Lynberg MC, Letson GW: Congenital yellow fever virus infection after immunization in pregnancy. J Infect Dis 1993; 168: 1520–3.

2.19 Uteruskontraktionsmittel, Tokolytika, Vaginaltherapeutika und lokale Kontrazeptiva

2.19.1 Prostaglandine

Pharmakologie und Toxikologie. Prostaglandine (PG) sind an vielen Geweben des Organismus wirksame, biologisch sehr aktive Stoffe. Von praktischer Bedeutung sind in der Schwangerschaft insbesondere die als PGE_1, PGE_2, $PGF_{2\alpha}$ und PGI_2 bezeichneten Derivate. Prostaglandine werden durch das Enzym Phopholipase A_2 aus Arachidonsäure gebildet. Die Halbwertszeit der natürlich vorkommenden, z. B. im Uterus gebildeten Prostaglandine beträgt nur wenige Minuten. Nieren, Leber, Magen-Darm-Trakt und Lunge enthalten Enzyme, die Prostaglandine rasch abbauen. Die Synthese der Prostaglandine wird durch die Hormone Estradiol, Progesteron und auch durch Katecholamine gesteuert.

PGE_2 bewirkt eine Reifung der Zervix mit Gewebsauflockerung, die eine Verkürzung der Zervix und die Öffnung des Muttermundes unter Wehen erleichtert. $PGF_{2\alpha}$ wirkt im Gegensatz zu PGI_2 kontraktionsfördernd.

In der Praxis werden folgende Anwendungen unterschieden:

■ **Geburtsvorbereitung, Zervixreifung, Priming**
mit *Dinoproston* (PGE_2; Minprostin®E_2 Vaginaltabletten oder selbsthergestelltes Gel); appliziert in Form von Tabletten und Suppositorien intravaginal oder als Gel intrazervikal.

■ **Geburtseinleitung und Wehenverstärkung**
mit *Dinoproston* (PGE_2; Minprostin®E_2 Vaginaltabletten, Propess®-Band oder selbsthergestelltes Gel); appliziert als Suppositorien oder Band intravaginal oder als Gel intrazervikal und extraamnial oder mit *Dinoproston* (PGE_2; Minprostin®E_2) als intravenöse Verabreichung.

■ **Behandlung der postpartalen Uterusatonie**
mit *Dinoprost* ($PGF_{2\alpha}$; Minprostin®$F_{2\alpha}$) oder *Sulproston* (PGE_2; Nalador®), Applikation intravenös oder intramyometrial in die Zervix oder transzervikal in das Corpus uteri oder *Misoprostol* (PGE_1; Cytotec®) oral.

■ **Abortinduktion, individuell nach Ausgangsbefund**
mit *Dinoproston* (PGE_2), als Gel intrazervikal (wie Priming), mit *Sul-*

proston (PGE$_2$; Nalador®) ins Zervixgewebe oder intramyometrial, mit *Dinoproston* (PGE$_2$; Minprostin®E$_2$) extraamnial, mit *Gemeprost* (PGE$_1$; Cergem®), intravaginal oder *Misoprostol* (PGE$_1$; Cytotec®) intravaginal oder oral.

Für die Subinvolution im Wochenbett werden Prostaglandine bisher kaum benutzt.

Bei allen Kontraktionsmitteln kann eine Überstimulierung des Myometriums auftreten. Prostaglandine verursachen dann, anders als die Erhöhung des Basaltonus bei Oxytozin, eher einen Wehensturm, den man mit Tokolytika aufheben kann. Aus einer solchen Situation können sich mittelbar embryo- oder fetotoxische Risiken ergeben, weil über eine Perfusionsminderung Disruptionsfehlbildungen und im Extremfall auch ein Fruchttod resultieren können (Bond 1994). Kasuistiken über fehlgeschlagene Abortversuche und Überdosierungen unter der Geburt beschreiben derartige (seltene) Vorkommnisse.

Eine in Brasilien durchgeführte Untersuchung spricht für eine kausale Beziehung zwischen fehlgeschlagenen Abortversuchen mit dem auch als Ulkusmittel verwendeten *Misoprostol* (Cytotec®) und einer in wenigen Fällen beobachteten Möbius-Sequenz (u. a. Hirnnervenaplasie und Extremitätenanomalien) bei den Kindern. Auch andere Fehlbildungen wie Schädelknochendefekte, Omphalocele und Gastroschisis wurden beobachtet (Orioli 2000, Gonzalez 1998, Hofmeyr 1998, Castilla 1994, Schüler 1992). Die zum Abortversuch oral oder manchmal zusätzlich auch vaginal genommene Misoprostoldosis variierte zwischen 200 und 16.000 µg und betrug durchschnittlich 800 µg. Die hohen Dosen waren über bis zu 20 Tage verteilt worden. Die in einer retrospektiven brasilianischen Fall-Kontroll-Studie erhobene Medikamentenanamnese der Mütter von 94 Kindern mit Möbius-Sequenz ergab, daß nahezu die Hälfte Misoprostol angewendet hatte. In einer Kontrollgruppe von Kindern mit Neuralrohrdefekten waren es lediglich 3% der Mütter. Zwei neuere Kohortenstudien fanden keine Auffälligkeiten bei Schwangerschaftsverlauf und Befinden der Neugeborenen, allerdings betrug die Anzahl exponierter Mütter nur 125 bzw. 86 und erlaubt daher keine differenzierte Risikoaussage (Bellemin 2000, Schüler 1999). Ein Teil der Mütter hatte Misoprostol als Magenschutz bei einer Behandlung mit nichtsteroidalen Antirheumatika eingenommen.

Kürzlich wurde gezeigt, daß schon 200 µg Misoprostol den arteriellen Widerstand in der Uterusarterie dopplersonographisch nachweisbar heraufsetzen. Diese Beobachtung könnte durch Perfusionsminderung verursachte Disruptionsfehlbildungen erklären (Yip 2000).

Zusammenfassend muß ein, wenn auch geringes, teratogenes Risiko nach (versehentlicher) Misoprostolanwendung angenommen werden.

Obwohl für keine der Indikationen in der Schwangerschaft zugelassen, ist ein Trend zu beobachten, daß Misoprostol vermehrt eingesetzt wird, sei es zur Abortinduktion, zur Geburtseinleitung oder in der Postpartalperiode. Sowohl die einfache Applikation per os als auch der Preis der Substanz spielen dabei eine nicht unbedeutende Rolle. So ist Misoprostol bei der Geburtseinleitung nach Blasensprung das wirkungsvollste Medikament, das ohne zusätzliche applikationsbedingte Infektgefährdung eingesetzt werden kann.

In Einzelfällen mögliche Überstimulation und pathologische CTG-Muster geben allerdings Anlaß, vor einem unkritischen Einsatz zu warnen. Bei Zustand nach Sectio ist es wegen deutlich erhöhter Gefahr einer Uterusruptur kontraindiziert.

> **Empfehlung für die Praxis:** Prostaglandine dürfen indikationsgerecht zur Geburtsvorbereitung (Zervixreifung), Geburtseinleitung und Wehenunterstützung eingesetzt werden. Eine nach fehlgeschlagenem Abortversuch mit Prostaglandinen weiterbestehende Schwangerschaft ist aus embryotoxikologischer Indikation kritisch zu beurteilen. Auf jeden Fall sollte die morphologische Entwicklung des Feten per Ultraschallfeindiagnostik kontrolliert werden, da mittelbare teratogene Effekte nicht auszuschließen sind.

2.19.2 Oxytocin

Pharmakologie. *Oxytocin* (z. B. Orasthin®, Syntocinon®) ist chemisch ein Oktapeptid, das im Hypothalamusbereich gebildet, im Hypophysenhinterlappen gespeichert und von dort in das Blut abgegeben wird. Die Inaktivierung erfolgt durch ein spezifisches Enzym in Leber, Milz und Ovar. Während der Schwangerschaft wird Oxytocin durch die von der Plazenta gebildete sogenannte Schwangerschaftsoxytocinase inaktiviert. Oxytocin hat eine Halbwertszeit von nur wenigen Minuten und wird im Fettgewebe gespeichert.

Wirkorte sind vor allem der Uterusmuskel und die Milchdrüsenausführungsgänge. Voraussetzung für die Oxytocinwirkung am schwangeren Uterus ist ein sehr komplexes Geschehen. Dazu gehören eine

Abnahme der Östrogen- und Progesteronkonzentration im Blut mit einer Verminderung der α- und β-adrenergen Sicherung der Uterusmuskulatur. Die wehenanregende Wirkung soll durch eine Depolarisierung der Muskelzellmembran ausgelöst werden. Während der Schwangerschaft erhöht sich die Oxytocinkonzentration im Blut nur gering. Erst am Ende steigen sowohl die Konzentration als auch die Zahl der Oxytocinrezeptoren im Myometrium deutlich an. Während der verschiedenen Geburtsphasen bis zur Austreibung kann ein Anstieg der Oxytocinkonzentration um das 3- bis 4fache beobachtet werden. Diese Konzentrationserhöhung wird beispielsweise während der Austreibungsphase durch den sogenannten Ferguson-Reflex bewirkt. Dabei wird der Druckreiz von dem in der Kreuzbeinhöhle gelegenen Frankenhäuserschen Ganglion über Rückenmarksbahnen zum Hypophysenhinterlappen geleitet.

Toxikologie. Oxytocin besitzt aufgrund seiner strukturellen Ähnlichkeit mit Vasopressin eine antidiuretische Wirkkomponente. Diese fördert die Rückresorption salzfreier Flüssigkeit in den distalen Nierentubulus und kann bis zur Wasserintoxikation mit Krämpfen und Koma, selten auch mit tödlichem Ausgang, führen. Das Risiko einer Wasserintoxikation läßt sich durch Reduktion der Flüssigkeitszufuhr und Kontrolle der Elektrolyte vermeiden.

Wie bei allen Kontraktionsmitteln kann eine Überstimulierung des Myometriums auftreten. Oxytocin erhöht dabei, was zum Teil nur schwer nachweisbar ist, den Basaltonus mit nachfolgender uteroplazentarer, respiratorischer Versorgungsstörung. Dies kann den Feten hypoxisch schädigen.

> **Empfehlung für die Praxis:** Oxytocin kann indikationsgerecht zur Induktion oder zur Verstärkung der Wehen eingesetzt werden.

2.19.3 Mutterkornalkaloide

Siehe auch Abschnitt 2.12.15 und 2.13.3.

Pharmakologie und Toxikologie. Uteruswirksame Mittel dieser Gruppe sind *Ergometrin* und *Methylergometrin* (Methergin®, Methylergobrevin®).

Ursprünglich hatten *Mutterkornalkaloide* (Ergotaminderivate) einen relativ festen Platz in der Geburtshilfe. Inzwischen haben sie an Bedeutung verloren. Medikamente dieser Gruppe lösen, wenn uteruswirksam verabreicht, keine rhythmischen, sondern Dauerkontraktionen aus.

Die dauerkontraktionsfördernde Eigenschaft der Ergotamine birgt fetotoxische Risiken, die im Extremfall einen Fruchttod bewirken.

Empfehlung für die Praxis: Methylergometrin und Ergometrin dürfen nur nach der Geburt des Kindes bei postpartaler Atonie injiziert werden. Während der Schwangerschaft sind sie kontraindiziert.
Eine versehentliche Anwendung während des 1. Trimenons rechtfertigt keinen risikobegründeten Schwangerschaftsabbruch (siehe Kapitel 1). Unmittelbare, funktionelle Störungen und spätere morphologische Entwicklungsstörungen sollten jedoch per Kardiotokographie oder durch Ultraschallfeindiagnostik ausgeschlossen werden. Versehentliche Anwendung in der Spätschwangerschaft kann zum ggf. notwendigen Relaxieren des Uterus eine (Halothan-)Narkose als „Antidot" erfordern. Andere Ergotaminabkömmlinge siehe Abschnitt 2.12.15 und 2.13.3.

2.19.4 Tokolytika allgemein

Kritische Analysen zeigten, daß der Nutzen einer medikamentösen Tokolyse praktisch nur im Kurzzeitbereich von 24–48 Stunden liegt, ein Zeitraum, der es erlaubt, die Schwangere in ein Perinatalzentrum zu verlegen und eine Lungenreifungsbehandlung mit Glucocorticoiden durchzuführen (Higby 1999, Katz 1999). Eine wirkliche Prävention von Frühgeburten hat sich nur über Verbesserungen im sozialen Bereich als wirksam erwiesen, und zwar durch Abbau von Streß und physischen Belastungen. Kein Langzeittokolyse-Schema hat eindeutig zur Verbesserung der kindlichen Morbidität und Mortalität beigetragen (Higby 1999).

Als Wehenhemmer wurden bzw. werden β-adrenerge Substanzen, Magnesium, Kalzium-, Prostaglandin- und Oxytocinantagonisten verwendet. Am weitesten verbreitet sind verschiedene β_2-selektive Sympathomimetika. Diese auch in der Asthmatherapie bewährten Pharmaka haben weniger kardiovaskuläre Nebenwirkungen als die nichtspezifischen β-Sympathomimetika.

2.19.5 β₂-Sympathomimetika

Pharmakologie und Toxikologie. *Fenoterol* (Partusisten®) ist das in Deutschland am meisten zur Wehenhemmung verwendete β₂-Sympathomimetikum.

Auch *Clenbuterol, Ritodrin, Salbutamol, Terbutalin* und das nicht β₂-spezifische *Hexoprenalin* gehören zu den in der Tokolyse gebräuchlichen β-Sympathomimetika.

Bei intravenöser Applikation begrenzen kardiovaskuläre Wirkungen die Anwendung von β-Sympathomimetika. Seit langem und kontrovers wird die Wirksamkeit der oralen Behandlung erörtert (Baumgarten 1985). Obwohl vergleichbare Konzentrationen wie bei der intravenösen Behandlung erreicht werden sollen, wird die tokolytische Wirkung angezweifelt.

Tierexperimentell und in einzelnen Fallberichten beim Menschen wurden Myokardnekrosen beim Feten und Myokardinfarkte bei der Mutter nach Tokolyse mit β₂-Sympathomimetika beobachtet. Erhöhter Sauerstoffbedarf des Myokards zusammen mit dem Tokolytikum-bedingten intrazellulären Kalziumeinstrom werden als Ursache diskutiert. Ein vermuteter kardioprotektiver Einfluß von Verapamil führte zeitweise zur Kombination beider Pharmaka (Weidinger 1973), bis Berichte über Lungenödeme unter dieser Kombination bei gleichzeitiger Überwässerung erschienen (Grospietsch 1981).

Insbesondere bei Kombination mit Corticosteroiden steigt die Glucosekonzentration. Das kann bei insulinabhängigen Diabetikerinnen zum abrupten Anstieg des Insulinbedarfs führen.

Wiederholt wurden hyperkinetische Verhaltensauffälligkeiten im Kindesalter als Folge insbesondere wochenlanger β-sympathomimetischer Tokolyse diskutiert. Auch über passagere neurologische Abweichungen in den ersten Lebenstagen, die durch entsprechende Tests im Vergleich zu nichtexponierten Neugeborenen ermittelt wurden, ist berichtet worden (z. B. Thayer 1997). Eine abschließende Beurteilung ist hierzu bisher nicht möglich.

Empfehlung für die Praxis: Eine Kurzzeittokolyse mit β₂-Sympathomimetika, auch intravenös oder als Bolusgabe, ist akzeptabel, um hierdurch Zeit für eine Verbesserung der Geburtsbedingungen und eine Lungenreifungsbehandlung zu gewinnen. Eine gleichzeitige Verabreichung von Kalziumantagonisten wie Verapamil darf nicht erfolgen.

Die Indikation für eine medikamentöse Langzeittokolyse sollte kritisch geprüft werden.

2.19.6 Magnesium

Zu Magnesium(sulfat) siehe Abschnitt 2.12.8.

2.19.7 Kalziumantagonisten

Pharmakologie und Toxikologie. Ca^{++}-Kanal-Blocker wirken ähnlich wie Magnesium. Entsprechend gibt es Kliniken, die zur Wehenhemmung Substanzen dieser Gruppe verwenden, wie z. B. *Nifedipin* oder *Nicardipin*. Mehrere Untersuchungen haben Verträglichkeit und Wirksamkeit dieser Mittel im Vergleich mit anderen Tokolytika wie β$_2$-Sympathomimetika und Prostaglandinantagonisten bestätigt (z. B. El-Sayed 1998, Janet 1997, Papatsonis 1997). Bei bestehender Kardiopathie, Hypertonus bzw. Präeklampsie oder Diabetes mellitus besitzen die blutdrucksenkenden Kalziumantagonisten Vorteile gegenüber den β$_2$-Sympathomimetika. Jedoch wurde auch unter ihrer Anwendung als Tokolytika über Myokardinfarkte berichtet (z. B. Oei 1999). Die Kombination von Kalziumantagonisten mit Magnesium kann durch die gemeinsame blutdrucksenkenden Wirkung zu bedrohlichen Situationen für Mutter und Fet führen. Siehe auch Abschnitt 2.12.8.

Empfehlung für die Praxis: Bei entsprechender Indikation ist eine Tokolyse mit Kalzium-Antagonisten akzeptabel. Vorsicht bei gleichzeitiger Magnesiumbehandlung von Präeklampsie oder zur Tokolyse.

2.19.8 Prostaglandinantagonisten

Pharmakologie und Toxikologie. Prostaglandinsynthese-Hemmstoffe werden von manchen Autoren auch heute noch zur Wehenhemmung empfohlen. Insbesondere *Indometacin* und *Sulindac* wurden zur Tokolyse benutzt (Higby 1999). Sulindac hat entgegen anderslautender Mitteilungen die gleichen ungünstigen Wirkungen wie andere Prostaglandinantagonisten (Kramer 1999). Diese Mittel können zum vorzeitigen Verschluß des Ductus arteriosus und über eine herabgesetzte Nierenfunktion des Feten zum Oligohydramnion führen. Dies ist offenbar bei kurzzeitiger Tokolyse (höchstens 48 Stunden) und vor Woche 30 kaum problematisch. Andererseits sind Vorteile dieser Wirkstoffgruppe gegenüber den β_2-Sympathomimetika und Kalziumantagonisten nicht erwiesen, von individuellen Unverträglichkeiten diesen bewährteren Mittel gegenüber einmal abgesehen. Siehe auch Abschnitt 2.1.11.

> **Empfehlung für die Praxis:** Eine Tokolyse mit Prostaglandinantagonisten ist Ausnahmesituationen vorbehalten. Oligohydramnion und Auswirkungen auf den fetalen Kreislauf müssen bedacht werden.

2.19.9 Andere Tokolytika

Pharmakologie und Toxikologie. Neu auf dem Markt ist seit 2000 ein Wirkstoff, der speziell für die Therapie vorzeitiger Wehen entwickelt wurde. Es handelt sich um den *Oxytocin-Antagonisten Atosiban*, über dessen klinischen Stellenwert noch nichts ausgesagt werden kann.

Nitroglyzerin als Pflaster und i.v. verabreicht wurde bei kleineren Untersuchungsgruppen ebenfalls erfolgreich zur Tokolyse eingesetzt. Kopfschmerzen waren ein häufiges therapiebedingtes Symptom, das seiner weiteren Verbreitung entgegenstand. Negative Auswirkungen auf den Kreislauf des Neugeborenen sind aufgrund der kurzen Halbwertszeit nicht wahrscheinlich (z.B. Black 1999, David 1998).

Schließlich wurde über viele Jahre auch *Ethylalkohol* erfolgreich als Tokolytikum eingesetzt. Seine Wirkung beruht auf der Hemmung der Oxytocinausschüttung. Per intravenöser Zufuhr mußten 2‰ und mehr im mütterlichen Blut angestrebt werden. Da inzwischen die schädigende Wirkung von Alkohol auf die kindliche Entwicklung nachgewiesen wurde, gehört diese Therapie nicht mehr zu den akzeptablen tokolytischen Strategien.

> **Empfehlung für die Praxis:** Der klinische Stellenwert von Atosiban ist noch nicht geklärt. Alkohol ist kontraindiziert. Nitroglyzerin kann, wenn eine entsprechende Indikation vorliegt, als Tokolytikum versucht werden.

2.19.10 Vaginaltherapeutika

Der Nachweis, daß die Behandlung von Vaginosen Frühgeburten wirksam verhindert, konnte bisher bei unkompliziert verlaufenden Schwangerschaften nicht erbracht werden (Donders 1999). Bei Risikoschwangerschaften scheint hingegen eine protektive Wirkung möglich durch eine systemische antibiotische Behandlung, die eher als eine vaginale Applikation beispielsweise von *Clindamycin* (z. B. Sobelin®) oder *Metronidazol* (z. B. Arilin®) eine aszendierende Infektion vermeidet bzw. heilt (Donders 2000, Joesoef 1999). Eine systemische (orale) antiinfektive Therapie birgt bei Berücksichtigung der für die Schwangerschaft empfohlenen Mittel kein entwicklungstoxisches Risiko für das Kind (siehe Abschnitt 2.6).

Problematisch sind *Povidon-Iod* als Vaginal-Suppositorien und *Jodspülungen* der Scheide wegen der möglichen passageren Beeinträchtigung der fetalen Schilddrüsenfunktion ab 12 Wochen (siehe Abschnitt 2.10.5).

Die Behandlung mit anderen *Vaginaltherapeutika*, die *Desinfizienzien* enthalten, z. B. *Dequaliumsalze* (Fluomycin®), *Hexetedin* (VagiHex®), *Policresulen* (Albothyl®) oder *Östrogene*, steht bisher nicht im Verdacht, teratogen zu wirken. Im Bemühen um eine rationale Therapie sollte man jedoch veraltete und bezüglich ihrer Wirksamkeit umstrittene Mittel besonders unter den Desinfizienzien meiden. Auch der Einsatz von *Nitrofuranen* wie *Furazolidon* (Nifuran®) und *Nifuratel* (inimur®) sowie dem Antimykotikum *Chlorphenesin* (Soorphenesin®) ist kritisch zu prüfen.

2.19.11 Spermizide Kontrazeptiva

Die frei verkäuflichen vaginalen Kontrazeptiva, die als Creme, Gel, Tabletten oder Schaumovula angeboten werden (z. B. Patentex®), enthalten *Nonoxinol 9* als spermizid wirksame Substanz. Diese Form der Kontrazeption galt jahrelang als völlig ungefährlich, bis 1981 in den USA in einer Studie an 763 Kindern von Müttern, die trotz Anwendung vaginaler Kontrazeptiva schwanger geworden waren, über einen geringen Anstieg der Fehlbildungsrate berichtet wurde (Jick 1981). Eine Metaanalyse mehrerer, z. T. erheblich umfangreicherer Untersuchungen konnte diesen Verdacht entkräften (Einarson 1990). In zahlreichen Publikationen wurde erörtert, daß der Gebrauch dieses Spermizids über eine Schädigung der Vaginalschleimhaut und eine Störung der physiologischen Bakterienflora eine HIV-Infektion bei entsprechendem Kontakt begünstigen könne (z. B. Rosenstein 1998, Stafford 1998).

> **Empfehlung für die Praxis:** Eine Konzeption trotz Anwendung eines Nonoxinol-9-haltigen vaginalen Kontrazeptivums stellt nach heutigem Wissen kein Risiko dar und rechtfertigt weder einen risikobegründeten Schwangerschaftsabbruch (siehe Kapitel 1) noch zusätzliche Diagnostik.

2.19.12 Intrauterinpessare

Die Kupferkonzentration im Eileitergewebe ist bei Frauen mit *kupferhaltigen IUCDs* (Intrauterine Contraceptive Devices) erhöht. Im Serum finden sich jedoch keine erhöhten Coeruloplasmin- und Kupferkonzentrationen (Wollen 1994).

Einige hundert Schwangerschaften mit liegendem (und verbleibendem) IUCD sind bisher beschrieben worden. Abort- und Frühgeburtsrate sind anscheinend erhöht im Vergleich zu den Frauen, bei denen sich das IUCD entfernen ließ. Sichere Hinweise auf ein spezifisches Fehlbildungsrisiko haben sich jedoch nicht ergeben (Übersicht in Schardein 2000). Dies ist auch für das als *Intrauterines System* (IUS) bezeichnete Produkt mit *Levonorgestrel* (Mirena®) zu erwarten.

> **Empfehlung für die Praxis:** Ein verbleibendes IUCD rechtfertigt aus embryotoxikologischer Sicht weder einen risikobegründeten Abbruch einer Schwangerschaft (siehe Kapitel 1) noch erfordert es invasive Diagnostik.

Literatur

Baumgarten K. Der Unwert der oralen Tokolyse. Vortrag 12. Dtsch. Kongr. f. Perinatale Medizin, Berlin 1986. Perinatale Medizin, Band XI. Stuttgart, New York: Thieme, 1986, 53.

Bellemin B, Carlier P, Vial T, Robert E, Jean-Pastor MJ. Misoprostol exposure during pregnancy: a french collaborative study. Im Druck.

Black RS, Lees C, Thompson C, Pickles A, Campbell S. Maternal and fetal cardiovascular effects of transdermal glyceryl trinitrate and intravenous ritodrine. Obstet Gynecol 1999; 94: 572–6.

Bond GR, van Zee A. Overdosage of misoprostol in pregnancy. Am J Obstet Gynecol 1994; 71: 561–2.
Castilla EE, Orioli IM. Teratogenicity of misoprostol: Data from the Latin-American Collaborative Study of Congenital Malformations (ECLAMC). Am J Med Genet 1994; 51: 161–162.
David M, Guengoer L, Lichtenegger W. Tokolyse mit einem Nitroglycerinpflaster. Zentralbl Gynäkol 1998; 120: 126–28.
Donders GG. Treatment of sexually transmitted bacterial diseases in pregnant women. Drugs 2000; 59(3): 477–485.
Donders GG. Bacterial vaginosis during pregnancy:screen and treat? Eur J Obstet Gynecol Reprod Biol 1999; 83: 1–4.
Einarson TR et al. Maternal spermicide use and adverse reproductive outcome: A meta analysis. Am J Obstet Gynecol 1990; 162: 655–60.
El-Sayed Y, Holbrook jr RH, Gibson R, Chitkara U, Druzin ML, Baba D. Diltiazem for maintenance tocolysis of preterm labor: comparison to nifedipine in a randomized trial. J Matern Fetal Med 1998; 7: 217–21.
Gonzalez CH, Marques-Dias MJ, Kim CA et al. Congenital abnormalities in Brazilian children associated with misoprostol misuse in first trimester of pregnancy. Lancet 1998; 351: 1624–7.
Hofmeyr GJ, Milos D, Nikodem VC, de Jager M. Limb reduction anomaly after failed misoprostol abortion. S Afr Med J 1998; 88: 566–7.
Grospietsch G, Fenske M, Kühn W. Pathophysiologie der Lungenödementstehung bei der tokolytischen Therapie mit Fenoterol. Arch Gynäkol 1981; 232: 504–12.
Higby K, Suiter CR. A risk-benefit assessment of therapies for premature labour. Drug Safety 1999; 21: 35–56.
Jannet D, Abankwa A, Guyard B, Carbonne B, Marpeau L, Milliez J. Nicardipine versus salbutamol in the treatment of premature labor. A prospective randomized study. Eur J Obstet Gynecol Reprod Biol 1997; 73: 11–6.
Jick H, Walker AM, Rothman KJ, Hunter JR, Holmes LB, Watkins RN, Ewart DCD, Danford A, Madsen S. Vaginal spermicides and congenital disorders. J Am Med Assoc 1981; 245: 1329–32.
Joesoef MR, Schmid GP, Hillier SL. Bacterial vaginosis: review of treatment options and potential clinical indications for therapy. Clin Infect Dis 1999; 28 Suppl 1: S57–65.
Katz VL, Farmer RM. Controversies in tocolytic therapy 1999; 42(4): 802–19.
Kramer W, Saade G, Belfort M, Dorman K, Mayes M, Moise K Jr. A randomized double-blind study comparing the fetal effects of sulindac to terbutaline during the management of preterm labor. Am J Obstet Gynecol 1999; 180: 396–401.

Oei SG, Oei SK, Brolmann HAM. Myocardial infarction during nifedipine therapy for preterm labor. N Engl J Med 1999; 340: 154.

Orioli IM, Castilla EE. Epidemiological assessment of misoprostol teratogenicity. BJOG 2000; 107: 519–23.

Papatsonis DN, Van Geijn HP, Ader HJ, Lange FM, Bleker OP, Dekker GA. Nifedipine and ritrodine in the management of preterm labor: a randomized multicenter trial. Obstet Gynecol 1997; 90: 230–34.

Rosenstein IJ et al. Effect on normal vaginal flora of three intravaginal microbicidal agents potentially active against human immunodeficiency virus type 1. J Infect Dis 1998; 177: 1386–90.

Schardein JL. Chemically Induced Birth Defects, 4th ed. New York, Basel: Marcel Dekker, 2000.

Schüler L, Pastuszak A, Sanseverino MTV, Orioli IM, Brunoni D, Ashton-Prolla P, Silva da Costa F, Giugliani R, Couto AM, Brandao SB, Koren G. Pregnancy outcome after exposure to misoprostol in brazil: a prospective, controlled study. Reprod Toxicol 1999; 13: 147–51.

Schüler L, Ashton PW, Sanseverino MT. Teratogenicity of misoprostol. Lancet 1992; 339: 437.

Stafford MK, Ward H, Flanagan A, Rosenstein IJ, Taylor-Robinson D, Smith JR, Weber J, Kitchen VS. Safety study of nonoxynol-9 as a vaginal microbicide: evidence of adverse effects. J Acquir Immune Defic Syndr Hum Retrovirol 1998; 17: 327–31.

Thayer JS, Hupp SC. In utero exposure to terbutaline. Effects on infant behavior and maternal selfesteem. J Obstet Gynecol Neonatal Nurs 1997; 27: 691–700.

Weidinger H, Wiest H. Die Behandlung des Spätabortes und der drohenden Frühgeburt mit Th1165a in Kombination mit Isoptin. Z Geburtsh Perinatol 1973; 177: 233–7.

Wollen AL, Sandvei R, Skare A, Berg Justesen NP. The localization and concentration of copper in the fallopian tube in women with or without an intrauterine contraceptive device. Acta Obstet Gynecol Scand 1994; 73: 195–9.

Yip SK, Tse AOK, Haines CJ, Chung TKH. Misoprostol's effect on uterine arterial blood flow and fetal heart rate in early pregnancy. Obstet Gynecol 2000; 95: 232–5.

2.20 Toxine und Vergiftungen

Erfahrungsberichte zu Vergiftungen durch tierische, bakterielle oder pflanzliche Toxine in der Schwangerschaft sind selten. Eine differenzierte Risikobewertung ist daher schwierig.

2.20.1 Tierische Gifte

Über 60 Fälle von *Schlangenbissen* bei Schwangeren wird in der Literatur berichtet, nur in einem Teil davon wird der Verlauf detailliert beschrieben (Dao 1997, Übersicht in Pantanowitz 1996). Außerdem gibt es einige wenige Kasuistiken zu *Spinnenbissen* (Pantanowitz 1996). Genaueres zur Wirksamkeit der verschiedenen speziesabhängigen Neurotoxine, Zytotoxine, Hämatotoxine und Myotoxine auf den Feten ist nicht bekannt. Berichtet wird z. B. über vier Frauen in Sri Lanka, von denen in der 32. bis 34. Schwangerschaftswoche je zwei von Kobras und Vipern gebissen wurden (James 1985). Drei der Frauen zeigten keine Vergiftungssymptome, sie bemerkten jedoch übereinstimmend eine starke Abnahme der Kindsbewegungen. Auch die fetale Herzfrequenz sank. Nach Gabe spezifischer Antiseren normalisierten sich Kindsbewegungen und Herzfrequenz innerhalb von 24 Stunden. Diese drei Mütter brachten termingerecht gesunde Kinder zur Welt. Die vierte Schwangere bemerkte ebenfalls innerhalb der ersten 24 Stunden eine Verlangsamung der Kindsbewegungen, sie wurde jedoch erst mit Antiserum behandelt, nachdem sich ein schweres Vergiftungsbild mit Hämolyse und Nierenversagen entwickelt hatte. Kurz darauf kam es zu einer Totgeburt. Die von den Schwangeren übereinstimmend beobachtete Verminderung der Kindsbewegungen zeigt, daß Schlangengift den Feten anscheinend schon bei niedrigen Dosen erreicht, selbst wenn bei der Mutter keine Vergiftungssymptome zu beobachten sind. In einer anderen Fallserie mit vier Schwangeren in Burkina Faso kam es bei zweien zu einem intrauterinen Fruchttod. Eine dieser beiden Mütter starb selbst infolge einer schweren Gerinnungsstörung und Anämie (Dao 1997).

Nur in einem Fall wird über Fehlbildungen eines Kindes berichtet, nachdem die Mutter im 3. Monat von einer Viper gebissen worden war. Das Kind hatte einen Hydrozephalus und zahlreiche andere Anomalien und starb kurz nach der Geburt (Übersicht in Pantanowitz 1996). Ein teratogenes Potential beim Menschen läßt sich aus dieser Kasuistik nicht ableiten. Zum intrauterinen Fruchttod bzw. Spontanabort kommt es in etwa der Hälfte der über 60 publizierten Verläufe. Der Anteil ist bei den mit Antiserum Behandelten sogar etwas höher, dies kann jedoch durch den zu unterstellenden schwereren Krankheitsverlauf verursacht sein. Auch Frühgeburt und Plazentaablösung mit oder ohne Koagulopathie können Folge von Schlangenbissen sein.

Zwei Kasuistiken zu *Spinnenbissen* (*Schwarze Witwe*) in der Schwangerschaft berichten über gesunde Neugeborene. Die Mütter waren mit Antiserum und symptomatisch behandelt worden (Übersicht in Pantanowitz 1996).

Eine *Antiserumbehandlung* nach Bissen von Gifttieren ist bislang nicht im Verdacht, entwicklungstoxisch zu wirken. Sie kann jedoch im Falle einer mütterlichen Anaphylaxie mittelbar auch den Feten gefährden.

Ein Einzelbericht über ein Kind mit multiplen Fehlbildungen, dessen Mutter im dritten Schwangerschaftsmonat von einer *Biene* gestochen wurde (Schneegans 1961), hat anekdotischen Charakter und belegt selbstverständlich keinen Kausalzusammenhang.

> **Empfehlung für die Praxis:** Die Behandlung mit Antiseren nach Schlangen- oder Giftspinnenbissen darf nicht wegen der Schwangerschaft unterbleiben. Sie kann auch bei Fehlen von Vergiftungssymptomen der Mutter indiziert sein, wenn die fetale Diagnostik Auffälligkeiten der Herzaktion oder eine Abnahme der Kindsbewegungen zeigt.

2.20.2 Bakterielle Endotoxine

Weder zu bakteriellen Toxinen, wie sie bei Lebensmittelvergiftungen und Dysenterien z. B. durch *Staphylokokken*, *E. coli* und *Salmonellen* vorkommen, noch zu anderen bakteriellen Toxinen (z. B. *Botulismus*, *Diphtherie*) gibt es Berichte über spezielle embryotoxische Auswirkungen (Übersicht in Schardein 2000).

2.20.3 Pflanzliche Gifte und Mykotoxine

Nach Pilzvergiftung mit dem hochgiftigen *Knollenblätterpilz (Amanita phalloides)* erlitt eine Patientin im ersten Schwangerschaftsdrittel einen Abort (Kaufmann 1978). Das zyklische Oktapeptidtoxin Alpha-

Amanitin hemmt die Proteinsynthese und kann über die Plazenta hinweg die fetale Leber schädigen. In einem weiteren Fall brachte eine Patientin nach Vergiftung im achten Monat und erfolgreicher Behandlung mit Plasmapherese ein gesundes Kind zur Welt (Belliadro 1983). Im Blut der zuletzt genannten Patientin ließ sich das Gift des Knollenblätterpilzes α-*Amanitin* nachweisen, in der Amnionflüssigkeit gelang der Nachweis jedoch nicht. In einer weiteren Untersuchung zu 22 (Knollenblätter-)Pilzvergiftungen in der Schwangerschaft ergab sich bei adäquater Therapie der Mutter kein Anhalt für entwicklungstoxische Wirkungen bis auf ein gegenüber einer Kontrollgruppe niedrigeres durchschnittliches Geburtsgewicht. Die Fallzahl ist allerdings zu gering, um dies eindeutig als intoxikationsbedingte intrauterine Wachstumsverzögerung zu interpretieren (Timar 1997).

Obwohl eine große Zahl pflanzlicher Giftstoffe im Tierexperiment in einzelnen Spezies teratogen wirkt, wie z.B. *Aflatoxine* und *Cytochalasin B* und *D*, gibt es bisher keine sicheren Anhaltspunkte dafür, daß diese Giftstoffe auch beim Menschen Fehlbildungen hervorrufen (Übersicht in Schardein 2000). In einer Untersuchung fand sich jedoch ein Zusammenhang zwischen erniedrigtem Geburtsgewicht und dem Nachweis von Aflatoxin im mütterlichen Blut (de Vries 1989).

Wie langwierig die Klärung hypothetischer Assoziationen zwischen Fehlbildungen und Giften in Nahrung oder Heilmitteln pflanzlicher Herkunft sein kann, wird an dem von Renwick (1972) vermuteten Zusammenhang zwischen bestimmten Fehlbildungen des Zentralnervensystems (Exenzephalie, Spina bifida) und dem Verzehr von bräunlich verfärbten Kartoffeln deutlich. Es dauerte fast ein Jahrzehnt, bis zweifelsfrei gezeigt werden konnte, daß die genannten Fehlbildungen nicht Folge des Verzehrs von (verdorbenen) Kartoffeln waren (Übersicht in Schardein 2000).

Pflanzliche Heilmittel werden auch in der Schwangerschaft häufig eingenommen (Randor 1994). Ein Bericht über ein Kind mit Androgenisierungserscheinungen nach mütterlicher *Ginseng*therapie (Koren 1990) läßt erahnen, daß in Zukunft die Bewertung pflanzlicher Gesundheitsprodukte eine größere Rolle spielen könnte. Dafür spricht auch eine Publikation über Leberschäden bei einem Neugeborenen, dessen Mutter große Mengen Pflanzentees zu sich genommen hatte, die *Pyrrolizidin-Alkaloide* enthielten (Roulet 1988). *Huflattich* (z.B. in Bronchialtees) gehört zu den Pflanzen mit derartigen Alkaloiden.

2.20.4 Kohlenmonoxid-Intoxikation in der Schwangerschaft

CO überwindet die Plazenta und kann im fetalen Blut zu gleichen Konzentrationen wie im mütterlichen führen. Empirische Beobachtungen, tierexperimentelle Ergebnisse und theoretische Berechnungsmodelle zeigen, daß im Feten mit einer mehrstündigen Verzögerung sowohl beim Anfluten als auch beim Abbau des CO zu rechnen ist. Erst nach etwa 14–24 Stunden wird ein Equilibrium erreicht, die Eliminationshalbwertszeit beträgt beim Feten das 4- bis 5fache vom mütterlichen Wert (Übersicht in Barlow 1982)!

ZNS-Schäden beim Feten werden insbesondere dann beschrieben, wenn die Mutter bewußtseinseingeschränkt war bzw. eine Grad-4- oder -5-Symptomatik aufwies, auch dann, wenn sie sich rasch wieder erholt hat! Zu den möglichen späteren klinischen Auffälligkeiten beim Kind zählen mentale und motorische Entwicklungsretardierungen, aber auch schwere zerebralparetische Schädigungen. Der reife Fet reagiert empfindlicher auf CO-Intoxikation als der Embryo während der Organogenese!

Eine geringgradige akute Exposition mit vorübergehenden, leichten mütterlichen Symptomen entsprechend Grad 1–2 wie Kopfschmerzen, Übelkeit oder eine chronische CO-Exposition im Rahmen der beim Rauchen üblichen Belastungen (1 Packung Zigaretten/Tag oder bis etwa 30 ppm Raum- bzw. Stadtluft aufgrund gewerblicher – oder Umweltbelastung, resultierend in mütterlichen COHb-Konzentrationen von 2–10%) sind hingegen nicht eindeutig mit fetalen Schäden korreliert (Koren 1991, Übersicht in Barlow 1982). Allerdings darf man nicht annehmen, daß der Fet einer Raucherin eine zusätzliche CO-Exposition besser toleriert, weil er bereits daran gewöhnt ist. Im Gegenteil, seine Toleranz ist möglicherweise schon ausgeschöpft.

Abgesehen von den ZNS-Schäden ist eine teratogene, also fehlbildungsauslösende Wirkung des CO bisher nicht bestätigt.

Seit über 70 Jahren (Maresch 1929) gibt es Berichte über CO-Vergiftungen in der Schwangerschaft, die sowohl unauffällige Verläufe, als auch Fruchttod und ZNS-Defekte beschreiben (z.B. Aubard 2000, Kopelman 1998, eigene Beobachtungen).

Bedenken zur fetalen Verträglichkeit der hyperbaren Oxygenierung wegen möglicher Retinaschädigung oder vorzeitigem Verschluß des Ductus arteriosus, wurden geäußert, aber nicht bestätigt (Silverman 1997). Auf jeden Fall ist eine unterbehandelte schwere CO-Intoxikation das größere fetotoxische Risiko.

Empfehlung für die Praxis: Aufgrund der stark verzögerten Kinetik des CO im fetalen Organismus und dem daraus resultierenden erhöhten Risiko hypoxischer ZNS-Schädigung beim Kind muß die Indikation zur hyperbaren Oxygenierung bei Schwangeren mit CO-bedingten Bewußtseinseinschränkungen großzügig gestellt werden und die Therapie länger durchgehalten werden, als Symptome und CO-Konzentrationsverlauf bei der Mutter nahelegen. Jede Schwangere mit Bewußtseinseinschränkungen durch CO, einer über 20 % liegenden COHb-Konzentrationen oder mit Abweichungen der fetalen Herzfrequenz (Dezelerationen, Tachykardie, silente Herzfrequenz) muß so rasch wie möglich hyperbar behandelt werden und bis zum Beginn der Therapie 100 % Sauerstoff erhalten. Da CO den Feten stark verzögert erreicht und nur sehr langsam wieder abgebaut wird, ist auch ein um viele Stunden verzögerter Behandlungsbeginn bei bereits einsetzender Spontanbesserung mütterlicher Symptome noch sinnvoll und indiziert!

2.20.5 Andere akzidentelle und suizidale Vergiftungen

Eine epidemiologische Studie aus Ungarn untersucht den Schwangerschaftsverlauf von 109 Frauen, die wegen akuter Vergiftungen während verschiedener Phasen der Schwangerschaft im Krankenhaus behandelt worden waren. Ein *Suizidversuch* lag in 70 % der Fälle vor, meist mit Arzneimitteln (Czeizel 1988). Von den 96 lebend geborenen Kindern wiesen 7 Fehlbildungen auf, wobei nur 2 eindeutig auf die Intoxikation zurückzuführen waren. Bei der Beurteilung aller Entwicklungsparameter war der mit 6,5 % erhöhte Anteil geistig retardierter Kinder der einzig signifikante Befund, der aber aufgrund der kleinen Fallzahl nicht verallgemeinert werden sollte. In einer späteren, deutlich erweiterten Untersuchung desselben Autors findet sich ebenfalls keine signifikant erhöhte Fehlbildungsrate, selbst unter den 27 Schwangeren, die zwischen den Wochen 5 und 10 der Schwangerschaft hohe Medikamentendosen in suizidaler Absicht eingenommen hatten (Czeizel 1997).

Häufig wird die Frage gestellt, wie eine Schwangere nach Suizidversuch behandelt werden kann und muß. Dabei spielen sowohl die Sorge um eine spezifische Embryotoxizität der in Überdosis eingenommenen Noxe eine Rolle als auch die Unbedenklichkeit der indizierten Antidotbehandlung. Bisherige Erfahrungen belegen, daß eine Gefährdung des Feten von der Noxe und nicht von der Antidotbehandlung ausgeht. Dies wurde bei *Methanolintoxikation* (Hantson 1997) ebenso beobachtet wie bei Überdosis-Einnahme von *Paracetamol* und *Eisen*präparaten.

Bei der auch in der Schwangerschaft nicht selten beschriebenen *Paracetamolvergiftung* in suizidaler Absicht besteht ein Risiko der mütterlichen und fetalen Leberschädigung. Die Therapie mit dem Antidot *Acetylcystein* (Fluimucil Antidot®) richtet sich wie bei Nichtschwangeren nur nach der von der Mutter wahrscheinlich eingenommenen Menge Paracetamol oder nach den ermittelten Paracetamol-Serumkonzentrationen (McElhatton 1996). Acetylcystein überwindet quantitativ die Plazenta und ist auch beim Feten als Antidot wirksam (Horowitz 1997).

Gleiches gilt für *Eisenvergiftungen* in suizidaler Absicht. Das Unterlassen einer Antidottherapie mit *Deferoxamin* (Desferal®) gefährdet Mutter und Fetus (McElhatton 1991, Olenmark 1987).

> **Empfehlung für die Praxis:** Grundsätzlich muß jede Schwangere mit einer Intoxikation so behandelt werden wie eine Nichtschwangere, d. h., alle therapeutischen Maßnahmen, die aus toxikologischer Sicht angebracht sind, sollten Anwendung finden.

Literatur

Aubard Y, Magne I. Carbon monoxide poisoning in pregnancy. Br J Obstet Gynaecol 2000; 107: 833-38.

Barlow SM, Sullivan FM. Reproductive hazards of industrial chemicals. London: Academic Press, 1982.

Belliadro E, Massano G, Accomo S. Amatoxins do not cross the placental barrier. Lancet 1983; 1: 1381.

Czeizel AE, Tomcsik M, Timar L. Teratologic evaluation of 178 infants born to mothers who attempted suicide by drugs during pregnancy. Obstet Gynecol 1997; 90: 195–201.

Czeizel A, Szentesi I, Szekeres I, Molnár G, Glauber A, Bucski P. A study of adverse effects on the progeny after intoxication during pregnancy. Arch Toxicol 1988; 62: 1–7.

Dao B, Da E, Koalaga AP, Bambara M, Bazie AJ. Morsures de serpents au cours de la grossesse. Méd Trop 1997; 57: 100–101.

Hantson P, Lambermont LY, Mathieu P. Methanol poisoning during late pregnancy. J Toxicol Clin Toxicol 1997; 35: 187–91.

Horowitz RS, Dart RC, Jarvie DR, Bearer CF, Gupta U. Placental transfer of N-acetylcysteine following human maternal acetaminophen toxicity. J Toxicol Clin Toxicol 1997; 35: 447–51.

James RF. Snake bite in pregnancy. Lancet 1985; 2: 731.

Kaufmann MM, Müller A, Paweletz N, Haller U, Kubli E. Fetal damage due to mushroom poisoning with Amanita phalloides during the first trimester of pregnancy. Geburtsh Frauenheilk 1978; 38: 122–4.

Kopelman AE, Plaut TA. Fetal compromise caused by maternal carbon monoxide poisoning. J Perinat 1998; 18: 74–77.

Koren G, Sharav T, Pastuszak A. A multicenter, prospective study of fetal outcome following accidental carbon monoxide poisoning in pregnancy. Reprod Toxicol 1991; 5: 397–405.

Koren G, Randor S, Martin S, Dannemann D. Maternal ginseng use associated with neonatal androgenization. JAMA 1990; 264: 2866.

Maresch R. Über einen Fall von Kohlenoxydgasschädigung des Kindes in der Gebärmutter. Wien Med Wochenschr 1929; 79: 454–456.

McElhatton PR, Sullivan FM, Volans GN. Paracetamol overdose in pregnancy: analysis of the outcomes of 300 cases referred to the Teratology Information Service. Reprod Toxicol 1996; 11: 85–94.

McElhatton PR, Roberts JC, Sullivan FM. The consequences of iron overdose and its treatment with desferrioxamine in pregnancy. Hum Exp Toxicol 1991; 10: 251–9.

Olenmark M, Biber B, Dottori O, Rybo G. Fatal iron intoxication in late pregnancy. Clin Toxicol 1987; 25: 347–59.

Pantanowitz L, Guidozzi F. Management of snake and spider bite in pregnancy. Obstet Gynecol Review 1996; 51: 615–20.

Renwick JH. Spina bifida, anencephaly, and potato blight. Lancet 1972; 2: 976–86.

Roulet M, Laurini R, Rivier L, Calarne A. Hepatic veno-occlusive disease in newborn infant of a woman drinking herbal tea. J Pediatr 1988; 112: 433–6.

Schardein JL. Chemically Induced Birth Defects, 3rd ed. New York: Marcel Dekker, 2000.

Schneegans E, Keller R, Kohmer A, Puch JV. Mort néonatale par malformations multiples a la suite de l'action du poison d'abeilles. Ann Pédiatr 1961; 37: 376–9.

Silverman RK, Montano J. Hyperbaric oxygen teatment during pregnancy in acute carbon monoxide poisoning. J Reprod Med 1997; 42: 309–11.

Timar L, Czeizel AE. Birth weight and congenital anomalies following poisonous mushroom intoxication during pregnancy. Reprod Toxicol 1997; 11: 861–66.

Vries de HR, Maxwell SM, Hendrickse RG. Foetal and neonatal exposure to aflatoxins. Acta Paediatr Scand 1989; 78: 373–8.

2.21 Genußmittel und Drogen

▶ 2.21.1 Alkohol

Vor etwa 30 Jahren wurde ein schon seit Jahrhunderten gut bekanntes Krankheitsbild (Gin-Epidemie 1720–1750 in England) „wiederentdeckt": Alkoholismus in der Schwangerschaft verursacht einen spezifischen Komplex angeborener organischer und funktioneller Entwicklungsstörungen, das *fetale Alkoholsyndrom* (FAS; Jones 1973). Die abgeschwächte Variante mit vorwiegend funktionellen Schäden durch pränatale Alkoholexposition nennt man fetale Alkoholeffekte (FAE). Im Mittelpunkt aller funktionellen Alkoholschäden stehen die ZNS-Effekte, die als ARND bezeichnet werden (Alcohol Related Neurodevelopment Disorder). Alkohol ist das am weitesten verbreitete Teratogen und häufiger Ursache für Fehlbildungen als jedes Medikament.

Pharmakologie und Toxikologie. *Alkohol (Ethanol, Ethylalkohol)* wird rasch aus dem Magen-Darm-Trakt resorbiert. Wegen der Lipidlöslichkeit und der schnellen und gleichmäßigen Verteilung von Ethanol entspricht die Konzentration im Blut weitgehend der im Gehirn; letztere ist für die akute Alkoholwirkung entscheidend. Maximale Konzentrationen werden 1–2 Stunden nach der Aufnahme erreicht. Ethanol wird zu 90 % in der Leber metabolisiert, und zwar vom Enzym Alkoholdehydrogenase zu Acetaldehyd und anschließend von der Aldehyddehydrogenase zu Essigsäure. Diese wird schließlich im Zitronensäurezyklus abgebaut.

Sowohl Ethanol als auch Acetaldehyd sind plazentagängig. Ethanol hemmt die Ausschüttung der Hormone Oxytozin und Vasopressin aus dem Hypophysenhinterlappen. Bei gesteigerter Wehentätigkeit führt Ethanol in hoher Dosis (> 2 ‰) sowohl nach intravenöser als auch nach oraler Gabe bei zwei Drittel der Schwangeren zur Wehenhemmung.

Regelmäßiger Konsum geringer Mengen. Während der Schwangerschaft zeigen sich schon nach regelmäßigem Konsum von täglich etwa 15 g Ethanol die ersten, statistisch faßbaren Beeinträchtigungen bei der mentalen Entwicklung. Eine neuere Fall-Kontroll-Untersuchung (Yang 2000) an etwa 700 intrauterin wachstumsretardierten Kindern (IUGR) ergab einen leichten, aber statistisch nicht signifikanten Anstieg des IUGR-Risikos unter mäßigem Alkoholkonsum (weniger als 14 „drinks" pro Woche). Eine Erhöhung des Spontanabortrisikos insbesondere in den ersten 10 Schwangerschaftswochen wird auch unter geringem Alkoholkonsum (3 und mehr „drinks" pro Woche) diskutiert (Windham 1997). Eine Metaanalyse zum Risiko von Fehlbildungen erbrachte unter Einbeziehung von rund 24.000 Schwangeren mit 2–14 „drinks" pro Woche keine Hinweise auf diesbezügliche Effekte (Polygenis 1998).

„Binging." Auch das sogenannte „binging" in der Frühschwangerschaft, gelegentliches Trinken von größeren Alkoholmengen (mehr als 5 „drinks" pro Gelegenheit) ohne regelmäßigen Konsum, kann zu Einschränkungen der ZNS-Entwicklung führen. Diese äußern sich offenbar nicht als Intelligenzminderung, sondern eher als Verhaltensabweichungen wie Ablenkbarkeit und herabgesetzte Hemmschwelle im Vorschul- und Schulalter. Das Ausmaß der Auffälligkeiten korreliert mit der Häufigkeit und dem Umfang des „binging" (Nullmann 2000).

„Schwere" Alkoholkrankheit. Im Gegensatz dazu ist bei ausgeprägtem Alkoholismus mit Symptomen des *fetalen Alkoholsyndroms (FAS)* zu rechnen, das gekennzeichnet ist durch intrauterine Wachstumsverzögerung (Verminderung von Geburtsgewicht, Körperlänge und Kopfumfang), kraniofaziale Stigmata (u. a. Mikrozephalie, schmale Lidspalten, kurzer breiter Nasenrücken, flaches Mittelgesicht mit Maxillahypoplasie, schmales Oberlippenrot) und Auffälligkeiten im Bereich der Extremitätenentwicklung (u. a. Kamptodaktylie, Klinodaktylie, Endphalangenhypoplasie). Außerdem wird eine Hemmung der intellektuellen und motorischen Entwicklung mit bleibender Retardierung beobachtet. Andere, weniger spezifische Fehlbildungen betreffen unter anderem Herz, Thorax, Extremitäten, Genitalien und orale Spaltbildungen (Majewski 1978, Jones 1973). Die Wahrscheinlichkeit eines FAS bei schwerer Alkoholkrankheit wurde in älteren Publikationen mit 30–45 % angegeben, neuere beziffern diese nach Bereinigung anderer ungünstiger Co-Faktoren mit unter 10% (Abel 1999, Abel 1995).

Alkohol, Acetaldehyd und andere Faktoren. Pränatale Schädigungen durch chronischen Alkoholismus beruhen vorwiegend auf direkter Wirkung von Ethanol oder Acetaldehyd auf den Feten. Es steht zweifelsfrei fest, daß das FAS-Risiko mit dem Schweregrad des Alkoholismus bei der Mutter korreliert (Majewski 1978). Auch wenn die schädigende Wirkung von Alkohol in verschiedenen Phasen der Schwangerschaft unterschiedlich ausgeprägt ist, beschränkt sich diese keinesfalls auf das 1. Trimenon. Der genaue Schädigungsmechanismus ist aber noch nicht bekannt. Es wird diskutiert, daß Acetaldehyd relevanter ist als Alkohol, weil dessen Kinetik stärker variiert in Abhängigkeit vom individuellen Metabolismus als die vom Alkohol selbst. Dies könnte erklären, warum nur bei einem Teil der schweren Trinkerinnen die Kinder ein FAS entwickeln. Da einige Stigmata des FAS auch für den *Pyruvatdehydrogenasemangel* charakteristisch sind, wird – gestützt durch experimentelle Ergebnisse – spekuliert, daß eine durch Acetaldehyd verursachte Hemmung der Pyruvatdehydrogenase an den Alkoholschäden beteiligt ist (Hard 2000).

Mütterliche Mangelernährung, Leberfunktionsstörungen u. a. können zusätzlich die fetale Entwicklung beeinträchtigen.

Langzeitentwicklung. Langzeituntersuchungen über mehr als 10 Jahre zeigen, daß sich bei den meisten Kindern mit FAS ein Teil der alkoholbedingten morphologischen Auffälligkeiten später verliert oder zumindest abschwächt (Spohr 1995). Dies gilt in erster Linie für die kraniofazialen Stigmata. Es kommt außerdem zu einem mäßigen Aufholwachstum von Körperlänge und -gewicht. Weitgehend bestehen bleiben dagegen Mikrozephalie und Einschränkungen der intellektuellen und psychosozialen Entwicklung bis hin zu psychischen Auffälligkeiten. Die Mehrzahl der in einer Langzeitstudie untersuchten Kinder besuchte eine Sonderschule (Steinhausen 1995). Weitere Nachfolgeuntersuchungen bis ins Erwachsenenalter an 30 Kindern von Alkoholikerinnen bestätigen, daß mit bleibenden mentalen und psychiatrischen Entwicklungsauffälligkeiten gerechnet werden muß. Diese sind nicht an das Vorhandensein körperlicher Stigmata gebunden. Man muß damit rechnen, daß nicht wenige Kinder von Alkoholikerinnen bei der Geburt übersehen und daher in ihrer Entwicklung nicht angemessen gefördert werden, weil sie unauffällig aussehen (Spohr 2000).

Die in einigen Tierexperimenten beobachteten und in einzelnen Kasuistiken postulierten entwicklungstoxischen Auswirkungen paternaler Alkoholexposition ließen sich beim Menschen nicht belegen (Passar 1998). Beeinträchtigungen der Fertilität durch den Alkoholabusus sind allerdings erwiesen.

Empfehlung für die Praxis: Da Alkohol ein erwiesenes Teratogen ist, muß vor regelmäßigem oder exzessivem Genuß dringend gewarnt werden. Die Alkoholkrankheit gehört zu den wenigen Situationen, in denen ein risikobegründeter Schwangerschaftsabbruch (siehe Kapitel 1) mit der Patientin zu diskutieren ist. Das Verleugnen einer Alkoholproblematik in der Schwangerschaft hat (lebenslange) Konsequenzen für Mutter und Kind. Alkoholhaltige Stärkungsmittel und alkoholische Zubereitungen von Medikamenten sind zwar nicht mit einem Abusus zu vergleichen, sollten aber dennoch gemieden werden. Dies betrifft alkoholische Medikamentenzubereitungen zumindest dann, wenn die Konzentration 10% übersteigt.

2.21.2 Coffein und andere Xanthinderivate

Pharmakologie und Toxikologie. Die Methylxanthinderivate *Coffein* und *Theobromin* besitzen eine stimulierende Wirkung auf das Zentralnervensystem sowie auf Herz, Kreislauf und Atmung. Sie sind die pharmakologisch wirksamen Komponenten in einer Reihe von Getränken wie *Kaffee*, *Tee*, *Kakao* und *Cola-Drinks*. Coffein ist außerdem Bestandteil vieler frei verkäuflicher Schmerz- und Erkältungsmittel.

Theophyllin gehört ebenfalls zu den Methylxanthinen. Die Wirkung dieses Asthmamittels wird in Abschnitt 2.3.3 beschrieben.

Diese Xanthine werden gut aus dem Magen-Darm-Trakt resorbiert, sie passieren die Plazenta und rufen eine vermehrte Aktivität des Feten und einen deutlichen Anstieg seiner Herzfrequenz hervor. Im Tierversuch führt Coffein in extrem hohen Dosen (200 mg/kg/Tag) zu geringfügigen Entwicklungsstörungen an den Phalangen. In den USA wurde daher 1980 mit Unterstützung der Gesundheitsbehörden, der Verbraucherverbände und der Kaffee- und Cola-Produzenten untersucht, ob coffeinhaltige Getränke auch bei Menschen Fehlbildungen hervorrufen können. Im Gegensatz zu den genannten Tierversuchen nehmen Erwachsene durchschnittlich nicht mehr als 2–3 mg/kg/Tag an Coffein zu sich. Ausführliche epidemiologische Studien in verschiedenen Ländern zeigten keine Hinweise für eine embryotoxische Wirkung unter diesen Bedingungen (Übersicht in Briggs 1998). Eine neuere Metaanalyse unter Einbeziehung von rund 50.000 Schwangeren ergab Hinweise auf eine leicht erhöhte Rate an Spontanaborten und intrauterin wachstumsretardierten Kindern (IUGR), wenn die Mutter mehr als 150 mg Coffein pro Tag zu sich nahm. Die Autoren konnten aber einen Einfluß anderer Faktoren wie Alter der Mutter, Rauchen,

Alkohol etc. auf das Studienergebnis nicht ausschließen (Fernandes 1998).

Eine Beeinträchtigung der Fertilität durch regelmäßigen Genuß größerer Mengen von Coffein wurde ebenfall diskutiert.

> **Empfehlung für die Praxis:** Gegen den Konsum normaler Coffein- und Theobrominmengen, also drei Tassen Kaffee normaler Stärke mit je 50–100 mg Coffein oder äquivalente Mengen anderer coffeinhaltiger Getränke, bestehen auch in der Schwangerschaft keine Bedenken. Wurden erheblich größere Mengen getrunken, erfordert dies keine zusätzliche Diagnostik. Im weiteren Schwangerschaftsverlauf sollte der Konsum jedoch reduziert werden.

2.21.3 Tabak und Rauchen

Pharmakologie und Toxikologie. *Tabakrauch* ist ein Gemisch verschiedener Gase (hauptsächlich Kohlenmonoxid) und einer tröpfchen- und partikelhaltigen Phase, deren Hauptbestandteile Wasser, *Nikotin* und der sogenannte Tabakteer (Gesamtheit der restlichen Bestandteile) sind. Nikotin ist das Hauptgenußgift des Tabaks. Eine 1 g schwere Zigarette enthält etwa 10 mg Nikotin, von denen etwa 10–15 % (1–1,5 mg) im Rauch erscheinen. Nikotin wird über die Schleimhäute der Mundhöhle, der Atemwege und des Magen-Darm-Traktes resorbiert. Im Mundraum werden nur 25–50 % aufgenommen, bei tiefem Inhalieren in der Lunge 90 %. Nikotin hat eine Halbwertszeit von 2 Stunden, 90 % des aufgenommenen Nikotins werden in der Leber zu *Hydroxynikotin* und *Cotinin* (Halbwertszeit 20 Stunden) metabolisiert.

Nikotin passiert die Plazenta ungehindert und läßt die fetale Herzfrequenz ansteigen. Außer dem Schwermetall *Kadmium* sind laut einer neueren Untersuchung auch das Organochlorpestizid *Hexachlorbenzol* (*HCB*) und *polychlorierte Biphenyle* (*PCB*) im Serum der Neugeborenen vor der ersten oralen Nahrungsaufnahme in erhöhtem Maße nachzuweisen (Lackmann 2000). Statistisch signifikant waren die jeweiligen Konzentrationsunterschiede zwischen Kindern von aktiven und passiven Raucherinnen sowie von Frauen aus Nichtraucherhaushalten.

Rauchen ist embryo- und fetotoxisch, birgt aber offenbar kein nennenswertes Fehlbildungsrisiko (siehe unten). In einer Übersicht zu den

bisher ermittelten Auswirkungen des Rauchens während der Schwangerschaft (Werler 1997) wird folgendes resumiert:
- Rauchen erhöht das *Spontanabortrisiko* offenbar nur gering, wenn man andere Risikofaktoren wie Alkoholkonsum, Schwangerschaftsanamnese, Sozialstatus und Karyotyp berücksichtigt.
- Rauchen begünstigt eine *Placenta praevia* und *Placentaabruptio*. Das Risiko steigt mit der Zigarettenzahl und Dauer des Rauchens. Die abruptiobedingte perinatale Mortalität ist unter den Kindern von Raucherinnen 2–3mal höher als bei Nichtraucherinnen. 10% der Gesamtzahl dieser beiden Plazentastörungen sind durch Rauchen bedingt; der Mechanismus ist nicht eindeutig geklärt.
- Rauchen *verringert* das *Geburtsgewicht* durchschnittlich um 200 g. Dieser Effekt ist abhängig von der Zahl täglich gerauchter Zigaretten. Unter Raucherinnen ist die Rate zu leicht geborener Kinder (<2.500 g) verdoppelt. Dieses Risiko ist höher unter Erstgebärenden und älteren Raucherinnen. Bei 20% aller zu leicht geborenen Kinder ist das niedrige Geburtsgewicht Folge des Rauchens. Bezieht man das Geburtsgewicht auf die Schwangerschaftswoche und betrachtet den Anteil intrauterin wachstumsverzögerter Kinder (IUGR), ist dieser bei Raucherinnen 2,5fach erhöht. Auch hier haben Erstgebärende und ältere Frauen das höchste Risiko. 30% aller IUGR-Kinder sind Kinder von Raucherinnen. Frauen, die in der Frühschwangerschaft das Rauchen aufgeben, können Kinder mit normalem Geburtsgewicht erwarten.
- *Frühgeburtlichkeit* (<37 Wochen) ist bei Raucherinnen im Durchschnitt auch dann noch 30% häufiger, wenn die o.g. Plazentationsstörungen unberücksichtigt bleiben. Auch hier ist das Ausmaß des Zigarettenkonsums maßgeblich. Frauen, die 20 Zigaretten täglich rauchen, haben ein doppeltes Risiko, einen vorzeitigen Blasensprung vor der 33. Woche zu erleiden. Etwa 5% aller Frühgeburten sind Folge des Rauchens. Eine neuere Untersuchung zu Auswirkungen des Passivrauchens in der Schwangerschaft findet bei Nichtraucherinnen selbst dann ein signifikant erhöhtes Frühgeburtsrisiko, wenn diese mindestens 7 Stunden pro Tag Rauch ausgesetzt waren (Hanke 1999). Experimentelle Untersuchungsergebnisse unterstützen die Hypothese, daß Passivrauchen zu histologischen und grobstrukturellen fetotoxischen Schäden führen kann (Nelson 1999 A, Nelson 1999 B).
- Die *perinatale Mortalität* (Fruchttod nach der 20. Woche und Kindstod bis 28 Tage nach der Geburt) ist bei Raucherinnen – bedingt durch niedriges Geburtsgewicht – Frühgeburtlichkeit und Plazenta-

tionsstörungen um 30% erhöht. Wird das Geburtsgewicht nach Schwangerschaftswochen und dem jeweiligen Durchschnittsgewicht standardisiert, haben bei entsprechendem Geburtsgewicht Kinder von Raucherinnen ein höheres Risiko gegenüber Kindern von Nichtraucherinnen. 10% der Fälle von perinataler Mortalität sind Folge des Rauchens. Im Vergleich hierzu findet man bei Kindern von Müttern, die in großer Höhe leben, also ebenfalls unter Bedingungen mit verringertem Sauerstoffangebot, keine erhöhte perinatale Mortalität.

- *Morbidität und Mortalität in der Kindheit* ist im Zusammenhang mit Rauchen schwierig zu beurteilen, weil in fast allen Fällen sowohl eine pränatale als auch eine postnatale Exposition besteht. Soweit bekannt, scheint Rauchen in der Schwangerschaft keine langfristigen Auswirkungen auf das postnatale Wachstum zu haben. SIDS (Sudden Infant Death Syndrome, plötzlicher Säuglingstod) ist offenbar häufiger, wenn das Kind nicht nur nach der Geburt sondern auch davor exponiert war (Alm 1998). Außerdem wurde in einer Untersuchung an Neugeborenen gezeigt, die noch nicht direkt rauchexponiert waren, daß Kinder von Raucherinnen häufiger Einschränkungen respiratorischer Funktionen aufwiesen. Ein kombinierter Effekt von prä- und postnataler Exposition auf die Entstehung von Nahrungsmittelallergien in den ersten 3 Lebensjahren wurde von einer Untersuchergruppe beobachtet (Kulig 1999). Eine weitere Publikation betont den prädiktiven Wert der Cotininkonzentration im Mekonium für das Risiko frühkindlicher Atemwegsinfektionen (Nuesslein 1999).
- Aussagen zur Wirkung des Rauchens vor der Geburt auf die *kognitive* und *Verhaltensentwicklung* sind nicht schlüssig, obwohl immer wieder Beeinträchtigungen erörtert werden, wie z.B. daß sich unter täglich 10 und mehr Zigaretten in der Schwangerschaft das Risiko verdoppelt, daß die Kinder mit 8 Monaten noch nicht „lautmalen" können (Obel 1998).
- *Chromosomale Anomalien* treten offenbar nicht gehäuft auf. Auch teratogene Schäden an ZNS, Herzen und den Extremitäten ließen sich nicht reproduzierbar als Folge des Rauchens darstellen. Bei Gastroschisis ist ein monokausaler Zusammenhang nicht eindeutig nachweisbar. Dieser Bauchwanddefekt wird als Folge einer vaskulären Disruption diskutiert, einem Mechanismus, der auch dem Nikotin unterstellt wird.
- *Lippen- und Gaumenspalten* werden im Zusammenhang mit Rauchen während der Frühschwangerschaft von zahlreichen Autoren diskutiert (z.B. Chung 2000), insbesondere bei gleichzeitigem Vor-

liegen einer pathologischen Variante des Transforming-Growth-Factor-α (TGF-α). Je nach Typ der Spaltbildung kann das Risiko bis zum Vierfachen gegenüber dem Durchschnittsrisiko erhöht sein. Dies ist eines der wenigen Beispiele, bei dem man eine multifaktorielle Ätiologie aus genetischer Disposition und teratogenem Faktor epidemiologisch aufzeigen konnte.
Zwei neuere Untersuchungen erörtern den wenig ausgeprägten Zusammenhang zwischen einigen Formen der Kraniosynostose und Rauchen (Honein 2000, Källén 1999).

- Eine *karzinogene Wirkung* mütterlichen Rauchens auf das Kind ist verschiedentlich untersucht worden. Die Ergebnisse deuten nicht auf ein hohes Risiko hin. Es gibt aber gewisse Hinweise auf Assoziationen mit kindlichen Hirntumoren, Leukämien und Lymphomen. Einige Studien geben hierzu relative Risiken von 1,5–2 und darüber an (Übersicht in Sasco 1999). Andere Untersuchungen finden keine Hinweise auf transplazentare Karzinogenese (z.B. Brondum 1999). Bei Neugeborenen rauchender Mütter lassen sich zweifelsfrei Metaboliten des tabakspezifischen Kanzerogen 4-(Methylnitrosamino)-1-(3-Pyridyl)-1-Butanon (NNK) nachweisen. Die mittlere Konzentration im ersten Urin betrug etwa 10 % der bei erwachsenen Aktivrauchern gemessenen. Es bestand eine positive Korrelation mit der Anzahl gerauchter Zigaretten und der Nikotin- und Cotininkonzentration im Urin. Außerdem wurden in den T-Lymphozyten der Kinder somatische Mutationen im HPRT-Gen beobachtet, die mit Veränderungen bei kindlichen Leukämien und Lymphomen übereinstimmen (Lackmann 1999).
- In Gebieten mit marginalem Jodmangel, dazu zählt u.a. auch die Bundesrepublik Deutschland, kann Rauchen beim Neugeborenen eine Schilddrüsenvergrößerung hervorrufen (Chanoine 1991).

Empfehlung für die Praxis: Da der Fetus während aller Phasen der pränatalen Entwicklung durch Rauchen gefährdet ist, muß für die gesamte Schwangerschaft vom Rauchen abgeraten werden. Die oft geäußerte Empfehlung, sich auf maximal 5 Zigaretten pro Tag zu beschränken, ist wissenschaftlich nicht zu begründen und allenfalls als ein Kompromiß bei starken Raucherinnen anzusehen, denen eine Abstinenz nicht gelingt. Auch Passivrauchen soll möglichst vermieden werden.

2.21.4 Drogen (außer Alkohol) allgemein

Drogen lassen sich unterteilen in Halluzinogene wie Marihuana bzw. Haschisch, LSD, Phencyclidin, Mescalin und Psilocybin, in Stimulanzien wie Kokain und Amphetamine und in Opiate, also Heroin, Opium, Morphium und Codein. Eine eigene Gruppe bilden die Schnüffelstoffe.

Besonders im Fall der „harten Drogen" Heroin und Kokain ist zu bedenken, daß gesundheitliche Auswirkungen auf das Ungeborene häufig durch eine Polytoxikomanie (Alkohol und Nikotin eingeschlossen) verstärkt werden. Im sozial deprivierten Umfeld können Mangelernährung, Infektionen und Traumatisierungen zusätzlich teratogen wirken. Daher sind bei drogenabhängigen Schwangeren Aborte, Frühgeburtlichkeit, intrauterine Wachstumsverzögerung und Fruchttod nicht zwangsläufig einer einzelnen Substanz anzulasten. Beim Neugeborenen lassen sich Drogen nicht nur im Urin, sondern ebenso zuverlässig im Mekonium mit radioimmunologischen Verfahren nachweisen (Dahlem 1992).

2.21.5 Opiate

Pharmakologie und Toxikologie. Die Abhängigkeit von Opiaten ist auch unter Schwangeren keine Seltenheit. Es gibt umfangreiche Erfahrungen mit schwangeren *Heroinabhängigen* (Übersicht in Schardein 2000, Alroomi 1988). Das intrauterine Wachstum der Kinder heroinabhängiger Mütter kann gehemmt sein. Die Untergewichtigkeit der Neugeborenen kann – zusammen mit Frühgeburtlichkeit, vorzeitigem Blasensprung und der für Opiate charakteristischen Atemdepression – eine erhöhte perinatale Sterblichkeit bedingen.

Die Begleitumstände während der Schwangerschaft, d.h. andere Drogen einschließlich Alkohol, die Ernährungslage der Mutter, Lebensstil, Infektionen (HIV, Hepatitis B und C) und Traumata („Beschaffungskriminalität"), sind jedoch mindestens so entscheidend für den Ausgang der Schwangerschaft wie die Höhe des Opiatkonsums.

Im Gegensatz zu Alkohol und Kokain haben Heroin und andere Opiate offenbar kein teratogenes Potential. Anders als bei alkoholgeschädigten Kindern, scheint die neurologische Entwicklung einschließlich kognitiver Fähigkeiten eher eine Folge des sozialen Umfelds in den ersten Lebensjahren zu sein. Intakte Familienverhältnisse durch rechtzeitige Adoption nach der Geburt erlauben offenbar eine weitgehend normale Entwicklung (Coles 1993, Ornoy 1992). Nur Aufmerksamkeitsdefizite und Hyperaktivität (ADHD) waren auch bei den adoptierten Kindern noch häufiger als bei unbelasteten Kontrollen, allerdings mit 37 % deutlich seltener als bei den im Drogenumfeld verbleibenden Kindern (67 %). Dies ergab eine Nachuntersuchung von pränatal exponierten 5- bis 10jährigen Kindern (Ornoy 1999).

Die schweren, meist 24–72 Stunden postpartal beginnenden Entzugssymptome wie Atemnotsyndrom, Hyperirritabilität, Tremor, Diarrhö, Erbrechen, Störungen des Schlaf-Wach-Rhythmus und z. T. therapierefraktäre zerebrale Krampfanfälle können ohne Behandlung rasch zum Tod führen (Boobis 1986). Bei 10 % der Kinder treten zerebrale Krampfanfälle und andere Symptome erst verzögert auf, das heißt 10–36 Tage nach der Geburt. Das Risiko für lebensbedrohliche Entzugssymptome ist besonders hoch, wenn die Abhängigkeit der Mutter nicht bekannt ist und ein zuverlässiges Monitoring sowie die rechtzeitige medikamentöse Prophylaxe mit Phenobarbital nicht eingeleitet wird. Ob volles Stillen ab der Geburt Entzugssymptome durch die weitere Opiatzufuhr über die Milch mildern kann und deshalb empfohlen werden soll, ist zumindest dann umstritten, wenn es sich nicht um einen kontrollierten Methadon-Entzug ohne zusätzlichen Abusus handelt.

Bleibende Defekte nach erfolgreicher Therapie der Entzugssymptome sind offenbar nicht zu erwarten. Jedoch scheint der plötzliche Kindstod (SIDS) bei pränatal opiatexponierten Kindern häufiger aufzutreten als in nicht belasteten Kontrollgruppen.

Ein akuter Entzug von Opiaten während der Schwangerschaft kann den Fruchttod und im letzten Trimenon vorzeitige Wehen auslösen. Gute Erfolge wurden mit der Umstellung auf *Levomethadon* (L-Polamidon®) bzw. *Methadon* (Methaddict®) als Ersatzdrogen erzielt, die mit einer langen Halbwertszeit von 15–60 Stunden für diesen Zweck besser geeignet sind als *Buprenorphin* oder *Codein* (Halbwertszeit 2–4 Stunden). Dennoch wird von manchen Ärzten bis zu 2000 mg/Tag Codein als Heroinersatz verschrieben. Ziel der Methadontherapie ist eine Reduktion der Erhaltungsdosis auf höchstens 40 mg pro Tag. Neonatale Atemdepression und Entzugssymptome treten auch unter Methadon auf.

Empfehlung für die Praxis: Akuter Opiatentzug ist während der Schwangerschaft zu vermeiden. Bei Heroinabhängigkeit ist eine Umstellung auf Methadon zu empfehlen. Andere Opioide (z. B. Buprenorphin oder Codein) besitzen keine erwiesenen

> Vorzüge bei der Substitution und sollten zu diesem Zwecke nicht verwendet werden. Die Substitution erfordert eine genaue Dosistitrierung und sollte nur von damit erfahrenen Ärzten vorgenommen werden. Die tägliche Methadondosis muß sich am vorangegangenen Drogenkonsum und an der Stärke der Entzugssymptome orientieren. Zusätzlicher Drogenkonsum kann durch Screening im Urin nachgewiesen werden. Durch umfangreiche soziale Hilfestellung muß versucht werden, die Beschaffungskriminalität zu beenden. In aussichtslosen Fällen ist rechtzeitig auf eine Adoption bzw. auf eine Pflegefamilie hinzuarbeiten (siehe oben).
> Neugeborene müssen u. U. bis zu mehreren Wochen beobachtet werden, damit verzögert auftretende schwere Entzugserscheinungen behandelt werden können. Dafür ist Phenobarbital das Medikament der Wahl. In resistenten Fällen wird *Tinctura opii* per os in einer speziellen Neugeborenenzubereitung empfohlen (American Academy of Pediatrics 1983). Die Dosis für eine bezogen auf Morphinäquivalente 0,04%ige Neugeborenenzubereitung von Tinctura opii liegt für Reifgeborene mit manifesten Entzugserscheinungen bei 0,2–0,5 ml alle 3–4 Stunden. Das entspricht 0,08–0,2 mg Morphinäquivalenten.

▶ 2.21.6 Kokain

Pharmakologie und Toxikologie. *Kokain* (Koks, Schnee) ist ein Alkaloid (*Benzoylekgoninmethylester*) des Coca-Strauches (Erythroxylon coca), der hauptsächlich in den Anden wächst. Die Blätter enthalten etwa 1 % Kokain. In Europa ist die stimulierende Droge seit Mitte des 19. Jahrhunderts bekannt. 1884 wurde Kokain als Anästhetikum eingeführt, es ist den Lokalanästhetika chemisch verwandt, hat sich jedoch nur zur äußerlichen Anwendung in der Augen- und HNO-Heilkunde durchgesetzt. *Crack* ist die freie Base (free base) des Kokain und kann geraucht werden.

Kokain blockiert die Wiederaufnahme von Noradrenalin und Dopamin an der Synapse und erhöht auf diese Weise die Katecholaminkonzentration. Das führt zu einem sympathikomimetischen und zentral stimulierenden Effekt.

Bei oraler Aufnahme wird Kokain wegen seiner vasokonstriktorischen Wirkung und der hydrolytischen Spaltung im Magen nur langsam resorbiert. In der Leber wird es innerhalb von 2 Stunden zum unwirksamen Hauptmetaboliten Benzoylekgonin metabolisiert. Etwa 20 % werden unverändert über die Niere ausgeschieden. Die Resorption erfolgt intranasal innerhalb von 20 Minuten (Verzögerung durch Vasokonstriktion). Intravenöse Applikation oder Rauchen von Crack führen innerhalb weniger Minuten zum Wirkungseintritt.

In den USA sollen zwischen 4 und 20 % aller Schwangeren Kokainerfahrungen machen (Fantel 1990). Bis Anfang der 80er Jahre hielt man Kokain für eine pränatal nichttoxische Droge. Inzwischen werden zahlreiche Entwicklungsstörungen dem wiederholten Kokain- oder Crackgenuß in der Schwangerschaft angelastet. Sporadischer Gebrauch in der Frühschwangerschaft bei intakten Lebensverhältnissen und ohne weitere schädigende Faktoren wie Alkohol, andere Drogen, Infektionen, Mangelernährung und Traumata scheint nach den bisher vorliegenden Erfahrung das Fehlbildungsrisiko nicht nennenswert zu erhöhen.

Erwiesene Folgen des ausgeprägten Abusus sind die Abruptio placentae, eine erhöhte Abortrate, Frühgeburtlichkeit, Totgeburten, intrauterine Wachstumsverzögerung und Mikrozephalie. Außerdem wurde über zerebrale Infarkte, nekrotisierende Enterokolitis beim Neugeborenen, Fehlbildungen von Urogenital- und Skelettsystem sowie über intestinale Atresien und Infarkte berichtet (Eyler 1998 A, Hoyme 1990, Schaefer 1990, Mercado 1989, Chasnoff 1988). Ein typisches „Kokain-Syndrom" läßt sich aber nicht definieren (Little 1996). Das weite Spektrum der morphologischen Veränderungen kann durch eine Vasokonstriktion mit resultierender Minderdurchblutung sowohl im Bereich der Plazenta als auch in fetalen Organen erklärt werden. Während der gesamten Schwangerschaft kann es infolgedessen zu (fokalen) Differenzierungs- und Wachstumsstörungen kommen.

Kokain und Crack rufen bei Schwangeren stärkere Herz-Kreislaufund neurologische Wirkungen hervor als bei Nichtschwangeren. Es wird diskutiert, ob die Schädigung des Embryos nach Minderperfusion nicht direkte Folge des Sauerstoffmangels ist, sondern durch hochreaktive toxische Sauerstoffradikale nach Reperfusion des ischämischen Gewebes verursacht wird. Im 1. Trimenon verfügt die fetoplazentare Einheit nämlich noch nicht über genügend schützende Antioxidantien. Kokain findet sich in relativ hoher Konzentration und aufgrund der geringen Clearance nur langsam abfallend in der Amnionflüssigkeit. Daher kann der Fet auch durch die bis zur 24. Schwangerschaftswoche gut durchlässige Haut in nennenswertem Umfang Kokain aufnehmen (Woods 1998).

Die beim Neugeborenen beobachteten akuten Symptome sind weniger ausgeprägt als nach Heroin und eher toxischer Natur als entzugsbedingt: Schlafstörungen, Tremor, Trinkschwäche, Hypertonus, Erbrechen, schrilles Schreien, Niesen, Tachypnoe, weiche Stühle und Fieber. Darüber hinaus wurden in verschiedenen Studien Auffälligkeiten in neurologischen Tests bei Neugeborenen sowie spätere Verhaltensabweichungen, (motorische) Entwicklungsstörungen, EEG-Veränderungen und plötzlicher Säuglingstod beobachtet (z. B. Eyler 1998 B).

> **Empfehlung für die Praxis:** Da Kokain potentiell entwicklungstoxisch ist, darf es während der gesamten Schwangerschaft nicht angewendet werden. Kokainkonsum rechtfertigt nicht zwangsläufig einen risikobegründeten Schwangerschaftsabbruch (siehe Kapitel 1). Bei wiederholter Anwendung, vor allem unter problematischen Lebensbedingungen, sollte durch eine Ultraschallfeindiagnostik die normale Entwicklung des Feten überprüft werden.

2.21.7 Marihuana

Pharmakologie und Toxikologie. *Marihuana* (*Cannabis*, indischer *Hanf, Haschisch*) gehört außer Alkohol, Nikotin und Ecstasy zu den häufig auch in der Schwangerschaft genossenen Drogen. Gegenüber Tabak sollen eine 5fach höhere Kohlenmonoxidkonzentration und ein 3fach höherer Teergehalt im Blut erreicht werden. *Tetrahydrocannabinol*, der Wirkstoff des Marihuanas, passiert die Plazenta und kann zur Abnahme der kindlichen Herzfrequenz führen. Die Fehlbildungsrate ist nach Genuß von Marihuana in der Schwangerschaft nicht erhöht, aber nach regelmäßigem Genuß wahrscheinlich die perinatale Sterblichkeit. Eine Langzeitstudie fand bei Kindern, deren Mütter während der Schwangerschaft regelmäßig, d.h. mehrfach pro Woche bis täglich Marihuana konsumiert hatten, im Alter von 4 Jahren eine signifikant beeinträchtigte Sprach- und Gedächtnisleistung (Fried 1990) sowie einen signifikant kleineren Kopfumfang auch bei älteren Kindern, obwohl die Geburtsmaße nicht auffällig waren (Fried 1999). Eine Metaanalyse ergab keine schlüssigen Hinweise auf eine Erniedrigung des Geburtsgewichts, zumindest bei moderatem, d.h. nur gelegentlichem Cannabisgenuß (English 1997). Es gibt bisher auch keine Hinweise, daß die in früheren tierexperimentellen Untersuchungen Marihuana zugeordneten Chromosomenbrüche klinische Relevanz besitzen.

> **Empfehlung für die Praxis:** Schwangere sollen den Genuß von Marihuana unter allen Umständen meiden. Dennoch erfolgter Konsum rechtfertigt keinen risikobegründeten Schwangerschaftsabbruch (siehe Kapitel 1). Sporadischer Genuß begründet auch keine zusätzliche Diagnostik.

2.21.8 LSD

Pharmakologie und Toxikologie. Nach Genuß des Halluzinogens *LSD (Lysergsäurediethylamid)* ließ sich keine spezifische embryotoxische Wirkung beim Menschen nachweisen. In älteren Arbeiten wurde der Verdacht geäußert, LSD könne Fehlbildungen an Skelett und Zentralnervensystem verursachen (Übersicht in Schardein 2000). Auch über Chromosomenbrüche wurde berichtet.

> **Empfehlung für die Praxis:** Schwangere sollen LSD unter allen Umständen meiden. Dennoch erfolgter Genuß rechtfertigt keinen risikobegründeten Schwangerschaftsabbruch (siehe Kapitel 1). Bei wiederholter Exposition im 1. Trimenon sollte eine Ultraschallfeindiagnostik die normale Entwicklung des Feten bestätigen.

2.21.9 Amphetamine

Pharmakologie und Toxikologie. Aufgrund ihres vasokonstriktorischen Effekts bei hoher Dosis können *Amphetaminabkömmlinge*, z.B. in Speed und Ecstasy, ähnlich wie Kokain, zur Minderperfusion im Bereich der fetoplazentaren Einheit oder in einzelnen, sich gerade differenzierenden Organen des Feten führen. Bisher gibt es keine reproduzierbaren Hinweise darauf, daß sporadischer Genuß bei sonst intakten Lebensverhältnissen zur Häufung angeborener grobstruktureller Fehlbildungen führt, obwohl einige ältere Publikationen aus den 70er Jahren Fehlbildungen in Zusammenhang mit Amphetamingenuß in der Schwangerschaft beschreiben (Übersicht in Schardein 2000).

Allerdings wurden in einer prospektiv gesammelten Fallserie ohne Kontrollgruppe mit 136 Ecstasy-exponierten Schwangeren 12 Entwicklungsanomalien unter 78 Lebendgeborenen beschrieben. Es handelt sich hierbei jedoch z.T. um kleine Anomalien (z.B. Fußdeformitäten), ein typisches Muster war nicht zu erkennen. Knapp die Hälfte der Mütter hatte zusätzlich Alkohol oder andere Drogen in nicht näher bezeichneter Menge zu sich genommen (McElhatton 1999). In einer weiteren Untersuchung an 228 Schwangeren wurde eine doppelt so hohe Rate kleiner Entwicklungsanomalien beobachtet im Vergleich zu einer nicht-exponierten Kontrollgruppe. Hier zeigten sich in der Neugeborenenzeit gehäuft neurologische Auffälligkeiten einschließlich Störungen des Muskeltonus und Übererregbarkeit. Die Spontanabortrate war nicht erhöht, es ereigneten sich aber drei Totgeburten in der exponierten Gruppe (Felix 2000). Auch in diesen beiden Untersuchungen wurden neben Rauchen und Alkohol z. T. auch andere Drogen genommen.

Unter 65 bis zum 14. Lebensjahr nachuntersuchten Kindern fanden sich signifikant gehäuft Lernschwierigkeiten in der Schule. Allerdings betrieb ein Großteil der Mütter während der Schwangerschaft nicht nur Amphetaminabusus, sondern nahm auch Opiate und Alkohol, rauchte mehr als 10 Zigaretten täglich und befand sich in einer problematischen psychosozialen Lage. Nur 22% der Kinder lebten mit 14 Jahren noch bei ihren Müttern (Cernerud 1996).

> **Empfehlung für die Praxis:** Schwangere sollen Amphetamine unter allen Umständen meiden. Eine dennoch erfolgte Exposition rechtfertigt keinen risikobegründeten Schwangerschaftsabbruch (siehe Kapitel 1). Nach ausgeprägtem Konsum im 1. Trimenon sollte die normale Entwicklung des Feten per Ultraschallfeindiagnostik bestätigt werden.

2.21.10 Phencyclidin

Pharmakologie und Toxikologie. *Phencyclidinpiperidin (PCP, Angel Dust)* ist ein Arylcyclohexylamin und gehört zu den Halluzinogenen. Es wurde 1957 als intravenös zu verabreichendes Anästhetikum eingeführt und wegen unerwünschter Wirkungen wieder vom Markt genommen. Bis 1979 war es noch als Veterinärarzneimittel (Sernylan®) erhältlich, das auch in der Drogenszene verwendet wurde. Phencyclidin ist leicht herstellbar und ein billiges Streckmittel für andere Drogen (LSD, Mescalin, Kokain). Phencyclidin wird per os eingenommen oder mit Marihuana, Tabak und Oregano vermischt geraucht.

Phencyclidin hemmt die Wiederaufnahme von Dopamin, Noradrenalin und Serotonin im Zentralnervensystem und blockiert postsynaptisch Acetylcholin. Abhängig von Dosis und Wirkort kann Phencyclidin anregend oder dämpfend wirken. Bei schwerer Intoxikation stehen eine sympathomimetische Wirkung und eine Depression des Zentralnervensystems im Vordergrund.

Nach oraler Aufnahme wird Phencyclidin rasch im Dünndarm resorbiert und nach Exkretion im Magen reabsorbiert. Der Wirkungseintritt erfolgt 15 Minuten nach oraler Einnahme oder 2–5 Minuten nach dem Rauchen. Die Lipophilie begünstigt eine Anreicherung im Fettgewebe und im Zentralnervensystem, daher dauert die Wirkung trotz einer Plasmahalbwertszeit von nur 1 Stunde 4–6 Stunden.

In Kasuistiken wurden im Zusammenhang mit Phencyclidinabusus sowohl Mikrozephalie als auch eine faziale Asymmetrie und ein komplexes intra- und extrakraniales Fehlbildungssyndrom beschrieben, ohne daß sich bisher eine kausale Beziehung belegen ließ. Intrauterine Wachstumsverzögerung und postnatale Interaktionsdefizite sowie andere neurologische Abweichungen wurden ebenso wie opiattypische Entzugserscheinungen beobachtet. Nachuntersuchungen an 62 intrauterin exponierten Kindern im Alter von einem Jahr erbrachten keine Auffälligkeiten gegenüber einer Kontrollgruppe (z.B. Wachsmann 1989). Tierexperimentell ließ sich eine Degeneration fetaler Kortexneurone auslösen (Übersicht in Schardein 2000).

> **Empfehlung für die Praxis:** Schwangere sollen den Genuß von Phencyclidin unter allen Umständen meiden. Dennoch erfolgter Gebrauch rechtfertigt keinen risikobegründeten Schwangerschaftsabbruch (siehe Kapitel 1). Eine Ultraschallfeindiagnostik sollte die normale Entwicklung des Feten bestätigen.

2.21.11 Mescalin

Pharmakologie und Toxikologie. *Mescalin* ist ein Halluzinogen aus mexikanischen Kakteen. Tierexperimentelle Ergebnisse zur Teratogenese von Mescalin sind widersprüchlich; zur pränatalen Toxizität beim Menschen gibt es keine Erfahrungen. Chromosomenanomalien konnten in einer Untersuchung ausgeschlossen werden.

> **Empfehlung für die Praxis:** Schwangere sollen Mescalin unter allen Umständen meiden. Dennoch erfolgter Genuß rechtfertigt keinen risikobegründeten Schwangerschaftsabbruch (siehe Kapitel 1). Nach wiederholter Exposition im 1. Trimenon sollte eine Ultraschallfeindiagnostik die normale Entwicklung des Feten bestätigen.

2.21.12 Psilocybin

Pharmakologie und Toxikologie. *Psilocybin* ist ein Halluzinogen aus Pilzen („magic mushrooms"). Es gibt keine ausreichenden Erfahrungen beim Menschen, die eine differenzierte Risikobewertung zur Anwendung in der Schwangerschaft erlauben. Auf der anderen Seite wurden bisher keine reproduzierbaren Anomalien im Zusammenhang mit Psilocybineinnahme beschrieben.

> **Empfehlung für die Praxis:** Schwangere sollen Psilocybin unter allen Umständen meiden. Dennoch erfolgter Genuß rechtfertigt keinen risikobegründeten Schwangerschaftsabbruch (siehe Kapitel 1). Nach wiederholter Exposition im 1. Trimenon sollte eine Ultraschallfeindiagnostik die normale Entwicklung des Feten bestätigen.

2.21.13 Schnüffelstoffe

Pharmakologie und Toxikologie. Die toxische Wirkung höherer Dosen organischer Lösungsmittel wie *Toluol, Benzin, „Nitroverdünner"* und *chlorierte Kohlenwasserstoffe* am Zentralnervensystems, an der Leber und an den Nieren ist bekannt.

Eine Reihe von Fallbeschreibungen vermitteln den Eindruck, daß nach Toluol-Schnüffeln in der Schwangerschaft ein dem fetalen Alkoholsyndrom (Abschnitt 2.21.1) ähnlicher Komplex an Stigmata auftreten kann, einschließlich Retardierung von körperlichem Wachstum und motorischen sowie kognitiven Fähigkeiten (Jones 1998).

> **Empfehlung für die Praxis:** Das Schnüffeln von Lösungsmitteln in der Schwangerschaft ist unter allen Umständen zu meiden. Sporadischer Abusus rechtfertigt nicht zwangsläufig einen risikobegründeten Schwangerschaftsabbruch (siehe Kapitel 1). In schweren Fällen ist dieser aber zu diskutieren. Mit Ultraschallfeindiagnostik sollte die fetale Entwicklung kontrolliert werden.

Literatur

Abel EL. What really causes FAS? Teratology 1999; 59: 4–6.

Abel EL. An update on the incidence of FAS: FAS is not an equal opportunity birth defect. Neurotoxicol Teratol 1995; 17: 437–43.

Alm B, Milerad J, Wennergren G, Skjaerven R, Oyen N, Norvenius G, Daltveit AK, Helweg-Larsen K, Markestad T, Irgens LM. A case-control study of smoking and sudden infant death syndrome in the scandinavian countries, 1992–1995. The nordic epidemiological SIDS study. Arch Dis Childhood 1998; 78: 329–34.

Alroomi LG, Davidson J, Evans TJ, Galea P, Howat R. Maternal narcotic abuse and the newborn. Arch Dis Child 1988; 63: 81–3.

American Academy of Pediatrics, Committee on Drugs. Neonatal drug withdrawl. Pediatrics 1983; 72: 895–902.

Berger A. Effects of caffeine consumption on pregnancy outcome: a review. J Reprod Med 1988; 33: 175–8.

Boobis S, Sullivan FM. Effects of lifestyle on reproduction. In: *Fabro S, Scialli A (ed.)*. Drug and Chemical Action in Pregnancy. New York, Basel: Marcel Dekker, 1986; 373–5.

Briggs GG, Freeman RK, Yaffe SJ. Drugs in Pregnancy and Lactation, 5th ed. Baltimore: Williams and Wilkins, 1998.

Brondum J, Shu XO, Steinbuch M, Severson RK, Potter JD, Robison LL. Parental cigarette smoking and the risk of acute leukemia in children. Cancer 1999; 85: 1380–8.

Cernerud L, Eriksson M, Jonsson B, Steneroth G, Zetterström R. Amphetamine addiction during pregnancy: 14 year follow-up of growth and school performance. Acta Paediatr 1996; 85: 204–8.

Chanoine JP, Toppet V, Bordoux P, Spehl M, Delange F. Smoking during pregnancy: a significant cause of neonatal thyroid enlargement. Br J Obstet Gynaecol 1991; 98: 65–8.

Chasnoff IJ, Chisum GM, Kaplan WE. Maternal cocaine use and genitourinary tract malformations. Teratology 1988; 37: 201–4.

Chung KC, Kowalski CP, Kiim HY, Buchman SR. Maternal cigarette smoking during pregnancy and the risk of having a child with cleft lip/palate. Plast Reconstr Surg 2000; 105: 485–91.

Coles CD, Platzman KA. Behavioral development in children prenatally exposed to drugs and alcohol. The International Journal of the Addictions 1993; 28: 1393–433.

Dahlem P, Bucher HU, Ursprung T, Mieth D, Gautschi K. Nachweis von Drogen im Mekonium. Monatsschr Kinderheilkd 1992; 140: 354–6.

English DR, Hulse GK, Milne E, Holman CDJ, Bower CI. Maternal cannabis use and birth weight: a meta-analysis. Addiction 1997; 92: 1553–60.

Eyler FD [A], Behnke M, Conlon M, Woods NS, Wobie K. Birth outcome from a prospective, matched study of prenatal crack/cocaine use: I. Interactive and dose effects on health and growth. Pediatrics 1998; 101: 229–37.

Eyler FD [B], Behnke M, Conlon M, Woods NS, Wobie K. Birth outcome from a prospective, matched study of prenatal crack/cocaine use: II. Interactive and dose effects on neurobehavioral assesment. Pediatrics 1998; 101: 237–41.
Fantel AG, Shepard TH. Prenatal cocaine exposure. Reprod Toxicol 1990; 4: 83–5.
Felix RJ, Chambers CD, Dick LM, Johnson KA, Jones KL. Prospective pregnancy outcome in women exposed to amphetamines. Teratology 2000; 61: 441.
Fernandes O, Sabharwal M, Smiley T, Pastuszak A, Koren G, Einarson T. Moderate to heavy caffeine consumption during pregnancy and relationship to spontaneous abortion and abnormal fetal growth: a meta-analysis. Reprod Toxicol 1998; 12: 435–44.
Fried PA, Watkinson B, Gray R. Growth from birth to early adolescence in offspring prenatally exposed to cigarettes and marijuana. Neurotox Teratol 1999; 21: 513–25.
Fried PA, Watkinson B. 36- and 48-month neurobehavioral follow-up of children prenatally exposed to marijuana, cigarettes and alcohol. Develop Behavioral Pediatrics 1990; 11: 49–58.
Hanke W, Kalinka J, Florek E, Sobala W. Passive smoking and pregnancy outcome in central poland. Human & Experimental Toxicology 1999; 18: 265–71.
Hard M, Raha S, Robinson BH, Koren G. The role of acetaldehyde. The Motherisk Newsletter, Hospital for Sick Children Toronto 2000; 12: 5.
Honein MA, Rasmussen SA. Further evidence for an association between maternal smoking and craniosyostosis. Teratology 2000; 62: 145–46.
Hoyme HE, Jones KL, Dixon SD, Jewett T, Hanson JW, Robinson LK, Msall ME, Allanson JE. Prenatal cocaine exposure and fetal vascular disruption. Pediatrics 1990; 85: 743–51.
Jones HE, Balster RL. Inhalant abuse in pregnancy. Obstet Gynecol Clin North Americ 1998; 25: 153–67.
Jones KL, Smith DW. Recognition of the fetal alcohol syndrome in early infancy. Lancet 1973; 2: 999–1001.
Källén K. Maternal smoking and craniosynostosis. Teratology 1999; 60: 146–50.
Kulig M, Luck W, Wahn U. Multicenter Allergy Study Group, Germany. The association between pre- and postnatal tobacco smoke exposure and allergic sensitization during early childhood. Human & Experimental Toxicology 1999; 18: 241–44.
Lackmann GM, Angerer J, Töllner U. Parental smoking and neonatal serum levels of polychlorinated biphenyls and hexachlorobenzene. Pediatr Res 2000; 47: 598–601.

Lackmann GM, Salzberger U, Chen M, Carmella SG, Töllner U, Hecht SS. Tabakspezifische transplazentare Kanzerogene, Nikotin und Cotinin im Urin von Neugeborenen rauchender Mütter. Monatsschr Kinderheilkd 1999; 147: 333–38.

Little BB, Wilson GN, Jackson G. Is there a cocaine syndrome? Dysmorphic and anthropometric assessment of infants exposed to cocaine. Teratology 1996; 54: 145–9.

Majewski E, Fischbach H, Pfeiffer J, Bierich JR. Zur Frage der Interruption bei alkoholkranken Frauen. DMW 1978; 103: 895–8.

McElhatton PR, Bateman DN, Evans C, Pughe KR, Thomas SH. Congenital anomalies after prenatal ecstasy exposure. Lancet 1999; 354: 1441–42.

Mercado A, Johnson G, Calver D, Sokol RJ. Cocaine, pregnancy and postpartum intracerebral hemorrhage. Obstet Gynecol 1989; 73: 467–72.

Nelson E [A], Jodscheit K, Guo Y. Maternal passive smoking during pregnancy and fetal developmental toxicology. Part 1: gross morphological effects. Human & Experimental Toxicology 1999; 18: 252–56.

Nelson E [B], Goubet-Wiemers C, Guo Y, Jodscheit K. Maternal passive smoking during pregnancy and fetal developmental toxicology. Part 2: histological changes. Human & Experimental Toxicology 1999; 18: 257–64.

Nuesslein TG, Beckers D, Rieger CHL. Cotinine in meconium indicates risk for early respiratory tract infections. Human & Experimental Toxicology 1999; 18: 283–90.

Nulman I, Kennedy D, Rovet J, Wolpin J, Wasson C, Loebstein M, Gladstone J, Levy M, Freed S, Pace-Asciak P, Koren G. Neurodevelopment of children exposed in utero to maternal binge alcohol consumption: a prospective, controlled study. The Motherisk Newsletter, Hospital for Sick Children Toronto 2000; 12: 2–3.

Obel C, Henriksen TB, Heedegard M, Secher NJ, Ostergaards J. Smoking during pregnancy and babbling abilities of the 8-month-old infant. Paediatr Perinat Epidemiol 1998; 12: 37–48.

Ornoy A, Segall Y, Hamburger B, Greenbaum C. Increased prevalence of attention, hyperactivity and behavioral disorders among early schoool agechildren born to heroin dependent parents. Vortrag auf der 10.Jahreskonferenz des European Network of Teratology Information Services (ENTIS), Madrid 1999.

Passar KT, Little RE, Savitz DA, Noss J. Effect of paternal alcohol consumption before conception on infant birth weight. Teratology 1998; 576: 294–301.

Polygenis D, Wharton S, Malmberg C, Sherman N, Kennedy D, Koren G, Einarson TR. Moderate alcohol consumption during pregnnancy and the incidence of fetal malformations: a meta-analysis. Neurotox Teratol 1998; 20: 61–67.

Sasco AJ, Vainio H. From in utero and childhood exposure to parental smoking to childhood cancer: a possible link and the need for action. Human & Experimental Toxicology 1999; 18: 192–201.

Schaefer C, Spielmann H. Kokain in der Schwangerschaft: ein zweites Contergan? Geburtsh Frauenheilk 1990; 50: 899–900.

Schardein JL. Chemically Induced Birth Defects, 3rd ed. New York: Marcel Dekker, 2000.

Spohr HL. Persönl. Mitteilung 2000.

Spohr HL, Willms J, Steinhausen HC. Die Berliner Verlaufsstudie von Kindern mit einem Fetalem Alkoholsyndrom (FAS). 1. Pädiatrische Befunde. Monatsschr Kinderheilkd 1995; 143: 149–56.

Steinhausen HC, Willms J, Spohr HL. Die Berliner Verlaufsstudie von Kindern mit einem Fetalem Alkoholsyndrom (FAS). 2. Psychiatrische und psychologische Befunde. Monatsschr Kinderheilkd 1995; 143: 157–64.

Wachsman L, Schuetz S, Chan LS, Wingert WA. What happens to babies exposed to phencyclidine (PCP) in utero? Am J Drug Alcohol Abuse 1989; 15: 31–39.

Werler MM. Teratogen update: smoking and reproductive outcomes. Teratology 1997; 55: 382–88.

Windham GC, Von Behren J, Fenster L, Schaefer C, Swan SH. Moderate maternal alcohol consumption and risk of spontaneous abortion. Epidemiology 1997; 8: 509–14.

Woods JR. Maternal and transplacental effects of cocaine. Ann New York Acad Scienc 1998; 46: 1–11.

Yang QH, Witkiewicz BB, Olney RS, Liu YC, Davis M, Khoury MJ, Correa A, Erickson JD. Maternal alcohol consumption and intrauterine growth retardation: a population-based case-control study. Teratology 2000; 61: 441.

2.22 Industriechemikalien und Umweltbelastungen

Siehe auch Kapitel 4.

Eine strenge Unterscheidung von Industrie- und Umweltchemikalien ist nicht möglich. Als Umweltchemikalien bezeichnet man alle Industriechemikalien mit ihren Verunreinigungen und Abbauprodukten, die sich in Boden, Wasser, Luft und Pflanzen anreichern und auf diesem Wege auch den Menschen belasten können. Für die Toxizität dieser Stoffe in Schwangerschaft und Stillperiode gelten die in Kapitel 1 ausführlich beschriebenen Gesetzmäßigkeiten. Bei der Risikobewertung von Chemikalien, die sich in der Umwelt anreichern, muß der Arzt deshalb vorwiegend auf Erkenntnisse zurückgreifen, die für Industriechemikalien primär aus Arbeitsschutzgründen zusammengestellt werden (Übersicht in Schardein 2000, Spielmann 1986, Barlow 1982).

Schwangere sind häufig über Strahlenbelastungen in der Umwelt besorgt, vor allem nach dem Reaktorunfall in Tschernobyl im Jahr 1986. Deshalb wird in diesem Abschnitt auch über die Wirkung von Strahlenexposition in der Umwelt berichtet.

2.22.1 Maximale Arbeitsplatzkonzentrationen (MAK-Werte) von Industriechemikalien in der Schwangerschaft

In Übersichtsarbeiten der letzten 20 Jahre wird das embryotoxische Risiko von Industriechemikalien recht unterschiedlich eingeschätzt (Übersicht in Schardein 2000, Hemminki 1985, Barlow 1982, Wilson 1977). Das ist überwiegend auf methodische Schwierigkeiten zurückzuführen: Einmal sind retrospektive Befragungen der Mütter am Ende der Schwangerschaft mit Erinnerungsfehlern behaftet und zum anderen sind prospektive, kontrollierte Studien mit Schwangeren aus ethischen und arbeitsrechtlichen Gründen nicht vertretbar, da nach dem Mutterschutzgesetz (§ 4 Abs. 1) und der Gefahrstoffverordnung von 1986 (§ 26 Abs. 5 u. 6) schwangere Frauen an Arbeitsplätzen nicht arbeiten dürfen, an denen mit einer Exposition durch gesundheitsgefährdende, chemische Stoffe zu rechnen ist.

Erst 1986 wurde die Rubrik „Schwangerschaft" in die Liste „Maximale Arbeitsplatzkonzentrationen und Biologische Arbeitsstofftoleranzwerte" (MAK-Werte-Liste: DFG 1986, 2000) für chemische Arbeitsstoffe bzw. Industriechemikalien der MAK-Kommission aufgenommen. Die mit Zustimmung des Bundesarbeitsministers von der DFG herausgegebene Liste hatte nicht nur arbeitsrechtliche Konsequenzen für betroffene Frauen und für die Berufsgenossenschaften, sondern sie ist bis heute die einzige „amtliche" Grundlage für die ärztliche Beratung von Schwangeren, die am Arbeitsplatz oder auch außerhalb ihrer Arbeit mit Industrie- und Umweltchemikalien in Kontakt kommen. In Tabelle 2.1 sind die einzelnen Stoffe aufgeführt, die die MAK-Werte-Kommission in unterschiedliche Risikogruppen bezüglich ihrer fruchtschädigenden Eigenschaften eingestuft hat.

Im Jahr 2000 hat die MAK-Werte Kommission darüber hinaus zum ersten Mal auch Keimzellmutagene berücksichtigt (DFG 2000). Dabei handelt es sich um Genmutationen in männlichen und weiblichen Keimzellen oder Chromosomenmutationen, die von chemischen Stoffen hervorgerufen werden und die an die Nachkommen vererbt werden. Sie werden in diesem Abschnitt gesondert behandelt.

▶ 2.22.2 Klassifizierung von Stoffen mit fruchtschädigenden Eigenschaften in der MAK-Werte-Liste

MAK-Werte sind die höchstzulässigen Konzentrationen eines Arbeitsstoffes als Gas, Dampf oder Schwebstoff in der Luft am Arbeitsplatz, die bei 8stündiger täglicher Exposition und einer wöchentlichen Arbeitszeit von 40 Stunden im allgemeinen die Gesundheit der Beschäftigten nicht beeinträchtigen (DFG 2000). Für krebserzeugende und mutagene Arbeitsstoffe werden keine MAK-Werte festgesetzt, da sich Krebs und Keimzellmutationen erst nach Jahrzehnten bzw. sogar erst in künftigen Generationen manifestieren können. Da eine Summation unterschwelliger Dosen bei krebserzeugenden Stoffen vermutet wird, ist die Exposition mit diesen Stoffen am Arbeitsplatz zu vermeiden.

Die MAK-Werte-Kommission hat es grundsätzlich abgelehnt, für Schwangere die MAK-Werte abzusenken. Sie hat statt dessen für jeden chemischen Stoff das Risiko in der Schwangerschaft individuell bewertet. Ausgehend von der Erkenntnis, daß es für nicht genetisch bedingte, embryotoxische Effekte Schwellendosen gibt (Hofmann 1983), hat die MAK-Werte-Kommission „no-effect-level" abgeleitet, bei denen keine fruchtschädigenden Effekte zu erwarten sind (Hofmann 1988). Der Begriff „fruchtschädigend" wird dabei sehr weit definiert und umfaßt jeden Effekt eines Stoffes, der ein Abweichen von der Normalentwicklung hervorruft und „prä- oder postnatal zum Tode oder zu permanenten morphologischen oder funktionellen Schädigungen der Leibesfrucht führt" (Hofmann 1988). Die Einstufung wird aus humanepidemiologischen, vor allem aber aus tierexperimentellen Studien abgeleitet und beinhaltet folgende Risikogruppen (DFG 2000):

- **Gruppe A**
Ein Risiko der Fruchtschädigung ist sicher nachgewiesen. Bei Exposition Schwangerer kann auch bei Einhaltung des MAK-Wertes und des BAT-Wertes eine Schädigung der Leibesfrucht auftreten.

■ Gruppe B
Nach dem vorliegenden Informationsmaterial muß ein Risiko der Fruchtschädigung als wahrscheinlich unterstellt werden. Bei Exposition Schwangerer kann eine solche Schädigung auch bei Einhaltung des MAK-Wertes und des BAT-Wertes nicht ausgeschlossen werden.

■ Gruppe C
Ein Risiko der Fruchtschädigung braucht bei Einhaltung des MAK-Wertes und des BAT-Wertes nicht befürchtet zu werden.

■ Gruppe D
Eine Einstufung in eine der Gruppen A–C ist noch nicht möglich, weil die vorliegenden Daten wohl einen Trend erkennen lassen, aber für eine abschließende Bewertung nicht ausreichen.

Neben den vier Gruppen A–D hat die MAK-Werte-Kommission noch zwei weitere Stoffgruppen bezüglich eines Risikos in der Schwangerschaft beurteilt, die wir in den Gruppen E und F zusammengefaßt haben (Spielmann 1986):

■ Gruppe E
Stoffe mit MAK-Werten, die auf Gefährdung in der Schwangerschaft überprüft sind, aber keiner Gruppe zugeordnet werden können.

■ Gruppe F
Krebserzeugende Stoffe ohne MAK-Wert und krebsverdächtige Stoffe. Diese Stoffe sind im Kapitel III der MAK-Werte-Liste als „Krebserzeugende Arbeitsstoffe" aufgeführt.

Klassifizierung von Stoffen mit fruchtschädigenden Eigenschaften

Tabelle 2.1: MAK-Werte und Schwangerschaft. Einstufung der chemischen bzw. gesundheitsschädlichen Arbeitsstoffe anhand der MAK-Werte-Liste 2000 (DFG 2000). Die Gruppen A–D sind in der MAK-Werte-Liste aufgeführt, Gruppe E und F wurden von uns ergänzt.

Gruppe A

Ein Risiko der Fruchtschädigung ist sicher nachgewiesen. Bei Exposition Schwangerer kann auch bei Einhaltung des MAK-Wertes und des BAT-Wertes eine Schädigung der Leibesfrucht auftreten.
(*Methylquecksilber* wird seit MAK-Werte-Liste 2000 nicht mehr in Gruppe A sondern aufgrund krebserzeugender Eigenschaften in Gruppe F eingestuft; siehe Text)

Gruppe B

Nach dem vorliegenden Informationsmaterial muß ein Risiko der Fruchtschädigung als wahrscheinlich unterstellt werden. Bei Exposition Schwangerer kann eine solche Schädigung auch bei Einhaltung des MAK-Wertes und des BAT-Wertes nicht ausgeschlossen werden.

Blei* und anorganische Bleiverbindungen	Kohlendisulfid
2-Brom-2-chlor-1,1,1-trifluorethan	Kohlenmonoxid
Chlorierte Biphenyle	Methoxyessigsäure
Chlormethan	2-Methoxyethanol
Diethylenglykoldimethylether	2-Methoxyethylacetat
Dimethylformamid	2-Methoxypropanol-1
2-Ethoxyethanol	2-Methoxypropanolacetat-1
2-Ethoxyethylacetat	

*bei Frauen unter 45 Jahren gilt ein BAT-Wert 300 µg/l Blut

Gruppe C

Ein Risiko der Fruchtschädigung braucht bei Einhaltung des MAK-Wertes und des BAT-Wertes nicht befürchtet zu werden.

Ameisensäure	iso-Butylacetat
2-Aminoethanol	Butyldiglykol
Amitrol	ε-Caprolaktam
Ammoniak	Chlor
iso-Amylalkohol	Chlorbenzol
Baumwollstaub	2-Chlorethanol
Bisphenol A	2-Chlor-1,1,2-trifluor-ethyldifluorethylester
Bromtrifluorethan	Chlorwasserstoff
1-Butanol	Diazinon
iso-Butanol	1,2-Dichlorbenzol
2-Butanon	1,4-Dichlorbenzol
1-Butanthiol	Dichlordifluormethan
2-Butoxyethanol	1,1-Dichlorethen
2-Butoxyethylacetat	2,4-Dichlorphenoxyessigsäure
1-Butylacetat	Dichlorvos

Klassifizierung von Stoffen mit fruchtschädigenden Eigenschaften

Tabelle 2.1 (Fortsetzung)

Diethylenglykol	Natriumpyrithion
Di-(2-ethyl-hexyl)phthalat	1-Pentylacetat
N,N-Dimethylacetamid	2-Phenoxyethanol
Endrin	Phosgen
Ethanol	Phosphorpentoxid
Ethylacetat	Polyacrylsäure
Ethylenglykol	Polyethylenglykole
Ethylformiat	2-Propanol
2-Ethylhexanol	iso-Propylbenzol
Formaldehyd	2-(Propyloxy)ethanol
Glutardialdehyd	2-(Propyloxy)ethylacetat
Graphit	Schwefeldioxid
Hexan	Schwefelsäure
2-Isopropoxyethanol	Selen
Kieselsäure	Selenwasserstoff
Kieselglas	Styrol
Maleinsäureanhydrid	Sulfotep
Lindan	Talk
Mangan	2,3,7,8-Tetrachlordibenzodioxin (TCDD)
Mercaptobenzothiazol	1,1,1,2-Tetrafluorethan
Methanol	Tetrahydrofuran
1-Methoxypropanol-2	Titandioxid
1-Methoxypropylacetat-2	Toluol
Methylacetat	Tri-n-butylphosphat
2-Methylbutylacetat	Tri-n-butylzinnverbindungen
Methyl-ter-butylether	1,1,1-Trichlorethan
Methylformiat	Trichlorfluormethan
Methylmethacrylat	Trichlormethan
4-Methylpentan-2-on	2,4,5-Trichlorphenoxyessigsäure
N-Methyl-2-pyrrolidon	Trimethylbenzol
Monochlordifluormethan	3,5,5-Trimethyl-2-cyclohexen-1-on

Gruppe D

Eine Einstufung in eine der Gruppen A–C ist noch nicht möglich, weil die vorliegenden Daten wohl einen Trend erkennen lassen, aber für eine abschließende Bewertung nicht ausreichen.

Acetaldehyd	tert-Butanol
2-Aminopropan	tert-Butylacatat
Anilin	n-Butylacrylat
Biphenyl	Chloressigsäuremethylester
Bleitetraethyl	5-Chlor-2-methyl-2,3-dihydrothiazol-3-on
Bleitetramethyl	Chlorhexylamin

Tabelle 2.1 (Fortsetzung)

1,2-Diaminoethan	Methylisocyanat
1,1-Dichlorethan	Natriumdiethyldithiocarbamat
2-Diethylaminoethanol	Parathion
Diethylether	p-Phenylendiamin
Diisopropylether	Phthalsäureanhydrid
Dimethylether	Propylacetat
1,4-Dioxan	Tetrachlormethan
Distickstoffmonoxid	Tetraphosphor
Disulfiram	Thiram
Ethylacrylat	Trichlorbenzol
Ethylbenzol	Vinylacetat
Ethylformiat	Xylol
Malathion	Zinnverbindungen, organische
Methoxychlor	

Gruppe E

Stoffe mit MAK-Werten, die auf Gefährdung in der Schwangerschaft überprüft sind, aber keiner Gruppe zugeordnet werden können.

Aceton	Eisenpentacarbonyl
Aminobutane	Essigsäureanhydrid
Antimonwasserstoff	Ethanthiol
Brom	Ethylamin
Bromwasserstoff	Fluor
Butan	n-Heptan
p-ter-Butylbenzoesäure	Hexamethylendiisocyanat
1-Chlor-1,1-difluorethan	Hexan
Chlordioxid	4-Hydroxy-4-methyl-pentan-2-on
Chlortrifluormethan	Methanthiol
Cyanacrylsäuremethylester	4-Methoxyanilin
Cyanwasserstoff	Methacrylat
Cyclohexan	Methylamin
Cyclohexanol	N-Methylanilin
1,2-Dichlor-1,1,2,2-tetrafluorethan	Methylcyclohexan
Dicyclopentadien	Morpholin
Diethylamin	1,5-Naphtylendiisocyanat
Dimethylamin	4-(2-Nitrobutyl)-morpholin
N,N-Dimethylanilin	4,4-(2-Ethyl-2-nitro-
N,N-Dimethylethylamin	1,3-propandiyl)bis-morpholin
Diphenylether	Nitroethan
Diphenylmethan-4,4'-diisocyanat	1-Nitropropan
Diphosphorpentasulfid	Octan, alle Isomeren
Dipropylenglykolmono-methyl-ether	Pentylacetat, alle Isomeren

Tabelle 2.1 (Fortsetzung)

Phosphoroxidchlorid	Silbersalze
Phosphorpentachlorid	1,1,2,2-Tetrachlor-1,2-difluorethan
Phosphortrichlorid	1,1,2,2-Tetrachlorethan
Phosphorwasserstoff	Tetraethylsilicat
Propan	1,1,2-Trichlor-1,2,2-trifluorethan
Propargylalkohol	Triethylamin
Salpetersäure	2,4,6-Trinitrotoluol
Schwefelhexafluorid	2,4-Xylidin
Schwefelwasserstoff	Zirkon
Silber	

Gruppe F

Krebserzeugende Stoffe ohne MAK-Wert und krebsverdächtige Stoffe.
Diese Stoffe sind im Kapitel III der MAK-Werte-Liste als „Krebserzeugende Arbeitsstoffe", aufgeführt. Nach dem Mutterschutzgesetz und nach der Gefahrstoffverordnung ist in der Schwangerschaft die Exposition mit dieser Stoffgruppe zu vermeiden. Es werden dabei drei Stoffgruppen bezüglich ihres krebserzeugenden Potentials unterschieden:

- Gruppe A-1 = erfahrungsgemäß beim Menschen krebserzeugend
- Gruppe A-2 = bislang nur im Tierversuch krebserzeugend
- Gruppe B   = begründeter Verdacht auf krebserzeugendes Potential, eine weitere Abklärung erscheint der MAK-Werte-Kommission erforderlich.

Die Stoffe dieser wichtigen Gruppe sind der jeweils gültigen MAK-Werte-Liste zu entnehmen, die jährlich fortgeschrieben wird. Bei Drucklegung war die MAK-Werte-Liste 2000 gültig.

2.22.3 Bewertung der Einstufung chemischer Arbeitsstoffe in die Gruppen A–E der Spalte „Schwangerschaft" in der MAK-Werte-Liste (siehe Tabelle 2.1)

Gruppe A

In Übereinstimmung mit neueren Erkenntnissen hat die MAK-Werte-Kommission im Jahr 2000 keinen Stoff mehr in Gruppe A eingestuft. Bisher wurden die inzwischen als krebserzeugend eingestuften organische *Quecksilberverbindungen* der Gruppe A zugerechnet, weil bei Exposition in der Schwangerschaft unterhalb des MAK-Wertes mit einer Fruchtschädigung zu rechnen ist. Diese Bewertung geht auf einen Unglücksfall in Japan zurück, bei dem Schwangere ungewollt Quecksilber (Hg) mit der Nahrung aufnahmen, das aus Fabrikabwässern stammte. Das anorganische Quecksilber der ins Meer geleiteten Abwässer wurde durch Bakterien methyliert und als organisches Quecksilber in Fischen angereichert, denen die Bakterien als Nahrung dienten. Nach Verzehr der Fische kam es zu Massenvergiftungen mit 30 % Sterblichkeit bei Erwachsenen (Minamata-Krankheit) und mit Hirnschäden bei Neugeborenen (Kloos 1975). Das Beispiel verdeutlicht den engen Zusammenhang zwischen Industrie- und Umweltchemikalien, denn im geschilderten Fall wirkten die Metaboliten einer Industriechemikalie als toxische Umweltchemikalie, die über das Abwasser ins Meer gelangte und sich in der Nahrungskette des Menschen anreicherte.

Andere Berichte betreffen den Verzehr von Saatgetreide, das zur Vermeidung von Pilzbefall mit organischen Quecksilbersalzen gebeizt war. Dabei kam es vor allem in Ländern der Dritten Welt zu Vergiftungen mit organischen Quecksilbersalzen. Die Exposition Schwangerer führte bei Neugeborenen wiederum zu Entwicklungsstörungen des Gehirns (Spielmann 1983).

Neuere Untersuchungen an 182 Schwangeren auf den Färöer-Inseln zeigten, daß der Verzehr von Seefischen, die mit organischem Quecksilber belastet waren, bei den Säuglingen zu einer konzentrationsabhängigen Verschlechterung neurologischer Testergebnisse führte (Steuerwald 2000). Bei 10fach erhöhter Quecksilberkonzentration im Nabelschnurblut war die Reaktionsfähigkeit um 50 % vermindert. Angesichts der Datenlage in Deutschland empfiehlt das Bundesinstitut für Verbraucherschutz (BgVV) schwangeren Frauen, vorsorglich den Verzehr von Fischen einzuschränken, die mit mehr als 1,0 mg Hg/kg belastet sind (BgVV 1999).

Zahnfüllungen aus *Amalgam,* einer Legierung aus Quecksilber, Silber und anderen Metallen, werden besonders in Deutschland gelegentlich verdächtigt, den Embryo bzw. Feten zu gefährden. Die Höhe der Quecksilberkonzentrationen in den Organen des Feten und Neugeborenen (z. B. Leber und Niere) korreliert mit der Zahl der Amalgamfüllungen der Mutter (Schiele 1999, BfArM 1995). Embryotoxische Schäden sind durch diese Quecksilberbelastung jedoch nicht zu erwarten. Die durchschnittlichen Quecksilberkonzentrationen liegen in anderen Ländern auch bei Schwangeren aufgrund erhöhter Belastung der Nahrung (z. B. häufiger Verzehr belasteter Fische) teilweise deutlich über den in Deutschland gemessenen. Nach Einschätzung des Bundesinstitutes für Arzneimittel und Medizinalprodukte (BfArM) besteht deshalb keine Veranlassung, klinisch einwandfreie Amalgamfüllungen in der Schwangerschaft zu entfernen (Zinke 1994).

Amalgamfüllungen sollten bei Schwangeren nur entfernt werden, wenn sie Beschwerden verursachen, und nicht um eine vermeintliche „Quecksilbervergiftung" zu behandeln. Sogenannte „Entgiftungen" mit Chelatbildnern bei Schwangeren mit Amalgamplomben sind kontraindiziert, weil weder ein Nutzen noch die Unbedenklichkeit dieser Maßnahme für den Embryo belegt sind.

> **Empfehlung für die Praxis:** Es ist sicherzustellen, daß Schwangere mit Quecksilber und quecksilberhaltigen organischen Verbindungen nicht in Kontakt kommen. Obwohl die Exposition mit den sehr niedrigen Dosen aus Amalgamfüllungen mit großer Sicherheit keine fruchtschädigende Wirkung hat, sollten bei Kindern und Frauen im reproduktionsfähigen Alter – wo immer möglich – Zahnfüllungen aus anderen Materialien gewählt werden.

Gruppe B

Es mag überraschen oder beruhigend wirken, daß bis heute nur 15 Industriechemikalien in Gruppe B eingestuft wurden. Diese Stoffe werden auch bei Einhaltung der üblichen Arbeitsschutzbedingungen als potentiell fruchtschädigend angesehen. Ein Risiko ist auch bei Exposition außerhalb des Arbeitsplatzes gegeben, wenn beispielsweise größere Mengen dieser Stoffe über die Nahrung aufgenommen werden. Eine Entwicklungsbeeinträchtigung konnte beim Verzehr von Fischen in den USA nachgewiesen werden, die mit *polychlorierten Biphenylen* (*PCB*) belastet waren. PCB werden ähnlich wie andere organische Chlorverbindungen über lange Zeit im Fettgewebe gespeichert und bei Abbau von Fettgewebe mobilisiert. Bei den Säuglingen von 141 in einer Studie erfaßten Müttern, die mit PCB belastete Fische aus dem Ontariosee verzehrt hatten (Stewart 2000) waren das Verhaltensmuster und die autonomen Reflexe bei denjenigen Neugeborenen deutlich beeinträchtigt, in deren Nabelschnurblut besonders hohe PCB-Konzentrationen gemessen wurden (>133 ng/g Fett). Die Belastung der Fische mit anderen organischen Umweltgiften führte dagegen nicht zur Beeinträchtigung der Reaktionsfähigkeit der Neugeborenen.

Die Zahl der Stoffe in Gruppe B kann nach Abschluß der Bewertung von Stoffen der Gruppen D und E noch ansteigen. Es ist hervorzuheben, daß für *Blei* und seine Verbindungen wegen möglicher fruchtschädigender Eigenschaften für Frauen unter 45 Jahren ein spezieller BAT-Wert im Blut festgesetzt wurde.

> **Empfehlung für die Praxis:** Frauen im gebärfähigen Alter sollten generell, also nicht nur am Arbeitsplatz, den Kontakt mit Stoffen der Gruppe B meiden. Schwangeren muß ein Arbeitsplatz zugewiesen werden, an dem ein Kontakt mit Stoffen der Gruppe B ausgeschlossen ist. Außerdem sind Frauen im gebärfähigen Alter und insbesondere Schwangere vor dem Verzehr von Fisch zu warnen, der mit PCB belastet sein könnte.

Gruppe C

Die Einstufung von 102 in der Schwangerschaft unbedenklichen Stoffen in die Gruppe C ist bemerkenswert, denn Experten in anderen Ländern haben sich bisher gescheut, aufgrund von Tierexperimenten und den meist unvollständigen epidemiologischen Daten ein Risiko für die Schwangerschaft auszuschließen. Die Zahl der Stoffe in Gruppe C ist seit 1991 von 25 auf 102 angestiegen.

Probleme bei der Einstufung in Gruppe C werden dadurch belegt, daß von den 25 Stoffen, die vor 15 Jahren in die Gruppe C eingestuft waren, fünf (20 %) inzwischen anderen Gruppen zugeordnet werden, und zwar *Chlorhexanon* in Gruppe E, *1,2-Dichlorethan*, *Malathion* und *Parathion* in Gruppe D und *Trichlorethen* (*TRI*) in Gruppe F (krebserzeugende bzw. krebsverdächtige Arbeitsstoffe).

Es muß nachdenklich stimmen, daß 1991 aus der Sicht der MAK-Werte-Kommission Malathion und Parathion bei Einhaltung des MAK-Wertes als unbedenklich angesehen wurden (Gruppe C) und daß 1996 die Daten für eine abschließende Bewertung der beiden Pflanzenschutzmittel nicht mehr ausreichen (Gruppe D). Die Einstufung von TRI in die Gruppe C hatten wir in einer früheren Ausgabe dieses Buches wegen des Verdachtes auf krebserzeugende Wirkung angezweifelt. 1996 hat die MAK-Werte-Kommission ihre Einstufung entsprechend revidiert und TRI als krebserzeugenden Arbeitsstoff (Gruppe 1) eingestuft, mit dem Schwangere jeden Kontakt vermeiden sollten.

Es ist bemerkenswert, daß *Toluol* in Deutschland als unbedenklich bei Einhaltung des MAK-Wertes in die Gruppe C eingeordnet wird und daß Experten in den USA Toluol kürzlich als einen beim Menschen sicher embryotoxisch wirkenden Stoff eingestuft haben (Übersicht in Schardein 2000). Die Diskrepanz ist sicherlich darauf zurückzuführen, daß das Lösungsmittel Toluol von abhängigen Frauen mißbräuchlich in Konzentrationen inhaliert wird (*„sniffing"*), die den MAK-Wert 5fach und in Extremfällen bis zu 50fach überschreiten (Wilkins-Haug 1997). Nach derartiger Exposition, häufig in Kombination mit TRI (siehe oben), muß bei den Neugeborenen mit Verhaltensstörungen gerechnet werden sowie mit einem Anstieg des allgemeinen Fehlbildungsrisikos. Entzugssymptome wurden bisher nicht beschrieben (Jones 1998).

> **Empfehlung für die Praxis:** Frauen im gebärfähigen Alter sollten auch mit Stoffen der Gruppe C kritisch umgehen, da die Unbedenklichkeit in der Schwangerschaft nach Einschätzung der MAK-Werte-Kommission nur bei Einhaltung des MAK-Wertes erwiesen ist. Deshalb muß Schwangeren ein Arbeitsplatz zugewiesen werden, an dem eine Überschreitung des MAK-Wertes von Stoffen der Gruppe C mit Sicherheit ausgeschlossen ist.
> Schließlich ist zu bedenken, daß sich die Einstufung eines Stoffes in die Gruppe C „unbedenklich in der Schwangerschaft" rasch ändern kann, weil die zugrundeliegenden toxikologischen Daten recht unterschiedliche Qualität aufweisen können.

Gruppe D

Diese Gruppe macht die Schwierigkeiten der Bewertung des fruchtschädigenden Potentials besonders deutlich, da es der MAK-Werte-Kommission nicht möglich war, die 39 Stoffe der Gruppe D bezüglich der Gefährdung Schwangerer zu evaluieren. Von 1991 bis 2000 hat sich die Zahl der Stoffe in dieser Gruppe von 20 auf 39 verdoppelt.

> **Empfehlung für die Praxis:** Im Zweifelsfall ist eine Exposition mit Stoffen der Gruppe D in der Schwangerschaft zu vermeiden. Dabei ist zu berücksichtigen, daß bisher weder tierexperimentelle Daten noch Erfahrungen beim Menschen vorliegen, die eine Gefährdung des Embryo andeuten. Bei Einhaltung der MAK-Werte ist nach den bisherigen Erfahrungen kein nennenswertes Risiko erkennbar.

Gruppe E

Stoffe, deren Unterlagen für die Abschätzung fruchtschädigender Eigenschaften nicht ausreichen, sind in Gruppe E zusammengefaßt. Es erscheint bemerkenswert, daß die Zahl der Stoffe in dieser Gruppe seit 1991 kontinuierlich von 38 auf 66 angestiegen ist! Hierbei ist zu berücksichtigen, daß in die MAK-Werte-Liste nur Stoffe aufgenommen werden, die der MAK-Werte-Kommission zur Bewertung vorgeschlagen wurden. Die Anzahl der in Gruppe E erfaßten Stoffe spiegelt den Wissensstand über Industrie- und Umweltchemikalien sehr unzureichend wider, da verläßliche reproduktionstoxikologische Daten nur für die wichtigsten Stoffe dieser Gruppe vorliegen.

> **Empfehlung für die Praxis:** Obwohl sich nach abschließender Begutachtung einige Stoffe dieser Gruppe als unbedenklich erweisen könnten, sollte Gruppe E aus Gründen der Vorsicht vorerst wie Gruppe B (ein Risiko der Fruchtschädigung ist auch bei Einhaltung des MAK-Wertes nicht auszuschließen) gehandhabt werden.

Gruppe F

Schwangere dürfen nach Ansicht der MAK-Werte-Kommission nicht mit krebserzeugenden chemischen Stoffen in Berührung kommen. Daher werden in der MAK-Werte-Liste alle krebserzeugenden und krebsverdächtigen Arbeitsstoffe von der Risikobewertung in der Schwangerschaft ausgenommen. Insbesondere die Erfahrungen mit dem Hormonpräparat *Diethylstilbestrol*, das nach pränataler Exposition bei den Töchtern nach der Pubertät vermehrt zu Scheidenkarzinomen führte (siehe Abschnitt 2.13.14), hat die Aufmerksamkeit auf das Risiko einer „diaplazentaren Karzinogenese" gelenkt. Mit mehr als 100 Stoffen ist die Gruppe der krebserzeugenden und krebsverdächtigen Arbeitsstoffe die umfangreichste Risikogruppe im Abschnitt MAK-Werte und Schwangerschaft der MAK-Werte-Liste.

An dieser Stelle soll nochmals daran erinnert werden, daß eine große Zahl von Stoffen, die früher den Gruppen A, B und D angehörten, in der neuesten MAK-Werte-Liste in die Stufe F der krebserzeugenden Stoffe eingestuft werden, mit denen Schwangere jeden Kontakt meiden sollten. Zu den Chemikalien, die beim Menschen wahrscheinlich nicht nur fruchtschädigende sondern auch krebserzeugende Wirkungen haben, gehören u.a. die *polychlorierten Dioxine*, *organisches Quecksilber* und die organischen Lösungsmittel *Trichlorethen* (TRI) und *Tetrachlorethen* (PER).

> **Empfehlung für die Praxis:** In der Schwangerschaft ist jeder Kontakt mit krebserzeugenden und krebsverdächtigen Industriechemikalien zu vermeiden. Diese Empfehlung entspricht sowohl dem ärztlichen Vorsorgeprinzip als auch dem Mutterschutzgesetz.

2.22.4 Klassifizierung von keimzellmutagenen Stoffen in der MAK-Werte-Liste

Die Auswirkungen von Keimzellmutationen reichen von genetisch bedingten Variationen ohne Krankheitswert über Fruchtbarkeitsstörungen, embryonalem und perinatalem Tod, Fehlbildungen bis zu Erbkrankheiten. Aufgrund der Zufälligkeit der Verteilung von Mutationsereignissen im Erbgut (Genom) des Menschen ist nicht zu erwarten, dass ein für Keimzellen mutagener Stoff eine bestimmte Fehlbildung hervorruft. Deshalb ist der Nachweis zwischen der Exposition mit einem für Keimzellen mutagenen Stoff und dem Auftreten von Erbkrankheiten beim Menschen kaum zu erbringen. In dieser Situation sind *Keimzellmutagene* bisher nur aufgrund erhöhter Mutationsraten bei den Nachkommen exponierter Versuchstiere zu identifizieren. Die von der MAK-Werte-Kommission benannten Keimzellmutagene sind in Anlehnung an krebserzeugende Stoffe in folgende Kategorien eingeteilt, bei denen jeweils die zugehörigen Stoffe benannt werden:

Kategorie 1
Keimzellmutagene, deren Wirkung anhand einer erhöhten Mutationsrate unter den Nachkommen exponierter Personen nachgewiesen wurde:
 Bisher wurde noch kein chemischer Stoff dieser Kategorie zugeordnet.

Kategorie 2
Keimzellmutagene, deren Wirkung anhand einer erhöhten Mutationsrate unter den Nachkommen exponierter Säugetiere nachgewiesen wurde:

Acrylamid
1,3-Butadien
1-n-Butoxy-2,3-epoxypropan
Ethanol
N-Methyl-bis(2-chlorethyl)amin
Trimethylphosphat

Kategorie 3
Stoffe, für die eine Schädigung des genetischen Materials der Keimzellen beim Menschen oder im Tierversuch nachgewiesen wurde oder für die gezeigt wurde, daß sie mutagene Eigenschaften besitzen und in aktiver Form Keimzellen erreichen:

1,4-Benzochinon
Benzol
1,4-Dihydroxybenzol
Ethylenimin
N-2-Hydroxyethyl-3-methyl-2-chinoxalin-carboxamid-1,4-dioxid

Kategorie 4
Keimzellmutagene, deren Wirkungsstärke so gering ist, daß unter Einhaltung des MAK-Wertes kein genetisches Risiko für den Menschen zu erwarten ist:

Bisher wurde noch kein chemischer Stoff dieser Kategorie zugeordnet.

> **Empfehlung für die Praxis:** Obwohl bisher der Nachweis fehlt, daß durch Keimzellmutagene beim Menschen genau so wie bei Versuchstieren die nachfolgenden Generationen geschädigt werden können, sollten Schwangere und Frauen im gebärfähigen Alter jeden Kontakt mit möglicherweise keimzellmutagenen Stoffen vermeiden.

2.22.5 Bedeutung der Einstufung von Industriechemikalien in die MAK-Werte-Liste für die Schwangerenberatung

Falls Patientinnen schon vor oder zu Beginn der Schwangerschaft um Rat fragen, sollte der Arzt es der Patientin im Einvernehmen mit ihrem Arbeitgeber ermöglichen, an einen Arbeitsplatz zu wechseln, an dem sie weder mit einem Stoff der Gruppen A, B, D, E oder F exponiert werden, noch mit Keimzellmutagenen. In Zweifelsfall muß das ärztliche Vorsorgeprinzip im Sinne des Mutterschutzgesetzes Vorrang vor formalen Kriterien der Einstufung genießen, denn wie oben beschrieben, wurde die Einstufung von Stoffen in die Gruppe C (unbedenkliche Stoffe) in den letzten Jahren mehrfach revidiert.

Nach Kontakt mit Stoffen, die den Kategorien A, B, D, E oder F des Abschnittes „MAK-Werte und Schwangerschaft" zugeordnet sind, ergibt sich keineswegs zwangsläufig ein risikobegründeter Abbruch der Schwangerschaft. Eine ausführliche Anamnese sollte den genauen Umfang der Exposition ermitteln, denn nur dann ist im Einzelfall zu beurteilen, ob eine quantitative Aufnahme des Stoffes stattgefunden hat. Wenn der arbeitsmedizinische Dienst und die Gewerbeaufsicht nicht weiterhelfen können, sollte der Arzt mit einer der in Kapitel 1 angegebenen Beratungsstellen für Arzneimittelrisiken in der Schwangerschaft Kontakt aufnehmen.

2.22.6 Umweltchemikalien

Für die Bewertung von Risiken in der Schwangerschaft durch Umweltchemikalien muß man sich auf die Einstufung von Industriechemikalien stützen (siehe Abschnitt 2.22.2). Schwierig ist die Risikobewertung bei Verunreinigungen bzw. Reaktionsprodukten chemischer Arbeitsstoffe, denn für diese Nebenprodukte sind keine gesetzlichen Prüfungen auf toxische Eigenschaften vorgeschrieben. So waren früher z.B. die extrem toxischen *Dioxine,* zu denen das „Sevesogift" TCDD (2,3,7,8-Tetrachlor-p-dibenzodioxin) gehört (WHO 1989) in der MAK-Werte-Liste nicht enthalten, weil sie keine Arbeitsstoffe sind. Inzwischen wurde TCDD jedoch als krebserzeugender Stoff (Gruppe 4) eingestuft (DFG 2000). Dies schließt die Zuordnung in die Schwangerschaftsgruppe F ein. Unabhängig von dieser Bewertung hat die Kommission der Bundesärztekammer „Gesundheitsschäden durch Umwelteinflüsse" bereits 1986 empfohlen, daß TCDD und verwandte Stoffe aus der Umwelt fernzuhalten sind, weil sie keinen Nutzen haben (Bundesärztekammer 1986).

Aliphatische chlorierte *organische Lösemittel* wie *TRI* (*Trichlorethen*) und *PER* (*Tetrachlorethen*), die natürlicherweise nicht vorkommen und wahrscheinlich krebserzeugende Eigenschaften besitzen (DFG 2000), reichern sich zunehmend in der Umwelt aber auch in der Nahrungskette und im Menschen an. Sie werden u.a. zur chemischen Reinigung von Textilien verwendet. Mehrere Studien haben den Verdacht aufkommen lassen, daß bei Frauen, die mit chlorierten, organischen Lösemitteln arbeiten, die Abortrate erhöht ist (McMartin 1998, Kyyrönen 1989) und daß bei ihren Kindern ein erhöhtes Risiko von Kiefer- und Gaumenspalten nicht auszuschließen ist (Laumont 1996).

Recht unspezifisch sind die Ergebnisse von Studien, die den Einfluß von chemischem Giftmüll aus Deponien auf den Schwangerschaftsverlauf untersuchen. Eine Studie aus Kalifornien berichtet darüber, daß Neuralrohrdefekte und Herzanomalien häufiger bei Kindern von Frauen auftraten, die in der Nähe von *Giftmülldeponien* wohnten, und daß mit der Entfernung der Wohnung von der Mülldeponie die Wahrscheinlichkeit abnahm, ein fehlgebildetes Kind zur Welt zu bringen (Croen 1997). In der europäischen EUROHAZCON Studie war das Risiko bei Frauen, ein fehlgebildetes Kind zur Welt zu bringen, verdoppelt wenn sie im Umkreis von 3 km um eine belastete Mülldeponie herum wohnten (Dolk 1998).

> **Empfehlung für die Praxis:** Die Kenntnisse über fruchtschädigende Eigenschaften von Umweltchemikalien sind noch lückenhaft. Bei der Risikoabschätzung in der Schwangerschaft muß einerseits dem Vorsorgeprinzip Vorrang vor allen übrigen Erwägungen eingeräumt werden, solange genauere Informationen fehlen (Spielmann 1986). Andererseits gibt es angesichts der in Europa gegebenen Umweltsituation kaum eine „Exposition", die es rechtfertigen würde, eine intakte und erwünschte Schwangerschaft aufgrund des zu unterstellenden Risikos für Mutter und Kind abzubrechen.

2.22.7 Ionisierende Strahlenexposition in der Umwelt

Nach der Explosion im russischen Atomreaktor in *Tschernobyl* 1986 hat eine große Zahl von Schwangeren in Europa ungewollt radioaktive Isotope in unbekannter Menge aufgenommen. Sperling und Mitarbeiter (1994) haben in West-Berlin im Frühjahr 1987, also 9 Monate nach dem Unglück, einen signifikanten Anstieg der Häufikeit mongoloider Kinder (Trisomie 21) unter den Neugeborenen beobachtet. Andere Autoren stellen jedoch einen kausalen Zusammenhang in diesem Fall in Frage (Boice 1994). Berichtet wurden außerdem über eine erhöhte Fehlbildungsrate und eine Zunahme von Schilddrüsenkrebs bei pränatal exponierten Kindern in der Umgebung von Tschernobyl (Boice 1994, Baverstock 1986).

Einen Hinweis darauf, daß radioaktive Nuklide bereits präkonzeptionell durch paternal-mutagene Wirkung, d.h. nach *Strahlenexposition der Väter,* das Malignomrisiko von Kindern erhöhen können, ergaben Studien über die Exposition am Arbeitsplatz von Vätern aus der Kernbrennstoffaufbereitungsanlage *Sellafield* in England (Gardner 1987). Eine umfangreiche Analyse an ca. 250.000 Neugeborenen, die in der Umgebung von Sellafield in der Zeit von 1950–1989 geboren wurden, zeigte eine deutlich erhöhte Rate von Totgeburten unter Neugeborenen, deren Väter in der Wiederaufbereitungsanlage in Sellafield arbeiteten (Parker 1999).

> **Empfehlung für die Praxis:** Die übliche Exposition gegenüber ionisierender Strahlung in der Umwelt erfordert keine Konsequenzen während der Schwangerschaft. Dies betrifft auch die Höhenstrahlung bei Flugreisen und die regional unterschiedliche Radon- und andere Hintergrundstrahlung. Nahrungsmittel, von denen eine Anreicherung radioaktiver Nuklide bekannt ist, sollten selbstverständlich weitgehend gemieden werden.

2.22.8 Elektromagnetische Felder und Stromschlag

Mögliche Auswirkungen *elektromagnetischer Felder* auf die Schwangerschaft wurden wiederholt diskutiert. Methodische Schwierigkeiten mit der Definition von Exposition und potentiellen Effekten erschweren jedoch Schlußfolgerungen aus den bisher vorliegenden, meist unbedenklichen Ergebnissen. Elektromagnetische Felder wurden beispielsweise im Zusammenhang mit dem Gebrauch von elektrisch beheizten Wasserbetten, elektrischen Heizdecken und anderen Geräten untersucht. Sowohl eine leicht erhöhte Abortrate als auch Harnwegsanomalien wurden in einzelnen Untersuchungen beobachtet, allerdings kann die Einwirkung anderer Begleitfaktoren nicht ausgeschlossen werden (Übersicht in Robert 1999).

Eine neuere Studie an 530 Schwangeren fand keine eindeutigen entwicklungstoxischen Effekte nach Benutzung von *Heizdecken* (Shaw 1999). Auch bei Wohnverhältnissen in der Nähe von Hochspannungsleitungen konnten bisher keine Störungen des Schwangerschaftsverlaufs nachgewiesen werden (Übersicht in Robert 1999). Zu den Auswirkungen von *Mobiltelefonnutzung* und den digitalen Mobiltelefonsendern in Wohnraumnähe gibt es bisher keine aussagefähigen Studien.

Bei den 12 bisher in der Literatur erfaßten Schwangeren, die vom *Blitzschlag* getroffen wurden, überlebten alle Mütter und die Hälfte der Kinder ohne jeden Schaden, während die anderen sechs Kinder in utero bzw. kurz nach der Geburt starben, ohne daß über Entwicklungsstörungen berichtet wird (Vatter 1998). Der Tod der Feten wird anscheinend durch akuten Herzstillstand (Asystolie) aufgrund der hohe Stromstärke des Blitzschlages ausgelöst und der im Vergleich zum Erwachsenen begrenzten Fähigkeit zur Ausbildung eines stabilen Kammerersatzrhythmus.

Auch andere *Stromschlagereignisse* können, wenn der Stromfluß über die Uterusregion erfolgt, kardiale Störungen des Feten bis zum Fruchttod verursachen. Darüber hinaus wurde eine vorübergehende Reduktion der fetalen Spontanmotorik beobachtet. In den meisten Fällen ist jedoch eine unbeeinträchtigte Entwicklung des Kindes zu erwarten (Einarson 1997).

> **Empfehlung für die Praxis:** Nach einem Stromschlag während der Schwangerschaft sollte das fetale Befinden per Ultraschall kontrolliert werden. Andere regelmäßige Applikationen von erheblichen elektromagnetischen Feldern sollten vermieden werden. Sie erfordern aber, wenn bereits erfolgt, keine weiteren Konsequenzen.

Literatur

Barlow SM, Sullivan FM. Reproductive hazards of industrial chemicals. London: Academic Press 1982.

Baverstock KF. A preliminary assessment of the consequences for inhabitants of the UK of the Chernobyl accident. Int J Radiat Biol 1986; 50: III–XIII.

Boice J, Linet M. Chernobyl, childhood cancer, and chromosome 21. Br Med J 1994; 309: 131–40.

Bundesärztekammer. Stellungnahme des Wissenschaftlichen Beirates – Polychlorierte Dibenzodioxine und polychlorierte Dibenzofurane. Deutsch Ärzteblatt 1986; 83: 192–193.

BfArM – Bundesinstitut für Arzneimittel und Medizinprodukte. BfArM ordnet weitere Einschränkungen in der Amalgamanwendung an. BfArM Pressedienst 1995; 4/99: 1–2.

BgVV – Bundesinstitut für gesundheitlichen Verbraucherschutz und Veterinärmedizin. Während der Schwangerschaft Verzehr bestimmter Fischarten einschränken. Berliner Ärzte 1999; 7/99: 10.

Croen LA, Shaw GM, Sanbonmatsu L, Selvin L, Buffler PA. Maternal residental proximity to hazardous waste sites and risk for selected congenital malformations. Epidemiology 1997; 8: 347–354.

DFG (Deutsche Forschungsgemeinschaft). Maximale Arbeitsplatz-konzentrationen und Biologische Arbeitsstofftoleranzwerte. Weinheim: VCH 2000.

Dolk H, Vrijheid M, Armstariong B, Abramsky L, Bianchi f, Garne E, Nelen V, Robert E, Scott JES, Tenconi R. Risk of congenital anomalies near hazardous-waste landfill sites in Europe: the EUROHAZCON study. Lancet 1998; 352: 423–427.

Einarson A, Bailey B, Inocencion G, Ormond K, Koren G. Accidental electrical shock in pregnancy: a prospective cohort study. Am J Obstet Gynecol 1997; 176: 678–81.

Gardner MJ, Hall AJ, Downes S, Terrel JD. Follow up study of children born to mothers resident in seascale, West Cumbria. Br Med J 1987; 295: 822–827.

Gefahrstoffverordnung: Verordnung über gefährliche Stoffe 1986. Bundesminister für Arbeit und Sozialordnung, Bonn 1986.

Hemminki K, Vinneis P. Extrapolation of the evidence on teratogenicity of chemicals between humans and experirnental animals: chemicals other than drugs. Teratogen Carcinogen Mutagen 1985; 5: 251–318.

Hofmann A, Norpoth KH, Bolt HM, Gelbke HP. MAK-Werte und Schwangerschaft. Arbeitsmed Sozialmed Präventivmed 1983; 18: 181–185.

Hofmann A, Bolt HM, Gelbke HP, Norpoth KH. MAK-Werte und Schwangerschaft: Sachstandsbericht. Arbeitsmed Sozialmed Präventivmed 1988; 23: 191–193.

Jones HE, Balster RL. Inhalant abuse in pregnancy. Obstet Gynecol Clin N America 1998; 24: 153–167.

Kloos BJ, Longo LD. Mercury toxicity in the pregnant woman and newborn infant. Am J Obstet Gynecol 1976; 126: 360–368.

Kyyrönen PK, Taskinen H, Lindholm ML, Hemminki K, Heinonen OP. Spontaneous abortions and congenital malformations among women exposed to tetrachlorethylene in dry cleaning. J Epidem and Community Health 1989; 43: 346–351.

Laumon B, Martin JL, Bertucat I, Verney MP, Robert E. Exposure to organic solvents during preganacy and oral clefts: as case control study. Reproduct Toxicol 1996; 10: 15–19.

McMartin KI, Chu M, Kopecky E, Einarson TR, Koren G. Pregnancy outcome following maternal organic solvent exposure: a meta-analysis of epidemiologic studies. Am J Industrial Med 1998; 34: 288–292.

Parker L, Pearce MS, Dickinsoin HO, Aitkin M, Craft AW. Stillbirths among offspring of male radiation workers at Sellafield nuclear processing plant. Lancet 1999; 354: 1407–1414.

Robert E. Intrauterine effects of electromagnetic fields-(low frequency, mid frequency RF, and microwave): review of epidemiologic studies. Teratology 1999; 59: 292–298.

Schardein JL. Chemically Induced Birth Defects, 3rd ed. New York: Marcel Dekker, 2000.

Schiele R, Erler M, Dittineger EW. Untersuchungen zur Quecksilberbelastung fetaler und frühkindlicher Organe infolge mütterlicher Exposition durch Zahnamalgam. Abeitsmed Sozialmed Umweltmed 1999; 34: 472–475.

Shaw GM, Nelson V, Todoroff K, Wasserman CR, Neutra RR. Maternal periconceptional use of electric bed-heating devices and risk for neural tube defects and orofacial clefts. Teratology 1999; 60: 124–129.

Sperling K, Dörries A, Plätke R, StruckE, Gaenge M, Wegner RD. Häufung von Trisomie 21 Fällen unter den Neugeborenen Berlins. Annales Universitatis Saraviensis Medicinae 1987; 7: 305–306.

Sperling K, Pelz J, Wegner RD, Dörries A, Grüters A, Mikkelsen M. Significant increase in trisomy 21 in Berlin nine months after the Chernobyl reactor accident: temporal correlation or causal relation? Br Med J 1994; 309: 158–162.

Spielmann H. The toxicity, of heavy metals in the pregnant woman, fetus and newborn infant. In: *Schmidt EHF, Hildebrandt AG (eds).* Health evaluation of heavy metals in infant formula and junior food, pp. 57–68. Springer, Berlin 1983.

Spielmann H. Bewertung des embryotoxischen Risikos von Industriechemikalien in der Schwangerschaft. Geburtsh Frauenheilk 1986; 46: 335–339.

Stewart P, Reihmann J, Lonky E, Darvill T, Pagano J. Prenatal exposure and neonatal behavioral assessment scale (NBAS) performance. Neurotoxicology and Teratology 2000; 22: 21–29.

Steuerwald U, Weihe P, Jorgensen PJ, Bjerve K, Brock J, Heinzow B, Budtz-Jorgensen E, Grandjean PJ. Maternal seafood diet, methylmercury exposure and neonatal neurologic function. Pediatrics 2000; 136: 599–605.

Vatter G. Blitzschlag – tödliche Schädigung des Fetus in der Spätschwangerschaft. Chir Praxis 1997; 53: 493–502.

WHO. Polychlorinated Dibenzo-para-dioxins and Dibenzofurans; Environmental Health Criteria 88. World Health Organisation, Genf 1989.

Wilkins-Haug L. Tertaogen Update: toluene. Tertaology 1997; 55: 145–151.

Wilson JG. Environmental chemicals. In: *Wilson JD, Frazer FC (eds.).* Handbook of Teratology, Vol. 1, pp. 357–385. New York: Plenum Press, 1977.

Zinke T. Gibt es neue Erkenntnisse zur Amalgamproblematik? Bundesgesundheitsblatt 1994; 37: 459–462.

Grundsätzliches zur Arzneimitteltherapie in der Stillzeit

3|4

3.1	Die Vorzüge des Stillens und die Verunsicherung durch Arzneitherapie	424
3.2	Übergang von Medikamenten in die Muttermilch	426
3.3	Toxizität von Medikamenten in der Muttermilch	431
3.4	Medikamente mit Einfluß auf die Milchproduktion	433
3.5	Adressen zur Stillunterstützung	434

Tab. 3.1: Zusammensetzung und Energiegehalt von Kuhmilch, Kolostrum und reifer Muttermilch (Mittelwerte; nach Behrmann 2000, Schulte 1993).

Inhaltsstoff	Kuhmilch	Kolostrum	reife Muttermilch
Gesamteiweiß (g/l)	33	23	11
Kasein (g/l)	2,5	21	3,7
Laktalbumin (g/l)	2,4	–	3,6
Laktoglobulin (g/l)	1,7	35	–
sekretorisches IgA (g/l)	0,03	6	1
Laktose (g/l)	47	57	71
Fette (g/l)	38	30	45
Kalorien (kcal/l)	701	671	747

Die täglich produzierte Muttermilchmenge beträgt 500 bis 900 ml, nachdem sich die Laktation eingespielt hat.

3.1 Die Vorzüge des Stillens und die Verunsicherung durch Arzneitherapie

Die Vorzüge des Stillens sind allgemein bekannt und vielfach nachgewiesen. In der Muttermilch sind Eiweiße, Fette, Kohlenhydrate, Elektrolyte und Vitamine (ausgenommen Vitamin D) dem Säuglingsbedarf optimal angepaßt. Einige Unterschiede zwischen Frauenmilch und Kuhmilch werden in Tabelle 3.1 dargestellt.

Zusammen mit Laktoferrin und anderen Stoffen wirken Immunglobuline wie das sekretorische IgA, geprägt durch das gemeinsame Keimmilieu von Mutter und Kind, wachstumshemmend auf verschiedene intestinale Krankheitserreger (Boesmann-Finkelstein 1985, Cruz 1985). Atemwegsinfektionen sind bei gestillten Säuglingen seltener als bei Babys, die Flaschennahrung erhalten. Allergische Erkrankungen treten bei Kindern aus Atopikerfamilien weniger häufig auf, wenn sie 5–6 Monate lang vollgestillt worden sind. In einer Arbeit aus Finnland wurden rund 150 Kinder bis zum Alter von 17 Jahren nachuntersucht. Insbesondere die schweren atopischen Verläufe waren signifikant seltener bei 6 Monate vollgestillten Kindern (6–10 %) gegenüber denen, die weniger als einen Monat Muttermilch erhalten hatten (52–56 %). Die Stilldauer soll dieser Untersuchung zufolge ein gleich starker prädiktiver Faktor für eine Atopie sein wie die familiäre Belastung (Saarinen 1995).

Andere Autoren ermittelten bei gestillten Kindern ein geringeres Risiko, an einem Lymphom zu erkranken (Davis 1988).

Außerdem wird ein protektiver Effekt gegen Otitis media, Harnwegsinfektionen, nekrotisierende Enterokolitis, Sepsis, SIDS (plötzlicher Säuglingstod), juvenilen Diabetes mellitus, Colitis ulcerosa und Morbus Crohn diskutiert. Bei der Mutter bewirkt Stillen eine raschere Uterusinvolution und geringeren postpartalen Blutverlust. Ein niedrigeres Osteoporose-, Brustkrebs- und Ovarialkarzinom-Risiko wird ebenfalls erörtert (Übersicht in Lawrence 1999, Work Group on Breastfeeding 1997).

Von besonderer Bedeutung ist das Stillen natürlich auch für die Entwicklung der Mutter-Kind-Beziehung.

In den letzten drei Jahrzehnten ist eine Umkehr des „Anti-Stilltrends" der 50er und 60er Jahre zu beobachten. Dennoch müssen auf den Wochenstationen alle nur möglichen Anstrengungen unternommen werden, um unentschiedene Mütter zum Stillen zu motivieren und Anfangsschwierigkeiten zu überwinden. Das unkritische Zufüttern sollte auch im Hinblick auf allergische Sensibilisierungen unterbleiben.

Bei Fragestellungen und Problemen im Zusammenhang mit dem Stillen gibt es neben der ärztlichen Beratung durch Pädiater und Gynäkologen für Mütter die Möglichkeit, sich Rat und Hilfe bei Hebammen und (gemäß Verbandsrichtlinien des IBCLC) ausgebildeten Stillberaterinnen oder in Selbsthilfegruppen zu holen. Über die am Ende dieses Abschnitts angegebenen Adressen können Ansprechpartner bzw. Beraterinnen in Wohnortnähe erfragt werden.

Arzneimittelverordnungen in der Stillzeit führen aufgrund unzureichender Information der Mutter nicht selten zu Irritationen und infolgedessen zu einer schlechten Compliance, d.h. zum Nichtbefolgen der Arzneiverordnungen. In einer prospektiven Untersuchung einer Beratungsstelle mit 203 stillenden Müttern, denen ein in der Stillzeit akzeptables Antibiotikum verschrieben worden war, nahmen 15 % der Frauen das verordnete Medikament nicht ein, 7 % hörten mit dem Stillen auf (Ito 1993 A). Tatsächlich erfordert die medikamentöse Therapie einer Erkrankung aber nur sehr selten eine Stillpause oder gar Abstillen, wenn einerseits unnötige Arzneimitteleinnahmen vermieden, andererseits in der Stillzeit erprobte Präparate ausgewählt werden. Daher beziehen sich die Arzneimittelbewertungen in diesem Buch meist nicht auf die Frage „Stillen – ja oder nein?", sondern auf die Verträglichkeit eines Arzneistoffes in der Stillzeit.

> Sehr häufig wird Müttern mit Hinweis auf eine Arzneitherapie zum Abstillen geraten, weil das Risiko der Therapie überschätzt wird oder die Arzneimittel der Wahl für die Stillzeit nicht bekannt sind und weil man offenbar das Trauma eines plötzlichen Abstillens unterschätzt.

Unzureichende Informationen auf Beipackzetteln und in der Roten Liste, aber auch falsche Angaben in manchen „Fachbüchern", unterstützen solche Fehlentscheidungen.

3.2 Übergang von Medikamenten in die Muttermilch

Es gibt zahlreiche Barrieren, die ein Medikament überwinden muß, ehe es im Organismus des gestillten Säuglings wirksam werden kann. Zunächst begrenzen bei der Mutter die orale Verfügbarkeit der über den mütterlichen Magen-Darm-Trakt tatsächlich aufgenommenen Menge und die anschließende Metabolisierung und renale Exkretion den Anteil, der tatsächlich über die Blutbahn zur Brustdrüse gelangen kann, wo einige Substanzen erneut verstoffwechselt werden. Ähnlich wie an anderen Organgrenzen gibt es in der Brustdrüse einfache oder trägergestützte Diffusion und einen aktiven Stofftransport vom Blut in die Milch. Auch umgekehrt, also zurück vom „Milchkompartiment" in den mütterlichen Blutkreislauf, findet ein Konzentrationsausgleich bei den meisten Stoffen statt. Begünstigt wird der Übergang zur Milch durch gute Fettlöslichkeit, geringe Molekularmasse (<200), alkalische Reaktion, geringen Ionisationsgrad und niedrige Eiweißbindung im mütterlichen Plasma. Nur der nicht proteingebundene Anteil eines Arzneimittels kann die Milch erreichen. Der Grund für den bevorzugten Übertritt alkalischer Substanzen liegt in der relativen Azidität der Milch (pH 6,8–7,1) gegenüber dem Plasma (pH 7,4).

Nicht alle Stoffe, die in der Milch enthalten sind, werden vom kindlichen Darm aufgenommen. Manche Stoffe sind prinzipiell nicht oral verfügbar, weil sie im Magen-Darm-Trakt bereits abgebaut werden. Dies trifft meist auf jene Medikamente zu, die gerade aus diesem Grunde der Mutter parenteral appliziert werden müssen, beispielsweise Heparin und Insulin. Andere werden zum großen Teil im Darm gebunden, wie z. B. Tetracycline an das Kalzium der Milch, und stehen deshalb kaum zur Resorption zur Verfügung.

Andererseits ist zu bedenken, daß die Darmwand des Neugeborenen permeabel für manche größeren Moleküle ist, die beim Erwachsenen nicht oder nur in geringerem Maße aufgenommen werden. Außerdem besitzt die Magensäure im Säuglings- und Kleinkindalter einen höheren pH-Wert, die Verweilzeit von aufgenommen Stoffen ist verlängert und die Produktion von Pankreasenzymen sowie Gallensäuren ist noch nicht voll entwickelt. Dies alles könnte beim Säugling die Resorption von wirksamen Arzneisubstanzen eher begünstigen (Übersicht in Howard 1999 und Bennett 1996).

Abhängig vom Medikament und seinem enzymatischen Abbau entwickelt sich die Entgiftungsfähigkeit der kindlichen Leber u. U. erst Wochen nach der Geburt. Bei Frühgeborenen dauert dies selbstverständlich länger. Die Reifung der renalen Ausscheidungsfähigkeit erstreckt sich über 2–5 Monate.

Daher können präzise Angaben zur kindlichen Exposition unter Berücksichtigung der enteralen Verfügbarkeit, Kumulation durch unreife Metabolisierungsleistung und unvollkommene renale Exkretion in der Neugeborenenperiode letztlich nur durch Bestimmung des Arzneistoffes im Serum des Säuglings ermittelt werden. Bei Langzeittherapie der Mutter und Anwendung von Medikamenten mit langer Halbwertszeit findet man repräsentative Untersuchungsergebnisse im kindlichen Serum erst nach mehreren Behandlungstagen, wenn sich ein steady state (Gleichgewichtszustand) eingestellt hat.

Eine näherungsweise Risikobeurteilung ist jedoch in vielen Fällen möglich durch einen Vergleich der Medikamentenmenge, die ein Säugling pro kg seines Körpergewichts mit der Muttermilch erhält, mit der therapeutischen Tagesdosis pro kg Körpergewicht des betreffenden Arzneimittels bei der Mutter oder, wenn bekannt, mit der gewichtsbezogenen therapeutischen Tagesdosis im Kindesalter (vgl. Tab. 3.2). Sehr geringe Mengen von unter 3% einer therapeutischen Dosis pro kg Körpergewicht machen eine toxische Wirkung beim Kind unwahrscheinlich. Es ist allerdings zu beachten, daß wirksame Metaboliten des Medikaments bei Konzentrationsbestimmungen in der Muttermilch mitberücksichtigt werden müssen und daß Medikamente mit langer Halbwertszeit besonders beim jungen oder frühgeborenen Säugling in dessen Organismus akkumulieren können. In solchen Fällen kann man nicht davon ausgehen, daß eine mit der Milch übertragene relative Dosis von 3% zu einer Serumkonzentration beim Kind führt, die ebenfalls nur 3% der bei der Mutter ermittelten therapeutischen Serumkonzentration beträgt.

Tab. 3.2: Vergleich von M/P-Quotient und Dosisanteil in der Milch.
Die angegebenen M/P-Quotienten sind Mittelwerte. Die Prozentangaben stellen den Anteil der mütterlichen Tagesdosis pro kg Körpergewicht dar, den ein vollgestillter Säugling mit der Milch in 24 Std. pro kg seines Körpergewichts maximal erhält.

Arzneimittel	M/P-Quotient	Prozent (%) der mütterlichen Dosis pro kg KG
Atenolol (z. B. Tenormin®)	3	8–19
Chlortalidon (z. B. Hygroton®)	0,06	15,5
Captopril (z. B. Lopirin®)	0,03	0,014
Sotalol (z. B. Sotalex®)	4	42
Jodid, J^{131}	15–65	49
Pentoxyverin (z. B. Sedotussin®)	10	1,4
Propylthiouracil (z. B. Propycil®)	0,1	1,5
Carbimazol (z. B. Neo-Thyreostat®)	1	27
Valproinsäure (z. B. Ergenyl®)	0,05	7
Lithium (z. B. Quilonum®)	1	80

Berechnung des Medikamentenanteils in der Milch

Aus der Konzentration eines Medikaments in der Milch und dem aufgenommenen Milchvolumen kann die absolute Substanzmenge, die ein Säugling pro Mahlzeit oder pro Tag aufnimmt, errechnet werden:

Konzentration Muttermilch (C_M) × Volumen Muttermilch (V_M)

Die täglich produzierte Milchmenge liegt bei 500–900 ml. Etwa 4 Tage nach der Geburt wird diese Menge erreicht. Um besser zwischen verschiedenen Medikamenten vergleichen zu können, wird nicht mit der individuellen Gesamtmenge getrunkener Milch gerechnet, sondern mit der durchschnittlichen Menge, die ein Säugling täglich pro kg seines Körpergewichts aufnimmt. Dies sind etwa 150 ml (= 0,15 l). Beträgt die Konzentration eines Medikaments in der Milch beispielsweise 50 µg/l, so erhält ein vollgestilltes Kind

50 µg/l × 0,15 l/kg/Tag = 7,5 µg/kg/Tag

Manchmal findet man auch die Angabe, welche Menge eines Arzneimittels das Kind mit einer Mahlzeit aufnimmt. Diese Berechnungsweise kann im Falle von Eindosisanwendungen von Wirkstoffen mit kurzer Halbwertszeit sinnvoll sein. Da ein Kind durchschnittlich fünf Stillmahlzeiten pro Tag erhält, lautet die Berechnung analog zur obenstehenden Formel (siehe auch Bennett 1996):

$50\,\mu g/l \times 0{,}15\,l/kg/Tag \times 0{,}2 = 1{,}5\,\mu g/kg/Mahlzeit$

Über das Maß der Anreicherung oder Verdünnung eines Medikamentes in der Muttermilch gegenüber dem mütterlichen Serum bzw. Plasma gibt der Milch/Plasma- oder M/P-Quotient Aufschluß.

$$\text{M/P-Quotient} = \frac{\text{Konzentration Medikament in der Milch}}{\text{Konzentration Medikament im mütterlichen Plasma}}$$

Dieser Quotient kann entweder aus den Konzentrationen einzelner und zur gleichen Zeit nach Tabletteneinnahme entnommener Blut- und Milchproben errechnet werden oder aus den durchschnittlichen Konzentrationen in Blut und Milch während eines längeren (mehrstündigen) Zeitraums. Diese durchschnittlichen Konzentrationen sind mathematisch das Integral bzw. die Fläche unter den jeweiligen Konzentrationskurven, die aus einzelnen, im Verlauf des Zeitintervalls, ermittelten Konzentrationen konstruiert werden („area under curve"). Die zuletzt genannte Methode wird bei neueren Untersuchungen bevorzugt, weil die auf diese Weise ermittelten M/P-Werte repräsentativer sind. Denn wenn Plasma- und Milchkurve nicht gleichphasig und proportional verlaufen, variieren die zu verschiedenen Zeitpunkten errechneten Quotienten innerhalb der Stunden nach Tabletteneinnahme u. U. erheblich. Dennoch gibt es nicht nur zwischen verschiedenen Untersuchungen und Probandinnen z. T. erhebliche Abweichungen beim errechneten M/P-Quotienten sondern auch bei der gleichen Mutter: Das Kolostrum weist andere Konzentrationen auf als die Milch einige Wochen später und die erste Milchportion einer Stillmahlzeit unterscheidet sich von einer später abgenommen Probe derselben Mahlzeit. Insofern dürfen die im folgenden Kapitel angegebenen M/P-Quotienten nur als ungefährer Anhalt betrachtet werden. Sie sind Mittelwerte bisheriger Erfahrungen und dienen allein dem grob orientierenden Vergleich mit anderen Arzneimitteln.

Der M/P-Quotient eignet sich jedoch nicht zum Vergleich von Arzneimittelrisiken. Niedrige Werte (<1) sprechen zwar gegen eine Anreicherung in der Muttermilch. Dennoch können bei hohen mütterlichen Plasmawerten den Säugling gefährdende Konzentrationen in der Milch erreicht werden. Auf der anderen Seite kann man von hohen M/P-Quotienten nicht unbedingt auf relevante oder gar toxische Arzneimittelmengen in der Milch schließen, z. B. dann nicht, wenn die Konzentration im mütterlichen Serum aufgrund eines jeweils arzneitypischen, hohen Verteilungsvolumens sehr gering ist. In einem solchen Fall bedeutet selbst ein M/P-Quotient von 8, der auf eine relative Anreicherung in der Milch gegenüber dem mütterlichen Plasma hindeutet, nur geringe Arzneikonzentrationen in der Milch und demzufolge nur geringe relative Dosen (siehe oben).

Aufschlußreicher für ein Abschätzen des kindlichen Expositionsrisikos ist die oben bereits angesprochene relative Dosis, die mit der Milch übergeht, also der prozentuale Anteil an der mütterlichen Dosis pro kg Körpergewicht, den das gestillte Kind pro kg Körpergewicht mit der Milch aufnimmt, im folgenden auch als „Prozent der mütterlichen gewichtsbezogenen Dosis" bezeichnet:

$$\text{Relative Dosis (in Prozent)} = \left(\frac{\text{Dosis via Muttermilch/kg}}{\text{Dosis der Mutter/kg}}\right) \times 100$$

„Dosis via Muttermilch/kg" entspricht der Arzneimittelmenge, die das gestillte Kind pro kg seines Körpergewichts am Tag erhält.

Angenommen, im o.g. Beispiel beträgt die mütterliche Tagesdosis des Medikaments 150 mg (150.000 µg), die Mutter wiegt 60 kg, das Kind nimmt, wie weiter oben berechnet täglich 7,5 µg/kg auf, dann beträgt die

$$\text{Relative Dosis} = \frac{7{,}5\ \mu g/kg/\text{Tag}}{\left(\dfrac{150.000\ \mu g/\text{Tag}}{60\ kg}\right)} \times 100 = 0{,}3\%$$

3.3 Toxizität von Medikamenten in der Muttermilch

Wenn sich das Trinkverhalten unter mütterlicher Medikamenteneinnahme verändert, muß kein toxischer Effekt vorliegen. Ebenso wie die mütterliche Diät kann auch ein Arzneimittel die sensorischen Qualitäten der Milch verändern und zu „Trinkschwierigkeiten" führen.

Die meisten Medikamente erreichen in der Muttermilch nur Konzentrationen, die für den Säugling weit unter dem therapeutischen Bereich liegen. Extrem selten werden toxische Mengen gemessen. Unter Dauermedikation können jedoch scheinbar zu vernachlässigende Transferdosen aufgrund der verlängerten Halbwertszeit im Säuglingsalter durch Akkumulation zu Symptomen führen. Daher muß die wiederholte Gabe eines Präparates grundsätzlich kritischer betrachtet werden als eine Einzeldosis.

In einer Gruppe von 838 Müttern, die während der Stillzeit eine medikamentöse Therapie erhielten, berichteten rund 11% über Symptome beim Säugling, die möglicherweise medikamenteninduziert waren. In keinem Fall handelte es sich um ernste, therapiebedürftige Symptome. Folgende Assoziationen wurden von den Müttern beobachtet (Ito 1993 B):

- Antibiotika: verringerte Stuhlkonsistenz (Diarrhö),
- Analgetika, Narkotika, Sedativa, Antidepressiva, Antiepileptika: Sedierung,
- Antihistaminika: Irritabilität.

Toxische Effekte sind beim jungen Säugling eher zu bedenken als beim 5 Monate alten oder gar bei einem älteren Kind, das nur noch 1- bis 2mal pro Tag gestillt wird und deshalb nur noch etwa 25% seiner Nahrung mit der „medikamentenbelasteten" Milch deckt. Neugeborene und insbesondere Frühgeborene sind gefährdeter, weil sowohl die Clearance als auch die Funktionstüchtigkeit von Barrieren wie der Blut-Hirn-Schranke noch nicht voll entwickelt sind.

Grundsätzlich sind individuelle, genetisch determinierte Abweichungen der Metabolisierungsleistung (z.B. bei Metoprolol) und der Sensibilität gegenüber bestimmten Medikamenten (z.B. Theophyllin) zu berücksichtigen. Insbesondere bei einer Langzeittherapie muß auf Symptome beim Säugling geachtet werden (siehe oben). In manchen Fällen ist eine Stillpause nach Applikation sinnvoll, die leichter einzuhalten ist, indem man z.B. einen abendlichen Einnahmetermin nach der letzten Stillmahlzeit wählt. Durch Abwarten von ein bis zwei Halbwertszeiten können Konzentrationsspitzen umgangen werden.

Abpumpen der Milch als „Dekontaminationsmaßnahme" ist kaum sinnvoll, da im allgemeinen ein Konzentrationsausgleich zwischen Milch und Plasma stattfindet. Für Paracetamol konnte sogar nachgewiesen werden, daß die Milch höhere Arzneikonzentrationen aufwies, wenn die Brust häufig abgepumpt wurde (Notarianni 1987).

Oft wird das Risiko eines durch Medikamente in der Milch verstärkten *Ikterus* des Neugeborenen überschätzt. Auch wenn theoretisch ein solcher Effekt möglich ist, beispielsweise durch kompetitive Verdrängung des Bilirubins aus der Proteinbindung, machen die geringen Arzneimittelmengen einerseits und die heute etablierten Techniken von Bilirubinkontrollen und Fototherapie im Falle zu hoher Konzentrationen eine Schädigung unwahrscheinlich. Ein *Kernikterus* durch Arzneimittel in der Muttermilch ist selbst beim Vorliegen der seltenen, zur Hämolyse disponierenden Stoffwechselerkrankung *Glucose-6-Phosphat-Dehydrogenasemangel* praktisch nicht zu erwarten.

Kaum Erfahrungen liegen zur Frage der Langzeitverträglichkeit von Medikamenten vor, die der Säugling über die Milch erhält. Theoretisch denkbar wäre z. B. eine spezifische Sensibilisierung durch Antibiotika ebenso wie ein Anheben der allgemeinen Atopiebereitschaft durch Fremdstoffe verschiedener Art. Psychoaktive Medikamente und Drogen könnten sich auf das spätere Verhalten und die intellektuelle Entwicklung ungünstig auswirken und potentiell kanzerogene Stoffe eine spätere Tumorentstehung begünstigen. Bisher gibt es jedoch keinen ernsthaften Verdacht auf gravierende und bleibende Schädigungen, die ausschließlich über die Muttermilch verursacht werden. Kognitive Leistungseinschränkungen oder Verhaltensauffälligkeiten der Kinder, z. B. nach Drogeneinnahme der Mutter oder erhöhter PCB-Belastung, müssen die möglicherweise bereits intrauterin erfolgte Exposition berücksichtigen. Kontrollierte Langzeituntersuchungen zu dieser Fragestellung liegen nur zu wenigen Stoffen vor.

Grundsätzlich problematisch sind folgende Medikamente bzw. Anwendungen in der Stillzeit:

- Zytostatika,
- Radionuklide,
- Kombinationstherapien mit mehreren Psychopharmaka oder Antiepileptika,
- jodhaltige Kontrastmittel, jodhaltige Expektoranzien und großflächige jodhaltige Desinfektion.

Es muß bei Unabweisbarkeit einer solchen Anwendung im Einzelfall entschieden werden, ob vorübergehend oder endgültig auf das Stillen zu verzichten ist.

3.4 Medikamente mit Einfluß auf die Milchproduktion

Arzneimittel mit antidopaminerger Wirkung wie *Phenothiazine*, *Haloperidol* und andere Neuroleptika wie *Sulpirid* und *Risperidon* sowie das Bluthochdruckmedikament α-*Methyldopa* und die zur Anregung der Magen-Darm-Peristaltik benutzten Mittel *Domperidon* und *Metoclopramid* können über eine Erhöhung der Prolaktinsekretion die *Milchproduktion anregen*. Auch die sympathikolytische Wirkung von *Reserpin* kann denselben Effekt haben. *Wachstumshormon* und *Thyrotropin-Releasing-Hormon* können ebenfalls die Milchbildung fördern. *Metoclopramid* wurde zu diesem Zweck gelegentlich eingesetzt: 3mal täglich 10 mg für einige Tage (maximal 7–10) und Ausschleichen der Dosis für 2–5 Tage wird gelegentlich empfohlen. Auch 2- bis 3mal 50 mg *Sulpirid* pro Tag oder 3mal täglich 10 mg *Chlorpromazin* sind versucht worden (Hallbauer 1997). Extrapyramidale Symptome und Müdigkeit bei der Mutter machen den Einsatz der beiden letztgenannten Mittel fragwürdig. Außerdem ist wiederholt berichtet worden, daß die individuelle psychologische und technische Unterstützung der Mutter mindestens so erfolgreich Stillprobleme, ja selbst eine *Relaktation* meistern hilft wie prolaktinwirksame Medikamente (Seema 1997)!

Oxytocin erleichtert die Milchejektion, auch Milchspendereflex genannt. Bei dem oft schmerzhaften Milchstau ist es daher Mittel der Wahl, zumal es gleichzeitig die Uterusinvolution fördert.

Amphetamine, *Diuretika*, *Östrogene* und die antiprolaktinämisch wirkenden Dopaminagonisten aus der Gruppe der Ergotaminabkömmlinge wie z. B. *Bromocriptin*, *Cabergolin*, *Lisurid*, *Methylergometrin*, *Pergolid* sowie die Arzneisubstanz *Quinagolid* können die *Milchproduktion reduzieren*. Bei verschiedenen *Prostaglandinen* hat man sowohl fördernde wie hemmende Effekte auf die Milchbildung beobachtet.

Alkohol und *Opiate* bewirken über Minderung der Oxytocinausschüttung eine herabgesetzte Milchejektion.

Zum *Abstillen* ist vor allem *Bromocriptin* eingesetzt worden. Angesichts möglicher Risiken für die Mutter soll es nicht mehr routinemäßig zu diesem Zweck genommen werden (Arzneimittelkommission 1989).

Die amerikanische Food and Drug Administration (FDA) hat aufgrund der mütterlichen Risiken die Zulassung für Bromocriptin zum Abstillen zurückgezogen (Herings 1995). Statt dessen sollen physikalische Maßnahmen wie gut sitzende, unterstützende Bekleidung sowie Kühlung und Entleerung bis zur Erleichterung den Vorzug gegenüber Ergotaminderivaten erhalten. Bei Mastitis ist Bettruhe, häufiges Entleeren mit Wärmeanwendung vorher und Kälte nachher sowie ggf. antibiotische Therapie zu empfehlen. Hochbinden der Brust wird wegen der Gefahr eines Milchstaus nicht mehr empfohlen.

Hochdosierte *Östrogene* werden wegen des Thromboembolierisikos heute nicht mehr zum Abstillen eingesetzt. Der geringe Östrogenanteil in den heute angebotenen oralen Kontrazeptiva kann, wenn überhaupt, nur bei vorbestehender Laktationsschwäche die Milchproduktion einschränken. Reine Gestagen-Kontrazeptiva haben keinen Einfluß auf die Milchmenge.

3.5 Adressen zur Stillunterstützung

Regionale Stillberaterinnen und Selbsthilfegruppen für Fragen und Probleme im Zusammenhang mit Stillen können über die folgenden Verbandsadressen erfragt werden

Bundesrepublik Deutschland

BDL Berufsverband Deutscher Laktationsberaterinnen
Postfach 611 225
D-22438 Hamburg
☎ 040/550 01 39   📠 040-559 60 64
💻 e-mail: bdl-hh-chr.friedrich@t-online.de

BDL Deutschland Süd/West
Christa Kebinger, IBCLC
Klosterweg 10 a
D-83512 Wasserburg/Inn
☎ 08071/3428   📠 08071/914 260
💻 e-mail: c.kebinger@t-online.de

Adressen zur Stillunterstützung **435**

BDL Deutschland Nord/Ost
Elke Sporleder, IBCLC
Delpweg 14
D-30457 Hannover
☎ 0511/46 71 64   🖷 0511/46 59 06
💻 e-mail: elke.sporleder@t-online.de

La Leche Liga Deutschland
Postfach 650096
D-81214 München
☎/🖷 06851-2524
💻 e-mail: EvaStroh@lalecheliga.de

Arbeitsgemeinschaft Freier Stillgruppen
Gertraudgasse 4
D-97970 Würzburg
☎ 0931-573493   🖷 0931-573494
💻 e-mail: afs-stillgruppen@t-online.de

Schweiz

Berufsverband Schweizerischer Stillberaterinnen (BSS)
Postfach 686
CH-3000 Bern 25
☎ + 41 (0)41-671 01 73   🖷 + 41 (0)41-671 01 71
💻 e-mail: bss.geschaeftsstelle@gmx.net

Christa Müller-Aregger, IBCLC
Brünigstr. 12, Postfach 139
CH-6055 Alpnach Dorf
☎ + 41 (0)41-671 01 73   🖷 + 41 (0)41-671 01 71
💻 e-mail: velbsekretariat@gmx.net

La Leche Liga Schweiz
Anita Sommer
Trottenwiesenstr. 12
CH-8404 Winterthur
☎/🖷 + 41 (0)52-243 11 44

Österreich

VSLÖ Verband der Still- und Laktationsberaterinnen
  Österreichs IBCLC
Lindenstraße 20
A-2362 Biedermannsdorf
☎/🖨 + 43 (0)2236-723 36
💻 e-mail: e.kern@online.edvg.co.at

La Leche Liga Österreich
Maria Wiener
Zentagasse 6/13
A-1050 Wien
☎ + 43 (0)1-545 80 30

Niederlande

NVL Nederlandse Vereniging van Lactatiekundigen
Postbus 5243
NL-2701 GE Zoetermeer
☎ + 31 (0)79-361 32 61

Luxemburg

Initiative Liewensufank
Marye Lehners, IBCLC
20, rue de Contern
L-5955 Itzig
☎ +352 360 598
💻 e-mail: maryse.lehners@ci.educ.lu

La Leche Liga Luxemburg
Rita Schroeder
29 Rue Raoul Follereau
L-1529 Luxembourg
☎/🖨 + 352 437 730
💻 e-mail: schri@gmx.net

Literatur

Arzneimittelkommission der Bundesärztekammer. Medikamentöse Abstillung nur noch in medizinisch begründeten Fällen. Dtsch Ärztebl 1989; 86: 1232.

Behrman RE, Kliegman RM, Jenson HB (eds.). Nelson textbook of pediatrics, 16th ed. Philadelphia: Saunders, 2000.

Bennett PN (ed.). Drugs and Human Lactation, 2nd ed. Amsterdam–New York–Oxford: Elsevier, 1996.

Boesmann-Finkelstein M, Finkelstein RA. Antimicrobial effects of human milk inhibitory activity on enteric pathogens. FEMS microbiology letters 1985; 27: 167–74.

Cruz JR, Carlsson BVM, Hofvander Y, Holme DT, Hanson LA. Studies of human milk. Acta Paediat Scand 1985; 74: 338–41.

Davis MK, Savitz DA, Graubard BI. Infant feeding and childhood cancer. Lancet 1988; 2: 365–8.

Hallbauer U. Sulpiride (Eglonyl) – use to stimulate lactation. SAMJ 1997; 87: 774–75.

Herings RM, Stricker BH. Bromocriptine and suppression of postpartum lactation. Pharm World Sci 1995; 17: 133–7.

Howard CR, Lawrence RA. Drugs and breastfeeding. Clin Perinatol 1999; 26: 447–78.

Ito [A] S, Koren G, Einarson TR. Maternal noncompliance with antibiotics during breastfeeding. Ann Pharmacother 1993; 27: 40.

Ito [B] S, Blajchman A, Stephenson M, Eliopoulos C, Koren G. Prospective follow-up of adverse reactions in breast-fed infants exposed to maternal medication. Am J Obstet Gynecol 1993; 168: 1393–9.

Lawrence R, Lawrence M. Breastfeeding: a guide for the medical profession, 5th ed. St. Louis: Mosby, 1999.

Saarinen UM, Kajosaari M. Breast-feeding as prophylaxis against atopic disease: prospective follow-up study until 17 years old. Lancet 1995; 346: 1065–9.

Seema, Patwari AK, Satyanarayana L. Relactation: an effective intervention to promote exclusive breastfeeding. J Trop Pediatrics 1997; 43: 213–16.

Work Group on Breastfeeding. Breastfeeding and the use of human milk. Pediatrics 1997; 100: 1035.

Spezielle Arzneimitteltherapie in der Stillzeit

3|4

4.1	**Analgetika, Opiate und Anästhetika**	**442**		
4.1.1	Paracetamol	442		
4.1.2	Acetylsalicylsäure	443		
4.1.3	Opioide und Opioidderivate	443		
4.1.4	Antirheumatika und Antiphlogistika	446		
4.1.5	Selektive COX-2-Inhibitoren	448		
4.1.6	Pyrazolon- und Phenylbutazon-Derivate	448		
4.1.7	Andere Antirheumatika	449		
4.1.8	Migränemittel	450		
4.1.9	Lokalanästhetika	451		
4.1.10	Andere in der Anästhesie verwendete Mittel	452		
4.1.11	Myotonolytika	453		
4.1.12	Gichttherapeutika	454		

4.2	**Antiallergika, Antiasthmatika und Antitussiva**	**458**
4.2.1	Antihistaminika (H_1-Blocker)	458
4.2.2	β_2-Sympathomimetika für die Asthmatherapie	460
4.2.3	Andere Sympathomimetika	461
4.2.4	Anticholinergika für die Asthmatherapie	461
4.2.5	Theophyllin	462
4.2.6	Cromoglicinsäure und Nedocromil	462
4.2.7	Glucocorticoide	463
4.2.8	Antileukotriene	463
4.2.9	Mukolytika und Exspektoranzien	463
4.2.10	Antitussiva	464

4.3	**Antiinfektiva**	**466**
4.3.1	Antibiotika allgemein	466
4.3.2	Penicilline, Cephalosporine und andere β-Lactam-Antibiotika	467
4.3.3	Erythromycin und andere Makrolide	467
4.3.4	Tetracycline	468
4.3.5	Aminoglykosidantibiotika	469
4.3.6	Nitrofurantoin, Sulfonamide, Trimethoprim und Dapson	469
4.3.7	Gyrasehemmstoffe	470
4.3.8	Nitroimidazolantibiotika	471
4.3.9	Andere Antibiotika und Harnwegsantiseptika	472
4.3.10	Tuberkulostatika	473
4.3.11	Aciclovir, antiretrovirale Mittel und andere Virustatika	474
4.3.12	Lokale Antimykotika	475
4.3.13	Antimykotika zur systemischen Anwendung	475
4.3.14	Malariamittel	476
4.3.15	Anthelminthika	477

4.4	**Herz-/Kreislaufmittel und Diuretika**	**481**
4.4.1	β-Rezeptorenblocker	481
4.4.2	Hydralazine	483
4.4.3	α-Methyldopa	483
4.4.4	Kalziumantagonisten	484
4.4.5	ACE-Hemmstoffe	485
4.4.6	Angiotensin-II-Antagonisten	486
4.4.7	Andere Antihypertensiva	486
4.4.8	Dihydroergotamin und andere Antihypotonika	487
4.4.9	Digitalis	488
4.4.10	Antiarrhythmika	488
4.4.11	Diuretika	491
4.4.12	Durchblutungsmittel und Vasodilatatoren	493

4.5	**Hormone und Hormonantagonisten**	**497**
4.5.1	Hypophysen- und Hypothalamushormone	497
4.5.2	Methylergometrin	498

Spezielle Arzneimitteltherapie in der Stillzeit

4.5.3	Bromocriptin und andere Prolaktinhemmstoffe	499
4.5.4	Schilddrüsenhormone	500
4.5.5	Thyreostatika	500
4.5.6	Jod	502
4.5.7	Corticosteroide	503
4.5.8	Insulin und orale Antidiabetika	505
4.5.9	Östrogene, Gestagene und hormonale Kontrazeptiva	505
4.5.10	Androgene und Anabolika	508
4.5.11	Cyproteronacetat und weitere Sexualhemmstoffe	508
4.5.12	Prostaglandine	509
4.6	**Magen-Darm-Mittel**	**512**
4.6.1	Antacida	512
4.6.2	H$_2$-Rezeptorenblocker und andere Ulkustherapeutika	512
4.6.3	Peristaltikanreger	513
4.6.4	Cholinergika	514
4.6.5	Anticholinerge Spasmolytika	515
4.6.6	Laxanzien	515
4.6.7	Mittel gegen chronisch-entzündliche Darmerkrankungen	516
4.6.8	Antidiarrhoika bei akuter Diarrhö	517
4.6.9	Carminativa	518
4.6.10	Lipidsenker	518
4.6.11	Chenodeoxycholsäure und Ursodeoxycholsäure	519
4.6.12	Appetitzügler	519
4.6.13	Antiemetika	520
4.7	**Antiepileptika**	**522**
4.7.1	Valproinsäure	522
4.7.2	Phenytoin	523
4.7.3	Carbamazepin	523
4.7.4	Phenobarbital, Primidon und Barbexaclon	524
4.7.5	Ethosuximid und Mesuximid	525
4.7.6	Clonazepam	526
4.7.7	Neuere Antiepileptika (Zusatzantiepileptika)	526
4.8	**Psychopharmaka und Parkinsonmittel**	**528**
4.8.1	Phenothiazin- und Thioxanthenneuroleptika	528
4.8.2	Butyrophenone	531
4.8.3	Andere Neuroleptika	531
4.8.4	Antidepressiva allgemein	532
4.8.5	Tri- und tetrazyklische Antidepressiva	533
4.8.6	Serotonin-Wiederaufnahme-Hemmstoffe	537
4.8.7	Andere Antidepressiva	541
4.8.8	Antimanische Psychopharmaka	542
4.8.9	Benzodiazepine	543
4.8.10	Andere Anxiolytika	546
4.8.11	Andere Hypnotika	547
4.8.12	Psychoanaleptika	548
4.8.13	Parkinsonmittel	548
4.9	**Antikoagulanzien und Fibrinolytika**	**553**
4.9.1	Heparine	553
4.9.2	Cumarinderivate	554
4.9.3	Andere Antikoagulanzien	554
4.9.4	Fibrinolytika	555
4.10	**Dermatika und andere Lokaltherapeutika**	**556**
4.10.1	Äußere Anwendungen allgemein und Kosmetika	556
4.10.2	Läuse- und Krätzemittel	556
4.10.3	Retinoide und Psoriasis-Externa	557
4.10.4	Augen-, Nasen- und Ohrentropfen	558
4.10.5	Vaginaltherapeutika	558
4.10.6	Venentherapeutika und andere Lokaltherapeutika	559
4.11	**Röntgenuntersuchungen, Diagnostika und Radionuklide**	**560**
4.11.1	Röntgenuntersuchungen, Ultraschall und Magnetresonanztomographie (MRT)	560
4.11.2	Jodhaltige Kontrastmittel	560
4.11.3	Radionuklide	562
4.11.4	Magnetresonanz-Kontrastmittel	562
4.11.5	Fluorescein	563
4.11.6	Andere Diagnostika	563
4.12	**Immunsuppressiva, Immunmodulatoren und Zytostatika**	**564**
4.12.1	Immunsuppressiva und Immunmodulatoren	564
4.12.2	Zytostatika	566

Spezielle Arzneimitteltherapie in der Stillzeit

4.13	Alternative Heilmittel, Vitamine, Mineralien und anderes	567
4.13.1	Alternative Heilmittel und Phytotherapeutika	567
4.13.2	Vitamine, Mineralien	567
4.13.3	Biphosphonate	568
4.13.4	Sport	568
4.13.5	Glucose 6-Phosphat-Dehydrogenasemangel	568
4.14	Impfungen und Stillen	569
4.14.1	Polioimpfung	569
4.14.2	Rötelnimpfung	570
4.15	Infektionen in der Stillzeit	571
4.15.1	Banale Infektionen	571
4.15.2	Hepatitis A	571
4.15.3	Hepatitis B	572
4.15.4	Hepatitis C	572
4.15.5	HIV-Infektion	573
4.15.6	Herpes simplex	574
4.15.7	Zoster, Windpocken	574
4.15.8	Zytomegalieinfektion	575
4.15.9	Tuberkulose	575
4.16	Genußmittel und Drogen	577
4.16.1	Alkohol	577
4.16.2	Nikotin	578
4.16.3	Coffein	579
4.16.4	Haschisch	580
4.16.5	Opiate einschließlich Methadon	580
4.16.6	Kokain und andere Drogen	581
4.17	Pflanzliche Toxine	583
4.18	Industriechemikalien und Umweltbelastungen	584
4.18.1	Persistente Organochlorverbindungen	585
4.18.2	Quecksilber	590
4.18.3	Blei	592
4.18.4	Kadmium	593
4.18.5	Andere Fremdstoffe	593
4.18.6	Stillen trotz Umweltbelastung?	595
4.18.7	Stillen und Arbeitsplatz	596

Nur eine begrenzte Zahl von Arzneimitteln ist hinsichtlich ihres quantitativen Übergangs in die Muttermilch untersucht. Die analytischen Methoden wurden im Laufe der Jahre wesentlich verfeinert. Ergebnisse älterer Untersuchungen mußten revidiert werden, z.B. für Propylthiouracil.

In den folgenden, nach Indikationen gegliederten Abschnitten werden Arzneimittel unter dem Vorbehalt bewertet, daß die heute vorliegenden Meßergebnisse keineswegs endgültig sind. Wo immer möglich, wird die dem Säugling mit der Milch zukommende Arzneimittelmenge in Prozent der mütterlichen therapeutischen Tagesdosis (pro kg Körpergewicht) angegeben (siehe Kapitel 3). Die im Text benutzten Begriffe „Prozent der gewichtsbezogenen mütterlichen Dosis" und „relative Dosis" sind synonym. Manchmal findet man auch die Angabe, wieviel Prozent das Kind *pro Mahlzeit* von einem Arzneimittel aufnimmt. Diese Berechnungsweise kann im Falle von Eindosisanwendungen von Wirkstoffen mit kurzer Halbwertszeit sinnvoll sein. Wenn es Dosisempfehlungen für eine therapeutische Anwendung im Säuglings- bzw. Kindesalter gibt, wird in einigen Fällen die relative Dosis an dieser Kinderdosis gemessen statt an der des Erwachsenen.

Ausgehend von einer durchschnittlichen Stillmenge von täglich 150 ml/kg Körpergewicht ist die gewichtsbezogene Medikamentenexposition des Säuglings identisch mit der Medikamentenmenge in 150 ml Milch (siehe auch Kapitel 3).

Wenn im folgenden Eiweißbindung und Halbwertszeit der einzelnen Medikamente benannt werden, beziehen sich diese Werte, sofern nicht anders angegeben, auf die Verhältnisse beim Erwachsenen (d. h. bei der Mutter).

Bei manchen Medikamenten wird der Übersichtlichkeit halber als Referenz „Bennett 1996" angegeben, eine Standardpublikation einer Arbeitsgruppe der europäischen WHO. Auf die andernorts häufiger zitierte Klassifizierung der AAP (American Academy of Pediatrics, Committee on Drugs 1994) verweisen wir dagegen seltener, da sie meist keine zusätzlichen Informationen enthält.

Auf Dosierungsempfehlungen wird in diesem Abschnitt aus Gründen der Redundanz verzichtet. Entsprechende Angaben können Kapitel 2 „Spezielle Arzneimitteltherapie in der Schwangerschaft" oder den einschlägigen Therapierichtlinien und Produktinformationen entnommen werden.

4.1 Analgetika, Opiate und Anästhetika

4.1.1 Paracetamol

Erfahrungen. Die Halbwertszeit von *Paracetamol* (z. B. ben-u-ron®) ist in Plasma und Muttermilch mit 2,6 Stunden etwa gleich. Nach einer Dosis von 650 mg wurden Muttermilchkonzentrationen von maximal 15 mg/l gemessen. Ein Säugling kann demnach im Höchstfall pro Stillmahlzeit 0,45 mg/kg erhalten. Das sind etwa 4 % einer gewichtsbezogenen therapeutischen Einzeldosis im Säuglingsalter. Der M/P-Quotient liegt bei 1. Außer einer Kasuistik über ein reproduzierbares makulopapulöses Exanthem nach 1 g Paracetamol sind keine unerwünschten Wirkungen nach Stillen beschrieben worden (Übersicht in Bennett 1996). Da Metabolisierung und renale Exkretion beim Neugeborenen nicht voll entwickelt sind, ist eine Anreicherung bei Langzeitbehandlung nicht auszuschließen (Notarianni 1987).

> **Empfehlung für die Praxis:** Paracetamol ist Analgetikum der Wahl für die Stillzeit.

4.1.2 Acetylsalicylsäure

Erfahrungen. Die Halbwertszeit von Salicylaten (z. B. ASS-ratiopharm®, Aspirin®) in der Muttermilch ist mit über 7 Stunden deutlich länger als im Plasma. Die höchsten Werte werden nach knapp 3 Stunden erreicht. Nach einer Einzeldosis von 500 mg *Acetylsalicylsäure* wurden in der Milch maximal 7,8 mg/l gemessen, nach 1000 mg 21 mg/l und nach 1500 mg 48 mg/l (Jamali 1981). Ein Säugling erhält, wenn diese Höchstwerte zugrundegelegt werden, bei einer Stillmahlzeit zwischen 0,2 und 1,4 mg Acetylsalicylsäure pro kg Körpergewicht. Dies entspricht 2–14 % einer antipyretischen Säuglingsdosis von 10 mg/kg.

Zur antiphlogistischen Langzeittherapie mit Tagesdosen bis zu 5 g gibt es nur wenige Erfahrungen. In einem Fall fand sich trotz Zufütterns eine fast therapeutische Konzentration von 65 mg/l im Säuglingsplasma (Unsworth 1987). Der 16 Tage alte Säugling einer anderen Mutter, die zur antiphlogistischen Therapie 4 g Acetylsalicylsäure pro Tag erhielt, zeigte toxische Symptome bei einer Salicylatkonzentration von 240 mg/l im Plasma (Clark 1981). Andere Kasuistiken beschreiben jedoch keine toxischen Effekte.

Gerinnungsstörungen oder ein Reye-Syndrom sind unter analgetischer Dosierung via Muttermilch nicht zu erwarten (Hurwitz 1985).

> **Empfehlung für die Praxis:** Die gelegentliche Einnahme von Acetylsalicylsäure als Schmerzmittel bis 1,5 g/Tag erscheint vertretbar. Paracetamol ist jedoch Mittel der ersten Wahl. Die regelmäßige Einnahme – vor allem in antiphlogistischer (antirheumatischer) Dosis – ist nicht akzeptabel. Hier ist Ibuprofen vorzuziehen. Unproblematisch ist die „Low-dose"-Behandlung mit 100–300 mg/Tag zur Thrombozytenaggregationshemmung. Eine äußerliche, kurzdauernde Anwendung von Salicylaten ist unbedenklich.

4.1.3 Opioide und Opioidderivate

Erfahrungen. *Alfentanil* (Rapifen®), *Buprenorphin* (Temgesic®), *Butorphanol, Codein* (z. B. in Lonarid®, Talvosilen®), *Dextropropoxyphen* (Develin®), *Fentanyl* (Fentanyl-Janssen®), *Morphin* (z. B. MST Mundipharma®), *Nalbuphin* (Nubain®), *Pethidin* (Dolantin®) und *Sufentanil* (Sufenta®) wurden bezüglich ihres Übergangs in die Muttermilch analysiert.

In einer Untersuchung an insgesamt fünf Müttern wurden maximal 500 µg *Morphin*/l Milch bei einer der Mütter gefunden, nachdem diese nach der Geburt zunächst 10 mg i.v. und dann 5 mg i.m. erhalten hatte (Feilberg 1989). Eine andere Kasuistik beschreibt Konzentrationen bis zu 100 µg/l Milch unter täglicher Einnahme von 4× 5 mg bei einer Mutter, die schon im 3. Trimenon der Schwangerschaft Morphin erhalten hatte. Deren Säugling erhielt rechnerisch bis zu 12 % der mütterlichen gewichtsbezogenen Dosis und wies mit 4 µg/l annähernd analgetische Werte im Serum auf (Robieux 1990). Weder toxische Symptome noch Entzugserscheinungen wurden beobachtet. Die Autoren erklären dies mit einer Gewöhnung des Säuglings, der bereits pränatal exponiert war, bzw. mit dem langsamen Abfall seiner Serumwerte aufgrund der verlängerten Halbwertszeit beim Neugeborenen. Jacobson und Mitarbeiter (1990) weisen auf ein mögliches „Imprinting" durch perinatale Morphinexposition hin, das eine spätere Abhängigkeit im Erwachsenenalter bahnen kann. Potentielle Auswirkungen auf die Verhaltens- und kognitive Entwicklung wurden auch von anderen Autoren erörtert, sind aber bei vorübergehender Anwendung von Opiaten kaum zu erwarten.

Buprenorphin verstärkt die schmerzlindernde Wirkung von *Bupivacain*, wenn beides epidural appliziert wird. In einer kontrollierten Untersuchung an 20 Mutter-Kind-Paaren nach Sectio waren jedoch Muttermilchmenge und Gewichtszunahme der Säuglinge in der Buprenorphingruppe signifikant niedriger. Über Symptome der gestillten Kinder unter der 3tägigen Therapie ihrer Mütter wurde nicht berichtet (Hirose 1997).

Butorphanol hat eine Halbwertszeit von bis zu 4 Stunden und einen M/P-Quotienten von 1–2. Die Ergebnisse von zwölf untersuchten Frauen, die nach der Geburt einmalig 2 mg i.m. oder 8 mg oral erhalten haben, lassen eine relative Dosis von unter 1 % für ein gestilltes Kind erwarten (zitiert in Bennett 1996).

Codein siehe Abschnitt 4.2.10.

Nach Verabreichung von 665 mg *Dextropropoxyphen* an sechs Probandinnen wurde, ausgehend von den höchsten Konzentrationen in der Milch, ein Anteil von 1,9 % der mütterlichen Dosis als gewichtsbezogene Tagesdosis für den Säugling errechnet (Kunka 1984).

Vier Stunden nach Entbindung wurde bei 10 Probandinnen, die sub partu bis zu 400 µg *Fentanyl* erhalten hatten, maximal 0,15 µg/l Milch gemessen. Ein Säugling würde demnach höchstens 22,5 ng/kg/Tag erhalten (Leuschen 1990). In einer anderen Untersuchung an 13 Müttern wurde für deren Neugeborene eine Höchstmenge von 19 ng/kg über das Kolostrum errechnet (Steer 1992). Beide Untersuchungen lassen weniger als 1% der mütterlichen gewichtsbezogenen Dosis als realistische Exposition für ein gestilltes Kind erscheinen. Unmittelbar nach Injektion können allerdings deutlich höhere Konzentrationen in der Milch gemessen werden, die jedoch sehr rasch abfallen. Toxische Wirkungen wurden in keinem Fall beschrieben.

Alfentanil und *Sufentanil* sind offenbar ähnlich zu bewerten (Madej 1987, Giesecke 1985). Alfentanil hat mit rund einer Stunde eine kürzere Halbwertszeit als Fentanyl und Sufentanil. Der Übergang von epidural verabreichtem Sufentanil (20 µg zusammen mit 0,5%igem Bupivacain) bei Sectio wurde an 29 Müttern untersucht, die z. T. auch nach der Geburt über patientenkontrollierte Analgesie weiterbehandelt wurden. Bis zum 3. Tag nach der Geburt wurde Sufentanil mit Werten um 0,1 bis maximal 0,2 µg/l Milch gemessen. Alle Kinder waren neurologisch unauffällig (Cuypers 1995).

Von *Nalbuphin*, M/P-Quotient etwa 1, gehen anscheinend nur unbedeutende Mengen in die Milch über, die bei 1% der mütterlichen gewichtsbezogenen Dosis liegen. Dies wurde an sieben Müttern ermittelt, die einmalig 20 mg i.m. erhielten (Wischnik 1988).

Nach einmaliger Injektion von 50 mg *Pethidin* wurde bei einer Gruppe von neun Müttern maximal 0,21 mg/l Milch gemessen. Für einen Säugling errechnen sich daraus 0,03 mg/kg/Tag oder 4% der mütterlichen gewichtsbezogenen Dosis (Peiker 1980). Unter postpartaler patientenkontrollierter Analgesie (PCA) reagierten Pethidin-exponierte Säuglinge in einem neurologischen Testverfahren signifikant auffälliger als Morphin-exponierte (Wittels 1990). Zur negativen Auswirkung von unter der Geburt gegebenem Pethidin auf das frühe Saugverhalten siehe Kapitel 2.

Flupirtin (Katadolon®), *Hydromorphon* (z. B. Dilaudid®), *Meptazinol* (Meptid®), *Nefopam* (z. B. Ajan®), *Pentazocin* (Fortral®), *Piritramid* (Dipidolor®), *Remifentanil* (Ultiva®), *Tilidin* (z. B. in Valoron® N) und *Tramadol* (z. B. Tramal®) sind gar nicht oder unzureichend untersucht.

Das gleiche gilt für die Opiatantagonisten *Naloxon* (z. B. Narcanti®) und *Naltrexon* (Nemexin®).

Zu *Methadon* (Methaddict®) bzw. *Levomethadon* (L-Polamidon®) siehe unter Heroin in Abschnitt 4.16.5.

> **Empfehlung für die Praxis:** Opioidanalgetika sollten in der Stillzeit möglichst nur kurzzeitig angewendet werden. Wegen der atemdepressiven Wirkung ist bei Kindern mit Apnoeneigung generell besondere Vorsicht geboten.
> Codein (in Kombination mit Paracetamol oder Acetylsalicylsäure), Fentanyl und Morphin sind je nach Indikation die Opioidanalgetika der Wahl für die Stillzeit. Falls Alfentanil, Dextropropoxyphen, Nalbuphin oder Pethidin erforderlich sein sollten, sind auch diese akzeptabel.
> Andere Mittel wie Buprenorphin, Flupirtin, Meptazinol, Nefopam, Pentazocin, Piritramid, Tilidin und Tramadol sowie die o.g. Opiatantagonisten erfordern nach Einzeldosen ebenfalls keine Einschränkung des Stillens.
> Die Fortsetzung einer bereits in der Schwangerschaft durchgeführten Substitutionstherapie Heroinabhängiger mit *Methadon* bzw. *Levomethadon* (siehe Abschnitt 4.16.5) ist wegen der Gewöhnung des Feten bzw. Neugeborenen nach heutigem Wissen weniger kritisch zu bewerten als eine in der Stillzeit neu begonnene hochdosierte Opioidanalgesie.

4.1.4 Antirheumatika und Antiphlogistika

Klassische nichtsteroidale Antirheumatika

Erfahrungen. Die Gruppe der Säureantiphlogistika weist aufgrund ihrer Azidität und ihrer hohen Plasmaeiweißbindung (bis 99%) nur sehr niedrige M/P-Quotienten von deutlich unter 1 auf.

Unter täglicher intravenöser Gabe von 1200 mg *Azapropazon* (z.B. Tolyprin®) ließ sich via Muttermilch eine Säuglingsdosis von höchstens 0,8 mg/kg bzw. 4% der mütterlichen gewichtsbezogenen Dosis errechnen (Bald 1990).

Diclofenac (z.B. Diclo-Wolff®, Voltaren®) und *Flufenaminsäure* (z.B. Arlef®) haben ebenfalls kurze Halbwertszeiten. Die in die Muttermilch übergehende Menge ist anscheinend minimal, bei Flufenamin sind es maximal 0,2% (Buchanan 1969 A). Die Bedeutung aktiver Metaboliten des Diclofenac ist ungeklärt.

Ibuprofen (z.B. Dolgit®, Ibuhexal®) hat eine Halbwertszeit von nur 2 Stunden. Bei therapeutischer Gabe von 800–1600 mg/Tag fand man kein Arzneimittel in der Muttermilch. Die Nachweisgrenze wurde in den beiden vorliegenden Untersuchungen mit 1 bzw. 0,5 mg/l angegeben. Über Nebenwirkungen bei gestillten Kindern wurde nicht berichtet (Townsend 1984, Weibert 1983).

Die Halbwertszeit von *Flurbiprofen* (Froben®, Ocuflur®) beträgt 3 Stunden. Bei 3tägiger Anwendung post partum mit 100–200 mg/Tag ließ es sich in einer Untersuchung bei zwölf Frauen nur in drei Milchproben mit maximal 0,08 mg/l nachweisen. Ein Säugling nimmt danach 0,012 mg/kg/Tag auf, d.h. höchstens 0,5 % der mütterlichen Dosis pro kg Körpergewicht. Toxische Wirkungen wurden nicht beschrieben (Smith 1989, Cox 1987).

Indoprofen und *Suprofen* sind analog zu bewerten.

Nach Einnahme von *Indometacin* (z.B. Amuno®, Indomet®) wurden bei einem gestillten Säugling Krampfanfälle beobachtet (Eeg-Olofsson 1978). In einer Untersuchung an 16 Müttern, die für einige Tage 75–300 mg täglich erhielten, wurden allerdings nur maximal 1 % der gewichtsbezogenen mütterlichen Dosis für die Kinder errechnet, diese zeigten keine Symptome (Lebedevs 1991).

Von *Ketorolac* sind maximal 0,3 % der gewichtsbezogenen mütterlichen Dosis für den Säugling errechnet worden (Wischnik 1989).

Unter Langzeittherapie einer Mutter mit *Naproxen* (z.B. Proxen®) ergaben sich maximal 3,6 % als relative Dosis für den Säugling (Jamali 1983). In einem anderen Fall von Langzeittherapie fand sich eine verlängerte Prothrombin- und Thrombozytenaggregationszeit beim Säugling (Fidalgo 1989).

Bei *Piroxicam* (z.B. Felden®, durapirox®) beträgt der Transfer hingegen etwa 8 %. Es konnte jedoch kein Medikament im Serum eines klinisch unauffälligen Säuglings nachgewiesen werden (Østensen 1988).

Die Halbwertszeiten sind bei *Naproxen* mit 14 und bei *Piroxicam* mit bis zu 60 Stunden erheblich länger als bei den vorgenannten Antiphlogistika.

Von *Mefenaminsäure* (z.B. Ponalar®) und *Tenoxicam* gehen maximal 0,8 % als relative Dosis über (Heintz 1993, Buchanan 1969 B).

Zu *Acemetacin* (Rantudil®), *Etofenamat* (z.B. Rheumon®), *Fenbufen*, *Ketoprofen* (z.B. Orudis®), *Lonazolac* (z.B. Argun®), *Lornoxicam* (Telos®), *Meloxicam* (Mobec®), *Nabumeton, Nifluminsäure, Nimesulid, Proglumetacin* (Protaxon®), *Sulindac* und *Tiaprofen* (Surgam®) liegen keine für eine Bewertung ausreichenden Erfahrungen vor.

> **Empfehlung für die Praxis:** Unter den nichtsteroidalen Antirheumatika sind in der Stillzeit die Säureantiphlogistika Ibuprofen und Flurbiprofen Mittel der Wahl. Bei gelegentlicher Einnahme zulässig erscheinen auch Azapropazon, Diclofenac und Flufenaminsäure.

Nicht zu empfehlen sind Acemetacin, Etofenamat, Indometacin, Ketoprofen, Lonazolac, Mefenaminsäure, Meloxicam, Nabumeton, Naproxen, Nifluminsäure, Piroxicam, Proglumetacin, Tenoxicam und Tiaprofen. Eine versehentliche Einnahme der nicht empfohlenen Mittel erfordert keine Einschränkung des Stillens, die Medikation sollte aber umgestellt werden.

4.1.5 Selektive COX-2-Inhibitoren

Erfahrungen. Von dieser Stoffgruppe erwartet man eine deutlich bessere Verträglichkeit aufgrund ihrer selektiven Zyklooxygenasehemmung des Typ 2, der für Entzündungsprozesse entscheidend ist. Damit sollen die durch Hemmung des Typ 1 verursachten Gastrointestinal- und Nierenschäden der unspezifisch hemmend wirkenden klassischen nichtsteroidalen Antirheumatika vermieden werden. Zu dieser neuen Wirkstoffgruppe gehören *Celecoxib* (Celebrex™) und *Rofecoxib* (Vioxx™), deren Halbwertszeiten 11 bzw. 17 Stunden betragen. Es liegen keine Daten zur Anwendung in der Stillzeit vor.

Empfehlung für die Praxis: Selektive COX-2-Inhibitoren sind aufgrund mangelnder Erfahrung in der Stillzeit vorerst zu meiden.

4.1.6 Pyrazolon- und Phenylbutazon-Derivate

Erfahrungen. Zur Anwendung dieser Arzneimittel in der Stillzeit liegen nur wenige Erfahrungen vor.

Unter Berücksichtigung seiner vier Hauptmetaboliten wurden bei *Metamizol* (z.B. Novalgin®, Novaminsulfon®) M/P-Quotienten von etwa 1 errechnet. In einem Fall fanden sich bei Mutter und Kind annähernd gleiche Serumkonzentrationen (Zylber-Katz 1986). Eine andere Kasuistik beschreibt Zyanoseanfälle beim Säugling nach Einnahme von Metamizol durch die Mutter (Rizzoni 1984).

Phenylbutazon (z.B. Butazolidin®, Ambene®) hat eine Halbwertszeit von 30–170 Stunden und einen M/P-Quotienten von 0,1–0,3. Bisher wurden keine toxischen Wirkungen bei gestillten Säuglingen beschrieben. Die American Academy of Pediatrics erhebt keine Einwände gegen eine gelegentliche Einnahme in der Stillzeit.

Im Zusammenhang mit der *Propyphenazon*therapie (z.B. Eufibron®) der Mutter wurde eine hämolytische Anämie bei einem Säugling beschrieben (Frei 1985). Phenazon war noch 8 Tage nach Beendigung der Therapie in der Milch nachweisbar, nicht mehr jedoch im mütterlichen Plasma.

Zu *Famprofazon* (Gewodin®), *Kebuzon* (Ketazon®), *Mofebutazon* (z. B. Mofesal®) und *Phenazon* (z. B. Aequiton-P®) liegen keine Daten vor.

> **Empfehlung für die Praxis:** Famprofazon, Kebuzon, Metamizol, Mofebutazon, Phenazon, Phenylbutazon und Propyphenazon sind zu meiden und durch Paracetamol, Acetylsalicylsäure oder Säureantiphlogistika zu ersetzen, das ist für praktisch alle Indikationen möglich. Eine versehentliche Einnahme erfordert keine Einschränkung des Stillens, die Medikation sollte jedoch umgestellt werden.

4.1.7 Andere Antirheumatika

Erfahrungen. *Gold*verbindungen wie *Auranofin* (Ridaura®), Halbwertszeit 70–80 Tage, und *Natriumaurothiomalat* (Tauredon®), Halbwertszeit 225–250 Tage, sind in der Muttermilch in erheblichem Umfang nachweisbar, obwohl ein M/P-Quotient von höchstens 0,1 ermittelt wurde. Unter monatlicher intramuskulärer Injektion von 10 mg fanden sich 15–30 µg/l Milch. Den Spitzenwert zugrundegelegt, errechnen sich 4,5 µg Gold/kg und Tag für einen vollgestillten Säugling oder rund 130 µg/kg und Monat. Das entspricht der mütterlichen, gewichtsbezogenen Golddosis! Im Serum des Kindes fanden sich 51 µg Gold/l, etwa 10% der mütterlichen Konzentration (Bennett 1996).

Vergleichbare Muttermilchbelastungen haben drei andere Autorengruppen gefunden, zum Teil aber unter höheren mütterlichen Dosen und mit anderen Goldverbindungen. Die errechneten, gewichtsbezogenen Dosisanteile für den Säugling waren jedoch deutlich geringer. Hinweise auf toxische Effekte haben sich bisher nicht ergeben (Übersicht in Bennett 1996).

Unter täglicher Gabe von 400 mg *Hydroxychloroquin* (z. B. Quensyl®) bei Langzeittherapie (Steady-state-Bedingungen) fand sich in der Muttermilch eine maximale Arzneimittelkonzentration von 1,5 mg/l. Ein vollgestilltes Kind könnte darunter 4,3 % der gewichtsbezogenen Dosis erhalten (Nation 1984). Die Halbwertszeit beträgt 30–60 Tage.

Über das neue Basistherapeutikum und Immunsuppressivum *Leflunomid* (Arava®), Halbwertszeit 2 Wochen, liegen noch keine Erfahrungen zur Verträglichkeit beim gestillten Kind vor.

Glucocorticoide siehe Abschnitt 4.5.7, *Methotrexat* siehe Abschnitt 4.12.2, *Sulfasalazin* siehe Abschnitt 4.6.7.

Ademetionin (Gumbaral®), *Chloroquin* (z.B. Chlorochin®, Resochin®) in antirheumatischer Dosis, *Glucosamin* (Dona®), *Hyaluronsäure*präparate (z.B. Hyaject®), *Oxaceprol* (AHP 200®) sowie *D-Penicillamin* (z.B. Metalcaptase®, Trolovol®) sind teilweise hinsichtlich ihrer Nutzen/Risiko-Relation umstritten. Übergang in die Muttermilch sowie Verträglichkeit in der Stillzeit sind nicht ausreichend untersucht. Ein Fallbericht beschreibt zwei Kinder einer Mutter mit Morbus Wilson, die beide 3 Monate lang unter einer *Penicillamin*therapie mit täglich 750 mg gestillt wurden und gut gediehen (Messner 1998).

> **Empfehlung für die Praxis:** Antirheumatikum der Wahl für die Stillzeit ist Ibuprofen. Von den Basistherapeutika sind Sulfasalazin und Glucocorticoide sowie ggf. Hydroxychloroquin zu bevorzugen. Die American Academy of Pediatrics hält auch die Einnahme von Goldpräparaten während der Stillzeit für akzeptabel. Dies sollte aufgrund der o.g. pharmakokinetischen Daten kritisch betrachtet werden. Einzeldosen der anderen Medikamente erfordern keine Einschränkung des Stillens.

▶ 4.1.8 Migränemittel

Erfahrungen. *Ergotamintartrat* (z.B. Ergo sanol® spezial N) vermag eher Symptome des Ergotismus durch Übergang in die Milch zu verursachen als das weniger fettlösliche *Dihydroergotamin* (z.B. Dihydergot®, DET MS®). Generell kann die Milchproduktion bei Ergotaminderivaten – dazu gehören die auch für andere Indikationen verwendeten Wirkstoffe *Cabergolin* (Dostinex®), *Lisurid* (Cuvalit®, Dopergin®) und *Methysergid* (Deseril®) – durch die antiprolaktinämische Wirkung abnehmen (siehe auch Kapitel 3). Exakte Daten zum Übergang von Ergotaminalkaloiden in die Muttermilch liegen bisher nicht vor.

Sumatriptan (Imigran®) hat einen M/P-Quotienten von etwa 5. Nach subkutaner Injektion von 6 mg (bei fünf untersuchten Frauen) wurden 3,5 % der gewichtsbezogenen Dosis für ein vollgestilltes Kind errechnet. Unter Berücksichtigung einer oralen Bioverfügbarkeit von nur 14 % und einer im Säuglingsalter eingeschränkten Clearance liegt die gewichtsbezogene Dosis zwischen 0,7 und 4,9% (Wojnar-Horton 1996). Angaben zu Unverträglichkeiten beim gestillten Kind liegen zu Sumatriptan bisher nicht vor, sind aber aufgrund der üblichen kurzfristigen (Einzeldosis-)Anwendung kaum zu erwarten.

Zu *Almotriptan* (Almogran®), *Cyclandelat* (z.B. Natil®), *Ethaverin* (z.B. in Migräne-Kranit® Kombi), *Iprazochrom* (Divascan®), *Naratriptan* (Naramig®), *Pizotifen* (Sandomigran®), *Rizatriptan* (Maxalt®) und *Zolmitriptan* (AscoTop®) liegen keine ausreichenden Erfahrungen vor.

> **Empfehlung für die Praxis:** Wirkt bei Migräne Paracetamol als Analgetikum der Wahl auch im oberen empfohlenen Dosisbereich nicht ausreichend, können Kombinationen mit Coffein und in Einzeldosen auch mit Codein versucht werden. Ibuprofen, Acetylsalicylsäure, Dihydroergotamin sowie Sumatriptan sind ebenfalls akzeptabel. Dies gilt auch für die antiemetische Behandlung mit Dimenhydrinat, Meclozin und Metoclopramid.

4.1.9 Lokalanästhetika

Erfahrungen. *Lidocain* (z.B. Xylocain®) geht selbst bei intravenöser Behandlung von Herzrhythmusstörungen nur in geringer Menge in die Muttermilch über (siehe Abschnitt 4.4.10). Bei insgesamt 27 Patientinnen, die zur Sectio eine Epiduralanästhesie mit durchschnittlich 183 mg *Lidocain* und 82 mg *Bupivacain* erhalten hatten, wurden nach 2, 6 und 12 Stunden in deren Serum und in der Milch Lokalanästhetika und Metabolite nachgewiesen. Im Mittel fanden sich 860 µg/l Lidocain in der Milch und 90 µg/l Bupivacain sowie 140 µg/l des Metaboliten PPX (Ortega 1999). Die M/P-Quotienten betrugen 0,9, 0,4 und 1,3. Es sind nicht mehr als 1 bis höchstens 4% der oral ohnehin nur beschränkt verfügbaren Wirkstoffe als relative Dosis für ein gestilltes Kind zu erwarten. Die beobachteten Kinder zeigten keine Auffälligkeiten. Eine interpleurale Dauerinfusion von *Bupivacain* (z.B. Carbostesin®), 25 mg/Stunde, führte zu Muttermilchkonzentrationen von maximal 0,45 µg/ml. Im Serum des Säuglings war die Substanz nicht nachweisbar (Nachweisgrenze unter 0,1 µg/ml). Toxische Symptome wurden nicht beobachtet (Übersicht in Spigset 1994).

Daten zu anderen Lokalanästhetika liegen nicht vor. Es ist jedoch anzunehmen, daß auch Substanzen wie *Articain* (Ultracain®) mit kurzer Halbwertszeit und hoher Plasmaeiweißbindung nur sehr geringe

Konzentrationen in der Milch erreichen. Der heute übliche Adrenalinzusatz wirkt ohnehin einem Übergang in die Muttermilch entgegen. *Prilocain* (Xylonest®) wirkt in stärkerem Maße als die anderen Lokalanästhetika als Methämoglobinbildner.

> **Empfehlung für die Praxis:** Bei üblicher Anwendung (im Rahmen einer Zahnbehandlung oder kleiner chirurgischer Eingriffe) können Lokalanästhetika auch in der Stillzeit verwendet werden; dies gilt auch für Kombinationen mit Adrenalin. Prilocain sollte gemieden werden, nach versehentlicher Applikation ist aber keine Stillpause erforderlich.

4.1.10 Andere in der Anästhesie verwendete Mittel

Erfahrungen. *Propofol* (Disoprivan®), Halbwertszeit 30–60 Minuten und M/P-Quotient etwa 1, erscheint nur in geringer Menge im Kolostrum, wenn es zur Einleitung einer Sectio verwendet wurde. Selbst wenn eine vollständige intestinale Resorption durch den Säugling vorausgesetzt wird, ist der Anteil im Vergleich zum plazentaren Transfer offenbar zu vernachlässigen (Dailland 1989). Die vorliegenden Daten deuten darauf hin, daß ein Säugling mit einer Mahlzeit nicht mehr als 1 % der gewichtsbezogenen mütterlichen Dosis mit der Milch erhält.

Nach intravenöser Verabreichung von 5 mg/kg *Thiopental* (z. B. Trapanal®), Halbwertszeit rund 10 Stunden und M/P-Quotient etwa 0,5, an die Mutter wurden Spitzenwerte um 0,9 µg/ml Milch gemessen. Danach würde ein vollgestillter Säugling 0,135 mg/kg oder etwa 2–3 % der intravenös verabreichten, gewichtsbezogenen mütterlichen Dosis erhalten. Realistisch sind aber eher weniger als 0,1 % mit der auf die Narkose folgenden ersten Stillmahlzeit. Dies haben Untersuchungen an insgesamt 16 Frauen ergeben. Da es sich nicht um eine kontinuierliche Exposition handelt, ist auch bei einer im Säuglingsalter verlängerten Halbwertszeit ein toxischer Effekt durch Thiopental nicht anzunehmen (Übersicht in Spigset 1994).

Zur Verträglichkeit anderer intravenöser Narkosemittel wie *Etomidat* (z. B. Hypnomidate®), *Ketamin* (z. B. Ketanest®) und *Methohexital* (Brevimytal®) und zum Neuroleptikum *Droperidol* (Dehydrobenzperidol®) liegen keine systematischen Untersuchungen für die Stillzeit vor. Allerdings wurde auch zu diesen Mitteln bisher nicht über nennenswerte Symptome berichtet, wenn die Mutter nach einer solchen Narkose stillte.

Halothan ist bei einer stillenden Anästhesistin in der Milch in gleicher Konzentration gemessen worden wie in der Raumluft ihres Arbeitsbereichs (2 ppm). Toxische Symptome beim Säugling wurden jedoch weder bei beruflicher Exposition noch infolge einer selbst erhaltenen Inhalationsnarkose geschildert (Coté 1976). Auch im Zusammenhang mit anderen Inhalationsanästhetika wie *Desfluran* (Suprane®), *Enfluran* (Ethrane®) und *Isofluran* (Forene®) ist über unerwünschte Wirkungen beim Säugling nicht berichtet worden (Lee 1993).

Muskelrelaxanzien vom *Curare*-Typ sind quaternäre Ammoniumverbindungen, die aufgrund ihrer geringen Lipophilie kaum in die Milch übergehen dürften und praktisch nicht intestinal resorbiert werden: Seit langem ist bekannt, daß der Verzehr von mit Curare-Pfeilen erlegtem Wild keine toxischen Symptome verursacht.

Zu *Midazolam* und anderen Benzodiazepinen siehe Abschnitt 4.8.4.

> **Empfehlung für die Praxis:** Wenn die Mutter nach einer Narkose wieder in der Lage ist, ihr Kind anzulegen, darf sie stillen. Weder die pharmakokinetischen Eigenschaften der im Zusammenhang mit einer Narkose heute verwendeten Mittel noch die klinischen Erfahrungen begründen eine zusätzliche Stillpause. Dies gilt auch für die Narkose im Rahmen einer Sectioentbindung, bei der ohnehin der diaplazentar übergehende Anteil an Narkotika gegenüber der geringen Kolostrummenge quantitativ im Vordergrund steht!

4.1.11 Myotonolytika

Erfahrungen. Zu den Myotonolytika im weitesten Sinne gehören sehr unterschiedliche Wirkstoffe wie *Baclofen* (z.B. Lioresal®), *Carisoprodol* (Sanoma®), *Chininethylcarbonat* (Chininum aethylcarbonicum®), *Chlormezanon*, *Clostridium botulinum Toxin* (BOTOX®), *Dantrolen* (z.B. Dantamacrin®), *Fenyramidol*, *Mephenesin* (DoloVisano®), *Methocarbamol* (Ortoton®), *Orphenadrin* (Norflex®), *Pridinol* (Myoson®-Hommel), *Tetrazepam* (z.B. Mobiforton®), *Tizanidin* (Sirdalud®) und *Tolperison* (z.B. Mydocalm®).

Zu *Baclofen* gibt es einen Fallbericht, in dem nach Einmaldosis von 20 mg maximal 0,13 mg/l Milch gemessen wurden (Eriksson 1981). Dies würde in einer Stillmahlzeit 1,2 % der gewichtsbezogenen Dosis für das Kind ergeben. Rückschlüsse für die Verträglichkeit einer Dauertherapie können hieraus nicht gezogen werden.

Ausreichende Erfahrungen zur Anwendung in der Stillzeit liegen auch zu den anderen, teilweise sehr alten, therapeutisch überholten Mitteln nicht vor. Bei einigen Medikamenten ist eine leichte Sedierung des gestillten Kindes denkbar.

> **Empfehlung für die Praxis:** Abgesehen von einer Notfallbehandlung mit Dantrolen bei maligner Hyperthermie sollte die Indikation für den Einsatz eines Myotonolytikums sehr kritisch geprüft werden. Physiotherapeutische Maßnahmen und Antiphlogistika bzw. Antirheumatika sind vorzuziehen. Im Einzelfall sollte kurzzeitig die spannungslösende Wirkung niedriger Dosen des besser untersuchten Diazepam genutzt werden.

4.1.12 Gichttherapeutika

Erfahrungen. *Allopurinol* (z. B. Zyloric®, Uripurinol®) bewirkt eine Senkung der Harnsäurekonzentration im Blut über die Hemmung des Enzyms Xanthinoxidase. Eine Kasuistik beschreibt einen unauffälligen Säugling, dessen Mutter täglich 300 mg Allopurinol einnahm. In der Milch war der wirksame Metabolit Oxipurinol mit etwa 50 mg/l, im kindlichen Serum mit 7 mg/l nachweisbar. Die therapeutisch wirksame Konzentration liegt bei 13–19 mg/l im Serum. Die dem Säugling zukommende tägliche Dosis von knapp 8 mg Oxipurinol/kg berührt somit den unteren therapeutischen Dosisbereich (Kamilli 1991).

Zu *Benzbromaron* (Narcaricin®) gibt es keine Erfahrungen.

Probenecid (Probenecid®) fördert über die Hemmung der renalen Rückresorption die Ausscheidung der Harnsäure. Angaben zur Kinetik in der Stillzeit liegen nicht vor, ein Störeffekt beim gestillten Kind ist aber aufgrund des Wirkmechanismus kaum anzunehmen.

Mittel zur Behandlung des akuten Gichtanfalls sind neben nichtsteroidalen Antiphlogistika wie *Ibuprofen* (z. B. Dolgit®, Jenaprofen®), der Mitosehemmstoff *Colchicin* (z.B. Colchicum-Dispert®) und *Phenylbutazon* (z.B. Ambene®, Butazolidin®).

Unter Dauertherapie mit täglich 1 mg *Colchicin* wurden bei vier Frauen mit familiärem Mittelmeerfieber (FMF) maximal 8,6 ng/ml Milch gemessen (M/P-Quotient etwa 1). Sechs Stunden nach der Einnahme waren zwischen 0,9 und 2,6 ng/ml Milch nachweisbar. Den genannten Maximalwert zugrundegelegt, wäre mit annähernd 10% der mütterlichen gewichtsbezogenen Dosis für den Säugling zu rechnen.

Diese vier Säuglinge und noch weitere von den Autoren bis zum Alter von 2 Jahren nachbeobachtete exponierte Kinder entwickelten sich alle unauffällig (Ben-Chetrit 1996).

Eine immuntoxische Wirkung auf die Hämatopoese, einen flüssigkeitsretinierenden Effekt und eine lange Halbwertszeit von 30–170 Stunden kennzeichnen *Phenylbutazon*, das stark antiphlogistisch und schwach analgetisch und antipyretisch wirkt.

> **Empfehlung für die Praxis:** Probenecid ist in der Stillzeit das Mittel der Wahl zur Intervallbehandlung der Gicht. Allopurinol sollte, wenn irgend möglich, gemieden werden.
> Ibuprofen ist das Medikament der Wahl beim Gichtanfall. Phenylbutazon und Colchicin sollen nicht genommen werden. Einzeldosen sind aber kein Grund, das Stillen einzuschränken.
> Über das Stillen bei Langzeittherapie des familiären Mittelmeerfiebers mit Colchicin muß individuell entschieden werden.

Literatur

American Academy of Pediatrics, Committee on Drugs. The transfer of drugs and other chemicals into human breast milk. Pediatrics 1994; 93: 137–50.

Bald R, Bernbeck-Betthäuser ME, Spahn H, Mutschler E. Excretion of azapropazone in human breast milk. Eur J Clin Pharmacol 1990; 39: 271–3.

Ben-Chetrit E, Scherrmann JM, Levy M. Colchicine in breast milk of patients with familial mediterranean fever. Arthritis & Rheumatism 1996; 39: 1213–7.

Bennett PN (ed.). Drugs and Human Lactation, 2nd ed. Amsterdam, New York, Oxford: Elsevier, 1996.

Bennett PN, Humphries SJ, Osborne JP, Clarke AK, Taylor A. Use of aurothiomalate during lactation. Br J Clin Pharmac 1990; 29: 777–9.

Buchanan [A] RA, Eaton CJ, Koeff ST, Kinkel AW. The breast milk excretion of flufenamic acid. Curr Ther Res 1969; 11: 533–38.

Buchanan [B] RA, Eaton CJ, Koeff ST, Kinkel AW. The breast milk excretion of mefenamic acid. Curr Ther Res 1969; 10: 592–97.

Clark JH, Wilson WG. A 16-day old breast-fed infant with metabolic acidosis caused by salicylates. Clin Pediatr 1981; 20: 53–54.

Coté CJ, Kenepp NB, Reed SB, Strobel GE. Trace concentrations of halothane in human breast milk. Br J Anaesth 1976; 48: 541–3.

Cox SR, Forbes BA. Excretion of flurbiprofen into breast milk. Pharmacotherapy 1987; 7: 211–15.

Cuypers L, Wiebalck A, Vertommen JD, van Aken H. Epidural sufentanil for post caesarean pain: breast milk level and effects on the baby. Acta Anaesth Belg 1995; 46: 104–05.

Dailland P, Cockshott ID, Lirzin JD, Jacquinot P, Jorrot JC, Devery J, Harmey JL, Conseiller C. Intravenous propofol during caesarean section: placental transfer, concentrations in breast milk and neonatal effects. A preliminary study. Anesthesiology 1989; 71: 827–34.

Eeg-Olofsson O, Malmros I, Elwin CE, Steen B. Convulsions in a breast-fed infant after maternal indomethacin. Lancet 1978; ii: 215.

Erikssons G, Swahn CF. Concentrations of baclofen in serum and breast milk from a lactating woman. Scand J Clin Lab Invest 1981; 41: 185–87.

Feilberg VL et al. Excretion of morphine in human breast milk. Acta Anaesthesiol Scand 1989; 33: 426–8.

Fidalgo I, Correa R, Gomez Carrasco JA, Martinez Quiroga F. Anemia aguda, rectorragia y hematuria asociadas a la ingestión de naproxén. An Esp Pediat 1989; 30: 317–19.

Frei H, Bühlmann U, Rudin O. Toxische hämolytische Anämie beim Neugeborenen nach Ingestion eines Phenazon-Derivates (Cibalgin®) via Muttermilch. Z Geburtsh Perinatol 1985; 189: 11–2.

Giesecke AH, Rice LJ, Lipton JM. Alfentanil in colostrum. Anesthesiology 1985; 63: A284.

Heintz RC, Stebler T, Lunell NO, Mueller S, Guentert TW. Excretion of tenoxicam and 5'-hydroxy-tenoxicam into human milk. J Pharmacol Med 1993; 3: 57–64.

Hirose M, Hosokawa T, Tanaka Y. Extradural buprenorphine suppresses breast feeding after caesarean section. Br J Anaesth 1997; 79: 120–21.

Hurwitz ES, Barrett MJ, Bregmann D, Gunn WJ, Schonberger LB, Fairweather WR, Drage JS, LaMontagne JR, Kaslow RA, Burlington DB, Quinnan GV, Parker RA, Phillips K, Pinsky P, Dayton D, Dowdl WR. Public Health Service study on Reye's syndrome and medications. N Engl J Med 1985; 313: 849–57.

Jacobson B, Nyberg K, Grönbladh L, Eklund G, Bygdeman M, Rydberg U. Opiate addiction in adult offspring through possible imprinting after obstetric treatment. Br Med J 1990; 301: 1067–70.

Jamali F, Keshavarz E. Salicylate in breast milk. Int J Pharmacol 1981; 8: 285–90.

Jamali F, Stevens RD. Naproxen in milk. Drug Intell Clin Pharmacol 1983; 17: 910–11.

Kamilli I, Gresser U, Schaefer C, Zöllner N. Allopurinol in breast milk. Adv Experim Med Biol 1991; 309A: 143–45.

Kunka RL, Venkatamaranan R, Stern RM, Ladik CE. Excretion of propoxyphene and norpropoxyphene in breast milk. Clin Pharmacol Ther 1984; 35: 675–80.

Lebedevs TH, Wojnar-Horton RE, Yapp P, Roberts MJ, Dusci LJ, Hackett LP, Ilett KF. Excretion of indomethacin in breast milk. Br J Clin Pharmacol 1991; 32: 751–54.

Lee JJ, Rubin AP. Breast-feeding and anaesthesia. Anaesthesia 1993; 48: 616–25.

Leuschen MP, Wolf LJ, Rayburn WF. Fentanyl excretion in breast milk. Clin Pharm 1990; 9: 336–7.

Madej TH, Strunin L. Comparison of epidural fentanyl with sufentanil. Analgesia and side effects after a single bolus dose during elective caesarean section. Anesthesia 1987; 42: 1556–61.

Messner U, Günter HH, Niesert S. Morbus Wilson und Schwangerschaft. Literaturübersicht und kasuistische Mitteilung. Z Geburtsh Neonatol 1998; 202: 77–79.

Nation RL, Hackett LP, Dusci LJ, Ilett KF. Excretion of hydroxychloroquine in human milk. Br J Clin Pharmacol 1984; 17, 368–69.

Notarianni LJ, Oldham HG, Bennett PN. Passage of paracetamol into breast milk and its subsequent metabolism by the neonate. Br J Clin Pharmacol 1987; 24: 63–7.

Østensen M, Matheson I, Laufen H. Piroxicam in breast milk after long-term therapy. Eur J Clin Pharmacol 1988; 35, 567–69.

Ortega D, Viviand X, Lorec AM, Gamerre M, Martin C, Bruguerolle B. Excretion of lidocaine and bupivacaine in breast milk following epidural anesthesia for cesarean delivery. Acta Anesthesiol Scand 1999; 43, 394–97.

Peiker G, Müller B, Ihn W, Nöschel H. Ausscheidung von Pethidin durch die Muttermilch. Zentralbl Gynäkol 1980; 102: 537–41.

Rizzoni G, Furlanut M. Cyanotic crises in a breast-fed infant from mother taking dipyrone. Human Toxicol 1984; 3: 505–7.

Robieux I, Koren G, Vandenbergh H, Schneiderman J. Morphine excretion in breast milk and resultant exposure of a nursing infant. J Toxicol Clin Toxicol 1990; 28: 365–70.

Smith IJ, Hinson JL, Johnson VA, Brown RD, Cook SM, Whitt RT, Wilson JT. Flurbiprofen in post-partum women: plasma and breast milk disposition. J Clin Pharmacol 1989; 29, 174–84.

Spigset O. Anaesthetic agents and excretion in breast milk. Acta Anaesthesiol Scand 1994; 38: 94–103.

Steer PL, Biddle CJ, Marley WS, Lantz RK, Sulik PL. Concentration of fentanyl in colostrum after an analgesic dose. Can J Anaesth 1992; 39: 231–35.

Townsend RJ, Benedetti TJ, Erickson SH, Cengiz C, Gillespie WR, Gschwend J, Albert KS. Excretion of ibuprofen into breast milk. Am J Obstet Gynecol 1984; 149: 184–86.
Unsworth J, d'Assis-Fonseca A, Beswick DT, Blake DR. Serum salicylate levels in a breast fed infant. Ann Rheumat Dis 1987; 46: 638–9.
Weibert RT, Townsend RJ, Kaiser DG, Naylor AJ. Lack of ibuprofen secretion into human milk. Clin Pharmacol 1983; 1: 457–58.
Wischnik A, Manth SM, Lloyd J, Bullingham R, Thompson JS. The excretion of ketorolac tromethamine into breast milk after multiple oral dosing. Eur J Clin Pharmacol 1989; 36: 521–4.
Wischnik A, Wetzelsberger N, Lücker PW. Elimination von Nalbuphin in die Muttermilch. Arzneimittelforschung 1988; 38: 1496–98.
Wittels B, Scott DT, Sinatra RS. Exogenous opioids in human breast milk and acute neonatal neurobehaviour: a preliminary study. Anesth 1990; 73: 864–9.
Wojnar-Horton RE, Hackett LP, Yapp P, Dusci LJ, Paech M, Ilett KF. Distribution and excretion of sumatriptan in human milk. Br J Clin Pharmacol 1996; 41: 217–21.
Zylber-Katz E, Linder N, Granit L, Levy M. Excretion of dipyrone metabolites in human breast milk. Eur J Clin Pharmacol 1986; 30: 359–61.

4.2 Antiallergika, Antiasthmatika und Antitussiva

4.2.1 Antihistaminika (H_1-Blocker)

Erfahrungen. Antihistaminika werden zur Behandlung allergischer Erkrankungen und als Antiemetika (siehe Abschnitt 4.6.13) eingesetzt. Selten wurden darunter leichte, nichtbehandlungsbedürftige Unruhe, Sedierung oder Trinkschwäche beim gestillten Säugling beschrieben (z. B. Moretti 1995).

Astemizol, Cetirizin, Fexofenadin, Loratadin und *Terfenadin* sind H_1-Blocker der neueren Generation, die praktisch keine sedierende Wirkung aufweisen, da sie die Blut-Hirn-Schranke nicht überschreiten.

Die Plasmahalbwertszeit von *Astemizol* beträgt 26 Stunden, die der Metaboliten bis zu 9 Tagen. Der Übergang in die Milch wurde bisher nur bei Hunden untersucht. Hier zeigte sich bei sehr hohen Dosen eine Anreicherung der Substanz (Angaben der Herstellerfirma).

Im Zusammenhang mit der Einnahme eines Kombinationspräparates aus *Brompheniramin* plus d-Isoephedrin durch die stillende Mutter wurde ein hyperexzitabler Säugling beschrieben (Mortimer 1977).

Zu *Cetirizin* (Zyrtec®) liegen keine publizierten Daten zum Übergang in die Muttermilch vor. Bisherige Erfahrungen deuten nicht auf nennenswerte Unverträglichkeiten in der Stillzeit hin. Die Halbwertszeit ist mit 9 Stunden recht kurz, und das Mittel wirkt kaum sedierend oder atropinartig.

Unter *Clemastin*behandlung (Tavegil®) einer Mutter wurden Nackensteifigkeit, Hyperexzitabilität und Schläfrigkeit beim Säugling beobachtet. In der Milch waren 5–10 µg Substanz/l nachweisbar. Im Säuglingsserum fand sich kein Clemastin (Kok 1982).

Zu *Dimetinden* (Fenistil®) sind bisher keine Daten zur Stillzeit verfügbar. Dieser gebräuchliche H_1-Blocker hat eine kurze Halbwertszeit von 5–7 Stunden und Kinderdosen werden für die Altersgruppe ab einem Jahr angegeben. Dimetinden wirkt verhältnismäßig wenig sedierend, besitzt aber eine nicht zu vernachlässigende atropinartige Wirkung.

Diphenhydramin (z. B. Emesan®) wird von der American Academy of Pediatrics für die Stillzeit empfohlen. Wegen der stark sedierenden Wirkung ist der Einsatz als Antiallergikum jedoch nicht mehr zu vertreten. Das gilt ebenfalls für *Doxylamin* (z. B. Hoggar® N, Mereprine®).

Nach einer Einmaldosis von 40 mg *Loratadin* (Lisino®) wurde der Übergang auf den Säugling mit etwa 1% wirksamer Substanz (einschließlich Metabolit), gemessen an der mütterlichen gewichtsbezogenen Dosis, errechnet (Hilbert 1988).

Zu *Pseudoephedrin* selbst läßt sich eine relative Dosis von maximal 15% errechnen (Findlay 1984).

Terfenadin (z. B. Hisfedin®, Teldane®), M/P-Quotient bei 0,2, hat eine Halbwertszeit von 20 Stunden. Eine Untersuchung an vier stillenden Frauen ergab weniger als 0,5% der gewichtsbezogenen Dosis für den Säugling. In der Milch war die Muttersubstanz nicht nachweisbar, sondern nur deren wirksame Metaboliten (Lucas 1995).

Nach einmaliger Gabe von 2,5 mg *Triprolidin* (in Olynth Kombi®), Plasmahalbwertszeit 4 Stunden, Wirkdauer 12 Stunden, betrug die vom Säugling aufgenommene Dosis 0,36 µg/kg/Tag (Findlay 1984). Das sind weniger als 0,1% der von Reynolds (1989) angegebenen therapeutischen Tagesdosis im Säuglingsalter (3 mg/Tag). Toxische Symptome wurden nicht beobachtet. Diese Substanz wird nur in Kombination mit Pseudoephedrin angeboten.

Keine detaillierten Erkenntnisse zur Stillzeit liegen zu folgenden Substanzen vor: *Alimemazin* (Repeltin®), *Azelastin* (Allergodil®), *Bamipin* (Soventol®), *Carbinoxamin* (Polistin®), *Cyproheptadin* (Peritol®), *Dexchlorpheniramin* (Polaronil®), *Fexofenadin* (Telfast®), *Hydroxyzin* (z.B. Atarax®), *Ketotifen* (z.B. Zaditen®), *Levocabastin* (z.B. Livocab® Augentropfen), *Mebhydrolin*, *Mequitazin* (Metaplexan®), *Mizolastin* (Mizollen®), *Oxatomid*, *Pheniramin* (Avil®) und *Tritoqualin* (Inhibostamin®).

> **Empfehlung für die Praxis:** Antiallergika der Wahl für die Stillzeit sind Dimetinden, Loratadin, Cetirizin und Triprolidin.
> Bei keinem dieser Mittel können im Fall einer längerdauernden Therapie Symptome wie Unruhe oder leichte Sedierung ausgeschlossen werden. Das ist jedoch kein Grund, eine notwendige Therapie zu unterlassen oder gar abzustillen. Bei Auftreten der genannten Symptome muß im Einzelfall über Konsequenzen nachgedacht werden, in erster Linie Umstellen auf ein anderes Präparat.

4.2.2 β_2-Sympathomimetika für die Asthmatherapie

Erfahrungen. Als meist inhalativ angewendete Broncholytika sind die β_2-Sympathomimetika *Fenoterol* (z.B. Berotec®), *Pirbuterol* (Zeisin®), *Reproterol* (Bronchospasmin®), *Salbutamol* (z.B. Sultanol®) und *Terbutalin* (z.B. Bricanyl®) mit Plasmahalbwertszeiten von etwa 3 Stunden gut verträglich.

Nur für *Terbutalin* gibt es Daten zum Übergang in die Muttermilch. 3,5 µg/l Milch wurden unter oraler Medikation von 3mal täglich 2,5 oder 5 mg gemessen. Der M/P-Quotient liegt zwischen 1 und 2. Die Aufnahme durch den Säugling beträgt maximal 0,7 µg/kg/Tag, also etwa 0,7 % der mütterlichen Dosis pro kg Körpergewicht. Toxische Wirkungen wurden nicht beobachtet (Boreus 1982, Lönnerhol 1982). Bei inhalativer Anwendung ist der Übergang geringer als unter der oralen Behandlung. Exzessive Überdosierung kann auch beim Säugling zu Unruhe und Tachykardie führen.

Die neuen Mittel *Formoterol* und *Salmeterol* (Aeromax®, Serevent®), die länger als die anderen Mittel wirken, sind hinsichtlich ihrer Verträglichkeit in der Stillzeit nicht systematisch untersucht. Letzteres gilt auch für *Clenbuterol* (z.B. Spiropent®) und *Tulobuterol* (Brelomax®).

Empfehlung für die Praxis: Salbutamol und Terbutalin sind die Mittel der Wahl unter den kurzwirksamen inhalierten β_2-Sympathomimetika. Ist ein langwirksames β_2-Sympathomimetikum indiziert, kann Formoterol unter genauer Beobachtung des Säuglings versucht werden. Die orale Behandlung mit β_2-Sympathomimetika gehört nicht zur Asthmastandardtherapie (siehe Asthmastufenplan in Kapitel 2) und sollte auch in der Stillzeit unterbleiben. Dennoch rechtfertigen weder orale Einzeldosen dieser Mittel noch eine Applikation der anderen o.g. Wirkstoffe eine Einschränkung des Stillens; ein Umstellen der Therapie sollte jedoch zumindest bei kindlichen Symptomen erfolgen.

4.2.3 Andere Sympathomimetika

Erfahrungen. Die nichtselektiven β-Sympathomimetika *Isoprenalin*, *Hexoprenalin* und *Orciprenalin* (Alupent®) sind Ausnahmesituationen vorbehalten und gehören nicht mehr zur Asthmatherapie. Auch in ihrem Fall dürften allenfalls Unruhe und Tachykardie beim gestillten Kind zu beobachten sein.

Empfehlung für die Praxis: Einzeldosen von Isoprenalin, Hexoprenalin und Orciprenalin zwingen nicht zum Abstillen; ein Umstellen der Therapie sollte aber erfolgen.

4.2.4 Anticholinergika für die Asthmatherapie

Erfahrungen. Die anticholinerge Wirkung von *Ipratropiumbromid* (Atrovent®) und *Oxitropiumbromid* (Ventilat®) bewirkt ebenfalls eine Bronchodilatation und kann zu einer erheblichen Herabsetzung der erforderlichen β-Sympathomimetikadosis führen. Der Umfang an dokumentierten Erfahrungen zur Anwendung in der Stillzeit ist zwar gering, jedoch ist beim lange eingeführten Ipratropiumbromid von einer guten Verträglichkeit auszugehen.

Empfehlung für die Praxis: Ipratropiumbromid ist für die Asthmatherapie während des Stillens akzeptabel und sollte gegenüber Oxitropiumbromid vorgezogen werden.

4.2.5 Theophyllin

Erfahrungen. *Theophyllin*präparate (z.B. duraphyllin®, Euphyllin®) sind in moderater Dosierung und den heute üblichen Retardzubereitungen auch in der Stillzeit gut verträglich. Nach Verabreichung höherer Dosen kann beim Säugling verstärkte Unruhe auftreten, insbesondere bei Injektionen und rektalen Zubereitungen. Größere Mengen koffeinhaltiger Getränke sind während der Therapie zu meiden.

Nach Applikation von 300 mg *Theophyllin* wurden maximale Konzentrationen von 6 mg/l Milch gemessen und ein M/P-Quotient von 0,7 berechnet. Höchstens 0,9 mg/kg/Tag gehen auf den Säugling über. Unter Langzeittherapie mit 800 mg/Tag können 10 % einer gewichtsbezogenen Kinderdosis zum Säugling übergehen (Übersicht in Bennett 1996). Wegen der beim Neugeborenen auf 15–40 Stunden verlängerten Plasmahalbwertszeit ist eine Anreicherung beim jungen Säugling möglich. Realistisch betrachtet werden Plasmakonzentrationen von 4 mg/l kaum überschritten. Auch für ein Neugeborenes bedeutet dies kein Risiko, da Theophyllin mit guter Verträglichkeit zur Apnoeprophylaxe bei Frühgeborenen eingesetzt wird. Hierbei werden Plasmakonzentrationen von 6–13 mg/l angestrebt.

Nach Einmaldosis von 5 mg/kg *Diprophyllin* (Ozothin®) an 20 Mütter wurde ein Spitzenwert von 14 mg/l in der Milch gemessen und ein M/P-Qutient von 2 ermittelt. Dies ergibt rechnerisch maximal rund 40 % der mütterlichen gewichtsbezogenen Dosis. Die Autoren errechnen, daß der kindliche Serumspiegel mit 4,6 mg/l fast 70 % des mütterlichen Wertes erreichen könne (Übersicht in Bennett 1996).

> **Empfehlung für die Praxis:** Theophyllin kann bei Anwendung gemäß Asthmastufenplan auch in der Stillzeit verwendet werden. Diprophyllin ist zu meiden.

4.2.6 Cromoglicinsäure und Nedocromil

Erfahrungen. Von *Cromoglicinsäure* (duracroman®, Intal®) werden weniger als 10 % der inhalierten Substanz resorbiert, enteral sind es unter 1 %. Die Plasmahalbwertszeit beträgt etwa 80 Minuten. Der Übergang in die Muttermilch ist praktisch ausgeschlossen.

Zu *Nedocromil* (z.B. Tilade®) liegen keine publizierten Erfahrungen vor.

> **Empfehlung für die Praxis:** Cromoglicinsäure kann gemäß Asthmastufenplan in der Stillzeit verwendet werden. Sie ist Nedocromil vorzuziehen.

4.2.7 Glucocorticoide

Siehe Abschnitt 4.5.7.

4.2.8 Antileukotriene

Erfahrungen. Die *Leukotrien-Rezeptor-Antagonisten Montelukast* (Singulair®) und *Zafirlukast* sowie der *Lipoxygenaseinhibitor Zileuton* sollen als Zusatzbehandlung der Vorbeugung asthmatischer Beschwerden dienen. Es liegen keine ausreichenden Erfahrungen zur Stillzeit vor.

> **Empfehlung für die Praxis:** Wenn konventionelle Mittel des Asthmatherapiestufenplans nicht ausreichend wirken, kann Montelukast unter guter Beobachtung des gestillten Säuglings versucht werden.

4.2.9 Mukolytika und Expektoranzien

Erfahrungen. *Acetylcystein* (z. B. Bromuc®, Fluimucil®), *Ambroxol* (z. B. Expit®, Mucosolvan®) und *Bromhexin* (z. B. Bisolvon®) sind weit verbreitet und auch in der Stillzeit gut verträglich. Details zur Kinetik liegen nicht vor.

Carbocistein (Mucopront®), *Guajacol* (Anastil®), *Guaifenesin* (z. B. Fagusan® N), *Mesna* (z. B. Mistabronco®) und Präparate mit *ätherischen Ölen* wie *Cineol, Myrtol, Limonen, Eukalyptus* (z. B. Gelomyrtol®, Pinimenthol®, Soledum®) sind in der Stillzeit wahrscheinlich auch verträglich, systematische Untersuchungen liegen jedoch hierzu nicht vor. Ätherische Öle können den Geschmack der Milch verändern und zu Trinkproblemen führen.

Jod aus *Kalium jodatum* reichert sich hochgradig in der Milch an und kann auf diesem Wege die kindliche Schilddrüse blockieren (siehe Abschnitt 4.5.6).

> **Empfehlung für die Praxis:** Acetylcystein, Ambroxol und Bromhexin sind Mukolytika der Wahl in der Stillzeit, wenn nichtmedikamentöse Vorgehensweisen wie reichlich Flüssigkeitszufuhr und Inhalation tatsächlich unwirksam sind. Carbocistein, Guajacol, Guaifenesin und Mesna sind dagegen zu meiden.
> Kalium jodatum als Expektorans ist absolut kontraindiziert.

4.2.10 Antitussiva

Erfahrungen. *Codein* (z. B. Codicaps®, Codipront®) hat eine Halbwertszeit von 3–4 Stunden, weniger als 25 % sind an Plasmaprotein gebunden, der M/P-Quotient liegt bei 2. Bei einem einwöchigen Säugling wurde eine Bradykardie nach einmaliger Gabe von 30 mg Codein an die Mutter beobachtet (Smith 1982). In einem weiteren Fall wurden nach 60 mg mütterlicher Einmaldosis maximal 455 µg/l Milch gemessen (Findlay 1981). Dies ergibt rechnerisch maximal 7 % der gewichtsbezogenen mütterlichen Dosis für den Säugling. Hier und auch in anderen Untersuchungen zeigten die gestillten Säuglinge keine Symptome, wenn die tägliche mütterliche Dosis – wie von einigen Autoren empfohlen – unter 240 mg lag (Meny 1993). Diese Menge wird allerdings bei antitussiver und sporadischer analgetischer Verwendung bei weitem nicht erreicht.

Bei einer codeinabhängigen Mutter (300 mg/Tag) fanden sich im Urin ihres neurologisch auffälligen Neugeborenen 1 mg Codein/l. Im Falle einer heroinabhängigen Mutter, die täglich 625 mg Codein als Ersatzdroge nahm, wurden im Serum ihres zyanotischen und apnoischen Kindes 1,5 mg Dihydrocodein/l gemessen (eigene Beobachtungen).

Kasuistiken zu *Dextromethorphan* (z. B. NeoTussan®) in der Stillzeit liegen nicht vor. Die Substanz ist ein d-Isomer des Codein-Analogons Levorphanol. Sie hat keine analgetischen Eigenschaften. Sedierende Wirkung und Suchtpotential sollen geringer als beim Codein sein.

Die Verabreichung von 150 mg *Noscapin* (z. B. Capval®) führte zu einer Konzentration von maximal 83 µg/l Milch (Olsson 1986). Das entspricht pro kg und Tag 12,5 µg für den Säugling, also nur 0,5 % der mütterlichen gewichtsbezogenen Dosis. Nach experimentellen Ergebnissen wurden Noscapin mutagene Eigenschaften zugeschrieben.

Im Zusammenhang mit *Pentoxyverin* (z. B. Sedotussin®) wird ein Kind mit bis zu 15 Sekunden andauernden Apnoezuständen beschrieben (Stier 1988). Die Mutter hatte 90 mg/Tag eingenommen. Die im

Säuglingsserum gemessenen Werte sollen über denen im mütterlichen Serum gelegen haben. Der M/P-Quotient wird mit 10, die Halbwertszeit beim Kind mit 5 Tagen angegeben. Rechnerisch enthielten 660 ml Muttermilch (Tagesmenge) lediglich 93 µg Pentoxyverin. Apnoen, teils mit Zyanose, wurden bereits früher bei therapeutischer Verabreichung von Pentoxyverin an junge Säuglinge gesehen (Mühlendahl 1996).

Zu *Benproperin* (Tussafug®), *Clobutinol* (z. B. Silomat®), *Dropropizin* (Larylin®), *Eprazinon* (Eftapan®), *Isoaminil* und *Pipazetat* (Selvigon®Hustensaft) liegen keine Erfahrungen vor.

> **Empfehlung für die Praxis:** Eine hustenunterdrückende Medikation sollte nur bei langeanhaltendem, unproduktivem und quälendem Husten in Betracht gezogen werden. Zunächst sind Inhalationstherapie, reichlich Flüssigkeitszufuhr und die Gabe von Expektoranzien zu versuchen.
> Einzelgaben von Dextromethorphan und Codein sind in der Stillzeit erlaubt. Pentoxyverin ist kontraindiziert. Benproperin, Clobutinol, Dropropizin, Eprazinon, Isoaminil, Noscapin und Pipazetat sollten nicht verwendet werden. Die versehentliche Einnahme dieser Mittel erfordert lediglich eine Umstellung der Therapie und keine Einschränkung des Stillens.

Literatur

Bennett PN (ed.). Drugs and Human Lactation, 2nd ed. Amsterdam, New York, Oxford: Elsevier, 1996.

Boréus LO, de Château P, Lindberg C, Nyberg L. Terbutaline in breast milk. Br J Clin Pharmacol 1982; 13: 731–32.

Findlay JWA, Butz RF, Sailstad JM, Warren JT, Welch R. Pseudoephedrine and Triprolidine in plasma and breast milk of nursing mothers. Br J Clin Pharmacol 1984; 18: 901–06.

Findlay JWA, DeAngelis RL, Kearney MF, Welch RM, Findlay JM. Analgesic drugs in breast milk and plasma. Clin Pharmacol 1981; 29: 625–33.

Hilbert J, Radwanski E, Affrime MB, Perentesis G, Symchowicz S, Zampaglione N. Excretion of Loratadine in human breast milk. J Clin Pharmacol 1988; 28: 234–9.

Kok THHG, Taitz LS, Bennett MJ, Holt DW. Drowsiness due to clemastine transmitted in breast milk. Lancet 1982; 1: 914–15.

Lönnerholm G, Lindström B. Terbutaline excretion into breast milk. Br J Clin Pharmacol 1982; 13: 729–30.

Lucas BD, Purdy CY, Scarim S, Benjamin S, Abel SR, Hilleman DE. Terfenadine pharmacokinetics in breast milk in lactating women. Clin Pharmacol Ther 1995; 57: 398–402.

Meny RG, Naumburg EG, Alger LS, Brill-Miller JL, Brown S. Codeine and the breastfed neonate. J Hum Lact 1993; 9: 237–40.

Moretti ME, Liau-Chu M, Taddio A, Ito S, Koren G. Adverse events in breastfed infants exposed to antihistamines in maternal milk. Reprod Toxicol 1995; 9: 588.

Mortimer EA Jr. Drug toxicity from breast milk? Pediatrics 1977; 60: 780–81.

Mühlendahl KE, Oberdisse U, Bunjes R, Ritter S. Vergiftungen im Kindesalter, 2. Aufl. Stuttgart: Enke, 1996.

Olsson B, Bolme P, Dahlström B, Marcus C. Excretion of noscapine in human breast milk. Eur J Clin Pharmacol 1986; 30: 213–5.

Reynolds EF (ed.). Martindale. The Extra Pharmacopoeia. London: The pharmaceutical press, 1989.

Smith JW. Codeine-induced bradycardia in a breast-fed infant. Clinical Research 1982; 30: 2.

Stier BJ, Sieverding L, Moeller H. Pentoxyverin-Intoxikation über die Muttermilch bei einem vollgestillten Neugeborenen. Dtsch Med Wschr 1988; 113: 898–900.

4.3 Antiinfektiva

4.3.1 Antibiotika allgemein

Bei vielen Antibiotika erhält ein gestilltes Kind unter Behandlung der Mutter weniger als 1 % der auf das Körpergewicht bezogenen therapeutischen Dosis. Damit werden allenfalls minimale, in keinem Falle bakterienhemmende Konzentrationen im Säuglingsplasma erreicht.
In der Literatur werden immer wieder folgende Risiken diskutiert:
- Beeinflussung der Darmflora (als Folge eventuell Durchfall),
- Beeinflussung bakteriologischer Untersuchungen, die im Fall einer Erkrankung des Säuglings erforderlich werden könnten,
- Entwicklung resistenter Keime,
- Sensibilisierung.

Erwiesen haben sich alle diese Nebenwirkungen bisher nicht. Am ehesten ist – im seltenen Fall – mit einer vorübergehenden, nicht therapiebedürftigen Abnahme der Stuhlkonsistenz zu rechnen (Ito 1993).

4.3.2 Penicilline, Cephalosporine und andere β-Lactam-Antibiotika

Erfahrungen. Bei allen gängigen *Penicillinderivaten* (z. B. Isocillin®, Amoxypen®) liegt der M/P-Quotient unter 1. Der vollgestillte Säugling erhält in der Regel deutlich weniger als 1 % einer therapeutischen Dosis (Übersicht in Bennett 1996).

Ähnliches gilt für *Cephalosporine* (z. B. Ceporexin®, Oracef®), die zum Teil im Darm des Säuglings inaktiviert werden (Übersicht in Bennett 1996).

Bei *Aztreonam* (Azactam®) sind nach einer Einzeldosis an die Mutter 0,2 % als relative Dosis für das Kind in der auf die Applikation folgenden Stillmahlzeit ermittelt worden (Ito 1990).

Bei *Imipenem* (Zienam®) wurden in einer japanischen Untersuchung durchschnittlich 0,8 % einer gewichtsbezogenen, i. v. verabreichten Dosis in der Tagesmilchmenge gemessen (Ito 1988).

Von *Sulbactam* (z. B. Unacid®) beträgt die relative pro Tag übergehende Dosis maximal 1 % (Foulds 1985).

Enteral werden die zuletzt genannten Substanzen kaum resorbiert. Dies spricht zusätzlich für eine geringe biologische Verfügbarkeit beim gestillten Kind.

β-Lactam-Antibiotika sowie der Enzyminhibitor *Clavulansäure* (in Augmentan®) haben sich bisher nicht als toxisch für das gestillte Kind erwiesen.

> **Empfehlung für die Praxis:** Penicillinderivate und Cephalosporine sind neben Erythromycin die Antibiotika der Wahl in der Stillzeit. Soweit möglich, sollten länger eingeführte Substanzen bevorzugt werden. Wenn erforderlich, können auch andere β-Lactam-Antibiotika und Clavulansäure verwendet werden.

4.3.3 Erythromycin und andere Makrolide

Erfahrungen. Von *Erythromycin* (z. B. Erythrocin®, Monomycin®), M/P-Quotient etwa 0,5, erhält der Säugling (bei einer mütterlicher Dosis von 2 g/Tag) mit maximal 0,48 mg/kg/Tag knapp 2 % einer gewichtsbezogenen, therapeutischen Säuglingsdosis (Matsuda 1984, Knowles 1972). Der Zusammenhang von Pylorusstenose und Erythromycin über die Muttermilch wurde anläßlich einer Fallbeobachtung diskutiert (Stang

1986). Es fanden sich keine anderen Untersuchungen, die diese Hypothese bestätigten.

In einem Fallbericht zu *Azithromycin* (Zithromax®), 500 mg/Tag, wurde ein Höchstwert von 2,8 mg/l Milch angegeben, das entspricht 5 % der mütterlichen Dosis pro kg Körpergewicht (Kelsey 1994).

Von *Clarithromycin* (z. B. Klacid®) wurden bei Behandlung puerperaler Infektionen mit 500 mg/Tag maximal 1,5 mg wirksame Substanz pro Liter Milch gemessen (Sedlmayr 1993), das sind 2,7 % der gewichtsbezogenen mütterlichen Dosis.

Von *Roxithromycin* (Rulid®) sollen weniger als 0,05 % in die Milch übergehen (Lassman 1988).

Zu *Spiramycin* (z. B. Rovamycine®) liegen keine Daten vor.

Über spezifische Unverträglichkeit während der Stillzeit wurde bei keinem der hier genannten Makrolide berichtet, dies gilt auch für *Josamycin* (Wilprafen®).

> **Empfehlung für die Praxis:** Erythromycin und Roxythromycin sind neben den Penicillinderivaten und den Cephalosporinen Antibiotika der Wahl für die Stillzeit. Die Makrolidantibiotika Azithromycin, Clarithromycin, Josamycin, Spiramycin sind Mittel der 2. Wahl. Bei bereits bestehendem ausgeprägtem Ikterus in den ersten Lebenstagen gilt Vorsicht, wenn die Mutter hochdosiert parenteral Makrolide erhält.

4.3.4 Tetracycline

Erfahrungen. *Tetracycline* erreichen in der Muttermilch Konzentrationen, die deutlich unter den mütterlichen Plasmawerten liegen. Das in der Muttermilch enthaltene Kalzium inaktiviert einen Teil der übergegangenen Substanz. Symptome beim Säugling sind nicht zu erwarten und auch nie berichtet worden. Insbesondere kommt es nicht zu einer Gelbfärbung der Zähne bei Exposition über die Muttermilch.

Unter *Doxycyclin*therapie (z. B. Vibramycin®, Doxy-Wolff®) mit 200 mg, 24 Stunden später 100 mg, fanden sich maximal 1,4 mg/l in der Milch. Höchstens 3–4 % der mütterlichen gewichtsbezogenen Dosis gelangen auf diese Weise zum Säugling.

Ähnlich ist es bei *Minocyclin* (z. B. Clinomycin®) und *Tetracyclin* (z. B. Achromycin®).

Unter Therapie mit *Chlortetracyclin* liegt der mit der Milch transportierte Dosisanteil unter 1 % (Übersicht in Bennett 1996).

Empfehlung für die Praxis: Tetracycline, also auch Doxycyclin und Minocyclin, können gegeben werden, wenn von den Antibiotika der Wahl (s.o.) kein Erfolg erwartet wird.

4.3.5 Aminoglykosidantibiotika

Erfahrungen. Unter täglich 3× 80 mg *Gentamicin* (z.B. Refobacin®) intramuskulär wurden maximal 0,78 mg/l Milch gemessen (Celiloglu 1994). Das sind etwa 3 % der gewichtsbezogenen mütterlichen Dosis. Allerdings wurden bei 5 von 10 in diese Untersuchung einbezogenen Neugeborenen Gentamicinkonzentrationen im Serum gemessen, die 10 % der mütterlichen Werte betrugen. Das läßt darauf schließen, daß Neugeborene in nicht zu vernachlässigendem Umfang Aminoglykoside enteral resorbieren oder durch verminderte Ausscheidung akkumulieren.

Kanamycin (z.B. Kanamytrex®) und *Tobramycin* (z.B. Gernebcin®) erscheinen nur in geringen Mengen (bis etwa 1 %) in der Muttermilch.

Die anderen Aminoglykosidantibiotika *Amikacin* (z.B. Biklin®), *Neomycin* (z.B. Bykomycin®), *Netilmicin* (Certomycin®), *Paromomycin* (Humatin®), *Spectinomycin* (Stanilo®) und *Streptomycin* (z.B. Strepto-Hefa®) sind diesbezüglich unzureichend dokumentiert. Wahrscheinlich sind sie analog zu bewerten. Von der Neugeborenenperiode abgesehen, werden Aminoglykoside enteral kaum resorbiert.

Empfehlung für die Praxis: Falls Aminoglykoside zwingend indiziert sind, dürfen sie auch in der Stillzeit gegeben werden. Die kritische Indikationsprüfung gilt besonders für die Neugeborenenzeit, da mit quantitativer Resorption und Akkumulation durch den Säugling gerechnet werden muß und zumindest bei Streptomycin eine ototoxische Wirkung auf diesem Wege nicht auszuschließen ist.

4.3.6 Nitrofurantoin, Sulfonamide, Trimethoprim und Dapson

Erfahrungen. Von *Nitrofurantoin* (z.B. Furadantin®) wurden etwa 2,5 % der gewichtsbezogenen mütterlichen Dosis beim Säugling ermittelt (Pons 1990), wenn die höchsten gemessenen Milchkonzentrationen zugrundegelegt werden. Daß diese Menge einen Ikterus durch Verdrängung des Bilirubins verstärkt, wie immer wieder behauptet wird, erscheint nicht realistisch. Auch eine hämolytische Reaktion mit resultierendem Kernikterus bei Säuglingen mit Glukose-6-Phosphat-Dehydrogenasemangel ist nicht zu erwarten.

Sulfonamide gehen in unterschiedlichem Maße in die Muttermilch über. Die prozentualen Angaben zur gewichtsbezogenen mütterlichen Dosis bewegen sich zwischen 1 % und – im Fall des alten Sulfonamids *Sulfanilamid* – über 50 %. Bei *Sulfamethoxazol*, dem Sulfonamidanteil in *Co-trimoxazol* (z. B. Co-trimoxazol®, Bactoreduct®), sind es durchschnittlich 2 %.

Vom *Trimethoprim* sind unter 5tägiger Behandlung mit *Co-trimoxazol* durchschnittlich 4–5,5 % der relativen Dosis für den vollgestillten Säugling errechnet worden (Übersicht in Bennett 1996).

Zu *Tetroxoprim* (Sterinor®) gibt es keine Daten.

Im Fall einer Therapie mit *Dapson* (Dapson-Fatol®) können 10–20 % der gewichtsbezogenen Dosis mit der Milch übergehen (Edstein 1986, Sanders 1982). In einer Fallbeschreibung waren Dapson und sein Hauptmetabolit Monoacetyldapson im kindlichen Serum nachweisbar. Der Säugling entwickelte eine hämolytische Anämie (Sanders 1982).

> **Empfehlung für die Praxis:** Co-trimoxazol oder Trimethoprim allein (bei Harnwegsinfekten als Monotherapie meist ebenso wirksam wie Co-trimoxazol) sind indikationsgerecht einsetzbar. Falls wirklich indiziert, können auch Nitrofurantoin und Sulfonamide verordnet werden.
> Im Fall einer notwendigen Dapsonbehandlung muß über eine Einschränkung des Stillens im Einzelfall entschieden werden.

4.3.7 Gyrasehemmstoffe

Erfahrungen. *Nalidixinsäure* und die neueren Gyrasehemmstoffe scheinen sich, soweit überhaupt untersucht, in der Muttermilch anzureichern.

Für *Ciprofloxacin* (Ciprobay®) wurde errechnet, daß zwischen 2 und 7 % der gewichtsbezogenen mütterlichen Dosis den Säugling erreichen (Gardner 1992, Cover 1990, Giamarellou 1989). Im Serum eines gestillten Kindes konnte aber kein Ciprofloxacin nachgewiesen werden (mütterl. Serumkonzentration 0,21 mg/l, Nachweisgrenze 0,03 mg/l; Gardner 1992). Bei *Fleroxacin* (Quinodis®) wurden 10 % der mütterlichen, gewichtsbezogenen Dosis für den Säugling ermittelt (Dan 1993).

Zu *Cinoxacin* (z. B. Cinobactin®), *Enoxacin* (Enoxor®), *Grepafloxacin* (Vaxar®), *Levofloxacin* (Tavanic®), *Lomefloxacin* (Okacin®, Augentropfen), *Moxifloxacin* (Avalox®), *Norfloxacin* (Barazan®), *Ofloxacin* (Tarivid®), *Pefloxacin* (Peflacin®), *Rosoxacin* und *Sparfloxacin* (Zagam®) liegen keine Daten zum Transfer in die Muttermilch vor.

Im Tierversuch schädigen Gyrasehemmstoffe den Gelenkknorpel im Wachstumsalter irreversibel.

Empfehlung für die Praxis: Gyrasehemmstoffe sollen in der Stillzeit nicht genommen werden. Sie sind in aller Regel leicht durch ein Standardantibiotikum mit einem geringeren Risikopotential zu ersetzen. Wenn eine komplizierte Infektion z. B. der Harnwege oder eine Pseudomonasinfektion tatsächlich einen Gyrasehemmstoff erzwingt, sollte Ciprofloxacin gewählt und weitergestillt werden. Einzeldosen der anderen Gyrasehemmstoffe erfordern keine Einschränkung des Stillens, die Medikation sollte aber umgesetzt werden.

4.3.8 Nitroimidazolantibiotika

Erfahrungen. In der Neugeborenenperiode ist die Halbwertszeit von *Metronidazol* (z. B. Clont®, Arilin®) verlängert, bei Frühgeborenen auf 35–74 Stunden. Beim Erwachsenen beträgt sie bis zu 10 Stunden. Nach einer oralen Einmaldosis von 2 g wegen Trichomoniasis wurden nach 2–4 Stunden die höchsten Konzentrationen in der Milch gefunden. Diese erreichen Höchstwerte um 21 mg/l, in einem Fall waren es sogar 46 mg/l. Im Durchschnitt 12 %, im Höchstfall bis etwa 20 % einer gewichtsbezogenen therapeutischen Kinderdosis (15 mg/kg Tag) errechnen sich für einen vollgestillten Säugling, wenn man die wirksamen Metaboliten in der Milch miteinbezieht. Im Plasma gestillter Kinder ließen sich Metronidazol und sein Metabolit Hydroxymetronidazol mit jeweils etwa 2 µg/ml nachweisen. Vergleichbare Ergebnisse fanden sich nach 9tägiger Therapie mit 1200 mg/Tag (Passmore 1988, Heisterberg 1983, Erickson 1981). Spezifische Toxizität via Muttermilch wurde bei den rund 60 publizierten Mutter-Kind-Paaren nicht beschrieben. Selbst therapeutisch (z. B. bei nekrotisierender Enterokolitis) bei Frühgeborenen angewendet, ist dieses Mittel im allgemeinen gut verträglich.

Bei *Tinidazol* (Simplotan®) kann der Transfer via Muttermilch maximal 10 % der i.v. verabreichten gewichtsbezogenen mütterlichen Dosis betragen (Mannisto 1983).

Nimorazol (Esclama®) ist in der Stillzeit nicht untersucht.

Für experimentell beobachtete mutagene und karzinogene Effekte von Metronidazol gibt es beim Menschen bisher keine Anhaltspunkte.

> **Empfehlung für die Praxis:** Bei Trichomoniasis sollte Metronidazol gegenüber den anderen Nitroimidazolen bevorzugt werden. Der mehrtägigen vaginalen Applikation ist eine orale Einmaldosis von 2 g vorzuziehen. Dies ist therapeutisch effektiver und verringert die Exposition für den Säugling. Wenn möglich, sollte die Metronidazolapplikation abends nach der letzten Stillmahlzeit erfolgen, um durch die nächtliche Stillpause die Exposition weiter zu verringern. Dies gilt auch für eine mehrtägige intravenöse Anwendung, falls diese wirklich zwingend indiziert ist, weil eine mit Standardantibiotika nicht behandelbare Infektion mit einem Problemkeim vorliegt. Abstillen oder eine Stillpause mit Zufüttern von Flaschennahrung erscheint aufgrund der vorliegenden Erfahrungen nicht mehr gerechtfertigt.

4.3.9 Andere Antibiotika und Harnwegsantiseptika

Erfahrungen. Bei *Clindamycin* (Sobelin®) wurden maximal 3,1 mg/l Milch gemessen. Das sind für den Säugling rund 6% der von der Mutter eingenommenen gewichtsbezogenen Dosis oder 15% einer Säuglingsdosis pro Tag. In einem Fallbericht wird eine hämorrhagische Enteritis beim Säugling beschrieben, dessen Mutter Clindamycin und Gentamycin einnahm. Die Symptomatik besserte sich spontan, nachdem das Stillen unterbrochen wurde (Übersicht in Bennett 1996).

Von *Lincomycin* (Albiotic®) wurden maximal 1% der mütterlichen gewichtsbezogenen Dosis in der Milch gemessen (Medina 1963).

Von *Vancomycin* (z.B. Vancomycin CP Lilly®) wurden unter intravenöser Anwendung von 2mal täglich 1 g 12,7 mg/l Milch gefunden (Reyes 1989). Eine solche Konzentration entspricht rechnerisch 5,8% der mütterlichen Dosis für einen vollgestillten Säugling. Vancomycin wird aber enteral vom Säugling praktisch nicht aufgenommen.

Chloramphenicol (z. B. Paraxin®, Chloramsaar®) wird eine dosisabhängige knochenmarksschädigende Wirkung zugeschrieben, die aber bei Exposition über die Muttermilch bisher nicht beobachtet wurde. Spitzenwerte bis 4 mg/kg/Tag, durchschnittlich aber nur etwa 1% einer therapeutischen Säuglingsdosis, gehen mit der Milch über (Übersicht in Bennett 1996). Nahrungsverweigerung und Erbrechen wurden im Zusammenhang mit der mütterlichen Behandlung beschrieben (Havelka 1968).

Zu *Colistin* (z. B. Diarönt®) und *Polymyxin B* (Polymyxin B „Pfizer"®) liegen keine Daten zur Stillzeit vor.

Das Harnwegsantiseptikum *Methenamin* (z. B. Urotractan®) ist unzureichend untersucht und gehört nicht zur rationalen Arzneitherapie. Auch zum *Hydrochinon Arbutin* (in *Bärentraubenblätterextrakt*) liegen keine dokumentierten Erfahrungen vor.

> **Empfehlung für die Praxis:** Falls wirklich unumgänglich, dürfen Clindamycin, Vancomycin, Lincomycin sowie Colistin und Polymyxin B verordnet werden. Clindamycin sollte jedoch nicht routinemäßig nach zahnärztlichen Eingriffen angesetzt werden. Kontraindiziert ist Chloramphenicol. Es ist in aller Regel leicht durch ein Antibiotikum mit geringerem Risikopotential zu ersetzen. Eine einmalige Applikation erfordert keine Einschränkung des Stillens, dies gilt auch nach einer kurzfristigen Anwendung der besprochenen Harnwegsantiseptika.

4.3.10 Tuberkulostatika

Erfahrungen. Bei zwei mit *Ethambutol* (z. B. Myambutol®) behandelten Frauen wurden in der Milch 1,4 und 4,6 µg/ml gemessen. Die mütterliche Dosis betrug im ersten Fall 15 mg/kg, im zweiten ist sie nicht angegeben (Snider 1984). Für den Säugling errechnen sich daraus 1,5 % der gewichtsbezogenen mütterlichen Dosis oder (im zweiten Fall) 0,7 mg/kg Körpergewicht.

Von *Isoniazid* (z. B. Isozid®) mit einem M/P-Quotienten von etwa 1 sollen bis zu 2 mg/kg/Tag, also 20 % einer gewichtsbezogenen therapeutischen Dosis den Säugling erreichen. Toxische Wirkungen wurden bisher nicht beschrieben (Snider 1984, Berlin 1979).

Unter 1 % liegt die relative Dosis laut einer Kasuistik zu *Pyrazinamid* (z. B. Pyrafat®). Die Mutter nahm täglich 1 g (Holdiness 1984).

Maximal 5 % einer gewichtsbezogenen therapeutischen Dosis von *Rifampicin* (z. B. Eremfat®) gehen auf den Säugling über (Snider 1984).

Das Aminoglykosid *Streptomycin* (z. B. Streptothenat®) ist nur in geringer Menge in der Milch zu erwarten und wird, von der Neugeborenenperiode abgesehen, nicht in nennenswertem Umfang enteral resorbiert (siehe Abschnitt 4.3.5).

Zu *Protionamid* (z. B. Peteha®) liegen keine Daten vor.

> **Empfehlung für die Praxis:** Tuberkulostatika der Wahl für die Stillzeit sind Isoniazid (in Kombination mit einer Vitamin-B_6-Prophylaxe von täglich 0,5–1 mg/kg für den Säugling), Rifampicin und Pyrazinamid. Auch Ethambutol ist akzeptabel. Streptomycin sollte nicht in der Neugeborenenperiode angewendet werden. Protionamid ist zu meiden.

4.3.11 Aciclovir, antiretrovirale Mittel und andere Virustatika

Erfahrungen. Von *Aciclovir* (Zovirax®), M/P-Quotient 2–4, nimmt der vollgestillte Säugling maximal 1 % einer oralen mütterlichen gewichtsbezogenen Dosis auf (Meyer 1988). Unter i.v.-Gabe von täglich 900 mg sind es durchschnittlich 5 % (Bork 1995). Toxische Symptome wurden nicht beobachtet (Taddio 1994, Meyer 1988). Das Risiko einer Beeinflussung des Immunsystems durch Exposition über die Muttermilch erscheint nach derzeitigen Erfahrungen recht unwahrscheinlich.

Zu den anderen Virustatika *Amantadin* (Grippin Merz®), *Brivudin* (Helpin®), *Cidofovir* (VISTIDE®), *Famciclovir* (Famvir®), *Foscarnet-Natrium* (z. B. Foscavir®), *Ganciclovir* (Cymeven®), *Ribavirin* (Virazole®), *Valaciclovir* (Valtrex®) und *Zanamivir* (Relenza™) sowie zu den antiretroviralen Substanzen *Abacavir* (Ziagen™), *Didanosin* (Videx®), *Efavirenz* (SUSTIVA™), *Indinavir* (Crixivan®), *Lamivudin* (Epivir™), *Nelfinavir* (VIRACEPT®), *Nevirapin* (Viramune®), *Ritonavir* (Norvir™), *Saquinavir* (INVIRASE®), *Stavudin* (ZERIT®), *Zalcitabin* (HIVID Roche®) und *Zidovudin* (Retrovir®) können keine Angaben zur Verträglichkeit in der Stillzeit gemacht werden.

> **Empfehlung für die Praxis:** Bei äußerlicher und oraler Applikation von Aciclovir kann gestillt werden; im Fall einer parenteralen Applikation sprechen bisher nur theoretische Gründe für eine Stillpause. Die übrigen Virustatika und antiretroviralen Substanzen erfordern, falls wirklich indiziert, eine individuelle Entscheidung über die Fortsetzung des Stillens. Bei den speziell für HIV-Infektionen eingesetzten Mitteln ist neben der potentiellen Toxizität dieser Mittel zu bedenken, daß generell nur in solchen Regionen das Stillen ausdrücklich empfohlen wird, in denen die schlechte Wasserhygiene bei der Herstellung von Fertignahrung das größere Risiko für den Säugling darstellen würde als das bisher angenommene Infektionsrisiko über die Muttermilch (siehe Abschnitt 4.15.5).

4.3.12 Lokale Antimykotika

Erfahrungen. Zu den lokal wirksamen Antimykotika zählen *Nystatin* (z.B. Candio Hermal®, Moronal®) und *Clotrimazol* (z.B. Canesten®, Mykofungin®). Sie werden praktisch nicht resorbiert und sind enteral für den Säugling nicht verfügbar. Umfangreiche Erfahrungen mit der therapeutischen Anwendung im Säuglingsalter sprechen gegen ein toxisches Potential. Gleiches gilt für *Miconazol* (z.B. Daktar®), das ebenfalls kaum resorbiert wird.

Bifonazol (Mycospor®), *Croconazol* (Pilzcin®), *Econazol* (z.B. Epi-Pevaryl®), *Fenticonazol* (z.B. Lomexin®), *Isoconazol* (Travogen®), *Ketoconazol* (z.B. Terzolin®), *Omoconazol* (Fungisan®), *Oxiconazol* (z.B. Myfungar®), *Sertaconazol* (z.B. Mykosert®) und *Tioconazol* (z.B. Fungibacid®) sind in Struktur und Wirkung dem Clotrimazol verwandt, aber weniger erprobt.

Keine Erfahrungen liegen vor zu *Amorolfin* (Loceryl®), *Ciclopirox* (Batrafen®), *Naftifin* (Exoderil®), *Terbinafin* (Lamisil®), *Tolciclat* (Fungifos®) und *Tolnaftat* (z.B. Chlorisept®) sowie dem vaginal verwendeten *Chlorphenesin* (Soorphenesin®).

> **Empfehlung für die Praxis:** Lokale Antimykotika der Wahl für die Stillzeit sind Nystatin und Clotrimazol. Auch Miconazol ist akzeptabel. Diese drei Mittel sind den anderen, o.g. lokal wirksamen Antimykotika vorzuziehen. Falls tatsächlich eines der anderen Mittel zwingend indiziert ist, kann uneingeschränkt weiter gestillt werden, wenn nur vorübergehend oder kleinere Flächen behandelt werden.

4.3.13 Antimykotika zur systemischen Anwendung

Erfahrungen. Systemisch eingesetzt werden heute vor allem *Fluconazol* (z.B. Fungata®), *Ketoconazol* (Nizoral®) und *Itraconazol* (z.B. Siros®).

Bei *Fluconazol* wurden nach einer Einmaldosis von 150 mg oral maximal 2,9 µg/ml Milch gemessen. Ein vollgestillter Säugling könnte demnach über 15% der mütterlichen, gewichtsbezogenen Dosis erhalten. Für Fluconazol in der Milch wurde eine Halbwertszeit von 30 Stunden errechnet (Force 1995). Von manchen Autoren wird die gute Verträglichkeit von Fluconazol bei intravenöser therapeutischer Anwendung im Säuglingsalter angeführt, um für eine Freigabe in der Stillzeit zu plädieren.

In einem Fallbericht zur systemischen Verabreichung von *Ketoconazol* wurden durchschnittlich 0,4 % und maximal 1,4 % der gewichtsbezogenen mütterlichen Dosis für den Säugling errechnet (Moretti 1995).

Für die Bewertung von *Itraconazol* sowie von *Amphotericin B* (Ampho-Moronal®), *Flucytosin* (Ancotil®), *Griseofulvin* (z.B. Likuden® M) und *Terbinafin* (Lamisil®) liegen keine ausreichenden Daten vor.

> **Empfehlung für die Praxis:** Falls eine systemische Therapie unumgänglich ist, sollte Fluconazol gewählt werden, das heute wegen allgemein besserer Verträglichkeit dem Ketoconazol gegenüber vorgezogen wird. Doch auch Fluconazol darf nicht, wie manchmal zu lesen, als harmloses „Wundermittel" für die Pilzinfektion der Brust betrachtet werden. Im Falle einer unumgänglichen systemischen Behandlung sollte die Einnahme möglichst abends nach der letzten Stillmahlzeit erfolgen. Eine längere Stillpause mit der Gabe von Flaschennahrung ist nicht zu begründen.
> Eine systemische Behandlung mit Itraconazol, Amphotericin, Griseofulvin, Flucytosin und Terbinafin ist in der Stillzeit zu vermeiden.

4.3.14 Malariamittel

Erfahrungen. M/P-Quotienten zwischen 2 und 6 sind für *Chloroquin* (Resochin®) errechnet worden. Nach oraler Gabe von 600 mg Chloroquinbase an stillende Mütter sind Spitzenwerte von 4,4 mg/l Milch gemessen worden (Ogunbona 1987). Allerdings muß auch der Hauptmetabolit Desmethylchloroquin beachtet werden. Die sehr lange Halbwertszeit läßt trotz wöchentlicher Einnahme bei der Malariaprophylaxe bleibend hohe Plasma- bzw. Milchspiegel erwarten. Von einer wöchentlichen (Prophylaxe-)Dosis von 500 mg Chloroquinphosphat (= etwa 300 mg Chloroquinbase) ausgehend, errechnet sich für die Mutter eine gewichtsbezogene Dosis von knapp 1 mg/kg/Tag. Nach zwei anderen Untersuchungen (Ette 1987, Edstein 1986) gehen durchschnittlich zwischen 1 und 12 % (!) der mütterlichen gewichtsbezogenen täglichen Dosis mit der Milch über. Das wären bei der hier üblichen Prophylaxedosis täglich bis zu 0,1 mg/kg. Chloroquin läßt sich im Urin gestillter Säuglinge nachweisen (Witte 1990). Über Symptome wurde trotz des möglicherweise nicht unerheblichen Übergangs bisher nicht berichtet.

Auch *Chinin* (z.B. Chininum hydrochloricum), das derzeit wegen zunehmender Resistenzen eine Renaissance in der Malariatherapie erlebt, ist in der Stillzeit gut verträglich. Für Chinin wurde ein M/P-Quotient von 0,2–0,5 ermittelt. Unter einer i.v.-Therapie mit 25 mg/kg ergaben sich maximal 1,2 mg/kg für den gestillten Säugling, bei oraler Therapie sind es 0,5 mg/kg. Das entspricht einer relativen Dosis von rund 5 bzw. 2% (Phillips 1986).

Mefloquin (Lariam®) hat ein neurotoxisches Potential. Zur Anwendung in der Stillzeit liegt eine Untersuchung vor, in der nach einer Einzeldosis von 250 mg Mefloquinbase ein M/P-Quotient von 0,15 und ein Übergang von maximal 4% der gewichtsbezogenen Dosis ermittelt wurde (Edstein 1988). Die bisherigen Erfahrungen zu Mefloquin reichen für eine differenzierte Risikobeurteilung in der Stillzeit nicht aus.

Proguanil (Paludrine®) ist ein sehr lange erprobtes und offenbar auch in der Stillzeit gut verträgliches Mittel.

Zu *Halofantrin* (Halfan®) und *Primaquin* (Primaquine®) liegen keine Erkenntnisse vor.

> **Empfehlung für die Praxis:** Von den zur Malariaprophylaxe und -therapie eingesetzten Mitteln sind Chloroquin und Proguanil Mittel der Wahl. Bei zwingender Indikation dürfen auch Chinin und die Kombination Sulfadoxin/Pyrimethamin (Fansidar®) sowie Mefloquin verordnet werden. Halofantrin und Primaquin sollten, wenn möglich, gemieden werden; eine einmalige Gabe erfordert jedoch keine Stillpause. Chloroquin und Chinin sollen während der Stillzeit nicht für andere Indikationen mit täglicher Applikation (z.B. rheumatische oder Autoimmunerkrankungen) verwendet werden.

4.3.15 Anthelminthika

Erfahrungen. *Pyrviniumembonat* (Molevac®, Pyrcon®), *Mebendazol* (z.B. Vermox®), *Niclosamid* (Yomesan®) und *Pyrantel* (Helmex®) werden kaum resorbiert und scheinen deshalb in der Stillzeit verträglich zu sein. Wahrscheinlich gilt das auch für das Echinokokkenmittel *Albendazol* (Eskazole®).

Praziquantel (z.B. Biltricide®, Cesol®) tritt in geringem Maße in die Muttermilch über (Pütter 1979).

Ivermectin zur Behandlung der *Onchozerkose* wird gastrointestinal gut resorbiert, seine Halbwertszeit beträgt 12 Stunden, der M/P-Quotient 0,5. In der Milch wurden nach Einmaldosis von 150 µg/kg an die

Mutter durchschnittlich etwa 10 µg/l und maximal knapp 23 µg/l gemessen (Okbuokiri 1994). Selbst unter Berücksichtigung des Höchstwertes ergeben sich rechnerisch nur 2% der gewichtsbezogenen mütterlichen Dosis für ein vollgestilltes Kind.

> **Empfehlung für die Praxis:** Zur Behandlung von Oxyuren sollten Pyrviniumembonat oder Mebendazol eingesetzt werden, bei Bandwurmbefall Niclosamid, im Falle anderer Wurmerkrankungen Mebendazol und bei Echinokokkose auch Albendazol. Ivermectin darf im Bedarfsfall ebenfalls verabreicht werden. Falls es keine Alternative zu Praziquantel gibt, darf auch dieses ohne Einschränkung des Stillens verordnet werden.

Literatur

American Academy of Pediatrics, Committee on Drugs. The transfer of drugs and other chemicals into human breast milk. Pediatrics 1994; 93: 137–50.

Bennett PN (ed.). Drugs and Human Lactation, 2nd ed. Amsterdam, New York, Oxford: Elsevier, 1996.

Berlin CM, Lee C. Isoniazid and acetylisoniazid disposition in human milk, saliva and plasma. Fed Proc 1979; 38: 426.

Bork K, Benes P. Concentration and kinetic studies of intravenous acyclovir in serum and breast milk of a patient with eczema herpeticum. J Am Acad Derm 1995; 32: 1053–55.

Celiloglu M, Celiker, Guven H, Tuncok Y, Demir N, Erten O. Gentamicin excretion and uptake from breast milk by nursing infants. Obstet Gynecol 1994; 84: 263–5.

Cover DL, Mueller BA. Ciprofloxacin penetration into human breast milk: a case report. DICP 1990; 24: 703–4.

Dan M, Weidekamm E, Sagiv R, Portmann R, Zakut H. Penetration of fleroxacin into breast milk and pharmacokinetics in lactating women. Antimicrob Agents Chemother 1993; 37: 293–6.

Edstein MD, Veenendaal JR, Hyslop R. Excretion of mefloquine in human breast milk. Chemotherapy 1988; 34: 165–9.

Edstein MD, Veenendaal JR, Newman K, Hyslop R. Excretion of chloroquine, dapsone and pyrimethamine in human milk. Br J Clin Pharmacol 1986; 2: 733–35.

Erickson SH, Oppenheim GL, Smith GH. Metronidazole in breast milk. Obstet Gynecol 1981; 57: 48–50.

Ette EI, Essien E, Ogonor JI, Brown-Awala JI. Chloroquine in human milk. J Clin Pharmacol 1987; 27: 499–502.

Evaldson GR, Lindgren S, Nord CE, Rane AT. Tinidazole milk excretion and pharmacokinetics in lactationg women. Br J Clin Pharmacol 1985; 19: 503–7.

Foulds G, Miller RD, Knirsch AK, Thrupp LD. Sulbactam kinetics and excretion into breast milk in postpartum women. Clin Pharmacol Ther 1985; 38: 692–96.

Force RW. Fluconazole concentrations in breast milk. Pediatr Infect Dis J 1995; 14: 235–6.

Gardner DK, Garbe SG, Harter C. Simultaneous concentrations of ciprofloxacin in breast milk and in serum in mother and breast-fed infant. Clin Pharm1992; 11: 352–4.

Giamarellou H, Kolokythas E, Petrikkos G, Gazis J, Aravantinos D, Sfikakis P. Pharmacokinetics of three newer quinolones in pregnancy and lactating women. Am J Med 87, Suppl. 1989; 5A: 49–51.

Hac LR, Adair FL, Hesseltine HC. The excretion of free and acetylsulfanilamide in human breast milk. Am J Obstet Gynecol 1993; 38: 57–66.

Havelka J, Hejzlar M, Popov V, Viktorinova D, Prochazka J. Excretion of chloramphenicol in human milk. Chemotherapy 1968; 13: 204–11.

Heisterberg L, Branjeberg PE. Blood and milk concentrations of metronidazole in mothers and infants. J Perinat Med 1983; 11: 114–29.

Holdiness MR. Antituberculous drugs and breast-feeding. Arch Int Med 1984; 144: 1888.

Ito K, Hirose R, Tamaya T, Yamada F, Izumi K. Pharmacokinetic and clinical studies on aztreonam in the perinatal period. Jpn J Antibiot 1990; 43: 719–26.

Ito K, Izumi K, Takagi H, Tamaya T. Fundamental and clinical evaluation of inipenem/cilastatin sodium in the perinatal period. Jpn J Antibiot 1988; 11: 1778–85.

Ito S, Blajchman A, Stephenson M, Eliopoulos C, Koren G. Prospective follow-up of adverse reactions in breast-fed infants exposed to maternal medication. Am J Obstet Gynecol 1993; 168: 1393–9.

Kelsey JJ, Moser LR, Jennings JC, Munger MA. Presence of azithromycin breast milk concentrations: a case report. Am J Obstet Gynecol 1994; 170: 1375–6.

Knowles JA. Drugs in milk. Pediatr Currents 1972; 21: 28–32.

Lassmann HB, Puri SH, Ho I, Sabo R, Mezzino MJ. Pharmacokinetics of roxithromycin (RU 965). J Clin Pharmacol 1988; 28: 141–52.

Mannisto PT, Karhunen K, Koskela O, Suikkari AM, Mattila J, Haataja H. Concentrations of tinidazole in breast milk. Acta Pharmacol Toxicol 1983; 53: 254–56.

Matsuda T. Transfer of antibiotics into maternal milk. Biol Res Preg 1984; 5: 57–60.

Medina A, Fiske N, Hjelt-Harvey I, Brown CD, Prigot A. Absorption, diffusion, and excretion of a new antibiotic, lincomycin. Antimicrob Agents Chemother 1963; 161: 189–96.

Meyer LJ, de Miranda P, Sheth N, Spruance S. Acyclovir in human breast milk. Am J Obstet Gynecol 1988; 158: 586–8.

Moretti ME, Ito S, Koren G. Disposition of maternal ketoconazole in breast milk. Am J Obstet Gynecol 1995; 173: 1625–6.

Myer LJ, de Miranda P, Sheth N, Spruance S. Acyclovir in human breast milk. Am J Obstet Gynecol 1988; 158: 586–88.

Ogbuokiri JE, Ozumba BC, Okonkwo PO. Ivermectin levels in human breast milk. Eur J Clin Pharmacol 1994; 46, 89–90.

Ogunbona FA, Onyeji CO, Bolaji O, Toriniro EA. Excretion of chloroquine and desethylchloroquine in human milk. Br J Clin Pharmacol 1987; 23: 473–76.

Passmore CM, McElnay JC, Rainey EA et al. Metronidazole excretion in human milk and its effects on the suckling neonate. Br J Clin Pharmacol 1988; 26: 45–51.

Phillips KE, Looareesuwan S, White NJ, Silamut K, Kietinun S, Warrell DA. Quinine pharmacokinetics and toxicity in pregnant and lactating women. Br J Clin Pharmacol 1986; 21: 677–83.

Plomp TA, Thiery M, Maes RAA. The passage of thiamphenicol and chlormaphenicol into human milk after single and repeated oral administration. Vet Hum Toxicol 1983; 25: 167–72.

Pons G, Rey E, Richard MO, Vauzelle F, Francouale C, Moran C, d'Athis P, Badoual J, Olive G. Nitrofurantoin excretion in human milk. Dev Pharmacol Ther 1990; 14: 148–52.

Pütter J, Held E. Quantitative studies on the occurrence of praziquantel in milk and plasma of lactating women. Eur J Drug Metabol Pharmacokinet 1979; 4: 193–8.

Sanders SW, Zone JJ, Flotz RL, Tolman KG, Rollins DE. Haemolytic anemia induced by dapsone transmitted through breast milk. Ann Int Med 1982; 90: 465–66.

Sedlmayr Th, Peters F, Raasch W, Kees F. Clarithromycin, ein neues Makrolid-Antibiotikum. Wirksamkeit bei puerperalen Infektionen und Übertritt in die Muttermilch. Geburtsh u Frauenheilk 1993; 53: 488–91.

Snider DE jr, Powell KE. Should women taking antituberculosis drugs breastfeed? Arch Intern Med 1984; 144: 589–90.

Stang H. Pyloric stenosis associated with erythromycin ingested through breast milk. Minnesota Medicine 1986; 69: 669–70.

Taddio A, Klein J, Koren G. Acyclovir excretion in human breast milk. Ann Pharmacother 1994; 28: 585–7.

Takasa Z, Shirafuji H, Uchida M, Kanemitsu M. Laboratory and clinical studies on tobramycin in the fields of obstetrics and gynecology. Chemotherapy (Tokyo) 1975; 23: 1399–1402.

Traeger A, Peiker G. Excretion of nalidixic acid via mother's milk. Arch Toxicol 1980; 4 Suppl: 388–90.

Varsano I, Fischl J, Sochet SB. The excretion of orally ingested nitrofurantoin in human milk. J Pediatr 1973; 82: 886–87.

Witte AMC, Klever HJH, Brabin BJ, Eggelte TA, Van dert Kaay HJ, Alpers MP. Field evaluation of the use of ELISA to detect chloroquine and ist metabolites in blood, urine and breast-milk. Trans Royal Soc Trop Med Hyg 1990; 84: 521–25.

4.4 Herz-/Kreislaufmittel und Diuretika

4.4.1 β-Rezeptorenblocker

Erfahrungen. Kreislaufsymptome und Hypoglykämie werden zwar hin und wieder im Zusammenhang mit der Aufnahme von β-Rezeptorenblockern über die Muttermilch zitiert. Im Gegensatz zur präpartalen Exposition ist ein solcher Effekt aber wenig wahrscheinlich. Dennoch sind *Acebutolol*, *Atenolol* und *Sotalol* kritisch zu betrachten, da niedrige Eiweißbindung und die vorwiegend renale Ausscheidung einen erheblichen Transfer zum Kind und eine Anreicherung beim jungen (unreifen) Säugling möglich machen.

Bradykardie, Hypotonus und Tachypnoe wurden im Zusammenhang mit *Acebutolol* (z. B. Prent®, Neptal®) gesehen; etwa 5–10 % der mütterlichen Dosis pro kg Körpergewicht hatte ein Kind rechnerisch erhalten (Boutroy 1986). Besonders der aktive Metabolit *Diacetolol* reichert sich mit einem ungewöhnlich hohen M/P-Quotienten von bis zu 24,7 in der Muttermilch an.

Bei therapeutischer Einstellung mit 100 mg *Atenolol* (z. B. Tenormin®, Atenolol-Wolff®) wurden Muttermilchkonzentrationen von maximal 2,1 mg/l gemessen (M/P-Quotient 1,1–6,8). Vom Säugling werden bis zu 19 % der gewichtsbezogenen Erwachsenendosis aufgenommen (Übersicht in Bennett 1996). In einem Fall wurden sogar 3 mg/kg, entsprechend 180 % der Erwachsenendosis ermittelt. Der betreffende Säugling mußte wegen Bradykardie, Zyanose und Hypothermie stationär behandelt werden (Schimmel 1989). Ob hier zusätzlich eine (versehentliche) direkte Arzneimittelapplikation vorlag, ist unklar.

Die mit der Milch übertragene relative Dosis von *Betaxolol* (Kerlone®) erreicht höchstens 4,3% (Morselli 1990).

Nach einer Einmaldosis von 400 mg *Dilevalol* finden sich einschließlich der relevanten Metaboliten maximal 155 µg des Wirkstoffs pro Liter Milch, das wären 0,35% der gewichtsbezogenen mütterlichen Dosis (Radwanski 1988).

Labetalol wirkt sowohl als α- als auch β-Rezeptorenblocker. Unter Dauerbehandlung mit 300–1200 mg/Tag wurden eine maximale Muttermilchkonzentration von 0,7 mg/l und M/P-Quotienten zwischen 0,2 und 1,5 ermittelt. Ein Säugling erhält damit pro Tag und Kilogramm höchstens 0,1 mg. Das entspricht 0,3% der mütterlichen Dosis pro kg Körpergewicht (Übersicht in Bennett 1996).

Der Transfer von *Mepindolol* (Corindolan®) kann 5% der mütterlichen gewichtsbezogenen Dosis betragen (Übersicht in Bennett 1996).

Unter Langzeittherapie mit 100 und 200 mg *Metoprolol* (z.B. Beloc®, Jeprolol®) wurden maximal 0,7 mg/l Milch gemessen. Der M/P-Quotient liegt bei 3. Die dem Säugling zukommende Tagesdosis beträgt trotzdem höchstens 0,1 mg/kg. Das entspricht 3,2% der mütterlichen gewichtsbezogenen Dosis. Etwa 10% der nordeuropäischen Bevölkerung sollen Metoprolol nur langsam metabolisieren. Dies könnte der Grund dafür sein, daß in einem Fall bei einem (symptomlosen) Säugling eine Plasmakonzentration von 45 µg/l gemessen wurde. Bei den anderen gestillten Kindern waren es 0,5–3 µg/l (Übersicht in Bennett 1996). Die therapeutischen Konzentrationen beim Erwachsenen wurden mit 93–881 µg/l angegeben.

Nadolol (Solgol®) kann mit bis zu 5% der mütterlichen gewichtsbezogenen Dosis mit der Milch übergehen (Übersicht in Bennett 1996).

Von *Oxprenolol* (Trasicor®) gehen bis zu 1,5% der mütterlichen gewichtsbezogenen Dosis auf das Kind über.

Unter Behandlung mit *Propranolol* (z.B. Dociton®, Obsidan®) sind es höchstens 0,4% (Übersicht in Bennett 1996).

Sotalol ist bei den Antiarrhythmika (siehe Abschnitt 4.4.10) beschrieben.

Bei oraler Anwendung von *Timolol* beträgt der Dosisanteil 3,3% (Fidler 1983). Timolol (z.B. Chibro-Timoptol®) wird auch als Augentropfen für die Glaukomtherapie angeboten. Hierunter ergeben sich geringe Konzentrationen in der Milch: Nimmt die Mutter täglich insgesamt 0,5 mg in Augentropfen zu sich, erhält der Säugling höchstens 0,8 µg/kg/Tag (Lustgarten 1983).

Zu *Alprenolol* (Aptin-Duriles®), *Bisoprolol* (z.B. Concor®), *Bopindolol* (Wandonorm®), *Bupranolol* (betadrenol®), *Carteolol* (Endak®), *Carazolol* (Conducton®), *Carvedilol* (z.B. Dilatrend®), *Celiprolol* (Selectol®), *Nebivolol* (Nebilet®), *Penbutolol* (Betapressin®), *Pindolol* (z.B. Visken®), *Talinolol* (Cordanum®) und *Tertatolol* (Prenalex®) liegen keine für eine Bewertung ausreichenden Daten vor.

> **Empfehlung für die Praxis:** Von den β-Rezeptorenblockern sind zu bevorzugen: Metoprolol, Oxprenolol, Propranolol (vorwiegend bei tachykarden Rhythmusstörungen eingesetzt), Timolol (als Augentropfen) und Labetalol.
> Bei dennoch erfolgter Einnahme eines anderen β-Rezeptorenblockers ist eine Einschränkung des Stillens nicht erforderlich. Die Medikation sollte jedoch umgestellt werden.

4.4.2 Hydralazine

Erfahrungen. Unter 150 mg/Tag *Hydralazin* (z.B. in Treloc®, Trepress®) wurden maximal 130 µg/l Milch gemessen. Das sind 20 µg/kg/Tag, also 1% der therapeutischen Dosis im Säuglingsalter (Liedholm 1982). Nach parenteraler Verabreichung von 10–40 mg wurden in der Muttermilch durchschnittlich 47 µg/l einschließlich der Hydrazonmetaboliten gemessen. Der M/P-Quotient beträgt 0,5. Hierunter fanden sich bei gestillten Kindern bis zu 108 µg/l im Plasma (Lamont 1986). Im Vergleich dazu wurde die Plasmakonzentration eines mit 2 mg/kg therapierten Säuglings mit 1.700 µg/l angegeben. Toxische Symptome wurden in der Stillzeit nicht beobachtet. *Dihydralazin* (Dihyzin®, Nepresol®) ist analog dem Hydralazin zu bewerten.

> **Empfehlung für die Praxis:** Hydralazin und Dihydralazin gehören zu den Antihypertensiva der Wahl in der Stillzeit.

4.4.3 α-Methyldopa

Erfahrungen. Bei Behandlung mit täglich 250–2000 mg α-*Methyldopa* (z.B. Presinol®, Dopegyt®) wurden bis zu 1,14 mg/l Milch gemessen.

Der M/P-Quotient beträgt 0,2–0,5. Für den Säugling läßt sich daraus eine tägliche Dosis von 0,17 mg/kg errechnen, entsprechend 3,2 % der mütterlichen Dosis pro kg Körpergewicht (Übersicht in Bennett 1996). Nur bei einem von drei Säuglingen konnte das Arzneimittel im Plasma mit 90 µg/l nachgewiesen werden. Bei der Mutter waren es 4250 µg/l. Toxische Symptome beim Säugling wurden nicht beobachtet. α-Methyldopa kann die Milchproduktion über eine vermehrte Prolaktinsekretion anregen.

> **Empfehlung für die Praxis:** α-Methyldopa gehört zu den Antihypertensiva der Wahl in der Stillzeit.

4.4.4 Kalziumantagonisten

Erfahrungen. Bei 11 Müttern fanden sich unter Steady-state-Bedingungen nur geringe Mengen von *Nicardipin* (Antagonil®) in der Muttermilch (Jarreau 2000).

Von *Nifedipin* (z. B. Adalat®, Corinfar®) und seinem aktiven Pyridin-Metaboliten gehen bei einer mütterlichen Dosis von täglich 30–90 mg maximal 2–10 µg/kg/Tag zum Säugling über. Das sind weniger als 5 % einer gewichtsbezogenen (Kinder-)Dosis. Eher realistisch sind sogar nur Durchschnittswerte von 2 % und weniger (Murray 1992, Manninen 1991, Ehrenkranz 1989, Penny 1989).

Unter 6 × 60 mg *Nimodipin* (Nimotop®) wurden Muttermilchkonzentrationen von maximal 3,5 µg/l beschrieben (Tonks 1995). Das wären rechnerisch nur 0,01 % der gewichtsbezogenen mütterlichen Dosis. Ein weiterer Fallbericht bestätigt diesen geringen Transfer von Nimodipin (Carcas 1996).

Von *Nitrendipin* (Bayotensin®) sind es einschließlich seiner Metaboliten maximal 0,6 %, die als relative Dosis den Säugling erreichen können (White 1989).

Zu keinem der genannten Kalziumantagonisten wurden Unverträglichkeiten beim gestillten Säugling beschrieben.

Verapamil (z. B. Falicard®, Isoptin®) und *Diltiazem* (z. B. Dilzem®) werden unter Antiarrhythmika (siehe Abschnitt 4.4.10) abgehandelt.

Zu *Felodipin* (z. B. Modip®), *Flunarizin* (Sibelium®), *Gallopamil* (Procorum®), *Isradipin* (z. B. Lomir®), *Lacidipin* (Motens®), *Lercanidipin* (z. B. Carmen®), *Nilvadipin* (z. B. Nivadil®) und *Nisoldipin*

(Baymycard®) liegen dokumentierte Erfahrungen in ausreichendem Umfang nicht vor.

> **Empfehlung für die Praxis:** Diltiazem, Nifedipin, Nitrendipin und Verapamil sind Kalziumantagonisten der Wahl in der Stillzeit. Auch erste Ergebnisse zu Nicardipin und Nimodipin lassen kein Risiko erkennen. Einzelne Gaben der anderen Kalziumantagonisten erfordern keine Einschränkung des Stillens, ein Umstellen der Therapie sollte jedoch veranlaßt werden.

4.4.5 ACE-Hemmstoffe

Erfahrungen. Bei *Benazepril* (Cibazen®) wurden unter einer täglichen Dosis von 20 mg maximal 0,003 µg einschließlich des aktiven Metaboliten Benazeprilat pro Liter Milch gemessen. Das entspricht 0,00014 % der mütterlichen gewichtsbezogenen Dosis für ein vollgestilltes Kind (Kaiser 1989).

Unter 300 mg/Tag *Captopril* (z. B. Lopirin®, Tensobon®) wurden 4,7 µg/l Milch gefunden. Der M/P-Quotient beträgt 0,03. Der Säugling erhält bis zu 0,7 µg/kg/Tag. Das entspricht etwa 0,014 % der mütterlichen gewichtsbezogenen Dosis (Delvin 1981).

Enalapril (z. B. Xanef®) ist ähnlich zu bewerten. Bei etwa 0,1 % liegt die relative Dosis für den Säugling (Rush 1991, Redman 1990, Huttunen 1989). In Milchproben konnte, anders als im mütterlichen Serum, keine Erniedrigung des Angiotensin-Converting-Enzyms beobachtet werden (Huttunen 1989). Unerwünschte Wirkungen beim Säugling wurden nicht beschrieben.

Nach Anwendung von ACE-Hemmstoffen in der Spätschwangerschaft wurden Nierenfunktionsstörungen bis hin zur dialysepflichtigen Anurie beim Neugeborenen gesehen (Schubiger 1988), nicht aber in der Stillzeit. Daher hält die American Academy of Pediatrics die Anwendung der länger erprobten ACE-Hemmstoffe in der Stillzeit für vertretbar.

Für *Cilazapril* (Dynorm®), *Fosinopril* (z. B. Dynacil®), *Imidapril* (Tanatril®), *Lisinopril* (z. B. Acerbon®), *Moexipril* (Fempress®), *Perindopril* (Coversum®), *Quinapril* (Accupro®), *Ramipril* (Delix®), *Spirapril* (Quadropril®) und *Trandolapril* (z. B. Gopten®) liegen keine für eine Bewertung ausreichenden Daten vor.

> **Empfehlung für die Praxis:** Die lange eingeführten ACE-Hemmstoffe Captopril, Enalapril sowie Benazepril können in der Stillzeit verordnet werden, wenn die Antihypertensiva der ersten Wahl nicht wirksam oder nicht indiziert sind. Sicherheitshalber ist auf Ödeme und den Gewichtsverlauf beim Säugling als Indikatoren für eine gestörte Nierenfunktion zu achten. Die versehentliche Verordnung eines anderen ACE-Hemmstoffes erfordert keine Einschränkung des Stillens, ein Umstellen der Therapie sollte jedoch veranlaßt werden.

4.4.6 Angiotensin-II-Antagonisten

Erfahrungen. Zu *Candesartan* (z.B. Blopress®), *Eprosartan* (Teveten®), *Irbesartan* (z.B. Aprovel®), *Losartan* (Lorzaar®), *Telmisartan* (Micardis®) und *Valsartan* (z.B. Diovan®) liegen keine ausreichenden Erfahrungen zur Anwendung in der Stillzeit vor.

> **Empfehlung für die Praxis:** Angiotensin-II-Antagonisten sollten in der Stillzeit gemieden werden. Versehentliche Gabe einzelner Dosen erfordert kein Abstillen. Die Therapie sollte aber auf besser in der Stillzeit untersuchte Antihypertensiva umgestellt werden.

4.4.7 Andere Antihypertensiva

Erfahrungen. Bei *Clonidin* (z.B. Catapresan®) wurden unter Langzeittherapie mit 240–290 µg pro Tag bis zu 2,8 µg/l Milch gemessen. Das ergibt maximal 8% der gewichtsbezogenen mütterlichen Dosis für den Säugling. Im Säuglingsplasma wurden mit 0,3–0,6 µg/l fast therapeutische Konzentrationen erreicht (Hartikainen-Sorri 1987). In einer anderen Untersuchung wurden unter Dauertherapie mit 75 µg/Tag höchstens 7% für den vollgestillten Säugling gemessen, in dessen Plasma kein Wirkstoff nachweisbar war (<0,096 ng/ml). In der Milch fanden sich 0,6 µg/l und im mütterlichen Plasma 0,33 µg/l (Bunjes 1993). Unerwünschte Wirkungen wie Blutdruckabfall wurden bei den bisher dokumentierten Verläufen nicht beschrieben.

Minoxidil (Lonolox®) geht mit einem Anteil von 5% der gewichtsbezogenen Dosis mit der Milch über. Der betreffende Säugling zeigte keine Symptome (Valdivieso 1985).

Bei *Prazosin* (z.B. Minipress®) waren es im Fall eines untersuchten Mutter-Kind-Paares maximal 3% (Mitteilung des Herstellers).

Nach Verabreichung von täglich 200 µg *Moxonidin* (z.B. Cynt®) während der ersten postpartalen Tage an fünf Mütter wurden in der Milch maximal 2,7 µg/l gemessen. Das wären rechnerisch 12% der mütterlichen gewichtsbezogenen Dosis für einen vollgestillten Säugling. Der M/P-Quotient wurde mit 1–2 beziffert (zitiert in Schaefer 1998).

Keine Daten liegen zum Übergang von *Reserpin* (z.B. Briserin®) in die Muttermilch vor. Die Halbwertszeit von mehreren Tagen begünstigt eine Anreicherung. Die Milchmenge kann durch die sympathikolytische Wirkung der Substanz zunehmen. Frühere Berichte über behinderte Nasenatmung, bronchiale Hypersekretion, Sedierung und Diarrhö als Reserpinwirkung bei gestillten Kindern konnten nicht gesichert werden. Die American Academy of Pediatrics hat daher keine Einwände gegen das Präparat, das inzwischen jedoch durch andere Medikamente in den Hintergrund gedrängt wurde.

Zu *Bunazosin* (Andante®), *Cicletanin* (Justar®), *Diazoxid* (Hypertonalum®), *Diisopropylamin* (z.B. Diostat®), *Doxazosin* (z.B. Diblocin®), *Guanabenz*, *Guanethidin* (in Esmil®), *Guanfacin* (Estulic®-Wander), *Indoramin* (Wydora®), *Terazosin* (Heitrin®) und *Urapidil* (z.B. Ebrantil®) liegen keine Erfahrungen vor.

> **Empfehlung für die Praxis:** Die in diesem Abschnitt genannten Antihypertensiva sollten in der Stillzeit nicht genommen werden. Eine begonnene Therapie erfordert kein Abstillen, ein Umstellen auf ein Antihypertensivum der Wahl, bei zwingender Indikation auch auf einen der akzeptablen Kalziumantagonisten oder ACE-Hemmstoffe, sollte jedoch veranlaßt werden.

4.4.8 Dihydroergotamin und andere Antihypotonika

Erfahrungen. *Dihydroergotamin* (z.B. Angionorm®, Dihydergot®) konnte in der Muttermilch nicht nachgewiesen werden. Generell können Ergotaminabkömmlinge als Prolaktinhemmer die Milchproduktion hemmen. Ausreichende Erfahrungen zu den Antihypotonika *Etilefrin* (z.B. Effortil®) und *Norfenefrin* (z.B. Novadral®) sowie *Amezinium* (z.B. Supratondin®), *Gepefrin* (Wintonin®), *Midodrin* (Gutron®) und *Pholedrin* (z.B. Pholedrin-longo-Isis®) liegen nicht vor.

> **Empfehlung für die Praxis:** Die Anwendung von Dihydroergotamin in der Stillzeit ist als sicher anzusehen. Jedoch sollten bei der Hypotoniebehandlung nichtmedikamentöse Maßnahmen im Vordergrund stehen (Sport, Kaltwasser- und Bürstenanwendungen, moderater Kaffeekonsum). Etilefrin und Norfenefrin sowie Amezinium, Gepefrin, Midodrin und Pholedrin sind zu meiden. Die versehentliche Einnahme erfordert jedoch keine Stillpause.

4.4.9 Digitalis

Erfahrungen. Unter Dauertherapie mit täglich 250–750 µg *Digoxin* (Halbwertszeit etwa 36 Stunden) wurden Muttermilchkonzentrationen zwischen 0,4 und 1,9 µg/l gemessen. Bei einem M/P-Quotienten von etwa 0,8 beträgt die auf den Säugling übergehende Dosis maximal 0,3 µg/kg/Tag. Das liegt deutlich unter der im Kindesalter üblichen Erhaltungsdosis von 10 µg/kg/Tag. Im Säuglingsplasma war bei mütterlicher Dauermedikation mit 250 µg/Tag kein Digoxin meßbar und bei 750 µg/Tag fanden sich 0,2 µg/l (therapeutischer Bereich 0,5–2 µg/l) (Übersicht in Bennett 1996).

Zu *Digitoxin* (z. B. Digimerck®) liegen keine Daten vor.

> **Empfehlung für die Praxis:** Digoxin (z. B. Lanicor®), *Acetyldigoxin* (z. B. Novodigal®) und *Methyldigoxin* (Lanitop®) sind in der Stillzeit unbedenklich.

4.4.10 Antiarrhythmika

Erfahrungen. Antiarrhythmika, zu denen dokumentierte Erfahrungen vorliegen, werden im folgenden entsprechend ihrer Klassifizierung besprochen (siehe auch Kapitel 2).

- **Klasse IA:** Unter täglicher Gabe von 1800 mg *Chinidin* (z. B. Chinidin-Duriles®) wurden maximal 9 mg/l Milch gemessen. Für ein vollgestilltes Kind sind das bis zu 1,3 mg/kg/Tag, also etwa 4 % der mütterlichen gewichtsbezogenen Dosis. Der M/P-Quotient beträgt 0,9. Trotz möglicher Kumulation durch verzögerte Metabolisierung beim Säugling sieht die American Academy of Pediatrics keine Bedenken gegen die Anwendung in der Stillzeit. Fallberichte über Symptome bei gestillten Kindern liegen nicht vor.

Von *Disopyramid* (z.B. Rythmodul®) können offenbar bis zu 15% der mütterlichen gewichtsbezogenen Dosis vom Säugling aufgenommen werden. Im Plasma einiger der betroffenen Kinder wurden zwischen 0,1 und 0,5 mg/l gemessen; der therapeutische Bereich bei Erwachsenen liegt oberhalb 3 mg/l. Symptome wurden bei den gestillten Kindern nicht beschrieben (Übersicht in Bennett 1996). Unter Behandlung mit 2000 mg *Procainamid* fand man bis zu 10,2 mg/l Milch sowie zusätzlich 5,0 mg/l des aktiven Metaboliten N-Acetylprocainamid. Der M/P-Quotient beträgt etwa 4. Ein vollgestillter Säugling erhält demnach täglich bis zu 1,5 mg/kg Procainamid und 0,75 mg/kg Acetylprocainamid (Pittard 1983). Die Gesamtmenge an wirksamer Substanz entspricht dann 6,8% der mütterlichen Dosis pro kg Körpergewicht. Beim Neugeborenen ist die Halbwertszeit auf 13 Stunden verlängert. Symptome wurden nicht beobachtet.

■ **Klasse IB:** Nach intravenöser Applikation von etwa 1000 mg *Lidocain* (z.B. Xylocain®) und der daraus resultierenden therapeutischen Plasmakonzentration von 5 µg/ml bei der Mutter wurde ein Transfer von 1,8% der gewichtsbezogenen Dosis beobachtet (Zeisler 1986). Ein ähnlich großer Anteil wurde auch nach der Anwendung als Lokalanästhetikum errechnet (Lebedevs 1993).

Langzeittherapie mit täglich 600 mg *Mexiletin* (Mexitil®) ergab bei einer untersuchten Mutter eine Milchkonzentration bis 0,96 mg/l. Das entspricht einer Exposition mit 0,14 mg/kg/Tag oder 1,4% der mütterlichen gewichtsbezogenen Dosis. Im Säuglingsplasma war Mexiletin nicht nachweisbar (Lewis 1981). Eine andere Kasuistik beschreibt einen bereits pränatal exponierten Säugling mit Gedeihstörung und 5 Monate nach Abstillen auftretendem fraglichem Krampfanfall; die anschließende Entwicklung war unauffällig (Lownes 1987). Ein kausaler Zusammenhang mit der Exposition via Muttermilch ist wenig wahrscheinlich.

Phenytoin wird in Abschnitt 4.7.2 behandelt.

Zu *Tocainid* (Xylotocan®), M/P-Quotient etwa 2, ist wenig bekannt (Wilson 1988).

■ **Klasse IC:** *Flecainid* (Tambocor®) wurde bei mehreren Probandinnen unter Langzeittherapie in der Milch in einer Konzentration von 0,27–1,53 µg/ml bei einer täglichen Dosis von 2 × 100 mg gefunden (McQuinn 1990, Wagner 1990). Würde man den höchsten Wert zugrundelegen, könnte ein Säugling knapp 7% der mütterlichen gewichtsbezogenen Dosis erhalten. Die amerikanische Academy of Pediatrics sieht keine Einwände gegen die Anwendung dieses auch

bei Neugeborenen therapeutisch eingesetzten Mittels während der Stillzeit.
- **Klasse II:** β-Rezeptorenblocker, siehe Abschnitt 4.4.1.
- **Klasse III:** *Amiodaron* (Cordarex®) besitzt mit 2–4 Wochen eine sehr lange Halbwertszeit. Es besteht zu knapp 40 % aus Jod (siehe Abschnitt 4.5.6). Unter Langzeittherapie mit 400 mg/Tag wurden maximal 16,4 mg/l Milch gemessen plus 6,5 mg/l des Metaboliten *Desethylamiodaron* (DA, Übersicht in Bennett 1996). Die Gesamtmenge an wirksamer Substanz einschließlich Desethylamiodaron, die ein Säugling aufnehmen könnte, beträgt danach maximal 3,5 mg/kg/Tag oder 51,5 % der mütterlichen gewichtsbezogenen Dosis. Im Plasma eines Säuglings fanden sich bis zu 0,4 mg/l (therapeutischer Bereich 1,0–2,7 mg/l). In neueren Untersuchungen wurden geringere Konzentrationen von Amiodaron plus DA in Muttermilch (bis 5 mg/l) und Säuglingsplasma (bis 0,15 mg/l) gemessen (z.B. Moretti 1995, Plomp 1992).

  Unter *Sotalol* (z.B. Sotalex®), M/P-Quotient 3–5, kann ein Säugling 20–40 % der mütterlichen gewichtsbezogenen Dosis erhalten, das sind bis zu 3 mg/kg/Tag (Hackett 1990, Wagner 1990).

  Zu *Bretylium* gibt es eine Publikation zur Behandlung mit unauffälligem Kind (Gutgesell 1990).
- **Klasse IV:** Bei einer Dauerbehandlung von täglich 240–360 mg *Verapamil* (z.B. Isoptin®) wurden bis zu 0,3 mg/l in der Milch gemessen. Der M/P-Quotient liegt zwischen 0,2 und 0,9. Die vom Säugling täglich aufgenommene Dosis wird mit maximal 0,05 mg/kg angegeben. Das entspricht einem Anteil von etwa 1 % der mütterlichen Dosis pro kg Körpergewicht. Im Plasma eines der gestillten Kinder wurde eine Konzentration von 2,1 µg/l gefunden. Unerwünschte Wirkungen wurden nicht beschrieben (Übersicht in Bennett 1996).

  Zu *Diltiazem* (z.B. Dilzem®) liegen dem Verapamil vergleichbare Ergebnisse vor (Okada 1985).

Adenosin (Adrekar®) kann keiner der klassischen Antiarrhythmikagruppen zugeordnet werden. Aufgrund seiner extrem kurzen Halbwertszeit und der nur kurzfristigen Anwendung kann es als nicht bedenklich in der Stillzeit eingestuft werden.

Ajmalin (z.B. Gilurytmal®), *Aprindin* (Amidonal®), *Detajmium* (Tachmalcor®), *Ibutilid*, *Prajmalium* (Neo-Gilurytmal®) und *Propafenon* (z.B. Rytmonorm®) sind hinsichtlich Stillzeit unzureichend untersucht.

Empfehlung für die Praxis: Aus der Klasse der IA-Antiarrhythmika ist Chinidin in der Stillzeit Ajmalin, Detajmium, Disopyramid, Prajmalium und Procainamid vorzuziehen.
Von den IB-Mitteln sind Lidocain, Mexiletin, Tocainid und gegebenenfalls auch Phenytoin akzeptabel.
Flecainid ist in der IC-Klasse Mittel der Wahl. Propafenon ist zu meiden.
Von den Vertretern der Klasse II (β-Rezeptorenblocker) sind Propranolol und Metoprolol als Mittel der Wahl zu betrachten (siehe Abschnitt 4.4.1).
Aus der Klasse III sollte, wenn unbedingt behandelt werden muß, Sotalol dem jodhaltigen Amiodaron vorgezogen werden.
Verapamil und Diltiazem als Vertreter der Klasse IV sind in der Stillzeit gut verträglich.
Gleiches ist von Adenosin anzunehmen.
Wurde eine Behandlung mit einem nicht empfohlenen Antiarrhythmikum begonnen, ist Abstillen nicht zwangsläufig erforderlich. Die Therapie sollte aber, wenn möglich, umgestellt werden. Andernfalls muß individuell entschieden werden, ob unter guter Beobachtung weiter vollgestillt wird oder das Stillen eingeschränkt wird.

4.4.11 Diuretika

Erfahrungen. Die Milchproduktion kann sich besonders bei vorbestehender Laktationsschwäche unter Diuretikatherapie verringern. Eine Verdrängung des Bilirubins aus der Plasmaeiweißbindung beim Neugeborenen wurde für *Furosemid* (z.B. durafurid®, Lasix®) und die *Thiazide* (z.B. Esidrix®) diskutiert. Ein daraus resultierendes Kernikterusrisiko ist allerdings als unrealistisch anzusehen (siehe auch Kapitel 3).

Chlortalidon (Hygroton®) hat eine Halbwertszeit von 44 Stunden und länger. Langzeitbehandlung mit 50 mg/Tag führt zur Anreicherung mit Werten bis 0,86 mg/l Milch. Wegen der sehr hohen mütterlichen Plasmakonzentration ergibt sich dennoch ein M/P-Quotient von nur etwa 0,06. Die maximal dem Säugling zukommende Dosis wird mit 0,13 mg/kg/Tag, entsprechend 15,5 % der mütterlichen gewichtsbezogenen Dosis, angegeben. Symptome wurden bei gestillten Kindern bisher nicht beobachtet (Mulley 1982).

Furosemid hat einen M/P-Quotienten von 0,5–0,8 (Wilson 1981). Hinweise auf spezielle Unverträglichkeiten beim gestillten Säugling liegen nicht vor.

Unter Langzeitbehandlung mit 50 mg/Tag *Hydrochlorothiazid* (z. B. Esidrix®) fanden sich höchstens 0,12 mg/l Milch. Die vom Säugling aufgenommene Dosis beträgt dann 0,02 mg/kg/Tag, also 2,2 % der mütterlichen gewichtsbezogenen Dosis (Miller 1982).

Spironolacton (z. B. Aldactone®, duraspiron®) ist ein Kalium-sparendes Diuretikum. Nach Resorption wird es sofort in den wirksamen Metaboliten Canrenoat umgewandelt, der zu 98 % an Plasmaeiweiß gebunden vorliegt. Im Tierversuch ist Canrenoat – in sehr hohen Dosen – kanzerogen; beim Menschen ist ein derartiger Effekt nicht beobachtet worden. Der M/P-Quotient liegt zwischen 0,5 und 0,7. Unter Dauergabe von täglich 100 mg wurden maximale Milchkonzentrationen von 0,1 mg/l gefunden. Die vom Säugling täglich aufgenommene Menge beträgt danach 0,016 mg/kg, also nur 1,2 % der mütterlichen gewichtsbezogenen Dosis (Phelps 1977).

Eine besondere Rolle spielt der Carboanhydrasehemmstoff *Acetazolamid* (Diamox®), der den Thiaziden verwandt ist und zur Glaukomtherapie per os und in Augentropfen verordnet wird. Therapeutische Dosen von 1000 mg/d per os führten zu Spitzenwerten von 2,1 mg/l Milch. Dies ergab rechnerisch 1,9 % der mütterlichen gewichtsbezogenen Dosis für den als symptomlos beschriebenen Säugling, in dessen Blut 0,2–0,6 mg/l (mütterliches Plasma: 5,8 mg/l) Wirkstoff gemessen wurde (Södermann 1984). Augentropfen mit *Brinzolamid* (Azopt®) oder *Dorzolamid* (Trusopt®) sind wahrscheinlich vergleichbar zu bewerten.

Zu *Amilorid* (z. B. in Esmalorid®), *Azosemid* (Luret®), *Bendroflumethiazid* (z. B. in Sali-Aldopur®), *Bumetanid* (Burinex®), *Butizid* (z. B. in Modenol®), *Chlorazanil* (Orpidan®), *Clopamid* (Brinaldix®), *Etacrynsäure* (z. B. Hydromedin®), *Etozolin*, *Indapamid* (Natrilix®), *Mefrusid* (Baycaron®), *Metolazon* (Zaroxolyn®), *Piretanid* (Arelix®), *Polythiazid* (in Polypress®), *Torasemid* (z. B. Torem®, Unat®) *Triamteren* (z. B. Jatropur®), *Trichlormethiazid* (in Esmalorid®) und *Xipamid* (Aquaphor®) liegen keine für eine Bewertung ausreichenden Daten vor.

Empfehlung für die Praxis: Diuretika sollen während der Stillzeit primär nicht zur Hypertoniebehandlung eingesetzt werden. Wenn aber ein solches Mittel zwingend erforderlich ist, kann eine moderat dosierte Behandlung mit Hydrochlorothiazid bei Beachtung der beschriebenen Auswirkungen erfolgen. Falls Furosemid indiziert ist, kann auch dieses verordnet werden. Spironolacton sollte speziellen Indikationen wie primärem Hyperaldosteronismus, Aszites, nephrotischem Syndrom etc. vorbehalten werden. Carboanhydrasehemmstoffe dürfen zur Glaukomtherapie verwendet werden.

Chlortalidon ist wegen seiner Anreicherung kontraindiziert und die anderen genannten Mittel aufgrund unzureichender Erfahrungen. Einzeldosen erfordern keine Einschränkung des Stillens, die Therapie sollte aber umgestellt werden.

4.4.12 Durchblutungsmittel und Vasodilatatoren

Erfahrungen. Der sogenannte Hörsturz tritt nicht selten in den Wochen nach der Geburt auf. Therapeutisch werden neben *Hydroxyethylstärke* (z. B. HAES-steril®) Medikamente verordnet, die durchblutungsfördernd im Innenohr wirken sollen. Keiner dieser Therapieansätze konnte seine Wirksamkeit bisher unter Beweis stellen.

Naftidrofuryl (z. B. Dusodril®, Artocoron®) und sein Hauptmetabolit LS74 erscheinen nur in Spuren in der Milch. Von der applizierten Gesamtmenge, 3500 mg, wurden innerhalb 72 Stunden etwa 300 µg in die Milch ausgeschieden. Damit erhält ein Säugling pro kg und Tag 0,1 % der mütterlichen gewichtsbezogenen Dosis (Mitteilung der Firma Lipha). Toxische Wirkungen beim Säugling sind nicht bekannt.

Pentoxifyllin (z. B. durapental®, Trental®) ist ein Methylxanthinderivat, dessen zentral erregende und indirekt sympathikomimetische Wirkung am Herzen geringer ist als z. B. die des Theophyllins. Nach einmaliger oraler Gabe von 400 mg wurden einschließlich der aktiven Metaboliten Konzentrationen von maximal 1 mg/l Milch gemessen (Witter 1985). Pro Mahlzeit würde ein Säugling 0,5 % der gewichtsbezogenen Erwachsenendosis erhalten. Toxische Wirkungen wurden bisher nicht beschrieben.

Zu *Buflomedil* (z. B. Bufedil®), *Ginkgo biloba* (z. B. Kaveri®, Tebonin®) und anderen Mitteln, die die Durchblutung fördern sollen, liegen keine Erkenntnisse zum Übergang in die Muttermilch vor. Allerdings sind uns auch keine Beobachtungen toxischer Symptome durch Ginkgo biloba beim Säugling bekannt, einem Medikament, das auch in der Stillzeit immer wieder angewendet wird.

Die in der Kardiologie verwendeten *Mononitrate* (z. B. elantan®), *Dinitrate* (z. B. isoket®) und *Glyceroltrinitrat* (z. B. Nitrolingual®) sind hinsichtlich Stillzeit unzureichend untersucht. Die kurze Halbwertszeit und üblicherweise nur vorübergehende Anwendung sprechen aber gegen ein toxisches Risiko für das gestillte Kind.

„Low-dose"-Acetylsalicylsäure wird in Abschnitt 4.9.3 besprochen. Zu anderen Kardiaka wie *Amrinon* (Wincoram®), *Dipyridamol* (z.B. Persantin®) und *Molsidomin* (z.B. Corvaton®) liegen keine Daten vor.

> **Empfehlung für die Praxis:** Hydroxyethylstärke ist unproblematisch für das gestillte Kind. Falls tatsächlich ein Nutzen von Pentoxifyllin, Naftidrofuryl oder vorübergehender Ginkgo-biloba-Therapie erwartet wird, erscheinen auch diese akzeptabel. Nitrate und „Low-dose"-Acetylsalicylsäure sind bei entsprechender Indikation akzeptabel. Andere sogenannte Durchblutungsmittel sind zu meiden.

Literatur

American Academy of Pediatrics, Committee on Drugs. The transfer of drugs and other chemicals into human breast milk. Pediatrics 1994; 93: 137–50.

Bennett PN (ed.). Drugs and Human Lactation, 2nd ed. Amsterdam, New York, Oxford: Elsevier, 1996.

Boutroy MJ, Bianchetti G, Dubruc C, Vert P, Morselli PL. To nurse when receiving acebutolol: is it dangerous for the neonate? Eur J Clin Pharmacol 1986; 30: 137–9.

Bunjes R, Schaefer C. Clonidine and breast-feeding. Clin Pharm 1993; 12: 178–9.

Carcas AJ, Abad-Santos F, De Rosendo JM, Frias J, Rudis M. Nimodipine transfer into human breast milk and cerebrospinal fluid. Annals of Pharmacotherapy 1996; 30: 148–50.

Devlin RG, Fleiss PN. Captopril in human blood and breast milk. J Clin Pharmacol 1981; 21: 110–13.

Ehrenkranz RA, Ackermann BA, Hulse JD. Nifedipine transfer into human milk. J Pediatr 1989; 114: 478–80.

Fidler J, Smith V, de Sweet M. Excretion of oxprenolol and timolol in breast milk. Br J Obstet Gynaecol 1983; 90: 961–65.

Gutgesell M, Overholt E, Boyle R. Oral bretylium tosylate use during pregnancy and subsequent breastfeeding: a case report. Am J Perinatol 1990; 7: 144–5.

Hackett LP, Wojnar-Horton RE, Dusci LJ, Ilett KF, Roberts MJ. Excretion of sotalol in breast milk. Br J Clin Pharmacol 1990; 29: 277–8.

Hartikainen-Sorri AL, Heikkinen JE, Koivisto M. Pharmacokinetics of clonidine during pregnancy and nursing. Obstet Gynecol 1987; 69: 598–600.

Huttunen K, Gronhagen-Riska C, Fyhrquist F. Enalapril treatment of a nursing mother with slightly impaired renal function. Clin Nephrol 1989; 31: 278.

Jarreau PH, Le Beller C, Guillonneau M, Jacqz-Aigrain E. Excretion of nicardipine in human milk. Paediatr Perinat Drug Ther 2000; 4: 28–30.

Kaiser G, Ackermann R, Dieterle W, Fleiss PM. Benazepril and benazeprilat in human plasma and breast milk. IV. World Conference on Clinical Pharmacology and Therapeutics, July 1989.

Lamont RE, Elder MG. Transfer of hydralazine across the placenta and into breast milk. J Obstet Gynaecol 1986; 7: 47–8.

Lebedevs TH, Wojnar-Horton RE, Yapp P, Roberts MJ, Dusci LJ, Hackett LP, Ilett K. Excretion of lignocaine and its metabolite monoethylglycinexylidide in breast milk following its use in a dental procedure. A case report. J Clin Periodontol 1993; 20: 606–8.

Lewis AM, Johnston A, Patel L, Turner P. Mexiletine in human blood and breast milk. Postgrad Med J 1981; 57: 546–47.

Liedholm H, Wahlin-Boll E, Hansson A, Ingemarsson I, Melander A. Transplacental passage and breast milk concentrations of hydralazine. Eur J Clin Pharmacol 1982; 21: 417–19.

Lownes HE, Ives TJ. Mexiletine use in pregnancy and lactation. Am J Obstet Gynecol 1987; 157: 446–7.

Lustgarten JS, Podos SM. Topical timolol and the nursing mother. Arch Ophthalmol 1983; 101: 1381–82.

McQuinn RL, Pisani A, Wafa S, Chang SF, Miller AM, Frappell JM, Chamberlain GVP, Camm AJ. Flecainide excretion in human breast milk. Clin Pharmacol Ther 1990; 48: 262–7.

Manninen AK, Juhakoski A. Nifedipine concentrations in maternal and umbilical serum, amniotic fluid, breast milk and urine of mothers and offspring. In J Clin Pharmacol Res 1991; 11: 231–6.

Miller ME, Cohn RD, Burghart PH. Hydrochlorothiazide disposition in a mother and her breast-fed infant. J Pediatr 1982; 101: 789–91.

Moretti, M. Vortrag auf der 8. Internationalen Konferenz der Organisation of Teratogen Information Services (OTIS) in San Diego, 1995.

Morselli PL, Boutroy MJ, Bianchetti G, Zipfel A, Boutroy JL, Vert P. Placental transfer and perinatal pharmacokinetics of betaxolol. Eur J Clin Pharmacol 1990; 38: 477–83.

Mulley BA, Parr GD, Pau WK, Rye RM, Mould JJ, Siddle NC. Placental transfer of chlortalidone and ist elimination in maternal milk. Eur J Clin Pharmacol 1982; 13. 129–31.

Murray C, Haverkamp AD, Orleans M, Berga S, Oecht D. Nifedipine for treatment of preterm labor: a historic prospective study. Am J Obstet Gynecol 1992; 167: 52–6.

Okada M, Inoue H, Nakamura Y, Kishimoto M. Excretion of diltiazem in human milk. N Engl J Med 1985; 312: 992–993.

Penny WJ, Lewis MJ. Nifedipine is excreted in human milk. Eur J Clin Pharmacol 1989; 36: 427–8.

Phelps DL, Karim A. Spironolactone: relationship between concentrations of dethioacetylated metabolite in human serum and milk. J Pharm Sci 1977; 66: 1203.

Pittard WB III, Glazier H. Procainamide excretion in human milk. J Pediatr 1983; 102: 631–33.

Plomp TA, Vulsma T, de Vijlder JJM. Use of amiodarone during pregnancy. Eur J Obstet Gynecol Reprod Biol 1992; 43: 201–7.

Radwanski E, Nagabhushan N, Affrime MB, Perentesis G, Symchowicz S, Patrick JE. Secretion of dilevalol in breast milk. J Clin Pharmacol 1988; 28: 448–53.

Redman CW, Kelly JG, Cooper WD. The excretion of enalapril and enalaprilat in human breast milk. Eur J Clin Pharmacol 1990; 38: 99.

Rush JE, Snyder BA, Barrish A, Hichens M. Comment Clin Nephrol 1991; 35: 234.

Schaefer HG, Toublanc N, Weimann HJ. The pharmacokinetics of moxonidine. Rev Contemp Pharmacother 1998; 9: 481–90.

Schimmel MS, Wilschanski MA, Shaw jr D, Ogilvie RJ, Koren G, Eidelmann AI. Toxic effects of atenolol consumed during breast feeding. J Pediatr 1989; 114: 476–8.

Schubiger G, Flury G, Nussberger J. Enalapril for pregnancy induced hypertension: acute renal failure in a neonate. Ann Int Med 1988; 108: 215–6.

Södermann P, Hartvig P, Fagerlund C. Acetazolamide excretion into human breast milk. Br J Clin Pharmacol 1984; 17: 599–600.

Tonks AM. Nimodipine levels in breast milk. Aust N Z J Surg 1995; 65: 693–4.

Valdivieso A, Valdes G, Spiro TE, Westerman RL. Minoxidil in breast milk. Ann Int Med 1985; 102: 135.

Wagner X, Jouglard J, Moulin M, Miller AM, Petitjean J, Pisapia A. Coadministration of flecainide acetate and soltalol during pregnancy: lack of teratogenic effects, passage across the placenta, and excretion into human breast milk. Am Heart J 1990; 119: 700–2.

White WB, Yeh SC, Krol GJ. Nitrendipine in human plasma and breast milk. Eur J Clin Pharmacol 1989; 36: 531–4.

Wilson JH. Breast milk tocainide levels. J Cardiovasc Pharmacol 1988; 12: 497.

Wilson JT. Drugs in Breast Milk. New York, Tokyo, Mexico, Sydney, Auckland, Hongkong: ADIS health science press 1981.
Witter FR, Smith RV. The excretion of pentoxyfylline and its metabolites into human breast milk. Am J Obstet Gynecol 1985; 151: 1094–97.
Zeisler JA, Gaarder TD, De Mesquita SA. Lidocaine excretion in breast milk. Drug Intell Clin Pharmacol 1986; 20: 691–3.

4.5 Hormone und Hormonantagonisten

4.5.1 Hypophysen- und Hypothalamushormone

Erfahrungen. Zu Hypothalamus- und Hypophysenhormonen gibt es nur wenige Publikationen, die die Verträglichkeit in der Stillzeit thematisieren. In einer Versuchsreihe zur kontrazeptiven Wirkung von 600 µg nasal appliziertem *Buserelin* (Suprecur®), einem *LRH(Luteinisierungshormon-Releasinghormon-)*Agonisten, wurden 1–2 µg als Dosis für einen vollgestillten Säugling ermittelt. Die orale Bioverfügbarkeit ist schlecht, so daß eine toxische Wirkung beim gestillten Kind nicht zu erwarten ist (Fraser 1989).

Das *Thyrotropin-Releasinghormon (TRH) Protirelin* (z. B. Relefact TRH®) setzt Prolaktin frei. Seine laktationsfördernde Anwendung wurde diskutiert (Peters 1991).

Desmopressin (Minirin®) ist nur in geringen Mengen in der Muttermilch zu finden.

Oxytocin (z. B. Syntocinon®), seit langem zur Weheninduktion und zur postpartalen Uterusinvolution im Gebrauch, wirkt fördernd auf die Milchejektion und hat sich nicht als toxisch für den Säugling erwiesen.

Carbetocin, ein synthetisches Analogon des Oxytozin zur i.v. und i.m. Anwendung ist länger wirkam als das Oxytozin und erscheint nur in minimalen Mengen in der Muttermilch (0,00005 % der mütterlichen gewichtsbezogenen Dosis; Silox 1993).

Zu den anderen Hypothalamus- und Hypophysenhormonen oder deren synthetischen Analoga *Corticorelin* (CRH Ferring®), *Sermorelin* (Geref 50®), *Somatorelin* (GHRH Ferring®), *Cetrorelix* (Cetrotide®), *Choriongonadotropin* (z. B. Choragon®), *Gonadorelin* (z. B. Kryptocur®), *Goserelin* (Zoladex®), *Leuprorelin* (z. B. Enantone®), *Menotropin* (z. B. Pergonal®), *Nafarelin* (Synarela®), *Triptorelin* (Decapeptyl®), *Urogonadotropin* (z. B. Humegon®), *Octreotid* (Sandostatin®), *Soma-*

tostatin (Aminopan®), *Tetracosactid* (z. B. Synacthen®), *Somatropin* oder *Wachstumshormon* (Genotropin®, Norditropin®), *Follitropin alpha* (Gonal-F® 75), *Follitropin beta* (Puregon®), *Urofollitropin* (z. B. Fertinorm HP 75®), *Argipressin* (Pitressin®), *Lypressin* (Vasopressin Sandoz®), *Ornipressin* (Por 8 Sandoz®) und *Terlipressin* (Glycylpressin®) liegen keine Daten zur Stillzeit vor. Dies gilt auch für den Oxytocin-Antagonisten *Atosiban*.

> **Empfehlung für die Praxis:** Hypothalamus- und Hypophysenhormone sind – Oxytozin ausgenommen – nur selten in der Stillzeit indiziert. Eine toxische Wirkung auf den Säugling wurde bisher weder klinisch belegt, noch ist sie aufgrund der geringen oralen Bioverfügbarkeit dieser Verbindungen zu erwarten. Eine indikationsgerechte Anwendung in der Stillzeit ist daher zulässig.

4.5.2 Methylergometrin

Erfahrungen. Unter Therapie mit $3 \times 0{,}125$ mg *Methylergometrin* (Methergin®) wurden in der Milch bis zu 1,1 µg/l gemessen. Das sind maximal 0,16 µg/kg Körpergewicht beim Säugling bzw. 3,1 % der mütterlichen gewichtsbezogenen Dosis. Ein potentiell negativer Einfluß auf die Milchproduktion ist aufgrund des Prolaktinantagonismus bekannt. Für die gestillten Säuglinge selbst scheint das Präparat in den weitaus meisten Fällen verträglich zu sein. Es soll aber nicht unerwähnt bleiben, daß die Autoren bisher 15 Fallbeschreibungen über ergotismusartige Symptome gestillter Kinder erhalten haben (insbesondere Unruhe, Erbrechen, Diarrhö). Dies ist angesichts des o.g. geringen Transfers kaum erklärbar. Auch die Erfahrungen mit versehentlicher direkter Gabe von Methergin aufgrund einer Medikamentenverwechselung im Kreißsaal sprechen gegen ein toxisches Risiko über die Muttermilch. In solchen Fällen wurden ergotismusartige toxische Symptome erst bei einer Menge beobachtet, die um das 150- bis 200fache über dem Transfer mit der Muttermilch liegt (Hoffmann-Walbeck 2001). Überempfindlichkeiten oder individuell höhere Transferdosen in die Muttermilch sind jedoch nicht auszuschließen. Zumindest von historischem Interesse sind in diesem Zusammenhang die schon vor 70 Jahren durchgeführten Untersuchungen zur pharmakologischen Wirksamkeit von Ergotaminrückständen in der Muttermilch (Fomina 1933).

> **Empfehlung für die Praxis:** Die einmalige parenterale Methylergometrinapplikation im Kreißsaal ist offenbar unproblematisch für den gestillten Säugling und darf, falls wirklich indiziert, durchgeführt werden. Die orale mehrtägige oder gar wochenlange Behandlung mit Methylergometrin im Wochenbett ist in der modernen Geburtshilfe kaum noch indiziert. Generell ist bei diesem Wirkstoff zu bedenken, daß er der natürlichen, durch Stillen via Prolaktinausschüttung vermittelten Uterusinvolution entgegenwirkt. Oxytozin, das die Milchejektion fördert, ist als medikamentöse Unterstützung der Uterusinvolution zu bevorzugen. Gibt es aber tatsächlich einen triftigen Grund, protrahiert Methylergometrin zu verabreichen, erfordert dies keine Stilleinschränkung!

4.5.3 Bromocriptin und andere Prolaktinhemmstoffe

Erfahrungen. *Bromocriptin* (z. B. Pravidel®) ist ein Ergotaminabkömmling. Als Prolaktinhemmstoff vermindert er die Milchproduktion und wird zur Behandlung des Prolaktinoms eingesetzt. Aufgrund mehrfach beschriebener, z. T. bedrohlicher kardiovaskulärer oder speziell zerebraler Angiopathien bei der Mutter (z.B. Hopp 1996, Iffy 1996) ist heute die Anwendung zum Abstillen stark eingeschränkt (Arzneimittelkommission, 1989; siehe Kapitel 3). Die amerikanische Food and Drug Administration (FDA) hat die Zulassung von Bromocriptin zum Abstillen widerrufen (Herings 1995). Nach einer Dosis von 2,5 mg sind in der Muttermilch weniger als 0,1 µg/l zu erwarten, das entspricht 0,04 % der mütterlichen gewichtsbezogenen Dosis (Mitteilung der Fa. Sandoz). Unverträglichkeiten beim gestillten Kind, auch bei einer mütterlichen Prolaktinombehandlung, wurden nicht beobachtet (Canales 1981). Sogar nach Einnahme von 5 oder 10 mg/Tag sind Nebenwirkungen beim Säugling über die Muttermilch nicht zu erwarten.

Die Auswirkungen des Stillens auf das Prolaktinomwachstum scheinen geringer als die der Schwangerschaft zu sein, so daß ein Aussetzen der dopaminagonistischen Behandlung mit Bromocriptin während der Stillzeit in Erwägung gezogen werden kann (Rau 1996).

Cabergolin (Dostinex®) muß aufgrund seiner wesentlich längeren Halbwertszeit und Wirkdauer seltener verabreicht werden, die bisherigen Erfahrungen zur Verträglichkeit beim Säugling reichen für eine Risikobeurteilung nicht aus. Das gilt auch für die anderen Prolaktinhemmstoffe *Lisurid* (Cuvalit®, Dopergin®), *Metergolin* (Liserdol®) und *Quinagolid* (Norprolac®).

> **Empfehlung für die Praxis:** Wegen mütterlicher Risiken ist die routinemäßige Verordnung von Bromocriptin oder anderen Prolaktinhemmstoffen zum Abstillen nicht zulässig. Physikalische Maßnahmen plus ggf. antibiotische Behandlung (bei Mastitis) sind heute Therapie der Wahl (siehe auch Kapitel 3). Falls eine Therapie mit Prolaktinhemmstoffen bei Mastitis unumgänglich ist, sollte kurzfristig und niedrigdosiert behandelt werden, so daß die Milchproduktion nicht versiegt. Bromocriptin ist aufgrund seiner Erprobung Mittel der Wahl in der Stillzeit unter den Prolaktinhemmstoffen und somit Cabergolin, Lisurid, Metergolin und Quinagolid vorzuziehen. Solange Milch produziert wird, darf auch unter Bromocriptinmedikation weitergestillt werden. Dies gilt, soweit Erfahrungen vorliegen, auch für die anderen Prolaktinhemmstoffe. Nach Versiegen der Milchproduktion unter antiprolaktinämischer Behandlung kann bei entsprechendem Wunsch eine Relaktation erfolgen.

4.5.4 Schilddrüsenhormone

Erfahrungen. *L-Thyroxin* (z. B. Euthyrox®) wird als Schilddrüsenhormon zur Substitution eingesetzt (mindestens 1 µg/kg/Tag bei Erwachsenen) und ist daher nicht problematisch. Der normale Thyroxingehalt der Muttermilch liegt im Bereich von 1 µg/l. Ein Säugling nimmt in 24 Stunden etwa 0,15 µg/kg auf, das entspricht ungefähr 1 % der in diesem Alter erforderlichen Substitutionsdosis (10 µg/kg/Tag). Diese Menge beeinflußt die Schilddrüsenfunktion eines gesunden Kindes nicht. Sie hat im Falle einer kongenitalen Hypo- oder Athyreose aber auch keine therapeutische Wirkung.

Analoges gilt für die Behandlung (Substitution) eines mütterlichen *Hypoparathyreoidismus*.

> **Empfehlung für die Praxis:** Die Substitution von Hormonen der Schilddrüse und Nebenschilddrüse stellt physiologische Verhältnisse her und ist auch in der Stillzeit, falls erforderlich, weiterzuführen. Schilddrüsenhormone sollen nicht zusammen mit Thyreostatika gegeben werden, da hierdurch höhere Thyreostatikadosen erforderlich werden.

4.5.5 Thyreostatika

Erfahrungen. Zu den Thyreostatika zählen *Carbimazol* (z. B. Neo-Thyreostat®), *Natriumperchlorat* (Irenat®), *Propylthiouracil* (z. B.

Propycil®) und *Thiamazol* (= *Methimazol*, z. B. Favistan®). Carbimazol wird zu Thiamazol als aktivem Metaboliten verstoffwechselt.

Carbimazol und Thiamazol besitzen M/P-Quotienten von etwa 1.

Unter täglich 40 mg *Carbimazol* sind Methimazol-Spitzenwerte von 0,72 mg/l Milch gemessen worden (Cooper 1984). Daraus errechnet sich eine relative Dosis von maximal 27 % Carbimazol für den gestillten Säugling. Im Durchschnitt sind aber eher 2–10 % der gewichtsbezogenen Dosis anzunehmen (Übersicht in Bennett 1996).

Unter 5 mg/Tag *Thiamazol* konnten Konzentrationen von maximal 65 µg/l Milch gemessen werden. Ein Säugling erhält demnach täglich bis zu 9,8 µg/kg. Das entspricht etwa 12 % der mütterlichen Dosis pro kg Körpergewicht. Im Plasma eines gestillten Zwillingspärchens wurde Thiamazol mit 45 und 53 µg/l im subtherapeutischen Bereich gefunden. Die Kinder zeigten keine Symptome, ihr Schilddrüsenstatus war unauffällig (Rylance 1987).

Eine weitere Studie an 35 Kindern, deren Mütter zwischen 5 und 20 mg *Methimazol* täglich erhielten, ermittelte normale Schilddrüsenparameter 4 Wochen nach Stillbeginn. Gleichbleibend normale T_3-, T_4- und TSH-Werte wurden auch bei sechs Kindern gemessen, deren Mütter einen Monat lang mit 20 mg, dann 10 mg und schließlich 5 mg Methimazol behandelt wurden (Azizi 1996).

Bei Behandlung mit 400 mg *Propylthiouracil* wurden in der Muttermilch maximal 0,7 mg/l gefunden. Das sind für den Säugling in 24 Stunden höchstens 0,1 mg/kg, also 1,5 % der mütterlichen gewichtsbezogenen Dosis. Der M/P-Quotient liegt bei 0,1 (Kampmann 1980). In älteren, methodisch unzureichenden Untersuchungen wurden M/P-Werte von 12 beschrieben. Eine neuere Untersuchung an elf Kindern, deren Mütter täglich 300–750 mg einnahmen, erbrachte zwar erhöhte TSH-Werte bei zwei Kindern 7 Tage nach der Geburt. Diese normalisierten sich jedoch im Verlauf trotz gleichbleibender oder erhöhter mütterlicher Dosis. Es wurde keine Korrelation zwischen der mütterlichen Dosis und dem mütterlichen Schilddrüsenhormon FT4 einerseits und dem kindlichen TSH andererseits gefunden. Die Autoren sehen auch bei der höchsten Tagesdosis kein Risiko für das gestillte Kind (Momotani 2000).

Natriumperchlorat ist ein Reservethyreostatikum. Es blockiert die Schilddrüse durch Jodverdrängung und wird bei szintigraphischen Untersuchungen anderer Organe mit radioaktiv markiertem Jod verwendet. Es liegen keine Erfahrungen zur Stillzeit vor.

> **Empfehlung für die Praxis:** Propylthiouracil ist Thyreostatikum der Wahl in der Stillzeit und sollte Thiamazol und Carbimazol insbesondere dann vorgezogen werden, wenn deren Erhaltungsdosis mehr als 5 mg/Tag beträgt. Liegt die Propylthiouracildosis im oberen therapeutischen Bereich, sollten nach etwa 3 Wochen die Schilddrüsenparameter des Säuglings kontrolliert werden. Dies gilt natürlich erst recht, wenn mit höheren Dosen der anderen Thyreostatika behandelt wurde. Natriumperchlorat soll in der Stillzeit nicht genommen werden. Schilddrüsenhormone sollen nicht zusammen mit Thyreostatika gegeben werden, da hierdurch höhere Thyreostatikadosen erforderlich werden.

4.5.6 Jod

Erfahrungen. In der Stillzeit liegt der Jodidbedarf der Mutter bei 260 µg/Tag. Für Säuglinge bis zum Alter von 4 Monaten wird eine Tagesmenge von 50 µg *Jodid* empfohlen, für Frühgeborene 30 µg. Eine Jodsupplementierung muß in Jodmangelgebieten, dazu gehört auch die Bundesrepublik Deutschland, während der Stillzeit gewährleistet sein. Mittels Diät, also jodiertem Speisesalz, wöchentlichen Meeresfischmahlzeiten etc., kann das schwierig sein, wenn der Gehalt des jodierten Speisesalzes mit 15–25 µg/g um etwa 50 % unterhalb der erforderlichen Menge liegt, jodierte Nahrungsmittel noch die Ausnahme sind und der regelmäßige Verzehr von Meeresfischen nicht den Geschmack trifft. Zusätzliche Einnahme von Jodidtabletten ist daher sinnvoll, um den o.g. Bedarf zu decken. Eine neuere Untersuchung bestätigt, daß ein solches Vorgehen den tendenziell zu niedrigen Jodgehalt der Muttermilch signifikant anhebt, allerdings immer noch nicht im erwünschten Umfang: Bei Frühgeborenen konnte die täglich mit der Milch übergehende Menge nur auf 12 µg/kg gesteigert werden (Seibold-Weiger 1999).

Jod wird stärker als jedes bisher untersuchte Medikament in der Muttermilch angereichert. Verschiedene Autoren ermittelten M/P-Quotienten zwischen 15 und 65 bei Jodverbindungen wie *Povidon-Iod* (z.B. Betaisodona®) oder dem radioaktiven Isotop Jod[131]. Bis zu 49 % der gesamten mütterlichen Jod[131]-Dosis wurden innerhalb von 24 Stunden mit der Milch ausgeschieden!

Eine durch hohe Joddosen verursachte Hemmung der Schilddrüsenfunktion (Wolff-Chaikoff-Effekt) ist beim Säugling ab einer Einnahme von 100 µg/kg/Tag oder bei einer Plasmakonzentration von 250 µg/l möglich (Schönberger 1982). Großflächige Anwendung von *jodhaltigen Desinfektionsmitteln* wie Povidonjod (Chanoine 1988) und *Kalium jodatum* als Expektorans können zu einer relativ hohen Dosis an freiem Jod in der Muttermilch führen und so beim Säugling eine Hemmung der Schilddrüsenfunktion verursachen.

Jodhaltige Kontrastmittel siehe Abschnitt 4.11.2.

> **Empfehlung für die Praxis:** Eine ausreichende mütterliche Jodsupplementierung (etwa 260 µg/Tag) ist im Interesse von Mutter und Kind anzustreben. Risiken einer Jodüberladung des Kindes via Muttermilch sind in diesem Dosisbereich nicht zu erwarten.
> Jodhaltige Desinfektionsmittel sollten nur bei kleinen Wunden angewendet werden. Jodhaltige Expektoranzien sind kontraindiziert. Ist eine Kontrastdarstellung mit jodhaltigen Diagnostika (i.v.-Pyelogramm, Phlebographie, Gallenwegsdarstellung) unumgänglich (d.h. man erwartet von dem Ergebnis unmittelbare therapeutische Konsequenzen), sollte eine Stillpause von mindestens 24 Stunden eingehalten – und am besten mit vorher abgepumpter Milch überbrückt werden. In vielen Fällen lassen sich diese Untersuchungen heutzutage jedoch durch qualifizierte Ultraschalldiagnostik, Magnetresonanztomographie etc. ersetzen. Radioisotope dürfen in der Stillzeit nicht appliziert werden (siehe Abschnitt 4.11.2 und 4.11.3).

4.5.7 Corticosteroide

Erfahrungen. Praktische Bedeutung für die Stillzeit haben vor allem die Corticosteroide. Therapeutisch verwendet werden die nichtfluorierten Corticoide *Prednison* (z.B. Decortin®), *Prednisolon* (z.B. Solu-Decortin®), *Methylprednisolon* (z.B. Urbason®) sowie *Deflazacort* (Calcort®), *Hydrocortison* (z.B. Hydrocortison Hoechst®), *Prednyliden* (Decortilen®) und die fluorierten Substanzen *Amcinonid* (Amciderm®), *Beclometason* (z.B. Sanasthmyl®), *Betamethason* (z.B. Celestamine®), *Budesonid* (Pulmicort®), *Cloprednol* (Syntestan®), *Dexamethason* (z.B. Fortecortin®), *Flunisolid* (Inhacort®), *Flumetason* (z.B. Cerson®), *Fluocortolon* (Ultralan®), *Fluticason* (z.B. Flutide®, Flutivate®), *Mometason* (z.B. Ecural®), *Triamcinolon* (z.B. Volon®). Einige Präparate werden ausschließlich inhalativ zur Behandlung obstruktiver Atemwegserkrankungen verwendet.

Die M/P-Quotienten von *Prednison* und *Prednisolon* bewegen sich zwischen 0,05 und 0,25.

Eine Stunde nach parenteraler Verabreichung einer Einzeldosis von 110 mg Prednisolon wurden 760 µg/l Milch gemessen. Vier Stunden später waren es 260 µg/l und etwa 9 Stunden nach Applikation noch 60 µg/l. Nach intravenöser Injektion von 1 g Prednisolon wurden der 9fach höheren Dosis entsprechend etwa 9fach höhere Werte in der Milch gemessen, 24 Stunden nach der Applikation war die Substanz nicht mehr nachweisbar (eigene Beobachtungen, Schaefer 1996).

Andere Autoren haben unter niedrigeren Tagesdosen (10–80 mg) entsprechend geringere oder sogar erheblich kleinere Transfermengen für den Säugling ermittelt (Übersicht in Bennett 1996, Greenberger 1993). Zusammenfassend ist mit einem Anteil von durchschnittlich 1–2 % der mütterlichen gewichtsbezogenen Dosis für den Säugling zu rechnen. Im Fall der oben beschriebenen 1-g-Dosis hätte der Säugling mit der ersten Mahlzeit eine Stunde nach Injektion 0,2 mg Prednisolon/kg Körpergewicht erhalten, über 24 Stunden wären es 0,32 mg/kg. Das sind selbst bei dieser mütterlichen Höchstdosis nur etwa ein Sechstel einer üblicherweise gut verträglichen therapeutischen Kinderdosis (2 mg/kg/Tag). Für den Säugling ergibt sich kein Risiko durch eine üblicherweise kurzdauernde Hochdosisbehandlung, selbst dann nicht, wenn gleich nach der Injektion gestillt würde.

Auch unter länger dauernder Behandlung mit 80 mg/Tag wird mit der Muttermilch nur eine Prednisolonmenge übertragen, die nicht einmal 10 % der körpereigenen Kortisolproduktion entspricht.

Zu den anderen Corticoiden liegen keine ausreichend dokumentierten Transferdaten vor.

Empfehlung für die Praxis: Prednisolon, Prednison und Methylprednisolon sind Corticoide der Wahl für eine systemische Behandlung in der Stillzeit. Auch hohe Dosen bis 1 g, einmalig oder wenige Tage nacheinander verabreicht, z. B. beim Asthmaanfall oder bei multipler Sklerose, erfordern keine Einschränkung des Stillens. Bei wiederholter Gabe solch hoher Dosen sollte, wenn es sich einrichten läßt, 3–4 Stunden mit dem Stillen gewartet werden. Wirkungsgleiche Mengen der anderen Corticoide sind wahrscheinlich auch verträglich.

Die regelmäßige inhalative Anwendung eines Corticoids bei Asthma ist unbedenklich.

Nebennierenmarkhormone

Erfahrungen. *Adrenalin* (z. B. Suprarenin®) und *Noradrenalin* (z. B. Arterenol®) sind Notfallsituationen vorbehalten, die Stillen ohnehin nicht zulassen. Durch die den Lokalanästhetika zugefügten geringen Mengen an Adrenalin ist kein toxischer Effekt beim Säugling zu erwarten.

> **Empfehlung für die Praxis:** Falls Adrenalin, Noradrenalin oder ähnliche Katecholamine in der Stillzeit verabreicht werden müssen, erfordert dies kein Abstillen.

4.5.8 Insulin und orale Antidiabetika

Erfahrungen. *Insulin* erreicht als Proteohormon weder die Muttermilch, noch wird es intestinal resorbiert. Eine Wirkung auf den Säugling ist daher ausgeschlossen.

Von *Tolbutamid* (z. B. Rastinon®) können bis zu 16,2 % der gewichtsbezogenen Dosis übergehen (Moiel 1967).

Zu den anderen oralen Antidiabetika *Acarbose* (Glucobay®), *Glibenclamid* (z. B. Euglucon® N), *Glibornurid* (z. B. Glutril®), *Gliclazid* (Diamicron®), *Glimepirid* (Amaryl®), *Glipizid*, *Gliquidon* (Glurenorm®), *Glisoxepid* (Pro-Diaban®), *Metformin* (z. B. Glucophage® S), *Miglitol* (Diastabol®), *Pioglitazon* (Actos®), *Repaglinid* (NovoNorm®) und *Rosiglitazon* (Avandia®) liegen keine Daten vor.

Auch zu den *Antihypoglykämika Glucagon* (GlucaGen®) und *Diazoxid* (Proglicem®) liegen keine ausreichenden Erfahrungen vor.

> **Empfehlung für die Praxis:** Eine Insulinsubstitution ist auch in der Stillzeit unproblematisch. Orale Antidiabetika sollen nicht genommen werden, einzelne Dosen erfordern jedoch keine Einschränkung des Stillens.

4.5.9 Östrogene, Gestagene und hormonale Kontrazeptiva

Erfahrungen. Zwei unerwünschte Wirkungen werden diskutiert:
- **Einfluß auf die Milchproduktion**
  – Die Menge an produzierter Muttermilch kann durch *Östrogen*-einwirkung abnehmen. Eine Reduktion um bis zu 40 % wurde unter älteren, höher dosierten Kontrazeptiva beschrieben. Ände-

rungen des Kalorien-, Eiweiß-, Stickstoff- und Lipidgehaltes wurden ebenfalls beobachtet und sind offenbar abhängig von der Ausgangssituation. Bei normal ernährten Frauen halten sich die Abweichungen in physiologischen Grenzen. Ungünstig kann der Einfluß auf die Milchproduktion jedoch bei vorbestehender Laktationsschwäche sein, dramatisch sogar bei Mangelernährung der Mutter. Die in mehreren Untersuchungen auch zu neueren niedrig dosierten Kombinationspräparaten beschriebenen geringen Verkürzungen der durchschnittlichen Stilldauer und der Milchmenge sowie die gegenüber Kontrollgruppen vorübergehend etwas geringere Gewichtszunahme der unter östrogenhaltigen Kontrazeptiva gestillten Kinder hat insgesamt keine Auswirkungen auf deren körperliche und kognitive Entwicklung, wie Langzeitbeobachtungen zeigen (Übersicht in Bennett 1996).
– *Gestagene* (*Norethisteron, Levonorgestrel, Medroxyprogesteron*) als Bestandteil einer Mini- oder Kombipille oder eines Depotpräparates beeinträchtigen die Milchmenge kaum und haben – wenn überhaupt – nur einen sehr geringen Einfluß auf die Zusammensetzung. Manche Untersucher beobachteten sogar eine längere Stillperiode unter Depot-Medroxyprogesteron gegenüber Müttern ohne hormonale Kontrazeption (Übersicht in Bennett 1996).

■ Hormontransfer über die Milch zum Säugling
– Bei täglicher Einnahme von 50 µg ist *Ethinylestradiol* (z.B. Progynon® C) in der Muttermilch nicht nachweisbar. Erst bei einer oralen Applikation von 500 µg ergibt sich für den Säugling eine Menge von 0,026 µg/kg/Tag. Das entspricht etwa 0,2% der mütterlichen Dosis pro kg Körpergewicht. Auch die vaginale Anwendung von 50 oder 100 mg *Estradiol* führt zu vernachlässigenden Mengen in der Muttermilch unter 0,1% der mütterlichen gewichtsbezogenen Dosis (Übersicht in Bennett 1996).
– Die anderen Östrogene *Chlorotrianisen*, *Epimestrol* (Stimovul®), *Estriol* (z.B. Ovestin®), *Fosfestrol* (Honvan®), *Mestranol* (Mestranol Jenapharm®) und *Polyestradiol* (Estradurin®) sind hinsichtlich ihrer Verträglichkeit für den gestillten Säugling nicht untersucht. Für die meisten von ihnen gibt es während der Stillzeit keine Indikation.
– Die *Gestagen*aufnahme des Säuglings liegt zwischen 1 und 2% der gewichtsbezogenen mütterlichen Dosis kontrazeptiver Zubereitungen. Dies wurde für „Pillen" mit *Desogestrel* (in Cera-

zette®), *Megestrol* (Megestat®), *Norethisteronacetat* (z. B. in Orlest® 21), *Noretynodrel* und *Norgestrel* (z. B. in Stediril®) nachgewiesen (Übersicht in Bennett 1996, Shaaban 1991). Bei *Lynestrenol* (z. B. Exlutona®) wurde eine relative Dosis von unter 1% ermittelt.

Elcometrin wird in einer subdermalen Kapsel mit 6monatiger Wirkung eingesetzt. Im mütterlichen Serum fanden sich maximal 674 pmol Wirkstoff, in der Milch bis zu 640 pmol und im Serum einzelner gestillter Kinder bis zu 55 pmol, bei anderen lag die Serumkonzentration jedoch unterhalb der Nachweisgrenze von 13 pmol. Die Probennahme erfolgte jeweils 75 Tage nach Implantation. Die Entwicklung der insgesamt 66 beteiligten Kinder unterschied sich bis zum Ende des ersten Lebensjahres nicht von einer Kontrollgruppe, in der die Mütter mit Kupfer-IUD verhüteten (Coutinho 1999). Deutlich höher liegt der prozentuale Anteil für den Säugling direkt nach Injektion von 150 mg *Depot-Medroxyprogesteronacetat* als „Dreimonatsspritze" (Depot-Clinovir®); er beträgt dann 7,5 µg/kg/Tag (Übersicht in Bennett 1996).

- *Centchroman*, ein neues, nichtsteroidales orales Kontrazeptivum, das bei Beginn zweimal, später nur noch einmal wöchentlich eingenommen wird, ist an 13 Frauen untersucht worden. Unter Dosen von jeweils 30 mg fanden sich maximal 122 µg/l Milch, im Durchschnitt aber eher Werte um 50 µg/l oder darunter. Rechnerisch erhält ein vollgestilltes Kind damit bis zu 11% einer mütterlichen gewichtsbezogenen Dosis. Der M/P-Quotient liegt zwischen 1 und 2 (Gupta 1995).
- Zu *Chlormadinon*, *Drospirenon* (Petibelle®, Yasmin®), *Dydrogeston*, *Gestonoron*, *Gestoden*, *Hydroxyprogesteron*, *Levonorgestrel*, *Medrogeston* und *Norgestimat* gibt es keine speziellen Angaben zum Muttermilchtransfer. Die in oralen kontrazeptiven Zubereitungen, in gestagenhaltigen Intrauterinpessaren (Mirena®) und in der „Pille danach" verwendeten Substanzen sind wahrscheinlich ähnlich wie die o. g. Kontrazeptiva zu bewerten.
- Höher dosierte Gestagenzubereitungen für andere Indikationen sind hinsichtlich ihrer Kinetik nicht untersucht, sie dürften in der Stillzeit kaum Anwendung finden.
- Der Hormontransfer aus kontrazeptiven Gestagenmonopräparaten (Minipille oder Depotinjektion) und niedrigdosierten Kombinationspräparaten über die Muttermilch stört die Entwicklung der Sexualorgane des Säuglings nicht.

Der kontrazeptive Schutz durch volles Stillen soll bei noch bestehender Amenorrhö bis zu 6 Monate post partum dem Schutz durch ein Intrauterinpessar (IUP) oder durch hormonelle Kontrazeption entsprechen (Kennedy 1992). In den sogenannten Entwicklungsländern wird dem Stilleffekt ein weitaus größerer Anteil an der „Geburtenregelung" zugeschrieben als anderen Maßnahmen der Familienplanung (Hanson 1994).

> **Empfehlung für die Praxis:** Reine Gestagenpräparate (Minipille) sind in der Stillzeit die oralen Kontrazeptiva der ersten Wahl. Verträgt die Mutter diese nicht, sind auch die heute üblichen, niedrigdosierten Kombinationspräparate (aus 0,035 mg Ethinylestradiol plus Gestagen) oder Gestagendepotpräparate akzeptabel. Etwa 6–8 Wochen nach der Entbindung kann, falls erforderlich, mit der Anwendung begonnen werden.

4.5.10 Androgene und Anabolika

Erfahrungen. Zu den verfügbaren Androgenen *Mesterolon* (z. B. Proviron®), *Testolacton* (Fludestrin®) und *Testosteron* (z. B. Andriol®) liegen keine Erfahrungen vor. Das gleiche gilt für die Anabolika *Clostebol* (Megagrisevit®), *Metenolon* (Primobolan®) und *Nandrolon* (z. B. Deca-Durabolin®).

> **Empfehlung für die Praxis:** Androgene und Anabolika sind in der Stillzeit kontraindiziert. Die versehentliche Einnahme einer Einzeldosis erfordert keine längere Stillpause.

4.5.11 Cyproteronacetat und weitere Sexualhemmstoffe

Erfahrungen. Nach einer Dosis von 50 mg *Cyproteronacetat* wurden Spitzenwerte in der Milch von 260 µg/l gemessen. Die kindliche Exposition beträgt demnach 39 µg/kg/Tag, also knapp 5 % der mütterlichen gewichtsbezogenen Dosis (Stoppeli 1980). Die häufiger vorkommende Einnahme von täglich 2 mg Cyproteronacetat (in Diane® 35) zur Aknetherapie wurde bisher noch nicht untersucht.

Andere Antiandrogene wie *Bicalutamid* (Casodex®), *Flutamid* (Fugerel®) und antiöstrogen wirkende Substanzen wie *Aminoglutethimid*

(z. B. Orimeten®), *Anastrozol* (Arimidex®), *Formestan* (Lentaron®), *Raloxifen* (EVISTA®) und *Tamoxifen* (z. B. Tamofen®) sowie die Sexualhemmstoffe *Danazol* (z. B. Danazol-ratiopharm®) und *Tibolon* (Liviella®) spielen in der Stillzeit praktisch keine Rolle und sind ebenfalls nicht untersucht.

Zu *Clomifen* (z. B. Dyneric®) und dem Progesteronantagonisten *Mifepriston* liegen ebenfalls keine Daten vor. Sofern ihre (versehentliche) Anwendung während der Stillzeit überhaupt vorkommt, ist schon aufgrund der kurzfristigen Exposition nicht mit toxischen Auswirkungen auf den gestillten Säugling zu rechnen.

> **Empfehlung für die Praxis:** Antiandrogene und Antiöstrogene sind in der Stillzeit kontraindiziert. Die versehentliche Einnahme einzelner Dosen erfordert keine längere Stillpause. Die Behandlung sollte aber nicht fortgesetzt werden.

4.5.12 Prostaglandine

Erfahrungen. *Prostaglandine* werden vor allem in der Geburtshilfe, z. B. zum Priming und zur Weheninduktion verwendet. Nach der Geburt werden allerdings andere Pharmaka zur Uterusinvolution eingesetzt, so daß eine Therapie während der Stillzeit aus geburtshilflicher Indikation bisher nicht üblich ist. Als Augentropfen wird *Latanoprost* (XALATAN®) bei Glaukom appliziert. Hierzu liegen keine (negativen) Erfahrungen in der Stillzeit vor.

Gleiches gilt für die Anwendung von *Misoprostol* als Magenschutzmedikament in Verbindung mit Säureantiphlogistika (z. B. in Cytotec®). Prostaglandinderivate haben kurze Halbwertszeiten von einigen Sekunden bis maximal 20–40 Minuten. Bei den verschiedenen Prostaglandinen hat man sowohl fördernde wie hemmende Effekte auf die Milchbildung beobachtet.

> **Empfehlung für die Praxis:** Prostaglandine sind in der Stillzeit zu meiden. Falls ein schweres Glaukomleiden eine lokale Behandlung mit Latanoprost erfordert, kann unter guter Beobachtung des Säuglings weiter gestillt werden. Einzeldosen der anderen Prostaglandine erfordern keine Einschränkung des Stillens.

Literatur

Arzneimittelkommission der Bundesärztekammer. Medikamentöse Abstillung nur noch in medizinisch begründeten Fällen. Dtsch Ärzteblatt 1989; 86: 1232.

Azizi F. Effect of methimazole treatment of maternal thyrotoxicosis on thyroid function in breast-feeding infants. J Pediatr 1996; 128: 855–8.

Bennett PN (ed.). Drugs and Human Lactation, 2nd ed. Amsterdam, New York, Oxford: Elsevier, 1996.

Canales ES et al. Bromocriptine as prophylactic therapy in prolactinoma during pregnancy. Fertil Steril 1981; 36: 524–6.

Chanoine JP, Boulvain M, Bourdoux P, Pardou A, van Thi HV, Ermans AM, Coutinho EM, Athayde C, Dantas C, Hirsch C, Barbosa I. Use of a single implant of elcometrine (ST-1435), a nonorally active progestin, as a long acting contraceptive for postpartum nursing women. Contraception 1999; 59: 115–22.

Cooper DS, Bode HH, Nath B, Saxe V, Maloof F, Ridgway EC. Methimazole pharmacology in man: studies using a newly developed radioimmunoassay for methimazole. J Clin Endocrinol Metab 1984; 58: 473–79.

Delange E. Increased recall rate at screening for congenital hypothyroidism in breast fed infants born to iodine overloaded mothers. Arch Dis Childh 1988; 63: 1207–10.

Fomina PI. Untersuchungen über den Übergang des aktiven Agens des Mutterkorns in die Milch stillender Mütter. Archiv f Gynäkologie 1933; 157: 275–8.

Fraser HM, Dewart PJ, Smith SK et al. Luteinizing hormone releasing hormone agonist for contraception in breast-feeding women. J Clin Endocrinol Metab 1989; 69: 996–1002.

Greenberger PA, Odeh YK, Frederiksen MC, Atkinson AJ. Pharmacokinetics of prednisolone transfer to breast milk. Clin Pharmacol Ther 1993; 53: 324–8.

Gupta RC, Paliwal JK, Nityanand S, Asthana OP, Lal J. Centchroman: a new non-steroidal oral contraceptive in human milk. Contraception 1995; 52: 301–05.

Hanson LA, Ashraf R, Zaman S, Karlberg J, Lindblad BS, Jalil F. Breast feeding is a natural contraceptive and prevents disease and death in infants, linking infant mortality and birth rates. Acta Paediatr 1994; 83: 3–6.

Herings RM, Stricker BH. Bromocriptine and suppression of postpartum lactation. Pharm World Sci 1995; 17: 133–7.

Hoffmann-Walbeck P. Beratungsstelle für Vergiftungserscheinungen Berlin, persönliche Kommunikation, 2001.

Hopp L, Haider B, Iffy L. Myocardial infarction postpartum in patients taking bromocriptine for the prevention of breast engorgement. Int J Cardiology 1996; 57: 227–32.

Iffy L, McArdle JJ, Ganesh V. Intracerebral hemorrhage in normotensive mothers using bromocriptine postpartum. Zentralbl Gynakol 1996; 118: 392–96.

Kampmann JP, Hansen JM, Johansen K, Helweg J. Propylthiouracil in human milk. Lancet 1980; 1: 736–8.

Kennedy KI, Visness CM. Contraceptive efficacy of lactational amenorrhoea. Lancet 1992; 339: 227–30.

Moiel RH, Ryan RJ. Tolbutamide orinase in human breast milk. Clin Pediatr 1967; 6: 480.

Momotani N, Yamashita R, Makino F, Noh JY, Ishikawa N, Ito K. Thyroid function in wholly breast-feeding infants whose mothers take high doses of propylthiouracil. Clin Endocrinol 2000; 53: 177–81.

Peters F, Schulze-Tollert J, Schuth W. Thyrotropin-releasing hormone – a lactation-promoting agent? Br J Obstet Gynecol 1991; 98: 880–5.

Rau H, Badenhoop K, Usadel KH. Behandlung von Prolaktinomen während der Schwangerschaft und in der Stillzeit Dtsch med Wschr 1996; 121: 28–32.

Rylance RY, Woods CG, Donnelly MC, Oliver JS. Carbimazole and breast feeding. Lancet 1987; i: 928.

Schönberger W, Grimm W. Transiente Hypothyreose durch jodhaltige Desinfizientien bei Neugeborenen. Dtsch Med Wochenschr 1982; 107: 1222–7.

Seibold-Weiger K, Wollmann H, Rendl J, Ranke M, Speer C. Jodkonzentration in der Muttermilch bei Müttern von Frühgeborenen. Z Geburtsh Neonatol 1999; 203: 81–85.

Shaaban MM. Contraception with progestogens and progesterone during lactation. J Steroid Biochem Mol Biol 1991; 40: 705–10.

Silox J, Schulz P, Horbay GLA, Wassenaar W. Transfer of carbetocin into human breast milk. Obstet Gynecol 1993; 83: 456–59.

Stoppeli I, Rainer E, Humpel M. Transfer of cyproterone acetate to the milk of lactating women. Contraception 1980; 22: 485–93.

4.6 Magen-Darm-Mittel

4.6.1 Antacida

Erfahrungen. Die klassischen Antacida wie *Aluminiumhydroxid*, *Aluminiumphosphat*, *Kalziumkarbonat* und *Magnesiumkarbonat* (z. B. Aludrox®, Solugastril®) werden in geringem Ausmaß resorbiert. Akut toxische Wirkungen z. B. durch Aluminium wurden bisher nicht beschrieben und sind auch nicht zu erwarten. Da aber auch die chronische Aufnahme geringer Mengen von Aluminium schon als problematisch angesehen wird, gilt das therapeutische Interesse *Magaldrat* (z. B. Glysan®, Marax®), *Algeldrat* (z. B. in Maalox®), *Almasilat* (z. B. Simagel®), *Hydrotalcit* (z. B. Talcid®) und *Sucralfat* (z. B. Ulcogant®), von denen allenfalls Spuren resorbiert werden sollen, oder den aluminiumfreien Präparaten aus Kalziumkarbonat plus Magnesiumkarbonat bzw. -hydroxid (z. B. Rennie®, Stomigen®).

> **Empfehlung für die Praxis:** Antacida und Ulkustherapeutika der Wahl sind in der Stillzeit die neueren Aluminiumverbindungen wie Magaldrat und Sucralfat sowie aluminiumfreie Antacida. Ältere Aluminium- und Magnesiumverbindungen sind ebenfalls akzeptabel. Im Fall längerer Einnahme hoher Dosen oder Nierenfunktionsstörungen ist je nach Präparat auf einen Anstieg der Aluminium- bzw. Magnesiumkonzentration im Serum zu achten!

4.6.2 H_2-Rezeptorenblocker und andere Ulkustherapeutika

Erfahrungen. Zu den Ulkusmitteln vom Typ der H_2-Rezeptorenblocker gehören *Cimetidin* (z. B. Cimet®, Tagamet®), *Famotidin* (z. B. Pepdul®), *Nizatidin* (z. B. Gastrax®), *Ranitidin* (z. B. Sostril®, Zantic®) und *Roxatidin* (Roxit®).

Cimetidin und *Ranitidin* erreichen in der Muttermilch relativ hohe Konzentrationen. Nach einer Untersuchung an zwölf Frauen, die eine Einzeldosis von 100, 600 oder 1200 mg erhielten, wird *Cimetidin* aktiv mit einem M/P-Quotienten von etwa 5 in die Milch transportiert. Ein Säugling erhält durchschnittlich 6,7 % der mütterlichen gewichtsbezogenen Dosis, maximal sogar 20 % (Oo 1995).

Auch unter mütterlicher Therapie mit 150–300 mg *Ranitidin*/Tag kann eine relative Dosis von bis zu 20 % zum Säugling gelangen. Der

M/P-Quotient schwankt zwischen 1 und über 20 (Übersicht in Bennett 1996, Kearns 1985).

Bei *Famotidin* soll – einer Untersuchung an acht Müttern mit einer 40 mg Einmaldosis zufolge – die relative Dosis in der Milch unter 2 % liegen (Courtney 1988).

Unter *Nizatidin*therapie ist von höchstens 5 % der mütterlichen, gewichtsbezogenen Dosis auszugehen (Obermeyer 1990). Dies wurde an fünf Müttern ermittelt, die alle 12 Stunden 150 mg erhielten.

Nach einmalig 150 mg *Roxatidin* waren es bei zehn untersuchten Frauen durchschnittlich 4 %. Rechnerisch können unter Dauertherapie jedoch deutlich höhere Anteile den Säugling erreichen (Bender 1989).

Zu den Protonenpumpenblockern *Esomeprazol* (Nexium®), *Lansoprazol* (Agopton®), *Omeprazol* (z. B. Antra®), *Pantoprazol* (z. B. Pantozol®) und *Rabeprazol* (Pariet®) liegen keine dokumentierten Erfahrungen in ausreichendem Umfang vor.

Das gleiche gilt für den sogenannten M_1-Rezeptorenblocker *Pirenzepin* (z. B. Gastrozepin®), den Gastrin-Rezeptorantagonisten *Proglumid* (Milid®), den Prostaglandinabkömmling *Misoprostol* (Cytotec®) sowie für die Bismutverbindungen *Bismutnitrat* (z. B. Angass® S), *Bismutsalicylat* (z. B. Kaltucin®), *Dibismut-Tris* (z. B. Noemin® N) und *Bismut(III)-citrathydroxidkomplex* (z. B. Telen®).

> **Empfehlung für die Praxis:** Wenn Antacida als Ulkustherapeutika nicht genügen, darf mit einem H_2-Blocker behandelt werden, der in der Milch vergleichsweise niedrige Konzentrationen erreicht (z. B. Famotidin und Nizatidin). Einzeldosen der anderen Mittel erfordern keine Einschränkung des Stillens, eine Umstellung der Therapie ist aber anzustreben.
> Zur Helicobacter-pylori-Eradikation siehe unter den entsprechenden Substanzen und in Kapitel 2.

4.6.3 Peristaltikanreger

Erfahrungen. Das Antiemetikum *Metoclopramid* (z. B. Gastrosil®, Paspertin®) erleichtert die Magenentleerung und erhöht über seine zentrale antidopaminerge Wirkung die Milchproduktion. Zur Förderung der Milchbildung wird es gelegentlich für wenige Tage mit einer Dosierung von 3 × 10 mg/d eingesetzt (siehe auch Kapitel 3). Maximal 4,7 % einer gewichtsbezogenen Kinderdosis erhält ein junger Säugling, dessen Mutter über mehrere Wochen mit täglich 3 × 10 mg behandelt wird. Nur in einem Fall der über 20 Mutter-Kind-Paare war die Substanz im Plasma des Säuglings meßbar (Kauppila 1983). Symptome oder Störungen der Hypophysenregulation bei gestillten Kindern wurden nicht beobachtet (Kauppila 1985).

Auch *Cisaprid* (z.B. Propulsin®) und *Domperidon* (Motilium®) wirken peristaltikanregend. Beide liegen offenbar in geringer Konzentration in der Milch vor. Von Cisaprid wurden bei einer Untersuchung an zehn Frauen gut 0,1 % einer gewichtsbezogenen Säuglingsdosis via Muttermilch errechnet (Hofmeyr 1986), bei Domperidon waren es durchschnittlich 0,1 % der mütterlichen gewichtsbezogenen Dosis (Hofmeyr 1985).

Zu *Bromoprid* (Cascapride®) und *Dexpanthenol* (Bepanthen®) liegen keine Daten vor.

> **Empfehlung für die Praxis:** Metoclopramid ist in der Stillzeit Mittel der Wahl unter den peristaltikanregenden Antiemetika. Auch Cisaprid und Domperidon dürfen bei entsprechender Indikation verwendet werden. Auch die kurzfristige Anwendung der anderen Mittel erfordert keine Einschränkung des Stillens.

4.6.4 Cholinergika

Erfahrungen. Bei Myastheniebehandlung mit *Neostigmin* (z.B. Prostigmin®) wurde ein Kind mit postprandialen Bauchkrämpfen beobachtet, andere Säuglinge waren unauffällig (Fraser 1963).

Von *Pyridostigmin* (z.B. Mestinon®), Halbwertszeit etwa 4 Stunden, erhält der Säugling maximal 0,09 % der gewichtsbezogenen mütterlichen Dosis pro Tag. Bei den zwei beschriebenen unauffälligen Säuglingen fand sich kein Wirkstoff in deren Serum (Nachweisgrenze 2 µg/l). Die Konzentration im Serum der Mütter betrug 25 bzw. 80 µg/l. In der Milch fanden sich unter i.v. Therapie mit 5 × 60 mg bis zu 25 µg/l (Hardell 1982).

Zu den anderen Cholinergika *Anetholtrithion* (Mucinol®), *Bethanechol* (Myocholine-Glenwood®), *Carbachol* (z.B. Doryl®), *Ceruletid* (Takus®), *Distigmin* (Ubretid®) und *Physostigmin* (Anticholium®) liegen keine Daten zum Muttermilchtransfer vor. Über Zeichen der Unverträglichkeit bei gestillten Säuglingen wurde bisher nicht berichtet.

Wenn erhöhte Mengen zirkulierender Antikörper nachgewiesen werden, raten manche Autoren bei Myasthenia gravis vom Stillen ab, weil die Antikörper über die Muttermilch eine neonatale Myasthenie ungünstig beeinflussen könnten (Übersicht in Burke 1993).

> **Empfehlung für die Praxis:** Die Therapie einer (postoperativen) Atonie des Darmes oder der Blase und die Behandlung einer Myasthenie mit Cholinergika sind auch in der Stillzeit zulässig.

4.6.5 Anticholinerge Spasmolytika

Erfahrungen. Säuglinge bzw. Kleinkinder reagieren besonders empfindlich auf atropinartige Präparate. Bisher gibt es aber keine Publikationen, in denen negative Auswirkungen auf das Kind durch Gabe atropinartiger Mittel an die stillende Mutter beschrieben wurden. *Butylscopolamin* (z. B. Buscopan®) scheint sowohl als Einzeldosis parenteral als auch bei wiederholter Gabe oral oder rektal für den gestillten Säugling gut verträglich zu sein. Die Erfahrungen mit anderen Anticholinergika wie *Butinolin* (z. B. in Spasmo-Solugastril®), *Denaverin* (Spasmalgan®), *Glycopyrroniumbromid* (Robinul®), *Hymecromon* (z. B. Chol-Spasmoletten®), *Mebeverin* (Duspatal®), *Methanthelinium* (Vagantin®), *Oxybutinin* (z. B. Oxybuton®), *Phenamazid* (Aklonin®), *Pipenzolat* (ila-med®), *Pipoxolan* (Rowapraxin®), *Tiropramid* (Alfospas®), *Tolterodin* (Detrositol®), *Trospiumchlorid* (z. B. Spasmolyt®) und *Valethamatbromid* sind bezüglich der Stillzeit unzureichend.

> **Empfehlung für die Praxis:** Butylscopolamin darf bei entsprechender Indikation verwendet werden. Bei Blaseninkontinenz erscheint auch das ebenfalls weit verbreitete Oxybutinin akzeptabel. Einzelgaben der anderen genannten Mittel erfordern keine Einschränkung des Stillens, eine kritische Indikationsprüfung und ggf. ein Umstellen der Therapie ist aber anzustreben.

4.6.6 Laxanzien

Erfahrungen. Mehrere Untersuchungen zu den früher als kontraindiziert geltenden und zu den Anthrachinonen gehörenden *Senna*präparaten haben erbracht, daß das Risiko, bei gestillten Säuglingen Durchfall auszulösen, offenbar gering ist (Übersicht in Bennett 1996).

Füll- und Quellstoffe wie *Leinsamen* und *Weizenkleie* werden nicht resorbiert, *Bisacodyl* (z. B. Dulcolax®, Stadalax®) und die osmotischen Mittel wie *Lactulose* (z. B. Lactofalk®) oder salinische Mittel wie *Glaubersalz* ebenfalls kaum. Gegen die Gabe von *Rizinus* spricht die Resorptionshemmung fettlöslicher Vitamine, gegen *Natriumpicosulfat* (z. B. Laxoberal®) dessen mögliche drastische Wirkung.

> **Empfehlung für die Praxis:** Sollte die Umstellung der Ernährungsgewohnheiten erfolglos bleiben, können Füll- und Quellstoffe, Sennapräparate, Bisacodyl und salinische sowie osmotische Mittel in der Stillzeit genommen werden. Auch eine Veränderung der Darmflora durch *Bakterienkulturen* (z. B. Kolibakterien) ist erlaubt. Die einmalige Anwendung eines anderen Laxans erfordert keine Einschränkung des Stillens, sie sollte aber nicht fortgesetzt werden.

4.6.7 Mittel gegen chronisch-entzündliche Darmerkrankungen

Erfahrungen. Bei den chronisch-entzündliche Darmerkrankungen *Colitis ulcerosa* und *Morbus Crohn* kommen Sulfonamide, 5-Aminosalicylsäure, Glucocorticoide (Prednisolon systemisch oder Budesonid lokal), Methotrexat, Immunsuppressiva und neuerdings auch Immunmodulatoren zum Einsatz.

Das Sulfonamid *Salazosulfapyridin* = *Sulfasalazin* (Azulfidine®) war lange Zeit die Standardmedikation zur Behandlung der Colitis ulcerosa. Es hat einen M/P-Quotienten von 0,4. Den Säugling können bei einer mütterlicher Dosis von täglich 3 g bis zu 10 % des gewichtsbezogenen Anteils erreichen. Eine Kasuistik erwähnt blutige Durchfälle bei einem gestillten Kind, dessen Plasmakonzentration 5,3 mg/l betrug (therapeutischer Bereich 20–50 mg/l). Bei einer mütterlichen Dosis von 2 g/Tag wurde jedoch eine deutlich geringere Substanzmenge ermittelt, die via Muttermilch auf den Säugling übergeht (Übersicht in Bennett 1996).

Mesalazin (z. B. Asacolitin®, Salofalk®) besteht aus *5-Aminosalicylsäure*, dem antientzündlich wirksamen Anteil des Sulfasalazin. Bei täglicher Einnahme von 1500 mg wurden für den Säugling 0,015 mg/kg und Tag errechnet, das entspricht weniger als 0,1 % der mütterlichen gewichtsbezogenen Dosis (Klotz 1993, Jenss 1990). Unter Berücksichtigung des Metaboliten *Acetyl-5-Aminosalicylsäure* (rund 12 mg/l Milch) sind es allerdings 7,5 %. Eine weitere Publikation ermittelt ebenfalls etwa 15 mg wirksame Substanz pro Liter Milch (Christensen 1994). In einer Kasuistik wird über einen Säugling berichtet, der während wiederholter rektaler Mesalazinanwendungen der Mutter eine Diarrhö entwickelte, die jeweils mit Therapieende sistierte (Nelis 1989). In einer weiteren Gruppe von acht stillenden Frauen wurde ebenfalls über ein Kind mit Diarrhö berichtet (Ito 1993). Die überwiegende Zahl der beobachteten Säuglinge zeigte nach der Erfahrung der Autoren dieses Buches aber unabhängig von der Dosis keine Symptome.

Olsalazin (Dipentum®), das zwei Mesalazinmoleküle enthält, wird lediglich zu etwa 2% intestinal resorbiert und ist in der Muttermilch nur in Form seines acetylierten Metaboliten nachweisbar (Miller 1993).

Das Fehlen weiterer Publikationen über toxische Effekte antidiarrhoischer Medikamente beim Säugling spricht angesichts der weit verbreiteten Anwendung für die gute Verträglichkeit dieser Mittel in der Stillperiode.

> **Empfehlung für die Praxis:** Für chronisch-entzündliche Darmerkrankungen ist Mesalazin Mittel der Wahl. Auch Olsalazin kann indikationsgerecht eingesetzt werden. Ist die Sulfonamidwirkung des Sulfasalazins ausdrücklich gewünscht, darf auch dieses Mittel verwendet werden. Corticoide dürfen in der Stillzeit sowohl lokal, d.h. rektal, als auch systemisch verwendet werden. Methotrexat sollte nicht verordnet werden.
> Zu den anderen bei chronisch-entzündlichen Darmerkrankungen eingesetzten Medikamenten aus der Gruppe der Immunsuppressiva siehe Abschnitt 4.12.1.

4.6.8 Antidiarrhoika bei akuter Diarrhö

Erfahrungen. *Diphenoxylat* (in Reasec®) und *Loperamid* (z.B. Imodium®, Sanifug®) verringern die Darmmotilität durch Interaktion mit den Opiatrezeptoren. In einer Untersuchung zu Loperamid wurden für den Säugling nach zweimaliger Verabreichung an die Mutter weniger als 0,1 % der gewichtsbezogenen Dosis ermittelt (Nikodem 1992). Toxische Wirkungen wurden bisher nicht beschrieben.

Zu *Diphenoxylat* und auch zum Wirkstoff *Tanninalbumat* (z.B. Tannalbin®) liegen keine Daten vor.

Empfehlung für die Praxis: Falls diätetische Maßnahmen tatsächlich nicht ausreichen, darf auch in der Stillzeit vorübergehend Loperamid genommen werden.

4.6.9 Carminativa

Erfahrungen. *Dimeticon* (z. B. Sab simplex®) wird praktisch nicht resorbiert. Toxische Wirkungen sind ebenso wenig zu erwarten wie bei *Kümmel-* und *Anis*zubereitungen. Allerdings können im Einzelfall ätherische Öle den Geschmack der Milch beeinträchtigen und zu Trinkunlust führen.

Empfehlung für die Praxis: Gegen die Gabe von Dimeticon oder pflanzlichen Zubereitungen bei Blähungen bestehen keine Bedenken.

4.6.10 Lipidsenker

Erfahrungen. *Pravastatin* (z. B. Pravasin®) erscheint nur in zu vernachlässigender Menge in der Milch (weniger als 0,4 % einer gewichtsbezogenen Dosis; Pan 1988).

Toxische Wirkungen beim Säugling wurden im Zusammenhang mit mütterlicher Einnahme von Lipidsenkern bisher nicht beschrieben. Allerdings sind die dokumentierten Erfahrungen zu *Acipimox* (Olbemox®), *Atorvastatin* (Sortis®), *Bezafibrat* (z. B. Befibrat®, Cedur®), *Cerivastatin* (z. B. Lipobay®), *Clofibrat* (Regelan® N), *Colestipol* (z. B. Colestid®), *Colestyramin* (z. B. Quantalan®), *Etofibrat* (Lipo-Merz®), *Etofyllinclofibrat* (Duolip®), *Fenofibrat* (z. B. durafenat®), *Fluvastatin* (z. B. Cranoc®), *Gemfibrozil* (Gevilon®), *Inositolnicotinat* (z. B. Nicolip®), *Lovastatin* (Mevinacor®), *Probucol*, *Simvastatin* (z. B. Denan®), β-*Sitosterin* (z. B. Harzol®) und *Xantinolnicotinat* (Complamin®) unzureichend für eine Risikobewertung.

Die praktisch nicht resorbierbaren Ionenaustauscherharze *Colestipol* und *Colestyramin* sind aufgrund ihrer Wirkungsmechanismen als nicht riskant für den gestillten Säugling anzusehen.

Empfehlung für die Praxis: Lipidsenker sollten in der Stillzeit nicht verwendet werden, da weder ihre Unbedenklichkeit erwiesen – noch Nachteile für die Mutter durch ein Aussetzen der Therapie während Schwangerschaft und Stillzeit anzunehmen sind. Eine dennoch erfolgte Einnahme erfordert keine Einschränkung des Stillens. Die Weiterbehandlung sollte jedoch, mit Ausnahme von Colestipol und Colestyramin, kritisch geprüft werden.

4.6.11 Chenodeoxycholsäure und Ursodeoxycholsäure

Erfahrungen. Zur Verträglichkeit von *Chenodeoxycholsäure* (Chenofalk®) und *Ursodeoxycholsäure* (z. B. Ursochol®) in der Stillzeit liegen keine Erfahrungen vor. Von Ursodeoxycholsäure erscheinen nur geringe Mengen im Blutkreislauf und sind dort überwiegend an Albumin gebunden. Ein quantitativer Transfer in die Milch ist daher unwahrscheinlich.

Empfehlung für die Praxis: Chenodeoxycholsäure und Ursodeoxycholsäure sollten in der Stillzeit nicht verwendet werden. Eine Ausnahme bildet die Therapie einer primär biliären Zirrhose mit Ursodeoxycholsäure. In einem solchen Fall muß das Stillen nicht zwangsläufig eingeschränkt werden.

4.6.12 Appetitzügler

Erfahrungen. Pharmakologische Auswirkungen von Appetitzüglern wie *Amfepramon=Diethylpropion* (z. B. Regenon®), *Dexfenfluramin* (Isomeride®), *Fenproporex*, *Mefenorex* (Rondimen®), *Norpseudoephedrin* (Antiadipositum X-112 S) und *Sibutramin* (Reductil®) auf den Säugling sind nicht untersucht.

Eine Gewichtsabnahme der Mutter setzt Schadstoffe aus deren Fettgewebe frei mit daraus resultierender zusätzlicher Belastung der Muttermilch (siehe Abschnitt 4.18).

Empfehlung für die Praxis: Appetitzügler sind während der Stillzeit kontraindiziert. Die versehentliche Einnahme einer Einzeldosis erfordert keine Einschränkung des Stillens.

4.6.13 Antiemetika

Erfahrungen. *Antihistaminika* und andere Wirkstoffe werden als Antiemetika eingesetzt. Selten wurden darunter leichte, nicht behandlungsbedürftige Unruhe, Sedierung oder Trinkschwäche beim gestillten Säugling beschrieben (z.B. Moretti 1995).

Zu den folgenden Substanzen liegen keine detaillierten Erkenntnisse zur Stillzeit vor: *Betahistin* (z.B. Aequamen®), *Cinnarizin* (z.B. in Alevert®), *Dimenhydrinat* (z.B. Vomacur®, Vomex A®), *Diphenhydramin* (z.B. Emesan®), *Flunarizin* (z.B. Flunavert®), *Meclozin* (z.B. Bonamine®, Postafen®) und *Scopolamin*-Pflaster (Scopoderm®) sowie zu den neueren *Serotonin-(5-HT$_3$)-Antagonisten Dolasetron* (Anemet®), *Granisetron* (Kevatril®), *Ondansetron* (Zofran®) und *Tropisetron* (Navoban®).

Die kurze Halbwertszeit von 2–3 Stunden und eine lange Wirksamkeit bis zu 24 Stunden sprechen für eine gute Verträglichkeit von *Meclozin* in der Stillzeit.

Metoclopramid wird im Abschnitt 4.6.3 besprochen.

Zu Phenothiazin-Neuroleptika und Sulpirid siehe Abschnitt 4.8.1 und 4.8.3.

> **Empfehlung für die Praxis:** Antiemetikum der Wahl für die Stillzeit ist Meclozin. Auch von den anderen älteren Antiemetika einschließlich der hierfür eingesetzten Phenothiazin-Neuroleptika sind ernsthafte Unverträglichkeiten beim Säugling – zumal nach Einzeldosen – kaum zu erwarten.
> Ist infolge einer onkologischen Behandlung ein Serotoninantagonist wie Ondansetron indiziert, kann nach einer Stillpause, die in Abhängigkeit von der Zytostatikagabe individuell zu bestimmen ist, im Einzelfall wieder angelegt werden, wenn auf Symptome beim Säugling geachtet wird.

Literatur

Bender W, Brockmeier D. Pharmacokinetic characteristics of roxatidine. J Clin Gastroenterol 1989; 11 (Suppl 1): 6–9.

Bennett PN (ed.). Drugs and Human Lactation, 2nd ed. Amsterdam, New York, Oxford: Elsevier, 1996.

Burke ME. Myasthenia gravis and pregnancy. J Perinat Neonatal Nurs 1993; 7: 11–21.

Christensen LA, Rasmussen SN, Hansen SH. Disposition of 5-aminosalicylic acid and N-acetyl-5-aminosalicylic acid preparations. Acta Obstet Gynecol Scand 1994; 74: 399–402.

Courtney TP, Shaw RW, Cedar E, Mann SG, Kelly JG. Excretion of famotidine in breast milk. Proceedings of the Br Paed Soc 1988; 9: 639.

Fraser D, Turner JWA. Myasthenia gravis and pregnancy. Proc R Soc Med 1963; 56: 379–81.

Hardell LI, Lindstrom B, Lonnerholm G, Osterman PO. Pyridostigmine in human breast milk. Br J Clin Pharmacol 1982; 14: 565–67.

Hofmeyr GJ, Sonnendecker EWW. Secretion of the gastrokinetic agent cisapride in human milk. Eur J Clin Pharmacol 1986; 30: 735–6.

Hofmeyr GJ, van Iddekinge B, Blott JA. Domperidone: secretion in breast milk and effect on puerperal prolactin levels. Br J Obstet Gynecol 1985; 92: 141–4.

Ito S, Blajchman A, Stephenson M, Eliopoulos C, Koren G. Prospective follow-up of adverse reactions in breast-fed infants exposed to maternal infection. Am J Obstet Gynecol 1993; 168: 1393–9.

Jenss H, Weber P, Hartman F. 5-Aminosalicylic acid and its metabolite in breast milk during lactation. Am J Gastroenterol 1990; 85: 331.

Kauppila A, Anunti P, Kivinen S, Koivisto M, Ruokonen. Metoclopramide and breast-feeding: efficacy and anterior pituitary responses of the mother and the child. Eur J Obstet Gynecol Reprod Biol 1985; 19: 19–22.

Kauppila A, Arvela P, Koivisto M, Kivinen S, Ylikorkala O, Pelkonen O. Metoclopramide and breast-feeding: transfer into milk and the newborn. Eur J Clin Pharmacol 1983; 25: 819–23.

Kearns GL, McConnel Jr RF, Trang JM, Kluza RB. Appearance of ranitidine in breast milk following multiple dosing. Clin Pharmacol 1985; 4: 322–24.

Klotz U, Harings-Kaim A. Negligible excretion of 5-aminosalicylic acid in breast milk. Lancet 1993; 342: 618–9.

Miller LG, Hopkinson JM, Motil KJ, Corboy JE, Andersson S. Disposition of Olsalazine and metabolites in breast milk. J Clin Pharmacol 1993; 33: 703–6.

Moretti ME, Liau-Chu M, Taddio A, Ito S, Koren G. Adverse events in breast-fed infants exposed to antihistamines in maternal milk. Reprod Toxicol 1995; 9: 588.

Nelis GF. Diarrhea due to 5-aminosalicylic acid in breast milk. Lancet 1989; 1: 383.

Nikodem VC, Hofmeyr GJ. Secretion of the antidiarrheal agent loperamide oxide in breast milk. Eur J Clin Pharmacol 1992; 42: 695–6.

Obermeyer BD, Bergstrom RF, Callaghan JT, Knadler MP, Golichowski A, Rubin A. Secretion of nizatidine into human breast milk after single and multiple doses. Clin Pharmacol Ther 1990; 47: 724–30.

Oo CY, Kuhn RJ, Desai N, McNamara PJ. Active transport of cimetidine into human breast milk. Clin Pharmacol Ther 1995; 58: 548–55.
Pan H, Fleiss P, Moore L, Glaess S, Ivashkiv E, Dollar D, Martynowicz H. Excretion of pravastatin, an HMG CoA reductase inhibitor, in breast milk of lactating women. J Clin Pharmacol 1988; 28: 942.

4.7 Antiepileptika

Alle Antikonvulsiva gehen, wenn auch in unterschiedlicher Menge, in die Muttermilch über. Bei einer Monotherapie darf in den meisten Fällen gestillt werden (siehe unten). Wenn mit mehr als einem Antikonvulsivum behandelt werden muß, sollte eventuell zur Verminderung der Exposition zugefüttert oder sogar abgestillt werden. Dies muß jedoch im Einzelfall entschieden werden.

Zur erweiterten Vitamin-K-Prophylaxe in der Neugeborenenzeit siehe in den entsprechenden Abschnitten in Kapitel 2.

4.7.1 Valproinsäure

Erfahrungen. Von allen bisher untersuchten Antikonvulsiva findet sich der geringste Übergang in die Muttermilch bei *Valproinsäure* (z.B. Convulex®, Ergenyl®) mit einem M/P-Quotienten von etwa 0,05 und einer relativen Dosis von durchschnittlich rund 1% und einem Maximalwert von 7%. Dies hat sich bei über 40 untersuchten Müttern gezeigt (Übersicht in Hägg 2000). Dennoch kann sich beim gestillten Neugeborenen durch die deutlich längere Halbwertszeit von ungefähr 47 Stunden ein „steady state" mit einer Serumkonzentration von 7 und mehr Prozent des mütterlichen Wertes entwickeln. Eine neuere Untersuchung fand bei sechs Kindern mit 0,7–1,5 µg/ml jedoch nur 0,9–2,3% der mütterlichen Konzentrationen, die zwischen 39 und 79 µg/ml lagen (Piontek 2000). Symptome wurden dabei niemals beobachtet.

> **Empfehlung für die Praxis:** Eine Monotherapie mit Valproat ist mit dem Stillen vereinbar.

4.7.2 Phenytoin

Erfahrungen. *Phenytoin* (z. B. Phenhydan®) hat einen M/P-Quotienten von etwa 0,3. Untersuchungen von über 80 Milchproben haben ergeben, daß ein vollgestillter Säugling zwischen 0,5 und 5 %, maximal jedoch 10 % der mütterlichen gewichtsbezogenen Dosis via Muttermilch erhalten kann. Das sind üblicherweise weniger als 5 % einer pädiatrischen Phenytoindosis (10 mg/kg; Übersicht in Hägg 2000). Die Phenytoinkonzentration im Serum betroffener Kinder betrug höchstens 1,5 % der mütterlichen Werte. Die bei 10–40 Stunden liegende Halbwertszeit ist bei Säuglingen offenbar dann nicht verlängert, wenn sie bereits intrauterin exponiert waren (Shimoyama 1998, Übersicht in Bennett 1996). Über Nebenwirkungen gestillter Kinder wurde mit Ausnahme zweier Fallbeobachtungen nicht berichtet. Diese beschreiben Schluckstörungen und Methämoglobinämie sowie Ernährungsstörungen und Sedierung unter antikonvulsiver Kombinationstherapie mit Phenytoin plus Barbituraten bzw. zusätzlich Carbamazepin (Übersicht in Hägg 2000).

> **Empfehlung für die Praxis:** Die Monotherapie mit Phenytoin ist mit dem Stillen vereinbar.

4.7.3 Carbamazepin

Erfahrungen. *Carbamazepin* (z. B. Sirtal®, Tegretal®) hat beim Erwachsenen und Neugeborenen eine Halbwertszeit von 15–35 Stunden. 75 % liegen an Eiweiß gebunden vor. Untersuchungen an über 50 Milchproben ergeben einen M/P-Quotienten von etwa 0,5. Einschließlich des Metaboliten *Carbamazepinepoxid* ist mit einer relativen Dosis von knapp 3–8 % zu rechnen, in einem Fall wurden bei einer mütterlichen Dosis von nur 250 mg/Tag rund 15 % (Shimoyama 2000) ermittelt. Bei gestillten Kindern sind Serumkonzentrationen zwischen 0,5 und 1,5 µg/ml, in einem Fall auch 4,7 µg/ml (therapeutischer Bereich 5–10 µg/ml) gemessen worden (Übersicht in Hägg 2000, Shimoyama 2000, Brent 1998, Wisner 1998, Übersicht in Bennett 1996). Zwei Kasuistiken beschreiben passagere lebertoxische Veränderungen bei pränatal und über die Muttermilch exponierten Säuglingen (Merlob 1992, Frey 1990). Ein Fallbericht beschreibt einen Säugling mit fraglichen

Krampfäquivalenten und einer Zyanoseattacke, dessen Mutter außer Carbamazepin auch Fluoxetin und Buspiron einnahm. Die weitere Entwicklung des Kindes war bis zum Ende des ersten Lebensjahres normal. Einen Zusammenhang zwischen Medikation und Symptomen beurteilen die Autoren mit Recht sehr zurückhaltend (Brent 1998). Ein weiterer Säugling hatte Ernährungsstörungen und war sediert unter antikonvulsiver Kombinationstherapie mit Carbamazepin plus Phenytoin und Barbituraten (Übersicht in Hägg 2000). Weitere Symptome wurden bisher nicht publiziert.

Zu *Oxcarbazepin* (Trileptal®), einem dem Carbamazepin verwandten Medikament, liegen keine Informationen zur Stillzeit vor.

> **Empfehlung für die Praxis:** Eine Monotherapie mit Carbamazepin ist mit dem Stillen vereinbar. Es ist dabei auf Symptome wie Trinkschwäche, Erbrechen und Müdigkeit zu achten. Gegebenenfalls sollte die Konzentration von Carbamazepin im Serum des Kindes und im Verdachtsfall auch die Leberwerte beim Säugling bestimmt werden.

4.7.4 Phenobarbital, Primidon und Barbexaclon

Erfahrungen. *Primidon* (z.B. Mylepsinum®) und *Barbexaclon* (Maliasin®) werden zu *Phenobarbital* metabolisiert und sind wie dieses zu beurteilen. Die Halbwertszeit von Phenobarbital kann bei Erwachsenen und reifen Neugeborenen bis zu 100 Stunden betragen. Nur 50% des Arzneimittels liegen an Eiweiß gebunden vor, bei Neugeborenen noch weniger. Über 160 analysierte Milchproben ergeben einen M/P-Quotienten für Phenobarbital von etwa 0,5 und für Primidon etwa 0,8. Ein vollgestilltes Kind kann erhebliche Anteile des Wirkstoffes erhalten, für Phenobarbital wurden 50 bis weit über 100% der mütterlichen gewichtsbezogenen Dosis errechnet, für Primidon bis zu 38% (Übersicht in Hägg 2000, Sugawara 1999, Übersicht in Bennett 1996)! Im Säuglingsplasma können bis zu 50% der mütterlichen Konzentration erreicht werden. Sedierung und dadurch bedingte Probleme beim Trinken scheinen deshalb möglich und wurden auch wiederholt beschrieben. Hierzu zählt auch eine der ältesten Publikationen über Toxizität via Muttermilch (Frensdorf 1926). Auch ein Kindstod wird im Zusammenhang mit mütterlicher Phenobarbital- plus Primidontherapie diskutiert, im Serum des Kindes fanden sich mit

Arzneimittel	Embryonalperiode (1.–12. SSW)	Fetalperiode (ab 13. SSW)	Peripartalperiode	Seite, Schwangerschaft	Laktationsperiode	Seite, Stillzeit
Hydroxyethylstärke	1	1	1	173	1	493
Ibuprofen	1	T/E	T/E	41	1	446
Imipramin	1	1	T	336	1	535
Indometacin	1	T/E	T/E	41	E	447
Insulin (humanes)	1	1	1	262	1	505
Isoniazid + Vit. B_6	1	1	1	138	1	473
Isotretinoin	K	K	K	207	K	588
Itraconazol	2	2	2	127	2	475
Jodidsubstitution	1	1	1	255	1	502
Ketoconazol	2	2	2	126	2	475
Lindan (äußerlich)	2	2	2	211	2	556
Lithiumsalze	T	T	T	341	T	542
Lokalanästhetika	1	1	1	329	1	451
Loratadin	2	2	2	60	1	458
Mebendazol	2	1	1	149	1	477
Meclozin	1	1	1	77	1	520
Mefloquin (Malariaprophylaxe u. -therapie)	2	2	2	133	2	477
Metamizol	2	T	T	35	T	448
Methimazol	2	2	2	256	2	501
α-Methyldopa	1	1	1	227	1	483
Methylergometrin	K	K	T	366	T/E	498
Metoclopramid	2	2	2	78	2	513
Miconazol (lokal)	2	2	2	126	2	475
Nifedipin	2	2	2	229	1	484
Nitrendipin	2	2	2	229	2	484
Nitrofurantoin	2	2	2	120	2	469
Norfenefrin	2	2	2	238	2	487
Norfloxacin	2	2	2	119	2	471
Nystatin	1	1	1	125	1	475
Östrogene	K	K	K	265	2	505
Ofloxacin	2	2	2	119	2	471
Opiumalkaloide	1/E	1/E	T/E	36	T/E	443
Oxytocin	K	K	1	365	1	497
Paracetamol	1	1	1	32	1	442
Penicillamin (außer M. Wilson)	K	K	K	45	K	450
Penicilline	1	1	1	110	1	467
Pentazocin	2	2	T	37	2	445
Pethidin	2	2	T	37	2	445
Phenobarbital (als Antikonvulsivum)	T	2	T	88	T	524
Phenylbutazon	2	T	T	54	2	448
Phenytoin	T	T	T	93	1	523
Povidon-Iod (außer kleine Flächen)	K	K	K	203	K	502
Prazosin	2	2	2	236	2	487
Primidon	T	2	T	88	T	524
Probenecid	1	1	1	52	1	454
Proguanil (Malariaprophylaxe)	1	1	1	133	1	477
Promethazin	2	2	2	333	2	530
Propylthiouracil	1	1	1	256	1	500
Prostaglandine	K	K	E	363	K	509
Pyrethrum (äußerlich)	1	1	1	211	1	557
Pyrimethamin	1	1	1	134	1	477
Pyrviniumembonat	1	1	1	150	1	477
Ranitidin	2	2	2	281	2	512
Radiopharmaka	K	K	K	195	K	562
Rifampicin	1	1	1	138	1	473
Spironolacton	2	2	2	220	2	492
Sulfonamide	2	2	T	116	2	470
Terfenadin	2	2	2/E	61	2/E	459
Testosteron	K	K	K	269	K	508
Tetracycline	2	K	K	115	2	468
Theophyllin	1	1	1	67	1	462
Thiamazol	2	2	2	256	2	501
Thyroxin (L-)	1	1	1	255	1	500
Tinidazol	2/E	2/E	2/E	122	2/E	471
Tramadol	2	2	T/E	40	2/E	455
Tretinoin (äußerlich)	K	K	K	207	2	558
Valproinsäure	T	T	T	99	1	522
Verapamil	2	2	2	230	1	490
Vitamin A (>10 000 IE/d)	K	K	K	176	K	

- Die Tabelle dient der groben Orientierung bei der Auswahl eines Medikamentes. Sie ersetzt keinesfalls detaillierte Angaben im Text und darf niemals als Grundlage für den Abbruch einer Schwangerschaft verwendet werden.
- Abstillen oder Stillpause sind extrem selten erforderlich. Fast immer läßt sich ein Medikament finden, das mit dem Stillen vereinbar ist.
- Soweit nicht anders vermerkt, beziehen sich die Klassifizierungen auf die systemische Anwendung (Ausnahme: Arzneimittel, die nur äußerlich angewendet werden).

© Urban & Fischer Verlag, Schaefer/Spielmann, Arzneiverordnung in Schwangerschaft und Stillzeit, 6. Aufl. 2001

Orientierungshilfe zur Arzneimittelauswahl

Klassifizierung der Medikamente in der Tabelle (Achtung! Hinweise am Tabellenende beachten)

- **1 Mittel der 1. Wahl** — Im allgemeinen gut verträglich in der Schwangerschaft und Laktationsperiode. Auch diese Arzneimittel nur verordnen, wenn ihre Anwendung einer nichtmedikamentösen Therapie überlegen ist.
- **2 Mittel der 2. Wahl** — Nur indiziert, wenn andere Therapiemöglichkeiten versagen. Oft unzureichende Erprobung während Schwangerschaft und Stillzeit.
- **E Nur Einzeldosis** — Einzeldosis oder niedrige Dosierung für maximal 1 bis 3 Tage.
- **K Kontraindiziert** — Wegen embryo-/fetotoxischen Potentials, wegen möglicher Unverträglichkeit in der Stillzeit oder weil keine rationale Indikation während der Schwangerschaft besteht. Bei Anwendung ggf. erweiterte pränatale Diagnostik (siehe entsprechendes Kapitel).
- **T Potentiell toxisch** — Betrifft Embryo, Feten, Neugeborenes oder gestillten Säugling. Anwendung nur im begründeten Einzelfall. Bei Anwendung ggf. erweiterte pränatale Diagnostik (siehe entsprechendes Kapitel).

Arzneimittel	Embryonalperiode (1.–12.SSW)	Fetalperiode (ab 13. SSW)	Peripartalperiode	Seite, Schwangerschaft	Laktationsperiode	Seite, Stillzeit
ACE-Hemmstoffe	2	T	2	231	2	485
Acetylcystein	1	1	1	71	1	463
Acetylsalicylsäure (Low-dose unbeschränkt)	2/E	2/E	2/E	32	2/E	443
Aciclovir	2	2	2	142	2	474
Acitretin	K	K	K	208	K	557
Ambroxol	1	1	1	71	1	463
Aminoglykoside	T	T	T	122	2	469
Amitriptylin	1	1	T	337	1	533
Amphotericin B	2	2	2	129	2	476
Antidiabetika, orale	K	K	K	264	K	505
Atropin	1/E	1/E	1/E	286	1/E	515
Benzylbenzoat (äußerl.)	1	1	1	211	1	556
β-Rezeptorenblocker	1	1	E	224	1/2	481
β₂-Sympathomimetika (Inhalation)	1	1	E	64	1	460
Biperiden	2	2	2	349	2	548
Bromhexin	1	1	1	71	1	463
Bromocriptin	2	T	T	252	T/E	499
Butylscopolamin	2	2	2	286	2	515
Carbamazepin	T	2	2	96	T	523
Carbimazol	2	2	2	256	2	500
Cephalosporine	1	1	1	111	1	467
Cetirizin	2	2	2	60	1	458
Chloramphenicol	T	T	T	123	T	472
Chloroquin (Malariaprophylaxe u. -therapie)	1	1	1	46	1	450
Chlorphenoxamin (äußerl.)	1	1	1	60	1	459
Chlorpromazin	2	2	T	333	2	529
Cimetidin	2	2	2	281	2	512
Ciprofloxacin	2	2	2	119	2	470
Clarithromycin	2	2	2	113	2	468
Clemastin	1	1	1	60	1	459
Clofibrat	2	2	2	297	2	518
Clomethiazol	2	2	2	348	2	547
Clonidin	2	2	2	213	2	486
Clotrimazol	2	1	1	126	1	475
Codein	1/E	1/E	T/E	38	1/E	464
Co-trimoxazol	2	2	2	117	2	470
Cromoglicinsäure	1	1	1	69	1	462
Cumarinderivate	K	2	K	165	2	554
Cyproteronacetat	K	K	K	211	K	508
Dextran	2	2	2	172	2	
Diazepam	1	1/E	T	91	T	544
Diclofenac	1	T/E	T/E	41	E	446
Digoxin/Digitoxin	1	1	1	239	1	488
Dihydralazin	1	1	1	228	1	483
Dihydroergotamin	2	2	T	237	2	450
Dimenhydrinat	2	1	2	78	1	520
Dimetinden	1	1	1	60	1	459
Diphenhydramin	1	1	T	61	1/E	459
Doxycyclin	2	K	K	115	2	468
Doxylamin	1	1	1	79	1	547
Ergotamintartrat	T	T	T	50	T	450
Erythromycin	1	1	1	113	1	467
Ethambutol	1	1	1	138	1	473
Etilefrin	2	2	2	238	2	487
Fenbufen	1	T/E	T/E	41	1	447
Fentanyl	1	1	T	39	2	443
Fluconazol	2	2	2	127	2	475
Furosemid	2	2	2	218	2	491
Gestagene (in Stillzeit als Kontrazeptiva)	K	K	K		1	506
Glucocorticoide	2	2	2	258	2	503
Glyceroltrinitrat	2	2	2		2	493
Goldverbindungen	2	2	2	45	2	449
Griseofulvin	2	2	2	130	2	476
Haloperidol	2	2	T	334	2	531
Heparine	1	1	T	162	1	553
Hydrochlorothiazid	2	2	2	217	2	492

8,3 mg/l Phenobarbital therapeutische Konzentrationen (zitiert in Hägg 2000).

Andere Barbiturate dürften ähnlich zu bewerten sein. In Abhängigkeit von der jeweiligen Halbwertszeit und der verabreichten Dosis muß beim Säugling mit Symptomen gerechnet werden, zumal wenn es sich nicht um eine Einzeldosis handelt und wenn eine Kombinationstherapie mit anderen Antikonvulsiva erfolgt.

> **Empfehlung für die Praxis:** Eine Therapie mit Barbituraten, insbesondere bei wiederholter Anwendung, ist während der Stillzeit als problematisch anzusehen. Es ist im Einzelfall zu entscheiden und ggf. auf Symptome wie Trinkschwäche, Erbrechen und Müdigkeit zu achten. Bei Verdacht sollten Konzentrationsbestimmungen im Serum des Kindes durchgeführt werden. Bei Auftreten barbituratbedingter Symptome muß abgestillt werden. Eine antikonvulsive Kombinationstherapie mit Barbituraten plus anderen Antiepileptika ist mit dem Stillen nicht vereinbar.

4.7.5 Ethosuximid und Mesuximid

Erfahrungen. *Ethosuximid* (z.B. Petnidan®) hat eine Halbwertszeit von 55 Stunden, beim Neugeborenen liegt sie bei 32–38 Stunden. Nur ein geringer Anteil ist eiweißgebunden. Der M/P-Quotient beträgt knapp 1. Ein Säugling kann weit über 50% einer Kinderdosis bzw. der mütterlichen gewichtsbezogenen Dosis erhalten; dies haben Untersuchungen an über 10 Müttern erbracht. Die Konzentration im Serum des Kindes kann 10–40 mg/l erreichen (therapeutischer Bereich 40–100 mg/l). Symptome wie Übererregbarkeit, Trinkschwäche und Sedierung wurden in Einzelfällen beschrieben (Übersicht in Hägg 2000 und Bennett 1996).

Zu *Mesuximid* (Petinutin®) liegen keine Daten vor.

> **Empfehlung für die Praxis:** Eine Behandlung mit Ethosuximid in der Stillzeit ist als problematisch anzusehen, vor allem im Rahmen einer antikonvulsiven Kombinationstherapie. Ggf. sollte die Konzentration des Arzneimittels im Serum des Säuglings nach einigen Tagen gemessen werden. Auf Symptome wie Übererregbarkeit, Trinkschwäche und Sedierung ist zu achten. Im Einzelfall muß, falls Umsetzen des Medikamentes nicht möglich ist, abgestillt oder zugefüttert werden.

4.7.6 Clonazepam

Erfahrungen. Die Halbwertszeit von *Clonazepam* (z. B. Rivotril®) beträgt 20–40 Stunden. Nur 60 % liegen an Eiweiß gebunden vor. Im Serum eines Kindes waren 4,7 µg/l meßbar, bei der Mutter zwischen 15 und 30 µg/l (Soederman 1988). Bei einem Frühgeborenen wurden bei mütterlicher Dauertherapie 13 µg/l im Serum gemessen. In einer anderen Untersuchung traten bei einem Frühgeborenen wiederholt Apnoen auf, die im Zusammenhang mit der bereits in utero durchgemachten Exposition gesehen wurden (Übersicht in Hägg 2000). In einem weiteren Fall nahm eine Mutter regelmäßig 6 mg/Tag (plus 1400 mg Carbamazepin) ein. Im Serum dieses Kindes fanden sich 20 µg/l, bei der Mutter waren es 50 µg/l und in deren Milch 12 µg/l. Das Kind wurde als „etwas trinkfaul" und müde beschrieben (eigene Beobachtungen).

> **Empfehlung für die Praxis:** Bei Behandlung mit Clonazepam in der Stillzeit sollte die Konzentration im Serum des Säuglings nach einigen Tagen bestimmt werden. Es ist auf Symptome wie Trinkschwäche, Erbrechen und Müdigkeit zu achten. Im Einzelfall muß, falls Umsetzen des Medikamentes nicht möglich ist, abgestillt oder zugefüttert werden.

4.7.7 Neuere Antiepileptika (Zusatzantiepileptika)

Erfahrungen. Zu *Gabapentin* (Neurontin®) wird ein an fünf Müttern ermittelter M/P-Quotient von 0,7 berichtet (zitiert in Hägg 2000).

Zwei Fallberichte (Rambeck 1997, Tomson 1997) und eine Untersuchung an neun Müttern (zitiert in Hägg 2000) zu *Lamotrigin* (Lamictal®) ergeben einen M/P-Quotienten von etwa 0,6. Lamotrigin geht laut beider Fallberichte offenbar in erheblichem Maße in die Milch über. Bis zu 6,5 mg/l fanden sich in der Milch einer Frau, die täglich als Monotherapie 300 mg einnahm. Das entspricht einer maximalen relativen Dosis von 20 %. Im Serum des unauffälligen Kindes wurden mit bis zu 2,8 mg/l Konzentrationen gemessen, die nicht weit vom unteren Bereich der mütterlichen Serumkonzentrationen (3,6–9,6 mg/l) entfernt lagen.

Vigabatrin (Sabril®), M/P-Quotient etwa 0,3, liegt praktisch nicht an Plasmaeiweiß gebunden vor und läßt auch aufgrund seines geringen Verteilungsvolumens einen quantitativ bedeutenden Transfer in die

Muttermilch erwarten. Dennoch ergaben sich bei einer Untersuchung an zwei Frauen, die täglich 2000 mg erhielten, nur etwa 1 % des pharmakologisch aktiven Wirkstoffs als relative Dosis für den Säugling (Tran 1998).

Bei 300 mg/Tag *Zonisamid* wurden im mütterlichen Plasma durchschnittlich 10,1 und in der Milch 9,4 mg/l gemessen, was einem M/P-Quotienten von knapp 1 entspricht. Daraus errechnet sich eine relative Dosis von durchschnittlich 28 % (Sugawara 1999)! Angaben über das Befinden gestillter Kinder liegen nicht vor.

Zu *Felbamat* (Taloxa®), *Levetiracetam* (Keppra®), *Sultiam* (Ospolot®), *Tiagabin* (Gabitril®) und *Topiramat* (Topamax®) gibt es keine ausreichenden Erfahrungen zur Anwendung in der Stillzeit.

> **Empfehlung für die Praxis:** Da nur wenige Erfahrungen vorliegen, ist nur im Einzelfall und unter guter Beobachtung und ggf. Serumkonzentrationsbestimmung beim Säugling das Stillen zu erlauben (Bar-Oz 2000). Dies gilt besonders bei antikonvulsiver Kombinationstherapie. Eventuell sollte zur Verminderung der Exposition zugefüttert oder abgestillt werden.

Literatur

Bar-Oz B, Nulman I, Koren G, Ito S. Anticonvulsants and breast feeding: A critical review. Paediatr Drugs 2000; 2: 113–26.

Bennett PN (ed.). Drugs and Human Lactation, 2nd ed. Amsterdam, New York, Oxford: Elsevier, 1996.

Brent NB, Wisner KL. Fluoxetine and carbamazepine concentrations in a nursing mother/infant pair. Clin Pediatr 1998; 37: 41–44.

Frensdorf W. Übergang von Luminal in die Milch. Münch Med Wschr 1926; 73: 322–23.

Frey B, Schubiger G, Musy JP. Transient cholestatic hepatitis in a neonate associated with carbamazepine exposure during pregnancy and breast-feeding. Eur J Pediatr 1990; 150: 136–8.

Hägg S, Spigset O. Anticonvulsant use during lactation. Drug Safety 2000; 22: 425–40.

Merlob P, Mor N, Litwin A. Transient hepatic dysfunction in an infant of an epileptic mother treated with carbamazepine during pregnancy and breast-feeding. Ann Pharmacother 1992; 26: 1563–5.

Piontek CM, Baab S, Peindl KS, Wisner KL. Serum valproate levels in 6 breastfeeding mother-infant pairs. J Clin Psychiatry 2000; 61: 170–72.

Rambeck B, Kurlemann G, Stodieck SRG, May TW, Jürgens U. Concentrations of lamotrigine in a mother on lamotrigine treatment and her newborn child. Eur J Clin Pharmacol 1997; 51: 481–84.

Shimoyama R, Ohkubo T, Sugawara K: Monitoring of carbamazepine and carbamazepine 10,11-epoxide in breast milk and plasma by high-performance liquid chromatography. Ann Clin Biochem 2000; 37: 210–15.

Shimoyama R, Ohkubo T, Sugawara K, Ogasawara T, Ozaki T, Kagiya A, Saito Y. Monitoring of phenytoin in human breast milk, maternal plasma and cord blood plasma by solid-phase extraction and liquid chromatography. J Pharm Biomed Anal 1998; 17: 863–69.

Soederman P, Matheson I. Clonazepam in breast milk. Eur J Ped 1988; 147: 212–3.

Sugawara K, Shimoyama R, Ohkubo T: Determinations of psychotropic drugs and antiepileptic drugs by high-performance liquid chromatography and ist monitoring in human breast milk. Hirosaki Med J 1999; 51 (Suppl): S81–S86.

Tomson T, Öhman I, Vitols S. Lamotrigine in pregnancy and lactation: a case report. Epilepsia 1997; 38: 1039–41.

Tran A, O'Mahoney T, Rey E, Mai J, Mumford JP, Olive G. Vigabatrin: placental transfer in vivo and excretion into breast milk of the enantiomers. Br J Clin Pharmacol 1998; 45: 409–11.

Wisner KL, Perel JM. Serum levels of valproate and carbamazepine in breastfeeding mother-infant pairs. J Clin Psychopharmacol 1998; 18: 167–69.

4.8 Psychopharmaka und Parkinsonmittel

4.8.1 Phenothiazin- und Thioxanthenneuroleptika

Erfahrungen. Obwohl diese Neuroleptikagruppe schon seit langem angewendet wird, gibt es nur wenige Veröffentlichungen mit kleinen Fallzahlen zur Therapie in der Stillzeit. In keinem dieser seit 40 Jahren publizierten Berichte wurden schwerwiegende oder bleibende Beeinträchtigungen des Kindes durch das Stillen unter dieser Medikamentengruppe erwähnt (McElhatton 1992). Die American Academy of Pediatrics hält die Einnahme von Phenothiazinen für vereinbar mit dem Stillen, da in allen bislang gemessenen Proben aufgrund der hohen Plasmaeiweißbindung nur geringe Konzentrationen in der Muttermilch gefunden wurden. Gleichzeitig wird aber darauf hingewiesen, daß Langzeitwirkungen abschließend nicht beurteilt werden können. Dies trifft allerdings auch auf alle anderen ZNS-aktiven Medikamente zu.

Chlorpromazin (Propaphenin®), Halbwertszeit 30 Stunden, wird nach oraler Gabe individuell unterschiedlich gut resorbiert. Zwei Stunden nach einer Einzeldosis von 1200 mg Chlorpromazin (20 mg/kg) wurden einer älteren Untersuchung zufolge im Serum der Mutter 750 µg/l und in der Milch 290 µg/l gemessen und ein M/P-Quotient von weniger als 0,5 errechnet. Bei einer Dosierung von 600 mg konnte kein Medikament in der Milch nachgewiesen werden (Blacker 1962). In einer anderen Studie fand man bei vier Frauen – die Dosierung des Medikamentes war nicht bekannt – Milchkonzentrationen zwischen 7 und 98 µg/l (mütterliches Serum: 16–52 µg/l). Zwei der Kinder wurden gestillt. Das eine, bei dem in der Milch eine Konzentration von 7 µg/l vorlag, zeigte keine Auffälligkeiten. Das zweite Kind, bei dem die Milch 92 µg/l enthielt, war nach dem Stillen lethargisch, was bei der immer noch sehr niedrigen Dosis auch die Autoren nicht deuten konnten (Wiles 1978). Andere Publikationen bestätigen die sehr geringe Transfermenge (z. B. Sugawara 1999, Yoshida 1998 A). In einer dieser Untersuchungen mit fünf Frauen fanden sich im Serum der gestillten Kinder höchstens 0,7 ng/ml des Wirkstoffs. Akute Symptome wurden nicht beobachtet. Allerdings wurde bei dreien dieser Kinder, deren Mütter zusätzlich mit Haloperidol behandelt wurden, eine mentale bzw. psychomotorische Entwicklungsverzögerung im 2. Lebensjahr beobachtet, von der man nicht ausschließen wollte, daß sie im Zusammenhang mit der Medikation steht (Yoshida 1998 A).

Der Hauptmetabolit von *Chlorprothixen* (Truxal®) ist *Chlorprothixensulfoxid*. Diese Verbindung hat keine neuroleptische, aber wahrscheinlich eine anticholinerge Wirkung. Zwei Frauen wurden untersucht; eine nahm 200 mg/Tag Chlorprothixen, die zweite 200–400 mg/Tag. Aus den ermittelten Konzentrationen in der Muttermilch errechnet sich eine kindliche Dosis von durchschnittlich 2,4 und maximal 4,7 µg/kg/Tag Chlorprothixen und 3,5 bis maximal 4,5 µg/kg/Tag Chlorprothixensulfoxid. Das vollgestillte Kind nimmt somit 0,2% der mütterlichen gewichtsbezogenen Dosis an wirksamer Substanz auf. Bei den untersuchten Säuglingen wurden keine Auffälligkeiten beobachtet (Matheson 1984).

Flupentixol (Fluanxol®) wird oral genommen oder als Depot-Präparat intramuskulär verabreicht. Bei drei Müttern, die entweder 2 mg Flupentixol/Tag oder 40 mg jede zweite Woche oder 60 mg alle 3 Wochen erhielten, betrug die Medikamentenkonzentration in der Milch übereinstimmend 1,8 µg/l (mütterliches Serum 1,3–1,5 µg/l). Für einen Säugling errechnen sich demzufolge 0,27 µg/kg/Tag. Das entspricht höchstens 0,8 % der mütterlichen gewichtsbezogenen Flupentixoldosis (Kirk 1980). Zu einem gleichen Transferanteil kommt auch eine andere Kasuistik unter oraler Dauertherapie mit täglich 4 mg (Matheson 1988). Die klinische Untersuchung der exponierten Kinder zeigte keine Auffälligkeiten, sie entwickelten sich altersentsprechend.

Ein Fallbericht zu *Levomepromazin* (z. B. Neurocil®) berichtet über eine relative Dosis von 0,8 % (Ohkubo 1993).

Es liegt nur eine Untersuchung zu *Perphenazin* (z. B. Decentan®) vor. Die Mutter erhielt zunächst 24, dann 16 mg/Tag Perphenazin. In der Milch wurden 3,2 µg/l und unter der niedrigeren Dosierung 2,1 µg/l gemessen. Im mütterlichen Serum lagen die Konzentrationen bei 4,9 und 2,0 µg/l Perphenazin. Rechnerisch bekommt der Säugling dann 0,48 oder 0,32 µg/kg/Tag, das sind in beiden Fällen 0,1 % der mütterlichen gewichtsbezogenen Dosis. Das betroffene Kind wurde über 3 Monate unter der Medikation gestillt und zeigte keine Auffälligkeiten (Olesen 1990).

Bei zwei Frauen unter 5 bzw. 10 mg/Tag *Trifluoperazin* wurde im Immunoassay (EIA) eine Konzentration von 359 µg/l in der Milch einer der beiden Frauen gemessen. In einer chromatographischen Kontrolluntersuchung dagegen lag der Wert unter der Nachweisgrenze. Im Serum der symptomlosen Kinder fand sich mit beiden Meßverfahren kein Wirkstoff (Yoshida 1998 A).

Bei insgesamt acht Frauen, die täglich 4–50 mg *Zuclopenthixol* (Ciatyl-Z®) erhielten, wurde ein durchschnittlicher M/P-Quotient von 0,5 gefunden. Der mit der Milch übergehende Anteil liegt unter 1 % der mütterlichen gewichtsbezogenen Dosis (Matheson 1988, Aaes-Jørgensen 1986). Keines der exponierten Kinder war auffällig.

Zu den Substanzen *Alimemazin* (Repeltin®), *Clopenthixol*, *Dixyrazin*, *Fluphenazin* (z. B. Lyogen®), *Metofenazat* (Frenolon®), *Perazin* (z. B. Taxilan®), *Promazin* (z. B. Protactyl®), *Promethazin* (z. B. Atosil®, Eusedon® mono), *Prothipendyl* (Dominal®), *Thioridazin* (z. B. Melleril®), *Triflupromazin* (Psyquil®) und *Zotepin* (Nipolept®) liegen keine ausreichenden Daten zur Anwendung in der Stillzeit vor.

Empfehlung für die Praxis: Falls eine Neuroleptika- bzw. Phenothiazintherapie zwingend erforderlich ist, sollte unter den schwach wirksamen Neuroleptika Levomepromazin und unter den mittelstark wirksamen Perphenazin oder Triflupromazin bevorzugt werden. Das Auftreten akut toxischer Symptome durch Phenothiazine in der Milch ist unwahrscheinlich. Grundsätzlich ist eine Monotherapie anzustreben. Wie bei allen Psychopharmaka liegen keine ausreichenden Erfahrungen zu Langzeitauswirkungen einer Dauertherapie auf gestillte Kinder vor.

4.8.2 Butyrophenone

Erfahrungen. Bei insgesamt 16 Frauen, die zwischen 1 und 40 mg/Tag *Haloperidol* (z.B. Haldol®, Sigaperidol®) erhielten, wurden relative Dosen für den Säugling von durchschnittlich 0,2–2,1 %, im Extremfall jedoch etwa 10 %, errechnet (Yoshida 1998 A, Übersicht in Bennett 1996). Soweit nachuntersucht, entwickelten sich die unter Monotherapie gestillten Säuglinge normal. Allerdings wird bei Yoshida (1998 A) bei drei der Kinder, deren Mütter zusätzlich mit Chlorpromazin behandelt wurden, eine mentale bzw. psychomotorische Entwicklungsverzögerung im 2. Lebensjahr beobachtet, von der die Autoren nicht ausschließen, daß sie im Zusammenhang mit der Medikation steht.

Zu anderen Butyrophenonen wie z.B. *Benperidol* (Glianimon®), *Bromperidol* (Impromen®, Tesoprel®), *Droperidol* (Dehydrobenzperidol®), *Melperon* (Eunerpan®), *Pipamperon* (Dipiperon®) und *Trifluperidol* (Triperidol®) und zu den strukturell verwandten Neuroleptika *Pimozid* (Orap®) und *Fluspirilen* (Imap®) liegen keine Daten vor.

Empfehlung für die Praxis: Im Hinblick auf die schlechte Datenlage sollte von den Butyrophenonen allenfalls Haloperidol in der Stillzeit eingesetzt werden. Im übrigen ist auf die besser untersuchten Phenothiazine auszuweichen. Insbesondere sollte ein unkritischer Gebrauch von Fluspirilen (als Depotinjektion) für nicht-psychotische Indikationen unterbleiben. Grundsätzlich ist Monotherapie anzustreben. Wie bei allen Psychopharmaka liegen keine ausreichenden Erfahrungen zu Langzeitauswirkungen einer Dauertherapie auf gestillte Kinder vor.

4.8.3 Andere Neuroleptika

Erfahrungen. Nur in einem Fall wurde über die Konzentration von *Clozapin* (Leponex®) in der Muttermilch berichtet. Unter einer täglichen Dosis von 50 mg wurde am Tag nach der Geburt in der ersten Milch eine Konzentration von 63,5 µg/l gemessen, der mütterliche Serumwert lag bei 14,7 µg/l. Eine Woche später, unter einer Dosis von 100 mg/Tag, war die Medikamentenkonzentration in der Milch auf 115,6 µg/l gestiegen, der mütterliche Serumwert betrug 41,4 µg/l (Barnas 1994). Das entspricht einem M/P-Quotienten von 2,8. Ein Säugling nimmt demnach rechnerisch 17,3 µg/kg/Tag auf, etwa 1 % der mütterlichen gewichtsbezogenen Dosis. In zwei vom Hersteller gesammelten Fallberichten wird über Schläfrigkeit der unter Clozapin gestillten Kinder berichtet, eine Mutter nahm täglich 150 mg, die andere 12,5 mg plus 3 mg Flupentixol.

Sulpirid (z. B. Dogmatil®, Meresa®) ist ein Dopaminantagonist, der die Prolaktinsekretion stimuliert und daher die Milchmenge erhöhen kann. In zwei Studien erhielten Mütter 100 mg/Tag. In der Milch wurden Konzentrationen von durchschnittlich 0,97 mg/l bzw. 0,83 mg/l und maximal von 1,97 bzw. 1,46 mg/l gemessen. Ein Säugling nimmt danach durchschnittlich 0,135 mg/kg/Tag auf. Das sind 8,7 % und maximal 17,7 % der mütterlichen gewichtsbezogenen Dosis. Angaben zum Kind wurden nicht veröffentlicht (Übersicht in Bennett 1996).

Zu *Olanzapin* (ZYPREXA®), *Quetiapin* (Seroquel®), *Risperidon* (Risperdal®) und *Sertindol* (Serdolect®; Halbwertszeit 72 Stunden!) liegen keine Daten vor.

> **Empfehlung für die Praxis:** Clozapin, Olanzapin, Risperidon, Sertindol und Sulpirid sind in der Stillzeit zu meiden, da die bisherigen Erfahrungen für eine Risikobewertung nicht ausreichen. Ist eine Clozapinbehandlung zwingend erforderlich, kann im Einzelfall unter Beobachtung des Säuglings (bei Symptomen ggf. Bestimmung der Serumkonzentration) Stillen erlaubt werden. Wie bei allen Psychopharmaka liegen keine ausreichenden Erfahrungen zu Langzeitauswirkungen einer Dauertherapie auf gestillte Kinder vor.

4.8.4 Antidepressiva allgemein

Die M/P-Quotienten der Antidepressiva liegen, soweit untersucht, mit z. T. erheblichen individuellen Schwankungen bei 1–2. In den meisten Fällen finden sich allenfalls Spuren im Serum gestillter Kinder. Zu Doxepin und Fluoxetin gibt es allerdings Fallberichte mit akuten toxischen Symptomen beim Säugling.

Grundsätzlich ist bei dieser üblicherweise längerfristig angewendeten Medikamentengruppe eine Akkumulation beim jungen Säugling unter 10 Wochen, insbesondere beim Frühgeborenen, nicht auszuschließen. Zusätzlich zur altersbedingten Unreife von Stoffwechsel und renaler Ausscheidung gibt es Kinder mit besonders langsamer Metabolisierung.

Fluoxetin hat, die Metaboliten eingerechnet, mit 1 Woche die längste Halbwertszeit unter den Antidepressiva.

Insbesondere bei den Serotonin-Wiederaufnahme-Hemmstoffen ist mit den höchsten Medikamentenkonzentrationen in der Milch bis zu 8 Stunden nach Einnahme zu rechnen. Insofern verringern kurze Stillpausen von wenigen Stunden die kindliche Exposition kaum. Eine Nachtpause nach abendlicher Einnahme erscheint jedoch bei den meisten Mitteln durchaus sinnvoll.

Eine Kombinationstherapie mit mehreren Psychopharmaka ist in der Stillzeit kritisch zu betrachten. Hier muß von Fall zu Fall über mögliche Einschränkungen beim Stillen entschieden werden, wenn die Therapie unvermeidbar ist.

Langzeitauswirkungen von Antidepressiva in der Stillzeit sind kaum untersucht.

Die WHO Working Group on Drugs and Human Lactation (Bennett 1996) stuft die meisten trizyklischen Antidepressiva und einige der Serotonin-Wiederaufnahme-Hemmstoffe als „wahrscheinlich sicher" ein, ebenso die American Acadamy of Pediatrics.

4.8.5 Tri- und tetrazyklische Antidepressiva

Amitriptylin und Nortriptylin

Amitriptylin (z.B. Amineurin®, Saroten®) ist zu 95 % an Plasmaprotein gebunden und wird rasch zum ebenfalls pharmakologisch aktiven Nortriptylin metabolisiert. Sechs stillende Frauen wurden untersucht, die 75–175 mg Amitriptylin/Tag einnahmen (Übersicht in Spigset 1998, Yoshida 1997 A, Übersicht in Wisner 1996). Der M/P-Quotient liegt bei 1, die relative Dosis für den vollgestillten Säugling einschließlich wirksamer Metaboliten sollte nach bisherigen Erfahrungen 2,5 % nicht überschreiten. Im kindlichen Serum waren Amitriptylin und Nortriptylin nicht nachweisbar, die Kinder zeigten keine akuten klinischen Auffälligkeiten. Die Entwicklung im ersten Lebensjahr unterschied sich bei 10 unter trizyklischen Antidepressiva gestillten Kindern nicht von einer mit Flaschenmilch ernährten Kontrollgruppe (Yoshida 1997 A).

Die Erfahrungen mit insgesamt 22 Mutter-Kind-Paaren unter 50–175 mg/Tag *Nortriptylin* (Nortrilen®) ergaben, daß auch hier akut toxische Symptome bei den gestillten Säuglingen kaum zu erwarten sind. M/P-Quotient (um 1) und relative Dosis (nicht über 2–3 %) entsprechen den oben bei Amitriptylin gemachten Angaben (Übersicht in Spigset 1998, Mammen 1997 A, Wisner 1997). Nur bei einem 4 Wochen alten Kind, dessen Mutter nur 60 mg täglich einnahm und die selbst eine Serumkonzentration von lediglich 42 µg/l aufwies, konnte Nortriptylin im Serum mit 10 µg/l gemessen werden. Bei einigen anderen Kindern wurden nur geringe Mengen eines 10-Hydroxy-Metaboliten des Nortriptylin gefunden.

Amoxapin

Unter einer täglichen Gabe von 250 mg *Amoxapin* wurde über Galaktorrhoe berichtet. Die Patientin war nicht schwanger und stillte nicht. Weniger als 20 µg/l Amoxapin plus 140 µg/l des Metaboliten 8-Hydroxy-Amoxapin wurden in der Milch ausgeschieden. Mit den verfügbaren Daten könnte man einen M/P-Quotienten von etwa 0,3 und eine relative Dosis von 0,7 % errechnen (zitiert in Spigset 1998).

Clomipramin

Clomipramin (z.B. Anafranil®) erhöht den Prolaktinspiegel und kann zusätzlich die Laktation anregen. Die pharmakologisch aktiven Metaboliten sind *N-Desmethylclomipramin* und zwei Hydroxymetabolite, nämlich *8-OH-Clomipramin* und *8-OH-Desmethylclomipramin*. Bei einem Säugling, der schon während der Schwangerschaft exponiert war – die Mutter nahm 125 mg/Tag Clomipramin – wurden nach der Geburt 267 µg/l im kindlichen Plasma gemessen. Ab dem 7. Tag post partum wurde die Dosis auf 150 mg/Tag erhöht. Die mütterliche Plasmakonzentration stieg von 355 µg/l am 10. Tag auf 510 µg/l am 35. Tag post partum. Die Milchkonzentration lag zwischen 270 und 624 µg/l. Im gleichen Zeitraum wurden im kindlichen Serum von 45 µg/l auf 9,8 µg/l abnehmende Konzentrationen gemessen (Abbau der pränatal transferierten Arzneimittelmenge). Ausgehend vom höchsten in der Milch ermittelten Wert, scheint die Dosis für ein vollgestilltes Kind ohne Berücksichtigung der Metaboliten 4 % der mütterlichen gewichtsbezogenen Dosis erreichen zu können (Schimmell 1991). In einer weiteren Studie wurden vier Mutter-Kind-Paare untersucht. Die

Mütter nahmen zwischen 75 und 125 mg/Tag Clomipramin ein. Milchproben wurden nicht untersucht. Im Serum der Säuglinge konnten weder Clomipramin noch seine Metaboliten (Nachweisgrenze 10 µg/l) nachgewiesen werden (Wisner 1995). Eine neuere Untersuchung hat bei zwei Frauen ähnliche Konzentrationen in der Milch ergeben wie von Schimmell 1991 berichtet (Yoshida 1997 A). Die Säuglinge zeigten keine Medikamentenwirkungen.

Desipramin und Imipramin

Desipramin ist der pharmakologisch aktive Metabolit von *Imipramin*. Beide Verbindungen werden bis zu 95 % an Plasmaeiweiß gebunden. Imipramin hat eine Halbwertszeit von 6–20 und Desipramin von 12–54 Stunden.

Bei einer Dosis von 200 mg *Imipramin* (z. B. Tofranil®)/Tag wurden in der Milch einer Mutter maximal 29 µg/l Imipramin und 35 µg/l Desipramin gemessen (Sovner 1979). Bei vier weiteren Müttern einer neueren Studie mit 75–150 mg pro Tag wurden hingegen Wirkstoffkonzentrationen in der Milch bis rund 600 µg/l gemessen, die meisten Werte lagen hier jedoch deutlich unter 300 µg/l (Yoshida 1997 A). Daraus errechnen sich für einen Säugling maximal 90 µg/kg/Tag oder 7 % der mütterlichen gewichtsbezogenen Dosis.

In einem Fallbericht zu *Desipramin* (z. B. Pertofran®) wurden unter 300 mg/Tag in der Milch 381 µg/l gemessen. Rechnerisch erhält ein Säugling bis zu 2,4 % der mütterlichen gewichtsbezogenen Dosis, wenn der Metabolit *2-Hydroxydesipramin* einbezogen wird (Stancer 1986). Nur bei zwei Kindern konnten geringe Spuren von Imipramin im Serum gemessen werden (Yoshida 1997 A). Die Säuglinge zeigten keine Symptome.

Dosulepin

Dosulepin (=*Dothiepin;* Idom®) wird in der Leber zu den drei pharmakologisch wirksamen Metaboliten *Nordosulepin*, *Dosulepinsulfoxid* und *Nordosulepinsulfoxid* metabolisiert. In einer Studie wurden acht Frauen untersucht (Ilett 1993). In einer weiteren Studie bekamen 20 stillende Mütter Dosulepin (Buist 1993 B). Der M/P-Quotient von Dosulepin beträgt etwa 1. Unter bis zu 225 mg/Tag wurden in der Milch maximal 475 µg/l Dosulepin plus 1200 µg/l an Metaboliten gemessen. Höchstwerte in gleicher Größenordnung ermittelte eine andere Untersuchung an zwei Frauen (Yoshida 1997 A). Für einen Säugling errechnen sich aus diesen Angaben maximal 7 % der mütterlichen gewichtsbezogenen Dosis, wenn die wirksamen Metaboliten einbezogen werden. Bei einem Kind wurden mit 4 µg/l (Mutter: 2623 µg/l) nur Spuren des Wirkstoffs im Serum nachgewiesen (Yoshida 1997 A). Symptome wurden bei den Neugeborenen nicht beobachtet. In einer weiteren Studie wurden pränatal exponierte Kinder im Alter zwischen 3 und 5 Jahren nachuntersucht. Sie zeigten keine Auffälligkeiten gegenüber einer nicht-exponierten Kontrollgruppe (Buist 1995).

Doxepin

Doxepin (z. B. Aponal®, Sinquan®) und sein aktiver Metabolit *N-Desmethyldoxepin* sind bis zu 80 % an Plasmaprotein gebunden. Die Halbwertszeit von Doxepin beträgt 8–25 Stunden, die von N-Desmethyldoxepin 33–81 Stunden. In einer Untersuchung an zwei stillenden Müttern, die eine erhielt 150 mg, die andere 75 mg/Tag Doxepin, wurden durchschnittlich 0,3–1 % der mütterlichen gewichtsbezogenen Dosis einschließlich des Metaboliten N-Desmethyldoxepin für den Säugling ermittelt (Kemp 1985, Matheson 1985). Eines der gestillten Kinder mußte wegen Atemdepression und Sedierung behandelt werden. In seinem Plasma wurden 2,2 µg/l Doxepin und mit 66 µg/l ein den mütterlichen Konzentrationen entsprechender Wert des N-Desmethyldoxepin gemessen (Matheson 1985). Die Symptome besserten sich nach Umstellen auf Flaschennahrung. Offenbar muß mit einer Kumulation beim Säugling gerechnet werden. Eine weitere Kasuistik beschreibt einen 9 Tage alten Jungen mit Trinkschwäche, muskulärer Hypotonie und Erbrechen. Seine Mutter nahm täglich 35 mg, die ermittelte relative Dosis unter Berücksichtigung des Metaboliten betrug nur 2,5 %. Im kindlichen Serum fand sich Doxepin an der Nachweisgrenze (10 µg/l), der Metabolit war überhaupt nicht nachweisbar. Die Symptome verschwanden 48 Stunden nach Wechsel auf Flaschennahrung (Frey 1999).

Andere tri- und tetrazyklische Antidepressiva

Unter Therapie mit 100–150 mg/Tag *Maprotilin* (z. B. Ludiomil®, Maprostad®), einem tetrazyklischen Antidepressivum, wurden in einem älteren Bericht maximal 1,6 % als relative Dosis ermittelt jedoch ohne Berücksichtigung aktiver Metabolite (Übersicht in Bennett 1996).

Mianserin (z. B. Tolvin®) gehört ebenfalls zu den tetrazyklischen Antidepressiva. Es wird zu etwa 90 % an Plasmaeiweiß gebunden und hat eine Halbwertszeit von ungefähr 22 Stunden, der aktive Hauptmetabolit ist *Desmethylmianserin*. Zwei stillende Frauen wurden untersucht, sie nahmen 40 und 60 mg/Tag Mianserin ein. In der Milch wurden 20 bzw. 80 µg/l Mianserin und 20 bzw. 10 µg/l Desmethylmianserin gemessen. Einschließlich Metaboliten ergeben sich rechnerisch maximal 1,5 % der gewichtsbezogenen Dosis für einen Säugling. Beim ersten Kind war kein Medikament im Serum nachweisbar, beim zweiten wurde der Urin untersucht, wobei 12 µg/l Mianserin und 14 µg/l Desmethylmianserin ermittelt wurden (Buist 1993 A).

Zu *Opipramol* (Insidon®) gibt eine ältere Untersuchung an zehn Frauen einen M/P-Quotienten um 0,1 und eine relative Dosis von nur 0,3 % an (Kobyletzki 1970).

Bei sechs Frauen mit Einzeldosen von 50 mg *Trazodon* (Thombran®) wurde ein M/P-Quotient von 0,14 und eine kindliche Dosis von 15 µg/kg/Tag Trazodon errechnet. Das entspricht knapp 2 % der gewichtsbezogenen Dosis. Zu bedenken ist allerdings, daß der pharmakologisch aktive Metabolit *1-m-Chlorophenylpiperazin* nicht berücksichtigt wurde (Verbeek 1986).

Speziell zu den Substanzen *Dibenzepin* (Noveril®), *Lofepramin* (Gamonil®), *Mirtazapin* (Remergil®) und *Trimipramin* (z. B. Stangyl®) liegen keine oder nur unzureichende Daten vor.

> **Empfehlung für die Praxis:** Bei zwingend erforderlicher medikamentöser Behandlung einer Depression ist eine Monotherapie mit Amitriptylin, Clomipramin, Nortriptylin, Imipramin, Desipramin oder Dosulepin in der Stillzeit die Behandlung der Wahl. Die anderen Mittel sollten gemieden werden. Doxepin ist in der Stillzeit kontraindiziert. Ausreichende Erfahrungen zu Langzeitauswirkungen antidepressiver Medikation in der Stillzeit liegen nicht vor.

4.8.6 Serotonin-Wiederaufnahme-Hemmstoffe

Citalopram

Citalopram (Cipramil®) geht laut einem Fallbericht mit einer relativen Dosis von etwa 5 % zum Kind über und erreicht dort 1/15 des mütterlichen Serumspiegels (Jensen 1997). Die Konzentration des Metaboliten *Desmethylcitalopram* macht hier etwa 20% aus. Eine andere Untersuchung an drei Müttern fand relative Dosen zwischen 0,7 und 5,9% (Spigset 1997), eine dritte Studie mit zwei Patientinnen bis zu 9% (zitiert in Spigset 1998). Unruhiger Schlaf wurde bei einem etwa 6 Wochen alten Säugling beobachtet, dessen Mutter 40 mg täglich erhielt. Unter steady-state-Bedingungen fanden sich in der Milch 205 µg/l und im kindlichen Serum 12,7 µg/l. Eine relative Dosis von 5,4% wurde errechnet. Nach Halbierung der mütterlichen Dosis und Einführung von zwei Flaschenmahlzeiten normalisierte sich das Schlafverhalten (Schmidt 2000). Durchschnittliche relative Dosen an Wirksubstanz von etwa 5% fanden sich bei sieben Mutter-Kind-Paaren. Der M/P-Quotient betrug über 24 Stunden gemittelt 1,8. Bei drei dieser Kinder konnte Citalopram bis zu 2,3 µg/l und Desmethylcitalopram mit 2,2 µg/l im Serum nachgewiesen werden. Alle Kinder (das Durchschnittsalter betrug zum Untersuchungszeitpunkt 4 Monate) waren – hinsichtlich ihrer Entwicklungsparameter – unauffällig (Rampono 2000).

Fluoxetin

Fluoxetin (Fluctin®) und sein aktiver Metabolit *Norfluoxetin* werden zu 94% an Plasmaprotein gebunden. Die Halbwertszeit von Fluoxetin beträgt 4, die von Norfluoxetin 7 Tage. Der M/P-Quotient liegt bei 0,25. Die Erfahrungen mit 16 Mutter-Kind-Paaren in zwei Untersuchungen ergaben, daß die von einem gestillten Säugling aufgenommene relative Dosis an Fluoxetin plus Norfluoxetin durchschnittlich 6,5% und maximal 17% beträgt. Die Kinder zeigten keine Auffälligkeiten (Yoshida 1998 B, Taddio 1996, Burch 1992). Eine andere Kasuistik berichtet von einem Säugling mit Schreiattacken, wäßriger Stuhlkonsistenz und zunehmendem Erbrechen, dessen Symptome mit Umstellung auf Flaschennahrung verschwanden, um nach Wiederanlegen erneut aufzutreten (Lester 1993). Die Mutter nahm täglich 20 mg. Eine relative Dosis einschließlich Norfluoxetin von rund 8% wurde errechnet. Im Serum des 10 Wochen alten Kindes fanden sich mit 340 µg/l Fluoxetin und 208 µg/l Norfluoxetin therapeutische Konzentrationen, die bei einem mit täglich 20 mg behandelten Erwachsenen erwartet werden. In einem weiteren Fall gab es Hinweise auf eine erhöhte Irritabilität des Säuglings in den ersten 2 Wochen der Therapie unter einer mütterlichen Dosis von 20 mg/Tag Fluoxetin. In der Milch wurden 28,8 µg/l Fluoxetin und 41,6 µg/l Norfluoxetin gemessen (Isenberg 1990). Daraus errechnet sich eine kindliche Dosis von etwa 11 µg/kg/Tag, entsprechend 3,2% der mütterlichen gewichtsbezogenen Dosis.

Chambers (1998) fand eine statistisch signifikante Verringerung der Gewichtszunahme um 9% in einer Gruppe von 28 unter Fluoxetin gestillten Kindern verglichen mit einer nichtpsychopharmakaexponierten Kontrollgruppe von 34 gestillten Kindern. Andere Symptome wurden nicht beobachtet. Ein Fallbericht beschreibt einen Säugling mit fraglichen Krampfäquivalenten und einer Zyanoseattacke, dessen Mutter außer Fluoxetin auch Carbamazepin und Buspiron einnahm. Die weitere Entwicklung des Kindes war bis zum Ende des ersten Lebensjahres normal. Einen Zusammenhang zwischen Medikation und Symptomen beurteilen die Autoren mit Recht sehr zurückhaltend (Brent 1998).

Vier weitere bis zum Alter von einem Jahr neurologisch nachuntersuchte Kinder zeigten keine Auffälligkeiten (Yoshida 1998 B).

Fluvoxamin

Bei einer stillenden Mutter mit einer Dosierung von 200 mg/Tag *Fluvoxamin* (Fevarin®) wurden 310 µg/l im Serum und 90 µg/l in der Milch ermittelt. Daraus errechnet sich ein M/P-Quotient von 0,3. Der Säugling erhielt somit 13,5 µg/kg/Tag Fluvoxamin, das entspricht 0,5% der mütterlichen gewichtsbezogenen Dosis (Wright 1990). Ein zweiter Fallbericht beobachtete bei 100 mg/Tag entsprechend geringere Konzentrationen, die rechnerisch ebenfalls eine relative Dosis von 0,5% ergaben. Kognitive und motorische Entwicklung des bis zum Alter von 5 Monaten gestillten Kindes waren, mit 4 und 21 Monaten getestet, unauffällig (Yoshida 1997 B).

Unter täglich 200 mg Fluvoxamin wurde bei einem dritten Mutter-Kind-Paar 48 µg/kg/Tag entsprechend 1,6% als relative Dosis für den klinisch unauffälligen Säugling errechnet (Hägg 2000 A). Eine weitere Autorengruppe berichtet über eine Fluvoxaminbestimmung im Serum eines gestillten 10 Wochen alten Säuglings, der rechnerisch ebenfalls, die maximalen Wirkstoffkonzentrationen in der Milch zugrundelegend, eine relative Dosis von nur 0,6% erhielt. Dennoch fanden sich in seinem Serum 45% der mütterlichen Serumkonzentration. Das Kind entwickelte sich im Beobachtungszeitraum bis zum Alter von 4 Monaten unauffällig (Arnold 2000).

Paroxetin

Eine stillende Frau nahm täglich 20 mg *Paroxetin* (z. B. Tagonis®) ein. Pro Liter Muttermilch wurden 7,6 µg des Medikaments nachgewiesen. Der Säugling bekam somit rechnerisch 1,14 µg/kg/Tag Paroxetin, das entspricht etwa 0,4% der mütterlichen gewichtsbezogenen Dosis. Angaben zur klinischen Symptomatik des gestillten Kindes liegen nicht vor (Spigset 1996). Bei weiteren rund 40 Müttern mit täglich 10–40 mg Paroxetin konnten nur minimale Mengen in der Milch und – falls überhaupt – nur Spuren im kindlichen Serum nachgewiesen werden (zitiert in Lamberg 1999). Unterhalb der Nachweisgrenze (<2 µg/l) lagen die Konzentrationen auch im Serum von 16 weiteren Kindern, deren Mütter täglich 10–50 mg einnahmen. Die Spitzenwerte in der Milch korrelierten mit der Dosis. Höchster Wert war 101 µg/l bei 50 mg mütterlicher Tagesdosis. Das entspricht weniger als 2% als relative Dosis. Klinische Auffälligkeiten wurden nicht bemerkt (Stowe 2000). Vergleichbare Ergebnisse wurden in zwei Publikationen über 24 bzw. zehn Mutter-Kind-Paare berichtet (Misri 2000, Begg 1999).

Sertralin

Zu *Sertralin* (Gladen®, Zoloft®) gibt es mehrere Untersuchungen. Stowe (1997) analysierte 148 Milchproben von zwölf Müttern. Die höchsten Konzentrationen betrugen für Sertralin etwa 173 µg/l und für das psychopharmakologisch deutlich geringer wirksame *Desmethylsertralin* 294 µg/l. Die mütterlichen Dosen lagen zwischen 25 und 200 mg/Tag. Für sechs Kinder wurden relative Dosen von knapp 2% angegeben. Im Serum einiger Kinder wurden Spuren des Sertralins und bei dreien circa 10 µg/l vom Desmethylsertralin gemessen. Ähnlich niedrige oder gar nicht nachweisbare kindliche Serumkonzentrationen fanden sich auch bei anderen Untersuchern, die über weitere 25 Mutter-Kind-Paare berichten (Kristensen 1998, Wisner 1998, Epperson 1997, Mammen 1997 A, Altshuler 1995). Nur bei einem gestillten Kind fanden sich Serumkonzentrationen, die 50% der mütterlichen Werte entsprachen (Wisner 1998). Die Autoren konnten dies nicht nachvollziehen und erörterten als Ursache auch eine direkte Applikation des Medikamentes an das Kind. Keines der Kinder zeigte Auffälligkeiten. Langzeitstudien zur Entwicklung der Kinder fehlen allerdings auch zu diesem Medikament.

Venlafaxin

Bei drei Müttern, die mit *Venlafaxin* (Trevilor®), einem Serotonin- und Noradrenalin-Wiederaufnahme-Hemmstoff, behandelt wurden, ließ sich ein M/P-Quotient von etwa 4 ermitteln. Einschließlich des aktiven Metaboliten *O-desmethyl-Venlafaxin* erhält nach dieser Untersuchung ein gestilltes Kind durchschnittlich 7,6 und maximal rund 9 % der mütterlichen gewichtsbezogenen Dosis. Der Metabolit, nicht aber Venlafaxin selbst, wurde im Serum aller drei Kinder mit einem Mittelwert von 100 µg/l gemessen (Ilett 1998).

> **Empfehlung für die Praxis:** Trizyklische Antidepressiva sind die Antidepressiva der Wahl in der Stillzeit. Falls deren (anticholinerge) Nebenwirkungen bei der Mutter zum Wechsel auf Serotonin-Wiederaufnahme-Hemmstoffe zwingt oder diese tatsächlich besser wirken sollten, sollte Paroxetin oder Sertralin, ggf. auch Fluvoxamin gewählt werden. Fluoxetin ist in der Stillzeit kontraindiziert. Generell ist eine Monotherapie anzustreben. Wie bei allen Psychopharmaka liegen keine ausreichenden Erfahrungen zur Langzeitauswirkung einer Dauertherapie auf gestillte Kinder vor.

4.8.7 Andere Antidepressiva

Erfahrungen. Ein Fallbericht beschreibt das auch zur Raucherentwöhnung benutzte *Bupropion* (=*Amfebutamon*; Zyban®), das sowohl Serotonin- als auch Noradrenalin- und Dopamin-blockierend wirkt. Ein M/P-Quotient bis 8 und eine relative Dosis einschließlich fraglich wirksamer Metaboliten bis knapp 3 % ergeben sich aus der Publikation (zitiert in Spigset 1998).

Bei sechs Mutter-Kind-Paaren wurde der reversible *MAO-Hemmer Moclobemid* (Aurorix®) untersucht. Ein M/P-Quotient von 0,7 und 1,2 % als relative Dosis wurden ermittelt (Pons 1990).

Nefazodon (Nefadar®), ein 5-HT$_2$-Rezeptorantagonist, wurde in drei Proben bei zwei Patientinnen untersucht. Unter Tagesdosen zwischen 100 und 400 mg fanden sich in der Milch Konzentrationen an wirksamer Substanz einschließlich des aktiven Metaboliten *Hydroxynefazodon* von 57 bis etwa 700 µg/l. Die Probennahme fand vor der Tabletteneinnahme statt (täglich 2 Einzeldosen), die Patientinnen standen seit mindestens drei Wochen unter Behandlung (Dodd 1999). Aus diesen Meßergebnissen lassen sich relative Dosen für ein vollgestilltes Kind zwischen unter 1 und 7 % errechnen. Ein weiterer

Fallbericht beschreibt ein Frühgeborenes, das rechnerisch nur 0,5 % der gewichtsbezogenen mütterlichen Dosis (Tagesdosis 300 mg) erhielt und dennoch wegen Lethargie, Trinkschwäche und Temperaturregulationsstörung stationär aufgenommen wurde. Die Symptome besserten sich innerhalb von 72 Stunden nach Abstillen (Yapp 2000).

Zu den Medikamenten *Oxitriptan* (Levothym®), *Reboxetin* (Edronax®), *Tranylcypromin* (Jatrosom®), *L-Tryptophan* (z.B. Ardeytropin®) und *Viloxazin* (Vivalan®) liegen keine oder nur unzureichende Daten zur Anwendung in der Stillzeit vor.

Johanniskraut- bzw. *Hypericin*-Präparate (z.B. Esbericum®) sind nicht systematisch zur Verträglichkeit in der Stillzeit untersucht. Es gibt bisher keine substantiellen Hinweise auf Unverträglichkeit beim gestillten Kind.

> **Empfehlung für die Praxis:** Johanniskraut- bzw. Hypericin-Präparate sind in der Stillzeit akzeptabel. Falls eine antriebssteigernde antidepressive Medikation zwingend erforderlich ist, erscheint von den o.g. Mitteln am ehesten Moclobemid akzeptabel. Die anderen hier genannten Antidepressiva sind wegen unzureichender Erfahrung zu meiden. Wenn möglich, sollten trizyklische Antidepressiva oder als Mittel der zweiten Wahl die ausgewählten Serotonin-Wiederaufnahmehemmstoffe bevorzugt werden.

4.8.8 Antimanische Psychopharmaka

Erfahrungen. *Lithium* (z.B. Lithium-Duriles®, Quilonum®) ist das Standardtherapeutikum zur Behandlung manisch-depressiver Erkrankungen im Intervall. Die Halbwertszeit beträgt beim Erwachsenen 8–45 Stunden. Der therapeutische Bereich ist mit 0,8–1,5 mmol/l verhältnismäßig schmal. Bereits bei 2 mmol/l können toxische Symptome unter der Behandlung auftreten. Der M/P-Quotient variert je nach Dosis zwischen 0,3 und (bei hohen Dosen) 1,7. Über die Milch können bis zu 80 % der mütterlichen gewichtsbezogenen Dosis zum Kind übergehen. Im Serum der Säuglinge fanden sich nach Absinken der unmittelbar postnatal hohen Werte Konzentrationen, die kaum ein Drittel der mütterlichen Werte überschreiten und häufig deutlich niedriger lagen. Eine Publikation berichtet jedoch über einen zwei Monate alten Säugling mit Tremor und abnormem Bewegungsmuster, seine Serumwerte für

Lithium waren doppelt so hoch wie die der Mutter (Übersicht in Llewellyn 1998, Spigset 1998, Bennett 1996).

Carbamazepin (z. B. Tegretal®) wird ebenfalls zur Prophylaxe manisch-depressiver Schübe eingesetzt insbesondere, wenn eine Kontraindikation für Lithium vorliegt. Zur Anwendung in der Stillzeit siehe Abschnitt 4.7.3.

> **Empfehlung für die Praxis:** Nur bei genauer Beobachtung des Säuglings (Muskeltonus, Tremor, unwillkürliche Bewegungen, Zyanose, Dehydratation) und möglichst niedriger mütterlicher Lithiumdosis kann Stillen im Einzelfall erlaubt werden, gegebenenfalls muß die Lithiumkonzentration im Serum des Säuglings bestimmt werden.

4.8.9 Benzodiazepine

Erfahrungen. In den letzten 30 Jahren wurde eine Vielzahl von Benzodiazepinen in die Therapie eingeführt. Sie sind einander strukturell verwandt. Als Anxiolytika und Sedativa werden vorwiegend mittel- und langwirksame Benzodiazepine verwendet. Zur Narkoseeinleitung und als Hypnotika stehen kurzwirksame Substanzen zur Verfügung. Die Eliminationskapazität für Benzodiazepine entwickelt sich bei (reifen) Neugeborenen bereits innerhalb der ersten Lebenswoche.

Eine Übersicht zu den verfügbaren kurz-, mittel- und langwirksamen Benzodiazepinen findet sich in Kapitel 2 (Abschnitt 2.17.17).

Im folgenden werden jene Benzodiazepine in alphabetischer Reihenfolge besprochen, zu denen Erfahrungen in der Stillzeit vorliegen.

Von *Alprazolam* (z. B. Tafil®), Halbwertzeit 12–15 Stunden und M/P-Quotient 0,4, erhält ein vollgestilltes Kind laut einer Untersuchung an acht Frauen durchschnittlich 3 % und maximal 6,7 % der mütterlichen gewichtsbezogenen Dosis (Oo 1995). Metaboliten konnten in der Milch nicht nachgewiesen werden. Schläfrigkeit beim Säugling wurde in einer anderen Publikation im Zusammenhang mit der mütterlichen Therapie diskutiert. Trotz fortgesetzten Stillens verschwanden die Symptome jedoch wieder (Anderson 1989).

Clobazam (Frisium®), Halbwertzeit etwa 20 Stunden und M/P-Quotient bei 0,3, wurde in der Milch von sechs Frauen unter 2- bzw. 5tägiger Behandlung mit 30 mg/Tag gemessen. Die maximale Konzentration in der Milch lag bei 330 µg/l (zitiert in Bennett 1996). Dies würde zu einer relativen Dosis von 10% führen.

Diazepam (z.B. Faustan®, Valium®) ist zu über 97% an Plasmaeiweiß gebunden. Die Halbwertszeit beträgt 24–48 Stunden, die seines aktiven Metaboliten *Desmethyldiazepam* 30–90 Stunden. Bei elf Frauen mit täglicher Einnahme von 10–40 mg wurden unter Berücksichtigung des Metaboliten 3 bis maximal 13% der mütterlichen gewichtsbezogenen Dosis für ein vollgestilltes Kind errechnet (Übersicht in Hägg 2000 B und Bennett 1996). Das sind bis zu knapp 4% einer therapeutischen Säuglingsdosis von 0,5 mg/kg/Tag. Für Diazepam und Desmethyldiazepam liegt der M/P-Quotient zwischen 0,1 und 0,3. Im Serum der gestillten Kinder fanden sich nur Spuren von Diazepam, jedoch wurden bis zu 46 µg/l Desmethyldiazepam nachgewiesen. Deutlich höher sind diese Werte jedoch in den ersten Lebenstagen, wenn die Mutter bereits vor der Geburt wiederholt Diazepam erhalten hat und der diaplazentar übertragene Wirkstoff noch nicht vom Neugeborenen ausgeschieden wurde. Die wenigen Fallbeschreibungen zu kindlichen Symptomen wie Lethargie, Trinkunlust, Schläfrigkeit oder EEG-Auffälligkeiten unter Diazepam in der Stillzeit vermitteln den Eindruck, daß nur wiederholt höhere Dosen von mindestens 30 mg/Tag oder eine bereits vor der Geburt begonnene Behandlung zu klinischen Auffälligkeiten führen. Mütterliche Einzeldosen scheinen beim Säugling keine Wirkungen hervorzurufen.

Flunitrazepam (z.B. Rohypnol®), Halbwertszeit 29 Stunden und M/P-Quotient bei 0,5, ist an zehn Frauen mit oraler oder i.v. Einmaldosis untersucht worden (Übersicht in Bennett 1996). Da weder die aktiven Metaboliten einbezogen wurden noch die Konzentrationsverhältnisse unter Steady-state-Bedingungen bekannt sind, ist die hier ermittelte relative Dosis von maximal 2,5% vorsichtig zu bewerten.

Für *Lorazepam* (z.B. Tavil®), Halbwertszeit 15 Stunden, M/P-Quotient 0,2, wurde eine relative Dosis von etwa 5% für den Säugling errechnet (Übersicht in Bennett 1996). Symptome beim Kind wurden nicht beobachtet.

Lormetazepam (Ergocalm®) wird zu 88% an Plasmaeiweiß gebunden und zum pharmakologisch inaktiven Glukuronid konjugiert. Die Halbwertszeit beträgt 10 Stunden, der M/P-Quotient 0,05. Bei einer Untersuchung an fünf Müttern, die täglich 2 mg erhielten, wurde für den Säugling 0,4% der mütterlichen gewichtsbezogenen Dosis errechnet. Bei den untersuchten Kindern konnte lediglich das inaktive Lormetazepamglukuronid im Serum nachgewiesen werden. Die Säuglinge waren klinisch unauffällig (Humpel 1982).

Metaclazepam (Talis®) bzw. sein Metabolit Demethylmetaclazepam, Halbwertszeit 11 Stunden, M/P-Quotient etwa 0,3, führte rechnerisch bei zehn Frauen nach Einmaldosis von 20 mg zu einer relativen Dosis über die Milch von maximal 5,5 % (Schotter 1989).

Midazolam (z. B. Dormicum®), ein inzwischen weit verbreitetes Kurzhypnotikum zur Einleitung vor diagnostischen und chirurgischen Eingriffen, hat einschließlich des aktiven Metaboliten *Hydroxymidazolam* eine kurze Halbwertszeit von 1,5–5 Stunden. Der M/P-Quotient liegt deutlich unter 0,5. Bei zwölf Frauen, die 15 mg entweder für 5 Tage oder einmalig erhalten hatten, fanden sich maximal 12 µg/l Wirkstoff in der Milch (Matheson 1990 A). Das ergibt höchstens 0,7 % der gewichtsbezogenen mütterlichen Dosis. In einer weiteren Kasuistik mit i.v. Gabe von 6 mg wurde die höchste Konzentration mit 25 µg/l nach 30 min. gemessen, gefolgt von einem raschen Abfall unter die Nachweisgrenze nach 4 Stunden (Koitabashi 1997). Symptome wurden bei den gestillten Kindern erwartungsgemäß nicht beobachtet.

Nitrazepam (z. B. Mogadan®, Radedorm®) hat eine Halbwertszeit von knapp 30 Stunden, einen M/P-Quotienten von 0,3 und bei neun Frauen wurde eine Transferdosis von maximal 2,6 % errechnet. Unter 5tägiger Behandlung mit 5 mg wurde ein Anstieg der Konzentration in der Milch von 8,4 auf 13,5 µg/l gemessen (Matheson 1990 A).

Oxazepam (z. B. Adumbran®, Sigacalm®) wird zu inaktiven Metaboliten abgebaut, hat eine Halbwertszeit von 9 Stunden beim Erwachsenen und beim Neugeborenen beträgt sie 20 Stunden. Laut Erfahrungen mit drei Müttern beträgt der M/P-Quotient 0,2 und die relative Dosis maximal 0,9 % (Übersicht in Bennett 1996).

Prazepam (Demetrin®) ist ein Prodrug des *Desmethyldiazepam*, mit Halbwertszeiten bis 90 Stunden muß daher gerechnet werden. Die vorliegenden Daten sprechen für eine Bewertung wie bei *Diazepam*.

Gleiches gilt für *Pinazepam*.

Zu *Quazepam*, dessen Metaboliten eine Halbwertszeit bis 72 Stunden aufweisen, liegen Erfahrungen mit der einmaligen Anwendung von 15 mg bei vier Frauen vor. Der M/P-Quotient liegt bei 6. Einschließlich aktiver Metaboliten fanden sich maximal 263 µg/l Milch (Hilbert 1984), d.h. ein vollgestilltes Kind könnte im Extremfall über 10 % der mütterlichen gewichtsbezogenen Dosis an Wirkstoff erhalten. Da die untersuchten Mütter nicht stillten, liegen keine Daten über das Befinden der Säuglinge vor.

Bei einer Untersuchung an zehn Müttern, die für mindestens 2 Tage täglich 10–20 mg *Temazepam* (z. B. Remestan®), Halbwertszeit 5–13 Stunden, einnahmen, wurde nur bei einer Mutter 15 Stunden nach der zweiten Applikation 28 µg/l Temazepam in der Milch nachgewiesen (Nachweisgrenze 5 µg/l). Der aktive Metabolit Oxazepam konnte in keiner Probe gefunden werden. Daraus ergibt sich eine relative Dosis von knapp 2 %. Im Serum zweier untersuchter Kinder fand sich kein Wirkstoff. Die gestillten Kinder waren unauffällig (Lebedevs 1992).

> **Empfehlung für die Praxis:** Bei Schlafstörungen ist Mittel der Wahl das Antihistaminikum Diphenhydramin (siehe Abschnitt 4.2.1). Falls ein Benzodiazepin zwingend erforderlich ist, sollte Lormetazepam oder Temazepam gewählt werden. Als Tranquilizer sind Oxazepam und Diazepam akzeptabel. Auch diese Substanzen sollten niedrigdosiert und nur kurzzeitig verordnet werden. Einzelgaben der anderen Benzodiazepine erfordern keine Einschränkung des Stillens. Grundsätzlich ist Monotherapie anzustreben. Wie bei allen Psychopharmaka liegen keine ausreichenden Erfahrungen zu den Langzeitwirkungen einer Dauertherapie auf gestillte Kinder vor.

4.8.10 Andere Anxiolytika

Erfahrungen. Von *Meprobamat* (Visano®) wurden in der Milch 2- bis 4fach höhere Konzentrationen als im mütterlichen Serum gemessen (Wilson 1980). Es liegen keine klinischen Beobachtungen von Kindern vor, die unter Meprobamat gestillt wurden.

Für *Buspiron* (Bespar®), *Hydroxyzin* (z. B. Atarax®) und *Kavain* (z. B. Kavaform® N) sind keine oder nicht ausreichende Angaben zur Anwendung in der Stillzeit vorhanden. Hydroxyzin kann, wie andere ältere Antihistaminika, zu Sedierung oder Irritabilität beim Säugling führen.

> **Empfehlung für die Praxis:** Hydroxyzin und Kavain dürfen, falls wirklich indiziert, eingesetzt werden. Die anderen Mittel sind zu meiden. Grundsätzlich ist Monotherapie anzustreben. Wie bei allen Psychopharmaka liegen keine ausreichenden Erfahrungen zu den Langzeitwirkungen einer Dauertherapie auf gestillte Kinder vor.

4.8.11 Andere Hypnotika

Erfahrungen. *Clomethiazol* (Distraneurin®) hat eine kurze Halbwertszeit von etwa 5 Stunden. Als M/P-Quotient wurde 0,9 ermittelt. Unter bis zu 4000 mg/Tag ließ sich bei fünf Mutter-Kind-Paaren eine relative Dosis von durchschnittlich 0,1 % und höchstens 1,6 % ermitteln. Nur in einzelnen Serumproben war es bei den Säuglingen mit bis zu 0,018 mg/l nachweisbar (Tunstall 1979).

Glutethimid geht nach Einmaldosis laut einer älteren Untersuchung mit einer relativen Dosis von unter 1 % zum Säugling über (zitiert in Bennett 1996).

Zolpidem (z.B. Stilnox®) hat mit etwa 2 Stunden eine kurze Halbwertszeit, die Metaboliten scheinen nicht aktiv zu sein. Der M/P-Quotient wurde bei fünf Frauen mit 0,1 ermittelt (Pons 1989). Die relative Dosis für ein vollgestilltes Kind sollte 1,5 % nicht überschreiten.

Die Halbwertszeit von *Zopiclon* (Ximovan®) beträgt etwa 5 Stunden. In einer Studie, in der zwölf stillende Frauen eine Einzeldosis von 7,5 mg erhielten, fanden sich im mütterlichen Serum 80 µg/l, in der Milch 34 µg/l. Für den Säugling werden maximal 4 % der mütterlichen gewichtsbezogenen Dosis errechnet (Matheson 1990 B). Zu ähnlichen Ergebnissen kommt eine weitere Untersuchung mit drei Müttern (Gaillot 1983).

Zu *Chloralhydrat* (z.B. Chloraldurat®), *Doxylamin* (z.B. Gittalun®) und *Zaleplon* (Sonata®) liegen keine oder unzureichende Daten zur Anwendung in der Stillzeit vor.

Phenobarbital (z.B. Luminal®) wird als Antiepileptikum in Abschnitt 4.7.4 besprochen.

Zu *Baldrian*produkten (z.B. Baldrian Dispert®) liegen keine Hinweise auf Unverträglichkeit beim gestillten Kind vor.

> **Empfehlung für die Praxis:** Baldrian ist unbedenklich, jedoch sollten bei wiederholter Einnahme Zubereitungen ohne oder mit nur geringem Alkoholgehalt bevorzugt werden. Einzelne Dosen von Doxylamin, Phenobarbital und Zopiclon sind in der Stillzeit tolerabel. Bei einer Clomethiazolbehandlung im Rahmen des Alkoholismus stellt dieser das eigentliche Problem für den Säugling dar.
> Grundsätzlich ist Monotherapie anzustreben. Wie bei allen Psychopharmaka liegen keine ausreichenden Erfahrungen zur Langzeitwirkung einer Dauertherapie auf gestillte Kinder vor.

4.8.12 Psychoanaleptika

Erfahrungen. Zu *Amfetaminil* (AN 1 Dragees®), *Fenetyllin* (Captagon®), *Methylphenidat* (Ritalin®), *Pemolin* (Tradon®) und *Modafinil* (Vigil®) liegen keine Erfahrungen zur Anwendung in der Stillzeit vor.

> **Empfehlung für die Praxis:** Die wiederholte Anwendung von Psychoanaleptika sollte in der Stillzeit unterbleiben. Im Fall einer zwingend erforderlichen Therapie muß individuell über eine Einschränkung des Stillens entschieden werden.

4.8.13 Parkinsonmittel

Erfahrungen. Zu *Benserazid* (z. B. in Madopar®), *Biperiden* (z. B. Akineton®), *Budipin* (Parkinsan®), *Carbidopa* (z. B. Levodopa®), *Entacapon* (Comtess®), *Levodopa* (z. B. in Levopar®), *Pergolid* (Parkotil®), *Pramipexol* (Sifrol®) und *Ropinirol* (Requip®) liegen keine ausreichenden Erfahrungen zur Anwendung in der Stillzeit vor.

Die hin und wieder vorkommende Kombination von Neuroleptika bzw. Haloperidol mit *Biperiden* hat bisher nicht den Eindruck eines nennenswerten toxischen Risikos für den Säugling vermittelt.

> **Empfehlung für die Praxis:** Im Fall einer zwingend erforderlichen Therapie muß individuell entschieden werden. Eine Biperidenbehandlung während der Stillzeit ist wahrscheinlich tolerabel.

Literatur

Aaes-Jørgensen T, Bjørndal F, Bartels U. Zuclopenthixol levels in serum and breast milk. Psychopharmacology 1986; 90: 417–8.

Altshuler LL, Burt VK, McMullen M, Hendrick V. Breastfeeding and sertraline: a 24-hour analysis. J Clin Psychiatry 1995; 56: 243–245.

Anderson PO, McGuire G. Neonatal alprazolam withdrawl; possible effects on breast-feeding. Drug Intelligence Clin Pharmacy 1989; 23: 614.

Arnold LM, Lichtenstein PK, Suckow RF. Fluvoxamine concentrations in breast milk and in maternal and infant sera. J Clin Psychopharmacol 2000; 20: 491–93.

Barnas C, Bergant A, Hummer M, Saria A, Fleischhacker WW. Clozapine concentration in maternal and fetal plasma, amniotic fluid, and breast milk. Am J Psychiatry 1994; 151,6: 945.

Begg EJ, Duffull SB, Saunders DA, Buttimore RC, Ilett KF, Hackett LP, Yapp P, Wilson DA. Paroxetine in human milk. Clin Pharmacol 1999; 48: 142–47.

Bennett PN (ed.). Drugs and Human Lacation, 2nd ed. Amsterdam, New York, Oxford: Elsevier, 1996.

Blacker KH, Weinstein BJ, Ellman GL. Mothers milk and chlorpromazine. Am J Psychol 1962; 114: 178–79.

Brent NB, Wisner KL. Fluoxetine and carbamazepine concentrations in a nursing mother/infant pair. Clin Pediatr 1998; 37: 41–44.

Buist A, Janson H. Effect of exposure to dothiepin and northiaden in breast milk and children development. Br J Psychiatry 1995; 167: 370–3.

Buist A [A], Norman TR, Dennerstein L. Mianserin in breast milk. Br J Clin Pharmacol 1993; 36: 133–4.

Buist A [B], Norman TR, Dennerstein L. Plasma and breast milk concentrations of dothiepin and northiaden in lactating women. Hum Psychopharmacol 1993; 8: 29–33.

Buist A, Norman TR, Dennerstein L. Breastfeeding and the use of psychotropic medication: a review. J Affect Disorder 1990; 19: 197–206.

Burch KJ, Wells BG. Fluoxetine/norfluoxetine concentrations in human milk. Pediatrics 1992; 89, 4: 676–7.

Chambers CD, Anderson PO, Dick LM, Felix RJ, Johnson KA, Jones KL. Weight gain in infants breastfed by mothers who take fluoxetine. Teratology 1998; 57: 188.

Dodd S, Buist A, Burrows GD, Maguire KP, Norman TR: Determination of nefazodone and ist pharmacologically active metabolites in human blood plasma and breast milk by high-performance liquid chromatography. J Chromatogr B 1999; 730: 249–55.

Epperson CN, Anderson GM, McDougle CJ. Sertraline and breast-feeding. N Engl J Med 1997; 336: 1189–1190.

Frey OR, Scheidt P, von Brenndorff AI. Adverse effects in a newborn infant breast-fed by a mother treated with doxepin. Ann Pharmacother 1999; 33: 690–93.

Gaillot J, Heusse D, Hougton GW, Marc Aurele J, Dreyfus JF. Pharmacokinetics and metabolism of zopiclone. Pharmacology 1983; 27 (Suppl 2): 76–91.

Hägg S [A], Granberg K, Carleborg L. Excretion of fluvoxamine into breast milk. Br J Clin Pharmacol 2000; 49: 283–88.

Hägg S [B], Spigset O. Anticonvulsant use during lactation. Drug Safety 2000; 22: 425–40.

Hilbert JM, Gural RP, Symchowicz S, Zampaglione N. Excretion of quazepam into human milk. J Clin Pharmacol 1984; 24: 457–62.

Hümpel M, Stoppeli I, Milia S, Rainer E. Pharmacokinetics and biotransformation of the new benzodiazepine, lormetazepam, in man. III. Repeated administration and transfer to neonates via breast milk. Eur J Clin Pharmacol 1982; 21: 421–25.

Ilett KF, Hackett LP, Duscil J, Roberts MJ, Kristensen JH, Paech M, Groves A, Yapp P. Distribution and excretion of venlafaxine and O-desmethylvenlafaxine in human milk. Br J Clin Pharmacol 1998; 45: 459–462.

Illet KF, Lebedevs TH, Wojnar-Horton RE, Yapp P, Roberts MJ, Dusch LJ, Hackett LP. The excretion of dothiepin and its primary metabolites in breast milk. Br J Clin Pharmacol 1993; 33: 635–9.

Isenberg KE. Excretion of fluoxetine in human breast milk. J Clin Psychiatry 1990; 51: 4: 169.

Jensen PN, Olesen OV, Bertelsen A, Linnet K. Citalopram and desmethylcitalopram concentrations in breast milk and in serum of mother and infant. Ther Drug Monit 1997; 19: 236–39.

Kemp J, Ilett KF, Booth J, Hackett LP. Excretion of doxepin and N-desmethyldoxepin in human milk. Br J Clin Pharmacol 1985; 20: 497–99.

Kirk l, Jörgensen A. Concentrations of Cis(Z)-flupenthixol in maternal serum, amniotic fluid, umbilical cord serum, and milk. Psychopharmacology 1980; 72, 107–08.

Koitabashi T, Satoh N, Takino Y. Intravenous midazolam passage into breast milk. J Anesth 1997; 11: 242–243.

Kristensen JH, Ilett KF, Dusci LJ, Hackett LP, Yapp P, Wojnar-Horton RE, Roberts MJ, Paech M. Distribution and excretion of sertraline and N-desmethylsertraline in human milk. Brit J Clin Pharmacol 1998; 45: 453–457.

Lamberg L. Safety of antidepressant use in pregnancy and nursing women. JAMA 1999; 282: 222–223.

Lebedevs TH, Wojnar-Horton RE, Tapp P, Roberts MJ, Dusci LJ, Hacket LP, Ilett KF. Excretion of temazepam in breast milk. Br J Clin Pharmacol 1992; 33: 204–06.

Lester BM, Cucca J, Andreozzi L, Flanagan P, Oh W. Possible association between fluoxetine hydrochloride and colic in an infant. J Am Acad Child Adolesc Psychiatry 1993; 32,6: 1253–5.

Llewellyn A, Stowe ZN, Strader JR. The use of lithium and management of women with bipolar disorder during pregnancy and lactation. J Clin Psychiatry 1998; 59 (suppl 6): 57–64.

Mammen OK [A], Perel JM, Rudolph G, Foglia JP and Wheeler SB. Sertraline

and norsertraline levels in three breastfed infants. J Clin Psychiatry 1997; 58: 100–103.
Mammen OK [B], Perel JM, Wheeler SB. Antidepressants and breast-feeding. Am J Psychiatry 1997; 154: 1174–75.
Matheson I, Evang A, Fredricson Overoe K et al. Presence of chlorprothixene and its metabolites in breast milk. Eur J Clin Pharmacol 1984; 27: 611–13.
Matheson I [A], Lunde PKM, Bredesen JE. Midazolam and nitrazepam in the maternity ward: milk concentrations and clinical effects. Br J Clin Pharmacol 1990; 30, 787–93.
Matheson I [B], Sande HA, Gaillot J. The excretion of zopiclone into breast milk. Br J Clin Pharmacol 1990; 30: 267–71.
Matheson I, Skjaeraasen J. Milk concentrations of flupenthixol, nortriptyline and zuclopenthixol and between-breast differences in two patients. Eur J Clin Pharmacol 1988; 35: 217–20.
McElhatton PR. The use of phenothiazines during pregnancy and lactation. Reprod Toxicol 1992; 6: 475–90.
Misri S, Kim J, Riggs KW, Kostaras X. Paroxetine levels in postpartum depressed women, breast milk, and infant serum. J Clin Psychiatry 2000; 61: 828–32.
Ohkubo T, Shimoyama R, Sugawara K. High performance liquid chromatographic determination of levomepromazine in human breast milk and serum using solid phase extraction. Biomed Chromatogr 1993; 7: 227–28.
Olesen OV, Bartels U, Poulsen JH. Perphenazin in breast milk and serum. Am J Psychiatry 1990;147,10: 1378–9.
Oo CY, Kuhn RJ, Desai N, Wright C, McNamara PJ. Pharmacokinetics in lactating women: prediction of alprazolam transfer into milk. Br J Clin Pharmacol 1995; 40: 231–36.
Pons G, Francoual C, Guillet PH, Moran C, Herman P, Bianchetti G, Thierelin JF. Zolpidem excretion in breast milk. Eur J Clin Pharmacol 1989; 37: 245–48.
Pons G, Schoerlin MP, Tam YK, Moran C, Pfefen JP, Franchoual C, Pedarriosse AM, Chavinie J, Olive G. Moclobemide excretion in human breast milk. Br J Clin Pharmacol 1990; 29: 27–31.
Rampono J, Kristensen JH, Hackett LP, Paech M, Kohan R, Ilett KF. Citalopram and demethylcitalopram in human milk; distribution, excretion and effects in breast fed infants. Brit J Clin Pharmacol 2000; 50: 263–68.
Schimmell MS, Katz EZ, Shaag Y, Pastuszak A, Koren G. Toxic neonatal effects following maternal clomipramin therapy. J Toxicol Clin Toxicol 1991; 29: 479–84.
Schmidt K, Olesen OV, Jensen PN. Citalopram and breast-feeding: serum concentration and side effects in the infant. Biol Psychiatry 2000; 47: 164–65.

Schotter A, Müller R, Günther C, Hausleiter HJ, Achtert G. Transfer of metaclazepam and its metabolites into breast milk. Arzneimittelforschung 1989; 39: 1468–70.

Sovner R, Orsulak PJ. Excretion of imipramine and desipramine in human breast milk. Am J Psychiatry 1979; 136: 451–52.

Spigset O, Carleborg L, Norstrom A, Sandlund M. Paroxetine level in breast milk. J Clin Psychiatry 1996; 57: 39.

Spigset O, Hägg S. Excretion of psychotropic drugs into breastmilk. Pharmacokinetic overview and therapeutic implications. CNS Drugs 1998; 9: 111–134.

Stancer HC, Reed KL. Desipramine and 2-hydroxydesipramine in human breast milk and the nursing infant's serum. Am J Psychiatry 1986; 143,12: 1597–600.

Stowe ZN, Cohen LS, Hostetter A, Ritchie JC, Owens MJ, Nemeroff CB. Paroxetine in human breast milk and nursing infants. Am J Psychiatry 2000; 157: 185–89.

Stowe ZN, Owens MJ, Landry JC, Kilts CD, Ely T, Llewellyn A, Nemeroff CB. Sertraline and desmethylsertraline in human breastmilk and nursing infants. Am J Psych 1997; 154: 1255–1260.

Sugawara K, Shimoyama R, Ohkubo T. Determinations of psychotropic drugs and antiepileptic drugs by high-performance liquid chromatography and ist monitoring in human breast milk. Hirosaki Med J 1999; 51 (Suppl): S81–S86.

Taddio A, Ito S, Koren G. Excretion of fluoxetine and its metabolite norfluoxetine in human breast milk. J Clin Pharmacol 1996; 36: 42–7.

Tunstall ME, Campbell DM, Dawson BM, Jostell KG. Clomethiazole treatment and breast-feeding. Br J Obstet Gynaecol 1979; 86: 793–98.

Verbeek RK, Ross SG, McKenna EA. Excretion of trazodone in breast milk. Br J Clin Pharmacol 1986; 22: 367–70.

Wiles DH, Orr MW, Kolakowska T. Chlorpromazine levels in plasma and milk of nursing mothers. Br J Clin Pharmacol 1978; 5: 272.

Wilson JT, Brown RD, Cherek DR, Dailey JW, Hilman B, Jobe PC, Manno BR, Manno JE, Redetzki HM, Stewart JJ. Drug excretion in human breast milk: principles, pharmacokinetics and projected consequences. Clin Pharmacokinet 1980; 5: 1–66.

Wisner KL, Perel JM. Serum nortriptyline levels in nursing mothers and their infants. Am J Psychiatry 1991; 148,9: 1234–6.

Wisner KL, Perel JM, Blumer JB. Serum sertraline and N-desmethylsertraline levels in breastfeeding mother-infant pairs. Am J Psychiatry 1998; 155: 690–692.

Wisner KL, Perel JM, Findling RL. Antidepressant treatment during breastfeeding. Am J Psych 1996; 153: 1132–1137.

Wisner KL, Perel JM, Findling RL, Hinnes RL. Nortriptyline and its hydroxymetabolites in breastfeeding mothers and newborns. Psychopharmacol Bull 1997; 33: 249–51.
Wisner KL, Perel JM, Foglia JP. Serum clomipramine and metabolite levels in four nursing mother–infant pairs. J Clin Psychiatry 1995; 56,1: 17–20.
Wright S, Dawling S, Ashford JJ. Excretion of fluvoxamine in breast milk. Br J Clin Pharmacol 1991; 31: 209.
Yapp P, Llett KF, Kristensen JH, Hackett LP, Paech MJ, Rampono J. Drowsiness and poor feeding in a breast-fed infant: association with nefazodone and its metabolites. Ann Pharmacother 2000; 34: 1269–72.
Yoshida K, Kumar R. Breastfeeding and psychotropic drugs. Intern Review of Psychiatry 1996; 8: 117–124.
Yoshida K [A], Smith B, Craggs M, Kumar RC. Neuroleptic drugs in breastmilk: a study of pharmacokinetics and of possible adverse effects in breast-fed infants. Psychological Medicine 1998; 28: 81–91.
Yoshida K [B], Smith B, Craggs M, Kumar RC. Fluoxetine in breastmilk and developmental outcome of breast-fed infants. Br J Psychiatry 1998; 172: 175–179.
Yoshida K [A], Smith B, Craggs M, Kumar RC. Investigation of pharmacokinetics and of possible adverse effects in infants exposed to tricyclic antidepressants in breast-milk. J Affect Disord 1997; 43: 225–37.
Yoshida K [B], Smith B, Kumar RC. Fluvoxamine in breast-milk and infant development. Br J Clin Pharmacol 1997; 44: 210–11.

4.9 Antikoagulanzien und Fibrinolytika

4.9.1 Heparine

Erfahrungen. *Heparin* (z. B. Calciparin®, Liquemin N®) ist aufgrund seiner Molekularmasse weder in der Muttermilch nachweisbar noch wird es in relevanter Menge aus dem Magen-Darm-Trakt resorbiert. Dies ist auch für die niedermolekularen Präparate *Certoparin* (Mono-Embolex®), *Dalteparin* (Fragmin®), *Enoxaparin* (Clexane®), *Nadroparin* (Fraxiparin®), *Reviparin* (Clivarin®) und *Tinzaparin* (Innohep®) zu erwarten.

> **Empfehlung für die Praxis:** Während einer Behandlung mit Heparinen, einschließlich der niedermolekularen Derivate, darf weitergestillt werden.

4.9.2 Cumarinderivate

Erfahrungen. Zu den als orale Antikoagulanzien verwendeten Cumarinderivaten gehören *Acenocoumarol*, *Fluindion* (*Fluorindion*), *Phenindion*, *Phenprocoumon* (Falithrom®, Marcumar®) und *Warfarin* (Coumadin®). Insbesondere die am weitesten verbreiteten Substanzen Warfarin, Phenprocoumon und Acenocoumarol besitzen eine hohe Eiweißbindung (> 95 %). In der Muttermilch sind daher nur geringe Konzentrationen zu erwarten.

Acenocoumarol und *Warfarin* waren nicht in der Milch nachweisbar (Übersicht in Bennett 1996).

Bei mit *Phenprocoumon* eingestellten Frauen wurden im Mittel 33 µg/l Milch gemessen und 5–6 µg/kg/Tag für den Säugling errechnet (v. Kries 1993). Das sind etwa 10 % einer Erhaltungsdosis beim Erwachsenen.

Veränderungen der Gerinnungsparameter bei Säuglingen, die während einer Behandlung mit Acenocoumarol, Phenprocoumon oder Warfarin gestillt wurden, sind bisher nicht festgestellt worden (Bennett 1996, Fondevila 1989, eigene Beobachtungen) und auch kaum zu erwarten.

Hingegen liegen bei *Phenindion* nur etwa 70 % an Plasmaeiweiß gebunden vor und ein hoher Transfer mit therapeutischen Dosen für den Säugling wurde nachgewiesen. Eine Fallbeschreibung betrifft ein gestilltes Kind mit auffälligen Gerinnungsparametern und Hämatomen unter mütterlicher Behandlung (Übersicht in Bennett 1996).

> **Empfehlung für die Praxis:** Während einer Behandlung mit den oralen Antikoagulanzien Acenocoumarol, Phenprocoumon und Warfarin darf weitergestillt werden. Sicherheitshalber sollte dem Säugling in den ersten 4 Lebenswochen 2- bis 3mal wöchentlich oral 1 mg Vitamin K (zusätzlich zu den bei den Vorsorgeuntersuchungen üblichen Gaben) verabreicht werden. Zumindest bei Frühgeborenen sollte nach etwa 10–14 Tagen auch der Gerinnungsstatus bestimmt werden, um jede denkbare Komplikation auszuschließen.
> Die anderen cumarinhaltigen Antikoagulanzien sind in der Stillzeit kontraindiziert.

4.9.3 Andere Antikoagulanzien

Erfahrungen. „Low-dose"-*Acetylsalicylsäure* (ASS; 80–300 mg/Tag) ist zur *Thrombozytenaggregationshemmung* am weitesten verbreitet und auch in der Stillzeit gut verträglich. Keine ausreichenden Erfahrungen zur Stillzeit liegen für *Clopidogrel* (z. B. Iscover®) und *Ticlopidin* (Tiklyd®) vor.

Zu *Lepirudin* (Refludan®) gibt es einen Fallbericht, in dem eine Stillende wegen Heparinunverträglichkeit für 3 Monate zweimal täglich 50 mg dieser *Hirudin*verbindung subkutan erhielt. Im mütterlichen Plasma fanden sich mit 0,73 mg/l therapeutische Konzentrationen, in der Milch war kein Hirudin nachweisbar (<0,1 mg/l). Das gestillte Kind zeigte keinerlei Symptome (Lindhoff-Last 2000).

Zur anderen Hirudinverbindung *Desirudin* (Revasc®) gibt es keine Daten, sie fehlen ebenso zu *Danaparoid* (Orgaran®). Diese Mittel werden ebenfalls bei Heparinunverträglichkeit (Heparin-induzierte Thrombozytopenie – HIT) verwendet. Theoretisch sind auch hier kaum Probleme beim gestillten Kind zu erwarten.

> **Empfehlung für die Praxis:** „Low-dose"-Acetylsalicylsäure zur Thrombozytenaggregationshemmung ist unbedenklich. Falls bei Heparinunverträglichkeit Danaparoid, Desirudin oder Lepirudin indiziert sind oder eine nachgewiesene ASS-Unverträglichkeit zu einem anderen Thrombozytenaggregationshemmer zwingt, erscheint Abstillen nicht gerechtfertigt.

4.9.4 Fibrinolytika

Erfahrungen. *Streptokinase* (z. B. Streptase®) ist weder in der Muttermilch nachweisbar noch wird es in relevanter Menge aus dem Magen-Darm-Trakt resorbiert. Gleiches kann für die anderen direkten und indirekten Fibrinolytika *Alteplas* (Actilyse®), *Reteplase* (Rapilysin®) und *Urokinase* (z. B. rheotromb®) angenommen werden.

> **Empfehlung für die Praxis:** Nach Anwendung von Fibrinolytika darf weitergestillt werden.

Literatur

Bennett PN (ed). Drugs and Human Lactation, 2nd ed. Amsterdam, New York, Oxford: Elsevier, 1996.
Fondevila CG, Meschengieser S, Blanco A, Penalva L, Lazzari MA. Effect of acenocoumarine on the breast-fed infant. Thromb Res 1989; 56: 29–36.

v. Kries R, Nöcker D, Schmitz-Kummer E, de Vries JX. Transfer von Phenprocoumon in die Muttermilch. Monatsschr Kinderheilkd 1993; 141: 505–7.
Lindhoff-Last E, Willeke A, Thalhammer C, Nowak G, Bauersachs R. Hirudin treatment in a breastfeeding woman. Lancet 2000; 355: 467.

4.10 Dermatika und andere Lokaltherapeutika

4.10.1 Äußere Anwendungen allgemein und Kosmetika

Äußere Anwendungen sind in der Stillzeit prinzipiell akzeptabel, solange es sich um die Behandlung begrenzter Hautareale und Therapiezeiträume handelt. Dies gilt für alle Dermatika, auch Antiseptika, Antiinfektiva und Corticoide. Im folgenden Abschnitt wird nur eine Auswahl von Mitteln besprochen. Im Fall anderer hier nicht erörterter Substanzen kann man sich an den Empfehlungen im Abschnitt „Schwangerschaft" orientieren.

Bei ausgedehnten Flächen und längerdauernder Behandlung müssen Absorption und Wirkung der einzelnen Substanz bedacht werden und man sollte sich an den Ratschlägen zur systemischen Anwendung orientieren (siehe z. B. Jod und Salicylate). Wenn die Brust mit Externa behandelt wird, soll sie vor Anlegen des Kindes gereinigt werden.

Kosmetika, auch *Haarkosmetika* einschließlich Farben und Dauerwelle dürfen, wenn es die Befindlichkeit der Stillenden verbessert, verwendet werden. Prinzipiell kann eine Resorption und ein Übergang von Inhaltsstoffen (siehe z. B. Moschusverbindungen, Abschnitt 4.18.5) mit der Muttermilch nicht ausgeschlossen werden, ebenso eine auf diese Weise verstärkte Allergiebereitschaft des gestillten Kindes. Jedoch sind potentielle Allergisierung ebenso wie toxische Symptome eher Gegenstand akademischer Diskussion. Dies entbindet nicht davon, auch bei Kosmetika die Anwendung auf das „unbedingt Notwendige" zu reduzieren.

4.10.2 Läuse- und Krätzemittel

Erfahrungen. Für die Behandlung der Krätze (Skabies) werden *Benzylbenzoat* (z.B. Antiscabiosum®), *Lindan* (z.B. Jacutin®) und *Allethrin I*, ein synthetisches *Pyrethroid* (Jacutin® N), angeboten. Noch nicht zugelassen aber diskutiert wird die orale Skabiesbehandlung mit dem bei Onchozerkose bewährten *Ivermectin* (siehe Abschnitt 4.3.15).

Für die Behandlung von Läusen stehen *Pyrethrumextrakt* (Goldgeist® forte), *Allethrin I* (z. B. Spregal®) oder *Pyrethrin* (z. B. infectopedicul®) sowie *Lindan* (Jacutin®, Quellada H®) zur Verfügung. Pyrethrum hat eine kürzere Halbwertszeit als die synthetischen Pyrethroide. Neuerdings wird auch ein *Kokosöl*präparat (Aesculo®) angeboten.

Crotamiton (Crotamitex®) ist für sowohl für die Behandlung der Skabies als auch für den Läusebefall zugelassen.

Erkenntnisse zum Übergang der genannten Parasitenmittel in die Muttermilch sind rar und beziehen sich praktisch nur auf *Lindan*, ein in der Umwelt verbreitetes Insektizid, das in der Muttermilch auch ohne vorherige therapeutische Anwendung zu finden ist (siehe Abschnitt 4.18.1). Untersuchungen mit einer 0,25%igen Lindanlösung ergaben eine dermale Resorption von knapp 10%. In einem Fall wurden nach einer 3tägigen Skabiesbehandlung 0,9 mg/kg (ppm) Lindan im Milchfett gemessen (1 Liter Milch enthält im Durchschnitt 30–35 g Milchfett), nach erneuter einmaliger Applikation waren es 2,0 mg/kg. Gegenüber der durchschnittlichen umweltbedingten Muttermilchbelastung ist dies ein über 60facher Anstieg (Senger 1989). Auch wenn bisher keine klinischen Auswirkungen bei Exposition über die Muttermilch publiziert wurden, sollte das neurotoxische Potential von Lindan bedacht werden. Zerebrale Anfälle wurden nach wiederholter direkter Anwendung bei Kindern beschrieben.

Ein toxisches Risiko bei Exposition über die Muttermilch ist bei den anderen genannten Substanzen nach bisheriger Erfahrung nicht zu erwarten.

> **Empfehlung für die Praxis:** Bei dringender Behandlungsindikation in der Stillzeit sollte Skabies mit Benzylbenzoat und Läusebefall mit Kokosöl oder Pyrethrumextrakt behandelt werden. Crotamiton, synthetische Pyrethroide und Lindan sind Mittel der zweiten Wahl.

4.10.3 Retinoide und Psoriasis-Externa

Erfahrungen. Von *Acitretin* (Neotigason®), das *Etretinat* in der Psoriasistherapie abgelöst hat, gehen rechnerisch rund 1% der mütterlichen gewichtsbezogenen Dosis auf einen vollgestillten Säugling über. Dies wurde an einer Patientin, die täglich 40 mg erhielt, ermittelt (Rollman 1990). Berichte über toxische Symptome liegen nicht vor.

Zu *Isotretinoin* (z. B. Roaccutan®) und zur äußeren Anwendung von *Tazaroten* (z. B. Zorac®) und *Tretinoin* (z. B. Eudyna®) sowie zu *Calcipotriol* (z. B. Psorcutan®), *Dithranol* ggf. plus *Salicylsäure* (Micanol®), *Harnstoff* (z. B. Basodexan®) und *Steinkohlenteer*präparaten (z. B. Basiter®) liegen keine Erfahrungen vor.

> **Empfehlung für die Praxis:** Eine systemische Therapie mit Retinoiden sollte während der Stillzeit aufgrund des toxischen Potentials und der langen Halbwertszeiten unterbleiben. Gleiches gilt aufgrund des mutagenen und kanzerogenen Potentials für die äußere Anwendung von Steinkohlenteerpräparaten. Einzelne Dosen erfordern keine Einschränkung des Stillens. Die anderen genannten Mittel sind akzeptabel, wenn nicht eine erhebliche Resorption durch großflächige und regelmäßige Anwendung oder durch Okklusivbedingungen angenommen werden muß.

4.10.4 Augen-, Nasen- und Ohrentropfen

Augen-, Nasen- und *Ohrentropfen* dürfen bei entsprechender Indikation grundsätzlich auch in der Stillzeit angewendet werden. Aus theoretischen Gründen sollte möglichst auf solche Zubereitungen verzichtet werden, die *Chloramphenicol, Gyrasehemmstoffe* oder *Streptomycin* enthalten. Im übrigen gelten die im Kapitel 2 für die Schwangerschaft gemachten Empfehlungen auch für die Stillzeit.

4.10.5 Vaginaltherapeutika

Problematisch sind *Povidon-Iod* als Vaginal-Suppositorien und *Jodspülungen* der Scheide wegen der Anreicherung freien Jodids in der Muttermilch mit möglicher passagerer Beeinträchtigung der kindlichen Schilddrüsenfunktion (siehe Abschnitt 4.5.6).

Die Behandlung mit anderen *Vaginaltherapeutika*, die *Desinfizienzien* enthalten, z.B. *Dequaliumsalze* (Fluomycin®), *Hexetedin* (Vagi-Hex®), *Policresulen* (Albothyl®) oder *Östrogene,* ist im Prinzip kein Grund, das Stillen einzuschränken. Es sollte jedoch eine rationale Therapie angestrebt werden, dabei sind veraltete und bezüglich ihrer Wirksamkeit umstrittene Mittel besonders unter den Desinfizienzien zu meiden. Auch die vaginale antiinfektive Therapie, z.B. mit *Metronidazol*

(z. B. Arilin®) bei Trichomoniasis oder mit den *Nitrofuranen Furazolidon* (Nifuran®) und *Nifuratel* (inimur®) sowie dem Antimykotikum *Chlorphenesin* (Soorphenesin®) ist kritisch zu prüfen. Im Fall erwiesener bakterieller Infektionen ist eine systemische (orale) Therapie zu erwägen, die im allgemeinen auch mit dem Stillen vereinbar – und effektiver – ist.

Vaginal anzuwendende *spermizide Kontrazeptiva* wie *Nonoxinol* 9 (Patentex®) sind für das gestillte Kind ebenso unproblematisch wie die verschiedenen *Intrauterinpessare* (*IUP*).

4.10.6 Venentherapeutika und andere Lokaltherapeutika

Aescin-Präparate (*Roßkastanienextrakt*) bei Venenbeschwerden sind einerseits in der Stillzeit bisher nicht als problematisch aufgefallen, andererseits unzureichend untersucht und in der Stillzeit kaum zwingend indiziert.

Eine *Venenverödung* bei *Krampfadern*, z. B. mit *Polidocanol* (Aethoxysklerol®), darf – falls zwingend erforderlich – auch während der Stillzeit durchgeführt werden.

Die üblichen lokal anzuwendenden *Hämorrhoidenmittel* sind ebenfalls in der Stillzeit akzeptabel.

Von den *Warzenmitteln* dürfen z. B. Präparate mit 10–20%iger *Salicylsäure* plus *Milchsäure* (z. B. in Clabin®) und das *Fluorouracil* (z. B. in Verrumal®) in der Stillzeit verwendet werden.

Die lokale Behandlung von *Condyloma acuminata* (*Feigwarzen*) sollte aus toxikologischer Sicht bevorzugt kryotherapeutisch oder mit *Trichloressigsäure* erfolgen. Doch auch von dem pflanzlichen Mitosehemmstoff *Podophyllotoxin* (Condylox®, Wartec®) oder dem neueren Immunmodulator und Virustatikum *Imiquimod* (Aldara®) ist eine Beeinträchtigung des gestillten Säuglings aufgrund der im allgemeinen geringen Applikationsfläche kaum anzunehmen. Untersuchungen speziell zur Stillzeit liegen jedoch nicht vor.

Literatur

Rollman O, Pihl-Lundin I. Acitretin excretion into human breast milk. Acta Derm Venerol (Stockh.) 1990; 70: 487–90.

Senger E, Menzel I, Holzmann H. Therapiebedingte Lindan-Konzentration in der Muttermilch. Dermatosen 1989; 37: 167–70.

4.11 Röntgenuntersuchungen, Diagnostika und Radionuklide

4.11.1 Röntgenuntersuchungen, Ultraschall und Magnetresonanztomographie (MRT)

Röntgenuntersuchungen, *Ultraschall* und *Magnetresonanztomographie* erfordern keine Stillpause, unabhängig davon, welches Organ untersucht wird. Dies gilt selbstverständlich auch für die Mammographie und Computertomographie.

Das Ultraschallkontrastmittel *D-Galaktose* (Echovist-200®, Echovist-300®) darf bei Bedarf eingesetzt werden.

Einschränkungen gelten lediglich für jodhaltige Kontrastmittel. Zu diesen und den Magnetresonanz-Kontrastmitteln siehe unten.

4.11.2 Jodhaltige Kontrastmittel

Erfahrungen. Die untersuchten wasserlöslichen *jodhaltigen Kontrastmittel* (KM) *Megluminamidotrizoat* und *Natriumamidotrizoat* (kombiniert z. B. in Urografin®, Urovison®), *Iodamid*, *Iohexol* (z. B. Omnipaque®) und *Metrizamid* erscheinen in einer relativen Dosis von deutlich unter 1 % in der Milch eines vollgestillten Kindes (Nielsen 1987, Texier 1983, Fitzjohn 1982, Ilett 1981). Der Anteil an freiem Jod im Kontrastmittel liegt unter 1‰ der Kontrastmittelmenge. Dieser Anteil ist produktionsbedingt und kann im Verlauf der Lagerung zunehmen. Nach Applikation ist im Organismus eine weitere Freisetzung von Jod durch Aktivität mütterlicher oder kindlicher Dejodasen möglich. Der Einfluß freien Jodids auf die Schilddrüse des Säuglings ist abhängig von der Jodsättigung vor Untersuchungsbeginn. Bei Vorliegen eines latenten Mangelzustands führt eine Jodanflutung eher zu einer Funktionsbeeinträchtugung als bei einem ausgeglichenen Jodangebot.

Die Bedeutung des Jodtransfers zum Säugling nach KM-Untersuchung bei der stillenden Mutter läßt sich mit einer Bestimmung von Jodid oder KM-Jod im Säuglingsurin nicht ausreichend erfassen. Nur mit einer gezielten Untersuchung der kindlichen Jodaufnahme und Schilddrüsenfunktion kann die individuelle Situation präzise beschrieben werden.

Schädigungen gestillter Säuglinge nach KM-Gabe an die Mutter sind nicht bekannt. Bei der direkten diagnostischen Anwendung insbesondere beim Säugling unter 3 Monaten wurden transiente Hypothyreosen beschrieben. Diese sollten wegen möglicher, diskreter Auswirkungen auf die in der Säuglingszeit sensible ZNS-Differenzierung nicht ohne Not in Kauf genommen werden.

Nielsen und Mitarbeiter (1987) folgern für *Iohexol* und *Metrizoat*, daß eine nennenswerte, das Stillen behindernde Exposition nicht zu erwarten ist. Dies erscheint jedoch fragwürdig, da eine ihrer vier Probandinnen mit anhaltend hohen Jod-Konzentrationen von bis zu 141 mg/l Milch unberücksichtigt blieb. Die Autoren haben für die Kontrastmittel *Iohexol* und *Metrizoat* in der Milch Halbwertszeiten von 15–108 Stunden berechnet Die Serumhalbwertszeiten der wasserlöslichen Kontrastmittel sind hingegen mit etwa 2 Stunden wesentlich kürzer.

Für die fettlösliche, zur Gallenwegsdarstellung benutzte *Iopansäure* wurden in einer älteren Untersuchung mit 7% der mütterlichen gewichtsbezogenen Dosis erwartungsgemäß ein höherer Jodtransfer gemessen (Holmdahl 1956).

Zu den anderen jodhaltigen Kontrastmitteln, nämlich *Iobitridol* (Xenetix®), *Iodixanol* (Accupaque®, Visipaque®), *Iomeprol* (Imeron®), *Iopamidol* (Unilux®, Solutrast®), *Iopentol* (Imagopaque®), *Iopodate* (Biloptin®), *Iopromid* (Ultravist®), *Iotalaminsäure* (Conray®), *Iotrolan* (Isovist®), *Iotroxinsäure* (Biliscopin®), *Ioversol* (Optiray®), *Ioxaglinsäure* (Hexabrix®), *Ioxitalaminsäure* (Telebrix®), *Lysinamidotrizoat* (z.B. in Peritrast®) und *Natriumjodid* (mit *Indocyaningrün* in ICG-Pulsion®) liegen keine speziellen Daten vor.

> **Empfehlung für die Praxis:** Es kann nicht ausgeschlossen werden, daß der Säugling freies Jodid in einer deutlich höheren Menge als zur Substitution (siehe Abschnitt 4.5.6) erforderlich aufnimmt, wenn die Mutter ein jodhaltiges KM erhält. Sonographie, Magnetresonanztomographie und Computertomographie können die Anwendung von jodhaltigen KM in der Stillzeit weitgehend ersetzen. Die Notwendigkeit einer solchen Untersuchung sollte sehr kritisch geprüft und die Patientin ggf. an eine Einrichtung, die die o.g. anderen diagnostischen Verfahren anbietet, verwiesen werden.
>
> Ist die Anwendung jodhaltiger Kontrastmittel unumgänglich, sollten zumindest beim vollgestillten jungen Säugling 24–48 Stunden Stillpause eingehalten werden. Diese kann mit vorher abgepumpter Milch überbrückt werden.

4.11.3 Radionuklide

Erfahrungen. *Jod^{131}* wird in der Muttermilch in gleichem Maße angereichert wie „normales" *Jod* (siehe dort). Etwa 6 Stunden nach Verabreichung von 0,37 MBq Na-Jodid^{131} ergibt sich eine Belastung der Milch mit 1440 kBq/l; 48 Stunden nach Applikation beträgt sie mit etwa 27 kBq/l immer noch das 50fache des sehr hoch angesetzten Grenzwertes für Kindernahrung (500 Bq/l; Strahlenschutzkommission 1986).

Die heute vorwiegend mit *Technetium* durchgeführten Szintigraphien sind verglichen mit Jodisotopen als weniger problematisch anzusehen.

Mehrere Radiopharmaka, u.a. Jod- und Technetiumisotope, werden hinsichtlich ihrer Kinetik in der Stillzeit bei Bennett (1996) zusammenfassend dargestellt. Schwierig zu entscheiden ist, bei welcher Restaktivität in der Milch Stillen wieder erlaubt werden kann. Bei Bennett wird eine vergleichsweise hohe Restdosis von 1 mSv für den Säugling akzeptiert.

> **Empfehlung für die Praxis:** Mit der diagnostischen oder therapeutischen Anwendung von Radiopharmaka, meist Technetium- oder Jodisotopen, sollte bis zum Abschluß der Stillperiode gewartet werden. Bei unaufschiebbarer Indikation sollte in Abhängigkeit vom eingesetzten Isotop und dessen Dosis eine ein- bis mehrtägige Stillpause eingehalten oder es sollte abgestillt werden. Die Entscheidung muß individuell getroffen werden ggf. nach Kontrolle der Restaktivität in der Milch.

4.11.4 Magnetresonanz-Kontrastmittel

Erfahrungen. *Gadopentetsäure* (Magnevist®) ist ein ionisches paramagnetisches Kontrastmittel, das bei der Magnetresonanzdarstellung (MRI) benutzt wird. Bei einer einzelnen Patientin wurde die Ausscheidung in der Milch gemessen, und 0,01 % der Gesamtmenge wurden im Beobachtungszeitraum von 33 Stunden in der Milch wiedergefunden (Schmiedl 1990).

Bei *Gadodiamid* (Omniscan®) deuten lediglich Versuche an Ratten auf einen geringen Muttermilchtransfer hin (Okazaki 1996).

Zu *Gadobensäure* (MultiHance®) und *Gadoteridol* (ProHance®) liegen keine Daten vor.

Ferristen (Abdoscan®) ist aus theoretischen toxikologischen Erwägungen heraus als unbedenklich für den gestillten Säugling zu betrachten.

Zum manganhaltigen *Mangafodipir* (Teslascan®) ist aufgrund unzureichender Erfahrungen keine Risikoabschätzung möglich. Der Rat des Herstellers, 14 Tage Stillpause einzuhalten, ist andererseits nicht nachzuvollziehen.

> **Empfehlung für die Praxis:** Falls eine Anwendung unaufschiebbar ist, erscheint trotz unzureichender Erfahrungen ein Weiterstillen bei den genannten Magnetresonanz-Kontrastmitteln akzeptabel. Mangafodipir sollte gemieden werden.

4.11.5 Fluorescein

Erfahrungen. *Fluorescein* (z. B. Pancreolauryl-Test® N) wird als Diagnostikum am Auge, oral und intravenös (Angiographie) angewendet. Auch nach Anwendung am Auge wurde es in der Milch nachgewiesen (Mattern 1990). Bei intravenöser Applikation ist mit einer Eliminationshalbwertszeit in der Milch von 62 Stunden zu rechnen. Eine relative Dosis von höchstens 0,5 % der gewichtsbezogenen mütterlichen Dosis lassen die in der Milch gemessenen Konzentrationen erwarten (Maguire 1985). (Photo-)Toxische Effekte über die Muttermilch sind unwahrscheinlich.

> **Empfehlung für die Praxis:** Nach diagnostischer Fluorescein-Applikation darf gestillt werden.

4.11.6 Andere Diagnostika

Erfahrungen. Hauttests wie *Tuberkulintest* (z. B. Tubergen®), *Multitest* (z. B. Multitest Immignost®) oder *Allergietests* sind in der Stillzeit als unbedenklich zu betrachten.

Gleiches gilt für *Enzymtests* wie *Secretin* (Secrelux®).

> **Empfehlung für die Praxis:** Die genannten Diagnostika dürfen in der Stillzeit verwendet werden.

Literatur

Bennett PN (ed). Drugs and Human Lactation, 2nd ed. Amsterdam, New York, Oxford: Elsevier, 1996.

Fitz-John TP, Williams GD, Laker MF, Owen JP. Intravenous urography during lactation. Br J Radiol 1982; 55: 603–5.

Holmdahl KH. Cholecystography during lactation. Acta Radiol 1956; 45: 305–07.

Ilett KF, Hackett LP, Paterson JW. Excretion of metrizamide in milk. Br J Radiol 1981; 54: 537–8.

Maguire AM, Bennett J. Fluorescein elimination in human breast milk. Arch Ophthalmol 1985; 106: 718–9.

Mattern J, Mayer PR. Excretion of fluorescein into breast milk. Am J Ophthalmol 1990; 109: 598–9.

Nielsen ST, Matheson I, Rasmussen JN, Skinnemoen K, Andrew E, Hafsahl G. Excretion of iodohexol and metrizoate in human breast milk. Acta Radiol 1987; 28: 523–6.

Okazaki O, Murayama N, Masubuchi N, Nomura H, Hakusui H. Placental transfer and milk secretion of gadodiamide injections in rats. Arzneimittelforschung 1996; 46: 83–86.

Schmiedl U, Maravilla KR, Gerlach R, Dowling CA. Excretion of gadopentetate dimeglumine in human breast milk. AJR 1990; 154: 1305–6.

Strahlenschutzkommission beim Bundesministerium des Innern. Drei Wochen nach Tschernobyl: 3. Empfehlung der Strahlenschutzkommission beim Bundesministerium des Inneren zu den möglichen Auswirkungen des Reaktorunfalls in der U.d.S.S.R. auf die Bundesrepublik Deutschland. Dtsch Ärzteblatt 1986; 83: 1704–6.

Texier E, Roque O, D'Orbcastel OR, N Etling. Teneur en iode stable du lait humain apres une angiographie pulmonaire. La Presse Medicale 1983; 12: 769.

4.12 Immunsuppressiva, Immunmodulatoren und Zytostatika

▶ 4.12.1 Immunsuppressiva und Immunmodulatoren

Erfahrungen. Die Behandlung mit *Azathioprin* (z. B. Imurek®) und *Ciclosporin A* (Sandimmun®) wird gewöhnlich als Stillhindernis angesehen. Beobachtungen einiger gestillter Säuglinge haben bisher jedoch keine Hinweise auf toxische Effekte erbracht (Übersicht in Bennett 1996). In einzelnen Fallberichten werden Konzentrationen der Medikamente in der Muttermilch angegeben, die für einen vollgestillten Säugling weniger als 0,1 % der gewichtsbezogenen mütterlichen Dosis errechnen lassen (Übersicht in Bennett 1996, Moretti 1995).

Zwei kürzlich präsentierte Studien an insgesamt neun Mutter-Kind-Paaren ergaben stark schwankende *Ciclosporin*-Konzentrationen in der Milch zwischen 14 und 440 µg/l und 55–130 µg/l im mütterlichen Blut. Bei einem der Kinder wurde die Serumkonzentration mit 5 µg/l gemessen (Merlob 2000), bei der anderen Untersuchung mit sieben Kindern wurde die Nachweisgrenze jedoch mit 30 µg/l angegeben (Nyberg 1998). Die relative Dosis für ein vollgestilltes Kind ist aufgrund dieser Ergebnisse bei maximal 2 % zu erwarten. Gedeihen und Nierenfunktion der Kinder waren unauffällig.

Interferone sind oral praktisch nicht verfügbar. Wenn sie überhaupt in quantitativem Umfang nach Injektion bei der Mutter in der Milch erscheinen, was aufgrund ihrer Molekularmasse anzuzweifeln ist, dürfte eine toxische Wirkung beim gestillten Kind kaum zu erwarten sein. Systematische Untersuchungen zur Interferontherapie in der Stillzeit liegen allerdings nicht vor.

In einer Gruppe von 25 unter Dauertherapie mit dem Immunsuppressivum *Tacrolimus* (Prograf®) augetragenen Schwangerschaften (Zustand nach Lebertransplantation) wurde in der ersten Milchprobe nach Entbindung ein Mittelwert von 0,6 µg/l gemessen. Ein vollgestilltes Kind würde demnach knapp 0,1 µg/kg/Tag erhalten. Dies entspricht einer relativen Dosis im Bereich von 0,1 %. Da die Kinder nicht gestillt wurden, liegen hierzu keine Beobachtungen vor (Jain 1997). Tacrolimus hat eine Halbwertszeit 4–57 Stunden.

Zu den monoklonalen Antikörpern, z.B. gegen den Tumor-Nekrose-Faktor-α (TNF-α), *Infliximab* (Remicade®) mit einer Halbwertszeit von 9,5 Tagen, sowie den Wirkstoffen *Basiliximab* (Simulect®), Halbwertszeit 7 Tage, *Daclizumab* (Zenapax®) und *Etanercept* liegen keine ausreichenden Daten vor. Dies gilt auch für die Immunsuppressiva *Mycophenolatmofetil* (CellCept®), Halbwertszeit 6 Stunden, und für die *Zytokine Interleukin-10*, *Interleukin-11*, für Antikörper gegen CD4-positive Lymphozyten und Antikörper gegen *Interleukin-12* etc., deren immunmodulatorischer Effekt in der Praxis noch studiert wird.

Auch die zu den Phytopharmaka zählenden *Boswellia-serrata*-Präparate (indischer Weihrauchbaum), die eine Hemmung der 5-Lipoxygenase bewirken sollen und bei chronisch-entzündlichen Darmerkrankungen und rheumatoiden Erkrankungen eingesetzt wurden, sind unzureichend hinsichtlich der Stillzeit untersucht.

> **Empfehlung für die Praxis:** Azathioprin, Ciclosporin A und Interferone sollten im Prinzip kein Stillhindernis sein. Bei den anderen Immunsuppressiva und Immunmodulatoren erscheint zunächst Zurückhaltung geboten.

4.12.2 Zytostatika

Erfahrungen. Einzelne Fallberichte deuten darauf hin, daß *Cisplatin* und *Cyclophosphamid* in erheblichem Maße in die Muttermilch übergehen und akute toxische Wirkungen beim gestillten Säugling möglich sind. Für *Hydroxyharnstoff, Doxorubicin* und *Methotrexat* wurde eine relative Dosis unter 5 % ermittelt (Übersicht in Bennett 1996). Zu den anderen Zytostatika liegen keine Daten vor, dies gilt auch für das *Mistelpräparat Viscum album* (z. B. Iscador®).

> **Empfehlung für die Praxis:** Unter Zytostatikabehandlung sollte abgestillt werden. Eine antirheumatische Behandlung mit Methotrexat sollte während der Stillzeit auf ein anderes Basistherapeutikum umgestellt werden (siehe hierzu Abschnitt 4.1.4). Gegen Viscum album gibt es keine grundsätzlichen Bedenken.

Literatur

Bennett PN (ed). Drugs and Human Lactation, 2nd ed. Amsterdam, New York, Oxford: Elsevier, 1996.

Jain A, Venkatamaranan R, Fung JJ, Gartner JC, Lever J, Balan V, Warty V, Starzl TE. Pregnancy after liver transplantation under tacrolimus. Transplantation 1997; 64: 559–565.

Merlob P. Cyclosporine during lactation. BELTIS, Newsletter of the Beilinson Teratology Information Service, June 2000; 67–73.

Moretti M. Vortrag auf der 8. Konferenz der Organisation of Teratology Information Services (OTIS), San Diego, USA, 1995.

Nyberg G, Haljamäe U, Frisenette-Fich C, Wennergren M, Kjellmer I. Breastfeeding during treatment with cyclosporine. Transplantation 1998; 65: 253–55.

4.13 Alternative Heilmittel, Vitamine, Mineralien und anderes

4.13.1 Alternative Heilmittel und Phytotherapeutika

Alternative Heilmittel, z. B. *Homöopathika,* sind kaum systematisch hinsichtlich ihrer Verträglichkeit in der Stillzeit untersucht. Es liegen jedoch keine Fallberichte zu ungewöhnlichen Reaktionen des Säuglings bei Einhalten der empfohlenen Dosierungen vor.

Bei *Phytotherapeutika* sollten therapeutische Dosen eingehalten und *Tees* nicht exzessiv genossen werden. Pflanzliche Präparate sind (in hohen Dosen) nicht immer harmlos. Nichtalkoholische Zubereitungen sind, falls die Wahl besteht, vorzuziehen.

Einzelne Mittel werden in den jeweiligen Kapiteln angesprochen. Nicht selten eingenommen werden insbesondere *Baldrian, Hopfen, Kavain* (Kava-Pyrone aus dem *Kava-Kava-Wurzelstock*) bei Unruhe und Einschlafstörungen, *Echinacea* (*Purpursonnenhut*) als Immunstimulans, *Gingko biloba* zur Besserung der zentralen Durchblutung, *Ginseng* zur Leistungssteigerung, *Aescin*-Präparate (*Roßkastanienextrakt*) bei Venenbeschwerden, *Agnus castus* (*Mönchspfeffer, Keuschlamm*) bei gynäkologischen Indikationen und *Hypericin* (*Johanniskraut*) bei depressiver Verstimmung. Systematische Untersuchungen zur Stillzeit fehlen bei diesen Mitteln, doch eine Schädigung des Säuglings über die Muttermilch wurde bisher nicht beschrieben. Selbstverständlich können auch in diesem Arzneimittelbereich geschmackliche Veränderungen der Milch zu Trinkschwierigkeiten führen.

4.13.2 Vitamine, Mineralien

Vitamine, Mineralien, Spurenelemente sollen und dürfen bei echten Mangelzuständen der Mutter substituiert werden. Dies gilt für Eisen ebenso wie für eventuell indizierte Vitamin-D-Präparate (z. B. *Calcitriol;* z. B. Decostriol®). Solche Anwendungen – dies betrifft auch *Fluorid* zur Zahnprophylaxe – erfordern jedoch keine Reduzierung der Säuglingsdosis, falls dieser ebenfalls (direkt) behandelt wird. Eine routinemäßige Verordnung von Vitamin- und Mineralstoffpräparaten ist in der Stillzeit bei ausgewogener Ernährung grundsätzlich nicht angezeigt. Schon in Hinsicht auf den späteren Speiseplan des noch gestillten Kindes sollte die Mutter auf die besondere Bedeutung einer gesunden Ernährung hingewiesen werden, die nicht nur substitutive sondern langfristig auch therapeutische Tabletteneinnahmen für sie selbst und ihr Kind einsparen hilft. Zur Notwendigkeit der Jodidsubstitution siehe Abschnitt 4.5.6. Der nicht selten beklagte und manchmal über Monate beobachtete postpartale *Haarausfall* ist physiologisch und bessert sich fast immer spontan. Ein Nutzen von Mineralstoffpräparaten ist ebensowenig erwiesen wie die lokale Anwendung von Östrogenen.

▶ 4.13.3 Biphosphonate

Die zur Osteolysehemmung verwendeten *Biphosphonate Alendronsäure* (Fosamax®), *Clodronsäure* (Bonefos®), *Etidronsäure* (z.B. Didronel®), *Ibandronsäure* (Bondronat®), *Pamidronsäure* (Aredia®) und *Tiludronsäure* (Skelid®) sind bezüglich der Stillzeit nicht untersucht. Auch wenn ein direkter schädigender Effekt auf das gestillte Kind nicht anzunehmen ist, sollten diese Mittel während der Stillzeit möglichst nicht verwendet werden.

▶ 4.13.4 Sport

Sport verändert nicht den Energiegehalt und die Zusammensetzung der Muttermilch. Die produzierte Milchmenge ist tendenziell erhöht, ggf. ein Effekt endorphinbedingter Prolaktinerhöhung. Die von der Mutter bei Anstrengung produzierte Milchsäure geht in die Milch über und konnte dort auch 90 Minuten nach Beendigung des Sports noch festgestellt werden. Die Milchsäure kann den Geschmack der Milch verändern und dadurch ggf. zu vorübergehender Trinkunlust führen (Alexy 1997, Wallace 1992).

▶ 4.13.5 Glucose-6-Phosphat-Dehydrogenasemangel

Immer wieder findet man allgemeine Hinweise, daß bestimmte Medikamente (z.B. Sulfonamide, Vitamin K) und Nahrungsmittel (z.B. Fava-Bohnen), die eine hämolytische Krise bei Vorliegen eines *Glucose-6-Phosphat-Dehydrogenasemangels* auslösen können, dieses auch beim Säugling über die Muttermilch tun. Bei kritischer Bewertung bisher vorliegender Erfahrungen läßt sich diese Hypothese aber nicht bestätigen. Offenbar ist die Dosis der betreffenden Medikamente und Nahrungsbestandteile in der Milch zu gering. Schließlich wird selbst die heute allen Neugeborenen direkt verabreichte Vitamin-K-Prophylaxe auch von Kindern mit einem solchen Stoffwechseldefekt gut vertragen.

Literatur

Alexy U, Schöch G. Sportliche Aktivität stillender Mütter und Auswirkungen auf die Milch. Pädiatr Prax 1997; 52: 219.

Wallace JP, Inbar G, Ernsthausen K. Infant acceptance of postexercise breast milk. Pediatrics 1992; 89: 1245–47.

4.14 Impfungen und Stillen

Entsprechend der Verlautbarung des amerikanischen Advisory Committee on Immunization Practice (ACIP) von 1994 dürfen Frauen sowohl mit Tot- als auch Lebendimpfstoff in der Stillzeit geimpft werden. Alle bei der Mutter verwendeten Impfstoffe und *Immunglobuline* gelten während der Stillzeit als sicher für den Säugling. Bei manchen Impfstoffen, z.B. gegen Cholera, wird diskutiert, ob relevante Mengen der unter der Impfung gebildeten mütterlichen Antikörper in der Milch erscheinen. Es gibt keine Impfung, die eine Einschränkung des Stillens erfordert. Zum Polio-Lebendimpfstoff siehe unten.

4.14.1 Polioimpfung

Erfahrungen. Der *orale Polioimpfstoff (Sabin)* enthält attenuierte Poliomyelitisviren aller drei Virustypen. Die Übertragung dieser Impfviren auf eine nichtimmunisierte Kontaktperson, z.B. durch Schmierinfektion, kann zur normalen Impfreaktion und Immunität gegen eine Infektion durch den Wildvirus führen. Es besteht aber die Möglichkeit, daß die Person an einer Kontaktimpfpoliomyelitis erkrankt. Diese Komplikation tritt mit 1:15,5 Millionen Impfungen jedoch äußerst selten auf, in zwei Fällen wurde sie jedoch auch bei Säuglingen beobachtet (Mertens 1983, Heyne 1977). Ob der Impfvirus in die Muttermilch ausgeschieden wird, ist nicht belegt. Mit dem ab Frühjahr 1998 routinemäßig verwendeten Totimpfstoff ist das Risiko einer Kontaktimpfpoliomyelitis nicht mehr gegeben.

> **Empfehlung für die Praxis:** Die Durchführung der routinemäßig ohnehin nicht mehr empfohlenen Polio-Lebendimpfung (Schluckimpfung) bei Eltern junger Säuglinge sollte solange aufgeschoben werden, bis der Säugling entsprechend dem Impfplan seine Impfung mit Totimpfstoff erhält.

4.14.2 Rötelnimpfung

Erfahrungen. Der *Rötelnimpfstoff* enthält attenuierte Lebendviren. Wird eine Frau in der Stillzeit gegen Röteln geimpft, sind anschließend die Viren in der Muttermilch nachweisbar (Losonsky 1982, Isacson 1973). Trotz dieser häufig durchgeführten postpartalen Impfung wurde bislang nur in zwei Fällen der Verdacht auf einen Zusammenhang zwischen der Rötelnerkrankung des Säuglings und der Impfung der Mutter geäußert (Landes 1980). Demnach ist eine Erkrankung durch Impfviren über die Muttermilch wenig wahrscheinlich, außerdem sind Röteln, auch in der Säuglingszeit, keine das Kind ernsthaft gefährdende Erkrankung.

> **Empfehlung für die Praxis:** Falls erforderlich, darf eine Frau in der Stillzeit gegen Röteln geimpft werden.

Literatur

Advisory Committee on Immunization Practices. Resource materials: general recommendations on immunization. Am J Prev Med (Suppl) 1994; 10: 60–82.

Heyne K. Paralytische Impfkontakt-Poliomyelitis im 1. Trimenon eines Säuglings. Med Welt 1977; 28: 1439–41.

Isacson P, Kehrer AF, Wilson H, Williams S. Comperative study of life, attenuated rubella virus vaccines during the immediate puerperium. Obstet Gynecol 1971; 31: 332–7.

Landes RD, Bass JW, Millunchick EW, Oetgen WJ. Neonatal rubella following postpartum maternal immunization. J Pediatr 1981; 98: 668–9.

Losonsky GA, Fishaut JM, Strussenberg J, Ogra PL. Effect of immunization against rubella on lactation products. I. Development and characterization of specific immunologic reactivity in breast milk. J Infect Dis 1982; 145: 654–60.

Mertens T, Schürmann W, Gruppenbacher J, Rheingans K, Kellermann K, Maas D, Eggers HJ. Problems of life virus vaccine associated poliomyelitis. Med Microbiol Immunol 1983; 172: 13–21.

4.15 Infektionen in der Stillzeit

Auch wenn der Allgemeinzustand der Mutter bei einer Infektion in der Stillzeit Stillen erlauben würde, müssen verschiedene Probleme bedacht werden: z.B. ob beim Säugling Symptome durch die verabreichten Medikamente zu erwarten sind und ob eine Krankheitsübertragung über die Muttermilch möglich ist.

In den folgenden Abschnitten werden die wichtigsten Infektionskrankheiten besprochen. Die Verträglichkeit einer antiinfektiösen Therapie in der Stillzeit wird in Abschnitt 4.3 abgehandelt.

4.15.1 Banale Infektionen

Empfehlung für die Praxis: Erkältungskrankheiten, grippale Infekte, Magen-Darm-Infekte und andere banale Infekte sind aus virologischer und bakteriologischer Sicht kein prinzipielles Stillhindernis. Einschränkungen können sich aus dem Allgemeinbefinden der Mutter ergeben. Allgemeine Hygienemaßnahmen sind zu beachten, außerdem sollte die Mutter ausreichend trinken. Dies gilt insbesondere bei Fieber und Durchfallerkrankungen.

4.15.2 Hepatitis A

Empfehlung für die Praxis: Erkrankt eine Mutter während der Stillzeit an Hepatitis A, sollte der Säugling wegen des engen Körperkontaktes und des somit erhöhten Infektionsrisikos mit dem gut wirksamen Standardimmunglobulin behandelt werden. Nach Durchführung dieser passiven Immunisierung kann der Säugling weiter gestillt werden. Eine Übertragung der Krankheit mit der Muttermilch wird in der Literatur nicht beschrieben.

4.15.3 Hepatitis B

Erfahrungen. Eine Hepatitis B wird nur selten transplazentar übertragen. Ein großes Infektionsrisiko besteht hingegen unter der Geburt. Neugeborene, bei deren Müttern die auf Infektiösität hindeutenden Hepatitis-Antigene HBs-Ag und HBe-Ag nachweisbar sind, werden deshalb sofort nach der Geburt simultan geimpft. HBs-Ag konnte auch in der Muttermilch nachgewiesen werden. Verschiedene Studien haben aber ergeben, daß kein erhöhtes Erkrankungsrisiko für die Säuglinge besteht, wenn die Mütter ausschließlich HBs-Ag-positiv sind (González 1995, Tseng 1988).

> **Empfehlung für die Praxis:** Ist eine Mutter chronisch oder akut an Hepatitis B erkrankt, kann das Neugeborene nach einer Simultanimpfung (aktiv und passiv) ohne Einschränkungen gestillt werden.

4.15.4 Hepatitis C

Erfahrungen. Hepatitis C hat einen ähnlichen Übertragungsmodus wie Hepatitis B. Kontaminierte Injektionsnadeln und Blutprodukte sind die wichtigsten Infektionsquellen, wobei die letzteren seit 1993 aufgrund der vorgeschriebener Prüfung aller Blutspenden deutlich zurückgegangen sind. Drogenabhängige sind nicht selten gleichzeitig mit HIV, Hepatitis B und C infiziert.

In der Muttermilch konnten Anti-HCV-Antikörper und HCV-RNA nachgewiesen werden (Grayson 1995, Ogasawara 1993). Ein Ansteckungsrisiko wurde bei Säuglingen, deren Mütter ausschließlich an Hepatitis C erkrankt waren, bisher nicht beobachtet. Die Viruslast in der Muttermilch scheint für eine Übertragung der Krankheit zu gering zu sein (Lin 1995). In einer weiteren Untersuchung wurden nur dann Viren in der Muttermilch nachgewiesen, wenn bei der Mutter sehr hohe Konzentrationen von Anti-HCV-Antikörpern im Serum vorlagen. In diesen Fällen (etwa 10% der untersuchten Frauen) wurde vom Stillen abgeraten (Zimmermann 1995). Eine neuere Studie fand in 97 Milchproben von 95 chronisch HCV-infizierten Müttern keine PCR-reaktiven Befunde auf HCV-RNA. Knapp 68% der Mütter hatte einen positiven PCR-Befund im Blut. Die Viruslast betrug zwischen 10^2 und 10^7, im Mittel 10^4 RNA-Kopien/ml. Nur eines dieser Kinder war HCV-infiziert, die Übertragung war offenbar bereits unter der Geburt erfolgt. Die Autoren folgern aus ihren Ergebnissen, daß keine Kontraindikation gegen das Stillen bestünde (Lauf 2000, Polywka 1999). Man muß dazu kritisch anmerken, daß die Anzahl von 76 gestillten Kindern keineswegs ausreicht, um eine Infektionsübertragung über die Milch auszuschließen, zumal in einer weiteren Studie bei 20 % der virämischen Mütter HCV-RNA in der Milch festgestellt werden konnten (Ruiz-Extremera 2000). Die European Association for the Study of the Liver sieht ebenfalls kein Infektionsrisiko durch das Stillen bei Hepatitis C (EASL 1999).

> **Empfehlung für die Praxis:** Ist eine Mutter an Hepatitis C erkrankt, sprechen die bisher vorliegenden Erfahrungen nicht prinzipiell gegen das Stillen. Ob bei einer hohen Viruslast – z.B. von über 10^6 Kopien/ml im Serum der Mutter – nicht vorsorglich auf das Stillen verzichtet werden sollte, bleibt dahingestellt. Mit dem Beginn der Zahnung und einer damit eher möglichen Verletzung der Brustwarzen sollte bei Hepatitis C nicht mehr gestillt werden.

4.15.5 HIV-Infektion

Erfahrungen. Der überwiegende Anteil HIV-positiver Kinder wird unter der Geburt infiziert. Die postpartale Ansteckung durch Stillen wurde zwar beschrieben und das Virus in der Muttermilch nachgewiesen, insbesondere bei Mastitis und bei Müttern mit infizierten Neugeborenen (Pillay 2000, Semba 1999). Andererseits wird aber die günstige Wirkung der Muttermilch bzw. die der darin enthaltenen Stoffe wie sekretorischer Leukozyten-Protease-Inhibitor, Laktoferrin, mütterliche HIV-Antikörper auf den Verlauf einer perinatal erworbenen Erkrankung seit längerem diskutiert (Becquart 2000, Van DePerre 1999). Eine südafrikanische Untersuchung an 549 HIV-1-infizierten Frauen ergab, daß Kinder, die 3 Monate oder länger ausschließlich gestillt wurden, keine höhere, sondern sogar eine allerdings statistisch nicht signifikante leicht verringerte Übertragungsrate aufwiesen als nicht gestillte Kinder (14,6 % versus 18,8 %). Die höchste Infektionsrate hatten jene Kinder, die teils gestillt wurden und teils Kunstnahrung erhielten (24,1 %; Coutsoudis 1999). Diese Daten reichen jedoch nicht aus, um die Empfehlungen der WHO/UNICEF von 1992 infrage zu stellen, nach denen Neugeborene von HIV-infizierten Müttern in den Industrieländern nicht gestillt werden sollten, da sichere Ersatznahrung vorhanden ist und somit eine postpartale HIV-Infektion via Muttermilch vermieden werden kann (WHO 1992).

> **Empfehlung für die Praxis:** Neugeborene von HIV-infizierten Müttern sollen nicht gestillt werden. Ausnahme: Entwicklungsländer, in denen bei der Herstellung von Säuglingsnahrung mangelnde Wasserhygiene das größere Risiko darstellt. Dort sollte, wenn irgend möglich, für mindestens 3 Monate ausschließlich gestillt werden.

▶ 4.15.6 Herpes simplex

Erfahrungen. Perinatale Herpesinfektionen werden hauptsächlich unter der Geburt durch Besiedlung des mütterlichen Genitaltraktes mit Herpes-simplex-Viren (HSV) übertragen. Bis auf einen Fall (Dunkle 1979) konnte kein HSV in der Muttermilch nachgewiesen werden. Dies ist auch wenig wahrscheinlich, da es sich bei Erwachsenen normalerweise um eine lokale Infektion ohne Virämie handelt.

> **Empfehlung für die Praxis:** Bei einer lokalen Herpes-simplex-Infektion sollten allgemeine Hygienemaßnahmen, z. B. Händewaschen, konsequent durchgeführt und der direkte Kontakt mit dem erkrankten Hautareal vermieden werden. Ist die Brustwarze selbst betroffen, sollte der Säugling bis zur Besserung des Befundes Flaschennahrung erhalten.

▶ 4.15.7 Zoster, Windpocken

Erfahrungen. Varizella-zoster-DNA konnte in der Muttermilch nachgewiesen werden (Yoshida 1992). Varizella-zoster-Viren wurden jedoch weder bei Zoster noch bei Windpocken in der Muttermilch gefunden (Frederick 1986). Berichte über postnatale Varizella-zoster-Infektionen über die Muttermilch liegen nicht vor.

> **Empfehlung für die Praxis:** Bei einer mütterlichen Windpockenerkrankung 2–4 Tage nach der Geburt erhält das Kind Varizellen-Hyperimmunglobulin und eventuell prophylaktisch Aciclovir. Die Muttermilch kann abgepumpt und dem Kind gefüttert werden. Bei einer späteren mütterlichen Erkrankung entfallen die prophylaktischen Maßnahmen und das Kind kann gestillt werden. Erkrankt dann der Säugling, verläuft die Varizelleninfektion in der Regel ohne Komplikationen.
> Bei einem Zoster darf das Kind weitergestillt werden, aber der direkte Kontakt mit dem erkrankten Hautareal ist zu meiden.

4.15.8 Zytomegalieinfektion

Erfahrungen. Das Zytomegalievirus (CMV) wird durch die Muttermilch übertragen (Hamprecht 2001, Dworsky 1983). Es wird geschätzt, daß sich 40 % der gestillten Kinder infizierter Mütter innerhalb von 4 Wochen nach der Geburt ebenfalls infiziert haben. Die Infektion bei reifgeborenen Kindern verläuft asymptomatisch. Frühgeborene haben ein erhöhtes Risiko, an einer ggf. lebensbedrohlichen CMV-Infektion zu erkranken (Hamprecht 2001), insbesondere wenn eine Übertragung nicht durch die Mutter sondern durch Blutprodukte oder Spendermilch erfolgte.

> **Empfehlung für die Praxis:** Bei Frühgeborenen ist im Einzelfall abzuwägen, ob eine infizierte Mutter stillen darf.

4.15.9 Tuberkulose

Erfahrungen. Die Übertragung der Tuberkulose in der Neugeborenenzeit geschieht hauptsächlich durch infektiöses Sputum der Mutter oder anderer Familienangehöriger. Eine Infektion durch Muttermilch gilt als ausgesprochene Rarität.

> **Empfehlung für die Praxis:** Bei geschlossener Tuberkulose darf die Mutter stillen. Hat die Mutter eine offene Lungentuberkulose, sollte der direkte Kontakt mit dem Säugling zunächst vermieden werden und der Säugling eine Chemoprophylaxe nach dem derzeitig gültigen pädiatrischen Schema erhalten.

Literatur

Becquart P, Hocini H, Levy M et al. Secretory anti-human immunodeficiency virus (HIV) antibodies in colostrum and breast milk are not a major determinant of the protection of early postnatal transmission of HIV. J Infect Dis 2000; 181: 532–39.

Coutsoudis A, Pillay K, Spooner E, Kuhn L, Coovadia HM for the South African Vitamin A Study Group. Influence of infant-feeding patterns on early mother-to-child transmission of HIV-1 in Durban, South Africa: a prospective cohort study. Lancet 1999; 354: 471–76.

Dunkle LM, Schmidt RR, O'Connor DM. Neonatal herpes simplex infection possibly acquired via maternal breast milk. Pediatrics 1979; 63: 250–1.

Dworsky M, Yow M, Stagno S, Pass RF, Alford C. Cytomegalovirus infection of breast milk and transmission in infancy. Pediatrics 1983; 72: 295–9.

EASL International consensus conference on Hepatitis C. Consensus statement. J Hepatol 1999; 30: 956–61.

Frederick IB, White RJ, Braddock SW. Excretion of varicella-herpes zoster virus in breastmilk. Am J Obstet Gynecol 1986; 154: 1161–7.

González ML, Viela Sala C, Salvá Armengod F, Lardinois Gibón R. Should we recommend breast-feeding to newborns of HBsAg carrier mothers. An Esp Pediatr 1995; 43: 115–9.

Grayson ML, Braniff KM, Bowden DS, Turnidge JD. Breast-feeding and the risk of vertical transmission of hepatitis C virus. Med J Austr 1995; 163: 107.

Hamprecht K, Maschmann J, Vochem M et al. Epidemiology of transmission of cytomegalo-virus from mother to preterm infant by breastfeeding. Lancet 2001; 357: 513–18

Laufs R, Polywka S. Risiko der Hepatitis-C-Übertragung durch Stillen (Breast-feeding and perinatal hepatitis C transmission). Dtsch Ärztebl 2000; 97: C1863–64.

Lin HH, Kao JH, Hsu HY, Ni YH, Chang MH, Huang SC, Hwang LH, Chen PJ, Cheng DS. Absence of infection in breast-fed infants to hepatitis C virus-infected mothers. J Pediatr 1995; 126: 589–91.

Ogasawara S, Kage M, Kosai K, Shimamatsu K, Kojiro M. Hepatitis C virus RNA in saliva and breastmilk of hepatitis C carrier mothers. Lancet 1993; 341: 561.

Pillay K, Coutsoudis A, York D et al. Cell-free virus in breastmilk of HIV-1-seropositive women. J Acquir Immune Defic Syndr 2000; 24: 330–6.

Polywka S, Laufs R. Die vertikale Übertragung des Hepatitis-C-Virus von infizierten Müttern auf ihre Kinder. (Vertical transmission of the hepatitis-C-virus from infected mothers to their children.) Bundesgesundheitsbl Gesundheitsforsch Gesundheitsschutz 1999; 42: 562–68.

Ruiz-Extremera A, Salmeron J, Torres C et al. Follow-up of transmission of hepatitis C to babies of human immunodeficiency virus-negative women: the role of breast-feeding in transmission. Ped Infect Dis J 2000; 19: 511–16.

Semba RD, Kumwenda N, Hoover DR et al. Human immunodeficiency virus load in breast milk, mastitis, and mother-to-child transmission of human immunodeficiency virus type 1. J Infect Dis 1999; 180: 93–8.

Tseng RYM, Lam CWK, Tam J. Breast-feeding babies of HBsAG-positive mothers. Lancet 1988; 1: 1032.

Van DePerre P. Transmission of human immunodeficiency virus type I through breast-feeding: how can it be prevented. J Infect Dis 1999; 179 Suppl 3: S 405–7.
World Health Organization. Global Programme on AIDS. Consensus statement from the WHO/UNICEF consultation on HIV transmission and breast-feeding. Geneva: WHO, 1992.
Yoshida M, Yamagami N, Tezuka T, Hondo R. Case report: Detection of varicella-zoster virus DNA in maternal breast milk. J Med Virol 1992; 38: 108–10.
Zimmerman R, Perucchini D, Fauchere JC. Hepatitis C virus in breast milk. Lancet 1995; 345: 928.

4.16 Genußmittel und Drogen

4.16.1 Alkohol

Erfahrungen. Die *Alkoholkonzentration* in Blut und Muttermilch verläuft annähernd parallel. Auf diese Weise erhält der vollgestillte Säugling rund 10 % der gewichtsbezogenen Alkoholmenge seiner Mutter (Übersicht in Bennett 1996). Alkohol kann den Geschmack der Muttermilch verändern und deshalb zu Trinkschwierigkeiten führen. Trotz geringerer Aktivität der Alkoholdehydrogenase im frühen Säuglingsalter und einer im Vergleich zum Erwachsenen nur halb so hohen Eliminationsgeschwindigkeit verursacht die bei gelegentlichem und geringem Alkoholkonsum (z.B. 1- bis 2mal wöchentlich 1 Gläschen Sekt) übergehende Alkoholmenge nach heutigem Wissen keine Schäden beim Säugling.

Laut einer Untersuchung an einjährigen Kindern ist jedoch bereits ab zwei Drinks täglich eine leichte psychomotorische Entwicklungsverzögerung statistisch signifikant häufiger (Little 1989). Geht man von einem regelmäßigen, massiven Alkoholgenuß aus, der oft ohnehin eine Laktationshemmung zur Folge hat, ist eine Schädigung des Säuglings denkbar. In einem Fall ließ sich ein reversibles Pseudo-Cushing-Syndrom beim Kind auf den massiven Alkoholgenuß der Mutter zurückführen (Übersicht in Bennett 1996).

Empfehlung für die Praxis: Gelegentlicher geringer Alkoholgenuß (z.B. 1- bis 2mal wöchentlich 1 Gläschen Sekt) ist kein Stillhindernis. Wie bereits in der Schwangerschaft sollte auch die Stillende möglichst wenig Alkohol zu sich nehmen. Bei chronischem oder exzessivem Alkoholkonsum muß abgestillt werden.

4.16.2 Nikotin

Erfahrungen. Etwa jede dritte bis vierte stillende Mutter raucht. Unruhe, geringeres Saugvermögen, Koliken, Erbrechen und eine verminderte Gewichtszunahme wurden bei Säuglingen starker Raucherinnen beobachtet (Übersicht in Lawrence 1999). Die häufiger auftretenden Atemwegserkrankungen sind selbstverständlich auch im Zusammenhang mit der inhalativen Exposition zu sehen. Bleibende Schäden durch das Stillen rauchender Mütter sind weder hinsichtlich Wachstum noch funktioneller Entwicklung bisher belegt. Mehrere Untersuchungen zeigen, daß rauchende Mütter ihre Kinder kürzer stillen. Hier spielen sowohl soziale und psychologische Gründe wie physiologische d.h. die Milchbildung berührende Mechanismen eine Rolle. Mütter, die nach der Geburt (wieder) regelmäßig rauchen, geben das Stillen bis zu 4mal häufiger (vorzeitig) wieder auf, als solche, die gar nicht oder nur gelegentlich rauchen (Ratner 1999, Edwards 1998, Haug 1998). Auch Rauchen des Vaters korreliert negativ mit der Stilldauer (Haug 1998).

Nikotin tritt rasch in die Milch über, erreicht dort 3fach höhere Werte im Vergleich zum mütterlichen Serum und hat mit 90 Minuten dieselbe Halbwertszeit wie im Serum. *Cotinin*, der wichtigste Metabolit des Nikotins, erscheint ebenfalls rasch in der Muttermilch, ist dort etwas niedriger konzentriert als im mütterlichen Serum und hat mit etwa 24 Stunden eine deutlich längere Halbwertszeit als Nikotin (Übersicht in Bennett 1996). Mit zunehmender Zahl gerauchter Zigaretten steigen Nikotin- und Cotiningehalt in der Milch an (Schwartz-Bickenbach 1987). Bei vollgestillten Säuglingen rauchender Mütter fanden sich Nikotinkonzentrationen bis 1,6 µg/l und Cotininwerte bis 20 µg/l im Serum (Luck 1987). Während bei Nikotin die Inhalation relevant ist, erreicht der wesentliche Anteil des Cotinins den Säugling über die Muttermilch und nur ein kleinerer Anteil über das passive Rauchen (Schwartz-Bickenbach 1987). Im Urin gestillter Kinder von Raucherinnen sind die Cotininkonzentrationen 5–10mal höher als im Urin nicht gestillter Kinder von Raucherinnen (Becker 1999, Mascola 1998). Neben Nikotin und Cotinin sind weitere hochtoxische und auch kanzerogene Substanzen in der Muttermilch von Raucherinnen zu erwarten. So sind z.B. die Kadmiumkonzentrationen in der Muttermilch gegenüber denen von Nichtraucherinnen deutlich erhöht (Radisch 1987).

Empfehlung für die Praxis: Stillenden Müttern ist dringend zu raten, das Rauchen einzustellen und auch darauf zu achten, daß der Säugling nicht durch andere Raucher in der Umgebung passiv mitrauchen muß. Wenn nicht bereits während der Schwangerschaft, sollte spätestens ab der Geburt der Haushalt zur Nichtraucherzone erklärt werden. Sollte der Mutter das Einstellen des Rauchens nicht möglich sein, muß zumindest versucht werden, die Zahl der täglich gerauchten Zigaretten auf maximal 5 zu begrenzen. Ob ab 10 oder 15 Zigaretten täglich empfohlen werden soll abzustillen, ist müßig zu erörtern. Es gibt keine Studien, die belegen, ab welcher Zigarettenzahl die Vorteile des Stillens von den Nachteilen des Rauchens überwogen werden. Außerdem ist nicht nur die Anzahl relevant. Das individuelle Rauchverhalten wie Inhalieren, Verwerfen von Zigarettenresten und Markenwahl beeinflußt den Toxineintrag in die Milch ebenfalls erheblich. Einige Autoren empfehlen, wenigstens 2–3 Stunden vor dem Anlegen nicht zu rauchen. Dies erscheint bei Vielraucherinnen wenig praktikabel. Es mag aber als Anreiz zum Wenigerrauchen dienen.

4.16.3 Coffein

Erfahrungen. Methylxanthine, zu denen außer *Theophyllin* auch *Coffein*, *Theobromin* und *Paraxanthin* gehören, zählen schon zu den „normalen" Bestandteilen der Milch und stammen aus diätetischen Quellen oder aus Genußmitteln. Im Extremfall kann ein vollgestillter Säugling 3 mg/kg/Tag an Methylxanthinen insgesamt erhalten (Blanchard 1992). Bei Stichprobenuntersuchungen in der Schweiz enthielten 80 % der Muttermilchproben Coffein, davon die Hälfte über 1 µg/ml (Bucher 1985). Wegen der Unreife des für die Metabolisierung von Coffein verantwortlichen Cytochrom-P450-Monooxygenasesystems in der Leber ist die Eliminationshalbwertszeit von Coffein beim Neugeborenen im Vergleich zum Erwachsenen stark verlängert, statt 3,5 Stunden beträgt sie bis über 80 Stunden.

Sozial übliche Kaffeemengen, die bei einem M/P-Quotienten von 0,6 rasch in der Muttermilch erscheinen, werden vom Säugling gut toleriert. Auch unter kontrollierten Bedingungen konnten weder Veränderungen von Herzfrequenz und Schlafdauer noch andere Symptome nachgewiesen werden. Regelmäßige Aufnahme größerer Coffeinmengen (täglich mehr als 4 Tassen Kaffee, 8 Tassen Tee oder entsprechende Mengen anderer koffeinhaltiger Getränke) kann besonders bei jungen Säuglingen zu vorübergehender Übererregbarkeit führen.

> **Empfehlung für die Praxis:** „Normaler" Coffeinkonsum, das heißt maximal 3 Tassen Kaffee oder 6 Tassen Tee bzw. 300 mg Coffein in 24 Stunden, ist in der Stillzeit als unbedenklich anzusehen. Bei erheblichem Überschreiten dieser Menge muß mit Symptomen der Übererregbarkeit gerechnet und der Konsum reduziert werden.

▶ 4.16.4 Haschisch

Erfahrungen. *Tetrahydrocannabinol*, der Hauptwirkstoff des Haschischs, ist in der Muttermilch nachweisbar. Bei regelmäßigem Haschischkonsum werden 8fach höhere Konzentrationen in der Muttermilch als im mütterlichen Serum erreicht. Auch im Stuhlgang exponierter Säuglinge konnte Tetrahydrocannabinol nachgewiesen werden. Eine Untersuchung verglich 68 über die Muttermilch exponierte Säuglinge mit einer nicht exponierten Kontrollgruppe. Die motorische Entwicklung der „Marihuana-Säuglinge" war verzögert (Astley 1990).

> **Empfehlung für die Praxis:** Haschischgenuß muß in der Stillzeit unterbleiben. Bei regelmäßigem Gebrauch sollte abgestillt werden.

▶ 4.16.5 Opiate einschließlich Methadon

Erfahrungen. Alle Opiate können über die Milch zum gestillten Säugling gelangen. Insbesondere die intravenöse Applikation von *Heroin* kann den Säugling gefährden, da Dosis und mögliche Kontamination nicht bekannt sind.

Methadon (Methaddict®) bzw. *Levomethadon* (L-Polamidon®) haben dem Morphin vergleichbare pharmakologische Eigenschaften. Die Proteinbindung liegt bei 85%, die Plasmahalbwertszeit beim Erwachsenen wird mit 25 Stunden angegeben. Übliche Substitutionsmengen von täglich 10–80 mg Methadon führen aufgrund der Daten, die bei 15 Müttern erhoben wurden, zu relativen Dosen von 1–6% für das vollgestillte Kind (Übersicht in Bennett 1996). Der M/P-Quotient beträgt durchschnittlich 0,8. Eine Kasuistik beschreibt einen angeblich durch Methadon in der Muttermilch verursachten Todesfall eines Säuglings (Smialek 1977). Die in diesem Fall im kindlichen Serum gefundene Konzentration von 400 µg/l läßt jedoch vermuten, daß es sich um eine direkte Methadonapplikation gehandelt haben könnte. Die übrigen Erfahrungen deuten auf eine gute Verträglichkeit des Methadons in der Stillzeit hin. Langzeitauswirkungen bei gestillten Kindern müssen auch die vorgeburtliche Opiatexposition in Betracht ziehen. Die amerikanische Academy of Pediatrics erlaubt Stillen bis zu einer täglichen Substitutionsdosis von 20 mg. Diese Empfehlung ist kritisch zu hinterfragen, da neuere Fallbeobachtungen an 16 Säuglingen die o.g. geringe relative Dosis bestätigen und belegen, daß selbst hohe mütterliche Tagesdosen bis 130 mg gut vertragen werden (Malpas 1999, Wojnar-Horton 1997, Geraghty 1997). Von acht untersuchten Kindern, deren Mütter täglich zwischen 0,3 und 1,1 mg/kg Methadonbase einnahmen, konnte nur bei einem Methadon im Plasma mit 6,5 µg/l nachgewiesen werden (Wojnar-Horton 1997). Bei zwei Säuglingen, die bis dahin keiner Therapie bedurften, ließ erst ein (plötzliches) Abstillen Entzugssymptome entstehen (Malpas 1999).

> **Empfehlung für die Praxis:** Bei Heroingebrauch sollte abgestillt werden, weil Zusammensetzung, Dosis und eventuelle Kontaminationen illegal erstandener Produkte unwägbar sind.
> Ein Kind, das bereits intrauterin opiat- bzw. methadonexponiert war, wird bei fortgesetzter Methadonsubstitution der Mutter unter vollem Stillen tendenziell geringere Entzugssymptome nach der Geburt entwickeln als ein nichtgestilltes. Daher kann oder sollte unter Methadonsubstitution gestillt werden, wenn sicher ist, daß keine weiteren Drogen im Spiel sind und mütterliche Infektionen wie z.B. HIV nicht dagegen sprechen. Welche tägliche Methadondosis für das gestillte Kind noch tolerabel ist, sollte individuell unter Berücksichtigung der Therapie bis zur Geburt und etwaiger Symptome beim Säugling entschieden werden. Die von der amerikanischen Academy of Pediatrics als noch tolerable tägliche Substitutionsdosis angegebene Menge von 20 mg ist allenfalls dann zu berücksichtigen, wenn der Zeitraum möglicher Entzugssymptome (4–6 Wochen nach der Geburt) verstrichen ist. Andere Ersatzopiate anstelle von Methadon sollen der Mutter nicht verordnet werden.

4.16.6 Kokain und andere Drogen

Kokain geht in die Muttermilch über und ist im Urin des gestillten Säuglings bis zu 60 Stunden nachweisbar. Zwei Publikationen beschreiben Auffälligkeiten bei exponierten Kindern (Shannon 1989, Chasnoff 1987). Darunter war ein 2 Wochen alter Säugling mit Tachykardie,

Tachypnoe, Hypertonus, Zittern, Übererregbarkeit und andere neurologische Auffälligkeiten (Chasnoff 1987).

Zu anderen Drogen liegen keine ausreichenden Erfahrungen zur Stillzeit vor.

> **Empfehlung für die Praxis:** Bei wiederholtem Kokainkonsum oder regelmäßigem Gebrauch anderer Drogen sollte abgestillt werden.

Literatur

Astley S, Little RE. Maternal marijuana use during lactation and infant development at one year. Neurotoxicol Teratol 1990; 12: 161–68.

Becker AB, Manfreda J, Ferguson AC, Dimich-Ward H, Watson WT, Chang-Yeung M. Breast-feeding and environmental tobacco smoke exposure. Arch Pediatr Adolesc Med 1999; 153: 689–91.

Bennett PN (ed.). Drugs and Human Lactation, 2nd ed. Amsterdam, New York, Oxford: Elsevier, 1996.

Blanchard J, Weber CW, Shearer LE. Methylxanthine levels in breast milk of lactating women of different ethnic and socioeconomic classes. Biopharm. Drug Dispos 1992; 13: 187–96.

Bucher HU, Gautschi K. Nachweis von Coffein, Theophyllin und Theobromin in Nabelschnurblut und Frauenmilch. Helv Paediatr Acta 1985; 40: 163–7.

Chasnoff IJ, Lewis DE, Squires L. Cocaine intoxication in a breast-fed infant. Pediatrics 1987; 80: 836–8.

Edwards N, Sims-Jones N, Breithaupt K. Smoking in pregnancy and postpartum: relationship to mother's choices concerning infant nutrition. Can J Nurs Res 1998; 30: 83–98.

Geraghty B, Graham EA, Logan B, Weiss EL. Methadone levels in breast milk. J Hum Lact 1997; 13 (3): 227–230.

Haug K, Irgens LM, Baste V, Markestad T, Skjaerven R, Schreuder P. Secular trends in breastfeeding and parental smoking. Acta Paediatr 1998; 87: 1023–27.

Lawrence R, Lawrence M. Breastfeeding: a guide for the medical profession, 5th ed. St. Louis: Mosby, 1999.

Little RE, Anderson KW, Ervin CH, Worthington-Roberts B, Clarren SK. Maternal alcohol use during breast-feeding and infant mental and motor development at one year. N Engl J Med 1989; 321: 425–30.

Luck W, Nau H. Nicotine and cotinine concentrations in the milk of smoking mothers. Eur J Pediatr 1987; 146: 21–6.
Malpas TJ, Darlow MD. Neonatal abstinence syndrome following abrupt cessation of breastfeeding. NZ Med J 1999; 112: 12–13.
Mascola MA, Van Vunakis H, Tager IB, Speizer FE, Hanrahan JP. Exposure of young infants to environmental tobacco smoke: breast feeding among smoking mothers. Am J Publ Health 1998; 88: 893–96.
Radisch B, Luck W, Nau H. Cadmium concentrations in milk and blood of smoking mothers. Toxicology letters 1987; 36: 147–52.
Ratner PA, Johnson JL, Bottorff JL. Smoking relapse and early weaning among postpartum women: is there an association? Birth 1999; 26: 76–82.
Schwartz-Bickenbach D, Schulte-Hobein B, Abt S, Plum C, Nau H. Smoking and passive smoking during pregnancy and early infancy. Toxicology letters 1987; 35: 73–81.
Shannon M et al. Cocaine exposure among children seen at a pediatric hospital. Pediatrics 1989; 83: 337–42.
Smialek JE, Monforte JK, Aronow R, Spitz WU. Methadone deaths in children. J Am Med Assoc 1977; 238: 2156–7.
Wojnar-Horton RE, Kristensen JH, Ilett KF, Dusci LJ, Hackett LP. Methadone distribution and excretion into breast milk of clients in a methadone maintenance programme. Br J Clin Pharmacol 1997; 44: 543–47.

4.17 Pflanzliche Toxine

Erfahrungen. Über Schädigungen des Säuglings durch tierische oder pflanzliche Gifte bzw. Toxine oder durch „physiologische" Bestandteile von Pflanzen ist bisher nicht viel bekannt. Es gibt einen Bericht (Hallebach 1985), bei dem es nach mütterlicher *Knollenblätterpilz*vergiftung über die Muttermilch zu einer Leberschädigung des Säuglings kam. In einer weiteren Kasuistik (Kautek 1988) wird vermutet, daß eine hämolytische Krise bei Säuglingen mit angeborenem Glucose-6-Phosphat-Dehydrogenasemangel ausgelöst werden kann, wenn die Mutter *Favabohnen* zu sich nimmt (Favismus). Diese Vermutung ist jedoch kaum realistisch und wurde auch nicht durch spätere Publikationen bestätigt.

Über die Bedeutung der in manchen Muttermilchproben nachgewiesenen relativ hohen *Aflatoxin*mengen kann bisher nur spekuliert werden. In Ländern wie dem Sudan oder Thailand ist die Nahrung weitaus stärker als bei uns mit Aflatoxinen kontaminiert und es sind in der Muttermilch teils erhebliche Konzentrationen nachweisbar, welche die bei uns für Nahrungsmittel gültigen Grenzwerte überschreiten (Coulter 1984). Eine andere Untersuchung fand auch in offensichtlich wenig exponierten Populationen in Australien *Aflatoxin M1* in der Muttermilch (El-Nezami 1995). Hohe Konzentrationen von *Aflatoxin B1* in der Muttermilch wurden auch im Zusammenhang mit der Entstehung von Kwashiorkor bei gestillten Kindern diskutiert (Hendrickse 1997).

> **Empfehlung für die Praxis:** Treten bei der Mutter in der Stillzeit durch Gifte bzw. Toxine verursachte Symptome auf, sollte im Zweifelsfall bis zu deren Besserung eine Stillpause eingehalten werden.

Literatur

Coulter JBS, Lamplugh SM, Suliman GI, Omer MIA, Hendrickse RG. Aflatoxins in human breast milk. Ann Trop Pediatr 1984; 4: 61–6.

El-Nezami HS, Nicoletti G, Neal GE et al. Aflatoxin M1 in human breast milk samples from Victoria, Australia and Thailand. Food Chem Toxicol 1995; 33: 173–9.

Hallebach M, Kurze G, Springer S, Hallebach V, Stein M. Knollenblätterpilzvergiftung über Muttermilch. Z Klin Med 1985; 40: 943–5.

Hendrickse RG. Of sick turkeys, kwashiorkor, malaria, perinatal mortality, heroin addicts and food poisoning: research on the influence of aflatoxins on child health in the tropics. Ann Trop Med Parasit 1997; 91: 787–93.

Kautek L, Solem E, Böhler H. Hämolytische Krise nach Stillen! – Der Kinderarzt 1988; 19: 808.

4.18 Industriechemikalien und Umweltbelastungen

Bei Chemikalien gelten die gleichen Gesetze für den Übergang in die Muttermilch wie sie für Arzneimittel in Kapitel 3 beschrieben werden. Lipophilie, Azidität, geringe Eiweißbindung und niedrige Molekularmasse begünstigen den Übergang in die Milch. Die Schadstoffaufnahme erfolgt hauptsächlich über kontaminierte Lebensmittel, denen wir uns nur bedingt entziehen können. Auch die dermale und inhalative

Resorption kann theoretisch zu meßbaren Plasmakonzentrationen und damit zur Exposition des Säuglings über die Muttermilch führen.

Anders als bei Arzneimitteln spielen bei einigen toxikologisch bedeutsamen Industrie- und Umweltschadstoffen die lange Persistenz in der Natur durch mangelnden photochemischen oder bakteriellen Abbau und die Anreicherung in der Nahrungskette eine wesentliche Rolle. Die persistenten Organochlorverbindungen sind dabei weltweit ein größeres Problem als die Schwermetalle (DFG 1984). Diese Verbindungen können im menschlichen Organismus praktisch nicht entgiftet oder abgebaut werden.

4.18.1 Persistente Organochlorverbindungen

Pestizide, PCBs und Dioxine

Erfahrungen. Zu dieser Gruppe gehören die klassischen Pestizide *DDT (Dichlordiphenyltrichlorethan)*, *Hexachlorbenzol*, *Dieldrin*, *Hexachlorcyclohexan* (HCH) und „synthetische Öle" aus *polychlorierten Biphenylen* (PCB) sowie die *polychlorierten Dioxine* und *Furane*.

Von den Pestiziden wird heute nur noch das kurzlebige γ-HCH (Lindan) hergestellt (siehe Abschnitt 4.10.2). Andere Organochlorpestizide wie DDT wurden seit den 70er Jahren nur noch für den Export in Entwicklungsländer produziert, im übrigen wurden sie durch *Carbamate*, *Organophosphate* und *Pyrethroide* ersetzt. Diese Substanzen sind zwar zum Teil akut wesentlich toxischer, haben in der Natur aber eine geringere Neigung zu Persistenz und Akkumulation.

Polychlorierte Biphenyle wurden als Weichmacher und Farbzusätze verwendet. Seit den 70er Jahren durften sie nur noch in geschlossenen Systemen als Hydraulikflüssigkeit und Transformator- oder Kondensatorfüllung benutzt werden. Seit Ende der 80er Jahre wurde in den meisten Ländern die Verwendung von polychlorierten Biphenylen verboten, dennoch enthalten früher installierte Geräte diese Stoffe noch in größerem Umfang.

Polychlorierte Dibenzodioxine und -furane, zu denen auch das 4fach chlorierte „Sevesogift" 2,3,7,8-TCDD gehört, entstehen in Abhängigkeit vom technischen Aufwand als Nebenprodukte oder Verunreinigungen bei der Synthese von Organochlorverbindungen und bei deren Wiederverwendung (Recycling), Beseitigung und Verbrennung. Müllverbrennungsanlagen und chlorierte Additive im Kraftfahrzeugbenzin gehören zu den wichtigsten Dioxinquellen in unserer Umwelt (Fürst 1987).

Toxische Symptome beim Säugling durch Organochlorverbindungen in der Muttermilch wurden nur nach extremer Exposition der Mutter beschrieben. Die *türkische Porphyrie* (*Pemba-Yarda-Syndrom*) trat nach Genuß von mit Hexachlorbenzol gebeiztem Saatgetreide auf. Nach Hautverfärbung und Gewichtsverlust kam es bei gestillten Säuglingen auch zu letalen Verläufen (Peters 1982). Die *Yusho-Krankheit* wurde durch mit polychlorierten Biphenylen verunreinigtes Speiseöl ausgelöst und verursachte bei den Säuglingen muskuläre Hypotonie, Hyperexzitabilität und Apathie mit mehrjährigem Krankheitsverlauf (Miller 1977).

Bei den Inuit (Eskimos) fand man eine Verringerung der Körperlänge bei Neugeborenen in Abhängigkeit von der Kontamination der Muttermilch mit persistenten Organochlorverbindungen (Dewailly 1993). Da diese Kontamination repräsentativ für das mütterliche Fettgewebe ist, reflektiert sie auch die pränatale Exposition.

Zahlreiche Untersuchungen befassen sich mit Organochlorverbindungen und ihren Auswirkungen auf den Säugling unter Normalbedingungen. Teufel (1990) stellte bei Neugeborenen die höchsten Plasmakonzentrationen fest. Im Alter von 6 Monaten wurden hingegen, unabhängig von der Ernährungsweise, die niedrigsten Werte gemessen. Obwohl die absolute Menge an polychlorierten Biphenylen und Dioxinen, die mit der Milch übertragen wird, größer ist als die Menge, die während der Schwangerschaft diaplazentar übergeht, scheint der „Verdünnungseffekt" durch das nach der Geburt rasch wachsende Fettgewebe die Konzentration im Plasma der Säuglinge zu senken. Für Dioxine nimmt man eine mit 4 Monaten wesentlich kürzere Eliminationshalbwertszeit beim Neugeborenen an als beim Erwachsenen mit etwa 5 Jahren. Auch dies trägt dazu bei, daß zwar vollgestillte Kinder in den ersten Lebensmonaten deutlich höhere TCDD-Konzentrationen in Blut und Fettgewebe aufweisen als Nichtgestillte. Dieser Unterschied ist aber nach wenigen Jahren völlig nivelliert (Kreuzer 1998).

Falls die Toxizität der Organochlorverbindungen mit ihrer Plasmakonzentration korreliert, wäre das Risiko wahrscheinlich pränatal am höchsten, d.h. vor dem ersten Stillen. Ergebnisse verschiedener Entwicklungstests, die an nordamerikanischen Kindern aus dem Bereich der Großen Seen (Verzehr mäßig kontaminierter Fische durch die Mütter) im Alter von 1–11 Jahren durchgeführt wurden, deuten zum Teil ebenfalls auf die höhere Relevanz der vorgeburtlichen Exposition mit polychlorierten Biphenylen hin (Jacobsen 1996, Gladen 1991, Jacobsen 1990, Gladen 1988). Die von Jacobsen ermittelte Persistenz intellektueller Defizite bis zum Alter von 11 Jahren nach leicht überdurchschnittlicher PCB-Belastung während der Schwangerschaft wird von anderen Autoren angezweifelt (Koopman-Esseboom 1996).

Pathologische Veränderungen immunologischer Laborparameter bei gestillten Kindern konnten in einer neueren deutschen Untersuchung an rund 100 Kindern (ca. 80 gestillt) in der mit persistenten chlororganischen Verbindungen überdurchschnittlich kontaminierten Umgebung einer ehemaligen Kupferhütte nicht festgestellt werden (Abraham 2000).

Konzentration in der Muttermilch. Grenzwerte für Organochlorverbindungen in der Muttermilch orientieren sich am „no adverse effect level" (NOAEL), der im Tierversuch bestimmt wird. Man versteht darunter die täglich verabreichte Menge Schadstoff pro kg Körpergewicht, die gerade keine toxische Wirkung (z. B. eine Lebervergrößerung mit Anstieg von Enzymaktivitäten bei der Ratte) mehr hervorruft. Basierend auf dem NOAEL wird unter Berücksichtigung eines Sicherheitsfaktors (SF) die akzeptable tägliche Aufnahme (acceptable daily intake, ADI) des betreffenden Schadstoffes für den Menschen (Säugling) berechnet. Der Sicherheitsfaktor sollte eigentlich in einer Größenordnung von 100–1000 liegen, wurde für *polychlorierte Biphenyle* in der Muttermilch in der Praxis aber häufig unterschritten und erreichte gelegentlich nur einen auch „offiziell" dann akzeptierten Wert von 10. Das heißt, daß bereits etwas mehr als das 10fache dessen, was der Säugling an PCB erhält, im Tierversuch schon toxische Effekte verursachen kann. Die Belastung der Muttermilch mit PCB ist sehr viel höher als die der Kuhmilch.

Auch die durchschnittliche *Dioxin*belastung der Muttermilch (ausgedrückt in I-TEQ = *TCDD-Äquivalenten*, das ist die äquivalente Menge des Sevesogiftes) hat den zu duldenden Grenzwert von 1 pg/kg/Tag bei Säuglingen bis zum 100fachen überschritten (Fürst 1987). Legt man die von der amerikanischen Umweltbehörde EPA mit 0,1 pg/kg definierte maximal tolerierbare Aufnahme zugrunde, so bewegte sich die Belastung der Säuglinge mit Dioxinen nach Ansicht der Ernährungskommission der Deutschen Gesellschaft für Kinderheilkunde im Jahre 1990 bereits im Risikobereich. Für Dioxine ist „... der erforderliche Sicherheitsabstand zu einer unbedenklichen Dosis nicht gewährleistet ..." stellte 1990 auch das deutsche Bundesgesundheitsamt anläßlich einer Anhörung zu Dioxinen und Furanen fest (Bundesgesundheitsamt 1990).

Im internationalen Vergleich der Muttermilchkontamination muß die Verwendung unterschiedlicher analytischer Methoden berücksichtigt werden. Dennoch kann man feststellen, daß in vielen Entwicklungsländern DDT und DDE deutlich höhere Werte erreichten, während sich in Industrienationen PCBs und Dioxine auf höherem Level befanden. In den 80er Jahren wurden aus Indonesien DDT/DDE-Konzentrationen von durchschnittlich 45 mg/kg Milchfett berichtet, Südafrika, Kenya, Hong Kong, Indien lagen bei 10–20 und Europa, USA, Australien bei 1–2 mg/kg Milchfett. Bei den PCBs betrugen in Abhängigkeit vom analytischen Vorgehen die durchschnittlichen Konzentrationen in Europa, Israel und den USA zwischen 0,5 und 2,5 mg/kg Milchfett (Übersicht in Bennett 1996). Dioxine fanden sich in den Industrienationen bei 15–25 ng I-TEQ/kg Milchfett.

Bis 1991 haben einige Autoren noch einen Anstieg der durchschnittlichen Belastung in der Muttermilch beobachtet (z.B. Mehler 1994).

In den letzten Jahren ist eine rückläufige Tendenz bei den persistenten chlororganischen Verbindungen einschließlich Dioxinen in der Milch festzustellen. Das deutsche Bundesinstitut für gesundheitlichen Verbraucherschutz und Veterinärmedizin (BgVV 2000 [A]) berichtet über eine Abnahme um 50–70% seit Beginn regelmäßiger Untersuchungen in den 80er Jahren. Mehr als 30.000 Frauenmilchproben sind seitdem analysiert worden. Die aktuellen Daten zur Dioxinbelastung der Muttermilch zeigen, daß auch hier ein Rückgang um etwa 60% zu verzeichnen ist. Ein 4 Monate alter, vollgestillter Säugling nimmt heute in Deutschland im täglichen Durchschnitt rund 57 pg I-TEQ je Kilogramm Körpergewicht auf. Dies liegt allerdings immer noch deutlich über der 1998 von der WHO festgelegten duldbaren Menge von 1–4 pg I-TEQ/kg/Tag, die jedoch für eine lebenslange Aufnahme kalkuliert wurde.

Erwähnenswert ist, daß selbst in relativ stark umweltbelasteten Regionen Ostdeutschlands gleiche Organochlorkonzentrationen in der Muttermilch gefunden wurden wie im Westen der Bundesrepublik. Lediglich die Verteilung wies gewisse Unterschiede auf: Im Osten wurden relativ mehr DDT-Verbindungen und im Westen mehr PCBs gefunden (z.B. Mehler 1994, Hesse 1981).

In einer weiteren Publikation zur Entwicklung der Muttermilchbelastung in Baden-Württemberg wird berichtet, daß 1988 noch bei 14%

der Milchproben zumindest eine der untersuchten Stoffgruppen (meist PCBs) über der tolerablen Grenze lag und zur Einschränkung des Stillens nach 4 Monaten gemäß der bis 1996 geltenden Empfehlung geraten wurde. 1996 überschritten nur noch 2 % diesen sogenannten SF(Sicherheitsfaktor)-10-Wert. Die Zahl jährlich untersuchter Milchproben lag hier anfangs über 1000, 1990 waren es mit 1.983 Untersuchungen am meisten. Bis 1996 ging die Zahl auf 280 zurück (Seidel 1998).

Tabelle 4.1 zeigt anhand eines Beispiels aus Schleswig-Holstein (Untersuchungsstelle für Umwelttoxikologie 1987) wie das Fremdstoffprofil einer Muttermilchprobe aussehen kann. Die Zahlen geben die jeweilige Schadstoffmenge in mg/kg Milchfett an, weil sich Organochlorverbindungen als stark lipophile Substanzen in dieser Fraktion wiederfinden. Da Muttermilch durchschnittlich 3,5 % Fett enthält, entspricht die Schadstoffmenge in 100 ml Milch der in 3,5 g Fett. In der linken Spalte befinden sich die Meßergebnisse der Probandin. In der Mitte stehen die Schadstoffkonzentrationen im Fett, die bei einer täglichen Stillmenge von 900 ml Muttermilch nur um einen Sicherheitsfaktor 10 vom NOAEL-Wert entfernt sind (Richtwert = akzeptable tägliche Auf-

Tab. 4.1: Beispiel eines Befundbogens für Organochlorverbindungen in der Muttermilch mit einer damals üblichen Empfehlung (Untersuchungsstelle für Umwelttoxikologie, 1987).
Alle Tabellenwerte in mg Rückstand pro kg Milchfett.

Rückstand	Meßergebnis	Richtwert	Mittelwert[a] für Schleswig-Holstein
Hexachlorbenzol	0,41	1,2	0,40
α–Hexachlorcyclohexan	<0,01	9,6	0,01
β–Hexachlorcyclohexan	0,31	1,9	0,20
γ–Hexachlorcyclohexan	0,02	19,1	0,03
Heptachlorepoxid	<0,01	1,0	0,02
Dieldrin	<0,01	0,2	0,02
Gesamt-DDT	1,69	9,6	0,76
Polychlorierte Biphenyle (PCBs)	1,94*	1,9	0,94

Erläuterungen:
(a) = Die Richtwerte beziehen sich auf eine geschätzte Stillmenge von 900 ml/Tag.
* = Überschreitungen gegenüber dem Richtwert.
<0,01 = Meßwert liegt unterhalb der Nachweisgrenze von 0,01 mg/kg.
Bewertung: Der Fremdstoffgehalt Ihrer Milchprobe liegt z.T. über den DFG-Richtwerten. Falls Sie beabsichtigen, länger als 4 Mon. zu stillen, so können Sie durch Reduktion der Stillmenge und entsprechenden Ersatz (durch Zufüttern) den Toleranzbereich einhalten.

nahme = NOAEL : 10). Die rechte Spalte zeigt den jeweiligen Mittelwert der Muttermilchproben aus Schleswig-Holstein. PCBs haben in diesem Befund einen Sicherheitsfaktor knapp unter 10 (NOAEL : Meßergebnis = Richtwert × 10 : Meßergebnis = 19 : 1,94 = 9,8); damit überschreiten sie in dieser Probe den pragmatisch festgelegten Grenzwert für die Muttermilch. Der Wert für γ-HCH (Lindan) liegt hingegen um den Sicherheitsfaktor 10.000 unter dem zugrundegelegten NOAEL.

4.18.2 Quecksilber

Erfahrungen. Organisches (Methyl-)*Quecksilber* wird vor allem oral aufgenommen (z. B. aus belasteten Meerestieren), elementares Quecksilber vorwiegend per Inhalation (z. B. aus Zahnamalgam). Amalgam wurde schon vor über 1000 Jahren in China als Füllmaterial für Zähne benutzt (zitiert in Drexler 1998). Der Quecksilbergehalt in der Muttermilch erreicht unter normalen Ernährungsbedingungen und auch bei zahlreichen Amalgamplomben keine toxischen Werte. Andere Verhältnisse lagen z.B. in Japan im Rahmen einer Umweltkatastrophe vor, als quecksilberhaltige Industrieabwässer über den Verzehr stark kontaminierter Fische zum Ausbruch der *Minamata-Krankheit* auch via Muttermilch führten. Neurologische Störungen bis zu schweren zerebralen Schäden mit Spastizität waren die Folge. In anderen Fällen war es quecksilbergebeiztes Saatgetreide, das – als Nahrungsmittel verwendet – Intoxikationen verursachte (Iran, UdSSR; Wolff 1983). In solchen Fällen wurden Muttermilchkonzentration bis 540 µg/l gemessen.

Die mittleren Quecksilberkonzentrationen in Europa liegen bei 1 µg/l im Blut oder 1 µg/g Kreatinin im Urin. In Skandinavien und in Japan wurden teilweise deutlich höhere „Normalwerte" ermittelt, bei den Inuit (Eskimos) wurden sogar 40 µg/l gemessen, bedingt durch regelmäßigen Verzehr belasteter Meerestiere.

Konzentration in der Muttermilch. Nach einer Untersuchung von Muttermilchproben in Ostdeutschland lagen über 80 % der gefundenen Quecksilberwerte unterhalb der Nachweisgrenze von 0,5 µg/l Milch (Henker 1994). Die höchsten Konzentrationen gab es in Dresden mit einem Mittelwert von 1,33 µg/l (< 0,5–5,4 µg/l). Der ADI-Wert der WHO (0,715 µg/kg Körpergewicht) wurde nur bei den Maximalwerten

(5,4 µg/l) überschritten. Ähnliche Verhältnisse wurden auch in anderen europäischen Ländern gefunden.

Eine schwedische Untersuchung hat bei 30 Frauen sowohl im Blut (Mittelwert 2,3 µg/kg) wie in der Milch (Mittelwert 0,6 µg/kg) etwa 6 Wochen nach der Geburt eine Korrelation zwischen der Zahl der Amalgamfüllungen und der Quecksilberkonzentration (Gesamtwert und anorganischer Anteil) gefunden. Jede Plombe erhöht nach Angaben der Autoren die Gesamtkonzentration im Blut der Mutter um 0,1 µg/kg und in der Milch um 0,05 µg/kg.

Die Höhe des Fischkonsums (Methylquecksilber) spiegelt sich signifikant nur in der Belastung im Blut der Mutter, nicht hingegen in der Milch wider. Für einen vollgestillten Säugling ergeben sich auf der Grundlage der Muttermilchkontamination durchschnittlich 0,1 und maximal 0,3 µg Quecksilber/kg und Tag (Oskarsson 1996).

In einer deutschen Studie an 116 Frauen wurden nach der Geburt in der Milch durchschnittlich 0,9 µg/l Quecksilber (<0,25–20,3) und nach zweimonatigem Stillen durchschnittlich unter 0,25 µg/l (<0,25–11,7) ermittelt. Bei der ersten Probe korrelierte der individuelle Wert mit der Zahl der Zahnfüllungen und der Häufigkeit von Fischmahlzeiten (keine Differenzierung zwischen Süß- und Salzwasserfischen und keine speziellen Angaben zur Kontamination), bei der zweiten Probe, bei der noch 84 der 116 Frauen beteiligt waren, bestand nur noch eine positive Assoziation zum Fischverzehr (Drexler 1998).

Das deutsche Bundesinstitut für gesundheitlichen Verbraucherschutz und Veterinärmedizin (BgVV) empfiehlt, während Schwangerschaft und Stillzeit den Verzehr solcher Fische einzuschränken, die laut Schadstoff-Höchstmengenverordnung mehr als 1 mg Quecksilber/kg enthalten können (BgVV 1999). Zu diesen Fischen gehören u.a. Haifische, echter Aal, Stör, Rotbarsch, Steinbeißer, Schwertfisch, Barsch, Heilbutt, Hecht, Rochen, Seeteufel und Thunfisch.

Die Quecksilberkonzentration in den Haarproben einjähriger Kinder korreliert laut einer Untersuchung an 583 Kindern auf den Faroer-Inseln mit der Länge der Stillzeit (Grandjean 1994).

Empfehlung für die Praxis: Die durch Amalgam hervorgerufene Belastung führt nach heutiger Erkenntnis nicht zu „Ausreißern" im Spektrum der Schwermetallprofile, die Konsequenzen wie das Abstillen erfordern. Auch eine Entgiftungsbehandlung ist nicht indiziert. Sie ist sogar kontraindiziert, da eine Mobilisierung des Schwermetalls zu einer stärkeren Belastung der Muttermilch führen könnte. Da an-

> dererseits Schwermetalle nicht unnötigerweise zugeführt werden sollen, sind Korrekturen von Amalgamplomben nur bei Beschwerden durchzuführen – und generelle Sanierungen auf die Zeit nach dem Stillen zu verschieben. Wo immer möglich, sollte auf Amalgam verzichtet werden. Die Amalgamproblematik darf in keinem Fall zu einer „toxikologischen Krise" hochgespielt werden, die dann die Mutter-Kind-Beziehung in nicht gerechtfertigtem Umfang belastet.

4.18.3 Blei

Erfahrungen. In der Bundesrepublik Deutschland liegen die mittleren *Blei*konzentrationen in der Muttermilch bei 9–13 µg/l (Sternowsky 1985). Ähnliche Ergebnisse erbrachte eine Untersuchung in Ostdeutschland, in der die Muttermilchgehalte interessanterweise nicht unbedingt mit den industriellen Schwebstoffbelastungen der entsprechenden Region korrelierten (Henker 1994). Der von der WHO empfohlene ADI-Wert von 5 µg/kg Körpergewicht wurde zu 20–50 % ausgeschöpft. Deutlich höhere Bleikonzentrationen in der Muttermilch fand man in den 80er Jahren in Tirol (29 µg/l) und in Singapur (46 µg/l; zitiert in Henker 1994). Bei einer Arbeiterin in einer Akkumulatorenfabrik wurden 62 µg/l Milch gemessen (Wolff 1983). Zwei Frauen, die aufgrund bleihaltiger Farben in ihrer Wohnung relativ hohe Bleikonzentrationen im Blut aufwiesen (340 µg/l und 290 µg/l), hatten in ihrer Milch weniger als 10 µg/l, das ist ein für den Säugling unbedenklicher Wert (Baum 1996).

Ursache einer akuten Bleivergiftung beim Säugling war in einem anderen Fall relativ saures Brunnenwasser (pH 5,5), das durch eine 300 m lange Bleileitung geführt wurde: Der vollgestillte Säugling entwickelte im Alter von 3 Monaten eine schwere Zerebralparese. Im Leitungswasser wurden 4.000 µg/l Blei gemessen, in der Muttermilch 80 µg/l (eigene Beobachtung). Zu welchen Anteilen die pränatale Exposition in utero und die postnatale Exposition über die Muttermilch die beobachtete Bleiintoxikation verursacht haben, ist nicht eindeutig zu entscheiden.

Tendenziell ist eine Abnahme der Bleibelastung in der Milch aufgrund des zunehmenden Gebrauchs von bleifreiem Benzin zu erwarten, das als Schadstoffquelle für die Gesamtbevölkerung offenbar eine größere Bedeutung besaß als die in bestimmten Regionen noch vorhandenen Bleiwasserleitungen.

> **Empfehlung für die Praxis:** Eine Gefährdung von Säuglingen durch Blei in der Muttermilch ist nicht zu erwarten, abgesehen von extremen Belastungen, wie oben beschrieben. Dennoch sollte jede überdurchschnittliche Bleiexposition unterbunden werden (cave Keramikgefäße mit Bleiglasur), um auch diskrete Auswirkungen auf die ZNS-Entwicklung zu vermeiden.

4.18.4 Kadmium

Erfahrungen. In der Milch wurden mittlere *Kadmium*konzentrationen von 6–12 µg/l (Henker 1994) gemessen, teilweise aber auch um das 2- bis 3fach höhere Werte und ebenso solche unter 1 µg/l. Auch hier ist eine eindeutige Korrelation zu industriellen Schwermetallemissionen in der Umgebung nicht herzustellen. Einen deutlichen Einfluß hat das Rauchen, auch Passivrauchen (Radisch 1987; siehe auch unter Nikotin Abschnitt 4.16.2).

Der ADI-Wert der WHO beträgt 1 µg Kadmium/kg Körpergewicht für Erwachsene. Er wird in der oben zitierten Untersuchung überschritten. Toxische Effekte via Muttermilch wurden bisher nicht beschrieben und sind bei den vorliegenden Konzentrationen auch kaum zu erwarten.

4.18.5 Andere Fremdstoffe

Erfahrungen. Eine Kasuistik beschreibt die obstruktiv-ikterisch verlaufende Lebererkrankung eines gestillten Säuglings nach Exposition mit der als chemisches Reinigungsmittel benutzten flüchtigen Organochlorverbindung *Tetrachlorethen (PER)*. Die Mutter hatte täglich in der Mittagszeit ihren Mann an dessen offenbar stark kontaminiertem Arbeitsplatz besucht, was bei ihr selbst zu neurologischen Symptomen führte (Bagnell 1977). Eine Milchprobe, die eine Stunde nach der mütterlichen Exposition gewonnen wurde, enthielt 10 mg Tetrachlorethen/l. Nach 24 Stunden waren es immer noch 3 mg/l. Das Befinden des Säuglings normalisierte sich nach dem Abstillen. Eine Nachuntersuchung im Alter von 10 Jahren ergab einen unauffälligen Befund. Zwei andere Autorengruppen wiesen flüchtige Chlorkohlenwasserstoffe in der Milch von nicht gewerblich exponierten Müttern mit einem Mittelwert von 6,2 µg/l nach. Das entspricht den Ergebnissen eines Rechenmodells, das eine Vorhersage der Muttermilchbelastung in unterschiedlichen Szenarien (normale Raumluft, chemische Reinigung im Hause, verschiedene Arbeitsplatzbelastungen für täglich 8 Stunden) erlaubt. Etwa 4–8 Wochen kann es dauern, bis sich nach einer Exposition die Konzentration des lipophilen Tetrachlorethen in der Muttermilch wieder „normalisiert" (Schreiber 1993). Daraus sollte allerdings keinesfalls die Aufforderung zum Abstillen nach „banaler" Exposition abgeleitet werden. Kritisch hingegen ist eine fortgesetzte berufliche Exposition mit solchen Organochlorprodukten während der Stillzeit zu betrachten.

Synthetische Moschusverbindungen wie *Moschusxylol, Moschusketon, Moschusambrette* und andere gehören zu den Nitroaromaten. Diese Substanzen besitzen einerseits eine nur geringe akute Toxizität, sie scheinen sich aber wie Organochlorverbindungen im Fettgewebe anzureichern und in der Umwelt zu persistieren. In der Muttermilch ergaben bisherige Analysen Mittelwerte um 0,1 mg/kg Milchfett für Moschusxylol. Die anderen Verbindungen liegen um das 2- bis 3fache darunter. Synthetische Moschusverbindungen werden wegen ihres Duftes Waschmitteln und Kosmetika zugefügt. Daher ist eine dermale Resorption als Aufnahmepfad wahrscheinlich. Hinweise auf toxische Wirkungen bei Aufnahme über die Muttermilch liegen nicht vor. Bisherige Untersuchungen zur allgemeinen Toxizität, zur Mutagenität und zum kanzerogenen Potential erlauben noch keine abschließende Bewertung (Rimkus 1994, Liebl 1993). In der Bundesrepublik Deutschland geht die Muttermilchbelastung mit Moschusxylol seit 1993 auf z.Z. etwa 0,02 mg/kg Milchfett zurück, nachdem eine Empfehlung ausgesprochen wurde, auf diesen Stoff in Wasch- und Reinigungsmitteln zu verzichten. Die Konzentration von Moschusketon blieb seit Beginn der 90er Jahre relativ konstant mit 0,02 mg/kg Milchfett. Zu den polyzyklischen Moschusverbindungen, wie *Galaxolide* und *Tonalide* liegen noch keine ausreichenden Daten vor. Diese Stoffe werden ebenfalls Waschmitteln und Kosmetika zugesetzt.

Außer diesen Duftstoffen lassen sich auch *UV-Filtersubstanzen* (*„Lichtschutzfaktoren"*) und lipophile *polybromierte Diphenylether*, die in großem Maßstab als *Flammschutzmittel* in Computer- bzw. Elektonikteilen sowie Textilien verwendet werden, in der Milch nachweisen. Im Gegensatz zu den Organochlorverbindungen ist bei diesen Stoffen eine Zunahme der Muttermilchkontamination zu beobachten (BgVV 2000 A).

Silikon aus Brustimplantaten soll, einer kleinen Untersuchung zufolge, bei gestillten Kindern zu Motilitätsstörungen im unteren Ösophagusbereich führen, die durch sklerodermieartige Veränderungen verursacht sind (Levine 1994). Eine endgültige Bewertung dieser Hypothese ist noch nicht möglich. Ein entsprechender Verdacht, Silikonimplantate könnten bei den Frauen selbst Kollagenosen verursachen, ist im Rahmen einer neueren Metaanalyse nicht bestätigt worden (Janowsky 2000).

4.18.6 Stillen trotz Umweltbelastung?

Die persistenten Organochlorverbindungen werden lebenslang im Fettgewebe gespeichert und nur bei Abmagerung und Stillen mobilisiert. Daher sollte während der Stillzeit eine kalorienreduzierte Diät vermieden werden. Von ausgeprägtem Verzehr tierischer Fette und belasteter Meerestiere (besonders Schalentiere) abgesehen, haben aktuelle Ernährungsgewohnheiten der Mutter wenig Einfluß auf die Schadstoffbelastung der Milch. Jahrelange vorwiegend pflanzliche Diät mit pestizidarmen Erzeugnissen führt jedoch zu einer geringeren Muttermilchbelastung.

Jede Stillperiode reduziert die Schadstoffbelastung im Fettgewebe der Mutter und in der Milch um 10–20 %. Etwas zynisch könnte man daraus ableiten, daß Stillen die wirksamste Entgiftungstechnik für die Mutter darstellt.

Die Langzeitwirkung der in diesem Kapitel besprochenen Fremdstoffe auf den Menschen ist nur unzureichend bekannt. Hinweise auf eine Hemmung des Immunsystems sowie auf eine tumorfördernde Wirkung der Dioxine/Furane (WHO 1989, Knutsen 1984) liegen vor, bisher aber nicht im Zusammenhang mit der durchschnittlichen Exposition über die Muttermilch. Bei der Diskussion „Stillen – ja oder nein" ist zu berücksichtigen, daß bereits während der gesamten Schwangerschaft ein Übergang der von der Mutter gespeicherten Fremdstoffe zum Embryo bzw. Feten hin stattfindet.

Die positiven Wirkungen des Stillens sind erwiesen. Eine Beeinträchtigung des Säuglings über die „normale" Kontamination der Muttermilch wurde bisher nicht festgestellt. Öffentlicher Druck aufgrund ökologischer Einsichten hat dazu beigetragen, daß die Schadstoffkonzentration in den letzten Jahren tendenziell abnimmt. Dies wird z.B. eindrucksvoll bestätigt durch die Auswertung der jahrelang gesammelten Meßergebnisse in der Frauenmilch- und Dioxin-Humandatenbank des deutschen BgVV-Instituts (BgVV 2000 A).

Es ist nicht mehr gerechtfertigt, die Stilldauer aufgrund der allgemeinen Schadstoffbelastung generell einzuschränken, wie dies noch vor 5–10 Jahren empfohlen wurde.

Aufgrund der neueren Schadstoffdaten wird eine Schadstoffanalyse von Muttermilch als individuelle Entscheidungshilfe zur Frage der Stilldauer, abgesehen von speziell kontaminierten Regionen, nicht mehr empfohlen. Dennoch darf man sich auf dem bisher Erreichten nicht ausruhen. Auch zukünftig müssen Monitoring-Programme die Bemühungen um eine weitere Minderung der toxischen Kontamination der Muttermilch kontrollieren.

4.18.7 Stillen und Arbeitsplatz

Das Motto der Weltstillwoche 2000, ausgerufen von der World Alliance for Breastfeeding Action (WABA), macht darauf aufmerksam, daß es Aufgabe von Politik und Gesellschaft ist, Frauen das Stillen grundsätzlich zu ermöglichen. Dazu gehört es auch, die Voraussetzungen dafür zu schaffen, daß Mütter trotz Berufstätigkeit so lange stillen können, wie sie und ihr Kind das wollen. Zugleich weist das Motto auf das „Recht" des Kindes hin, optimal ernährt d.h. gestillt zu werden.

Die Nationale Stillkommission der Bundesrepublik Deutschland vertritt beide Aspekte des Mottos und weist darauf hin, daß Deutschland ein sehr umfassendes *Mutterschutzgesetz* hat, das die werdende und stillende Mutter vor gesundheitlichen Schäden und Nachteilen im Beruf und am *Arbeitsplatz* schützen soll. Das Gesetz räumt ihr besondere Rechte in bezug auf finanzielle und medizinische Versorgung ein. In ihm ist das Recht auf die Erhaltung des Arbeitsplatzes bzw. der Kündigungsschutz festgeschrieben und zugleich auch die Anpassung von Arbeit und Arbeitszeiten an die Situation der Schwangeren bzw. der stillenden Mutter.

Im einzelnen legt das Gesetz fest, daß stillenden Müttern, die nach Ablauf der Mutterschutzfrist oder dem Ende des Erziehungsurlaubs wieder in den Beruf zurückkehren, bestimmte Arbeiten nicht abverlangt werden dürfen. Dazu gehören regelmäßiges Heben schwerer Lasten, Verharren in hockender oder gebückter Haltung, erhebliches Strecken oder Beugen, dauerndes Stehen oder Sitzen ohne mögliche Pausen, Kontakt mit giftigen oder infektionsgefährdenden Stoffen bzw. mit offenen radioaktiven Stoffen.

Stillende Mütter dürfen nicht nachts (zwischen 20.00 und 6.00 Uhr) und nicht an Sonn- und Feiertagen beschäftigt werden (für bestimmte Berufe sind Ausnahmen hiervon zulässig). Ihre Arbeitszeit darf täglich 8,5 Stunden nicht überschreiten. Stillende Mütter dürfen nicht mehr als 90 Stunden in zwei aufeinanderfolgenden Wochen arbeiten, bei Müttern unter 18 Jahren sind es 8 bzw. 80 Stunden. Sollte eine Umsetzung an einen anderen Arbeitsplatz notwendig sein, darf die Stillende hierdurch keine finanziellen Nachteile erfahren. Der Arbeitgeber ist daneben verpflichtet, darauf zu achten, daß sie an ihrem Arbeitsplatz und durch die von ihr ausgeübte Tätigkeit nicht gefährdet wird.

Die stillende berufstätige Mutter hat ein Recht auf Stillpausen. Diese müssen mindestens zweimal eine halbe Stunde oder einmal eine Stunde pro Tag betragen. Durch die Stillpausen darf ihr kein Verdienstausfall entstehen, sie muss diese Zeiten weder vor- noch nacharbeiten. Stillpausen dürfen auch nicht auf die festgesetzten allgemeinen Ruhepausen angerechnet werden (BgVV 2000 [B]).

Literatur

Abraham K. Dioxine in der Muttermilch. Vortrag Kinderklinik Charité Berlin 10.2.2000.

Bagnell PC, Ellenberger HA. Obstructive jaundice due to a chlorinated hydrocarbon in breast milk. Canad Med J 1977; 117: 1047–8.

Baum CR, Shannon MW. Lead in breast milk (letter). Pediatrics 1996; 97: 932.

BgVV [A]. Belastung der Bevölkerung mit Dioxinen und anderen unerwünschten Stoffen in Deutschland deutlich zurückgegangen. Trends der Rückstandsgehalte in Frauenmilch der Bundesrepublik Deutschland – Aufbau der Frauenmilch- und Dioxin-Humandatenbank am BgVV. BgVV-Pressedienst 15, 2000.

BgVV [B]. Stillen: Es ist Dein Recht! BgVV-Pressedienst 21, 2000.

BgVV empfiehlt während der Schwangerschaft und Stillzeit den Verzehr bestimmter Fischarten einzuschränken. BgVV-Pressedienst 7, 1999.

Bundesgesundheitsamt. Erste Ergebnisse der Anhörung zu Dioxinen und Furanen. BGA-Pressedienst 6, 1990.

Dewailly E, Bruneau S, Ayotte P, Laliberté C, Gingras S, Belanger D, Ferron L. Health status at birth of inuit newborns prenatally exposed to organochlorines. Chemosphere 1993; 27: 359–66.

DFG. Rückstände und Verunreinigungen in Frauenmilch. Weinheim: Verlag Chemie, 1984.

Drexler H, Schaller KH. The mercury concentration in breast milk resulting from amalgam fillings and dietary habits. Environmental Research, Section A 1998; 77: 124–29.

Ernährungskommission der Deutschen Gesellschaft für Kinderheilkunde. Dioxin in der Muttermilch. Kinderarzt 1990; 21: 1633.

Fürst P, Krüger C, Meemken HA, Groebel W. Untersuchung von Frauenmilch auf polychlorierte Dibenzodioxine und -furane 1984–1986. Münster: Chemisches Landesuntersuchungsamt, 1987.

Gladen BC, Rogan WJ. Effects of perinatal polychlorinated biphenyls and dichlorodiphenyldichloroethene on later development. J Pediatr 1991; 119: 58–63.

Gladen BC, Rogan WJ, Hardy P, Thullen J, Tingelstad J, Tully M. Development after exposure to polychlorinated biphenyls and dichlordiphenyldichlorethene transplacentally and through human milk. J Pediatr 1988; 113: 991–5.

Grandjean P, Jørgensen PJ, Weihe P. Human milk as a source of methyl mercury exposure in infants. Environ Health Perspect 1994; 102: 74–77.

Henke J, Großer B, Ruick G. Konzentration von toxischen Schwermetallen in der Frauenmilch. Sozialpädiatrie 1994; 16: 544–6.

Hesse V, Gabrio T, Kirst E, Plenert W. Untersuchungen zur Kontamination von Frauenmilch, Kuhmilch und Butter in der DDR mit chlorierten Kohlenwasserstoffen. Kinderärztliche Praxis 1981; 49: 292–303.

Jacobson JL, Jacobson SW. Intellectual impairment in children exposed to polychlorinated biphenyls in utero. N Engl J Med 1996; 335: 783–9.

Jacobson JL, Jacobson SW, Humphrey HEB. Effects of in utero exposure to polychlorinated biphenyls and related contaminants on cognitive functions in young children. J Pediatr 1990; 116: 38–45.

Janowsky E et al. Meta-analysis of the relation between silicone breast implants and the risk of connective-tissue diseases. N Engl J Med 2000; 342: 781–90.

Koopman-Esseboom C, Weisglas-Kuperus N, de Ridder MA, van der Paauw CG, Tuinstra LG, Sauer PJ. Effects of polychlorinated biphenyl/dioxin exposure and feeding type on infants mental and psychomotor development. Pediatrics 1996; 97: 700–6.

Knutsen AP. Immunologic effects of TCDD exposure in humans. Bull Envir Contam Toxicol 1984; 33: 673–81.

Kreuzer PE, Csanády GyA, Baur C, Kessler W, Päpke O, Greim H, Filser JG. 2,3,7,8-Tetrachlordibenzo-p-dioxin (TCDD) and congeners in infants. A toxicokinetic model of human lifetime body burden by TCDD with special emphasis on its uptake by nutrition. Arch Toxicol 1997; 71: 383–400.

Levine JJ, Ilowite NT. Sclerodermalike esophageal disease in children breast-fed by mothers with silicone breast implants. JAMA 1994; 271: 213–6.

Liebl B, Ehrenstorfer S. Nitromoschusverbindungen in der Frauenmilch. Gesundh-Wes 1993; 55: 527–32.

Mehler HJ, Henker J, Scherbaum E, Frommberger R. Pestizide, polychlorierte Biphenyle und Dioxine in Humanmilch. Sozialpädiatrie 1994; 16: 490–2.

Miller RW. Pollutants in breast milk. J Pediatr 1977; 90: 510–2.

Oskarsson A, Schütz A, Skerfving S, Palminger Hallén I, Ohlin B, Json Lagerkvist B. Total and inorganic mercury in breast milk and blood in relation to fish consumption and amalgam fillings in lactating women. Arch Environm Health 1996; 51: 234–41.

Peters HA, Gocmen A, Cripps DJ, Bryan GT, Dogramacy I. Epidemiology of hexachlorobenzene-induced porphyria in Turkey: clinical and laboratory follow-up after 25 years. Arch Neurol 1982; 39: 744–9.

Radisch B, Luck W, Nau H. Cadmium concentrations in milk and blood of smoking mothers. Toxicology letters 1987; 36: 147–52.

Rimkus G, Rimkus B, Wolf M. Nitro musks in human adipose tissue and breast milk. Chemosphere 1994; 28: 421–32.

Schreiber JS. Predicted infant exposure to tetrachloroethene in human breast milk. Risk Analysis 1993; 13: 515–24.

Seidel HJ, Kaltenecker S, Waizenegger W. Rückgang der Belastung von Humanmilch mit ausgewählten chlororganischen Verbindungen. Umweltmed Forsch Prax 1998; 3: 83–89.

Sternowsky HJ, Wessolowski R. Lead and cadmium in breast milk. Arch Toxicol 1985; 57: 41–5.

Teufel M, Nissen KH, Sartoris J, Brands W, Lochbühler H, Waag K, Schweizer P, Oelsuitz GV. Chlorinated hydrocarbons in fat tissue: analysis of residues in healthy children, tumor patients and malformed children. Arch Environ Contam Toxicol 1990; 19: 646–52.

Untersuchungsstelle für Umwelttoxikologie. Untersuchung der Rückstandssituation chlorierter Kohlenwasserstoffe in Frauenmilch aus Schleswig-Holstein 1985–1987. Kiel, 1987.

WHO. Polychlorinated Dibenzo-Paradioxins and Dibenzofurans; Environmental Health Criteria 88. Genf: WHO, 1989.

Wolff S. Occupationally derived chemicals in breast milk. Am J Industr Med 1983; 4: 259–81.

Sachregister

Wirkstoffe sind in kursiver Schrift, Handelsnamen sind in Normalschrift aufgelistet.

A

α-Amanitin 377
A-Mulsin® 176
A-Vicotrat® 176
Abacavir 147, 474
Abdoscan® 195, 562
Abstillen 433
Acarbose 264, 505
Accupaque® 194, 561
Accupro® 231, 485
ACC 71, 463
Acebutolol 225, 481
Acemetacin 41, 447
Acenocoumarol 165, 554
Acerbon® 231, 485
Acetazolamid 213, 492
Acetohexamid 264
Acetyl-5-Aminosalicylsäure 517
Acetylcystein 32, 71, 380, 463
Acetyldigoxin 239, 488
Acetylsalicylsäure 32, 49, 443, 554
– Low-dose-Therapie 33ff., 443
Achromycin® 115, 468
Aciclovir 142, 201, 474
Acipimox 300, 518
Acitretin 208, 557
Aclaplastin® 309
Aclarubicin 309
ACNU® 307
Actiferrin® 184
Actilyse® 171, 555
Actosolv® 171
Actos® 264, 505
Adalat® 229, 484
Adapalen 209
Adek Falk® 169
Ademetionin 47, 450
Adenosin 241f., 490
Adipositas 301
Adrekar® 490
Adrenalin 73, 329, 505
Adriblastin® 309
Adumbran® 346, 545
Aequamen® 82, 520
Aequiton-P® 449
Aeromax® 65, 460
Aescin 18, 214, 559, 567
Aesculo® 211, 557
Aethoxysklerol® 214, 559
Aflatoxin 377, 583f.
Afonilum® 67
Agar-Agar 290
Agarol® 291
Agenerase® 147
Agiolax®Pico 291
Agnus castus 18, 567
Agopton® 282, 513
AHP 200® 47, 450
Ajan® 40, 445
Ajmalin 240, 490
Akineton® 349, 548
Aklonin® 287, 515
Aknefug simplex® 204
Akupunktur 18
Albendazol 151, 477
Albiotic® 114, 472
Albothyl® 371, 558
Alcuronium 330
Aldactone® 220, 492
Aldara® 201, 559
Aldesleukin 318
Alendronsäure 186, 568

Sachregister

Alevert® 520
Alexan® 311
Alfacalcidol 182
Alfentanil 39, 443, 445
Alfospas® 287, 515
Algeldrat 280, 512
Alimemazin 60, 333, 460, 530
Alimix® 288
Alizaprid 82
Alkala® 280
Alkeran® 307
Alkohol 382, 433, 577
All-trans-Retinsäure (ATRA) 207, 313
Allergietests 198, 563
Allergodil® 60, 460
Allethrin I 211f., 556f.
Alloferin® 330
Allopurinol 53, 454
Almasilat 280, 512
Almirid® 349
Almogran® 51, 451
Almotriptan 51, 451
Aloe 291f.
Aloin 292
Alprazolam 346, 543
Alprenolol 226, 483
Alrheumun® 41
Alteplas 171, 555
Alternative Heilmittel 18, 567
Aludrox® 280, 512
Aluminium 280, 512
Aluminium aceticum 202
Aluminiumhydroxid 280, 512
Aluminiumphosphat 280, 512
Alupent® 73, 461
Amalgam 410, 590ff.
Amanita phalloides 376
Amantadin 143, 474
Aman® 143

Amaryl® 264, 505
Ambene® 47, 54, 448, 454
Ambrohexal® 71
Ambroxol 71, 463
Amciderm® 259, 503
Amcinonid 259, 503
Amezinium 238, 487
Amfebutamon 340, 541
Amfepramon 300, 519
Amfetaminil 344, 548
Amidonal® 240, 490
Amikacin 122, 469
Amilorid 221, 492
Amindan® 349
Amineptin 340
Amineurin® 337, 533
Aminoglutethimid 270f., 508
Aminoglykoside 122, 469
Aminohexansäure 171
Aminopan® 250, 498
Aminophyllin 67
Aminopterin 310
4-Amino-Salicylsäure 140
5-Amino-Salicylsäure 116, 516
Amiodaron 240, 490
Amisulpirid 336
Amitriptylin 337, 533
Amlodipin 229
Ammoniumbituminosulfonat 206
Amodiaquin 138
Amorolfin 127, 475
Amoxapin 340, 534
Amoxicillin 110, 285
Amoxypen® 110, 467
Amphetamin-Derivate 344, 395, 433
Ampho-Moronal® 129, 476
Amphotericin B 129, 476
Ampicillin 110
Amprenavir 147
Amrinon 243, 494

Amsacrin 313
Amsidyl® 313
Amuno® 41, 447
AN 1® 344, 548
Anästhesie 324ff., 451f.
Anaesthesulf® 205
Anafranil® 336, 534
Analgetika 49ff., 442ff.
Anastil® 71, 463
Anastrozol 270, 509
Ancotil® 130, 476
Andante® 236, 487
Andriol® 269, 508
Androcur® 270
Anemet® 81, 520
Anetholtrithion 288, 514
Aneurin-AS® 177
Angass® S 284, 513
Angionorm® 487
Anis 295, 518
Antagonil® 229, 484
Antagosan® 172
Antepan® 249
Anthelminthika 149ff., 477ff.
Antiadipositum X-112 S® 300, 519
Antiallergika 60ff., 458ff.
Antiarrhythmika 240 ff., 488ff.
Anticholium® 288, 514
Antidepressiva 336ff., 532ff.
Antidiabetika, orale 264, 505
Antiemetika 50ff.
Antiepileptika 86 ff., 522ff.
Antifibrinolytika 171f.
Antihistaminika 60ff., 520ff.
Antihypertensiva 223ff., 481ff.
Antihypoglykämika 505
Antihypotensiva 237f., 487f.
Antiinfektiva 110ff., 466ff.
Antikoagulanzien 161ff., 553f.
Antikonvulsiva 86ff., 522ff.

Antimykotika 125ff., 475ff.
Antiöstrogene 270f, 508
Antiphlogistika 44ff., 446ff.
Antipyretika 32ff., 442f.
Antirheumatika 41ff., 446ff.
Antiretrovirale Therapie (ART) 145, 474
Antiscabiosum® 211, 556
Antiserumbehandlung 376
Antistreptase 171
Antitussiva 72ff., 464f.
Antra® 282, 513
Anvitoff® 171
Anxiolytika 342ff., 543ff.
Aponal® 337, 536
Aprindin 240, 490
Aprotinin 172
Aprovel® 232, 486
APSAC 171
Aptin-Duriles® 226, 483
Aquaphor® 217, 492
Arava™ 45, 47
Arbeitsplatz, während Stillzeit 596
Arbutin 473
Arcasin® 110
Ardeytropin® 542
Aredia® 186, 568
Arelix® 220, 492
Argipressin 254, 498
Argun® 41, 447
Arilin® 121, 371, 471, 559
Arimidex® 270, 509
Arlef® 41, 446
Arrhythmie, kardiale 239ff., 488ff.
Artane® 350
Artemether 137
Arterenol® 505
Artesunat 137
Articain 451
Artocoron® 493

Arufil® 214
Arzneimittelinduzierte Entwicklungsstörungen 17
Arzneimittelstoffwechsel
– Amnionflüssigkeit 11
– Embryo 10
– Fetus 10
– Mutter 9
– Plazenta 10
– Schwangerschaft 8
Asacolitin® 516
AscoTop® 51, 451
Asparaginase 312
Aspirin® 32, 443
ASS ratiopharm® 32, 443
Astemizol 60f., 458
Asthma 64ff., 460ff.
– Therapie-Stufenplan 64
Atarax® 343, 460, 546
Atemdepression
– Barbiturate als Hypnotika 345
– Benzodiazepine 347
– Codein 38
– Narkotika 324ff.
– Opiate 39, 390f., 446
atemur® 68
Atenolol 225, 481
ätherische Öle 71, 463
Atorvastatin 299, 518
Atosiban 370, 498
Atosil® 81, 333, 348, 530
Atovaquon 118, 138
Atracurium 330
Atropin 286, 515
Atropinsulfat Braun 286
Atrovent® 66, 461
Augentropfen 213, 558
Augmentan® 112, 467
Auranofin 46, 449
Aureomycin® 115

Aurorix® 339
Äußere Anwendungen 201ff., 556
Autan® 212
Auxiloson® 259
Avalox® 119, 471
Avandia® 264, 505
Avil® 60, 460
AVONEX™ 318
Azactam® 112, 467
Azapropazon 41, 446
Azathioprin 44, 315f., 564
Azelastin 60, 460
Azidocillin 110
Azidothymidin 146
Azithromycin 113, 468
Azlocillin 110
Azopt® 213, 492
Azosemid 220, 492
Aztreonam 112, 467
Azulfidine® 116, 294, 516

B

Bacampicillin 110
Baclofen 52, 453
Bactoreduct® 470
Bakterienkulturen 516
Baldrian 18, 348, 547, 567
Baldrian Dispert® 348, 547
Bamipin 60, 460
Banaler Infekt, Stillzeit 571
Barazan® 119, 471
Barbexaclon 88, 524
Barbiturate 88ff., 524f.
Barbiturate als Hypnotika 345
Barbiturat-Syndrom 86
Bärentraubenblätterextrakt 473
Bariumsulfat 193
Basiliximab 315, 318, 565
Basiter® 558
Basodexan® 558

Batrafen® 127, 475
Baycaron® 492
Baycillin® 110
Baymycard® 229, 485
Bayotensin® 229, 484
Baypen® 110
Beclometason 68, 259f., 503
Beconase® 68
Befibrat® 518
Belladonna-Alkaloide 286f., 515
Beloc® 225, 482
ben-u-ron® 32, 49, 442
Benazepril 231, 485
Bendamustin 307
Bendectin® 79
Bendigon N® 217
Bendroflumethiazid 217, 492
Benperidol 334, 531
Benproperin 72, 465
Benserazid 349, 548
Benzatropin 349
Benzbromaron 52f., 454
Benzin 398
Benzodiazepine 91ff., 346f., 543f.
Benzothiadiazide 217f., 491f.
Benzoylekgoninmethylester 392
Benzoylperoxid 203
Benzoyt® 203
Benzylbenzoat 211, 556
Beratungsstellen, Medikamente in der Schwangerschaft 24f.
Bepanthen® 288, 514
Berodual® 66
Berotec® 65, 460
Bespar® 343, 546
Betabactyl® 112
Beta-Carotin 177
betadrenol® 226, 483
Betaferon® 318
Betahistin 82, 520

Betaisodona® 203, 502
Beta-Lactam-Antibiotika 110ff., 467
Betamethason 259ff., 503
Betapressin® 226, 483
Beta-Rezeptorenblocker 224ff., 481f.
Beta-Sitosterin 300, 518
Beta$_2$-Sympathomimetika 64ff., 368f., 460f.
Betathiazid® 221
Betaxolol 226, 482
Bethanechol 288, 514
Bezafibrat 297, 518
Bicalutamid 270, 508
Bifomyk® 126
Bifonazol 126, 475
Biguanidderivate 264
Biklin® 122, 469
Biliscopin® 194, 561
Biloptin® 194, 561
Biltricide® 477
Biperiden 349, 548
Biphosphonat 568
Bisacodyl 291, 516
Bismutsalze 283f., 513
Bismut(III)-Citrathydroxidkomplex 284, 513
Bismutnitrat, basisches 283, 513
Bismutsalicylat, basisches 284, 513
Bisolvon® 71, 463
Bisoprolol 226, 483
Blei 411, 592
BLEO-cell® 309
Bleomycin 309
Blitzschlag 419
Blopress® 232, 486
Blutgerinnungsmittel 161ff., 553ff.
Bluthochdruck 223ff., 481ff.
Bonamine® 520
Bondiol® 182
Bondronat® 186, 568

Bonefos® 186, 568
Bopindolol 226, 483
Bornaprin 349
Boro-Scopol® 286
Borocarpin® 213
Boswellia serrata 565
BOTOX® 52, 453
Botulismus 376
Bradykardie, fetal, durch β-Rezeptorenblocker 226
Brelomax® 66, 460
Bretylium 240, 242, 490
Brevimytal® 327, 452
Bricanyl® 65, 460
Brinaldix® 492
Brinzolamid 213, 492
Briserin® 235, 487
Brivudin 144, 474
Bromazanil® 346
Bromazepam 346
Bromhexin 71, 463
Bromocriptin 252, 349, 433, 499
– Einfluß auf Milchproduktion 433
Bromoprid 288, 514
Bromperidol 334, 531
Brompheniramin 60f., 459
Bromsulphthalein 197
Bromuc® 463
Bronchoretard® 67
Bronchospasmin® 65, 460
Bronchospasmolytika 64ff., 460ff.
Brotizolam 346
Brufen® 41
Brustimplantate 594f.
Budesonid 68, 259f., 503
Budipin 548
Bufedil® 243, 493
Bufexamac 202
Buflomedil 243, 493
Bumetanid 220, 492

Bunazosin 236, 487
Bupivacain 330, 444, 451
Bupranolol 226, 483
Buprenorphin 40, 391, 443f.
Bupropion 340, 541
Burinex® 220, 492
Buscopan® 286, 515
Buserelin 249, 497
Buspiron 343, 546
Busulfan 307
Butazolidin® 47, 54, 448, 454
Butinolin 287, 515
Butizid 217, 492
Butorphanol 443f.
Butylscopolamin 286, 515
Bykomycin® 122, 469

C

Cabaseril® 349
Cabergolin 252f., 349, 433, 499
– Einfluß auf Milchproduktion 433
Calciparin® 162, 553
Calcipotriol 207, 558
Calcipot® 185
Calciretard® 185
Calcitriol 182, 567
Calcium Sandoz® 185
Calciumaspartat 185
Calciumcitrat 185
Calciumgluconat 185
Calcort® 259, 503
Campto® 313
Candesartan 232, 486
Candio-Hermal® 125, 475
Canesten® 475
Canifug® 126
Cannabis 394, 580
Capros® 36
Captagon® 344, 548
Captopril 231, 485

Capval® 72, 464
Carazolol 226, 483
Carbachol 288, 514
Carbamate 585
Carbamazepin 86, 96, 342, 523, 543
Carbamazepinepoxid 523
Carbenoxolon 284
Carbetocin 497
Carbidopa 548
Carbimazol 256, 500f.
Carbinoxamin 60, 460
Carbocistein 71, 463
Carbonate, Antacida 280
Carboplatin 312
Carbostesin® 330, 451
Carboxymethyl-Cellulose 290
Carisoprodol 52, 453
Carmen® 229, 484
Carmubris® 307
Carmustin 307
Carteolol 226, 483
Carvedilol 226, 483
Cascapride® 288, 514
Casodex® 270, 508
Catapresan® 233, 486
Cebion® 181
Cecenu® 307
Ceclorbeta® 111
Cedrox® 111
Cedur® 297, 518
Cefaclor 111
Cefadroxil 111
Cefalexin 111
Cefalotin 111
Cefamandol 111
Cefazolin 111
Cefdinir 111
Cefepim 111
Cefetamet 111
Cefixim 111

Cefmenoxim 111
Cefmetazol 111
Cefodizim 111
Cefoperazon 111
Cefotaxim 111
Cefotetan 111f.
Cefotiam 111
Cefoxitin 111
Cefpirom 111
Cefpodoxim 111
Cefprozil 111
Cefradin 111
Cefsulodin 111
Ceftazidim 111
Ceftibuten 111
Ceftizoxim 111
Ceftriaxon 111
Cefuroxim 111
Celebrex™ 44, 448
Celecoxib 44, 448
Celestamine® 259, 503
Celiprolol 226, 483
CellCept® 315, 565
cellcristin® 305
cellmustin® 307
Centchroman 507
Cephalosporine 111, 467
Cephoral® 111
Ceporexin® 111, 467
Cerazette® 267, 506
Cergem® 364
Cerivastatin 299, 518
Cerson® 259, 503
Certomycin® 122, 469
Certoparin 162f., 553
Ceruletid 288, 514
Cesol® 151, 477
Cetebe® 181
Cetirizin 60f., 458f.
Cetrorelix 249, 497

Cetrotide® 249, 497
Chelatbildner
– Rheumabehandlung 45
– Amalgamproblematik 411
Chemische Reinigung 417, 593ff.
Chenodeoxycholsäure 296, 519
Chenofalk® 296, 519
Chibro-Timoptol® 482
Chinidin 240, 488
Chinidin-Duriles® 240, 488
Chinin 135, 476
Chininethylcarbonat 52, 453
Chininum
– aethylcarbonicum® 52, 453
– dihydrochloricum® 135
– hydrochloricum 476
Chinolinolsulfat 205
Chloraldurat® 347, 547
Chloralhydrat 347, 547
Chlorambucil 307
Chloramphenicol 123, 214, 472, 558
Chloramsaar® 123, 472
Chlorazanil 217, 492
Chlordiazepoxid 346
Chlorhexanon 412
Chlorhexidin 204
Chlorierte Kohlenwasserstoffe 398, 585ff.
Chlorisept® 475
4-Chlorkresol 204
Chlormadinon 267, 507
Chlormethin 308
Chlormezanon 52, 453
Chlorochin® 46, 450
1-m-Chlorophenylpiperazin 537
Chloroquin 46, 132, 137, 450, 476
Chlorotrianisen 266, 506
Chlorphenamin 60f.
Chlorphenesin 371, 475, 559
Chlorphenoxamin 60f.

Chlorpromazin 81, 333, 433, 529
Chlorpropamid 264
Chlorprothixen 333, 529
Chlorprothixensulfoxid 529
Chlortalidon 217, 491
Chlortetracyclin 115, 468
8-Chlortheophyllin 78
Chol-Spasmoletten® 515
Choleraimpfstoff 359
Cholestabyl® 300
Cholinergika 213f., 558f.
Cholit-Ursan® 296
Cholspasmin® 287
Choragon® 251, 497
Choriongonadotropin 251, 497
Ciatyl Z® 333, 530
Cibazen® 231, 485
Cicletanin 236, 487
Ciclopirox 127, 475
Ciclosporin A 44, 315f., 564f.
Cidofovir 144, 474
Cilazapril 231, 485
Cilest® 267
Cimetidin 281, 512
Cimet® 512
Cineol 71, 463
Cinnacet® 82
Cinnarizin 82, 520
Cinobactin® 471
Cinoxacin 119, 471
Cipramil® 338, 537
Ciprobay® 119, 470
Ciprofloxacin 119, 470
Cisaprid 288, 514
Cisatracurium 330
Cisplatin 312, 566
Citalopram 338, 537
Clabin® 559
Cladribin 311
Claforan® 111

Clamoxyl® 110
Clarithromycin 113, 285, 468
Claversal® 294
Clavulansäure 112, 467
Clemastin 60f., 459
Clenbuterol 66, 368, 460
–Tokolyse 368
Clexane® 162, 553
Clindamycin 114, 137, 371, 472
Clinofem® 267
Clinomycin® 468
Clioquinol 205
Clivarin® 553
Clivorin® 162
Clobazam 346, 543
Clobutinol 72, 465
Clodronsäure 186, 568
Clofibrat 297, 518
Clomethiazol 348, 547
Clomifen 273, 509
Clomipramin 336, 534
8-OH-Clomipramin 534
Clonazepam 91f., 526
Clonidin 213, 233, 486
Clont® 121, 471
Clopamid 217, 492
Clopenthixol 333, 530
Clopidogrel 164, 555
Cloprednol 259, 503
Clostebol 270, 508
Clostridium botulinum Toxin 52, 453
Clothiapin 336
Clotiazepam 346
Clotrimazol 126, 475
Cloxacillin 110
Clozapin 335, 531
Co-trimoxazol 116, 470
Codein 38, 464
– als Ersatzdroge 391
– Analgetikum 38, 446

– Antitussivum 72, 464f.
Codicaps® 38, 72, 464
Codipront® 38, 72, 464
Coffein 49, 385, 579
Cogentinol® 349
Cola-Getränke 385
Colchicin 53, 454
Colchicum-Dispert® 53f., 454
Colecalciferol 182
Colestid® 518
Colestipol 300, 518
Colestyramin 299, 518
Colistin 124, 473
Colitis ulcerosa 294, 516
Colo-Pleon® 116, 294
Combactam® 112
Complamin® 518
Completovit® 183
Computertomographie (CT-Röntgen) 191
Comtess® 548
Concor® 226, 483
Conducton® 226, 483
Condyloma acuminata (Feigwarzen) 201, 559
Condylox® 201, 559
Conray® 194, 561
Contergan® 6, 8, 16 (Siehe auch *Thalidomid*)
Convulex® 99, 522
Cordanum® 226, 483
Cordarex® 240, 490
Corindolan® 226, 482
Corinfar® 229, 484
Cortex Frangulae 291
Corticorelin 249, 497
Cortison CIBA® 259
Cortisonacetat 259
Corvaton® 243, 494
Cotinin 386, 578

Co-trimoxazol 117, 470
Cotrim® 116
Coumadin® 165, 554
Coversum® 231, 485
Crack 392
Cranoc® 298, 518
CRH Ferring® 249, 497
CRIXIVAN® 147, 474
Croconazol 126, 475
Cromoglicinsäure 69, 462
Crotamitex® 557
Crotamiton 212, 557
Cumarinderivate 165ff., 554
Curare 453
Cuvalit® 50, 349, 450, 499
Cyanocobalamin 178
Cyclandelat 51, 451
Cyclizin 77
Cyclophosphamid 45, 307, 566
Cyclostin® 307
Cyklokapron® 171
Cymeven® 142, 474
Cynt® 236, 487
Cyproheptadin 60f., 460
Cyproteron 211, 270, 508
Cytarabin 311
Cytobion® 178
Cytochalasin B 377
Cytochalasin D 377
Cytotec® 284, 363f., 509, 513

D

Dacarbazin 308
Daclizumab 315, 318, 565
Dactinomycin 309
Daktar® 126f., 475
Dalmadorm® 346
Dalteparin 162f., 553
Danaparoid 164, 555
Danazol 270f., 509

Dantamacrin® 52, 453
Dantrolen 52, 453
Dapotum® 333
Dapson 138, 141, 470
Dapson-Fatol® 141, 470
Daraprim® 134
Darmerkrankungen, chronisch-entzündliche 294f., 516f.
Daunoblastin® 308
Daunorubicin 308
DDT (Dichlordiphenyltrichlorethan) 585
Deblaston® 119
Deca-Durabolin® 270, 508
Decapeptyl® 249, 497
Decaprednil® 259
Decentan® 333, 530
Decortilen® 259, 503
Decortin® 259, 503
Decostriol® 182, 567
DEET 212
Deferoxamin 185, 380
Defibrillatoren, Elektrokardioversion 242
Deflazacort 259, 503
Dehydrobenzperidol® 334, 452, 531
Delavirdin 147
delimmun® 319
Delix® 231, 485
Demetrin® 346, 545
Denan® 298, 518
Denaverin 287, 515
Depostat® 267
Depot-Clinovir® 507
Depot-Medroxyprogesteronacetat 267, 507
Dequaliumsalze 371, 558
Dermatika 199ff., 556ff.
Deseril® 50, 450
Desethylamiodaron 490

Desferal® 185, 380
Desfluran 325, 453
Desinfizienzien 371ff., 558
Desipramin 337, 535
Desirudin 164, 555
Desmethylcitalopram 538
N-Desmethylclomipramin 534
8-OH-Desmethylclomipramin 534
Desmethyldiazepam 544f.
N-Desmethyldoxepin 536
Desmethylmianserin 537
Desmethylsertralin 540
Desmopressin 254, 497
Desogestrel 267, 506
DET MS® 50, 237, 450
Detajmium 240, 490
Detimedac® 308
Detrositol® 287, 515
Develin® 40, 443
Dexahexal® 259
Dexamethason 259, 261, 503
Dexchlorphenamin 61
Dexchlorpheniramin 60, 460
Dexfenfluramin 300, 519
Dexpanthenol 288, 514
Dextrane 172
– *Dextran 1* 172
– *Dextran 40* 172
– *Dextran 60* 172
Dextromethorphan 72, 464
Dextropropoxyphen 40, 443f.
D-Galaktose 195, 560
DHE 237, 487
Diabetes insipidus 254f.
Diabetes mellitus 262f., 505
Diacetolol 481
Diagnostika 190ff., 560ff.
Diamicron® 264, 505
Diamox® 213, 492
Diane®35 211, 270, 508

Diarönt® 124, 473
Diarrhö 293, 517
Diastabol® 264, 505
Diazepam 91, 346, 544f.
Diazoxid 234, 487, 505
Dibenzepin 336, 537
Dibismut-Tris 284, 513
Diblocin® 236, 487
Dichlor-Stapenor® 110
1,2-Dichlorethan 412
Diclo-Wolff® 41, 446
Diclofenac 41f., 446
Dicloxacillin 110
Dicycloverin 79
Didanosin 147, 474
Didronel® 186, 568
Dieldrin 585
Diethylpropion 300, 519
Diethylstilbestrol (DES) 269
Diethyltoluamid 212
Differin® 209
Diflucan® 127
Digimerck® 239, 488
Digitoxin 239, 488
Digoxin 239, 488
Dihydergot® 50, 237, 450, 487
Dihydralazin 228, 483
α-*Dihydroergocryptin* 349
Dihydroergotamin 50, 237, 450, 487
Dihyzin® 228, 483
Diisopropylamin 236, 487
Dikaliumclorazepat 346
Dilatrend® 226, 483
Dilaudid® 36, 445
Dilevalol 482
Diltiazem 229, 242, 484, 490
Dilzem® 229, 484, 490
Dimenhydrinat 78, 520
Dimeticon 295, 518
Dimetinden 60f., 459

Dinitrate 243, 493
Dinoprost 363
Dinoproston 363f.
Diostat® 487
Diovan® 232, 486
Dioxine 417, 585ff.
Dipentum® 294, 517
Diphenhydramin 80, 348, 459, 520
Diphenoxylat 293, 517
Diphos® 186
Diphtherie 376
Dipidolor® 40, 445
Dipiperon® 334, 531
Diprophyllin 462
Dipyridamol 243
Dirithromycin 113
Disalunil® 217
Disoprivan® 327, 452
Disopyramid 240, 489
Disotat® 236
Dispaclonidin® 213
Distigmin 288, 514
Distraneurin® 348, 547
Dithranol 207, 558
Diuretika 217ff., 433f.
– Einfluß auf Milchproduktion 433
– Einschränkungen in der Schwangerschaft 217
Divascan® 51, 451
Dixyrazin 333, 530
DNCG 69
Docetaxel 312
Dociton® 225, 482
Docusat 292
Dogmatil® 336, 532
Dolantin® 37, 443
Dolasetron 81, 520
Dolestan® 348
Dolgit® 41, 446, 454
DoloVisano® 52, 453

Dominal® 333, 530
Domperidon 288, 433, 514
Dona® 47, 450
Dopegyt® 227, 483
Dopergin® 252, 450, 499
Dormicum® 346, 545
Doryl® 288, 514
Dorzolamid 213, 492
Dosis-Wirkungs-Beziehung 7
Dostinex® 252, 450, 499
Dosulepin 337, 535
Dosulepinsulfoxid 535
Dothiepin 535
Doxazosin 236, 487
Doxepin 337, 536
Doxorubicin 309, 566
Doxy-Wolff® 115, 468
Doxycyclin 115, 137, 468
Doxylamin 79, 348, 459, 547
D-Penicillamin 45, 450
Dreimonatsspritze 268, 507
Dridase® 287
Drogen 382ff.
– Begleitumstände 390
– Nachweis 390
Droperidol 82, 334, 452, 531
Dropropizin 72, 465
Drospirenon 267, 507
Dulcolax® 291, 516
Duolip® 297, 518
Duphaston® 267
duraampicillin® 110
duracroman® 69, 462
durafenat® 518
durafurid® 491
durametacin® 41
durapental® 493
duraphyllin® 67, 462
durapirox® 41, 447
duraspiron® 220, 492

Durchblutungsmittel 244, 493f.
Dusodril® 244, 493
Duspatal® 287, 515
Dydrogeston 267, 507
Dynacil® 231, 485
Dyneric® 273, 509
Dynorm® 231, 485
D$_3$-Vicotrat® 182

E

Ebrantil® 236, 487
Echinacea 18, 567
Echovist-200® 195, 560
Echovist-300® 195, 560
Econazol 126, 475
Ecural® 259, 503
Edrecolomab 315, 318
Edronax® 340, 542
Efavirenz 147f., 474
Efektolol® 225
Effortil® 238, 487
Eftapan® 72, 465
Efudix-Salbe® 211
Eisen(II)-Salze 184
Eisen(III)-Gluconat-Komplex 184
Eisenvergiftung 380
ektebin® 142
Ekzemase® 202
Elacutan® 207
elantan® 243, 493
Elcometrin 507
Eldisine® 306
Elektrokardioversion 242
Elektromagnetische Felder 419
Elobact® 111
Eloxatin® 312
Elzogram® 111
Embryonalentwicklung 1ff.
– kritische Phasen 4ff.

Embryotoxische Arzneimittel, Übersicht 17
Emesan® 80, 348, 459, 520
Eminase® 171
Empfindlichkeit der Organsysteme, Embryonalentwicklung 4
Enalapril 231, 485
Enantone® 249, 497
Endak® 226, 483
Endoxan® 307
Enelfa® 32, 49
Enfluran 325, 453
Enoxacin 119, 471
Enoxaparin 162f., 553
Enoxor® 119, 471
Entacapon 548
Entgiftungsbehandlung 380
– Chelatbildner 411
– Quecksilber 411, 591
Entwicklungsstadium 4
Entwicklungsstörungen 11
– ACE-Hemmstoffe 231f.
– Alkohol 382ff.
– Barbiturate 89f.
– Benzodiazepine 91ff.
– Carbamazepin 97
– Chinin 135f.
– Clomifen 273f.
– Co-trimoxazol 117f.
– Cumarinderivate 165ff.
– Diabetes mellitus 262f.
– Diethylstilbestrol 269
– Drogen 382ff.
– Ethanol 382ff.
– Gestagene 268
– Heroin 390f.
– Kokain 392ff.
– Lenothan® 79f.
– Lithiumsalze 341f.
– Methylenblau 197

– Methylquecksilber 409f.
– Organische Lösemittel 417
– Östrogene 266
– Phenytoin 94f.
– Retinoide 208f.
– Schnüffeln 398, 413
– Tamoxifen 271
– Thyreostatika 256f.
– Trimethadion 101f.
– Trimethoprim 117f.
– Valproinsäure 100f.
– Vitamin A 176f.
Entzugssymptome (Siehe auch Neugeborenes, funktionelle Störungen)
– Barbiturate 89f.
– Benzodiazepine 91ff., 347
– Codein 38
– Haloperidol 334f.
– Heroin 391f.
– Kokain 393f.
– Opiate 36ff.
– Phenotiazine 333f.
– trizyklische Antidedpressiva 337f.
Entwicklungstoxikologie 3
Enzymtest 198, 563
Ephedrin 74
Epi-Pevaryl® 126, 475
Epidemiologie 13f.
Epidosin® 287
Epilepsie 86ff., 522ff.
Epilepsie-Syndrom 86
Epimestrol 266, 506
Epinephrin 73
Epirubicin 309
Epivir™ 147, 474
Epoxidmetabolite, Antikonvulsiva 86
Eprazinon 72, 465
Eprosartan 232, 486
Epsilon-Aminocapronsäure 171
Erbrechen 76ff., 520ff.

Eremfat® 139, 473
Ergamisol® 319
Ergenyl® 99, 522
Ergo sanol® spezial N 450
Ergo-Kranit® 50
Ergocalciferol 182
Ergocalm® 544
Ergometrin 366
Ergotaminabkömmlinge 50, 252ff., 349, 366f., 433, 450, 498ff.
Ergotamintartrat 50, 450
Erkältungskrankheiten 571
Erwinase® 312
Erycinum® 113
Erythrocin® 467
Erythromycin 113, 467
Erythromycinestolat 114
Esbericum® 341, 542
Escherichia coli 376
Esclama® 122, 471
Esidrix® 217, 491, 492
Eskazole® 151, 477
Eskimos, Quecksilberbelastung 590
Esmalorid® 217, 221, 492
Esmeron® 330
Esmil® 236, 487
Esomeprazol 282, 513
Estradiol 266, 506
Estradurin® 266, 506
Estramustin 307
Estrifam® 266
Estriol 266, 506
Estulic®-Wander 236, 487
Etacrynsäure 219, 492
Etanercept 47, 565
Ethambutol 138, 140, 473
Ethanol 382ff., 577
– äußerlich 203
– Genußmittel 382ff., 577
– Tokolyse 370

Ethaverin 51, 451
Ether 325
Ethinylestradiol 266, 506
Ethosuximid 98f., 525
Ethrane® 325, 453
Ethylalkohol 370, 382, 577
Eti-Puren® 238
Etidocain 330
Etidronat JENAPHARM® 186
Etidronsäure 186, 568
Etilefrin 238, 487
Etofenamat 41, 447
Etofibrat 297, 518
Etofyllinclofibrat 297, 518
Etomidat 327, 452
Etoposid 306
Etozolin 220, 492
Etretinat 208, 557
Eudynal Cordes® 207f.
Eudyna® 558
Eufibron® 35, 448
Euglucon® N 264, 505
Eukalyptus 71, 463
Eunerpan® 334, 348, 531
Euphyllin® 462
Eupond-F® 291
European Network of Teratology Information Services (ENTIS) 14
Eusaprim® 116
Eusedon® mono 530
Euthyrox® 500
Evans-Blau 197
EVISTA® 270, 509
Exlutona® 267, 507
Exoderil® 127, 475
Expafusin® 173
Expektoranzien 71f., 463
Expit® 463
Extrapyramidale Symptome
– Haloperidol 334f.
– Phenothiazine 333f.

F

Fagusan® 71, 463
Falicard® 240, 484
Falithrom® 165, 554
Famciclovir 142, 474
Familiäres Mittelmeerfieber (FMF) 54, 454f.
Famotidin 281, 512
Famprofazon 47, 449
Famvir® 142, 474
Fansidar® 134, 477
Farmorubicin® 309
FAS (fetales Alkoholsyndrom) 382ff.
Faustan® 91, 346, 544
Favabohnen 583
Favistan® 256, 501
^{18}FDG (2-Fluoro-2-Deoxy-D-Glucose) 195
Fehlbildungen (Siehe auch Entwicklungsstörungen) 3ff.
– arzneimittelinduzierte 13ff.
Fehlbildungsrate, spontane 16
Felbamat 104, 527
Felden® 41, 447
Felodipin 229, 484
Feminisierung des Embryo 271
Femovan® 267
Fempress® 231, 485
Fenbufen 41, 447
Fenetyllin 344, 548
Fenistil® 60, 459
Fenofibrat 297, 518
Fenoterol 65f., 368, 460
– Tokolyse 368f.
Fenproporex 300, 519
Fentanyl® 39, 443f.
Fenticonazol 126, 475
Fenyramidol 52, 453

Sachregister 615

Ferristen 195, 562
Ferrlecit® 184
Fertinorm HP 75® 251, 498
fetales Alkoholsyndrom 382ff.
Fetalphase 6
Fettstoffwechselstörungen 297ff., 518
Fevarin® 338, 539
Fexofenadin 60, 458, 460
Fiblaferon® 318
Fibrinolytika 170ff., 555
Fieber 152f.
Fischkonsum, Methylquecksilber 409ff., 590f.
Filgrastim 318f.
FK 506 315
Flammschutzmittel, polybromierte Diphenylether 594
Flecainid 240, 489
Fleroxacin 119, 470
Fluanxol® 333, 529
Flubendazol 149
Flucloxacillin 110
Fluconazol 127, 475
Fluctin® 338, 538
Flucytosin 130, 476
Fludarabin 311
Fludara® 311
Fludestrin® 269, 508
Flufenaminsäure 41, 446
Flugreisen 153
Fluimucil Antidot® 380
Fluimucil® 71, 463
Fluindion (Fluorindion) 165, 554
Flumadin® 144
Flumetason 259, 503
Flunarizin 82, 484, 520
Flunavert® 82
Flunisolid 68, 503
Flunitrazepam 346, 544
Fluocortolon 259, 503

Fluomycin® 371, 558
Fluorescein 197, 563
Fluorid 186, 567
– Osteoporosetherapie 186
– Trinkwasser 186
Fluorindion 165
Fluorouracil 311
– äußerlich 211, 559
Fluothane® 325
Fluoxetin 338f., 538
Flupentixol 333, 529
Fluphenazin 333, 530
Flupirtin 40, 445
Flurazepam 346
Flurbiprofen 41, 447
Fluroblastin® 311
Fluspirilen 334, 531
Flutamid 270, 508
Fluticason 68, 259, 503
Flutide® 259, 503
Flutivate® 259, 503
Fluvastatin 298, 518
Fluvoxamin 338, 539
Folarell® 179
Folia Sennae 291
Folinsäure 179
Follitropin alpha 251, 498
Follitropin beta 251, 498
Folsan® 179
Folsäure 179
– Antiepileptika 86f.
– relativer Mangel 179
Folsäure-Antagonisten, Zytostatika 310
Fomivirsen 144
Forene® 325, 453
Formaldehyd, als Metabolit des Methenamin 120
Formestan 270, 509
Formoterol 65f., 460

Fortecortin® 503
Fortral® 40, 445
Fortum® 111
Fosamax® 186, 568
Foscarnet 144, 201, 474
Foscavir® 144, 474
Fosfestrol 266, 506
Fosfomycin 120
Fosinopril 231, 485
Fotemustin 307
Fragmin® 162, 553
Fraxiparin® 162, 553
Frenolon® 530
Fresh-Frozen-Plasma 173
Frisium® 346, 543
Froben® 41, 447
5-FU 311
Fucidine® 201
Fugerel® 270, 508
Fungata® 127, 475
Fungibacid® 475
Fungifos® 127
Fungisan® 126, 475
Funktionelle Störungen, pränatale Entwicklung 6, 14
Furadantin® 120, 469
Furane 585
Furazolidon 371, 559
Furosemid 218, 491
Fusidinsäure 201

G

Gabapentin 104f., 342, 526
Gabitril® 104, 527
Gadobensäure 195, 562
Gadodiamid 195, 562
Gadolinium 195
Gadopentetsäure 195, 562
Gadoteridol 195, 562
Galaxolide 594
Gallopamil 229, 484
Gamonil® 336, 537
Ganciclovir 142, 474
Ganor® 281
Gastrax® 281, 512
gastropulgit® 280
Gastrosil® 78, 513
Gastrozepin® 284, 513
Geburtseinleitung 363
Geburtsvorbereitung 363
Gelafundin® 173
Gelatineabbauprodukte 173
Gelbfieberimpfstoff 359
Gelomyrtol® 71, 463
Gemcitabin 312
Gemeprost 364
Gemfibrozil 297, 518
Gemzar® 312
Genotropin® 251, 498
Genotyp 4
Gentamicin 122, 469
Gentianaviolett 205
Genußmittel 382ff., 577ff.
Gepefrin 238, 487
Geref 50® 497
Gernebcin® 122, 469
Geschlechtsdifferenzierungsstörungen 271
– Danazol 271f.
– Gestagene 268
– Östrogene 266
Gestafortin® 267
Gestagene 267ff., 506
Gestakadin® 267
Gestationsdiabetes 262ff.
Gestoden 267, 507
Gestonoron 267, 507
Gevilon® 297, 518
Gewichtsabnahme
– Schwangerschaft 300

– Schadstoffgehalt der Milch 595
Gewichtszunahme, Schwangerschaft 301
Gewodin® 47, 449
GHRH Ferring® 249, 497
Gichttherapeutika 52ff., 454f.
Giftmülldeponien 418
Gilurytmal® 240, 490
Gin-Epidemie 382
Ginkgo biloba 18, 244, 493, 567
Ginkobil® N 244
Ginkodilat® 244
Ginseng 18, 377, 567
Gittalun® 348, 547
Gladen® 540
Glaubersalz 516
Glaukomtherapie 213, 482f., 492, 509
Glianimon® 334, 531
Glibenclamid 264, 505
Glibornurid 264, 505
Gliclazid 264, 505
Glimepirid 264, 505
Glipizid 264, 505
Gliquidon 264, 505
Glisoxepid 264, 505
Globocef® 111
GlucaGen® 505
Glucagon 505
Glucobay® 264, 505
Glucocorticoide 258, 503f.
– inhalierbar, Asthmatherapie 68f., 503f.
– Substitution 259ff., 503f.
– systemische Therapie 259ff., 503f.
Glucophage® S 264, 505
Glucosamin 47, 450
Glucose-6-Phosphat-Dehydrogenase-mangel 432, 568
Glurenorm® 264, 505
Glutaminsäure-HCl 286

Glutethimid 547
Glutril® 264, 505
Glyburid 264
Glyceroltrinitrat 243, 493
Glycopyrronium 287, 515
Glycylpressin® 254, 498
Glysan® 512
Goldgeist® forte 211, 557
Goldverbindungen 45f., 449
Gonadorelin 249, 497
Gonal-F® 75 251, 498
Gopten® 231, 485
Goserelin 249, 497
Granisetron 81, 520
Granocyte® 318
Grepafloxacin 119, 471
Gricin® 130
Grippaler Infekt 571
Grippin Merz® 474
Grippostad® C 60
Griseofulvin 130, 476
Guaifenesin 71, 463
Guajacol 71, 463
Guanabenz 236, 487
Guanethidin 236, 487
Guanfacin 236, 487
Gumbaral® 47, 450
Gumbix® 171
Gutron® 238, 487
Gyrasehemmstoffe 119f., 558

H

Haarausfall, nach der Geburt 568
Haarkosmetika 215, 556
HAES-steril® 244, 493
Halcion® 346
Haldol® 334, 531
Halfan® 136, 477
Halluzinogene 390ff.
Halofantrin 136, 477

Haloperidol 334, 433, 531
Halothan 325, 453
Hämofusin® 173
Hämorrhoidenmittel 213, 559
Hanf 394, 580
Hansamed® 204
Harnstoff 207, 558
Harzol® 518
Haschisch 394, 580
HCH 585ff.
Heitrin® 236, 487
Heizdecken 419
Helicobacter-pylori-Therapie 285
HELLP-Syndrom 224
Helmex® 150
Helpin® 144, 474
Heparin 162, 553
– niedermolekulares 162, 553
Heparin-induzierte Thrombozytopenie 163f., 555
Hepatitis A 571
Hepatitis B 572
Hepatitis C 572f.
Hepatitis-A-Impfstoff 356f.
Hepatitis-B-Impfstoff 357
Heroin 390ff., 580
Herpes zoster 574
Herpes-simplex 574
Herzglykoside 239
Herzrhythmusstörungen 239ff., 488ff.
Hexabrix® 194, 561
Hexachlorbenzol (HCB) 386, 585
Hexachlorcyclohexan 585ff.
Hexachlorophen 204
Hexetedin 371, 558
Hexobion® 178
Hexoprenalin 73, 461
– Tokolyse 368
Hirudin 163, 555

Hisfedin® 459
HIT (Heparin-induzierte Thrombozytopenie) 163f., 555
HIVID Roche® 147, 474
HIV-Infektion 145ff., 474, 573
HIV-Medikamente 145ff., 474
Hodgkin-Lymphom 308f.
Hoggar®N 348, 459
Holoxan® 307
Homatropin 287
Homöopathika 18, 567
Honvan® 266, 506
Hopfen 18, 567
Hormone 248ff., 497ff.
Hörschäden
– Aminoglykoside 123
– Etacrynsäure 219
– Furosemid 219
Hörsturz 244, 493
Huflattich 377
Humanalbin® 173
Humanalbumin 173
Humanes Choriongonadotropin 251
Humanes Menopausengonadotropin 251
Humatin® 122, 469
Humegon® 251, 497
Hyaject® 47, 450
Hyaluronsäure 47, 450
Hycamtin® 313
Hydralazin 228f.,483
Hydro-long-Tablinen® 217
Hydrochlorothiazid 217f., 492
Hydrocortison 259, 503
Hydromedin® 219, 492
Hydromorphon 36, 445
Hydrotalcit 280, 512
Hydroxycarbamid 313
Hydroxychloroquin 44, 46, 449
2-Hydroxydesipramin 535

Hydroxyethylstärke (HES) 173, 244, 493
Hydroxyharnstoff 313, 566
Hydroxymidazolam 545
Hydroxynefazodon 541
Hydroxynikotin 386
Hydroxyprogesteron 267, 507
Hydroxyzin 60f., 343, 460, 546
Hygroton® 217, 491
Hymecromon 287, 515
Hyperemesis gravidarum 76ff.
Hyperimmunseren 360
Hyperlipidämie 297ff., 518f.
Hyperthermie 152f.
Hyperthyreose 256f., 500ff.
Hypericin 18, 341, 542, 567
Hypertonalum® 234, 487
Hypnomidate® 327, 452
Hypnorex® 341
Hypnotika 345ff., 543ff.
Hypoglykämie, β-Rezeptorenblocker 226
Hypoparathyreoidismus 500
Hypophysenhinterlappenhormone 253f., 497f.
Hypophysenvorderlappenhormone 250f., 497f.
Hyposensibilisierung 62f.
Hypothalamus-Releasing-Hormone 249, 497f.
Hypothyreose 255ff., 500
– neonatale, nach ^{131}Jod 257f.
Hypotonie 237f., 487f.
H$_2$-Rezeptor-Antagonisten (H$_2$-Rezeptorenblocker) 281f., 512f.

I

Ibandronsäure 186, 568
Ibuhexal® 446
Ibuprofen 41f., 49, 53, 446, 454
Ibutilid 240, 242, 490
ICBDMS (International Clearinghouse for Birth Defects Monitoring Systems) 14
ICG-Pulsion® 194, 561
Ichtholan® 206
Idarubicin 309
Idom® 535
Idoxuridin 201
Ifosfamid 307
Ikterus neonatorum 432
ila-med® 287, 515
Imagopaque® 194, 561
Imap® 334, 531
Imeron® 194, 561
Imidapril 231, 485
Imigran® 50, 450
Imipenem 112, 467
Imipramin 336, 535
Imiquimod 201, 559
Immunglobuline 360, 569
Immunsuppressiva 315ff., 564ff.
Imodium® 293, 517
Impfstoffe 354ff., 569f.
Impromen® 334, 531
Imukin® 318
Imurek® 315, 564
Indapamid 217f., 492
Indigokarmin 197
Indinavir 147, 474
Indocyaningrün 194, 561
Indometacin 41f., 369, 447
Indomet® 447
Indoprofen 41, 447
Indoramin 236, 487
Industriechemikalien 402ff., 584ff.
Infectomycin® 114
infectopedicul® 557
Infektionen, Stillzeit 571ff.
Infektionsbehandlung 110f., 466f.

Inferax® 318
Infliximab 315, 318, 565
Ingelan Gel® 74
Inhacort® 68, 503
Inhibostamin® 60, 460
inimur® 371, 559
Injektionsnarkotika 327ff., 452
innohep® 162, 553
Inosin 319
Inositolnicotinat 300, 518
Insidon® 337, 537
Insulin 262ff., 505
Intal® 69, 462
Interferon alfa 318
Interferon alfa-2a 318
Interferon alfa-2b 318
Interferon alfacon-1 318
Interferon beta 318
Interferon beta-1a 318
Interferon beta-1b 318
Interferon gamma-1b 318
Interferone 318, 565
Interleukin-10 565
Interleukin-11 565
Interleukin-12 565
International Clearinghouse for Birth Defects Monitoring Systems (ICBDMS) 14
Intrauterines System (IUS) 372
Intrauterinpessar (IUP) 372, 559
Intron A® 318
Invirase® 147, 474
Iobitridol 194, 561
Iodamid 194, 560
Iodixanol 194, 561
Iohexol 194, 560f.
Iomeprol 194, 561
Iopamidol 194, 561
Iopansäure 194, 561
Iopentol 194, 561

Iopodate 194, 561
Iopromid 194, 561
Iotalaminsäure 194, 561
Iotrolan 194, 561
Iotroxinsäure 194, 561
Ioversol 194, 561
Ioxaglinsäure 194, 561
Ioxitalaminsäure 194, 561
Ipratropiumbromid 66, 461
Iprazochrom 51, 451
Iprindol 340
Irbesartan 232, 486
Irenat® 257, 500
Irinotecan 313
Iscador® 313, 566
Iscover® 164, 555
Ismo 20® 243
Iso Mack® 243
Isoaminil 72, 465
Isocillin® 110, 467
Isoconazol 126, 475
Isofluran 325, 453
isoket® 243, 493
Isomeride® 519
Isoniazid 138, 473
Isoprenalin 74, 461
Isopropylalkohol (Isopropanol) 203
Isoptin® 240, 484, 490
Isotretinoin 207ff., 558
Isotrex-Gel® 207, 209
Isovist® 194, 561
Isozid® 138, 473
Isradipin 229, 484
Itraconazol 127f., 475f,
IUCD (Kupferspirale) 372
Ivermectin 152, 477, 557
Ixoten® 307

J

Jacutin® 211, 556ff.

Jacutin® N 212, 556
Jatropur® 492
Jatrosom® 339, 542
Jenaprofen® 454
Jenoxifen® 270
Jeprolol® 482
Jod 255, 502
– jodhaltige Desinfektionsmittel 503
– jodhaltige Kontrastmittel 194, 560f.
– jodierte Nahrungsmittel 255, 502
– Jodmangel 255, 502
– Jodsalz 255, 502
– Sekretolyse 71, 463f., 503
– täglicher Bedarf 255, 502
^{131}Jod 195, 257, 562
Jodid 255, 502
Jodkalium, als Expektorans 71, 463f., 503
Jodspülungen 371, 558
Johanniskraut 18, 341, 542, 567
Josamycin 113, 468
Justar® 236, 487

K

Kabikinase® 170
Kadmium 593
– Rauchen 386, 578
Kaffee 385, 579f.
Kakao 385
Kalium jodatum, als Expektorans 71, 463f., 503
Kalium-Natriumtartrat 290
Kaliumbitartrat 290
Kaltucin® 513
Kalzium 185 (Siehe auch *Calcium*)
Kalziumantagonisten 229ff., 484f.
Kalziumcarbonat 280, 512
Kampfer 206
Kanamycin 122, 469
Kanamytrex® 122, 469

Kanavit® 169
Katadolon® 40, 445
Kava-Kava-Wurzelstock 18, 567
Kavaform® N 344, 546
Kavain 18, 344, 546, 567
Kaveri® 493
Kebuzon 47, 449
Keimax® 111
Keimzellmutagene 415
Keppra® 104, 527
Keratolytika 207
Kerlone® 226, 482
Kernikterus, durch Medikamente in der Milch 432
Kernspintomographie 193, 560
Ketamin 327f., 452
Ketanest® 327, 452
Ketazon 47, 449
Ketoconazol 126ff., 475f.
Ketoprofen 41, 43, 447
Ketorolac 41, 447
Ketotifen 70, 460
Keuschlamm 18, 567
Kevatril® 81, 520
Klacid® 113, 468
Klinomycin® 115
Knollenblätterpilz 376, 583
Knorpelschäden, Gyrasehemmstoffe 119
Kognitive Entwicklung, nach pränataler Exposition
– Acetylsalicylsäure 34
– Carbamazepin 97
– Epilepsie, mütterliche 86
– Ethanol 384
– Fluoxetin 339
– Glucocorticoide zur Lungenreifung 261
– Heroin 390f.
– Jodmangel 255

– Marihuana 394
– Phenytoin 94
– Polychlorierte Biphenyle 586f.
– Thyreostatika 257
– trizyklische Antidepressiva 337
– Valproinsäure 100f.
Kohlenmonoxidvergiftung 378f.
Kokain 392, 581
Kokosöl 211, 557
Konakion® 169
Kongorot 197
Kontrastmittel 193ff., 560, 562
Kontrazeptiva
– hormonale 266ff., 505ff.
– orale 266ff., 505ff.
– vaginale 371f., 559
Kopfumfang Neugeborener, α-Methyldopa 227f.
Kosmetika 215, 556
Krampfadern 214, 559
Krampfleiden 86ff., 522ff.
Krätzemittel 211, 556
Krebsverdächtige Arbeitsstoffe 414f.
Kresol 204
Kristallviolett 205
Kritische Phasen, Embryonalentwicklung 4ff.
Kryotherapie 201
Kryptocur® 249, 497
Kümmel 295, 518
Kuhmilch, Zusammensetzung 424
Kupfer 187
Kupferspirale 372

L

Labetalol 225f., 482
Lacidipin 229, 484
Lactam-Antibiotika siehe Beta-Lactam-Antibiotika
Lactocur® 290
Lactofalk® 516
Lactulose 290, 516
Lafol® 179
Laktationsschwäche 433
Lamictal® 104, 526
Lamisil® 127, 131, 475f.
Lamivudin 147f., 474
Lamotrigin 104, 342, 526
Lanicor® 488
Lanitop® 488
Lansoprazol 282, 285, 513
Lariam® 133, 477
Larylin® 72, 465
Lasix® 218, 491
Latamoxef 111
Latanoprost 214, 509
Läusemittel 211, 556
Laxanzien 289ff., 515f.
Laxatan® 291
Laxoberal® 516
L-Dopa/Benserazid 349, 548
Leberverzehr, Vitamin A 177
Lederderm® 115
Lederfen® 41
Leflunomid 45, 47, 450
Leinsamen 290, 516
Leioderm® 205
Lemocin CX® 204
Lendormin® 346
Lenograstim 318
Lenotan® 79f.
Lentaron® 270, 509
Lepinal® 345
Lepirudin 164, 555
Leponex® 335, 531
Lepra, Thalidomid 319f.
Lercanidipin 229, 484
Leucomax® 318
Leukämie, mütterliche 307f., 311ff., 318

Sachregister 623

Leukeran® 307
Leukotrien-Rezeptor-Antagonisten 70, 463
– Montelukast 70, 463
Leuprorelin 249, 497
Leustatin® 311
Levamisol 319
Levetiracetam 104, 527
Levocabastin 60, 460
Levodopa 349, 548
Levofloxacin 119, 471
Levomepromazin 333, 530
Levomethadon 391, 445, 580
Levonorgestrel 267, 372, 506f.
Levopar® 349, 548
Levopropylhexedrin 88
Levothym® 340, 542
Levothyroxin 256
Lexotanil® 346
LH (Luteinisierungshormon) 251
Librium® 346
Lidocain 240, 451, 489
Likuden® 130, 476
Limonen 71, 463
Lincomycin 114, 472
Lindan 211f., 556f.
Linola-sept® 205
Lioresal® 52, 453
Liothyronin 256
Lipo-Merz® 297, 518
Lipobay® 299, 518
Liprevil® 298
Liquemin N® 162, 553
Liserdol® 252, 499
Lisinopril 231, 485
Lisino® 61, 459
Liskantin® 88
Lispro 263
Lisurid 50, 252, 349, 433, 450, 499
– Einfluß auf Milchproduktion 433

Litalir® 313
Lithium 341f., 542
Lithium-Aspartat 341
Lithium-Duriles® 341, 542
Lithiumacetat 341
Lithiumcarbonat 341
Lithiumhydrogenaspartat 341
Lithiumsulfat 341
Lithofalk® 296
Liviella® 270, 509
Livocab® Augentropfen 60, 460
Loceryl® 127, 475
Locol® 298
Lofepramin 336, 537
Lokalanästhetika 329f., 451
Lomefloxacin 119, 471
Lomexin® 126, 475
Lomir® 229, 484
Lomustin 307
Lonarid® 443
Lonazolac 41, 447
Longum® 116
Lonolox® 236, 486
Loperamid 293, 517
Lopirin® 231, 485
Loprazolam 346
Loracarbef 111f.
Lorafem® 111
Loratadin 60f., 458f.
Lorazepam 346, 544
Lormetazepam 346, 544
Lornoxicam 41, 447
Lorzaar® 232, 486
Losartan 232, 486
Lösungsmittel, organische, als Schnüffelstoffe 398, 413
Lovastatin 298, 518
Low-dose, Acetylsalicylsäure 33ff., 443
Loxapin 336

L-Polamidon® 391, 445, 580
LRH (Luteinisierungshormon-Releasinghormon) 249, 497
LSD 395
L-Thyroxin 255f., 500
L-Tryptophan 542
Ludiomil® 337, 536
Luminal® 88, 345, 547
Lungenreifung, Induktion durch Glucocorticoide 260f.
Luret® 220, 492
Luteinisierungshormon 251
Lynestrenol 267, 507
Lyogen® 530
Lyovac-Cosmegen® 309
Lypressin 254, 498
Lysergsäurediethylamid 395
Lysinamidotrizoat 194, 561
Lysol® 204
Lysthenon® 331

M

Maalox® 280, 512
Mabthera® 315
Macrodex® 172
Madopar® 548
Magaldrat 280, 512
Magen-Darm-Infekt 571
Magic mushroom 398
Magnesium 280
Magnesium sulfuricum, bei Präeklampsie 233
Magnesium Verla® 233
Magnesiumkarbonat 512
Magnesiumsulfat, als Laxans 290
Magnetresonanztomographie (MRT) 193, 560
Magnevist® 195, 562
Makrolide 113, 467
Makrosomie, Diabetes 262f.

MAK-Werte 403
– Risikogruppen, Schwangerschaft 404f.
Malariaanfall, Behandlung 133f., 476
Malariaprophylaxe 133f., 476
Malariatherapie 133f., 476
Malathion 412
Maliasin® 88, 524
Mammographie 560
Mandokef® 111
Mangafodipir 195, 563
Mannit 222, 290
Mannitol 222
MAO-Hemmstoffe 339, 541
Maprostad® 536
Maprotilin 337, 536
Marax® 512
Marcumar® 165, 554
Marihuana 394
Maskulinisierung des Embryos 271f.
Mastitisbehandlung 434
Mastzellinhibitoren 69f., 462
Maxalt® 51, 451
Maxipime® 111
Mebendazol 149, 477
Mebeverin 287, 515
Mebhydrolin 60f., 460
Mechlorethamin 308
Meclozin 77, 520
Medazepam 346
Medifoxamin 340f.
Medikamenteninduzierte Entwicklungsstörungen 13ff.
Medrogeston 267, 507
Medroxyprogesteron 267, 506
Mefenaminsäure 41, 447
Mefenorex 300, 519
Mefloquin 133, 477
Mefoxitin® 111
Mefrusid 217, 492

Megagrisevit® 270, 508
Megestat® 267, 507
Megestrol 267, 507
Megluminamidotrizoat 194, 560
Mehrlingsschwangerschaften, nach Clomifen 273
Meladine® 210
Melleril® 333, 530
Meloxicam 41f., 447
Melperon 334, 348, 531
Melphalan 307
Menadiol 169
Menogon® 251
Menotropin 251, 497
Menthol 206
Mephenesin 52, 453
Mepindolol 226, 482
Meprobamat 343, 546
Meptazinol 40, 445
Meptid® 40, 445
Mequitazin 60, 460
6-*Mercaptopurin* 310
Mercuchrom® 205
Mereprine® 80, 459
Meresa® 336, 532
Meronem® 112
Meropenem 112
Mesalazin 117, 294, 516
Mescalin 397
Mesna 71, 463
Mesterolon 269, 508
Mestinon® 287, 514
Mestranol 266, 506
Mesuximid 99, 525
Metabolisierungsleistung, Säugling 427
Metaclazepam 346, 545
Metalcaptase® 45, 450
Metamizol 35, 448
Metaplexan® 60, 460
Metenolon 270, 508

Meteorismus 295f., 518
Metergolin 252f., 499
Metformin 264, 505
Methaddict® 391, 445, 580
Methadon 391, 445, 580
Methanolintoxikation 379
Methanthelinium 287, 515
Methenamin 120, 473
Methergin® 366, 498
Methimazol 256, 501
Methocarbamol 52, 453
Methohexital 327, 329, 452
Methotrexat 44, 310, 450, 566
8-*Methoxy-Psoralen* 210
Methylcellulose 290
Methyldigoxin 239, 488
α-*Methyldopa* 227, 433, 483
– Einfluß auf Milchproduktion 433
Methylenblau 197
Methylergobrevin® 366
Methylergometrin 366, 433, 498
Methylmorphin 72
Methylphenidat 344, 548
Methylprednisolon 83, 259, 503
Methylscopolamin 287
Methysergid 50, 450
Metixen 349
Metoclopramid 50, 78, 288, 433, 513
– Einfluß auf Milchproduktion 433
Metofenazat 333, 530
Metolazon 217, 492
Metoprolol 224, 482
Metrizamid 194, 560
Metrizoat 194, 561
Metronidazol 121, 285, 371, 471, 558
Mevinacor® 298, 518
Mexiletin 240, 489
Mexitil® 240, 489
Mezlocillin 110
Mianserin 337, 537

Micanol® 207, 558
Micardis® 232, 486
Miconazol 126, 128, 475
Microlut® 267
Midazolam 346, 545
Midecamycin 113
Midodrin 238, 487
Mifepriston 272, 509
Miglitol 264, 505
Migraeflux® N 49
Migräne 48
– Migränemittel 51
– Ödemstadium 48
– Prodromalstadium 48
– Schmerzstadium 48
Migräne-Kranit® mono 35
Migräne-Kranit® Kombi 51, 451
Milch-Plasma-Quotient 429
Milchproduktion
– anregen 433
– reduzieren 433
Milchsäure 559
Milid® 284, 513
Miltefosin 313
Miltex® 313
Minamata-Krankheit 410, 590
Mineralien 175, 567
Minipress® 236, 487
Minirin® 254, 497
Minocyclin 115, 468
Minoxidil 236, 486
Minprost®E2 363
Minprost®F2a 363
Minulet® 267
Mirena® 372, 507
Mirtazapin 337, 537
Misoprostol 284, 363, 364, 509, 513
Mißbildungen, arzneimittelinduzierte (Siehe auch Entwicklungsstörungen) 13ff.

Mißbildungsrate, spontane 16
Mistabronco® 463
Mistelpräparate 18, 313, 566
Mito-medac® 310
Mitochondrien-Dysfunktion, durch Zidovudin 146
Mitomycin 310
Mitoxantron 309
Mivacron® 330
Mivacurium 330
Mizolastin 60, 460
Mizollen® 60, 460
Mobec® 41, 447
Mobiforton® 52, 453
Mobiltelefonnutzung 419
Moclobemid 339, 541
Modafinil 344, 548
Modenol® 217, 235, 492
Modip® 229, 484
Moexipril 231, 485
Mofebutazon 47, 449
Mofesal® 47, 449
Mogadan® 346, 545
Molevac® 150, 477
Molgramostim 318
Molsidomin 243, 494
Mometason 259, 503
Mönchspfeffer 18, 567
Mono-Embolex® 162, 553
monoklonale Antikörper 315, 565
Monomycin® 113, 467
Mononitrate 243, 493
Montelukast 70, 463
Monuril® 120
Morbus Crohn 294, 516
Morbus Wilson 45, 450
Moronal® 125, 475
Morphin 36, 443f.
Moschusambrette 594
Moschusketon 594

Moschusxylol 594
Motens® 229, 484
Motilium® 288, 514
Moxifloxacin 119, 471
Moxonidin 236, 487
6-MP (Mercaptopurin) 310
M/P-Quotient 428ff.
MRT (Magnetresonanztomographie) 193ff., 560
MST Mundipharma® 443
MTX Hexal® 310
Mucinol® 288, 514
Mucopront® 71, 463
Mucosolvan® 71, 463
Mucret® 71
Mukolytika 71, 463
Multibionta® 183
MultiHance® 195, 562
Multitest 198, 563
Multivitaminpräparate 183
Muromonab-CD3 315, 318
Muskelrelaxanzien 52, 453
Mutterkornalkaloide (Siehe unter Ergotaminabkömmlinge und unter jeweiligen Präparaten)
Muttermilch
– Allergieprävention 424
– Anteil mütterliche Medikamentendosis in der Milch 428ff.
– Stillmenge 424
– Übergang von Stoffen 426f.
– Vorzüge 424f.
– Zusammensetzung 424
Mutterschutzgesetz 596f.
Myambutol® 140, 473
Mycobutin® 142
Mycophenolatmofetil 315, 317, 565
Mycospor® 475
Mydocalm® 52, 453
Myfungar® 126, 475

Mykofungin® 475
Mykontral® 126
Mykosert® 475
Mylepsinum® 88, 524
Myleran® 307
Myocholine-Glenwood® 288, 514
Myome, präoperative Behandlung 249
Myotonolytika 52, 453f.
M_1-Rezeptorenblocker 284f., 513
Myoson® 52, 350
Myrtol 71, 463

N

Nabumeton 41, 447
N-Acetylprocainamid 489
Nadolol 226, 482
Nadroparin 162f., 553
Nafarelin 249, 497
Nafcillin 110
Naftidrofuryl 244, 493
Naftifin 127, 475
Naftilong® 244
Nahrungskette, Schadstoffanreicherung 585
Nalador® 363f.
Nalbuphin 40, 443, 445
Nalidixinsäure 119, 470
Naloxon 37, 41, 445
Naltrexon 445
Nandrolon 270, 508
Naproxen 41, 447
Naramig® 51, 451
Naratriptan 51, 451
Narcanti® 41, 445
Narcaricin® 52, 454
Narkose 324ff., 452f.
Naropin® 329
Nasentropfen 214, 558
Nasivin® 214

Natabec® F 186
Natil® 51, 451
Natrilix® 217, 492
Natriumamidotrizoat 194, 560
Natriumaurothiomalat 46, 449
Natriumfluorid 186, 567
Natriumhydrogencarbonat 280
Natriumjodid 194, 561
Natriumperchlorat 257, 500f.
Natriumpicosulfat 291, 516
Natriumsulfat 290
Natulan® 308
Navelbinev® 306
Navoban® 81, 520
Nebennierenrindenhormone 258ff., 503f.
Nebennierenrindeninsuffizienz des Neugeborenen, Glucocorticoide 260
Nebilet® 226, 483
Nebivolol 226, 483
Nedocromil 69, 462
Nefadar® 340, 541
Nefazodon 340f., 541
Nefopam 40, 445
Nekrotisierende Enterokolitis, nichtsteroidale Antiphlogistika 43
Nelfinavir 147, 474
Nemexin® 445
Neo-Gilurytmal® 240, 490
Neo-Thyreostat® 500
Neomycin 122, 469
Neostigmin 288, 514
Neotigason® 208, 557
NeoTussan® 72, 464
Nepresol® 228, 483
Neptal® 481
Nervo-OPT®N 348
Netilmicin 122, 469

Neugeborenes, funktionelle Störungen
– Benzodiazepine 92
– Kokain 393f.
– Lithiumsalze 342
Neuralrohrdefekte
– Carbamazepin 97
– Folsäureprophylaxe 179ff.
– Valproinsäure 100
Neupogen® 318
Neurocil® 333, 530
Neuroleptika 332ff., 528ff.
Neuronika® 344
Neurontin® 104, 526
Nevirapin 147, 474
Nexium® 282
Nicardipin 229, 369, 484
Nichtsteroidale Säureantiphlogistika 41ff., 446ff.
Niclosamid 150, 477
Nicobion® 183
Nicolip® 300, 518
Nicotinamid 183
Nierenfunktionsstörungen, nichtsteroidale Antiphlogistika 43
Nifedipin 229, 369, 484
Nifluminsäure 41, 43, 447
Nifuran® 371, 559
Nifuratel 371, 559
Nikotin 386, 578
Nilvadipin 229, 484
Nimbex® 330
Nimesulid 41ff., 447
Nimodipin 229, 484
Nimorazol 122, 471
Nimotop® 229, 484
Nimustin 307
Nipent® 313
Nipolept® 333, 530
nipruss® 235

Nisoldipin 229, 484
Nitrate 243f., 493f.
Nitrazepam 346, 545
Nitrendipin 229, 484
Nitrofurane 371, 559
Nitrofurantoin 120, 469
Nitroglyzerin 243, 370, 493f.
Nitroimidazolantibiotika 121f., 471f.
Nitrolingual® 493
Nitroprussid-Natrium 235
Nitroverdünner, als Schnüffelstoff 398
Nivadil® 229, 484
Nizatidin 281, 512
Nizax® 281
Nizoral® 127, 475
No adverse effect level (NOAEL), Schadstoffe 587ff.
Noctamid® 346
Noemin® N 513
Nonoxinol 9 371, 559
Noradrenalin 329, 505
Norcuron® 330
Nordazepam 346
Norditropin® 251, 498
Nordosulepin 535
Nordosulepinsulfoxid 535
Norethisteron 267, 506f.
Noretynodrel 507
Norfenefrin 238, 487
Norflex® 52, 453
Norfloxacin 119, 471
Norfluoxetin 538
Norgestimat 267, 507
Norgestrel 267, 507
Normalip® pro 297
Norprolac® 252, 499
Norpseudoephedrin 300, 519
Nortrilen® 337, 534
Nortriptylin 337, 534

Norvasc® 229
Norvir™ 147, 474
Noscapin 72, 464
Novadral® 238, 487
Novalgin® 35, 448
Novaminsulfon® 35, 448
Novantron® 309
Noveril® 336, 537
Novocain® 330
Novodigal® 239, 488
NovoNorm® 264, 505
NSAR (Nichtsteroidale Antirheumatika) 41ff., 446ff.
Nubain® 40, 443
Nystatin 125, 475

O

Obsidan® 482
Obstipation 289ff., 515f.
Octreotid 250, 497
Ocuflur® 41, 447
Oculotect® 176
O-desmethyl-Venlafaxin 541
Ofloxacin 119, 471
Ohrentropfen 213, 558
Okacin® 119, 471
Olanzapin 336, 532
Olbemox® 300, 518
Oleandomycin 113
Oleum Ricini 292
Olsalazin 294, 517
Olynth Kombi® 60, 459
Olynth® 214
Omca® 333
Omeprazol 282ff., 513
Omnipaque® 194, 560
Omniscan® 195, 562
Omoconazol 126, 475
Onchozerkose 152, 477
Ondansetron 81f., 520

Opiate 36ff., 443f.
Opiatentzug, mütterlicher 390ff., 580f.
Opiattypische Entzugssymptome, Neugeborenes 36ff.
Opioidanalgetika 36ff., 443f.
Opipramol 337, 537
Opium 36
Opticef® 111
Optiray® 194, 561
Optovit® 183
Orabet® 264
Oracef® 111, 467
Oragallin® S 287
Orale Antidiabetika 264f., 505
Orale Kontrazeptiva 266ff., 505ff.
Orap® 334, 531
Orasthin® 253, 365
Orciprenalin 73, 461
Orelox® 111
Organische Lösemittel
– Schnüffelstoffe 398, 413
– Umwelt und Arbeitsplatz 417, 593f.
Organochlorverbindungen, persistente (Siehe auch unter Einzelsubstanzen) 411, 417, 585ff.
Organogenese 6
Organophosphate 585
Orgaran® 164, 555
Orimeten® 270, 509
Orlest® 21 507
Ornidazol 122
Ornipressin 254, 498
Orphenadrin 52, 453
Orpidan® 492
Orthoclone OKT3® 315
Ortoton® 52, 453
Orudis® 41, 447
Oseltamivir 144
Osmofundin® 222

Osnervan® 350
Ospolot® 104, 527
Ospur® F 25 186
Ostac® 186
Osteolysehemmstoffe 186
Östrogene 371, 433, 505, 558
– Einfluß auf Milchproduktion 433
Otriven® 214
Ovastat® 308
Ovestin® 506
Ovosiston® 266
Oxaceprol 47, 450
Oxacillin 110
Oxaliplatin 312
Oxatomid 60, 70, 460
Oxazepam 91, 346, 545
Oxazolidine 101
Oxcarbazepin 97, 524
Oxiconazol 126, 475
Oxitriptan 340, 542
Oxitropiumbromid 66, 461
Oxprenolol 225, 482
Oxybutinin 287, 515
Oxybuton® 515
Oxymetazolin 214
Oxyphenbutazon 47
Oxytetracyclin 115
Oxytocin 365, 497
– -Antagonist Atosiban 370, 498
– Einfluß auf Milchproduktion 433
Ozothin® 462

P

Paclitaxel 312
Paludrine® 133, 477
PAMBA 171
p-Aminomethylbenzoesäure 171
Pamidronsäure 186, 568
Panamecillin 110
Pancreolauryl-Test® N 197, 563

Pancuronium 330
Panoral® 111
Panorex® 315
Pantolax® 331
Pantoprazol 282, 285, 513
Pantozol® 282, 513
Paracetamol 32, 49, 442
– -vergiftung 380
Paraffinum subliquidum 292
Parathion 412
Paraxanthin 579
Paraxin® 123, 472
Pariet® 282, 513
Parkemed® 41
Parkinsan® 548
Parkinsonmittel 349, 548
Parkotil® 548
Paromomycin 122, 469
Paroxetin 338f., 540
Partusisten® 368
Pas-Fatol N® 140
Paspertin® 78, 288, 513
Patentex® 371, 559
PCBs 417, 585
PCP, Angel Dust (Phencyclidinpiperidin) 396
Peflacin® 119, 471
Pefloxacin 119, 471
Pemba-Yarda-Syndrom 586
Pemolin 344, 548
Penbutolol 226, 483
Penfluridol 334
Penglobe® 110
Penicillamin 45, 450
Penicillin G 110
Penicillin V 110
Penicillinderivate 110, 467
Penicilline 110, 467
Pentacarinat® 118
Pentamidin 118

Pentasa® 117
Pentazocin 37, 40, 445
Pento-Puren® 244
Pentostatin 313
Pentoxifyllin 244, 493
Pentoxyverin 72, 464
Pepdul® 281, 512
Pepsaletten® N 286
Pepsin-Proteinase 286
Pepzitrat® 286
PER (Tetrachlorethen) 417, 593
Perazin 333, 530
Pergolid 433, 548
Pergonal® 497
Pericyazin 333
Perindopril 231, 485
Peristaltikanreger 287ff., 513ff.
Peritol® 60, 61, 460
Peritrast® 194, 561
Perphenazin 333, 530
Persantin® 243, 494
Persistente Organochlorverbindungen (Siehe auch unter Einzelsubstanzen) 411, 417, 585ff.
Pertofran® 337, 535
Pestizide (Siehe auch unter Einzelsubstanzen) 585ff.
PET (Positronen-Emissions-Tomographie) 195
Peteha® 473
Pethidin 37, 443, 445
Petibelle® 267, 507
Petinutin® 99, 525
Petnidan® 98, 525
Pfefferminz 295
Phenaemal® 88
Phenamazid 287, 515
Phenazon 35, 449
Phencyclidinpiperidin (PCP, Angel Dust) 396

Phenformin 264
Phenhydan® 93, 240, 523
Phenindion 165, 554
Pheniramin 60f., 460
Phenobarbital 88, 345, 524, 547
Phenolderivate 204
– chlorierte 204
Phenolphthalein 291
Phenolrot 197
Phenothiazine 81, 333f., 433, 528ff.
Phenoxymethylpenicillin 110
Phenpro-ratiopharm® 165
Phenprocoumon 165, 554
Phenylbutazon 47, 54, 448, 454f.
Phenylephrin 74
Phenylethylamin 344
Phenylpropanolamin 74
Phenytoin 86, 93, 240, 489, 523
Phenytoin-Syndrom 94f.
Pholedrin 238, 487
Photochemotherapie 210
Phosphalugel® 280
Physostigmin 288, 514
Phytomenadion-Rotexmedica® 169
Phytotherapeutika 18, 567
Pilocarpin 213
Pilzcin® 126, 475
Pilzinfektionen 125ff., 475f.
Pimozid 334, 531
Pinaverium 287
Pinazepam 545
Pindolol 225, 483
Pinimenthol® 71, 463
Pioglitazon 264, 505
Pipamperon 334, 531
Pipazetat 72, 465
Pipemidsäure 119
Pipenzolat 287, 515
Piperacillin 110
Pipobroman 308

Pipoxolan 287, 515
Pipril® 110
Pirarubicin 309
Pirbuterol 66, 460
Pirenzepin 284, 513
Piretanid 220, 492
Piritramid 40, 445
Piroxicam 41, 447
Pitressin® 254, 498
Pixfix® 206
Pizotifen 51, 451
Plantoletten® 291
Planum® 346
Planung einer Arzneimitteltherapie 21ff.
Plasmafusin® 173
Plasmasteril® 173
Platinex® 312
Plazentagängigkeit von Medikamenten 10
Plicamycin 308
Podophyllotoxin 201, 559
Polaronil® 60, 460
Policresulen 371, 558
Polidocanol 205, 214, 559
Polioimpfstoff 354, 569
Polistin® 60, 460
Polybromierte Diphenylether 594
Polychlorierte Biphenyle (PCB) 411, 585ff.
Polychlorierte Dioxine 417, 585
Polyestradiol 266, 506
Polymyxin B 124, 473
Polypress® 217, 492
Polythiazid 217, 492
Polytoxikomanie 390
Ponalar® 41, 447
Por 8 Sandoz® 498
Positronen-Emissions-Tomographie (PET) 195

Postafen® 77, 520
Potsilo® 292
Povidon 214
Povidon-Iod 203, 371, 502, 558
Präeklampsie 223f.
– Prävention, Low-dose-ASS 33ff.
Prajmalium 240, 490
Pramipexol 548
Pränataltoxikologie 3
Pravasin® 298, 518
Pravastatin 298, 518
Pravidel® 252, 349, 499
Praxiten® 346
Prazepam 346, 545
Praziquantel 151, 477
Prazosin 236, 487
Prednisolon 259, 503
Prednison 258f., 503
Prednyliden 259, 503
Pregnavit®F 183
Prelis® 225
Prenalex® 226, 483
Prent® 225, 481
Presinol® 483
Pridinol 52, 350, 453
Prilocain 330, 452
Primaquin 137, 477
Primidon 88, 90, 524
Priming 363
Primobolan® 270, 508
Primolut-Nor® 267
Pro-Diaban® 264, 505
Probenecid 52, 454
Probucol 300, 518
Procain 330
Procainamid 240, 489
Procainamid Duriles® 240
Procarbazin 308
Prochlorperazin 333
Procorum® 229, 484

Procyclidin 350
Profact® 249
Progesteron 267ff.
– Abortprophylaxe 267f.
Proglicem® 234, 505
Proglumetacin 41, 447
Proglumid 284, 513
Prograf® 315, 565
Proguanil 133, 477
ProHance® 195, 562
Prolaktin 251, 433, 497
Prolaktin-Antagonisten 252f., 433, 498ff.
Prokinetika 50, 288f., 513f.
Proleukin® 318
Prolixan® 41
Proluton® 267
Promazin 333, 530
Promethazin 81, 333, 530
Promit® 172
Prontopyrin® plus 49
Propafenon 240, 490
Propaphenin® 81, 333, 529
Propicillin 110
Propofol 327f., 452
Propranolol 225, 482
Propulsin® 288, 514
Propycil® 256, 501
2-Propylpentansäure 99
Propylthiouracil (PTU) 256, 500f.
Propyphenazon 35, 448
Prostaglandine 363, 433, 509
Prostigmin® 288, 514
Protactyl® 333, 530
Protamin ICN® 164
Protamin-HCl 164
Protaxon® 41, 447
Prothil® 267
Prothipendyl 333, 530
Protionamid 142, 473

Protirelin 249, 497
Protonenpumpen-Hemmstoffe 282f., 513
Proviron® 508
Provitamin A 177
Proxen® 41, 447
Pseudocef® 111
Pseudoephedrin 74, 459
Psilocybin 398
Psorcutan® 207, 558
Psychoanaleptika 344, 548
Psychopharmaka 332ff., 528ff.
Psyquil® 81, 333, 530
Pulmicort® 68, 259, 503
Punktyl® 346
Puregon® 251, 498
Puri-Nethol® 310
Purpursonnenhut 18, 567
Pursennid® 291
PUVA-Therapie 210
PVP-Jod-ratiopharm® 203
Pyknolepsinum® 98
Pyoktanin 205
Pyrafat® 140, 473
Pyrantel 150, 477
Pyrazinamid 138, 140, 473
Pyrcon® 150, 477
Pyrethrin 212, 557
Pyrethroide 211, 556f., 585
Pyrethrumextrakt 211, 557
Pyridostigmin 287, 514
Pyridoxin 83, 178
Pyrimethamin 134, 137, 477
Pyrrolizidin-Alkaloide 377
Pyruvatdehydrogenasemangel 384
Pyrviniumembonat 150, 477

Q

Quadropril® 231, 485
Quantalan® 299, 518
Quazepam 545
Quecksilberverbindungen
– Amalgam 410f., 590ff.
– Desinfizienzien 205
– Umweltbelastung 409ff., 590ff.
Quellada H® 557
Quensyl® 46, 449
Quetiapin 336, 532
Quilonum® 341, 542
Quinagolid 252f., 433, 499
Quinapril 231, 485
Quinodis® 119, 470

R

Rabeprazol 282, 513
Radedorm® 346, 545
Radepur® 346
Radioaktive Isotope 195f., 257f., 502f., 562, 596
Raloxifen 270, 509
Raltotrexed 310
Ramipril 231, 485
Raniberl® 281
Ranitidin 281, 512
Rantudil® 41, 447
Rapifen® 39, 443
Rapilysin® 171, 555
Rastinon® 505
Rauchen 387, 578f.
– Frühgeburtlichkeit 387
– Geburtsgewicht, verringertes 387
– Kadmium 386, 578
– karzinogene Wirkung 389
– kognitive und Verhaltensentwicklung 388
– Lippen- und Gaumenspalten 388
– Morbidität und Mortalität in der Kindheit 388, 578
– perinatale Mortalität 387
– Placenta praevia 387

- Placentaabruptio 387
- Spontanabortrisiko 387
Reasec® 517
Rebetol® 143
Rebif® 318
Reboxetin 340, 542
Reductil® 300, 519
Refludan® 164, 555
Refobacin® 122, 469
Regelan® N 518
Regenon® 300, 519
Relaktation 433
Relefact TRH® 249, 497
Relenza™ 144, 474
Remergil® 337, 537
Remestan® 346, 546
Remicade® 45, 315, 565
Remifentanil 39, 445
Remoxiprid 336
Renale Exkretion, Säugling 427
Rennie® 280, 512
Repaglinid 264, 505
Repellents 212
Repeltin® 60, 333, 460, 530
Reproduktionstoxizität 3ff.
Reproterol 65, 460
Requip® 548
Rescriptor® 147
Reserpin 235, 433, 487
- Einfluß auf Milchproduktion 433
Resochin® 46, 132, 450, 476
Respiratory-distress-Syndrom, fetale Hyperinsulinämie 263
Reteplase 171, 555
Retinoide 207ff., 557f.
Retinoidsyndrom 208
13-cis-Retinsäure 207
Retrovir® 146, 474
Revasc® 164, 555
Reverse Transcriptase Inhibitoren 145ff.

Reviparin 162, 553
Reye-Syndrom 443
Rheomacrodex® 172
rheotromb® 555
Rheumon® 41, 447
Rhizoma Rhei 291
Ribamustin® 307
Ribavirin 143, 474
Ribocarbo® 312
Riboflavin 178
Riboposid® 306
Ridaura® 46, 449
Rifabutin 142
Rifampicin 138f., 473
Rifun® 282
Rimantadin 144
Riopan® 280
Risikoabschätzung, Medikamente in der Schwangerschaft 19ff.
Risikoklassifizierung, Medikamente in der Schwangerschaft 14ff.
Risperdal® 336, 532
Risperidon 336, 433, 532
Ritalin® 344, 548
Ritodrin 368
Ritonavir 147, 474
Rituximab 315, 318
Rivotril® 91, 526
Rizatriptan 51, 451
Rizinus 292, 516
Roaccutan® 207, 558
Robinul® 287, 515
Rocephin® 111
Rocuronium 330
Rofecoxib 44, 448
Roferon® 318
Rohypnol® 346, 544
Rondimen® 300, 519
Röntgenuntersuchung 190, 560
Ropinirol 548

Ropivacain 329
Rosiglitazon 264, 505
Rosoxacin 119, 471
Roßkastanienextrakt 18, 214, 559, 567
Rötelnimpfstoff 355, 570
Rovamycine® 113, 468
Rowapraxin® 287, 515
Roxatidin 281, 512
Roxithromycin 113, 468
Roxit® 281, 512
Rudotel® 346
Rulid® 113, 468
Rythmodul® 240, 489
Rytmonorm® 240, 490

S

sab simplex® 295, 518
Sabril® 102, 526
Sagrotan® 204
Salazosulfapyridin 294, 516
Salbutamol 65, 368, 460
– Tokolyse 386
Sali-Aldopur® 217, 492
Salicylate, als Keratolytika äußerlich 207, 558
Salmeterol 65f., 460
Salmonellen 376
Salofalk® 117, 294, 516
Sanasthmyl® 68, 503
Sandimmun® 315, 564
Sandomigran® 51, 451
Sandostatin® 250, 497
Sanifug® 517
Sanoma® 52, 453
Saquinavir 147, 474
Saroten® 337, 533
Sauna 153
Schadstoffe in der Muttermilch 584ff.
– Analytik, Empfehlungen 596

Schilddrüsenhormone 255f., 500
Schilddrüsenmedikamente 255ff., 500ff.
Schlafmittel 345ff., 543ff.
Schlangenbisse 375
Schleimlösende Medikamente 71, 463f.
Schmerzmittel 32ff.
Schnüffelstoffe 398, 413
Schwangerenberatung, Risiko durch Medikamente 19ff.
Schwangerschaftsdiabetes 262ff.
Schwangerschaftshochdruck 223f.
Schwermetalle 409ff., 590ff.
Scopoderm® TTS 83, 286, 520
Scopolamin 83, 286f., 520
Seaband® 77
Secrelux® 198, 563
Secretin 198, 563
Sedaplus® 80, 348
Sedotussin® 72, 464
Selectol® 226, 483
Selectomycin® 113
Selegilin 349
Sellafield 418
Selvigon® Hustensaft 72, 465
Sempera® 127
Senna 291f., 515
Serdolect® 336, 532
Serevent® 65, 460
Sermorelin 249, 497
Sernylan® 396
Seroquel® 336, 532
Serotonin-(5-HT3)-Antagonisten 82, 520
Seroxat® 338
Sertaconazol 126, 475
Sertindol 336, 532
Sertralin 338ff., 540
Sevofluran 325

Sevorane® 325
Sibelium® 484
Sibutramin 300, 519
Sicherheitsfaktor, Schadstoffe in der Muttermilch 587ff.
Sicorten plus® 204
Sifrol® 548
Sigacalm® 545
Sigaperidol® 334, 531
Silikon, Brustimplantate 594
Silomat® 72, 465
Simagel® 280, 512
Simplotan® 122, 471
Simulect® 315, 565
Simvastatin 298, 518
Singulair® 70, 463
Sinquan® 337, 536
Sirdalud® 52, 453
Siros® 127, 475
Sirtal® 523
Sito Lande® 300
Skabiesmittel 211, 556f.
Skelid® 186, 568
„sniffing" 398, 413
Sobelin® 114, 371, 472
Sodbrennen 280ff., 512f.
Soledum® 71, 463
Solgol® 226, 482
SOLIAN® 336
Solu-Decortin® 259, 503
Solugastril® 280, 512
Solutrast® 194, 561
Somatorelin 249, 497
Somatostatin 250, 497
Somatropin 251, 498
Sonata® 348, 547
Sonin® 346
Soorphenesin® 371, 475, 559
Sorbit 290
Sormodren® 349

Sortis® 299, 518
Sostril® 512
Sotalex® 240, 490
Sotalol 226, 240, 242, 481f., 490
Soventol® 60, 460
Sparfloxacin 119, 471
Spasmalgan® 287, 515
Spasmex® 287
Spasmolyt® 515
Spasmolytika 286f., 515
Spasmo-Solugastril® 287, 515
Spectinomycin 122, 469
Spermizide Kontrazeptiva 371, 559
Spina bifida
– Carbamazepin 97
– Folsäureprophylaxe 179ff.
– Valproinsäure 100
Spinnenbisse 375f.
– Schwarze Witwe 376
Spirale 372, 559
Spiramycin 113, 468
Spirapril 231, 485
Spironolacton 220, 492
Spiropent® 66, 460
Spizef® 111
Sport 568
Spregal® 211, 557
Spurenelemente 175, 187, 567
Squamasol® 207
Stangyl® 337, 537
Stanilo® 122, 469
Stapenor® 110
Staphylex® 110
Staphylokokkentoxin 376
Staurodorm® 346
Stavudin 147, 474
Stediril® 267, 507
Steinkohlenteer 206, 558
Sterilitätsbehandlung, hormonale 249ff.

Sterinor® 116, 470
STH (Somatropin) 251, 498
Stickoxidul 326
Stilldauer, Schadstoffbelastung 596
Stillmenge 428
Stillunterstützung, Adressen 434
Stilnox® 348, 547
Stimovul® 506
Stomigen® 280, 512
Strahlenexposition der Väter 418
Streptase® 170, 555
Strepto-Fatol® 122
Strepto-Hefa® 141, 469
Streptokinase 170, 555
Streptomycin 122, 141, 469, 473, 558
Streptothenat® 473
Streptozocin 306
Stromschlagereignisse 420
Subinvolution des Uterus 498f.
Succicuran® 331
Succinylbischolin 331
Sucralfat 280, 512
Sufentanil 39, 443ff.
Sufenta® 39, 443
Suizidversuch 379
Sulbactam 112, 467
Sulfadiazin 116
Sulfadicramid 117
Sulfadoxin 117, 134
Sulfafurazol 117
Sulfalen 116f.
Sulfamethizol 117
Sulfamethoxazol 116, 470
Sulfanilamid 470
Sulfapyridin 116
Sulfasalazin 44, 116, 294, 450, 516
Sulfonamide 116ff., 470
Sulfonylharnstoffderivate 264
Sulindac 41f., 369, 447
Sulpirid 336, 433, 532

Sulproston 363
Sultanol® 65, 460
Sultiam 104, 527
Sumatriptan 50, 450
Suprane® 325, 453
Suprarenin® 73, 505
Supratonin® 238
Suprax® 111
Suprofen 41, 447
Surgam® 41, 447
SUSTIVA™ 147, 474
Suxamethonium 331
Sympathomimetika siehe Beta-Sympathomimetika
Symptome beim Säugling, durch Medikamente/Fremdstoffe in der Stillzeit
– allgemeiner Überblick 431ff.
– Antibiotika allgemein 466
– Antihistaminika 458ff.
– Barbiturate 524f.
– Blei 592
– Clonazepam 526
– Clozapin 532
– Diazepam 544
– Doxepin 536
– Ethosuximid 525
– Fluoxetin 538f.
– Hexachlorbenzol 586
– Kokain 581f.
– Lithiumsalze 542
– Metamizol 448
– Methylergometrin 498
– Methylquecksilber 590
– Phenothiazine 529ff.
– Polychlorierte Biphenyle 586f.
– Propyphenazon 448f.
– Silikon 594f.
– Tetrachlorethen (PER) 593
Synacthen® 251, 498

Synarela® 249, 497
Syncillin® 110
Syntestan® 259, 503
Syntocinon® 253, 365, 497
Systral® 60
Szintigraphie 195, 562

T

Tabakrauch 386ff., 578f.
Tachmalcor® 240, 490
Tacrolimus 315, 317, 565
Tafil® 346, 543
Tagamet® 281, 512
Tagonis® 338, 540
Takus® 288, 514
Talcid® 280, 512
Talinolol 226, 483
Talis® 545
Taloxa® 104, 527
Talvosilen® 443
Tambocor® 240, 489
Tamiflu® 144
Tamofen® 509
Tamoxifen 270f., 509
Tanatril® 231, 485
Tannalbin® 202, 293, 517
Tannin 202
Tanninalbumat 293, 517
Tardocillin® 110
Targocid® 124
Tarivid® 119, 471
Tauredon® 46, 449
Tavanic® 119, 471
Tavegil® 60, 459
Tavil® 544
Tavor® 346
Taxilan® 333, 530
Taxol® 312
Taxotere® 312
Tazaroten 209, 558

Tazobactam 112
Tazobac® 112
TCDD 417, 585ff.
TCDD-Äquivalente 587
Tebesium® 139
Tebonin® 493
Technetium 195, 562
Tee 385
Teezubereitungen (Heiltees) 18, 567
Tegretal® 96, 523, 543
Teicoplanin 124
Teldane® 61, 459
Telebrix® 194, 561
Telen® 284, 513
Telfast® 60, 460
Telmisartan 232, 486
Telos® 41, 447
Temazepam 346, 546
Temgesic® 40, 443
Temodal® 308
Temozolomid 308
Teniposid 306
Tenormin® 225, 481
Tenoxicam 41, 447
Tensobon® 231, 485
Tensoflux® 221
Teratologie 3
Terazosin 236, 487
Terbinafin 127, 131, 475f.
Terbutalin 65, 460
– Tokolyse 368
Terfenadin 61, 458f.
Terizidon 142
Terlipressin 254, 498
Terramycin® 124
Tertatolol 226, 483
Terzolin® 126, 475
Teslascan® 195, 563
Tesoprel® 334, 531
Testolacton 269, 508

Testosteron 269, 508
Tetrachlorethen (PER) 417, 593
Tetracosactid 251, 498
Tetracyclin 115, 285, 468
Tetrahydrocannabinol 394, 580
Tetrazepam 52, 453
Tetroxoprim 116, 118, 470
Teveten® 232, 486
Thalidomid (Siehe auch Contergan®) 13, 319
Thalidomidembryopathie 320
Thalomid™ 319f.
Theobromin 385, 579
Theophyllin 67f., 462, 579
Thiamazol 256, 501
Thiamin 177
Thiamphenicol 124
Thiazide 217f., 491
Thiethylperazin 81
Thio-TEPA 308
Thioguanin-Glaxo Wellcome® 311
Thiopental 327f., 452
Thiophosphamid 308
Thioridazin 333, 530
Thiotepa „Lederle"® 308
Thombran® 340, 537
Thrombophob® 162
Thromboseprophylaxe 161f.
– andere 164
– Cumarinderivate 165ff.
– Heparine 162ff.
– Low-dose ASS 33f.
Thrombozytenaggregationshemmung 33f., 164, 554
Thrombozytopenie, heparin-induzierte 163f., 555
Thybon® 256
Thymol 204
Thyreostatika 256ff., 500ff.
Thyrotardin® 256

Thyrotropin-Releasinghormon (TRH) Protirelin 433, 497
Thyroxin 255, 500
Tiagabin 104, 527
Tiaprid 350
Tiapridex® 350
Tiaprofen 41, 447
Tibolon 270, 509
Ticarcillin 112
Ticlopidin 164, 555
Tierische Gifte 375f.
Tigason® 208
Tiklyd® 164, 555
Tilade® 69, 462
Tilidin 40, 445
Tiludronsäure 186, 568
Timolol 226, 482
Timonil® 96
Tinatox® 127
Tinctura opii 392
Tinidazol 122, 471
Tinzaparin 162, 553
Tioconazol 126, 475
Tioguanin 311
Tiropramid 287, 515
Tizanidin 52, 453
Tobramycin 122, 469
Tocainid 240, 489
Tofranil® 336, 535
Tolazamid 264
Tolbutamid 264, 505
Tolciclat 127, 475
Tollwutimpfstoff 358
Tolnaftat 127, 475
Tolperison 52, 453
Tolterodin 287, 515
Toluol 398, 412
Tolvin® 337, 537
Tolyprin® 41, 446
Tonalide 594

Topamax® 104, 527
Topiramat 104f., 527
Topotecan 313
Torasemid 220, 492
Torecan® 81
Torem® 220, 492
Tracrium® 330
Tradon® 344, 548
Tramadol 40, 445
Tramal® 40, 445
Trandolapril 231, 485
Tranexamsäure 171
Tranquilizer 342ff., 543ff.
Transplazentare Karzinogenese, Diethylstilbestrol 269
Tranxilium® N 346
Tranylcypromin 339f., 542
Trapanal® 327, 452
Trasicor® 225, 482
Trasylol® 172
Travogen® 126, 475
Trazodon 340f., 537
Treloc® 483
Tremarit® 349
Trental® 244, 493
Treosulfan 308
Trepress® 483
Tretinoin 207, 209, 313, 558
Trevilor® 340, 541
TRI (Trichlorethen) 412f., 417
Triamcinolon 259, 503
Triamteren 221, 492
Triapten® 201
Triazolam 346
Tricarbocyanin 197
Trichloressigsäure 201, 559
Trichlorethen (TRI) 412f., 417
Trichlormethiazid 217, 492
Trichomonaden 121f., 471f.
Triclosan 204

Trientin 45
Trifluoperazin 333, 530
Trifluperidol 334, 531
Triflupromazin 81, 333, 530
Trihexyphenidyl 350
Trijodthyronin 255
Trileptal® 97, 524
Trimethadion 86, 101
Trimethoprim 116, 470
Trimipramin 337, 537
Tripelenamin 40
Triperidol® 531
Triprolidin 60, 459
Triptan-Serotonin-Agonisten 50
Triptophan 348
Triptorelin 249, 497
Tritoqualin 60, 460
Trizyklische Antidepressiva 336ff., 533ff.
Trofosfamid 307
Troleandomycin 114
Trolovol® 45, 450
Tromantadin 201
Tropische Länder, Reisen in 153f.
Tropisetron 81, 520
Trospiumchlorid 287, 515
Trusopt® 213, 492
Truxal® 333, 529
Trypaflavin 197
Tschernobyl 418
TSH, neonatales unter mütterlichen Thyreostatika 256
Tubergen® 198, 563
Tuberkulintest 198, 563
Tuberkulose 138ff, 473f.
Tuberlukostatika 138ff., 473f.
Tubocurarin 330
Tulobuterol 66, 460
Tumor-Nekrose-Faktor-(TNF-)α-Antikörper 45

U

– Etanercept 45
– Infliximab 45
türkische Porphyrie 586
Tussafug® 72, 465
Typhusimpfstoffe 358

Übelkeit 76ff., 520
Ubretid® 288, 514
Udicil® 311
Ugurol® 171
Ulcogant® 280, 512
Ulcolind® Wismut 284
Ulkustherapeutika 280ff., 512f.
Ultin® 284
Ultiva® 39, 445
Ultracain® 451
Ultralan® 259, 503
Ultraschalldiagnostik 192, 560
Ultravist® 194, 561
Umweltbelastungen 417ff., 584ff.
Unacid® 112, 467
Unat® 220, 492
Unilux® 194, 561
Urapidil 236, 487
Urbason® 259, 503
Urikostatikum 52f, 454f.
Urikosurika 52f., 454f.
Uripurinol® 53, 454
Urofollitropin 251, 498
Urogonadotropin 251, 497
Urografin® 194, 560
Urokinase 171, 555
Uromitexan® 71
Urotractan® 120, 473
Urovison® 194, 560
Ursachen angeborener Entwicklungsstörungen 11f.
Urso Mix® 296
Ursochol® 519

Ursodeoxycholsäure 296, 519
Ursofalk® 296
Uterusatonie, postpartale 498f.
Utrogest® 267
UV-Filtersubstanzen („Lichtschutzfaktoren") 594
UVA-Bestrahlung 210

V

Vagantin® 287, 515
Vagi-Hex® 371, 558
Vaginaltherapeutika 371, 558
Valaciclovir 142, 474
Valethamatbromid 287, 515
Valium® 91, 346, 544
Valoron® N 40, 445
Valproinsäure 86, 99, 342, 522
Valsartan 232, 486
Valtrex® 142, 474
Vanco-cell® 124
Vancomycin 124, 472
Vasodilatatoren 243f., 493f.
Vasopressin Sandoz® 498
Vaxar® 119, 471
Vecuronium 330
Velbe® 305
Venenverödung 214, 559
Venlafaxin 340f., 541
Ventilat® 66, 461
Verapamil 229f., 240ff., 490
Vergentan® 82
Vergiftungen 375ff., 583f.
Vermox® 149, 477
Verrumal® 559
Verzehr tierischer Fette, Schadstoffe in der Muttermilch 591, 595
Vesanoid® 208, 313
Vetren® 162
Vibramycin® 115, 468
Vidarabin 201

Videx® 147, 474
Vigabatrin 102, 526
Vigantol® 182
Vigil® 344, 548
Viloxazin 340f., 542
Vinblastin 305
Vincristin 305
Vindesin 306
Vinorelbin 306
VIOXX™ 44, 448
VIRACEPT® 147, 474
VIRAMUNE® 147, 474
Virazole® 143, 474
Viru-Merz® 201
Virunguent® 201
Virustatika 142ff., 474
Visano® 343, 546
Viscum album 18, 313, 566
Visipaque® 194, 561
Visken® 225, 483
VISTIDE® 144, 474
Vistimon® 269
Vitamin A 176
Vitamin B$_1$ 177
Vitamin B$_2$ 178
Vitamin B$_6$ 78
Vitamin B$_{12}$ 178f.
Vitamin C 181
Vitamin D 182
Vitamin E 183
Vitamin K 169
– Barbiturate 89f.
– Carbamazepin 97f.
– Cumarinderivate in der Stillzeit 554
– Phenytointherapie 95f.
– Rifampicin 139
– Succinimide 99
– Vigabatrin 103
Vitamine 175ff., 567
Vitravene® 144

Vivalan® 340, 542
VM 26-Bristol® 306
Volon® 259, 503
Voltaren® 41, 446
Volumenersatzmittel 172f.
Vomacur® 520
Vomex A® 78, 520
Vorgeburtliche Diagnostik nach Medikamenteneinnahme in der Schwangerschaft 24

W

Wachstumshormon 251, 498
Wachstumsretardierung, intrauterine
– Atenolol 225
– Beta-Rezeptorenblocker 225
– Glucocorticoide 260
Wandonorm® 226, 483
Warfarin 165, 554
Wartec® 201, 559
Warzenmittel 201, 211, 559
Waschmittel, Moschusverbindungen 594
Wasserbetten 153
Weckamine 344f., 548
Wehenfördernder Effekt
– Chinin 135
– Dimenhydrinat 78
– Diphenhydramin 80
– Ergotaminderivate 50, 238
– Mutterkornalkaloide 50, 238
– Oxytocin 253f.
– Prostaglandine 363ff.
Wehenhemmung 367ff.
Wehenhormon 253f.
Weichmacher, PCBs 411, 585ff.
Weimerquin® 132
Weizenkleie 290, 516
Wellvone® 118
Wick MediNait® 74

Wilprafen® 113, 468
Wincoram® 243, 494
Windpocken 574
Winobanin® 270
Wismut siehe Bismutsalze
Wurmmittel 149ff., 477f.
Wydora® 236, 487

X

XALATAN® 214, 509
Xanef® 231, 485
Xantinolnicotinat 518
Xenetix® 194, 561
Ximovan® 348, 547
Xipamid 217, 492
Xylocain® 240, 451, 489
Xylometazolin 214
Xylonest® 330, 452
Xylotocan® 240, 489

Y

Yasmin® 267, 507
Yomesan® 150, 477
Yusho-Krankheit 586

Z

Zaditen® 70, 460
Zafirlukast 70, 463
Zagam® 119, 471
Zahnentwicklungsstörungen, Tetrazykline 115f.
Zalain® 126
Zalcitabin 147, 474
Zaleplon 348, 547
Zanamivir 144, 474
Zantic® 281, 512
Zaroxolyn® 217, 492
Zavedos® 309
Zeffix™ 147
Zeisin® 66, 460
Zenapax® 315, 565
Zentropil® 93
Zerit® 147, 474
Zervixreifung 363
Ziagen™ 147, 474
Zidovudin 146f., 474
Zienam® 112, 467
Zileuton 70, 463
Zinacef® 111
Ziprasidon 336
Zithromax® 113, 468
Zitronensäure 286
Zocor® 298
Zofran® 81, 520
Zoladex® 249, 497
Zolmitriptan 51, 451
Zoloft® 338, 540
Zolpidem 348, 547
Zonisamid 527
Zopiclon 348, 547
Zorac® 209, 558
Zotepin 333, 530
Zovirax® 142, 201, 474
Zuclopenthixol 333, 530
Zusatzantiepileptika 102ff., 526f.
Zyban® 340, 541
Zyloric® 53, 454
Zyprexa® 336, 532
Zyrtec® 60, 459
Zytokine 318, 565
Zytostatika 304ff., 566
– berufliche Exposition 315
– in der Schwangerschaft 304ff.
– Therapie beim Vater 315
– vor einer Schwangerschaft 314f.

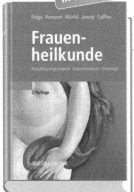

Die vollständige Frauenheilkunde

Warum ist der „Feige" das meistkonsultierte Nachschlagewerk der Frauenheilkunde? Weil mit diesem bewährten Standardwerk einfach keine Frage aus Klinik und Praxis offen bleibt:

- [ ] umfassend: die komplette Frauenheilkunde in einem Werk: Fortpflanzungsmedizin, Endokrinologie, Pränatal- und Geburtsmedizin, Onkologie, gynäkologische Erkrankungen
- [ ] perfekt: die ideale Vorbereitung auf die Facharztprüfung
- [ ] topaktuell: neueste wissenschaftl. Erkenntnisse und neueste Trends, z.B. Anti-Aging
- [ ] Prädikat praxisnah: instruktive Illustrationen, viele Tipps und Hinweise.

Feige/Rempen/Würfel/Jawny/Caffier, Frauenheilkunde
2. Aufl. 2001. 780 S., 230 Abb., 200 Tab., geb.
ISBN 3-437-21870-0
DM 298,– / SFr 262,–

URBAN & FISCHER

Orientierungshilfe zur Arzneimittelauswahl

Klassifizierung der Medikamente in der Tabelle (Achtung! Hinweise am Tabellenende beachten)

1 Mittel der 1. Wahl Im allgemeinen gut verträglich in der Schwangerschaft und Laktationsperiode. Auch diese Arzneimittel nur verordnen, wenn ihre Anwendung einer nichtmedikamentösen Therapie überlegen ist.

2 Mittel der 2. Wahl Nur indiziert, wenn andere Therapiemöglichkeiten versagen. Oft unzureichende Erprobung während Schwangerschaft und Stillzeit.

E Nur Einzeldosis Einzeldosis oder niedrige Dosierung für maximal 1 bis 3 Tage.

K Kontraindiziert Wegen embryo-/fetotoxischen Potentials, wegen möglicher Unverträglichkeit in der Stillzeit oder weil keine rationale Indikation während der Schwangerschaft besteht. Bei Anwendung ggf. erweiterte pränatale Diagnostik (siehe entsprechendes Kapitel).

T Potentiell toxisch Betrifft Embryo, Feten, Neugeborenes oder gestillten Säugling. Anwendung nur im begründeten Einzelfall. Bei Anwendung ggf. erweiterte pränatale Diagnostik (siehe entsprechendes Kapitel).

Arzneimittel	Embryonalperiode (1.–12.SSW)	Fetalperiode (ab 13. SSW)	Peripartalperiode	Seite, Schwangerschaft	Laktationsperiode	Seite, Stillzeit
ACE-Hemmstoffe	2	T	T	231	2	485
Acetylcystein	1	1	1	71	1	463
Acetylsalicylsäure (Low-dose unbeschränkt)	2/E	2/E	2/E	32	2/E	443
Aciclovir	2	2	2	142	2	474
Acitretin	K	K	K	208	K	557
Ambroxol	1	1	1	71	1	463
Aminoglykoside	T	T	T	122	2	469
Amitriptylin	1	1	1	337	1	533
Amphotericin B	2	2	2	129	2	476
Antidiabetika, orale	K	K	K	264	K	505
Atropin	1/E	1/E	1/E	286	1/E	515
Benzylbenzoat (äußerl.)	1	1	1	211	1	556
β-Rezeptorenblocker	1	1	E	224	1/2	481
β₂-Sympathomimetika (Inhalation)	1	1	E	64	1	460
Biperiden	2	2	2	349	2	548
Bromhexin	1	1	1	71	1	463
Bromocriptin	2	T	T	252	T/E	499
Butylscopolamin	2	2	2	286	2	515
Carbamazepin	T	2	T	96	T	523
Carbimazol	2	2	2	256	2	500
Cephalosporine	1	1	1	111	1	467
Cetirizin	2	2	2	60	1	458
Chloramphenicol	T	T	T	123	T	472
Chloroquin (Malariaprophylaxe u. -therapie)	1	1	1	46	1	450
Chlorphenoxamin (äußerl.)	1	1	1	60	1	
Chlorpromazin	2	2	T	333	2	529
Cimetidin	2	2	2	281	2	512
Ciprofloxacin	2	2	2	119	2	470
Clarithromycin	2	2	2	113	2	468
Clemastin	1	1	1	60	2	459
Clofibrat	2	2	2	297	2	518
Clomethiazol	2	2	2	348	2	547
Clonidin	2	2	2	213	2	486
Clotrimazol	2	1	1	126	1	475
Codein	1/E	1/E	T/E	38	1/E	464
Co-trimoxazol	2	2	2	117	2	470
Cromoglicinsäure	1	1	1	69	1	462
Cumarinderivate	K	2	K	165	2	554
Cyproteronacetat	K	K	K	211	K	508
Dextran	2	2	2	172	2	
Diazepam	1	1/E	T	91	T	544
Diclofenac	1	T/E	T/E	41	E	446
Digoxin/Digitoxin	1	1	1	239	1	488
Dihydralazin	1	1	1	228	1	483
Dihydroergotamin	2	2	T	237	2	450
Dimenhydrinat	2	1	2	78	1	520
Dimetinden	1	1	1	60	1	459
Diphenhydramin	1	1	1	61	1/E	459
Doxycyclin	2	K	K	115	2	468
Doxylamin	1	1	1	79	1	547
Ergotamintartrat	T	T	T	50	T	450
Erythromycin	1	1	1	113	1	467
Ethambutol	1	1	1	138	1	473
Etilefrin	2	2	2	238	2	487
Fenbufen	1	T/E	T/E	41	1	447
Fentanyl	1	1	T	39	1	443
Fluconazol	2	2	2	127	2	475
Furosemid	2	2	2	218	2	491
Gestagene (in Stillzeit als Kontrazeptiva)	K	K	K		1	506
Glucocorticoide	2	2	2	258	2	503
Glyceroltrinitrat	2	2	2		2	493
Goldverbindungen	2	2	2	45	2	449
Griseofulvin	2	2	2	130	2	476
Haloperidol	2	2	T	334	2	531
Heparine	1	1	T	162	1	553
Hydrochlorothiazid	2	2	2	217	2	492